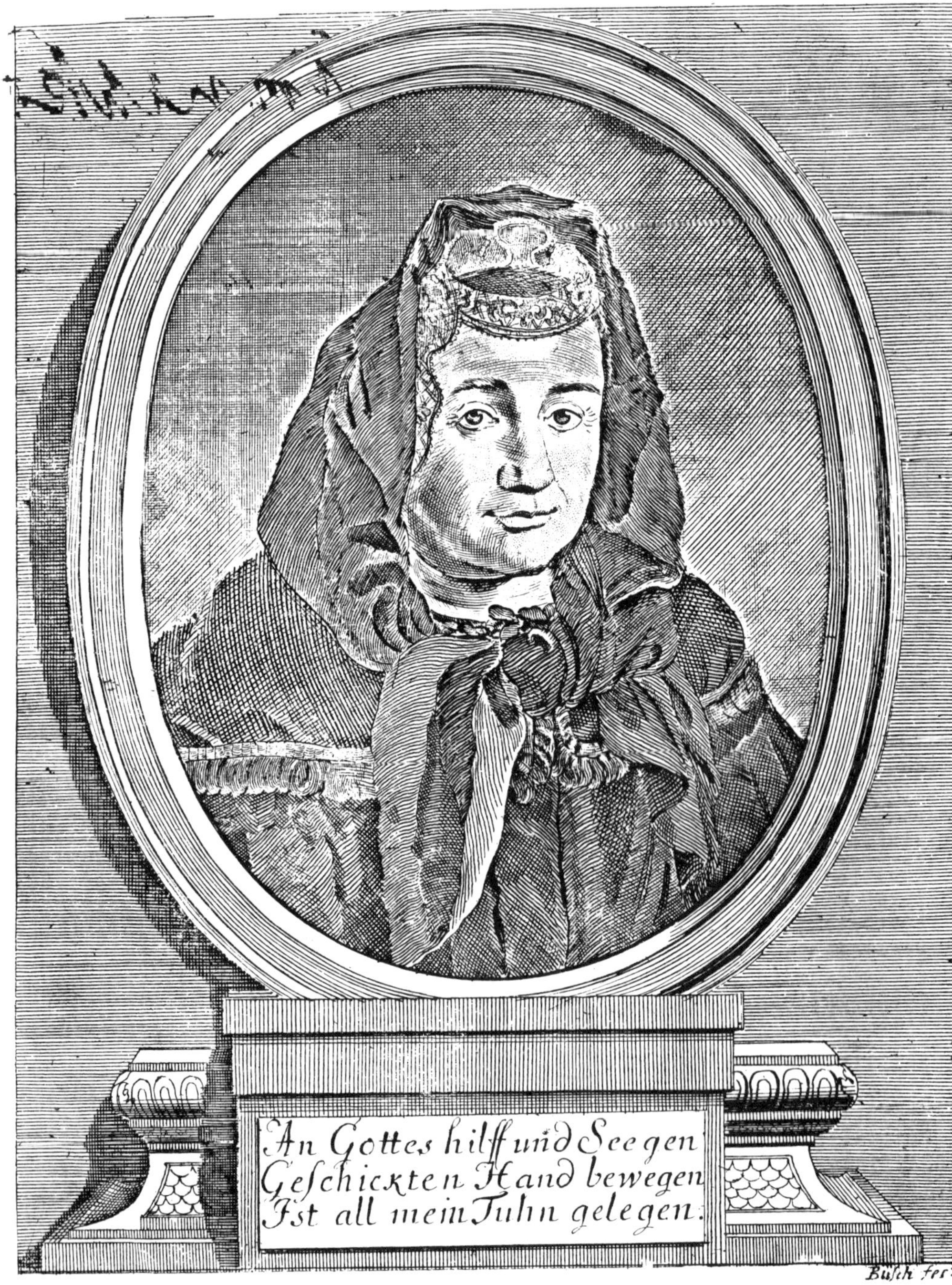
An Gottes hilff und Seegen
Geschickten Hand bewegen
Ist all mein Tuhn gelegen.

Busch fec:

Die Königl. Preußische und Chur-Brandenb. Hof-Wehe-Mutter,

Das ist:

Ein höchst nöthiger Unterricht von schweren und unrecht-stehenden Geburthen,

In einem Gespräch vorgestellet,

Wie nehmlich, durch Göttlichen Beystand, eine wohlunterrichtete Wehe-Mutter mit Verstand und geschickter Hand dergleichen verhüten, oder wanns Noth ist, das Kind wenden könne;

Durch vieler Jahre Uebung selbst erfahren und wahr befunden:

Nun aber

GOTT zu Ehren und dem Nechsten zu Nutz,

Auf gnädigst- und inständiges Verlangen Durchlauchtigst- und vieler hohen Standes-Personen verbessert,

mit einem Anhange

heilsamer Artzeney-Mittel,

und

mit denen dißfalls erregten Controvers-Schrifften

vermehret,

Nebst doppelter Vorrede,

Kupffern und nöthigem Register zum Druck befördert

von

Justinen Siegemundin, gebohrner Diettrichin,

von Ronnstock aus Schlesien, im Jaurischen Fürstenthum gelegen.

BERLIN,

zu finden bey Christian Friedrich Voß, 1752.

Exod. I, 20. 21.

GOTT that den Wehe-Müttern Gutes. Weil die Wehe-Mütter GOTT fürchteten, bauete Er ihnen Häuser.

Das ist:

Er seegnet sie in ihrem Beruff, und belohnet ihre Treue.

Reprint 2000 by Verlag ELWIN STAUDE, HANNOVER
Herstellung: Druckerei Jensen & Hampel KG, Celle
ISBN 3-87777-024-X

Nöthiger Vorbericht
an den geneigten Leser.

Weil es gebräuchlich, insgemein den Büchern eine Vorrede vorzusetzen, in welcher der Leser von einem und dem andern Nachricht haben, und desto mehr Lust zu dem Buche selbst nehmen möge, habe ich auch meinem einfältigen doch gründlichem Gespräch von schweren Geburthen, und wie denselben durch GOttes Gnade und Seegen, vermittelst einer geschickten Hand, möge gerathen werden, diesen Vorbericht, an statt einer Vorrede vorsetzen wollen; Nehmlich:

Wie ich zu diesem Beruff und dieser Wissenschafft gebracht sey: Was Ursachen mich bewogen diesen Unterricht zu schreiben, und an das Tages-Licht zu stellen, und was darunter ich für ein Absehen und Zweck habe.

Zu dem Ende, damit der begierige Leser desto mehr Lust zu dem Lesen, die aber zum Zweiffeln und Widersprechen geneigt, einige Uberzeugungen finden mögen.

I.

Was das Erste anlanget: Wie ich zu diesem Beruff und

und dieser Wissenschafft gelanget. So kan ich nicht anders, als GOTT die Ehre geben, der mich wunderbahrlich dazu beruffen, und reichlich dabey gesegnet: daß, ob ich selbst zwar kein Kind getragen, vielweniger zur Welt gebracht, dennoch durch GOttes Gnade manchen bey schweren Geburthen helffen müssen; Welches dann den Klüglingen, bald zu Anfangs fürstelle, um ihren Vorwurff zu begegnen, da sie meynen: daß eine, die selbst nie das Kreissen ausgestanden, von schweren Geburthen und gefährlichen Kreissen nicht gründlich schreiben könne, und dannenhero sich einbilden: **mein Unterricht habe keinen Grund;** ja sich wohl unterstehen, dieses andern einzureden. Wer aber mit Vernunfft diesen Vorwurff überleget, wird leicht finden, daß er entweder aus Mißgunst oder Unverstand herrühre: Angesehen es ja nicht nöthig, daß einer alle dergleichen Fälle an seinem eigenem Leibe müsse erfahren haben, in welchen er anderen wolle rathen, oder behülfflich seyn. Wie unvernünfftig würde man schliessen von einem Medico: Daß er nicht könne in gefährlichen Kranckheiten gute Artzney und Rath geben, darum, weil er selbst an dergleichen nie kranck gewesen; als wann er nicht durch unverdrossenen Fleiß, langwierige Erfahrung an vielen Krancken, und vielfältige Ubung durch GOttes Gnade und Seegen, (ob er nie gleich Schwind-Wassersucht, Fieber, oder andere Kranckheiten ausgestanden,) glücklich curiren könte. Wie offt weiß ein Medicus einem Patienten seine Zufälle gantz deutlich zu beschreiben, die er doch nicht gefühlet; sondern entweder aus der Wissenschafft, oder von andern fleißig angemercket hat. Ist es denn nicht eben so möglich; **daß eine Heb-Amme, ob sie gleich kein Kind gebohren,** doch durch fleißiges Nachfragen, Handgriff und Nachsinnen, nicht allein so wohl, sondern besser, als die Kinder zur Welt gebracht, urtheilen und rathen könne. Wie ungereimt würde man schliessen von einem Chirurgo, er könte keine Wunde heilen, keinen Bein- oder Arm-Bruch zurechte bringen, kein erstorbenes Glied ablösen, weil er davon keine Erfahrung an seinem eigenen Leibe gehabt: da er doch zu diesem geschickt, wann er gnugsam Wissenschafft hat

von

von dem Schaden, und verstehet die Mittel, sonderlich durch vielfältige Erfahrung in dergleichen Schäden den rechten Grund gefasset.

Was dann in dergleichen Fallen der Augenschein und die Erfahrung täglich giebet, (daß auch Medici, die wenig gekrancket, Chirurgi, die niemahlen Wunden heilen, durch GOttes Gnade, vermittelst ihrer Wissenschafft und Erfahrung) kan alles Widerreden und Grübeln aufheben, daß nemlich: **Eine Heb-Amme, ob sie GOtt zwar nie zu Kindern zu gebähren in ihrem Ehestande hat beruffen wollen,** doch durch vieler Jahre Erfahrung, schweren Geburthen zu rathen geschickt und tüchtig machen könne. Haben wir nicht Exempel, daß kluge und verständige Medici und Chirurgi, durch gründliche Wissenschafft und Erfahrung in schweren Geburthen selbst Hand anlegen, und die Kreissenden glücklich erlösen helffen; wo bleibt dann der grundlose Vorwurff: **Die selbst keine Kinder gebohren, kan auch nicht in schweren Geburthen helffen:** Den Einfältigen habe ich dieses müssen vorstellen, daß sie sich durch die alberne Reden der Eigensinnigen nicht lassen irre machen.

Was noch mehr; Ich setze den Fall: Es habe eine Frau GOtt in ihrem Ehestand zehen, zwölff und mehrmahlen geseegnet und Kinder gebähren lassen, würde daraus folgen, diese wäre drum geschickt, in schweren Geburthen zu rathen, und Hand anzulegen, wann sie sonst davon keine Wissenschafft und Erfahrung hätte. Entweder sie hat leichte Geburthen gehabt, wie kan sie denn von schweren urtheilen, wie es dann mehrentheils geschicht, daß die so leicht gebähren, offt nicht glauben noch begreiffen wollen, die Gefahr der schweren Geburthen; sondern urtheilen von andern nach ihrer Erfahrung; oder haben sie schwere und unrechte Geburthen, so werden sie aus ihren eigenen Schmertzen nicht klug werden, vielweniger andern rathen können; dieweil offt die Schmertzen so groß, die Zufälle so hefftig, daß sie nicht wissen, wie ihnen geschiehet: vielweniger draus lernen, und bey andern rathen können, wie ein Kind zu wenden, oder unrechte Geburthen zu handthieren, ob sie es gleich an ihren Leibe ausstünden: wo sie hernach zum Handgriff angewiesen werden. Zweiffele ich also nicht, denen die bißhero Lust haben zu zweiffeln, oder mit diesem

sem Vorwurff meinen Unterricht zu widersprechen, scheine hier Licht gnug zu ihrer Vernunfft, und wann sie dieses nicht sehen wollen, kan ich ihnen nicht rathen, sie mögen sagen, was sie wollen. Ich weiß, daß ich hierinnen aller verständigen Medicorum, derer mich unterschiedliche in meinem Beruff und Erfahrung gestärcket; ja, aller Christlich und unpaßionirt-gesinnten Leser Beyfall finden werde: **Daß auch eine Heb-Amme, ob sie gleich nie Geburths-Schmertzen ausgestanden, durch Kinder-Gebähren,** doch durch GOttes Gnade, vermittelst fleißiges Nachsinnen, und vieler Jahre Uebung, sonderlich, wann sie in diesem Beruff GOtt fleißig anruffet, und unverdrossen denselben nachhänget: Den Kreissenden in den schweresten Geburthen beyhülffig und dienlich seyn kan; allermeist, wann sie überzeuget, daß GOTT sie durch sonderbahre Schickung darzu hat beruffen wollen, wie ich denn an mir, GOtt zur Ehre muß erkennen und bekennen. Darum ich den Leser hiermit berichte, wie ich zu dieser Wissenschafft durch gewisse Stuffen geführet sey.

Mein seeliger Vater, Elias Diettrich, Pfarr-Herr zum Ronnstock im Jaurischen Fürstenthum, war mir zeitlich gestorben, und ich von meiner nun auch seeligen Mutter zu allen Guten in der Einsamkeit erzogen, biß zum neunzehenden Jahre meines Alters, da ich verheyrathet ward, an meinem noch lebenden Mann, der zu der Zeit Renth-Schreiber war, in Vilgutschem Amte, in Bernstädtischen Fürstenthum, in Schlesien: In dem ein und zwantzigsten Jahre ward ich von allen Wehe-Müttern schwanger gehalten, und wie man mit mir die 40. Woche hatte ausgerechnet, solte und müste ich gebähren, oder mich zu der Geburth schicken, die Wehe-Mutter urtheilete nach ihrem Verstande: das Kind stünde recht, und weil ich nicht anders wuste, als was sie mir vorsagte, kreissete ich biß in den dritten Tag, aber ohne erlöset zu werden: Man holete eine Wehe-Mutter nach der andern, biß gar ihrer Viere waren, welche einstimmig mit der Ersten, das Kind stünde recht, (da doch kein Kind vorhanden) müste also nach ihrer Meynung in die 14. Tage geqvälet und auf die Marter-Banck gehalten werden, und wäre mir ehe die Seele ausgetrieben, als ein Kind abgebracht; Wie dann auch dieses der letzte

Trost

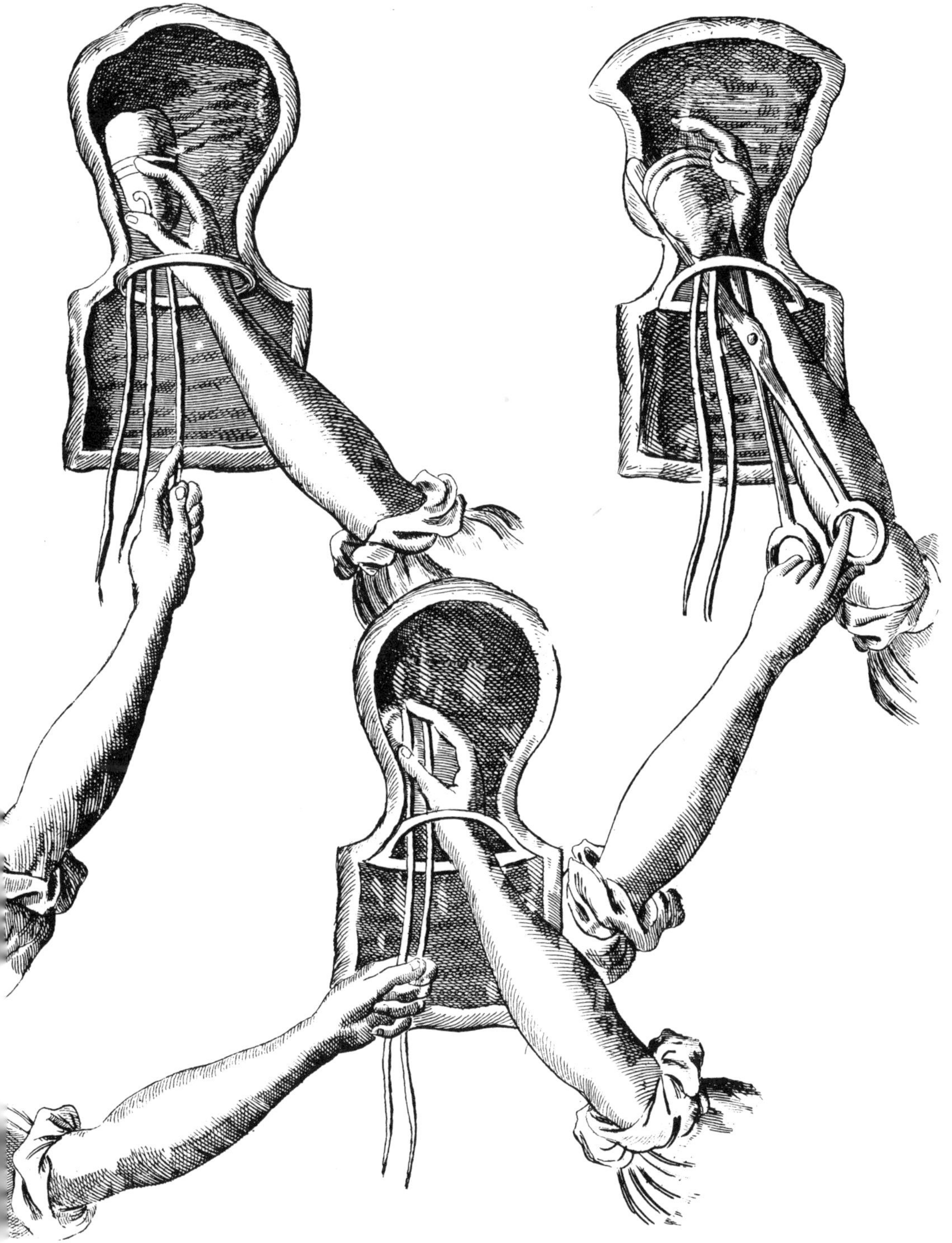

Trost der Wehe-Mutter war: Ich würde mit dem Kinde müssen sterben. So erfahren war sie nach der gemeinen Arth in ihrer Wissenschafft, von mir ein Kind zu haben, das ich doch nicht truge. GOtt aber erbarmete sich meiner, und schickte von ungefehr eines Soldaten Weib in das Dorff, wo ich lag: Dieselbe ward von meinem Manne und Mutter zu mir in dieser äussersten Noth geholet; Und weil sie mehr Grund und Verstand, als die auch eine Wehe-Mutter war, in diesem Beruff hatte, urtheilete sie: Daß kein Kind, sondern eine Verstopffung des Geblütes bey mir wär, dabey auch eine grosse Mutter-Kranckheit und Senckung; Darauf dann einen Doctor Medicinä gebrauchte, der mich durch GOttes Seegen und gute Mittel wieder zurechte brachte.

Diese Gefahr nun, nachdem sie überstanden, wie ich in dem IV. Cap. dieses Buchs, pag. 37. umständlich erzehlet, war die erste Stuffe zu meinem Beruff, daß, wie ich mich wieder erholete, begierig war, in den Büchern und Abrissen, die ich von dieser Materie mir schaffete, mich zu üben, um eins und das andere auf meinem Zustande zu lernen: Und war dieses der erste Begriff dieser Wissenschafft, und Erlernung der Geburthen: ohne daß ich iemahlen einen Vorsatz hatte, davon Werck zu machen: wann nicht GOtt mir dazu hätte Gelegenheit gegeben, und zugleich einen Trieb aus Christlicher Liebe und Andencken meiner ausgestandenen Noth, meinem Nächsten zu dienen, ja gleichsam ohne mein Gedencken darzu beruffen.

Dann weil ich mich zugleich mit den vorgedachten Wehe-Müttern fleißig unterredete, und sie dergleichen Bücher und Abbildungen von unterschiedenen Geburten bey mir sahen, auch von mir die Meynung hatten: als hätte ich darinnen Grund und Verstand gefasset, geschahe es, daß ich in einer äussersten Noth zu einer kreissenden Bäurinnen (wie im IV. Cap. des Buchs p. 35. 36. umständlich zu lesen,) von einer dieser Wehe-Mutter erbeten ward. Ich war noch jung, und nur 23. Jahr alt, und ausser was ich in den Büchern gelesen, und die Abbildungen mir eingebildet hatten, keinen Versuch gehabt. Die Noth war groß, die arme Bäuerin hatte schon in den dritten Tag gekreisset, die Wehe-Mutter, die doch die Schwiegerin

 von

von dieser Kreisserin, wuste keinen Rath, weil das Händlein mit dem halben Arm ausser dem Leibe heraus gedrungen; Weilman auf mich drung, zu versuchen, und ich aus Liebe gegen meinen Nechsten, mich bereden ließ, und Hand anlegete, nach dem ersten Kupffer und Umständen der 37. 38. Seite im IV. Cap. gab GOTT seine Gnade, mehr, als ich noch zu der Zeit wuste, und diese unrechte Geburt verstand, daß das Kind, ob zwar schwach, gebohren, und die Mutter erlöset ward.

Dannenhero ich desto mehr Lust und Liebe bey mir fand, als einem Trieb des Göttlichen Beruffes, noch fleißiger nachzulesen und zu sinnen, sonderlich, weil diese gedachte Wehe-Mutter mich dazu anmahnete, und bey vielen Kreissenden mitnahme, wodurch ich ie mehr in mehrere Erfahrung kam, und sonderlich bey den armen Dorff-Leuten, wann eine Gefahr sich wiese; schwere Geburten waren; von einem Orth zum andern geruffen ward, daß offtermahlen die Kinder schon tod, ich also durch GOttes Gnade die Mütter zu retten dienen muste. In solcher Schule habe ich mich wohl 12. Jahr geübet, wie mein Mann zu der Zeit Amtmann in den Wartenbergischen war, und ich, nachdem eine nach der andern von mir gehöre, wohl auf 4. 6. 8. Meilen geholet ward; aber zu lauter schweren Fälen und Bauers-Leuten: da ich denn niemahln, ob zwar davon kein Belohnung hoffen konte, mich gewegert; sondern weil ich sahe, daß GOtt meine Arbeit segnete, war mir dieser Lohn genug, daß ich meinem Nechsten könte dienen, und mehr durch die Erfahrung, Grund in dieser Wissenschafft erlangen. Nachdem ich also über 12. Jahr die Lehr-Jahre bey den armen Bauer-Weibern ausgestanden, und bey mancher schweren Geburt, unrechte Stellungen der Kinder gelernet, auch wie ein Kind zu wenden, und Gefahr zu verhüten, gefasst, war ich zwar noch nicht willens von diesem Wercke Profession zu machen; angesehen ich sonst mit meinem Manne versorget war, und dieses Werck nicht anders, als wie vor erwehnet, bey schweren Geburten, und wann ich erfordert ward, übete. So geschahe es doch, daß ich zu einigen Pfarr-Frauen und endlich zu Adelichen, in schweren Fällen geruffen, und also denen Medicis bekandt ward, denn einer bey dem

Ligni-

Lignitzischen Magistrat es ohne mein Wissen und Suchen dahin
brachte, daß sie mich zu einer Wehe-Mutter für ihre Stadt verlange-
ten, und erhielten. In diesem Beruff, wie ich suchte GOtt und
meinem Nechsten zu dienen, und einige Jahre hingebracht, und da-
bey noch täglich wahrgenommen, wie ein Tag den andern lehrete,
und mir GOtt immer mehr Licht in meinem Beruff zeigete; Trug
sich ein sonderbarer Fall zu, der mir zu grossen Nachsinnen Anlaß,
und in meiner Wissenschafft mercklichen Grund gab: Es war eine
hohe Person, der ein Gewächs in der Mutter angewachsen, daß
schon anfieng zu faulen, und wo es nicht würde weggenommen, ihr
den gewissen Tod drohete. Ich hätte mich nicht unterstanden die-
ses hier anzuführen, (weilen, wie mein GOTT weiß, ihm in al-
lem die Ehre gebe,) wenn es nicht andere zur Nachricht dienlich ge-
halten, und in gegenwärtigen Kupffer-Bilde anzuweisen, mir ge-
rathen; Gedachte hohe Person war tödlich kranck, hatte schwere
Zufälle, so, daß einer von den Medicis auf die Gedancken kam, ob
ein Mond-Kind vorhanden. Es wurden unterschiedliche Heb-Am-
men gesucht; mir aber sonderlich von gedachten Medico ein Licht ge-
geben, und gerathen zu versuchen, ob ich etwas ergründen könte:
Fand also, daß in dem innern Mutter-Munde an der rechten Seite ein
Gewächs: Wie also dieses weg zu bringen, war die Frage, und das
eintzige Mittel; Ich versuchte, wie das Bild weiset, es zu fassen mit
einem Haaken, in Meynung, es allmählig heraus zu ziehen, fand
es aber angewachsen, gab also mir GOTT diesen Einfall ein: Ich
nahm ein weisses Band, machte draus eine Schlinge, und brachte
diese vermittelst meiner rechten Hand und Finger (wie im Kupffer-
Bilde zu sehen) über dem Gewächse, und wie das Gewächs recht
gefasset, zog ich die Schlinge mit der lincken Hand zu, und schnitte
hernach durch eine lange Scheere das Gewächse ab, so glücklich, daß
diese hohe Person noch neun Jahr hernach lebete. Wie dieses ge-
schehen, weisen die drey Kupffere, das erste, das Anhaacken und
Anschlingen, das andere, die Zuziehung der Schlingen, das drit-
te, den Schnitt mit der Scheere, dabey denn die geschlingte Schnu-
re um die letzte zwey Finger hatte gewunden, damit das Gewächs

unter währenden Schnitt nicht zurücke weichen könte. Durch diese glückliche Operation fand ich nicht allein mehr Licht in meiner Wissenschafft, sondern mehr Gelegenheit an unterschiedlichen Orten verlangt zu werden, also, daß ich durch die Fürstliche Herrschafft von der Stadt Liegnitz, und in einer ordentlichen Bedienung frey gemacht, und dem Hof zu folgen verbunden wurde. In diesem Beruff ward ich bald nach Sachsen, bald in Schlesien, und von manchen loß gebethen und gebraucht: wordurch ich dann Gelegenheit erhielt, meinem Beruff besser noch nachzudencken, und von unterschiedlichen gelehrten Medicis zu lernen.

Endlich fügete GOTT, daß einer gewissen Frauen zu Gefallen hieher, ihr beyzustehen in der bevorstehenden Geburt herreisete, und dadurch Gelegenheit erlangete dem hochseeligsten Chur-Fürsten, glorwürdigsten Andenckens, Friedrich Willhelm, recommandiret, und von Demselben gnädigst zu einer Hof-Wehe-Mutter beruffen zu werden; in welchem Beruff, auch ietzt-regierende Chur-Fürstl. Durchl. Friedrich der Dritte gnädigst mich confirmiren lassen: Auf solche Wege hat mich GOtt beruffen, und noch bißhero geseegnet, daß ich meinen Nechsten habe dienen können, nicht allein Hohen und Erleuchten Personen, die ich hier bekennen könte, sondern auch den allergeringsten, sonderlich, wann ich sie in der Gefahr gesehen, und darzu geruffen worden, habe mich nichts abhalten lassen, nach Vermögen zu rathen und zu retten. Dieses ist also das Erste, das ich den Christlichen Leser habe vorberichten wollen, wie ich zu diesem Beruff und Wissenschafft gekommen; daß, ob ich gleich kein Kind gehabt, doch vielen in schweren Fällen von ihren Kindern loß zu werden, oder ihre Kinder zu retten, habe dienen müssen. GOTT hat mich darzu beruffen, dem sey auch Lob und Danck gesaget.

II.

Was aber zum Andern anlanget, warum ich dieses Buch geschrieben, und nun zum Druck heraus gebe, auch mit wenigen zu berichten, ist zu wissen: Daß, weil ich von vielen Jahren hero an unterschiedliche Oerter habe reisen, und biß zu der Niederkunfft derer Frauen, so mich verlanget, auf halten müssen, fand ich keinen bessern Zeit-Vertreib, als meine Gedancken und Anmerckungen bey den schweren Fällen zu Papier zu bringen: Es war mir leicht eine Feder und Papier zu haben, und den Vorrath hatte ich in meinen Gedancken, aus der angemerckten Erfahrung. Wann ich also ein müßiges Stündgen sahe, schrieb ich etwas zusammen, ohne zu gedencken, daß das solte ein Buch für der Welt werden; sondern ich schriebe eine und andere Zufälle auf für mir, es nicht zu vergessen, und bey andern desto gründlicher davon zu reden; sonderlich, weil ich hören muste, wie ungegründet so wohl Wehe-Mütter, als andere kluge Frauen offt von unterschiedlichen Zufällen redeten. Es kam noch dazu, daß ich in einer gewissen Angelegenheit, die ich in dem Buch an seinem Orth anführe, mich zu verthätigen, vornehmer Medicorum Gutachten und Ausspruch einholen müste, dadurch ward mir Anlaß gegeben, aus voriger Jahre Erfahrung, mich der schweren Geburten, die mir vorgefallen, zu erinnern: Indem ich also anfieng zu schreiben, wuchs mir eine Frage aus der andern, (und sehe deren noch kein Ende,) daß ich endlich diesen Schluß fassete, es in ein Gespräch zu bringen, daß von Zeit zu Zeit vermehret und verbessert, auch mit vielen Hochgelahrten Herrn Medicis darüber geredet, und vielfältig vornehmen Frauen daraus vorgelesen habe, die mich öffters zum Druck dieses zu geben angemahnet: Ich habe mich aber niemahls recht darzu fassen können, wie bald dieses, bald jenes mich davon abhielte: Biß ich vorm Jahre auf gnädigsten Befehl Seiner Chur-Fürstl. Durchl. Meines gnäd. Herrn, Ihro Durchl. die Princessin von Nassau, bey ihrer Niederkunfft unterthänigst zu dienen in Frießland, und von dar weiter nach dem Haag in Holland, reisen muste, und indem ich allda, sowohl vor, als nach der glücklichen Niederkunfft mich eine Zeitlang auffhielte, und die Gnade hatte, Ihro Majestät der itzt-regierenden Königin in Engelland, diese von mir zusammen getragene und

 mit

mit einigen Abrissen schon versehene Schrifft zu weisen; erzeigten nicht allein Jhro Majestät hierüber ein gnädigstes Gefallen, sondern haben mich auch angemahnet, dieses fordersamst zum Druck zu verfertigen. Uber daß, weil auch unterschliedliche Doctores, sonderlich die Hoch-Fürstliche Nassauische Leib-Medici, mir eben dieses riethen, und darzu ihre Hülffe antrugen, nahm ich diesen Schluß, und darbey die Gelegenheit war, die noch benöthigte Kupffer dort anzugeben und stechen zu lassen, das Werck zum Druck zu verfertigen. Reisete auch deßwegen alsobald nach verrichteter Holländischer Reise nach Franckfurt an der Oder, um dieses mein Vorhaben und Buch der Medicinischen Facultät hochverständigen Censur zu untergeben, die dann darzu sich auch willfährig erwiesen, und nach Durchlesung meines Buchs mich auch zum Druck ermahneten. Solchergestalt ist dieses Buch, das lange, wie in einer Geburt gestecket, ans Licht gekommen, und soll, weil ich keine Kinder zur Welt gebohren, das seyn, was ich der Welt hinterlasse: Habe ich also nicht nöthig weitläufftig die Ursachen des Drucks zu rechtfertigen. Ein ieder ist ja schuldig seine Gabe und Wissenschafft seinem Nechsten zum besten anzuwenden, weil wir als Glieder in einem Leibe unter einander seyn verbunden, und kan ich ja nicht besser meinem Nechsten dienen, als daß ich ihnen das durch den Druck offenbahre, was ich durch viele Jahre Wissenschafft und Erfahrung gefasset habe: mit dem hertzlichen Wunsch, daß es möge durch GOttes Gnade, wo es nöthig, mit Nutz angewendet werden. Und weil sonderlich mein Beruff von der Hochseeligsten Chur-Fürstlichen Herrschafft hiesiger Orten dahin zielet, andern Wehe-Müttern in schweren Fällen beyzustehen, auch andere zu solcher Wissenschafft anzuführen, zu welchem Beruff ich auch noch verbunden; Ich aber noch wenig gesehen, die von mir Unterricht verlangen, ausser das, wenn die Noth bey den Kreissenden auffs äusserste, sie mich ruffen lassen; hab ich meine Pflicht nicht besser abzustatten gemeynet, als wenn ich einen deutlichen Unterricht, wie dann diese Unterredung ist, drucken

liesse;

liesse; daraus nicht allein die Wehe-Mütter lernen; sondern auch, was sie für Grund in ihrer Wissenschafft haben könnten, gefraget, und manche schwehre Fälle bey den Geburten durch GOTTes Gnade vorsichtig abzuwenden, angewiesen werden. Endlich, weil ich auch täglich ab- und in dem Verlangen des Ewigen zunehme, und mein Ende vor Augen sehe, habe ich mein Pfund, das ist: die von GOTT verliehene Wissenschafft, und die von dreyßig Jahren hero bey diesem Beruff gehabte Erfahrung, nicht begraben wollen; sondern GOTT zu Ehren, dem gemeinen Besten zu Nutzen, und aus Liebe zu meinem Nechsten, die Bilder zu den Stellungen der Geburt auf meine eigene Unkosten lassen stechen und drucken, und dieses Buch, wie es ietzund heraus kommt, verfertigen, damit in der Welt nichts schuldig bleibe, als Liebe: und das Licht, das mir GOTT in dieser Welt gegeben, in dieser Wissenschafft und Erfahrung, nach meinem Tode in der Welt lasse. Dieses sind meine Ursachen zu diesem Druck, will iemand mir andere andichten, der wird sich betrogen finden, und von mir keiner andern Antwort gewärtig seyn, als daß GOTT unsere Hertzen kenne und wisse: daß mich nichts anders, ausser dem vorgedachten Befehl, und meinem Beruff zu diesem Druck gebracht, als die Begierde meinem Nechsten zu dienen, in der Zuversicht, daß vielleicht die ietzund Bedencken tragen mich mündlich zu fragen, durch diese Schrifft Unterricht werden annehmen, mit mehrem Grunde in vorfallenden schweren Geburthen, nützliche Dienste zu leisten, welches GOtt aus Gnaden verleihen wolle; Und das

III.

Ist also Drittens mein eintziger Zweck in dieser Arbeit und bey diesen Unkosten dem allgemeinen Wesen zu dienen; Und zu dem Ende sonderlich den Wehe-Müttern ein Licht zu geben, so gar, daß ich wünschte, daß ich alles könnte mittheilen, um dadurch den armen Kreissenden zu rathen. Ich will hier nicht Klage führen über die grosse Unwissenheit, die bey vielen zu grosser Gefahr der darunter Leidenden gespühret wird. Es sind viele, le, die es nie gründlich erfahren: Es sind andere, die etwas eigensinnig. Allein es ist höchst nöthig, daß sie diesen Unterricht lesen, und dann, was sie wissen, und noch nicht wissen, draus erkennen, und täglich mehr nachsinnen. Sonderlich daß sie bald vom Anfang in dem rechten Begriff der Geburten und ihrer Stellungen einen guten Grund fassen, und ihnen nach den Abbildungen der Figuren einen gründlichen Eindruck einbilden, wie die Kinder im Mutter-Leibe liegen, und in was Gestalten sie zur Geburt sich schicken, und woraus sie dieses, und auf was Grund ergründen können; Ob gleich dieses in dem gantzen Buche angewiesen, so habe doch in diesem Vorbericht zu bessern Eindruck ein Kupffer-Bild sammt einem vollkommenen Kinde, wie es im Mutter-Leibe krum; bald so, bald anders, doch allemahl krum zu liegen pfleget, vorstellen wollen, um desto besser den Wehe-Müttern, die hiervon noch keinen Grund haben, einzubilden: das, was sie in den folgenden Kupffern, die nur die Mutter, und die darinn liegende Kinder vorstellen, nicht so wohl fassen können: Ist derowegen wohl zu betrachten dieses grosse Kupffer-Bild, welches weiset durch folgende ordentliche Buchstaben und dero Benennung.

A. Der Mutter-Kuchen, oder Nachgeburt,
B. Das Häutlein chorion, oder Ader-Haut.
C. Des Harn-Häutleins Theile.
D. Die Mutter.
E. Die Decken des Bauches.
F. Das Kind.
G. Das Häutlein Amnion, oder Schaaffs, auch durchscheinende Geburts-Haut, sonst Helm genannt.
H. Der Stabel, oder die Nabel-Schnur.
I. Des Kindes Kopff.
K. Der Ellebogen.
L. Das Knie.
M. Die Hände.
N. Die Brust.
O. Der Halß.
P. Die Füsse.

Wie ein schwanger Leib, sammt dem darinnen liegenden Kinde und dessen Nachgeburt, mit allen zugehörigen Häut-

lein

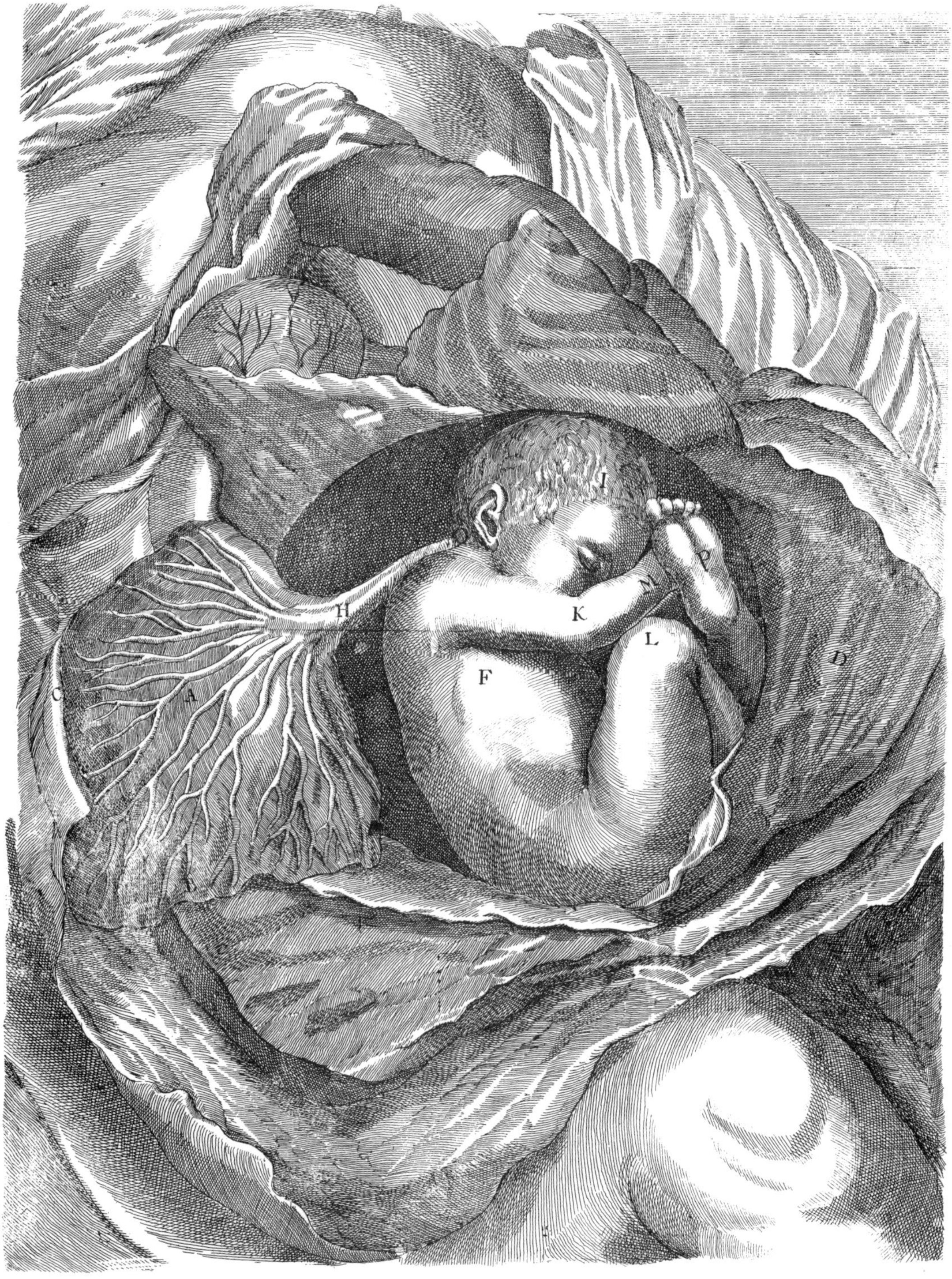

I
P
M
H
K
L
D
F
C
A

lein beschaffen sey; wornach sich die Wehe-Mütter richten können und sollen, wann sie ihren Beruff vorsichtig und Christlich zu verrichten gesinnet seyn: denn es ist nicht gnug, daß eine Wehe-Mutter sagen kan: Sie habe viel schwere Geburten unter Händen gehabt: besser ist es, wenn sie schwere Geburten zu verhüten weiß, daß nicht zwey biß dreytägiges Kreissen folgen müsse und dörffte. Es sind mir unterschiedene unwissende Wehe-Mütter vorkommen, die viel schwere Geburten erzehlet, welche ihnen bey langwierigem Kreissen endlich noch glücklich für die Mutter, offters auch für die Kinder von statten gegangen, und ist ihnen ohn allen Verstand und Wissenschafft gerathen: gleich den Sprüchwort: wie einer blinden Henne, wenn sie ein Weitzen-Korn findet. Es kan unmüglich anders seyn, weil sie nicht wissen, wie es, da das Kind gebohren worden, zugegangen. Sie sagen zwar: Wir haben des Kindes Händlein, so offt es heraus gekommen, wieder eingebracht, biß der liebe GOTT geholffen, und die rechte Stunde zur Geburt vorhanden gewesen; alsdann sey es glücklich von statten gegangen: Wenn ich aber wissen wollte, wie dann diese Kinder endlich gekommen, als sie gebohren worden, ob die Armen bey dem Kopff, und die Frucht sehr klein gewesen? So haben sie Nein gesagt. Darauf ich weiter gefragt: Ob denn die Füsse sammt den Händlein zugleich durch und eingedrungen? hat es wieder Nein geheissen. Dann hab ich abermahls fragen müssen: Ob es denn mit dem Hintersten kommen, und so als doppelt beysammen gebohren worden? Hat es dennoch beständig Nein geheissen. Alsdann ist der Unterricht ihnen höchst nöthig gewesen: daß nehmlich die Kinder, wenn sie vollkommen und rechter Grösse seyn, wie sie seyn sollen und müssen, dafern sie leben sollen auf keine andere, als erwehnte drey Arten, könten gebohren werden. Zwar, es ist eines grösser und kleiner als das andere, doch kan unter vollkommener Geburt auch das Kleineste anders nicht, als auf diese drey Arten gebohren werden, es wären denn unzeitige Kinder, als bey dem Mißkram oder Mißgeburten, von zwantzig oder etlichen zwantzig Wochen, diese können mit der Nachgeburt und einen Klumpen zusammen gepresset kommen, welches ein vollkommen Kind wohl muß bleiben lassen. Wenn ich ihnen denn ferner zugeredet: Sie solten ja und müsten wissen, auf welcherley Art unter besagten dreyen die Kinder wären kommen und gebohren worden, weil sie anders nicht, als wie gesagt, kommen könten, entweder von sich selber, durch langwierige Wehen endlich gezwungen, oder auch durch Wendung. So ist doch keine bessere Rede und Antwort erfolget, indem sie gantz keinen Verstand von der nöthigen Wendung gehabt; darum ist auch ihre vermeynte Hülffe nichtig gewesen, und hat der liebe GOTT und die Natur freylich das Beste dabey thun müssen. Wenn ich denn so gar nachdrücklich den Grund ihrer beywohnenden Wissenschafft zu erforschen nicht ablassen wollen, so seynd sie endlich zornig worden, und haben mir tolle Geburten daher gesaget: Als wenn die Kinder in einem Klumpen beysammen, mit dem Kopff, sammt den Händen und Füssen zugleich wären gebohren worden; Ja, sie kämen auch wohl mit dem Hintersten, und hätten den Kopff doch zwischen den Beinen, würden auch so in der Runde gebohren. Zu geschweigen anderer Geburten, die sie wider alle Vernunfft erzehlet haben. Diesen denn zu Gefallen, weil ich mich geärgert solch dumm Ding zu hören, habe ich diesen Unterricht wollen schreiben und noch dazu dieses Kupffer-Bild vorsetzen, darum, daß dergleichen Wehe-Mütter sich sollen erkennen lernen, daß sie noch keine Wissenschafft haben, und mit desto mehrer Begierde nach dem rechten Grunde forschen sollen. Wiederhohle also billich noch einmahl: Daß die Kinder auf keine andere Weise können gebohren werden, als auf oben erzehlete drey Arten, es wäre denn, daß eine unwissende Wehe-Mutter dazu käme, und dem Kinde mit Gewalt die Armen (wie ich wohl auf allzuspätes Erfordern, dergleichen vermeynte, doch klägliche Hülffe verüben sehen) sammt den Rippen, Lunge und Leber, ingleichen die Beine, und so gar die Därme, gantz unvernünfftig ausreissen.

reissen. Wenn nun die Kinder nicht allzu groß seyn, daß sich dergestalt ein Stück nach dem andern abreissen läst, so mag der Mutter manchesmahl das Leben gerettet werden, allein die Gesundheit wird sie schwerlich behalten, doch gehet es, (wo ja gar nicht) doch selten ohne grosse Gewalt und Schaden an, und ob es bey einer starcken Frauen und kleinem Kinde angehet, so ist es doch gewaltsam, unvernünfftig und gantz unverantwortlich gehandelt. Solten denn nun solche Wehe-Mütter nicht verpflichtet seyn, GOtt zu fürchten, und es besser zu lernen, wenn sie ihr Gewissen bewahren, und ihrem Beruff Christlich zu führen trachteten? So lange sie keinen besseren Grund wissen, sehen, hören oder lesen, so möchte man sie in etwas entschuldigen, wenn aber ein Licht ihnen aufgestecket wird, und sie dennoch aus hartem verkehrtem Sinn im Finstern tappen, oder den guthertzig mitgetheilten Grund der Sache nicht annehmen, möglichsten Fleisses nachdencken, und dem nothleidenden Nechsten zum Besten anwenden wollen, so wird solcher Eigensinn dermahleinst schwere Verantwortung nach sich ziehen. Solches stelle ich denen Streitbegierigen, nachläßigen Wehe-Müttern, wohl zu behertzigen anheim, und will hoffen, wenn sie meinen guten Willen des Unterrichtes von schweren Geburten, und wo möglich, Verhütung derselben, auch von geschickter Wendung der unrechtstehenden Geburten, ohne Affecten nachdencklich lesen, dem gelesenen gründlich nachdencken, auch bey ihren Bedienungen auszuüben bessere Achtung geben werden, sie werden solchen Unterricht, wo ja nicht öffentlich mit ihrem Munde, iedoch als in ihrem Hertzen und Gewissen überzeuget, Beyfall geben, ihre bißherige unbedachtsame blinde Feindschafft zum Theil, in einstimmige Freundschafft wandeln, und mich als eine tüchtige Wehe-Mutter unter ihrer Gesellschafft nehmen, ob ich gleich keine Kinder gehabt, indem ich erwiesen, daß es wenig zur Wissenschafft helffen oder schaden könne, sondern vielmehr offenbar sey, daß viele unwissende Wehe-Mütter zu finden, die doch selbsten viel Kinder gehabt, und dennoch nicht klüger davon geworden sind.

GOtt bindet seine Gaben an keine gewisse Personen, sondern giebt sie wem er will: denen er sie aber giebet, giebt er auch zugleich Lust und Begierde nachzuforschen und nachzusinnen, und in diesem Wege segnet er alsdenn den Fleiß mit mehrern Gaben und Licht. In allen sey auch ihm die Ehre, wenn mein Nechster mit dieser Arbeit kan erbauet werden. Ich habe wohlmeynend es zu dem Ende geschrieben, und noch über dieses, vorhergehenden Bericht zum mehrern Licht voran setzen wollen. Muß aber noch etwas hinzu setzen, ehe ich schliesse.

Es kan seyn, daß einige gar, wann sie von diesem Buche hören werden, bald dagegen reden: Es sey aus meinem Gehirn nicht gewachsen; andere aber, wenn sie es lesen, für gar zu einfältig halten werden. Was das Erste angehet, kan ich iedem gerne seine Gedancken frey lassen, und wird die Art des Buchs gnugsam zeigen, daß es meine Arbeit; dann so, wie ich es täglich in meinem Beruffe finde, so pflege ich davon zu reden, und wie ich davon rede, so habe ich hier davon geschrieben, darum es denn auch allzueinfältig vielen anscheinen wird, denen auch zur Nachricht dienen möchte: Eben darum, weil ich nach meinem Gutdüncken geschrieben, kan es nicht anders als in dieser Gestalt erscheinen; und da ich meyne auch am meisten meinen Zweck mit zu erreichen. Dann ich keinem andern zu gute die Fragen zusammen getragen, als anfänglich bey so vielen erfahrnen Exempeln, daß durch ein geringes Versehen, (daß doch leicht hätte können verhütet werden) Mutter und Kind in die äusserste Gefahr gerathen, einigen Freunden ein Licht zu geben, daß ihnen nicht allein durch eine gewisse Erfindung, wie ein Kind könne zu rechtem Geschick gelencket, oder wenn es unrecht stünde, gewendet werden, augenscheinlich vorbildete; sondern auch deutlich beschrieben, und dadurch auch denen Wehe Müttern ein Licht zu geben und mehr zu schreiben vor vielen angemahnet ward. Und zu diesem Ende war ja nöthig, aufs allerdeutlichste diese Zufälle, die so wenig bekannt, vorzustellen, und offt ein Ding zu wiederholen, damit es auch die Allereinfältigsten begreiffen mögen. Gelahrte Dinge gehören für die Gelahrte, die aus meinen Unterricht nur dieses kön-

nen

nen sehen, wie ein vorsichtiger Angriff die Gefahr ergründen, und ein sorgfältiger Handgriff durch GOttes Gnade in der Gefahr dienen und helffen kan. Dafern nicht alles nach der Gelahrten Sinn geschrieben, will mich gerne weisen lassen, und sollte eines und das andere noch besser müssen erkläret werden, auch allezeit darzu willig mich stellen, so weit als ich aus dem Begriff und der Erfahrung davon reden kan. Wo ich geirret habe, will ich dem dancken, der mich besser mit Grund unterweiset; Im Fall auch noch einige Fälle, die hier nicht berichtet mir an die Hand gegeben werden, wird es mir lieb seyn, dieselbe zu wissen, zu mehrern Grund, weil in der Erfahrung wir täglich klüger werden können und müssen. Wenn also mein Zweck und meine Person recht betrachtet wird, da ich als eine Wehe-Mutter andere zu unterrichten suche, wird niemand eine andere Art von Schreiben, als diese deutliche und einfältige von mir erwarten, und also deßwegen nicht die darunter vorgestellete nöthige und nützliche Dinge verachten. Daß unter dieser einfältigen Redens-Art viele gute Dinge enthalten seyn, ist das Zeugniß der hochlöblichen Medicinischen Facultät zu Franckfurt, die, ehe ich es zum Druck gegeben, gelesen; und daß nichts Abergläubisch und wider GOttes Wort darinn vorgestellet, zeugen nach angestellter Durchlesung die Churfürstlichen Herren Hof-Prediger, derer Zeugniß um die Privilegia zu haben, habe einholen müssen. Beyde setzen dem Leser zur Nachricht hierbey, als aus welchem kan diese meine einfältige Arbeit, so weit es nöthig ist, gerechtfertiget, und womit füglich dieser Vorbericht beschlossen werden.

GOtt zu Ehren, durch seine Gaben meinem Nechsten zu dienen mit meinem Beruff, ist gewesen mein Zweck in diesem Wercke, und soll auch seyn mein Ziel, so lange GOtt Kräffte und Leben giebet, zu dessen Gnade den geneigten Leser und mich empfehle, mit dem Wunsche, daß GOTT uns alle in dieser Zeit wolle zubereiten, zu seinem Lobe und ewiger Seeligkeit,

Amen.

Wir Endes Unterschriebene bekennen und attestiren hiermit, daß in Durchlesung des Buches von schweren Geburten, und wo möglich, Verhütung derselben, wie auch von Wendungen der unrechten Geburten, durch **Frau Justinen Siegsmundin, Churfl. Brandenb. geschwornen Hof-Wehe-Mutter**, in Frag und Antwort gestellet, und uns zu gehöriger Censur übergeben, Wir nichtes befunden, was wider GOTT und sein H. Wort streite, oder dem Christlichen Glauben im geringsten nachtheilig, sondern vielmehr alles, ohne Superstition, der Erbarkeit gemäß eingerichtet sey; so, daß ihre Christliche Intention billig zu loben, und solcher ihr Unterricht gar wohl und mit Nutzen dem Publico zum Besten gedrucket werden könne. Gegeben Cölln an der Spree, den 5. April 1689.

C. C. Bergius, D.
Churfl. Brandenb. ältester Hof-Prediger und Consistorial-Rath.

Heinrich Schmettow,
Churfl. Hof-Prediger.

Antonius Brunsenius,
Churfl. Hof-Prediger.

Wir

Wir Decanus, Senior, Doctores und Professores Ordinarii der Medicinischen Facultät, auf der Chur-Fürstlichen Brandenburgischen Universität zu Franckfurt an der Oder, gebem hiermit zu vernehmen, daß Frau Justina Sigismundin, bey uns eingegeben und zu verlesen gebeten, ein Buch bestehend in zweyen Theilen, derer Tittel sind: (1) Ein Gespräch zweyer Fried-liebenden Wehe-Mütter, welche wegen ihres Beruffes oder Amtes sich treuhertzig mit einander unterreden, wegen schwerer Geburten, wie auch wegen Wendung der unrechten Geburten, darinnen die unterredende Personen seynd Christina, Justina. (2) Ein ander Gespräch, worinnen hinwieder Justina von Christinen durch viele Fragen vernimmt: Ob sie auch ihren Unterricht verstanden und gefasset: Mit angehängtem Bericht, daß wir den darinn befindlichen einfältigen Stylum uns nicht befremden lassen möchten, massen sie selbsten ohne andere Hülffe es also zusammen geschrieben, vornehmlich zu dem Ende, daß einfältige Wehe-Mütter desto leichter die darinnen enthaltene Dinge begreiffen, und sich daraus zum gemeinen Nutzen der Schwangern und Gebährenden erbauen könten.

Wie Wir nun diese ihre Intention allerdings approbiren, also haben wir auch bey Durchlesung desselben

befun-

befunden, daß unter solcher Schreibens-Art viele gute und nützliche Dinge, geschickliche Handgriffe und Wendungen, so vielen, ja leyder! den meisten Wehe-Müttern zum nicht geringen Nachtheile vieler geseegneten Frauen, bißher wenig bekannt seynd, angegeben, und nach eigener Erfahrung deutlich beschrieben seynd. Dannenhero wir denn der Meynung und Hoffnung leben, daß es mit guten Nutzen in öffentlichen Druck gegeben, und von denen Wehe-Müttern werde gelesen, auch von den sämmtlichen Frauenzimmer mit grossen Danck angenommen werden. Solche unsere Hoffnung wolle der Höchste erfüllen, und ihren Beruff wie bißher, also ferner nach ihren eigenen Wunsche seegnen. Gegeben unter unserer Facultät Insiegel, Franckfurt an der Oder, den 28. Martii, Anno 1689.

Decanus, Senior, Doctores
und Professores Ordinarii der
Medicinischen Facultät auf der
Churfürstlichen Brandenburgischen Universität zu Franckfurt an der Oder.

(L.S.)

Andere

Andere Vorrede.

In welcher von den nöthigen Eigenschafften einer vorsichtigen und vernünfftigen Wehe-Mutter gehandelt wird.

Der Grund aller Wohlfahrt, so von einer Weh-Mutter in ihrem Amt und Beruff zu verhoffen stehet, beruhet vornehmlich und zu allererst darinnen, **daß sie GOtt fürchte.** Aus welcher Principal-Eigenschafft die andern alle, die an ihr erfordert werden, fliessen müssen, will sie anders selbst Glück und Seegen in ihren Vornehmen haben, oder soll sonst denen Personen, die sich ihrer Hand anvertrauen, wohl gerathen seyn.

Es ist nicht genung, daß sie ein bürgerlich-ehrbares Leben führe, daß man sie grober Schand und Laster, die ruchbar worden, nicht beschuldigen darff; sondern sie soll von Rechts wegen unsträflich wan-

wandeln, und den Weg der Busse selbst gegangen seyn, damit sie desto weiser umzugehen wisse, so wohl mit denen, die insgemein alle Menschen in Sünden gebähren, als auch mit denenienigen, die ausser den Wegen der gesetzten Ordnungen empfangen haben und gebähren.

Wann diese Eigenschafft eines wahren gottesfürchtigen Wesens an einer Weh-Mutter fehlet, so kan sie vielen gefährlichen Versuchungen unterworffen werden, die zeitliche und ewige Verantwortungen nach sich ziehen. Sie führen ein solches Amt, dabey sich gerne zu verstecken suchen dieienigen, so ruchlose Leben führen, daß ihre Schandthaten nicht möchten kund und offenbar werden.

Sind nun die Weh-Mütter Gewinn-süchtig, und haben von Natur ein zum Geitz und Wohlleben aufgelegtes Temperament, und fürchten GOtt nicht rechtschaffen, so sind sie leicht durch allerhand Bestechungen und Geschencke dahin verleitet, daß sie denen, die verbotene Wege lauffen, nach allen Wunsch beförderlich zu seyn sich gebrauchen lassen. Und, o was vor gefährliche Dinge sind das! darinnen der arme von GOtt verlassene Mensch sich lässet hinein reissen.

Es sind entsetzliche Historien, die ehemahls Anno 1660. in Pariß mit einer berühmten Heb-Amme,

Amme, genannt Constantine, passiret seyn, welche ein Bordel aus ihrem Hause gemacht, diejenigen, denen unzeitige Früchte abgegangen, beherberget, ja selbst unzehlichen dazu behülfflich gewesen. Uber das Versterben einer Frauens-Person, Nahmens Mademoiselle Guerchi, ist sie eingezogen, und den 17. Augusti selbigen Jahres 1660. überführet und schuldig erkannt, gehangen worden. Wie dann auch ihrentwegen damahls viel Frauens sind verhöret worden, deren bey 600. bekannt haben, daß sie ihre Frucht im Leibe erstickt haben. Wie solches Guido Patinus in seinen Berichten mit mehrern erzehlet.

Vor dergleichen recht groben und schändlichen Ubelthaten, so wohl als auch subtileren, die mit Verschlagenheit und Verschwiegenheit können begangen werden, wird sich durch die Gnade GOttes, unter fleißigem Gebeth, diejenige Heb-Amme zu hüten trachten, die zwar ein böses Naturel von Natur hat, aber durch die lebendige Erkänntniß des Willens GOttes, an sich arbeitet und kämpffet, daß es nicht über sie herrsche, wenn sie anders durch die Gnade GOttes recht ergriffen ist.

Diejenigen, die von GOTT und der Natur, theils selbst, theils durch gute Erziehung, ein ehrsames und gütiges Gemüth erhalten haben, daß sie sich gottlose Einfälle nicht lassen im Sinne kommen, bleiben doch von der Versuchung nicht frey, daß, wo das gütige Naturel nicht durch die Gnade GOttes bewapnet wird, es denen listigen Anläuffen des Versuchers allemahl nicht kan gewachsen seyn.

Man rafft ohne dem dergleichen Leute auf dem Lande und kleinen Städten auf, wie man sie findet, da allemahl die Gottesfurcht äusserst fehlet, und übrigens ist unter dem gantzen Hauffen, den man im Lande aufsuchen wird, kaum eine heraus zu sondern, die etwas Weniges nur zu diesem so wichtigen Beruff tüchtig und geschickt sey, die andern alle sind entweder dumm und verwegen, oder dumm und gar zu blöde. Zu geschweigen der darunter befindlichen Seegensprecherinnen und gottlosen unholden Menschen.

Fehlet GOttesfurcht an einer Weh-Mutter, so fehlen auch alle andere an ihr erforderliche Tugengen. Daher es dann kommt, daß einige bey ihrer Unwissenheit unverantwortlich **verwegen** seyn, **kein Gewissen haben**, wann sie auch weder des Kindes noch der Mutter, aus der Unwissenheit und Mangel der nöthigen Vortheile, zu schonen wissen. Andere plaget der **Neid** und **Miß-**

gunst, als ein Ausfluß des verdammten **Geitzes**, daß sie bey ihrer Unwissenheit andere gleiches Gewichtes geringer achten, ja denenienigen nicht einmahl das Vorrecht im Wissen gestatten, die es ihnen doch durch Proben zuvor gethan, darunter der arme an sich leidende Nächster, indem ihm die nöthige Hülffe durch geschicktern Beyrath anderer auf solche Weise versaget wird, noch mehr leiden muß.

Andere sind **dem Trunck ergeben**, aus welchem Laster dann fliesset die **Unvorsichtigkeit** und **Versäumniß**, wodurch grosse Verantwortung eine Wehe-Mutter auf sich laden kan, die, wann sie der zeitlichen Obrigkeit nicht erkäntlich worden, desto grösser wird bey demienigen der auch nach dem Verborgenen des Hertzens richtet.

Ist hingegen eine Wehe-Mutter Gottesfürchtig, so wird sie sich aller andern Tugenden, die das sociale Leben der Menschen, worzu wir natürlich gebohren seyn, noch mehr verbindlich machen, befleißigen. Sie wird **ehrlich und redlich** seyn, daß kein Betrug unter ihrer Handlung vorgehe. Sie wird **Liebe beweisen** ihrer Nothleidenden Mit-Schwester, sie nicht verlassen, wann sie die Noth am nächsten zu seyn erfordert, damit kein

Tempo, worauf alle Wohlfahrt zweyer innigst verbundenen Menschen, der Mutter und des Kindes, beruhet, versäumet werde. Sie wird nicht Gewinn-süchtig seyn, und um eines anderwärtig zu erhaschenden Vortheils die Gefährlichste, ob gleich die Armeste verlassen, bevor sie dieselbe nicht in Sicherheit weiß.

Ist sie wahrhafftig Gottesfürchtig und eine embsige Anbeterinn des lebendigen GOttes; So wird ihr auch Weißheit gegeben werden, daß die auffgeweckte gesunde Vernunfft auch öffters bey schlechtem Unterricht und Wissen bey ihr mit guter Uberlegung etwas, ob wohl allem Ansehen nach schweres und gefährliches, so wird hinaus führen, daß mans verwundern muß.

Um so viel besser und vortreflicher stehet es um eine Wehe-Mutter, wann, neben dem, daß die Gottesfurcht bey ihr als das Principalste vorausgesetzet bleibet, sie mit guter Wissenschafft oder Unterricht begabet ist. Da dann einer solchen Frauen Profession absolut erfordert, daß sie doch wenigstens lesen könne, damit sie sich helffen könne, wo keine andere Information statt findet, mit Lesung guter Bücher, die dergleichen Wissenschafften abhandeln. Kan sie nicht einmahl lesen,

sen, und weiß selber nichts, hat auch keine tüchtige Anweisung gehabt, als eben von ihres Gleichen; So bleibet sie in der Unwissenheit stecken, und diejenigen Frauen, die sich ihrer Hände anvertrauen, müssen es drauf wagen, wie es das Schicksal fügen wird.

Dann solten sie billig aus der Anatomie so viel unterrichet seyn, daß sie wisseten die Beschaffenheit derjenigen weiblichen Glieder, darinnen die Empfängniß und Zeugung des Kindes bewerckstelliget, und durch welche Wege die Frucht an das Tages-Licht muß gebracht werden. Hier sitzen der alten Weiber ihre Köpffe so voll toller Fratzen, daß es abscheulich ist, alles nach der Reihe her zuerzehlen. Von dem Tandt würden die armen Frauens erlediget werden, wann sie den Begriff der Lage der Mutter im Leibe und der Frucht in der Mutter, entweder durch sichtliche Demonstration an todten Cörpern, oder durch mündliche Information, wohl überkommen hätten.

Berlin hat nunmehro, GOtt Lob! so wohl durch vormahls glorwürdigst regierenden Königs Friederichs des I. als auch gegenwärtig glorwürdigst regierenden Königs Friederich Willhelms Landes-Väterliche Vorsorge das Glück und die Wohlthaten,

thaten, daß seine Hebe-Ammen nunmehro in diesem sehr nöthigen und zur Wissenschafft unentbehrlichen Stück können zugerichtet werden, zum Trost derer Frauen die in gefährliche Umstände gerathen. Und was noch mehr ist, trifft sichs etwann, daß in solchen schwehren Umständen die weibliche Hülffe und Wissenschafft nirgends zureicht, so sind unter denen Chirurgis daselbst geschickte und in dieser Kunst erfahrne Leute, die beyzuspringen und die letzte Rettung zu schaffen, so ferne es halbwege möglich ist, capable seyn.

Ein kurtzer anatomischer Begriff von den weiblichen Partien würde ihnen über den Hauffen werffen alles, was die alten Vetteln bißher fälschlich geglaubet, und andere wieder beredet haben: **Das Stülchen**, worauf die Mutter sitzen soll, würde wegfallen: das unbändige **Herumwandern der Mutter** im Leibe, als eines unsinnigen Thieres, daß sie nicht will drinnen bleiben, sondern gar zum Halse heraus steigen, würde ihnen benommen werden, durch die Betrachtung der vielen Bande und hautigen Verwachsung, dadurch sie in ihren Grentzen gehalten wird, daß sie weiter sich nicht, nnd zwar nur in ihrem Boden, ausbreiten kan, als was zur Zeit der Empfängniß natürlicher Weise erfordert wird.

Wann

Wann diese wenige Anatomische Nachricht bey einer Weh-Mutter voraus gesetzet ist, so kommts nun noch hauptsächlich an, daß sie die nähere Wissenschafft habe, wie sie mit einer gebährenden Frau in allerhand guten und bösen Fällen der Geburten soll und muß umgehen, daß durch Fahrläßigkeit oder Versäumniß keine Beschuldigung des Unfalls auf sie gerathe und das Gewissen schwerlich verletzet werde.

Diese Wissenschafft muß nun eine Weh-Mutter erlernet haben durch gewisse Anführung. Entweder, daß sie eine Mutter gehabt habe von gleicher Profeßion, die sie dazu angeführt und ihr so viel Unterricht gegeben, als sie selbst besessen: Oder, daß sie bey einer andern erfahrnen Weh-Mutter eine Zeit lang sich aufgehalten, und bey der ihr geleisteten Handreichung Gelegenheit gefunden allerhand Geburts-Begebenheiten wahrzunehmen, und davon gehörigen Unterricht und Anführung zu überkommen.

Wie weit nun solche Wissenschafft, auf gedachte Weise erworben, sich erstrecken könne, ist leicht zu ermessen. Daher es unmöglich ist, daß das wenigste Land oder District mit tüchtigen Weh-Müttern versehen seyn können. Daß also in dieser Sache noch eine grosse und wichtige Sorge vor Obrigkeiten und Magistrats-Personen in kleinen Städten übrig gelassen, daß in Dörffern und Städten Frauens zu solchem Gewerbe möchten angenommen werden, die wenigstens lesen können, und entweder eine Mutter zur Anführerin gehabt haben, die eine Weh-Mutter guten Ruffs gewesen, oder in einer grossen Stadt von einer geübten Frau seyen angeführet worden.

Und, da solcher Frauen Capacität niemand anders zu untersuchen capable seyn als Medici, und zuweilen in Ermangelung derselben, auch wohl geschickte und in dem Accouchiren erfahrene Chirurgi, (welches aber derer wenigsten Werck ist, wofern sie nicht in Holland, Franckreich, oder in der Schweitz gereiset gewesen,) sollte billig nirgend eine Frau in Pflichten genommen werden, die nicht vorher durch selbige sey examiniret worden, daß es ihnen nicht an denen Haupt-Eigenschafften fehle, die an einer Weh-Mutter unentbehrlich erfordert werden. Wie dann auch solches die Königl. Medicinal-Ordnung unumgänglich erfordert.

Zu dem Ende, wann eine Frau sich dieser Profession anmasset, und fürchtet GOTT von Hertzen, ist embsig im Gebeth, und kan nur dabey lesen, ist diß gegengenwärtige Buch der nunmehr seel. Justinen, ihr, wie auch allen und ieden vor vielen andern zu recommendiren, weil es eine Frau gemacht hat, dabey deutlich und offenhertzig alles in Fragen und Antwort beschrieben ist.

Insonderheit ist insgemein bey denen Weh-Müttern nicht die geringste Nachricht **von der Wendung** unrecht-gestellter Geburten, in welchem Tempo, oder in was geschickter Zeit, selbige muß vorgenommen werden. Ja, ich will weniger sagen: Was weiß eine alles Grundes von Wissen entblößte gemeine Heb-Amme von Erkänntniß der falschen und ausserordentlichen Stellungen des Kindes, bevor das Wasser gesprenget ist. Es muß alles auf das Erbarmungs-würdige Schicksal ankommen: Gibts GOtt und die Natur gut, so gehet alles gut; kommts aber anders, so muß es bey solchen Leuten auch darauf ankommen. Und muß man alsdann Wunderns-würdige Vorsehungen GOttes erfahren, dadurch Rettungen aus schwehren Ständen geschehen, die Vernunfft und Menschen so gleich nicht begreiffen können.

Aus gegenwärtig wieder aufgelegtem Buche also können in geschickten Untersuchungen der Stellungen der Frucht, und nach deren Befinden erforderten

derten Wendung des Kindes unerfahrne Weh-Mütter, wann sie nur lesen können, sich besten Raths erholen. GOtt, der allen Weh-Müttern, besonders aber denen Frommen beystehet, wird ihnen dann auch bey Lesung nutzbarer Nachricht den Verstand eröffnen, daß sie die Sache nicht allein wohl begreiffen, sondern auch die schweren vorfallenden Umstände wohl zu entscheiden geschickt seyn werden.

Fehlet aber hinwiederum Gottesfurcht und das Lesen, und die Wissenschafft gehet nicht weiter als wie es GOtt nach der Natur giebt, von ausserordentlichen Begebenheiten ist weder Wissen noch Rath, so siehets nicht allein sehr schlecht um die Weh-Mutter aus, sondern noch schlechter um die Mutter und Kind. Da wird gewaget was nur fertige Arbeit macht, es mag gleich Kopff- oder Armabreissen kosten. Dergleichen gottlose unverantwortliche Arbeit auf beyderley Manier ich in kurtzen aufeinander selbsten habe zu schauen bekommen müssen.

Dergleichen mörderliche Unternehmungen zu hazardiren, kan kein guter Geist denen Weh-Müttern eingeben. Und wie viel der Art Gewaltthätigkeit mag nicht hin und wieder mit der Erde bedecket werden. In diesem Fall sind gottlose und unerfahrne Weh-

Mütter

Mütter mit gutem Fug und Recht vor privilegirte Mörder zu achten, und niemand achtet solches. Es ist mir selbst begegnet, daß, da mir ein abgerissener Arm des Kindes von der Weh-Mutter, zum Zeichen der schwer-haltenden Geburt vorgezeiget ward, und ich solches unbescheidene barbarische Verfahren mit harten Verweisen bestraffte, alle übrige umstehende Frauens dennoch die Partie der Weh-Mutter hielten, aus lauter Unwissenheit und vorgefaster Meynung, daß es nicht anders hätte seyn können.

Ist es straffbar unzeitige Früchte abzutreiben, da eine unreiffe Leibes-Frucht dennoch vor einen belebten Menschen geachtet wird, und, wie Tertullianus in seiner Apologia sagt, **es einerley sey, ob man den Gebohrnen seines Lebens beraube, oder den, der noch erst soll gebohren werden, daß es also nur ein beschleunigter Mord sey, verwehren, daß der Mensch nicht lebend gebohren werde.** So ist es ja nicht minder, sondern vielmehr höchst straffbar zu achten, weñ eine gewissen- und gottlose, unwissende Weh-Mutter mit denen sich ihnen in aller Einfalt und Unwissenheit anvertrauenden schwangern und gebährenden Frauens darff haussen nach allen Wohlgefallen, daß öffters in unrechten und schweren Geburten

 Kind

Kind und Mutter die Schuld der Natur, vor fremde Schuld am Sterben, bezahlen müssen.

Sonst hat die seel. Justina dieses ihr Buch vornehmlich zum Gebrauch in grossen Städten eingerichtet, da sie sich mit weiterm Rath in Artzney-Sachen nicht hat eingelassen, sich genau richtende nach der Königl. Preußischen Medicinal-Ordnung. Findet man dannenhero in obgedachtem Buche keine Anweisung was innerlich vor Artzeneyen denen schwangern oder gebährenden Frauens in ihren vorfallenden Fällen und Schwachheiten zu reichen wären, als welches denen Medicis, daran es in grossen Städten nicht fehlet, überlassen ist: Hingegen hat es mit einer Weh-Mutter auf dem Lande und in kleinen Städten, wo kein Medicus so fort beyhanden, eine andere Bewandniß, und solte es wohl mit von ihr erfordert werden, daß sie sichern Rath zu geben verstünde und eine Erkäntniß hätte **guter und bewehrter Haus-Mittel**; zu welchem Ende ihnen anzurathen stünde ein altes Büchlein **Johann Wittichs**, genannt: **Tröstlicher Unterricht für schwangere und gebährende Frauen**, (möchte wohl rar zu haben seyn, aber doch zu einem einfältigen Unterricht, nur, was Haus-Mittel anbelanget, vor vielen andern wieder aufzulegen und anzurathen seyn,) sich zuzulegen.

Einen kurtzen Extract draus zu geben möchte dieser seyn:

Eine leichte Geburt zu befördern.

Die letzten 20. oder nur 12. Tage erweichende Bäder zu gebrauchen, den Leib dabey offen zu halten, und mit verschlossenem Leib die Geburts-Schmertzen nicht anzutreten, dabey sich nüchtern der langen Rosinen zu bedienen, und, wanns die Jahres-Zeit leidet, Spinat fleißig mit guter Butter angemacht, zu geniessen.

Die Wehen zu befördern.

Den præparirten weissen Bernstein, oder Cimmet-Rinde, Borrax, Einhorn, auch Muscaten-Blumen und Saffran, (nur diesen in weniger Dosi,) zu Grane und nicht zu Quentlein. So rühmet er auch das Pulver von der schwartzen Raden, und Frauen-Glaß, oder Glacies Mariæ, deme füge noch bey die Diptam-Wurtz und das Pulver der getrockneten Aal-Leber sammt der dran befindlichen Galle. Was dann eine rechte Frucht befördert, befördert auch eine zurück-bleibende Affter-Bürde.

In Blutstürtzungen der Frauen.

Præparirte rothe Corallen in Teschel-Kraut-Wasser, oder Katzen-Müntz-Wasser mit Eichen-Laub-Wasser unter einander gemischt. Ich wollte dabey

dabey vorschlagen die falsche Arnicam, nehmlich Conizam Mediam, als Thee zu gebrauchen, und dabey Krebs-Steine mit Eßig aufgelöset öffters zu nehmen. Wiewohl dieser Punct mehr Bedenckens hat, als daß man nur sollte gerade zu auf Blut-Stillen sehen.

Was er auch sonst von guten Bähungen, Salben und lindernden Oelen, wie auch besondern gebrannten Wassern hat zum innerlichen Gebrauch, ist nicht zu verwerffen, wanns mit Verstand angewandt wird.

Ein mehrers bey einer Vorrede zu melden, leidet der Raum nicht. Dannenhero nichts mehr übrig ist, als daß gegenwärtiges Buch allen und ieden Weh-Müttern, die was rechts von dieser Profession wissen und begreiffen wollen, hiermit aufs Beste zum fleißigen wiederhohlten Durchlesen recommendiret werde. Hiermit GOtt befohlen.

Den 8. Aprilis
1723.

J. D. Gohl, D.
& Assessor Coll. Med. Berolinensis.

Erster

J. N. J.

Erster Theil,

Bestehend in höchst-nöthigem Unterricht, von schweren Geburten, und, wo möglich, Verhütung derselben, auch von geschickter Wendung der unrecht-stehenden Geburten.

Eingangs-Unterredung zweyer Fried-liebenden Wehe-Mütter.

CHRISTINA.

Liebe-Schwester, ich bitte dich, gieb mir doch gründlichen Bericht von schweren Geburten, und, wo möglich, Verhütung derselben, auch von geschickter Wendung der unrecht-stehenden Geburten. Kan denn eine Wehe-Mutter, in solchen öffters vorkommenden ungewöhnlichen Fällen, den kreistenden Frauen helffen?

Just. Ja, sie kan auf gewisse Art und Weise helffen, nemlich, wenn sie verständig, und bey mancherley Geburten Bedienung gehabt, auch eine geschickte Hand hat.

Christ. **Ich weiß, daß du durch viel-jährige Ubung erfahren bist, darum bitte ich dich nochmahls, du wollest GOTT zu Ehren, und dem Nechsten zum Nutz, deine Wissenschafft mir mittheilen.**

Just. Gantz gerne. Zeige mir nur dein Verlangen, und was du insonderheit zu wissen begierig bist; hast du denn schon viel Frauen in Kindes-Nöthen bedienet?

Christ. **Ohngefehr bey nahe zwey hundert.**

Just. So must du auch schon ziemlichen Grund haben. Sage mir doch: hast du dann bey solcher Anzahl Frauen allezeit rechte Geburten gehabt?

Christ **Nein, ich habe viel unrechte Geburten dabey gehabt, da es schwer und gefährlich zugegangen ist.**

Just. Melde mir doch solche unrechte Geburten: Ob die Kinder mit den Händen oder Füssen gestanden, oder wie denn, wann die Wehen, als bey angehender Geburt anhalten, da du anfassen must, ob es rechte Wehen seyn, und ob das Kind zu rechter Geburt stehet?

Christ. **Das ist wohl eine wunderbahre Frage! wer kan bey oder durch den frühen Angriff bey anfangenden Wehen wissen, wie ein Kind stehet, da noch kein Wasser gesprungen ist: da ist das Kind noch hoch im Leibe, und man kan es nicht erreichen, biß das Wasser springet, denn kömmt es erst in die Geburt, und wenn die Kinder unrecht stehen, so kömmt dasselbe Glied des Kindes heraus vor die Geburt, es sey nun Hand oder Fuß, öffters auch wohl die Nabel-Schnur.**

Just. Gesetzt, die Hand, oder die Nabel-Schnur käme mit dem Wasser hervor, wie liegt denn das Kind im Mutter-Leibe?

Christ. **Es lieget unrecht; Wenn es recht lieget, so kömmet nichts hervor: Als wenn der Kopf gebohren wird, so ist alles zugleich beysammen, wenn aber die Hand, oder die**

die Nabel-Schnur, oder die Füsse kommen, so wäret es öffters lange, zuweilen auch nicht allzulange.

Just. Warum währet denn die Geburt bey einer Frauen länger als die andere, wenn die Kinder doch, wie du sagest, unrecht stehen, auf einerley Weise?

Christ. **Wer kan denn wissen, wenn GOtt nicht helffen will, wer kan es denn nehmen, man muß die rechte Stunde doch erwarten, biß GOtt hilfft.**

Just. Aber, hilffest du denn nichts, wann das Kind mit der Hand, oder der Nabel-Schnur gebohren wird, und wie hilffest du?

Christ. **Wie kan ich anders helffen, als daß ich die Hand und die Nabel-Schnur, so lang es möglich seyn kan, wieder zurück bringe, und so lange zurück halte, biß das Kind kömmt und gebohren wird.**

Just. Wann es aber in etlichen Tagen nicht kan gebohren werden, hältest du denn den Arm des Kindes allezeit zurücke?

Christ. **Ja, wenn das Kind todt ist, und es zu lange währet, so muß man es gehen lassen, wer kan da helffen?**

Just. Weist du denn sonst keine Hülffe, als das Zurückbringen, und Zurückhalten des Armes, oder Nabel-Schnur?

Christ. **Ich muß auf alle Weise sehen, daß ich helffe, wenn es näher hervor kömmt, und alsdann hilfft der liebe GOtt auch.**

Just. Ich glaube wohl, daß es dann gehet, wenn GOTT hilfft und helffen will; Ich will aller wissen, wie du hilffest, und als nöthig, helffen kanst?

Christ. **Ich fühle immer bey dem Arme nauf, und schiebe das Kind so gut ich kan auf alle Weise, wie es seyn kan, daß es doch endlich gebohren wird.**

Just. Lässet es sich denn schieben, wann das Wasser schon gebrochen und verflossen ist, und liegen denn die Kinder auf einerley Weise mit dem Leibe zur Geburt, wenn die Händlein gebohren werden?

Christ. **Wer kan alles so eigentlich wissen? der liebe GOtt hilffet doch wol, wenn er helffen will, ich thue so viel ich** kan dabey, schiebe und helffe dem Kind auf alle Weise, biß es endlich kömmt.

Just. Ich höre und verstehe wohl, daß es dir nur blind gerathe, du hast noch schlechte Wissenschafft. Wenn du es aber verlangest, so will ich dir ein mehrers weisen: Als nemlich, wie ich in der Vorrede gemeldet, daß die Kinder auf keine andere Art oder Stellung, weder von Natur oder durch die Wendung können gebohren werden, als diese dreyerley Geburten: 1. Mit dem Kopff, als rechte. 2. Mit beyden Füssen, und 3. mit dem Steuß. Wenn ich dich gleich weiter fragen wolte: wie denn die Kinder endlich kommen wären, als sie gebohren worden, so würde es, wenn du dich recht bedächtest, eben also heraus kommen, weil es anders nicht geschehen kan, und welche Kinder nicht durch starcke Wehen, und starcke Frauen, bey noch möglichem Lager auf dero gleichen Stellungen können gezwungen werden, da müssen Mütter und Kinder das Leben verliehren, wenn keine Wehe-Mutter welche wenden kan, vorhanden ist. Diejenige Wehe-Mütter, so das Wenden recht verstehen, lassen es zu keiner solchen Gefahr kommen, wie ich auf dein Verlangen und Bitten weiter berichten will. Vor allen Dingen must du von der Mutter, und was dazu gehöret, fragen, damit du dieselbe, nebst ihrem innern Munde wohl und gründlich erkennen lernest, hernach wird sich alles ordentlich finden.

Das I. Capitel.

Von der Mutter, wie sie zu ergründen, was der Mutter-Mund sey, und ob denn nöthig, hievon Wissenschafft zu haben?

Christina.

Sage mir doch, liebe Schwester, ob bey allen Frauen eine Mutter verhanden sey?

Justina. Ja, es müssen alle Frauen eine Mutter haben, sollen sie empfangen und Kinder gebähren.

Christ.

Christ. **Sind denn nicht mehr Theile der Geburts-Glieder, als eigentlich die Mutter?**

Justin. Uber die äusserlichen Theile ist mir nicht mehr als die Scheide, oder der Halß, der mich zum innern Mutter-Munde weiset, bewust.

Christ. **Was ist denn der innere Mutter-Mund, wie ist er zu suchen oder zu ergründen?**

Justin. **Der innere Mutter-Mund ist eine * Zu- oder Verschliessung des innerlichen Leibes, als der Mutter, darinnen das Kind empfangen, getragen, und biß zur natürlichen Geburt erhalten wird, es wäre denn, daß ihr die schwer-gehende Frau Gewalt anthäte, oder wie offt geschiehet, ihr sonst was Gewaltsames wiederführe, daß die Frucht zum Fortgange verursachet würde.** Also kanst du bey dergleichen Zustande dich nach dem Mutter-Munde richten. Eine Frau habe Wehen wie sie will, wenn sich nur der Mutter-Mund dabey nicht öffnet, so ist die Frucht leichtlich zu erhalten, und die Wehen zu stillen, da dann Rath bey denen Herrn Medicis zu suchen nöthig. Wie denn auch gute Haus-Mittel bekannt seyn, die man in Ermangelung eines Medici gebrauchen kan. Greifft, oder drücket aber die Frucht in der Mutter-Mund, daß er sich von Wehen zu Wehen erweitert, so sind alle Mittel verlohren, die Frucht zu erhalten; Also kanst du nach dem Zustande des Mutter-Mundes gründlichen Bericht geben. Ingleichen verhält es sich auch bey zeitiger Geburt mit dem Mutter-Munde, wegen der Erweiterung von Wehen zu Wehen, wenn es rechte Wehen zur Geburt seyn; Wo es aber unrechte Wehen seyn, da ziehet sich der Mutter-Mund mehr zu als von sammen. Du wirst auch viel Unterscheid zu mercken haben, was rechte, oder unrechte Wehen mit sich bringen, welches nicht möglich ist alles zu beschreiben oder zu betrachten. Denn wenn du nicht den innerlichen Eingang des Leibes weist, so kanst du auch mit Grund von keinem Unterscheide reden, weder von zeitiger noch unzeitiger Geburt, weder von recht- oder unrecht-liegenden Kindern, und must nur solches erwarten, wie es kömmt, alsdann ist schon vieles

* Geschiehet durch die Fibras Musculares, gewidmet zum Auf- und Zuschliessen der Bär-Mutter. ꝛc.

les versehen und versäumet, wenn es ins Gedrange kommt. Es ist am besten im Geraumen umzukehren; ich halte viel davon, es können viel Schmertzen und Unglücks-Fälle dabey verhütet werden.

Crist. **Wenn ich nun gleich den Mutter-Mund würde finden und kennen lernen, wie verhüte ich denn die vielmahl ereignende Zufälle, sonderlich bey verschlossenem Mutter-Munde, der sich wohl unter der Geburt erst öffnet, auch gar nicht öffnen will, wenn gleich manche Frau einen gantzen Tag kreistet, so fühle ich doch keine Oeffnung, hernach kommt es mit starcken Wehen zusammen, und ist fast alles in der Geburt zugleiche.**

Just. Bey verschlossenen Mutter-Munde hast du nichts nöthig zu thun, so darffst du auch weder bey GOtt noch Menschen davon antworten, denn im Verborgen kan kein Mensch würcken. Hingegen must du auch wissen, daß, wo recht Kreisten ist, ich niemahln einigen verschlossenen Mutter-Mund gefunden habe. So heisset es auch bey verschlossenem Mutter-Munde nicht Kreisten bey den allerersten anfangenden Wehen, es wäre denn eine * Erstlinge, die bey Jahren wäre, daß der Leib von Tragen des Kindes nicht nachgeben wolte, welches aber gar selten geschiehet. Solcher Zustand ist nicht zu verhüten, und haben solche Leute gemeiniglich schweres Kreisten. Es ist ihnen wohl etwas zu helffen, ich weiß es dir aber, wegen deiner noch Unerfahrenheit, nicht zum Verstande zu bringen, es möchte mehr schädlich als nützlich seyn. **Jedoch must du Achtung drauf geben, nemlich auf den Mutter-Mund, da wirst du befinden, wie viel Dutzent Wehen bey solchen strengen Geburten wenig Oeffnung machen, und wirst wissen, mit Grunde dabey zu trösten von einer Stunde zu der andern, wie viel es sich ändert. Du hast nöthig, so bald sich die Oeffnung giebet, daß du mit zwey Fingern hinein kanst, den Mutter-Mund zurück zu halten, weil bey solcher harten Geburt leichtlich Muttersenckung folget.** Du kanst ihn nicht so wohl in acht nehmen, es ist desto besser ihn zurück halten, (ich rede nicht von

Wie Muttersenckungen zu verhüten.

* Die das erste mahl Kinder trägt, Primipara.

von zu hartem Zurückstossen, sondern nur vom Zurück- oder Anhalten des innern Mutter-Mundes, daß der nicht in den starck- durchdringenden Wehen Schaden leide) denn im Zurückhalten des Mutter-Mundes kan kein Schade geschehen, wie ich es meyne; Aber wenn er mit Gewalt zurück gedrückt wird, so würde die Frucht aufgehalten, oder müste der Mutter-Mund Schaden leiden, welches keines zu verantworten wäre. In nothdürfftigem Zurückhalten verhütet es die Gefahr wegen Aussenckung der Scheide und des innern Mutter-Mundes, fördert auch zur Geburt, weil die Wehen durchgehen können, und sich nicht dabey hemmen. Hier will ich auch des Ausweichens oder Vorzugs des Mutter-Mundes gedencken. Ich nenne es einen Vorzug vor den Kopff. Damit du es aber desto besser fassen mögest, will ich es dir beschreiben. **Die meisten Wehe-Mütter, welche gleichwohl so viel verstehen, daß, was vor dem Kinde vorgezogen ist, oder vorlieget, pflegen zu sagen: Die Bähr-Mutter (wie sie es nennen) hat sich vorgelegt. Es betrifft ingemein solche Leiber, bey denen der Mutter-Mund tief und näher gegen dem Affter als vor sich lieget, so fühlen sie das, was vor dem Kinde lieget, wissen aber nicht, daß die Mutter eine Oeffnung haben muß, oder einen Mutter-Mund hat, und seyn so unerfahren wie du, und meinen, nach vielem Bähen und Beräuchern gehe es endlich auf einmahl fort. Es geschiehet aber durch nichts anders, als mit starcken Wehen, und wissen also nicht, wie es zugegangen ist.**

Du aber suche bald im Anfange den Mutter-Mund, wie ich dir angewiesen, so wirst du des Vorfalls bald kundig werden, was es ist, und wie ihm zu helffen, nemlich: **Mit gelindem Erheben gegen des Kindes Haupt, so fördert sich die Geburt, und wird damit die ausfallende Muttersenckung verhütet, da, wenn es liegen bleibet, biß es die gewaltige Wehen zwingen, gar leicht Schaden geschiehet;** wie denn dergleichen Menschen mehr als zu viel, die mir nur bekannt worden, hin und wieder verhanden seyn. Sonderlich geschiehet dieser Zufall, wenn bey dergleichen Zustande die Wehen starck getrieben werden, und die Wehe-Mutter mit Gewalt um Hülffe schreyet. **Zu wünschen wäre es, daß alle Wehe-Mütter**

den

Des Mutter Mundes nothwendige und vorragende Wissenschafft.

den Mutter-Mund verstünden, so würden viel gesunde Leiber der Frauen erhalten werden, und dürfften nicht in Verdacht kommen, daß durch sie der Schade verursachet würde. Sie sind auch Schuld daran, aber es geschiehet ihnen unwissend, weil sie nicht besser Wissenschafft davon haben. Die Gewalt der Wehen und das Kind, welches in dem vorgezogenen Mutter-Munde lieget, reisset alles so mit Gewalt vor den Leib, und wird es eine Frau solche nicht gewahr, weder auch die Wehe-Mutter, biß die Sechswöchnerin zum Auffstehen kommt, alsdann findet sichs nach und nach je mehr und mehr, und wird solcher Zustand selten besser, aber allgemein schlimmer. Es geschiehet zwar auch dergleichen Vorfall, wenn eine Sechswöchnerin zu frühe sich aufmachet schwer hebet, unvorsichtig gleitet, oder fällt gewaltsam in den ersten neun Tagen, so kan eine solche Frau gar leicht ihre Gesundheit verlieren auf solche und andere Weise, wenn sie sich übel hält, dafür kan keine Weh-Mutter gut sprechen. **Wenn du nur die Frau bey der Geburt wohl in acht nimmst, und den Mutter-Mund in Zeiten bewahrest, so wirst du solcher Gefahr und schweren Verantwortung mit gutem Gewissen entgehen.**

Ein Irrthum vom verschlossenen vermeinten Muttermunde.

Jngleichen auch diesen Irrthum, da du meinest, daß manche Frau einen gantzen Tag Kreisten wäre, und finde sich doch keine Oeffnung, hernach käme es mit einem starcken Wehen zugleich in die Geburt. Eben diese deine Meinung ist der Irrthum, weil du den Mutter-Mund nicht weist zu suchen, so bildest du dir ein bey solchem vorgezogenen Mutter-Munde, es sey keine Oeffnung, weil dieselbe gegen dem Mast-Darm tieff in die Höhe gezogen ist. Lerne den Mutter-Mund suchen, so wirst du gantz anders reden, und viel Gefahr verhüten können, ich werde dir schon weiter Nachricht davon geben. Nachdem ich dir nun die Mutter und den innern Mutter-Mund, nach Weiber Art zu reden, mit dem natürlichen Angriffe habe bekannt gemacht; Als will ich dir hie die Mutter sammt den Mutter-Bänden, wie auch den innern Mutter-Mund sichtbar zeigen in diesem Kupffer, unter dem Buchstaben A, wie sie an sich selbst natürlich ist, durch einen fürnehmen Medicum, Regnerus de Graaff, erkläret und ins Kupffer gebracht, davon kanst du viel Nachricht nehmen, wenn du es wohl betrachtest, was und wie eigentlich die Mutter beschaffen ist.

Sie

Sie ist, wie sie nach der hindersten Seite lieget, hier zu sehen, und deswegen siehest du so wohl den innern Mutter-Mund, damit du nicht irre wirst, als läge derselbe so nahe vor sich bey dem Angriffe. Er lieget mehr hinter sich gegen dem Mast-Darm, wie dir die Buchstaben in dem Kupffer zeigen. Und so viel sey von dem Mutter-Munde und verschlossenen harten Leibern geredet, welches (GOtt sey Danck) nicht gemein ist.

Erklärung der Buchstaben, so im Kupffer sich finden.

A. Die inwendige runtzlichte Substantz der Mutter-Scheide.
B. Der vorhangende Mutter-Mund in den obern Theil der Mutter-Scheide.
C. Der Mutter-Halß.
D. Der Grund der Mutter.
EE. Des Fallopii Trompeten oder Eyer-Wege.
FF. Des Eyer-Weges inwendige, faltige oder runtzlichte Substantz.
GG. Die Nerven, wie sie durch die breiten Mutter-Bänder, Fledermauß-Flügel genannt, zertheilet.
HH. Die Eyer-Stöcke.
II. Die Eyer-Stöcker-Bänder, gemeiniglich abführende Gefässe genannt.
KK. Stücken von den breiten Bändern.
LL. Kleine Nerven, wie sie durch die Mutter hin und wieder gehen.
MM. Stücken von den runden Mutter-Bändern, die im Bauche seyn.
NN. Stücken von den runden Mutter-Bändern, die ausser dem Bauche seyn.
OO. Stücke des ungespannten Bauch-Felles, so an denen Bändern hangen, so weit sie mit denselben gehen.
PP. Das dünne Ober-Theil der Mutter-Scheide, so von einader gezogen.
QQ. Die Stärcke oder Dicke des Pergament-Häutleins im Untertheil der Mutter-Scheide.

R. Der Ausgang des Harn-Ganges.

SS. Die Falten so hin und her in den drüsichten Theile der Mutterscheide zu finden.

T. Die Weiber-Rute, oder Schaam-Zünglein.

V. Die starcken Nerven, so über dem Obertheil der Weibes-Ruten, (oder Scham-Zünglein) sich ausbreiten.

Christ. **Ich habe dich zwar im Anfange wegen des hart verschlossenen Mutter-Mundes gefragt, und du hast mir auch Antwort und Unterricht gegeben: Ich solte nur acht darauf haben, wie viel Dutzend Wehen bey harter strenger Geburt wenig Oeffnung machen würden 2c. Allein ich hätte dich billig weiter fragen sollen: Warum sich dann der innere Mutter-Mund bey einer Frauen eher als bey der andern ergiebet, und wie zu helffen, daß er sich ergeben könne? Und ob auch andere Gefahr, als langwierige Geburt, bey solchem Stande zu fürchten? Darum wollest du nicht übel nehmen, daß ich solche am gehörigem Orte vergessene Frage, nun zum Beschluß nachhole und erinnere.**

Justin. Die natürlichen Ursachen, daß sich der innere Mutter-Mund bey einer Frauen ehender als bey der andern ergiebet, seynd, weil eine Haut bey denen andern Frauen, an der Mutter zärter und stärcker ist, als die andere; Daß also die zarte Haut ehender als die starcke nachgiebet, welches wohl in acht zu nehmen: Da dann insgemein **die subtilesten Frauen die leichste Geburten haben. Hingegen die stärckesten Frauen die allerschweresten.** Wobey denn auch das Alter viel thut; **Wenn eine Frau über dreysig Jahr ist bey ihrer ersten Niederkunfft, so ist die Haut viel stärcker, als bey jungen Jahren,** Je älter, je stärcker. Doch ist auch bey solchen Alten ein Unterscheid, daß die Haut bey einer stärcker als bey der andern zu seyn pfleget. Wann nun solche starcke zehe Haut sich ergeben soll, so gehören viel und starcke Wehen darzu; bey solchen grossen gewaltsamen Wehen kommt öffters der Krampff in den Mutter-Mund, daß er sich unter denen Wehen gantz zusammen zeucht, wie bey den wilden Wehen geschiehet, dahero die Wehen nichts

Observationes.

Lit: A

F. F.

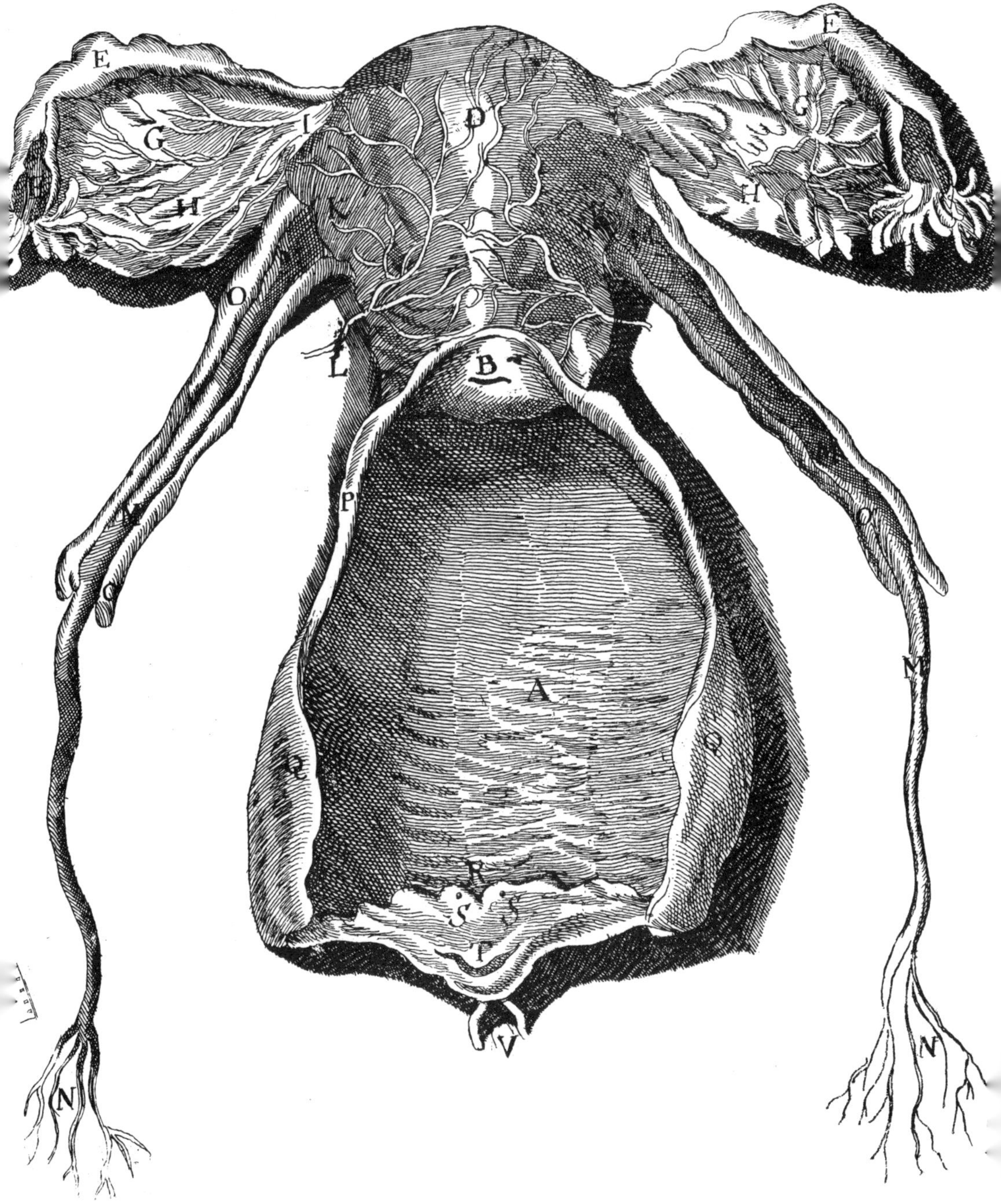

nichts thun können. Die Wehen sind an sich selbst eine Art des Krampffes: Nun ist allen Menschen bekannt, daß durch geschicktes Streichen, auch Angreiffen, oder Auf- und Antreten, ein grosses bey dem Krampff kan geholffen werden, zumahl, wenn der Krampff in den äusserlichen Gliedern ist; Also ist es auch bey dem Mutter-Munde möglich zu verhüten, wo nicht gäntzlich, jedoch ein vieles. Dieses Zusammenziehen vom Krampff geschiehet insgemein bey angehender Geburt, wann der Mutter-Mund sich von sich selbst nicht ergeben kan, und ist schwer von den wilden Wehen zu unterscheiden, daß er also unwillig und wider sich selbst erstarret und steiff bleibet, biß er endlich durch gewaltsame Wehen, oder durch geschickte Hülffe der Wehe-Mutter gezwungen wird. Solchem nun abzuhelffen, ist nöthig mit dem Angriff, daß man zwey Finger in den innern Mutter-Mund einlässet, dieselbe gantz stille hält, biß die Wehen kommen, dabey kan man mercken ob der Krampff vorhanden, ist er vorhanden, so zeucht er den Mutter-Mund feste zu, noch mehr als bey den wilden Wehen: darnach kanst du dich richten, daß du den Mutter-Mund durch deine Finger, so viel möglich, offen behaltest, davon wird der Krampff geschwächet, daß er nachlassen muß. Bey dieser Hülffe must du dich auch nach dem Häutchen, welches das Kind und Wasser umschleust, richten, wo es hindringet; da es dann gar leicht in den Mutter-Mund einzulencken ist, wornach man das Lager der Kreissenden einrichten muß. Wann diß Wasser recht in den innern Mutter-Mund eingeführet werden soll, so muß und kan sich die Oeffnung mehr und mehr auch eher ergeben, und der Krampff läst ebenfalls ehender nach, als wann diß Wasser, (nehmlich, auf daß du es recht verstehest, diese Wasser-Blase, welche das Kind und Wasser beschleust) nach der Seiten des Mutter-Mundes dringet, welches offt grosse Gefahr bringet, dann der Kopff des Kindes gehet eben dem Wasser nach. Wenn man nun das Wasser nicht recht einzulencken weiß, wie auch mit dem Lager nicht recht umgehet, so kan solcher Krampff-Zug darzu komen, daß, wañ er gleich bey dem Anfange nicht zugegen gewesen, die Geburt einen Tag und länger aufgehalten wird ob schon sonst kein Schade dabey folgete, wiewol auch die Mutter-Senckung zugleich geschehen ka, daß die Frau ihre Lebe-

Vom Krampf des innern Mutter-Mundes.

Tage einen Vorfall behalten muß, wann es von sich selbst durch die gewaltige Wehen gezwungen werden soll, so seynd solche Wehen und der darzu kommende Krampff schuld daran, welches alles durch den beschriebenen Angriff und Einlenckung kan verhütet werden.

Von dem gegen den Affter liegenden Mutter-Mund, und dessen Gefährlichkeit.

Christ. **Was ist aber vor Gefahr, wann der Mutter Mund zu sehr gegen dem Affter liegt, und bey vor sich hangenden Leibern von der Frucht in die Höhe gezogen wird? Ist dann nicht möglich, solche Gefahr zu verhüten?**

Just. Der gegen dem Affter liegende Mutter-Mund bringet harte und schwere Geburthen, wann keine Einlassung der zwey Finger von der Wehe-Mutter geschiehet, wie schon erwehnet, bey vorhergehendem Krampff-Zuge, weil die bezeigte Wasser-Blase und des Kindes Haupt ihn nicht fassen können und eingehen kan, sonderlich wann er von der Frucht bey vor sich hangenden Leibern in die Höhe gezogen wird, so pfleget sich bey solchem Zustande das Kind auf das Schooß-Bein der Frauen anzusetzen, da es die Wehen von sich selbst langsam abdringen können; Solche angesetzte Kinder wenden sich leicht aus, indem sie hoch stehen, und in solcher Höhe Platz zum Auswenden haben. Gehet auch gleich Wasser und Kind recht, wie es nöthig, in die Geburth ein, so trifft es den innern Mutter-Mund nicht in der Mitten, also können ihn die Wehen nicht fassen, und muß harte und schwere Geburth, wann nicht Hülffe geschiehet, folgen; Dann, die Wehen ohne Einführung oder Einweisung der Wehe-Mutter, zwinget die Oeffnung des Mutter-Mundes schwer und langsam. Es machen die Wehen, wie auch das Wasser und Kind gleichsam einen Sack, auch so gar einen Vorfall der Mutter, ehe sich der Mutter-Mund zur Oeffnung ergiebet. Ist aber die Mutter so standhafft, daß solcher Verfall nicht geschiehet, so folget doch langsame und harte Geburt, welches alles durch die Einweisung der zwey Finger verhütet, und die Geburt sehr erleichtert werden kan.

Das II. Capitel.

Von den Geburts-Schlössern, ob es gewiß sey, daß sie sich in währendem Kreisten von einander geben müssen, und wenn dieses langsam geschehe, auch schwere Geburt folgete?

Christ.

Sage mir doch, wie ist es mit den Geburths-Schlössern der Frauen beschaffen, indem gleichwohl hier von dem Mutter-Munde viel gemeldet, und von jenem nichts gedacht worden, da doch die Meisten der Meinung seyn, daß bey allen Geburten die Schlösser sich aus einander geben müsten?

Just. Was meine Meynung ist wegen der Geburts-Schlösser, daß sie sich vonsammen geben müsten bey den gebährenden Frauen, so sage ich dir, daß ich nichts davon halte; Jedoch lasse ich einem jeden seine Gedancken, und habe dir nichts anders anweisen wollen, weil du und ich uns genugsum nach dem innern Mutter-Munde, wie viel sich der Leib bey hartem oder leichtem Kreisten zur Geburt ergeben muß, richten können, durch das natürliche Fühlen mit den Fingern, indem er unter der Geburts-Stunde zu erreichen ist. Gesetzt, daß sich die Schlösser aus einander geben müsten, so ist es doch nicht möglich zu wissen, weil mit den Fingern wegen des bewachsenen Fleisches um die Geburth die Schlösser nicht können gefühlet werden. So ist es auch weder dir noch mir zu wissen nöthig, weil wir dabey keinen Grund oder Nachricht haben können. Müsten sie sich auch vonsammen geben: so richtet sich doch der innere Mutter-Mund nach den Schlössern, und weiset uns den Grund, wie eines bey dem andern sich ergiebt; darnach wir Wehe-Mütter uns richten können und müssen, wie ich dir schon gnugsame Nachricht davon gegeben habe. Warum ich aber nicht

 glaube,

glaube, daß sich die Schlösser auseinander geben können, ist diß meine Ursache: Ich bin zu sehr viel schweren Gebuhrten, so wohl bey Adelichen, als bey andern zu Hülffe geholet worden, da sie in harter und schwerer Gebuhrt drey und mehr Tage gearbeitet, und die Weh-Mütter ihrer nicht geschonet, ja sie so unvernünfftig tractiret haben, daß sie denen Kindern mit Gewalt die Armen ausgerissen, auch wohl die Beine, welche ich in denen Stuben gefunden, weil sie sie in der Angst von sich geworffen, und haben doch weiter nicht gekonnt. Wie ich dergleichen Oerter, wo es geschehen, nahmhafft machen könnte, wenn es erfordert würde. Ja ich habe auch gefunden, daß sie des Kindes Rippen vom Brust-Beine loß gerissen, und sich damit in die Finger geschnitten. Sie haben mit Gewalt an denen loßgebrochenen Rippen mit Tüchern gezogen, und doch nicht helffen können, indem ihnen von der Wendung nichts bewust gewesen. Dieses und mehrers ist mir unter Handen kommen, dennoch hat mir der liebe GOTT allezeit die Kinder helffen von denen Müttern bringen, daß sie mir mit Freuden dafür gedancket haben. Es sind unterschiedene, und zwar die meisten Mütter mit dem Leben davon kommen, etliche aber auch, die zu lange ohne rechte Hülffe haben leiden müssen, sind hernach gestorben. Wenn es nun möglich wäre, daß sich die Knörpel zwischen denen harten Beinen ziehen und vonsammen geben müsten, wie viel ungesunde Menschen würden bey dergleichen schwehren Geburthen von unbescheidenen Wehe-Müttern gemachet werden? Aber ich habe mein Tage keinen Bruch oder Verränckung des Schloß-Beines gesehen oder klagen hören, da doch andere Brüche, wie auch Vor- und Ausfälle der Mutter-Scheide mehr als zu viel durch schwehre Gebuhrten geschehen und geschehen können. Es kan aber der unterste Knörpel, als das Letzte vom Rückgrad, Schaden leiden und gebrochen werden, wenn er von der Weh-Mutter nicht wohl in acht genommen wird; Aber das ist nicht das Schloß, oder die Schloß-Beiner, sonsten würde es, wo nicht allen, iedoch denen meisten, die schwehre Geburthen und unerfahrne Weh-Mütter haben, von einander verrücket werden. Wiewohl ich mich deswegen mit niemanden in Streit einlassen will, sondern lasse einem jeden seine Gedancken hievon zu haben. Genug ist es vor mich und dich, daß wir uns nach dem Mutter-Munde mit Grund richten können.

Os coccigis, oder Guckguck-Beinlein, kan in schwehren Geburthen gebrochen werden.

Christ. **Liebe Schwester, sage mir doch, ob es wahr und**

und gut ist, bey harter Gebuhrt, daß man der Frauen Leib ausdehne durch den Angriff, oder denselben auseinander spanne, ehe und wenn die Kinder eintreten und zum Durchbruche kommen, auf daß sie zuletzt nicht stecken bleiben, wenn die Geburth zu strenge, und das Kind zu groß wäre?

Justin. Wenn die Geburth hart ist, und keine andere Ursache der harten Gebuhrt vorhanden, als die Enge und Strengigkeit des Leibes, nehmlich der vorderen Schoß, so must du der Frauen Zeit lassen, und ja nichts durch deine Finger ausdehnen, oder auseinander spannen, wie der allgemeine Irrthum ist; denn dieses scharffe Ausdehnen machet der Frauen Leib wund, und bringet Schwulst, ehe das Kind hervor und dahin kömmet, alsdenn ist der Schmertz des Durchbruchs desto grösser, wegen der Schwulst und des verwundeten Leibes, welches ich wahrgenommen, daß es mehr schaden als helffen kan. Die rechte Hülffe muß bey des Kindes Kopff, und wo er am gedrängsten stecket, geschehen, und nicht vornen, wo kein Kind ist: Kömmet das Kind nur biß an die vordere Schooß, so kömmt es wol weiter, wenn es gleich da etwas stecken bleillet, so must du etwas Zeit lassen, wenn nur der Kopff noch nicht gebohren ist, so schadet es weder dem Kinde noch der Frauen nichts. Es schadet der Frauen Leib eher, wenn du denselben ausdehnen oder auseinander spannen woltest, daß sie zu sehr ausreissen würde. Es ist nöthiger, dem Leibe Schutz halten als ausdehnen, soll die Schoß nicht gewaltsam aufreissen, wie es öffters geschiehet, daß der Riß den Mast-Darm mit ergreiffet, und einen Schaden behält, daß er sich nicht mehr schliessen kan, welches dann ein grosses Unglück für die Frau ist; denn sie kan hernach den Stuhlgang nicht mehr aufhalten, wie und wenn sie will.

Christ. Lieber, ist solche Gefahr bey dem Aufreissen? Es geschiehet bey denen Erstlingen gantz offters. Es ist ja nichts zu ändern, wenn die Kinder im Durchbruche allda stecken bleiben, wie kan man es denn verhüten, wenn es so gefährlich wegen der Frauen ist?

Just. Es ist zwischen dem Aufreissen und zwischen dem gewaltsamen Aufreissen ein grosser Unterscheid, als bey Erstlingen, da es freylich nicht allemal möglich zu verhüten ist, daß sie nicht etwas reissen solten; Aber so gewalt-

gewaltsam zu reissen, ist es wohl zu verhüten, wenn du nur das unnöthige und ungeschickte Ausdehnen oder Ausspannen unterlässest, und sonderlich wenn das Kind eintritt, da es wohl von sich selbst spannet, daß der Leib bersten möchte, wenn GOttes Güte nicht so groß wäre; als kanst du wohl dencken, wie es zugehet, wenn die Wehe-Mutter noch mehr Gewalt mit ihren Fingern verübete, und den Leib auszubrechen sich erkühnete, so müsten die Frauen wohl reissen, wenn es gleich keine Erstlinge wären, welches öffters geschiehet; dabey nimm dich wohl in acht, denn es ist gantz unverantwortlich, daß du es nicht thust. **Die Natur hilfft ihr schon selber; es wäre denn, daß das Kind zu sehr gegen den Mast-Darm eingedrungen wäre, oder eindringen wolte, so kanst du nur dem Kopff in die Höhe helffen, so hebt es sich aus, und gehet stracks.** Das Ausheben ist nöthig bey dergleichen Zufall, soll das Kind nicht lange stecken bleiben; denn es kan nicht eher loß und gebohren werden, biß der Le b börstet, so hat die Frau eben das Unglück zufürchten, wie schon gemeldet, daß der Mast-Darm verletzet werde; drum kan eine Weh-Mutter bey diesem Zustande wohl helffen, aber vernünfftig.

Christ. **Hilff GOtt! wie sind doch die Zufälle und Gefährlichkeiten einer kreistenden Frauen so mannigfaltig; die Lust vergehet mir fast, eine Wehe-Mutter zu seyn.**

Just. Bey unserm Beruffe muß es heissen: Fürchte GOtt, thue Recht, scheue niemanden; Du weissest ja, daß es ein göttlicher Beruf ist, und wenn du denselben, so viel nur immer möglich, und so weit GOtt Seegen darzu verleihet, vorsichtig und fleißig in acht nimmst, so hast du zeitlichen und ewigen Lohn darfür zu gewarten. Die so viel beschriebene schwere Fälle bey und unter denen Geburthen, so ich dir zeigen werde, sollen dich darum nicht abhalten; Ich zeige sie dir nicht zum Schrecken, sondern nur zur Warnung und Vorsichtigkeit; So sind sie auch so gemeine nicht, und kommen wohl viertzig, auch mehr glückliche Geburthen, ehe dergleichen eine kommt, sonst würden viel unerfahrne Weh-Mütter nicht können zurechte kommen, die, wenn sie solten untersuchet werden, nicht mehr Wissenschafft haben, als ein Kind zu lösen; Dennoch hilfft der liebe GOTT meistens glücklich. **Darum ist es GOTTes Werck, wiewohl dabey die Wissenschafft nicht kan verworffen werden; denn GOTTes Gna-**

de und Seegen muß bey guter Wissenschafft feste beysammen bleiben. So bald wir mit unserer Wissenschafft uns was sonderliches einbilden, so verschertzen wir den Seegen GOttes, und werden blinde Leute und Thoren aus uns. Und also gehets auch öffters denen Frauen, die eine zu grosse Hoffnung auf berühmte und erfahrne Wehe-Mütter setzen, und meynen, sie wollen durch diese, Kinder ohne Schmertzen bekommen, oder aufs wenigste weniger Schmertzen, glückliche Geburten und gesunde Kinder haben. Geschiehet es nun nicht, so wird die Schuld auf die Wehe-Mutter geleget. Es ist mir selbst bey meiner vielen Mühe und grossem Fleiß also begegnet. Aber was ist bey solchen unvernünfftigen Leuten mehr zu thun nöthig, als Gedult und ein gutes Gewissen zu haben. Ich habe mir ietzo vorgenommen, und pflege es auch zu sagen, wenn mich eine Frau, die ich zuvor nicht bedienet, verlanget: Wenn ihr ein rechtes Vertrauen zu mir habt, so bin ich euch schuldig Gewissens wegen zu dienen; Aber ihr müsset keine irrige Meynung von mir haben, daß ihr leichter und glücklicher Geburt haben wollet, als ihr gehabt, und GOTT haben wollen. Es geschiehet öffters, daß manche Frau unterschiedene schwere Geburten nacheinander gehabt, wenn ihr Leib nicht recht geschickt zum Gebähren ist, daß sich die Kinder wegen vieler Ursachen hemmen. Wenn aber solches mit guter Wissenschafft durch GOttes Seegen abgewendet wird, so kommt eine solche Frau freylich leichter davon, als zuvor geschehen. Hingegen geschiehet es auch wohl, daß eine oder die andere Frau fünff, sechs, auch wohl mehr glückliche und leichte Geburten gehabt, und GOtt schicket ihr doch hernach was Hartes zu, daß sie das Leben drüber lassen muß, sonderlich bey einer Wehe-Mutter, die das Wenden nicht verstehet. Und wenn gleich die Wehe-Mutter wenden kan, dennoch solche unrecht-liegende Kinder das Leben dabey lassen müssen, und die Frau sehr harte und schwere Geburt hat, daß sie ihr Leben kaum zur Ausbeute davon bringet. Ob mir zwar noch alle Kinder bey den gebährenden Frauen, (wiewol eines leichter als das andere (möglch von Mutter-Leibe zu bringen gewesen, und mir also keine Frau mit dem Kinde hat dürffen untergehen, wenn sie sich nur regieren lassen will, (dafür ich auch dem höchsten GOtt dancke) jedennoch kan ich keiner Frauen dafür gut seyn, wenn GOtt über sie, oder ihr Kind dem Tode gebieten möchte,

 daß

daß ich sie retten wolle. GOtt kan die Sehenden blind, und die Blinden sehend machen, er kan so bald ohne Mittel, als durch Mittel helffen. Darum nehme ich keines auf meinen Ruhm, wie mir von bösen Menschen will aufgebürdet werden, als: Ich brächte den Frauen die Kinder ohne Schmertzen, und stünde den Frauen und Kindern vor ihr Leben. Es ist alles falsch über mich erdichtet. Denn ob ich gleich mit gutem Gewissen sagen kan, daß kein Kind mir vorgekommen, so nicht möglich von der Mutter zu bringen gewesen wäre; so sage ich doch nicht, daß es mir nicht noch begegnen könnte, es wäre eine Vermessenheit wider GOtt. Es ist wohl geschehen, das ich todte Kinder von der Frauen gebracht, offt leichte, offt auch gar schwer, und sind doch die Mütter hernach gestorben. So habe ich auch offt gantz leicht und glückliche Geburten unter Händen gehabt, und sind doch Zufälle in den Sechswochen über die Frauen und Kinder kommen, daß sie gestorben sind. Derowegen stehet der Menschen Leben in der Hand des HErrn vor der Geburt, unter der Geburt, und nach der Geburt, und darf keine Frau sich mehr auf mich verlassen, als GOtt Segen und Gnade dazu giebt.

Das III. Capitel.

Von dem Angriff bey rechter Geburt, oder Stellung des Kindes. Wie zu wissen, ob ein Kind mit dem Kopffe recht stehe, oder auf dem Schooß-Bein angesetzt, oder, ob es zu sehr gegen dem Affter, oder mit dem Kopffe nach der Seiten lieget, oder, ob es zu großköpficht ist, oder zu breite Schuldern hat?

Christina.

Liebe Schwester, so sage mir doch eigentlich die Ursach, warum eine Frau härter, als die andere zu gebähren hat?

Justina.

Justina. Die rechte gründliche Ursach stehet wohl bey dem lieben GOtt, der alles in seinen Händen hat, Leben und Tod, Glück und Unglück, wie auch seine eigene Worte lauten: Mit Schmertzen solt du Kinder gebähren. Daß es aber einer Frauen schwerer als der andern kommt, ist vielleicht auch eine Göttliche Probe über fromme Christen. Und ist dem lieben GOtt am besten bekannt, warum er öffters Fromme mit Creutz beleget, und Gottlose lauffen lässet. Im übrigen berichte ich dich, daß auch viel natürliche Ursachen dabey seyn, denen mit guter Wissenschafft kan abgeholffen werden, (wo nicht gäntzlich, doch ziemlich, wenn GOtt Segen dazu giebt) daß es nicht so lange werden darff. Der harte Durchbruch kan nicht geändert werden; Aber dem Stecken und Ansetzen der Frucht, wie auch der Hervorziehung des Mutter-Mundes vor des Kindes Haupt, woran viel gelegen, kan wohl durch gute Wissenschafft gewehret werden, daß nicht so langwährendes Kreisten, auch nicht solche Gefahr, wie offters geschiehet, daraus folge, da doch dieses alles zu rechter Geburt kan genennet werden. Darum gieb nur achtung drauf, was für Unterscheid dabey zu mercken, du wirst dich verwundern. Denn

1. Ist der innere Mutter-Mund, wenn er so hart und steiff ist, daß er sich zu nöthiger Oeffnug der völligen Geburt nicht ergeben kan, Schuld an harter Geburt, wie bereits gemeldet.

2. Ist harte Geburt, wenn der innere Mutter-Mund zu sehr gegen dem Affter-Darm lieget, und von der Frucht in die Höhe gezogen wird, welches bey vor sich hangenden Leibern gemein ist.

3. Ist harte Geburt, wenn das Kind schon mit dem Haupte zur Geburt kommet, sich aber auf einer oder der andern Seite damit ansetzet, oder ansetzen will, das weiset das Kupffer B. wie ihm bald bey dem Wasserspringen an- und einzuhelffen ist, wenn es bey nochstehendem Wasser nicht hat können eingelencket werden, wie öffters geschiehet, wenn das Kind zu hoch stehet. Das folgende Kupffer C. weiset einen schlimmen Kopff nach der andern Seite des Schooß-Beines angesetzet, und das Kind auf dem Rücken liegend, daher unglückliche Geburt vor Mutter und Kind folgen kan und muß, wenn ihn nicht bald bey dem Wasserspringen zu rechte geholffen wird. Welche Hülffe denn durch die Hand eben so geschehen kan, als bey den vorhergehenden Kupffer B. zu sehen gewesen, nur daß der

Kopff durch die Hand von der andern Seite muß eingelencket werden, wie unten das Kupffer No. 3. weisen wird, da die Hand der Wehe-Mutter hinter des Kindes Haupt greiffet. Alsdann folget noch eine rechte Geburt, jedoch, daß das Kind mit dem Gesichte über sich kommet, welches öffters geschiehet, wie nachfolgendes Kupffer E. zeiget. Diese Geburt ist zwar schwerer, als wenn das Kind unter sich mit dem Gesichte und Leib lieget, wie das Kupffer D. weiset. Jedoch ist es besser, und bringet dieses Lager über sich seiten Gefahr, weder vor Mutter noch Kind, wenn der Kopff nur gleich in die Geburt gehet. Es geschiehet und geschiehet auch nicht, daß sich bey dergleichen scheeff-liegenden Köpffen der gantze Leib so scheeff liegend rücklings wirfft: Weil die Kinder noch keinen Zwang der Wehen empfinden, und das Wasser noch nicht gebrochen ist, so liegen sie dann gemeiniglich nur mit dem Kopff scheeff, wie im angezogen Kupffer No. 3. dergleichen Lager zu sehen ist. Wenn denn nun nicht bald beym Wasserbrechen vorhergemeldte Hülffe geschiehet, so folget dergleichen Lager, wie im vorhergehenden Kupffer C. zu sehen, denn es giebet sich nach und nach durch den Zwang der Wehen, wenn das Wasser lauffet, und durch das Krümmen des Kindes über sich auf den Rücken, weil der Kopff nach der Seite anstehet, und unten in die Geburt nicht kan einkommen, wie das Kupffer C. weiset, alsdenn ist keine Hülffe, indem das Wasser zu sehr verflossen ist, als das Kind mit den Füssen zu wenden und die Mutter zu retten. Wenn aber ein Kind recht stehet, wie das Kupffer D. zeiget, so gehet es von sich selbst, durch die Natur getrieben, glücklich ab. Es stehen auch Kinder als recht zur Geburt, wie das Kupffer E. weiset, aber das Gesicht ist über sich in die Geburt an- und eingedrungen, da lieget das Kind bald bey angehender Geburt auf dem Rücken. Wenn nun ein solch über sich liegendes Kind den Kopff scheeff behält, daß es nicht eindringen kan, so folget dergleichen Gefahr eben so, wie im offtgemeldtem Kupffer C. zu sehen ist, wofern dem Kopffe beym Wasserspringen nicht ein und in die Geburt geholffen wird. Und ob du ihm gleich einhilffst, so ist es doch schwerer zu gebähren, als bey vorhergehender rechter Geburt, weil das Kind auf dem Rücken und mit dem Gesichte über sich lieget. Es ist aber keine Gefahr vor Mutter und Kind, und ist auch nicht zu ändern, als dem Kopff gleich einzuhelffen.

B

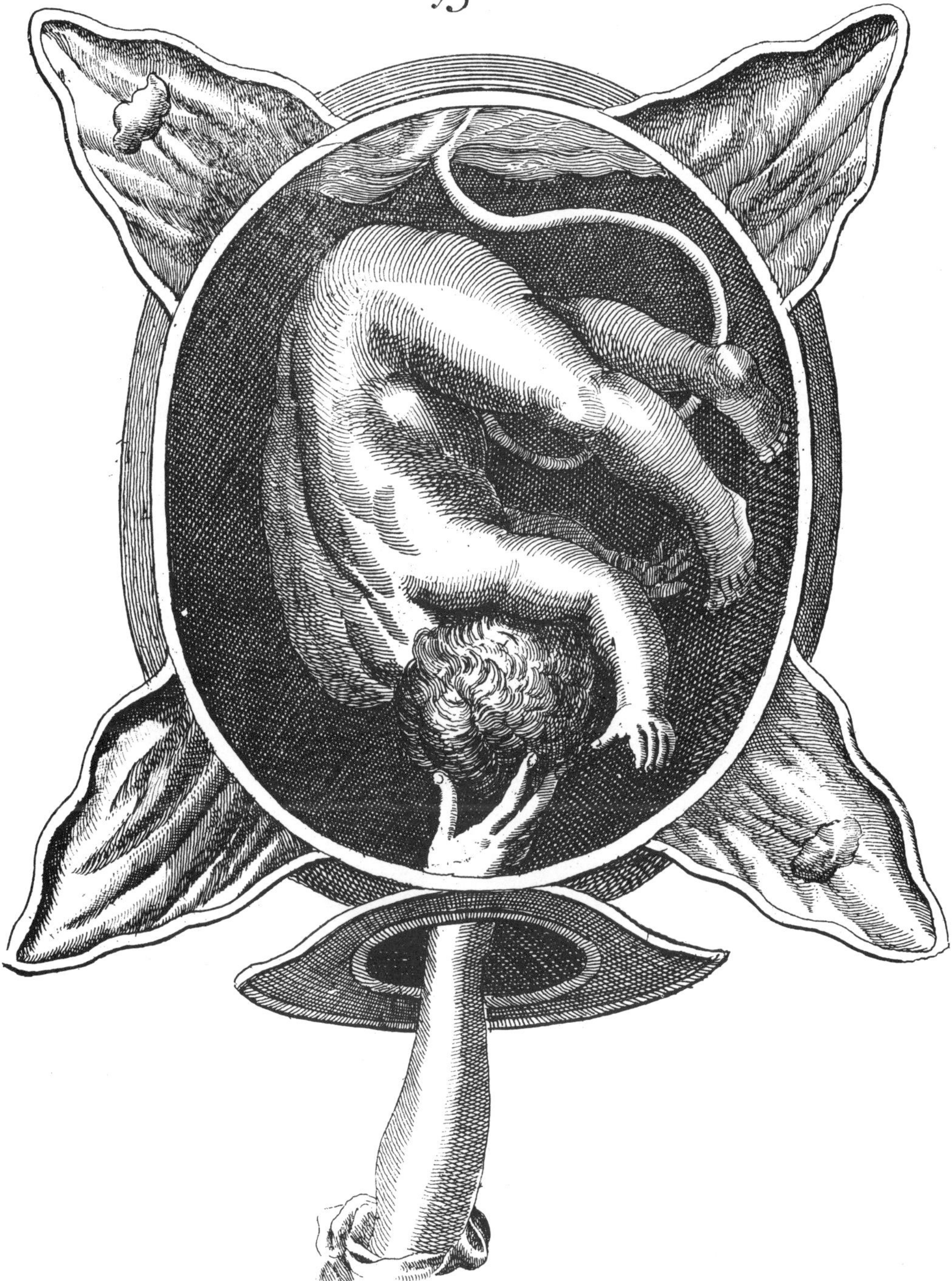

. C .

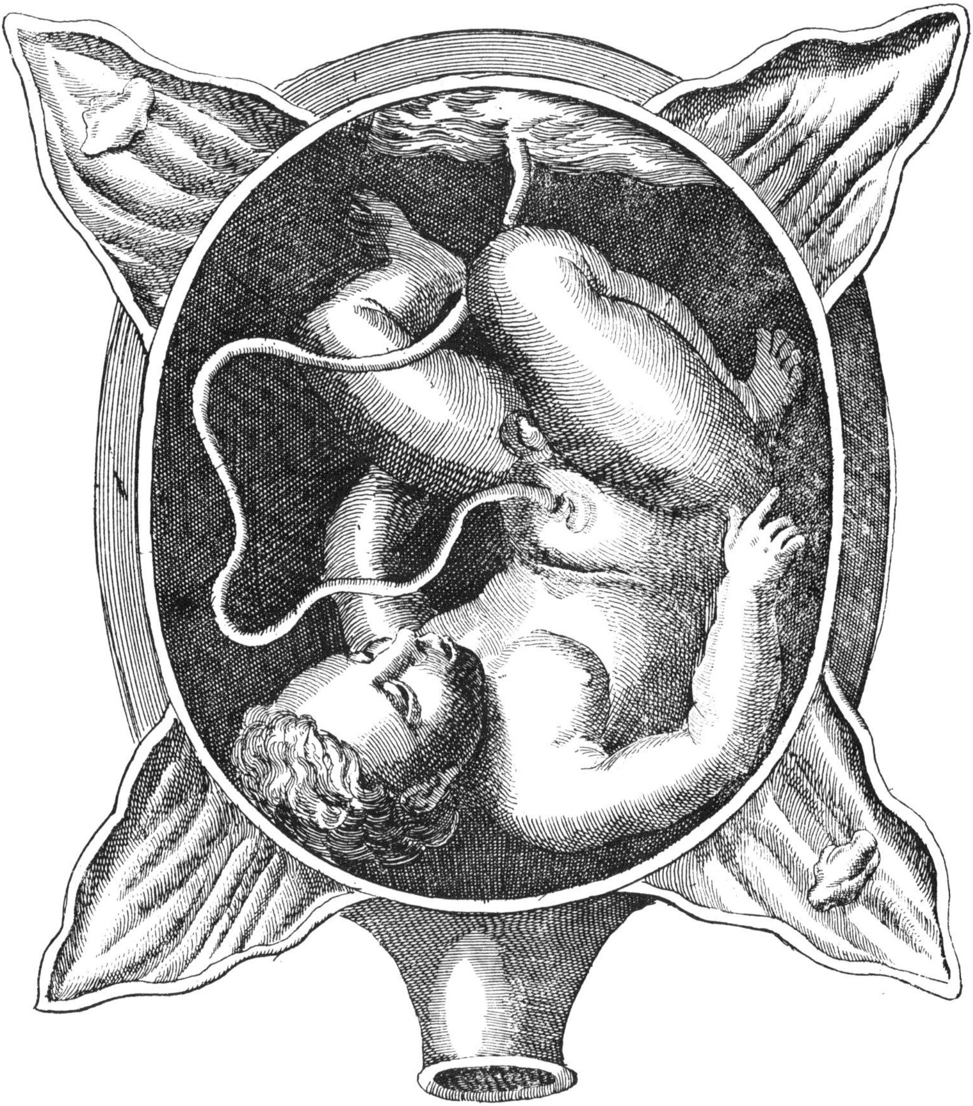

D

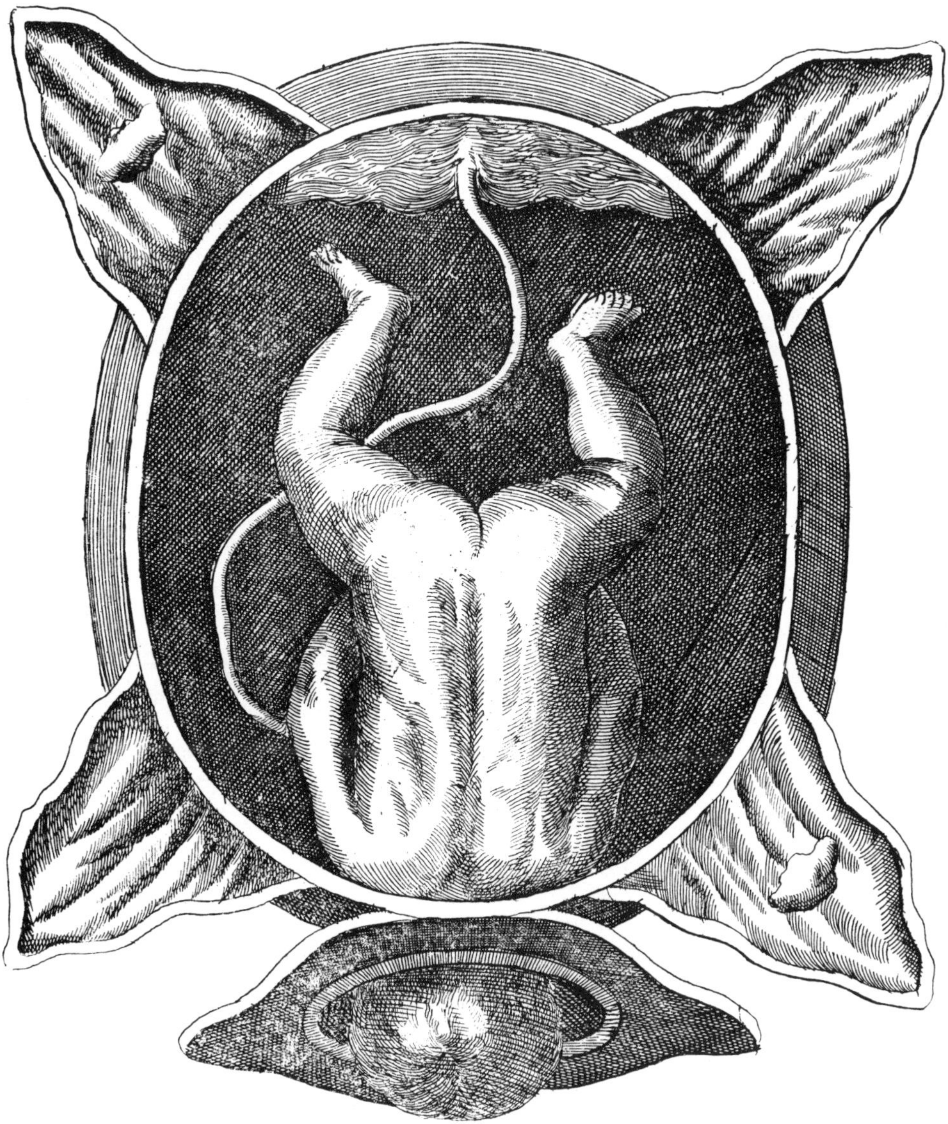

. E .

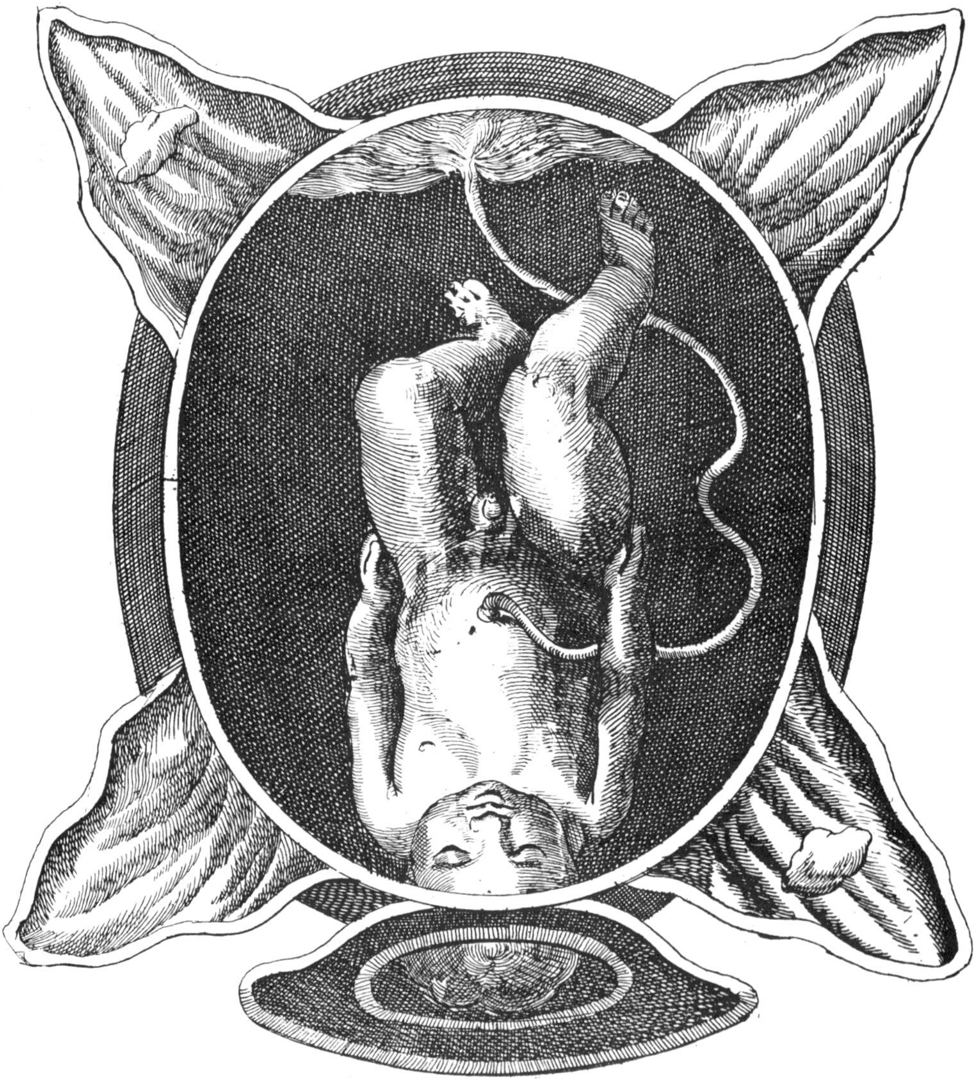

F.

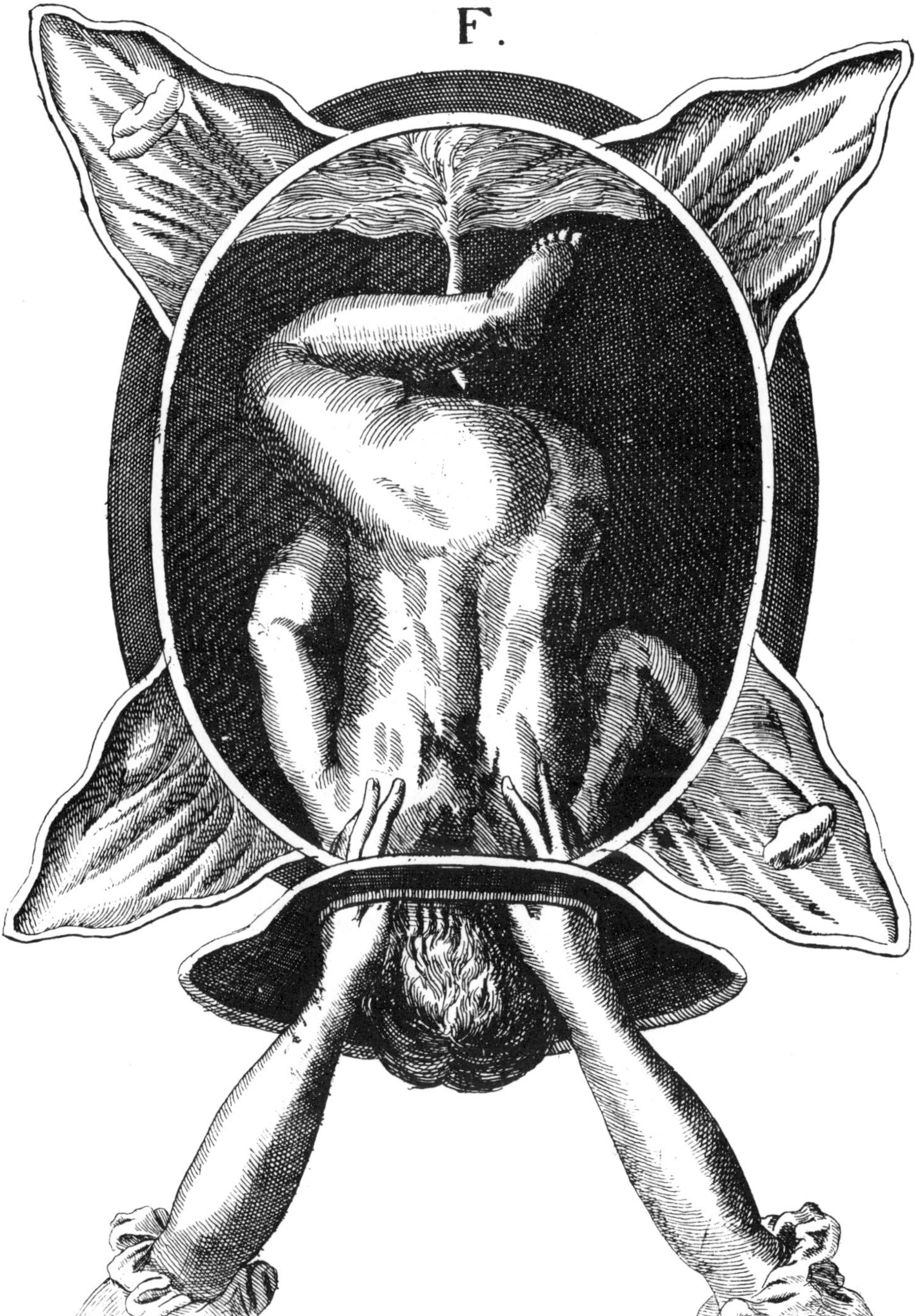

G.

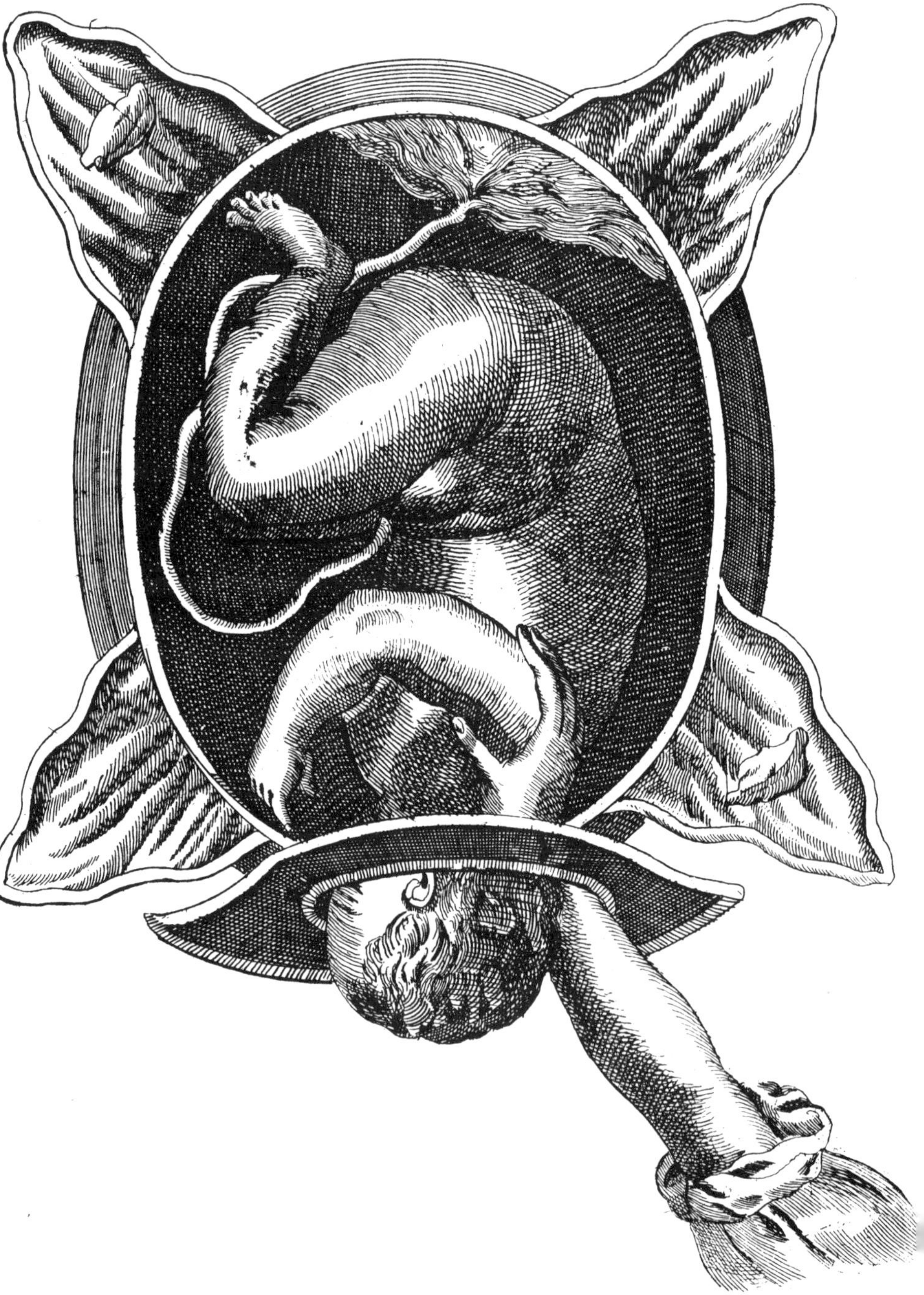

H

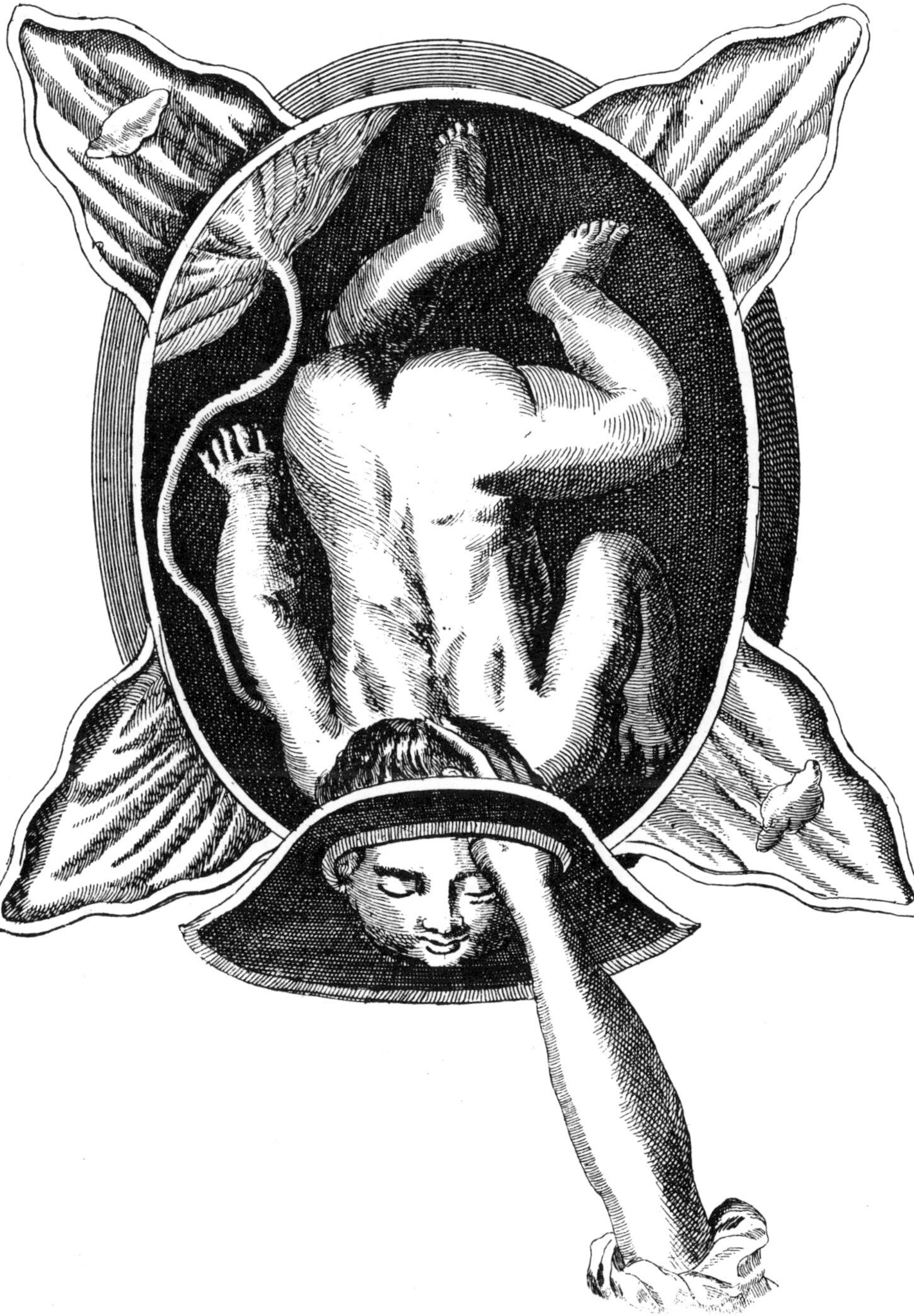

. I .

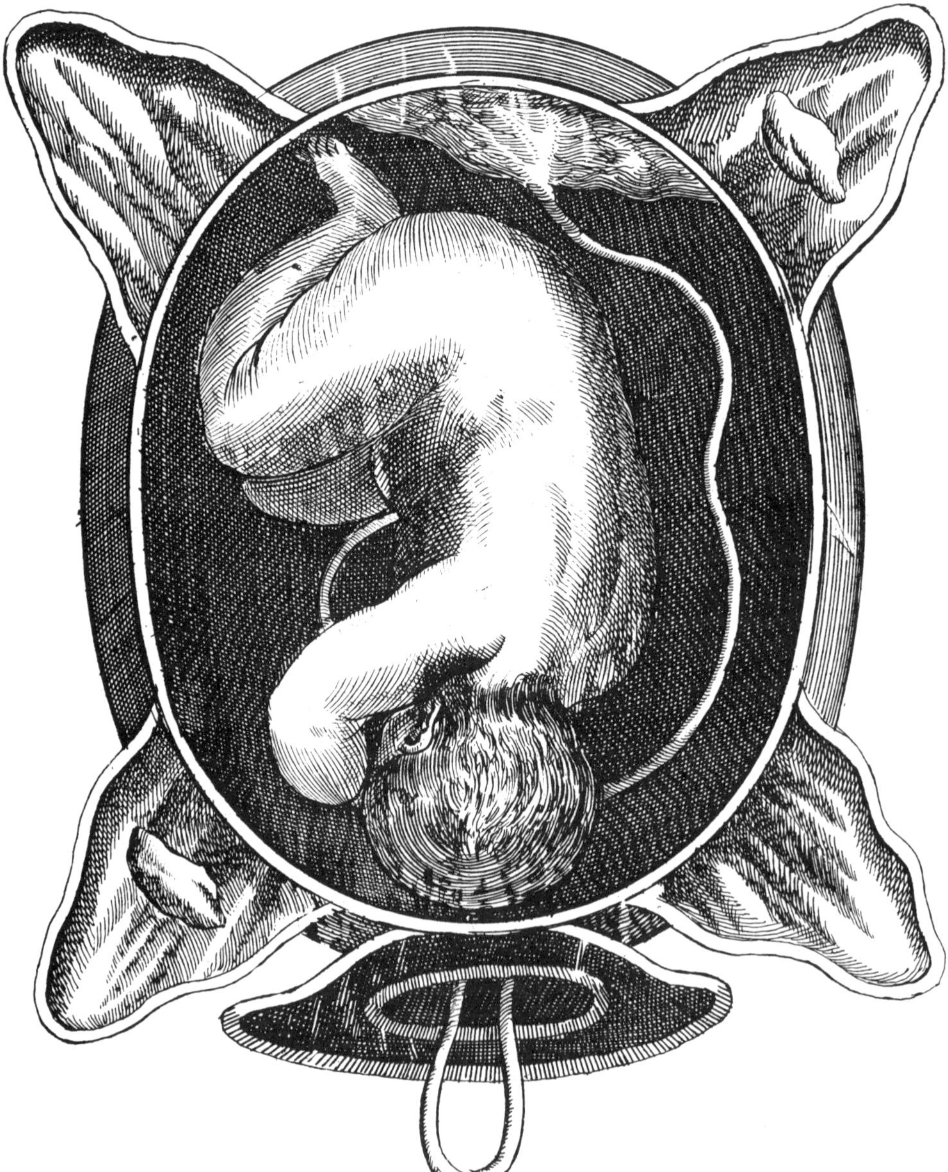

Es stehen auch Kinder als recht zur Geburt, und sind die Schultern zu groß, wie das Kupffer F. weiset, und wie ihm durch die Hülffe der Wehe-Mutter zu helffen ist, mit dem Fingern an beyden Händen, auf beyden Seiten der Schultern, des Kindes Schultern, so viel müglich, zusammen zu dringen, auf daß es den Schuß kriegen kan, bis man die Achseln erlanget das Kind unter die Armen znfassen, alsdenn kan man es ziehen, und den Wehen durch das Ziehen sehr helffen, daß doch gleichwohl die Mutter gerettet wird. Denn wenn man es mit den beyden Achseln läßt an daß Schooßbein anlauffen, so drücken die Wehen das Kind gantz zusammen, in einen Klumpen, und heissets dann bey den Bauer-Wehe-Müttern: die Bähr Mutter hat das Kind verschlossen, es kan nicht gebohren werden. Ingemein aber wird gesaget: der Frauen Leib hat sich verschlossen. Als kanst du hier in diesem Kupffer F. die Verschliessung gar leicht erkennen und mercken, wie es zugehet, daß ein solches starckes Kind, wenn es nicht bald beym Durchbrechen des Kopffes wohl und recht in acht genommen wird, kan stecken bleiben. Dergleichen unglücklicher Zustand kan eher den Leib verstopffet, als verschlossen heissen.

So kommen auch Kinder recht zur Geburt mit dem Kopffe, und wenn derselbe als recht durchdringet, so stehet das Kind doch scheeff mit dem gantzen Leibe, und setzet sich mit der Schulter an auf das Schoßbein, wie das Kupffer G. solches, und die Hülffe der Hand weiset.

Das folgende Kupffer H. weiset zwar ein recht liegendes Kind mit dem Leibe, aber der Kopff ist in der Geburt verkehret, daß es mit dem Gesichte zuvor in die Geburt eingedrungen. Diese Hülffe zeiget die Hand der Wehe-Mutter, wie du siehest, daß sie dem Kopffe oben nachhilfft, weil ihm auf keine andere Weise zu helffen ist. Ich habe unterschiedene mahl versuchet bey noch stehendem Wasser das Kind in Zeiten mit dem Gesichte zurück zu dringen, daß ich den Kopff recht unter sich wenden könte, wie die recht gebärende Kinder zu stehen pflegen: Aber es gehet nicht an, indem dergleichen stehende Kinder wenig und fast kein Wasser um sich haben, und gemeiniglich durch eine grosse Gewalt von den schwangern Frauen zu solcher unrecht-stehenden Gestalt gezwungen werden, wie ich denn etliche mahl wahrgenommen habe, daß die schwangere Frauen im Fahren durch ein gewaltsames Rücken von den Pferden und dem Wagen, dergleichen Zufall bekommen haben. Ich bin selber mit gefahren, und ehe wir uns auf dem Wagen gesetzet, habe ich mich aus gewissen Ursachen zuvor erkundiget, ob auch die Kinder recht zur Geburt stünden, und ob sie sich schon gewendet hätten? So habe ich die Kinder gantz recht zur Geburt stehende gefunden vor dem Fahren; Aber nach dem Fahren, und den gewaltsamen Rücken, habe ich sie bald so mit dem Gesichte stehende gefunden, weil sich die Frauen über das hefftige Rücken sehr beklagten, hab ich Nachricht haben müssen, und bin also zum Angriff gelassen worden. Es sind auch die Kinder in dergleichen Stellung, eines drey, ein anders zwey Wochen so stehen geblieben, bis zu der rechten Geburts-Stunde. Es geschiehet auch öffters, wie ich dir schon unterschiedene Zufälle gewiesen, daß, wo gleich die Kinder recht stehen, sie dennoch Gefahr gnug unterworffen seyn, und in Lebens Gefahr gerathen können. Hier will ich dir noch ein rechtstehendes Kind zeigen, das doch Gefahr gnug hat, als: wenn der Strang oder die Nabelschnur dem Kinde vor dem Kopff gehet. Siehe das Kupffer I. und dessen Erklärung, welche zu finden ist bey den nöthigen Wasserspringen im 7. Capitel unter dem ☙ Zeichen.

4. Ist die Geburt noch schwerer und gefährlicher, wenn ein Kind unrecht zur Geburt kommet, wie du schon im Kupffer C. gesehen hast, und solches auf unterschiedene Arten mehr geschehen kan, und dir kundig werden wird, wenn du Achtung drauff giebest.

Christ. **Wie kan ich Achtung drauff geben, es ist ja im Verborgenen, ich kan es nicht sehen.**

Justin. Du kanst es freylich nicht sehen, aber du kanst es im Angriffe haben.

Christ. **Wie kan ichs im Angriffe haben, es kreistet manche Frau einen gantzen Tag, und ich kan nichts erreichen?**

Just. Du mußt wissen, daß der Mutter-Mund tieff lieget. Weil dir derselbe noch nicht bekant, so kanst du auch nichts erreichen. Ich will es dir aber ausführlich beschreiben, damit du, was möglich ist, ehe es zur Gefahr kommt, verhüten kanst. Wenn eine Frau einen Tag Wehen leiden soll, so ist gewiß eine Ursache dabey, die nöthig zu wissen und abzuwenden ist, oder aufs wenigste ist es nöthig zu wissen, ob es rechte Wehen seyn oder nicht.

nicht, wie auch, wenn sich des Kindes Haupt wo angesetzet hat. Item: wie zeitige oder unzeitige Wehen zu erkennen, so wohl wie rechte und unrechte Geburt zu entscheiden sind. Dieses alles wird dir der Mutter-Mund und der Angriff durch denselben zeigen. Nimmst du solches nicht in acht, so bist du gefangen, denn je länger die Wehen das angesetzte Kind andrängen, je weniger kanst du dir hernach helffen, solches abzukriegen. Solch angesetztes Kind bleibet so lange es lebet und noch Krafft hat, hoch stehen, und siehet die Oeffnung gegen sich in die Höhe. Ist das Kind nun klein, und hat so viel Krafft, daß es sich durch Bewegung, wenn es die Oeffnung, so viel als nöthig hat, abweltzet, so kommt dann die Oeffnung samt dem Kinde auf einen grossen Wehen in die Geburt, und wird also, wie du meinest, alles zugleich fertig, und das Kind gebohren. Aber du bist in deinem Gedancken betrogen, indem dir der innre Mutter-Mund noch nicht bekandt ist. **Setzet sich nun ein groß Kind so auf, so ist Gefahr dabey, ob es von sich selber, weil es lebet, abkommen kan. Wenn es aber die Wehen verfolgen, so giebt es sich, wie es durch die Wehen gezwungen wird, und darnach es Platz hat, in die Breite, oder scheeff, und fället also in die Geburt, und das Kind kan doch nicht fort, und die Frau hat die grösseste Gefahr davon.** Ich bin etliche mahl zu solcher Gefahr geholet worden, daß die Frauen zwey bis drey Tage wegen des angesetzten Haupts kreisten müssen, wovon ich die Kinder schon tod, und die Mutter in höchster Lebens-Gefahr gefunden, indem sich des Kindes Haupt an dem Schoßbein durch starcke Wehen so harte angesetzet, wie auch durch zu starckes Streichen des Leibes, welches von den anwesenden Frauen geschiehet, so der Kreisterin gar zu frühe den Leib streichen, und damit helffen wollen, auch die Wehe-Mütter nicht bessern Grund davon haben, wenn sie nur des Kindes Haupt fühlen, und doch nicht wissen, ob es auf einer Seite stärcker als auf der andern angesetzet ist, oder: ob es zu sehr auf den Affter-Darm zugedrungen, oder zu fest auf dem Schoßbein geblieben ist, und auch, wenn die Kinder zu grosse Häupter haben. Kan nun eine Wehe-Mutter von diesen unterschiedenen Zufällen keinen Unterscheid machen, so sagt sie: daß Kind stehe recht, und fehle nur an Wehen; da sie doch sehr irret. Es pflegen gemeiniglich die Wehen bey dergleichen Zufällen schwache und wilde Wehen genennet zu werden, da sie doch

Schwere Geburt von Stellung des Haupts.

doch weder schwach noch wilde sind, sondern durch das angesetzte Kind nicht die Stärcke brauchen können, wie sie solten. Wenn sich nun die Frucht oder das Kind an dem Ansatz hält, so wird durch Eingeben bey solchem Zustande mit Gewalt geholffen, und von der Wehe-Mutter, wie auch von denen anwesenden Frauen, scharff angemahnet, daß ihr die Kreisterin helffen soll. Dann beuget sich des Kindes Haupt als die Hirnschale, und setzet einen Rand oder Reiffen, (wie er genennet wird) hernach sitzen sie, bis das Kind tod ist. Ja es muß auch wohl die Frau ihr Leben drüber lassen, denn es giebt sich schwer von ihm selber ab, auch vielmahl gar nicht, sonderlich, wenn es ein groß Kind ist. Wenn nun die Wehe-Mutter nicht weiß, woran es fehlet, so weiß sie auch nicht zu helffen, sonst hätte sie im Anfang dergleichen Gefahr verhütet. Dieses dienet dir zur Nachricht, du kanst es bey nachdencklichem Angriffe gewahr werden.

Christ. **Liebe Schwester, mache mir doch dieses, was bishero erzehlet, besser bekandt.**

Just. Ich will es dir und meinem Nechsten zum besten, so viel mir bekandt worden, ausführlich machen. Weil du denn meinest, daß offte die Frauen einen Tag kreisten, da doch nichts zu fühlen ist; als bist du hierin irrig. Denn wenn eine Frau einen Tag kreisten soll, (ich sage kreisten und nicht unnöthige oder wilde Wehen haben, wie sie genennet werden, wie offt geschiehet, daß die Frauen wohl zwey Tage kreisten auf das allerhärteste,) so muß einige Ursach vorhanden seyn. Ich bin mehr als zu viel dazu geholet worden, daß ich die Wehe-Mütter und Kreisterinen entscheiden müssen, und sind die Frauen hernach noch 4. oder 5. Wochen gegangen. Was ist nun da vor eine Wissenschafft der Wehe-Mutter, oder woran fehlet es ihr? daß sie nicht weiß, was Mutter-Mund ist, sonst würde sie das rechte und unrechte kreisten gar leicht unterscheiden können. Ich will auf die allgemeine Geburt kommen, und dir deinen Irrthum zeigen wegen der Oeffnung, da du vermeinest, es käme mit einem starcken Wehen auf einmahl, wenn gleich das Kreisten einen gantzen Tag gewähret hätte. Lerne nur mit Geschicke, bald beym Anfang einer klagenden Frau den Mutter-Mund suchen, der wird dir gar ein anders weisen. Du wirst bey allen Frauen aufs wenigste 14. Tage, auch vier und mehr Wochen vorher, darnach eine Frau leichte zum Gebähren ist, desto eher und mehr Oeffnung bey ihr finden: Weil es aber

bey

bey manchen Frauen tieff zu finden, und sehr nach dem Affter-Derm lieget, so kanst du dich leicht betriegen, denn es öffnet sich in der Höhe so sehr, daß es freylich mit einem starcken Wehen, wenn die Oeffnung weit gnug ist, und sich nicht mehr erhalten kan, auf einmahl in die Geburt eintritt. Aber ist dabey ein unrechtliegendes Kind, so sey ihm GOTT gnädig, denn da ist nichts zu thun, als die Mutter zu retten, und das Kind aufs geschicklichste zu fördern, als ihm möglich beyzukommen ist. Lieget es aber recht, und hat sich auch nirgends angesetzt, so ist es gar gut, und gehet auf einen starcken Wehen glücklich fort. Ich rathe dir aber, traue nicht zu viel. Ich halte es mit dem Suchen des Mutter-Mundes, wovon ich dir im ersten Capitel angewiesen, da wirst du befinden, daß die Oeffnung, wie du meinest, nicht auf ein oder zwey Wehen kommen kan. Es sind zwar Frauen, die mit zwey oder drey Wehen Kinder haben; Solche Leuthe aber haben im Schwergehen, bey sechs und mehr Wochen vor ihrer Niederkunfft, volle Mutter-Oeffnung, daß ich öffters sage: Wenn die Frau starck husten solte, so entfiele ihr das Kind. Es sind aber dergleichen Leiber auch nicht viel. Derowegen ist der Unterscheid gar leicht einer Wehe-Mutter zu wissen, ehe noch die Frau zum Kreisten kommt, wo es geschwinde oder hart zugehen wird. Darum halte ich am meisten davon, mit wem ich zu thun habe, daß sie mich bey guter Zeit ruffen lassen, damit ich mich erkundigen kan, wie es um Mutter und Kind stehe, sonderlich bey denen Leibern, die schwerer Geburt unterworffen seyn. Solche Leuthe lernet auch wohl die Noth bey Zeiten Rath zu suchen, und darff sie niemand darum bitten, sie kommen wohl von sich selbst. Welche Frauen aber erträgliches Kreisten haben, bedürffen solcher Fürsorge nicht. Doch ist es aber besser sich wohl vorzusehen, als so sicher zu gehen. Es geschiehet manchmahl, daß eine Frau drey und mehr Kinder glücklich hat, es kommt doch hernach was Hartes über sie. **Ich rathe dir noch einmahl, suche in Zeiten den Mutter-Mund, damit du wissen mögest, ob die Frucht auch gewiß recht stehet.**

Christ. **Was soll ich verstehen durch das Suchen in Zeiten, es trifft, daß manche Frau wunderlich ist, und sich nicht gerne angreiffen lassen will, biß die gröste Noth vorhanden.**

Just. Vor der Zeit die Frau zu quälen ist unnöthig, wie es denn auch keine geschehen lassen wird ohne Kreisten; Aber wenn Kreisten und Schmertzen vorhanden, so warte auch nicht zu lange, es seyen rechte oder unrechte Wehen, weil du sie wirst durch den Angriff unterscheiden, und Nachricht geben können, was dabey zu thun ist. Solte es aber eine wunderliche Frau treffen, die sich bey ankommender Angst nicht wolte anrühren lassen, so stehet es bey ihr, auf Glück und Unglück zu warten, und darff hernach nicht schreyen über die Wehe-Mutter, wenn was unglückliches folget. Wem nicht zu rathen, dem ist auch nicht zu helffen. Es fänget eine Frau nicht leicht an zu Kreisten ohne etwas eröffnetem Mutter-Munde, (wie bereits im ersten Capitel gemeldet,) und ist diese Oeffnung auch bey den allerschwersten Kreisterinnen im Anfange des Kreistens doch so viel, daß man mit zwey Fingern gar wohl zu ihnen kommen kan, es wäre denn eine Erstlinge, wie oben gedacht, oder eine Wehe-Mutter mit gar zu ungeschickten Fingern, die auch nicht gut seyn.

Christ. **Wenn ich nun Oeffnung finde, wie erfahre ich, ob das Kind recht mit dem Kopffe zur Geburt kommt, oder ob sichs wo damit angesetzet hat?**

Wie der Angriff geschehen, und des Kindes Stellung soll erforschet werden.

Just. Wenn du den Mutter-Mund und dessen Oeffnung gefunden, so fasse ihn mit zwey Fingern so gelinde, als es möglich ist, und fühle in die offene Mutter. Stehet das Kind recht, so stössest du bald an den Kopff. Den Kopff kanst du nicht anders erkennen lernen, als daß er rund und hart sich angreiffen läst, und wenn sich das Kind beweget, so wirst du das offene Häuptlein fühlen, du darffst keinen Finger dazu rühren. Doch wenn du es gründlicher wissen wilt, so kanst du ohne Schaden mit den zwey Fingern, wie mit einem Zirckel um des Kindes Haupt herum fühlen, es kan kein Schade davon kommen, wenn du nur gelinde fühlest. Der Kopff lässet sich wohl angreiffen, aber vor dem Netze, welches über das Kind und Wasser, geschlossen ist, als ein Theil der Nachgeburt, must du dich wohl in acht nehmen, sonderlich wenn die Frau Wehen hat, denn da bläset es sich so harte auf, daß, wenn du es unter den Wehen starck angreiffest,

so

so springet das Wasser, wiewohl ein Netz auch stärcker ist, als das ander. Es wird dir mit der Zeit bekannt werden, wie sichs angreiffen läst. Doch will ich lieber, daß du zu gelinde, als zu harte gehest. Kommet nun so eine Wehe, wenn du bey der Frauen bist, du darffst die Finger nicht wegnehmen, doch drucke auch nicht das Wasser, sondern laß die Finger zwischen dem Mutter-Munde und vor dem Wasser beharren, so wirst du die rechten Wehen bald kennen lernen. **So bald die Wehe kommt, so wird das Wasser hart, und dringet zwischen den Mutter-Mund hefftig; Wenn aber die Wehen nachlassen, so wird das Netze weich als ein Tüchlein, und man fühlet das Haupt gantz eigentlich.** Bey den Wehen aber kanst du das Haupt nicht so gut fühlen, weil du wegen des harten Wassers nicht drucken darffst, aus Furcht, daß es nicht zu zeitig springe, **denn zeitiges Wasserspringen macht schwere Geburt.** Darum must du desto besser Achtung drauf geben, wenn keine Wehen sind, zu fühlen mit den zwey Fingern um das gantze Haupt, ob es sich in die Geburt gleich einsencket. Du wirst bald mercken, ob es auf einer Seite mehr angesetzet ist, als auf der andern. **Wenn keine Wehen sind, so lässet es sich bewegen, wie du wilt, dann lencke es gleich ein, daß, wenn die Wehen kommen, so werden sie es fassen und gleich eindrängen. Das thue so lange, biß du befindest, daß es gleich kommt.** Es geschiehet auch zuweilen, daß die Kinder den Kopff bey dem Einlencken nach sich ziehen wollen, dabey die Auswendung zu befürchten ist, wo sie den Platz dazu haben, da muß das Einlencken bleiben, biß das Wasser gesprungen. Springet es aber nicht von sich selbst, so ist es nöthig zu sprengen, wo nicht soll Unglück geschehen. Solte aber das Wasser darüber springen, und wäre noch nicht gleich eingelencket, so kanst du ihm desto besser helffen. Denn wenn das Wasser weg ist, so hast du nichts zu fürchten, daß du kanst Schaden thun, als das offene Häuptlein in acht zu nehmen, daß du ihm da nicht zu nahe kommest, **und kanst, wo das Haupt am meisten angedrungen, weil keine Wehen sind, die Finger dazwischen stecken, daß, wenn die Wehen kommen, der Kopff ableiten muß. Du must aber die Finger stecken lassen, biß die Wehen vorbey, es wäre denn, daß du fühlest, daß es sich bald ablencken liesse, so darffst du nicht**

In welchem Fall hie das Wasser zu sprengen.

nicht so standhafft halten, sonst dringest du das Kind so sehr auf die andere Seite. Mit gutem Bedacht must du deine Gedancken bey der Hand und dem Fühlen haben, wilt du der Sache recht kundig werden. Es ist wohl mit Grunde zu mercken, aber es gehöret genaues Nachdencken dazu; Diese Ablenckung verhütet die vorerzehlte Gefahr aller Ansätze des Kindes Haupts, es sey am Affter, oder am Schooß-Bein, wie auch nach der Seite.

Christ. Wenn ich nun dergleichen erzehlten Zustande finde, ist es gut, daß ich die Wehen stärcke, und die Frau ihr zu helffen vermahne?

Just. Dabey must du dich in acht nehmen, daß du die Frau nicht gar zu starck ihr zu helffen vermahnest, biß du des Kindes Haupt recht eingelencket hast, und es gäntzlich im Abschieben ist, daß es fort kan. So hüte dich auch, daß du vor der Zeit zu keinen Wehen eingiebest. Denn stehet das Haupt nicht recht innen, so treiben es die Wehen, und die unzeitige Hülffe, zu der obbemeldten grossen Gefahr, da es von Natur nicht so hart angetrieben wird. So ist ihm auch besser abzuhelffen, denn je eher das Haupt abgelencket wird, je besser ist es vor Mutter und Kind. Ich will dir ferner zeigen, was für Gefahr von unwissenden Wehe-Müttern und unvernünfftigen Antreiben folgen kan. Ließ das achte gerichtliche Zeugniß hinter den vorhergehenden, so vom nöthigen Wasserspringen zeugen, welches Frau Barbara Vogtin ist, die sehr unvernünfftig angetrieben worden, daß sie so gearbeitet, daß auch der Kreyß-Stuhl unter ihr gebrochen. Dieses unvernünfftige Treiben ist am Sonnabend bald den ersten Tag geschehen, und sie ist erst den Dienstag drauf gegen Morgen erlöset und gerettet worden, und zwar bey grosser Gefahr, wie du in dem Zeugniß befindest, denn ich bin erst Montags gegen Abend dazu gekommen.

Christ. Liebes Kind, meinest du, daß diese unglückliche Geburt durch das zu frühe oder zu starcke Treiben sey verursachet worden, und das Kind sich dadurch so verrücket? Es kan wohl seyn, daß sich das Kind so verrücket, wie der Stuhl gebrochen ist.

Just. Die erste Ursach ist doch vom Treiben herkommen, daß die Frau so starck angetrieben worden, weil sie den Kreyß-Stuhl unter sich zerbrobrochen hat, wie sie selber aussaget. Es kan freylich dieser Fall viel zu dergleichen Gefahr geholffen haben. Aber die Sache recht zu betrachten, so muß Anfangs das Kind mit dem Kopffe schon scheeff gegen den Mast-Darm, und noch hoch in der Mutter gestanden haben, weil der Kopff durch diesen Fall, oder das zu scharffe Treiben, sich so gar gewaltsam hat schieben und verschieben können, welches denn unmöglich gewesen wäre, wenn der Kopff recht unter sich in dem fördern Halse gegen der Mutter-Scheide und innerm Mutter-Mund recht innen gestanden hätte. Dieses nimm wohl in acht. **Denn wenn der Kopff des Kindes noch nicht in dem innern Mutter-Munde und Mutter-Halse gleich eingedrungen ist, so kan mit gutem Gewissen keine Weh-Mutter treiben, weil gar leichte bey solchem frühen Treiben, wenn die Kinder noch nicht mit den Köpffen feste und gleich inne stehen, durch und bey dem starcken Zwang des unzeitigen Treibens sich krumm und scheeff rücken, wo nicht gar verwenden können, sonderlich, wenn das Wasser noch stehet, und sie Platz darzu haben.** So ist es bey dieser Frauen auch gegangen, und zwar aus Unwissenheit der Weh-Mutter; Denn diese Frau hätte noch nicht sollen auf dem Kreyß-Stuhl sitzen, weil das Kind noch hoch, oder doch noch scheeff mit dem Kopffe gegen den Mast-Darm, ohne allen Zweiffel muß gestanden haben, wie es dieser gefährliche Ausgang gewiesen; Noch weniger hätte die Weh-Mutter treiben, und die Frau zur Hülffe vermahnen sollen. **Es wäre besser gewesen, daß sie sie in ein warm Bette geleget und zur Gedult vermahnet, sich auch bey ihr gesetzet, und sachte angefasset hätte, um zu mercken, was die von Natur kommenden Wehen gethan hätten, und ob des Kindes Kopff bey den natürlichen Wehen sich gleiche in die Geburt liesse eindringen, oder nicht? Denn wenn der Kopff gleiche stehet, so dringen ihn die natürliche Wehen, das mans recht fühlen kan, zum Ausgange scharff ein; Wenn ihn aber diese Wehen nicht eindringeu können, so muß man gelinde forschen, wo es sich hemmet, oder nach welcher Seite der Kopff scheeff**

 gehet,

gehet, oder gehen will. Wie ich dir dergleichen Lehre schon gegeben, und zur Gnüge ausführlich gezeiget habe, so wirst du mit denen Frauen dergleichen unglückliche Geburten nicht zu fürchten haben.

Christ. **Wie aber, wenn das Kind sehr großköpfig wäre, soll ich denn da auch nicht treiben, oder was zum Treiben eingeben?** conf. obs. 334. Fr. Mauriceau ist notabel.

Umstände bey großköpfichten Kindern.

Just. Es ist eben auch so, wenn das Haupt zu groß ist: Treibet man starck, und vermahnet sehr zur Hülffe, so drucket sich der Kopff noch mehr breit, und wird die Gefahr noch grösser, denn die Hirn-Schale oder Schädel läst sich in Mutter-Leibe drücken, wie zu sehen an den neu-gebohrnen spitzigen Köpffen. Also läst sichs auch breit drücken, wenn man zu zeitig treibet. Es ist viel besser, daß der Natur der Wille gelassen wird, und man nimmt nur dabey wohl in acht, daß sich das Haupt zu keiner Seite ansetzen kan, so muß sich der Kopff in die Spitze geben, als es nöthig ist, und wird keine Gefahr, als etwas langsames Kreisten. Jedoch wird es noch langsamer, wenn es übertrieben wird, kostet auch offt Mutter und Kind, oder zum wenigsten dem Kinde das Leben, und der Frauen, ihre Gesundheit. Ich bin vielmahl dazu gehohlet worden, daß die Frauen drey biß vier Tage in höchster Gefahr gelegen und gekreistet haben, weil sie des Kindes Haupt so in die Breite zusammen gedränget, daß die Frau unmöglich damit genesen können, und das zu allen Seiten aufgesetzte Haupt, wegen der Grösse, und daß es zu starck getrieben worden, nicht durch gekunt, und sie davon sterben müssen, indem ich die Kinder schon todt bey ihnen gefunden, welches der Gestanck und die abgeschälete Haut von dem Kinde gewiesen, wie auch die gantz zerdruckte Hirn-Schale, da es sich in der Geburt so zusammen knirschen lassen, daß es zu verwundern ist. Weil aber die Kräffte unter der Zeit sich bey den Frauen gar verlohren, daß es wohl recht geheissen: Das Kind ist biß an die Geburt gekommen, und ist keine Krafft mehr zum Gebähren gewesen, weil der Gestanck des todten Kindes die Kräffte mehr als zu viel schwächet, so ist eine Frau bey solchem Zustande schwer zu retten. Zwar GOTT hat mir sie wohl alle, so viel mir unter Händen kommen, retten helffen auf diese und andere Weise, die ich weiter anführen werde; Doch aber, je eher ich dazu gekommen, je besser sind sie zu retten gewesen. Wenn ich aber so gar langsam dazu gekommen, so habe ich nicht besser zu retten gewust, weil das Kind todt und faul, die Frau auch

alle-

alle Kräffte verlohren gehabt, daß sie ihr selber nichts mehr helffen können, so habe ich dem Kinde einen Hacken in dem Kopff gesetzt, zwischen die gespaltene oder gedruckte Hirn-Schale, und weiln der Kopff gantz entzwey, so hat sichs in die Länge ziehen lassen, davon bekommt die Natur Lufft, aber mit einem schrecklichen Gestanck, und fänget an nachzudrucken, wenn sich gleich die Frau nicht mehr rühren kan. Es sind auch die Wehen nicht mehr nöthig, denn der Leib ist durch die vorhergehende Gewalt und grosse Wehen so aus einander gedrucket, daß es sich durchs Ziehen und geringes Drücken ausführen läst, wenn nur der Kopff zur Länge gebracht wird.

Christ. **Wenn aber nun die Hirn-Schale zerbräche?**

Just. Es ist mir wiederfahren, daß die Hirn-Schale loß gebrochen, da man denn bey dergleichen Zufällen vorsichtig handeln muß. **Denn die Einsetzung des Hackens muß wohl in acht genommen werden, daß man ihn so einsetzet, damit er nicht ausreissen kan, auch, daß er auf der andern Seite nicht durchsticht, sonsten verletzet man die Frau. Jngleichen muß man sich im Ziehen wohl in acht nehmen; Denn wenn die Hirn-Schale zerbricht, oder der Hacken prellete, so würde die Frau Schaden davon bekommen.** Ich rede von spitzigen ungeschickten Hacken, derer ich mich erstens bedienet habe. Weil mir keine bessere bekannt war auf den Dörffern unter den armen Bauer-Frauen, es dürffte mehr Wehe-Müttern so gehen, daß sie nicht allemahl geschickte Instrumenta haben, oder haben können, entweder aus Unwissenheit oder Mangel derselben. **Solcher Ursache willen beschreibe ich dir die Vorsichtigkeit umständlich, und weise dir zugleich im Kupffer-Blatt des Kreiß-Bettes, so wohl den spitzigen als breiten Hacken, welcher am bequemsten zu gebrauchen sey?** Als mir einst die Hirn-Schale zerbrach, ich aber mit der rechten Hand, oder vielmehr mit den Fingern bey des Kindes Kopff, wo der Hacken eingesetzet war, genaue Achtung gab, so fühlete ich das Brechen der Hirn-Schale, und ließ mit der lincken Hand das Ziehen an dem Hacken nach, nahm auch denselben gar weg, wie auch die gebrochene Hirn-Schale. Es ließ sich ein Stück nach dem andern gar leicht abbrechen, indem der Kopff morsch und faul war, und GOtt halff glücklich, daß, wie die Hirn-Schale weg war, ich das Ubrige, weil

Cautelen beym Gebrauch der Hacken, womit eine todte Frucht ausgezogen wird.

weil es klein geworden, mit der Hand ziehen konnte, also, daß die Frau noch ietzo frisch und gesund lebet und Kinder zeuget. Bey solchem Zustande aber kan ich vor keine Frau stehen. Denn, wenn die Natur so geschwächet, daß sie sich nicht erhohlen kan, so stirbet doch die Frau nach, ob sie schon vom Kinde loß ist, denn es ist mir wiederfahren, daß deren einige in etlichen Tagen hernach gestorben seyn. Ein Mensch kan mehr als das andere ausstehen, sonderlich, wen GOtt erhalten will. Hoffe demnach, ich werde dir von dem Ansetzen des Haupts gnugsamen Bericht gethan haben, wie auch von denen zu großköpffigen Kindern, weil es auf einerley Art tractiret wird, damit du sehest, was für Gefahr mit dem starcken Treiben komme. Die Einlenckung wird dir die völlige Ubung bringen, daß du Ursache bekommen wirst mir zu dancken.

Christ. Sage mir doch, wie ich diese erzehlte Gefahr verhüten lerne, und was ich dabey in acht zu nehmen habe?

Just. Wenn du vor des Kindes Kopff auf alle Weise sorgest, so wirst du die zwey Finger keinmahl aus den Mutter-Munde lassen. Ich sage nicht, daß du zu zeitig oder zu lange bey einer Frauen auf solche Weise bleiben solst, wenn du nur zeitlich weist, wie das Kind stehet. Ist kein Mangel, so darffst du gar nichts dabey thun, Ist aber Mangel, wie gemeldet, so must du, wenn die Wehen gleichwohl anhalten, das Deine thun, nicht, daß du die Frau bald auf das Marter-Bette nehmen must, oder daß du ihr auch keinmahl vom Leibe gehen woltest; sondern, wenn du zu ihr kommest, und bleibest fünff oder sechs Wehen standhafftig bey ihr, so kanst du ihr auf etliche Wehen wieder Friede lassen, hernach aber weiter helffen, damit sie dein nicht überdrüßig wird, und du auch nichts dabey versiehest. Wenn aber die durchbrechende Wehen kommen, so ist dir nicht zu rathen aufzustehen. Solches wird dich die Zeit gewiß lehren. Du kanst die Frau in ihrem guten Bette liegen lassen, biß zu den durchbrechenden Wehen, gar auf die letzte. Wenn du dich gleich im guten Bette etlichemahl zu ihr setzest, das Einlencken kan so wohl im guten Bette, als im Kreyß-Bette geschehen. So kanst du sie auch, wenn es nöthig ist, aufstehen lassen, sonderlich, wenn es noch zeitig ist, zu probiren,

wo

wo die Wehen am besten gehen, darnach kanst du dich richten. Manchmahl verhindert das Liegen die Wehen, öffters auch das Auffstehen, eine Probe aber kan nicht schaden, sonderlich, wenn sie zeitig geschiehet Auch im Stehen ist eine solche angesetzte Frucht mit einem Wehe besser einzulencken, als im vielen Liegen. Die Erfahrung wird dirs bringen, versuche es auf alle Weise. Im Stehen aber kan eine Frau nicht lange dauren, gehet es nicht zum längsten auf zwey oder drey Wehen, so nimm das Liegen darfür, es ist nicht solche Gefahr dabey, wegen der Frauen Ohnmacht. Wirst du es mit Bedacht vornehmen, so wird es auch ohne Schaden gehen. Das sey nun genug von denen Zufällen, die mehrentheils von denen Wehe-Müttern vor rechte Geburthen gehalten werden.

Das IV. Capitel.

Von den unrechten Stellungen der Kinder, wie dieselben zu erkennen, wie einem jeden zu helffen, oder ein jedes anzufühlen, sammt der * Wendung.

Christina.

Wenn denn dieses, was bißhero erzehlet worden, rechte Geburten genennet werden, so möchte ich auch gerne den Unterscheid der unrechten Geburten, und wie dabey zu helffen sey, vernehmen.

Just. Von diesen will ich anzeigen meine Wissenschafft, die ich erlanget bey denen Frauen, zu welchen ich zu Hülffe geholet worden, da nichts mehr übrig gewesen, als die Frau zu retten; wie auch von denen, die

E bey

* Von der nöthigen Wissenschafft der Wendungen legatur epist. 45. Joh. Verlingii.

bey angehenden Kreisten vom Anfang biß zu Ende unter meinen Händen gehabt und behalten, muß derowegen nur die Stellungen wunderlicher Geburten, so viel mir einfallen werden, und deren ich mich erinnere, daß sie mir unter Händen kommen, anzeigen, wie ich damit zu rechte kommen bin.

Was nun vor das erste die Rettungen der Frauen anlanget, wozu ich geholet worden, wenn die Kinder schon todt gewesen, und aber ein grosser Unterscheid der Händlein-Geburten zu geschehen pfleget, so will ich denselben zeigen, wie ich ihn gefunden, und wie ich mit etlichen leichte, mit etlichen aber sehr harte zu rechte bekommen bin. Ich will aber anheben von meinem Anfange.

Wenn eine Hand zuerst kommt, was zu thun.

(Von einem Kinde, daß mit dem Arm oder Händlein sich gezeiget. Siehe das Kupffer No. I.) Mein allererstes Kind, welches ich ausbaden oder greiffen helffen, war ein Kind, das mit dem Arm und Händlein 14. Stunden in der Geburt gestanden, und der halbe Arm sammt dem Händlein vor dem Leibe heraus gewesen; die Frau lag schon an den dritten Tag im Kreisten, nur daß sich das Händlein nicht bald mit gewiesen hatte. Weil denn die Gefahr groß zu seyn schiene, so zweiffelte die Wehe-Mutter an Erhaltung Mutter und Kindes. Die Wehe-Mutter war der Kreisterin Schwieger, die ihr gantz Vertrauen auf mich setzte, indem vor ihren Augen alle menschliche Hülffe aus zu seyn schiene. So hatte die Frau auch sechs unerzogene Kinder noch am Leben, welche desto grössern Kummer ihnen verursachte. Es waren arme Bauers-Leute. Die Wehe-Mutter, als die Schwieger, bath mich um GOttes willen um Rath, weil sie bey mir solche Bücher gesehen, darinnen Conterfeyte mit unterschiedenen Geburten waren. Nahm also die Bücher vor, und suchte darinnen, da denn unterschiedliche Stellungen zu sehen waren. Weil es aber dieser Wehe-Mutter unmöglich war zu unterscheiden, nach welcher Art Conterfeyt dieser Kreisterin Kind stehe, so war bey ihnen alle Hoffnung verlohren. Die Schwieger aber hatte ein fürtrefliches Vertrauen zu mir, weil ihr bewust, daß ich die Bücher ziemlich durchlesen hatte, GOtt würde ihrem Kinde durch mich helffen. Ich aber war noch jung, und möchte wohl sagen, dumm zu dergleichen Versuch, denn ich war 23 Jahr meines Alters? und hatte noch kein Kind gehabt, ausser zwey Jahr zuvor hieß es: Ich wäre schwanger, gieng auch in den Gedancken viertzig Wochen, alle Wehe-Müt-

Mütter hielten mich vor schwanger. Es kam endlich zum Gebähren, daß die Wehe-Mutter geholet ward, welche berichtete, das Kind stünde zur rechten Geburt. Ich habe gekreistet auf solche Art biß an den dritten Tag, es wolte kein Kind kommen. Dieser Wehe-Mutter ward nicht getrauet, es wurde noch eine dazu geholet, die mit einstimmete, das Kind stünde zur rechten Geburt; hielten also mit mir an, biß die dritte, hernach die vierdte Wehe-Mutter dazu geholet worden, welche alle einstimmig waren, daß ich gebähren müste, und das Kind bey mir zur rechten Geburt stünde. So haben sie mich in die 14 Tage geqvälet, und auf alle Weise auf der Marter-Banck gehalten, biß ich fast zum Tode gekommen. Hernach bin ich als sterbende liegen blieben, da sich denn der liebe GOtt mein erbarmet. Die Wehe-Mütter bestunden noch darauf, daß ich mit dem Kinde sterben müste. Weil aber keines bey mir war, so erhielt mich GOtt, und schickte unverhofft eine Soldaten-Frau in das Dorff, wo ich lag, die auch eine Wehe-Mutter war. Weil mich nun die Leute sehr beklagten, sonderlich wegen des grossen Elendes, so ich ausgestanden hatte, und doch alles umsonst gewesen wäre, hat diese Soldaten-Frau meinen Zustand zu wissen verlanget. Darauf hat mein Mann, wie auch meine Mutter sie holen lassen und gebeten, ihre Meynung beyzutragen. Diese, nachdem sie gar guten Verstand davon gehabt, und sagte: Ich hätte kein Kind, wäre auch gar nicht schwanger, es wäre nur eine Verstopffung des Geblüts bey mir, dabey eine grosse Mutter-Kranckheit und Mutter-Senckung; So ward auf solche Meynung ein Doctor Medicinæ zu Rathe genommen, welcher mir auch durch GOttes Seegen wieder zu rechte geholffen hat. Diese Gefahr war eine grosse Ursache, daß ich hernach mit Fleiß in den Büchern gelesen habe. Solches wuste nun die Wehe-Mutter, gedachter Kreisterin Schwieger, und war auch selber bey meinem leeren Kreisten gewest. Weil sie mir denn aus denen gelesenen Büchern viel Gutes zutrauete, und ich auch grosse Lust hatte, was sonderliches zu erfahren, und es bey armen Bauers-Leuten war, die keine andere Hülffe zu suchen wusten, und doch ihrer Meynung nach die Kreisterin vor aller Augen sterben müste, ließ ich mich bereden, zu fühlen, ob das Händlein zurück zu bringen nicht möglich wäre, welches ich mit warmen Bier und Butter fett gemacht, gantz weich und gezüge zurück brachte, so weit als ich könte. (Siehe das Kupffer No. I. wie

Justinen eigenes Exempel.

Eigene Noth macht achtsam.

vid. obs. 264. im verdeutschten Morigeau. it. obs. 229. 321. 269. 282. 311.

ich den Arm des Kindes gekrümmet, eingestecket, und mit dem Ellbogen des Kindes Arm zurück gedrungen habe.) Weil sich denn das Händlein sehr tieff zurücke bringen ließ, und aber mir unbekannt war, ob es gut oder böse wäre, auch das Kind über Verhoffen noch lebete, so zog es das Aermlein an sich, und rückte sich durch dieses Rücken der Kopff selber in die Geburt, folgte also noch eine natürliche Geburt, aber ein schwaches Kind. Diese Geburt wiederfuhr mir so glücklich unwissend, und ich war dabey so klug, wie zuvor. Jetzo aber, weil mir die Sache besser bekannt worden, halte ich dafür: **daß sich das Kind an dem Schooß-Beine mit dem Kopffe gehalten, und gekrümmet gestanden, dabey die Geburt leer geblieben. Als aber das Kind des Aermleins durch das Zurückbringen ist mächtig worden, an sich zu ziehen, so hat sich das Haupt abrücken müssen, da es denn geheissen: Was GOtt will erqvicken kan sich nicht erdrücken.** Mir halff aber diese Geburt nicht mehr, denn daß ich wissen lernete, wie des Kindes Haupt die gantze Geburt füllete, und daß es so hart wäre, und näher zum Durchbruch rücken konte. Dabey überkam ich ein solch Verlangen, mehr zu erfahren, und halff mir die Wehe-Frau treulich darzu, bath mich bey alle gebährende Frauen, die sie hatte, zu Hülffe, und ich meynte auch Wunder, wie ich paßirte, daß an mir wahr ward das Sprüchwort: Lust und Liebe zu einem Dinge, macht alle Müh und Arbeit geringe. Also kam ich bey den Bauer-Weibern, wenn sie schon Gefahr hatten, in Ruff, daß sie mich auf andere Dörffer holeten. Muß also bekennen, daß ich durch die viele Uebung bey allerhand unrechten Geburten meine meiste Wissenschafft überkommen. Denn ihrer viel haben mich um GOttes Willen zu Hülffe gebeten, so habe ich auch allen Fleiß angewendet, wie ich den Kindern beykommen können, die Frauen zu retten, indem bey allen Rettungen, wo ich zu Hülffe geruffen worden, schon die meisten Kinder seyn tod gewesen. Und ist mir auch (dem allerhöchsten GOtt sey Danck,) durch Göttlichen Seegen noch allemahl so glücklich, als menschlicher Hülffe möglich, gangen; GOtt helffe weiter!

Gefährliche Exempel geben grosse Erfahrung.

Daß ich aber weiter fortfahre, solche Geburten der Händlein ausführlich zu machen, nachdem sie mir nun besser bekannt worden, wie es zugehen kan, wenn die Händlein vorschieben, und wie sie bey dergleichen un-

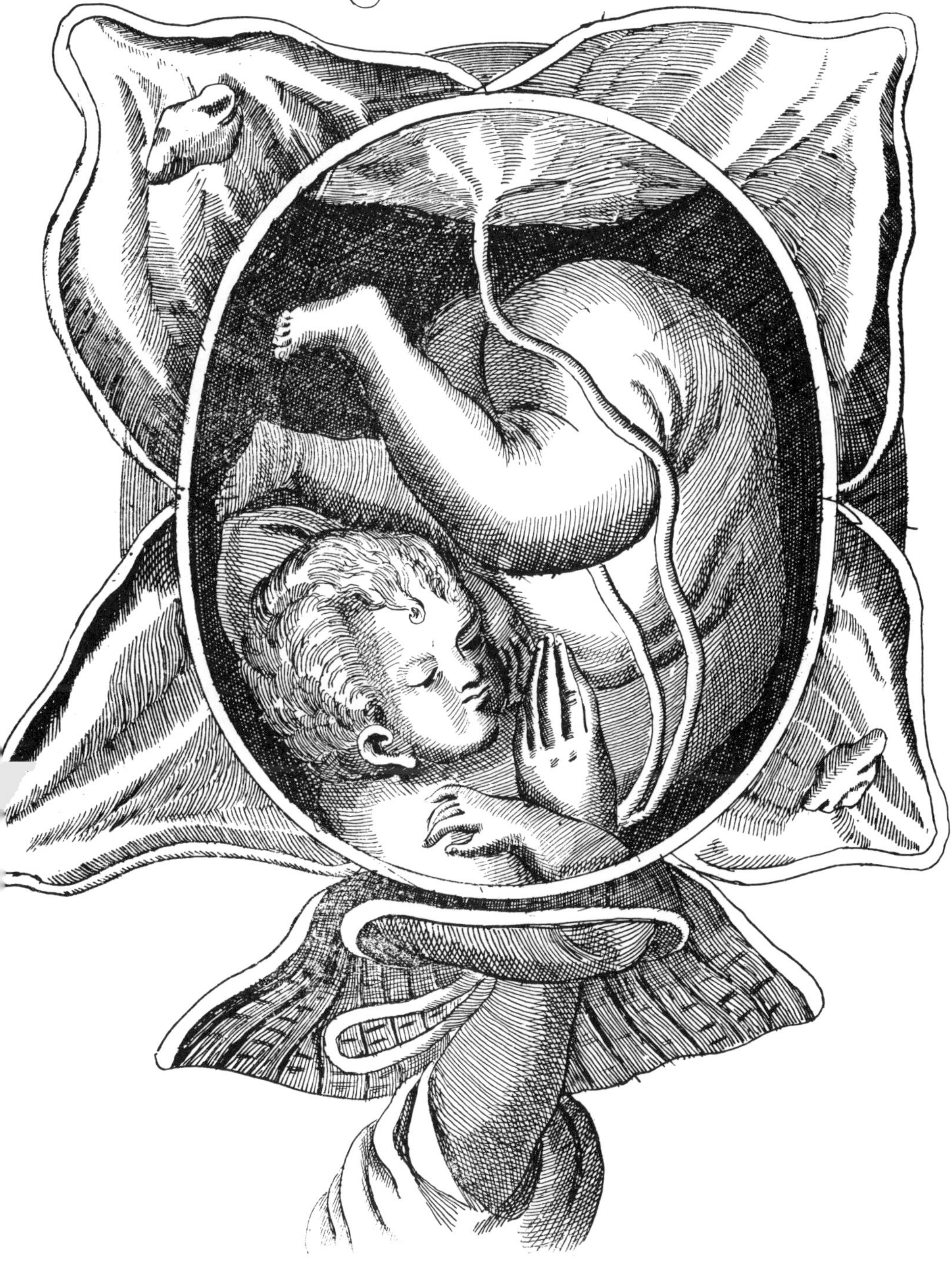

N.° 2.

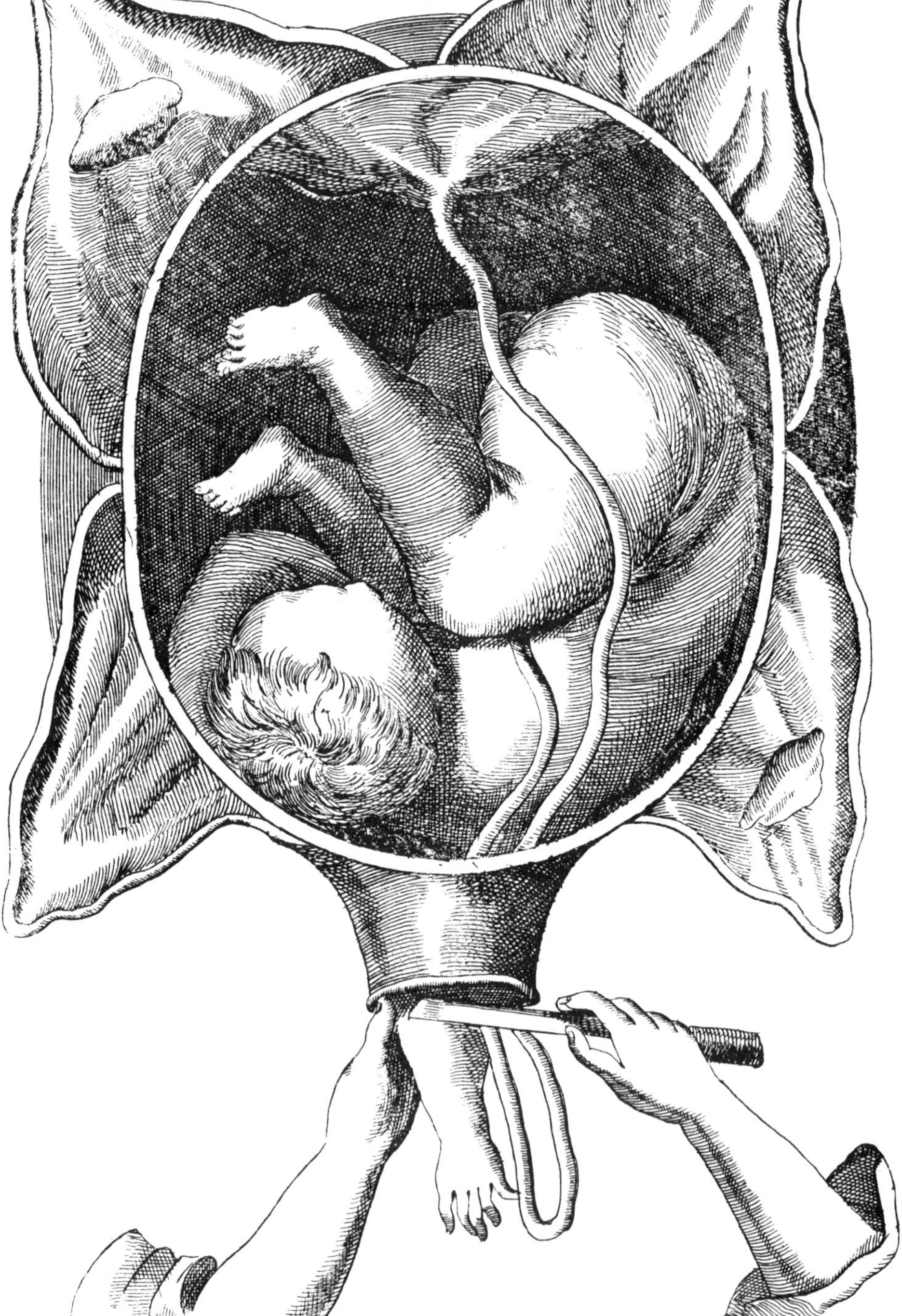

№. 3.

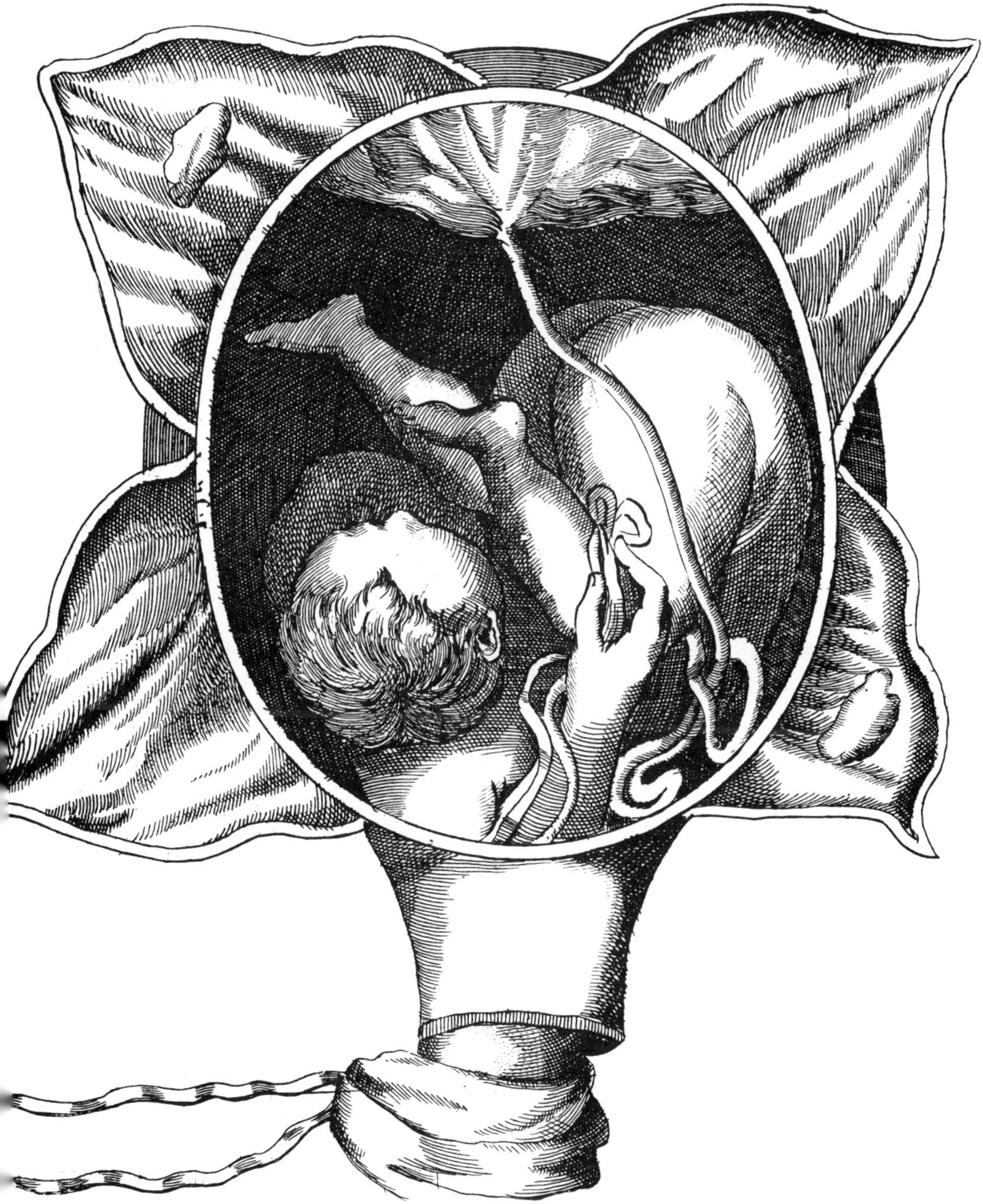

No. 4.

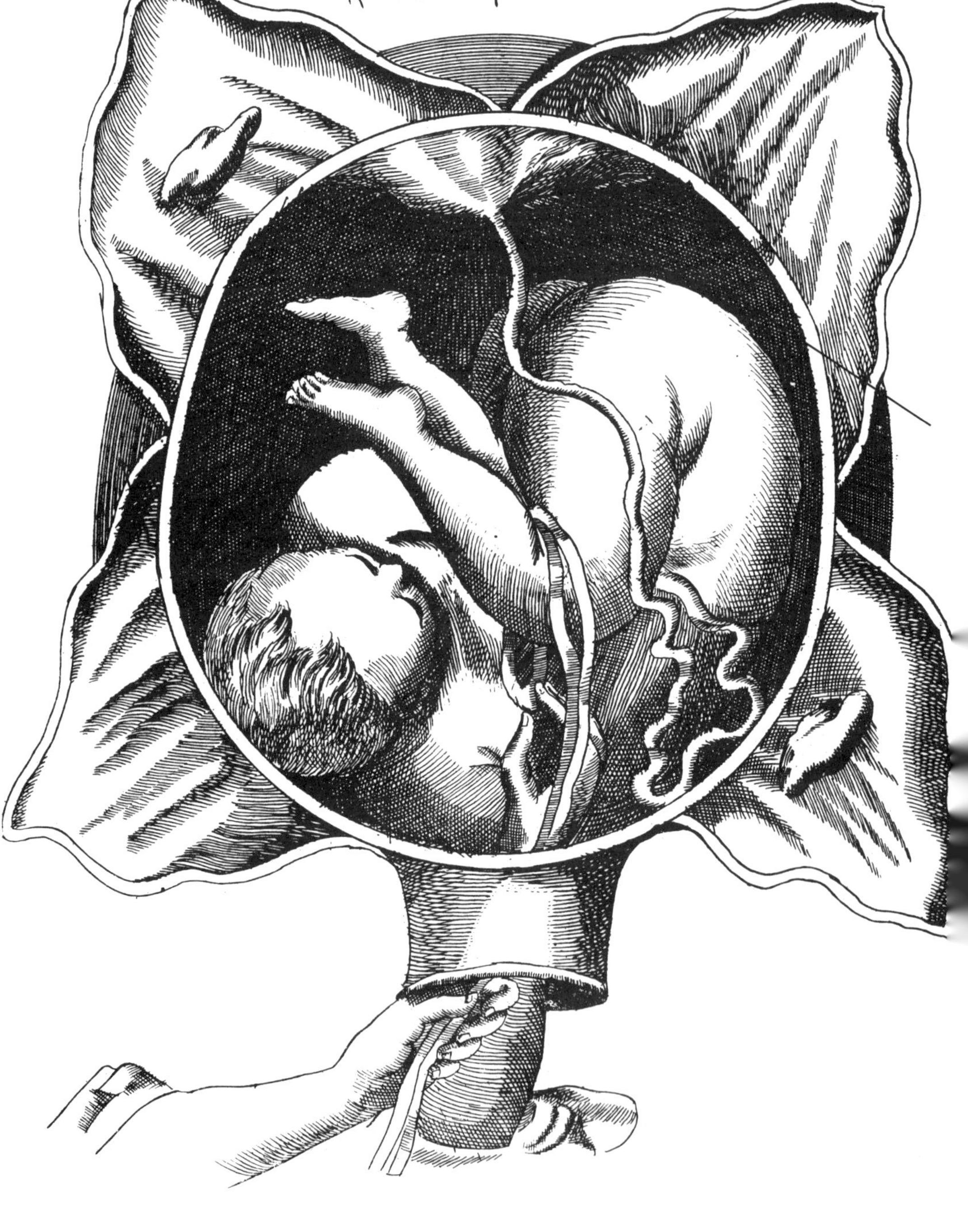

No. 5.

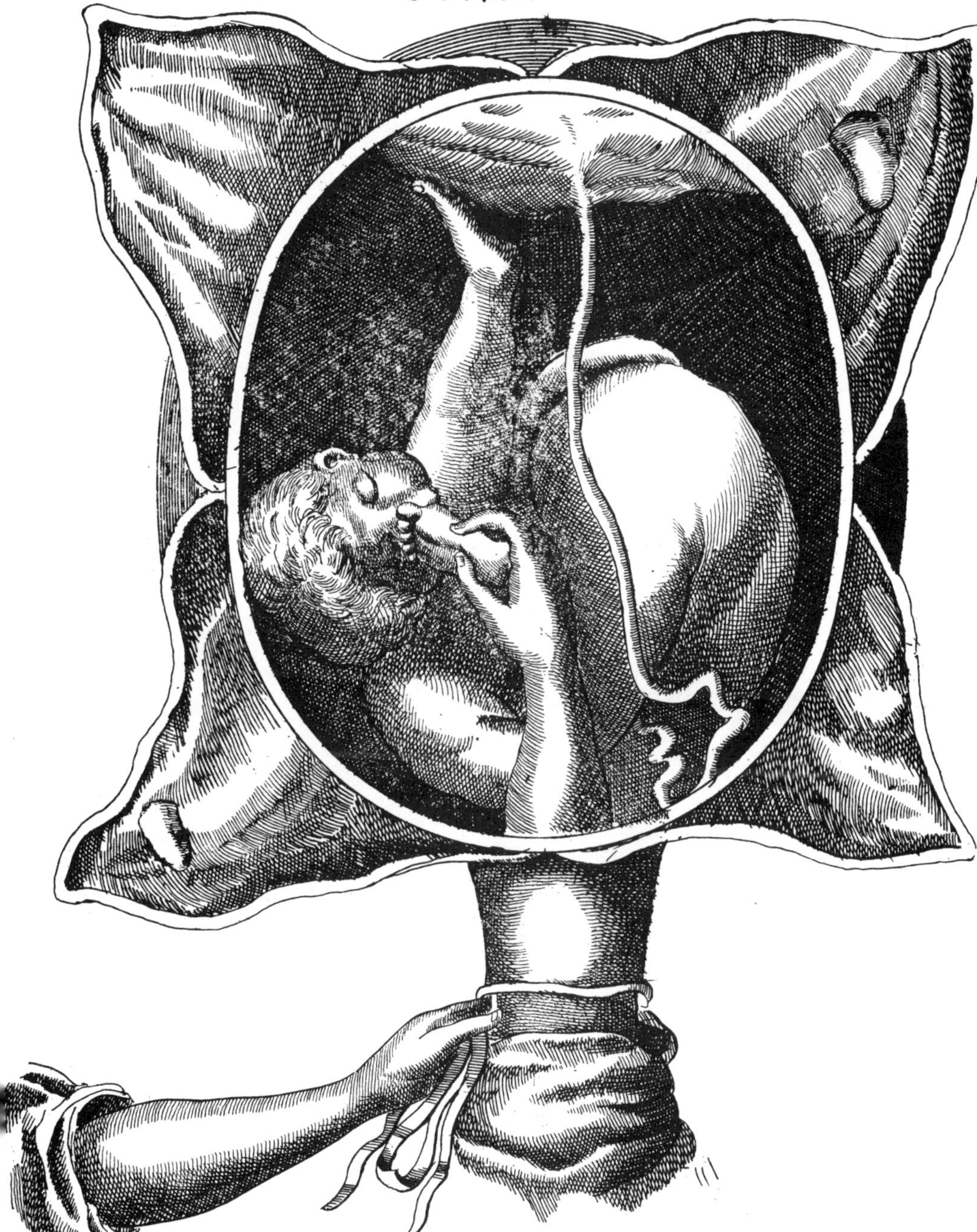

No: 6.

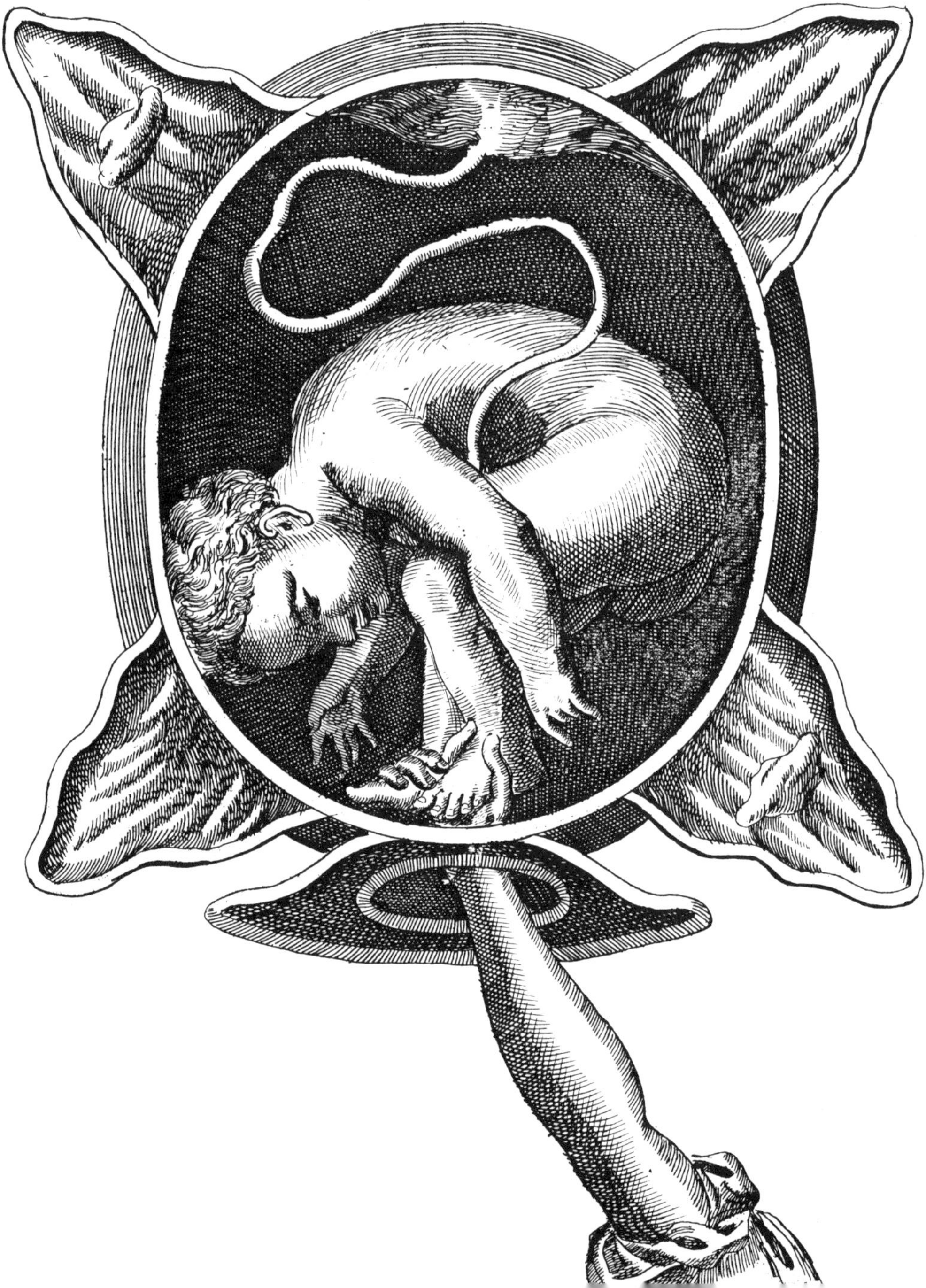

No. 7.

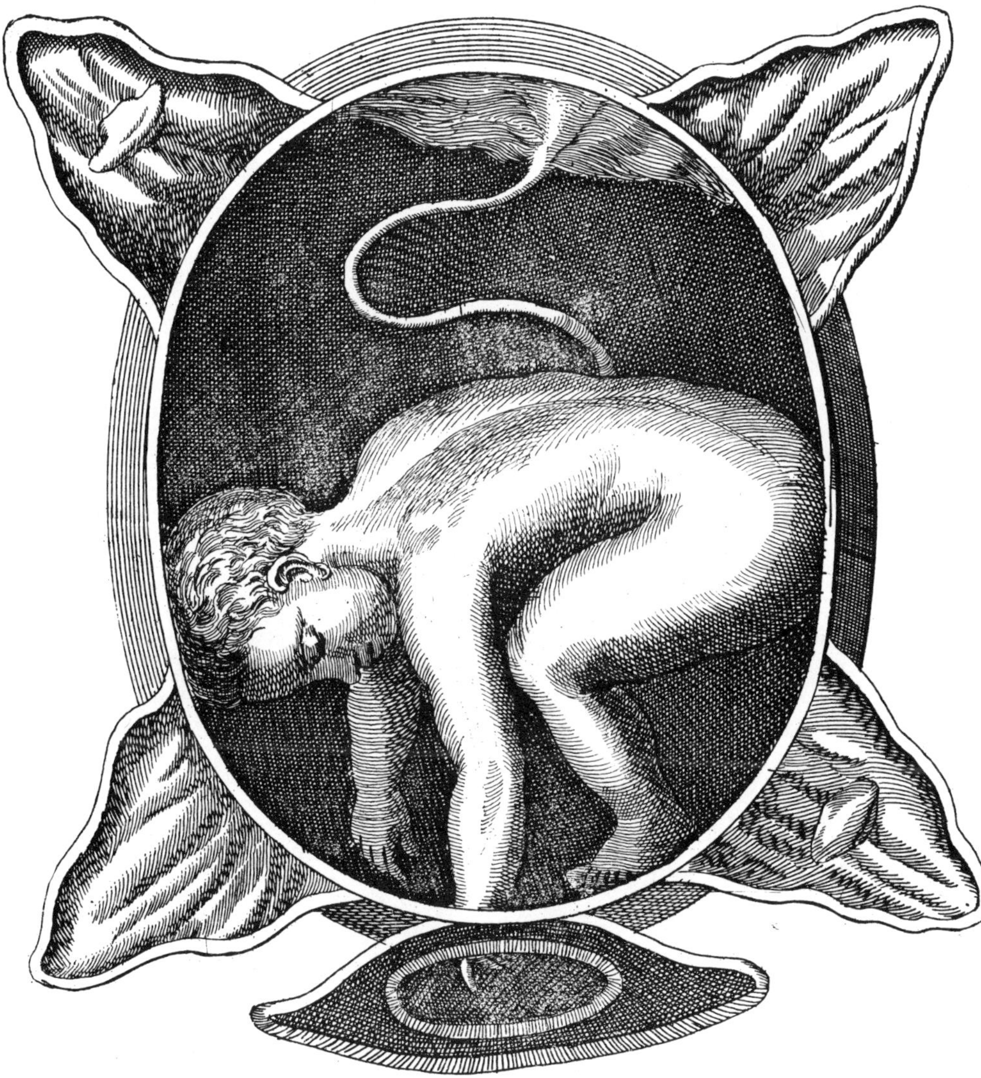

No. 8

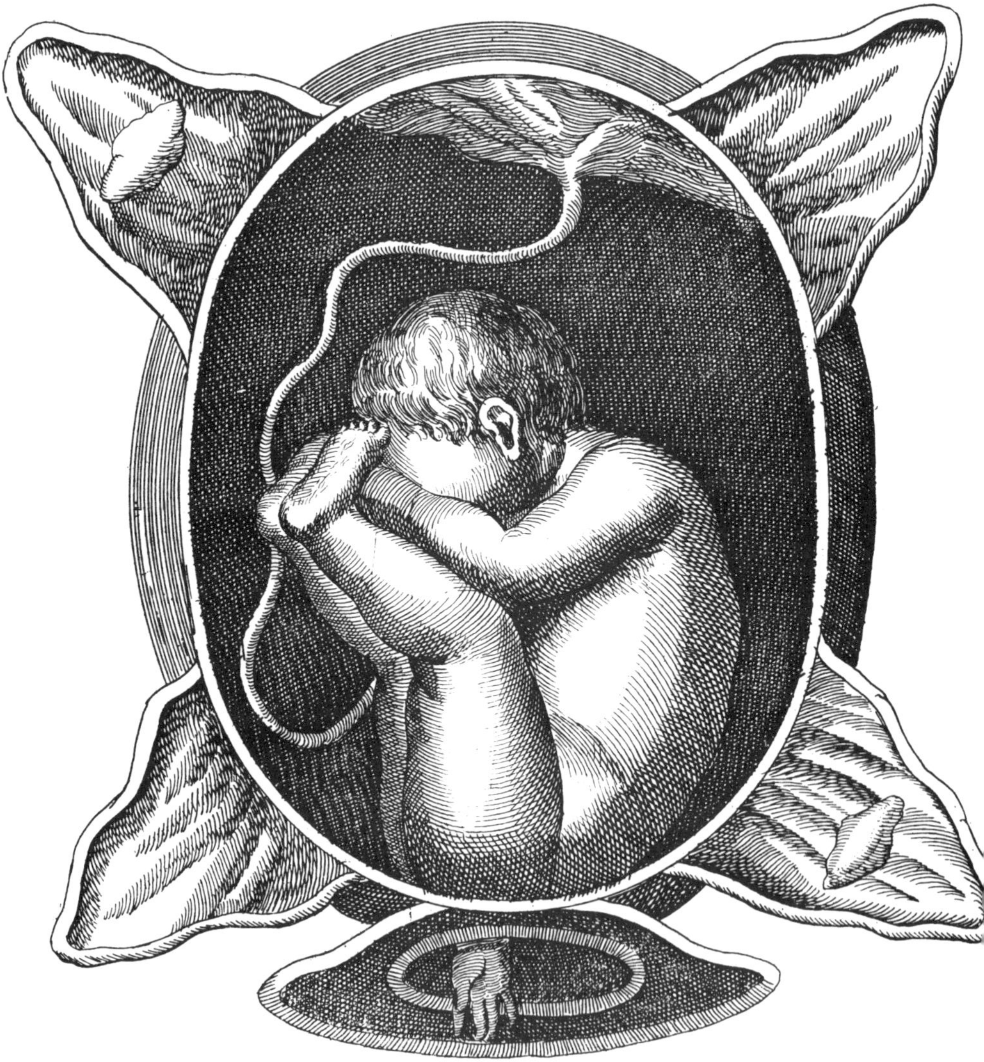

No 9.

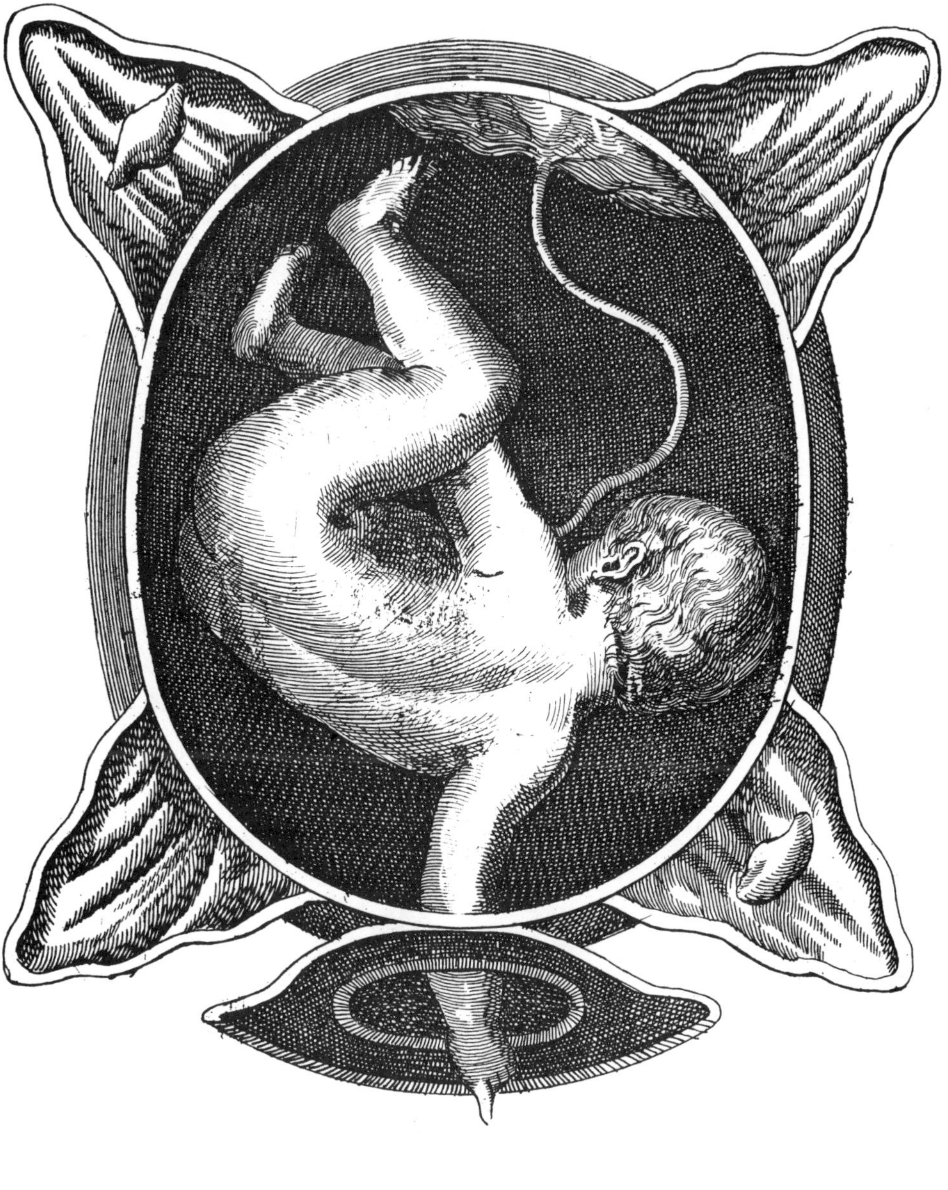

No: 10

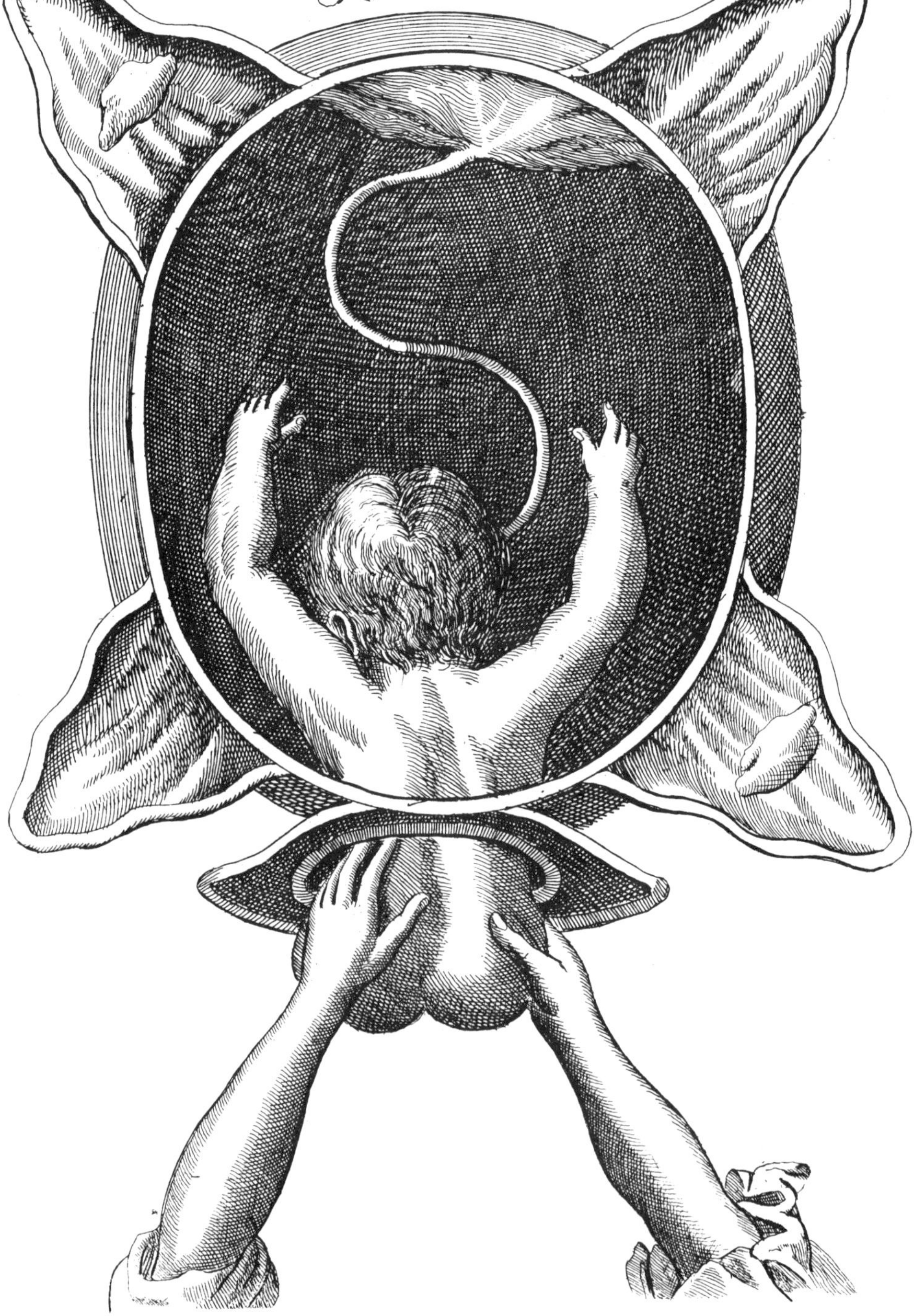

No. 11.

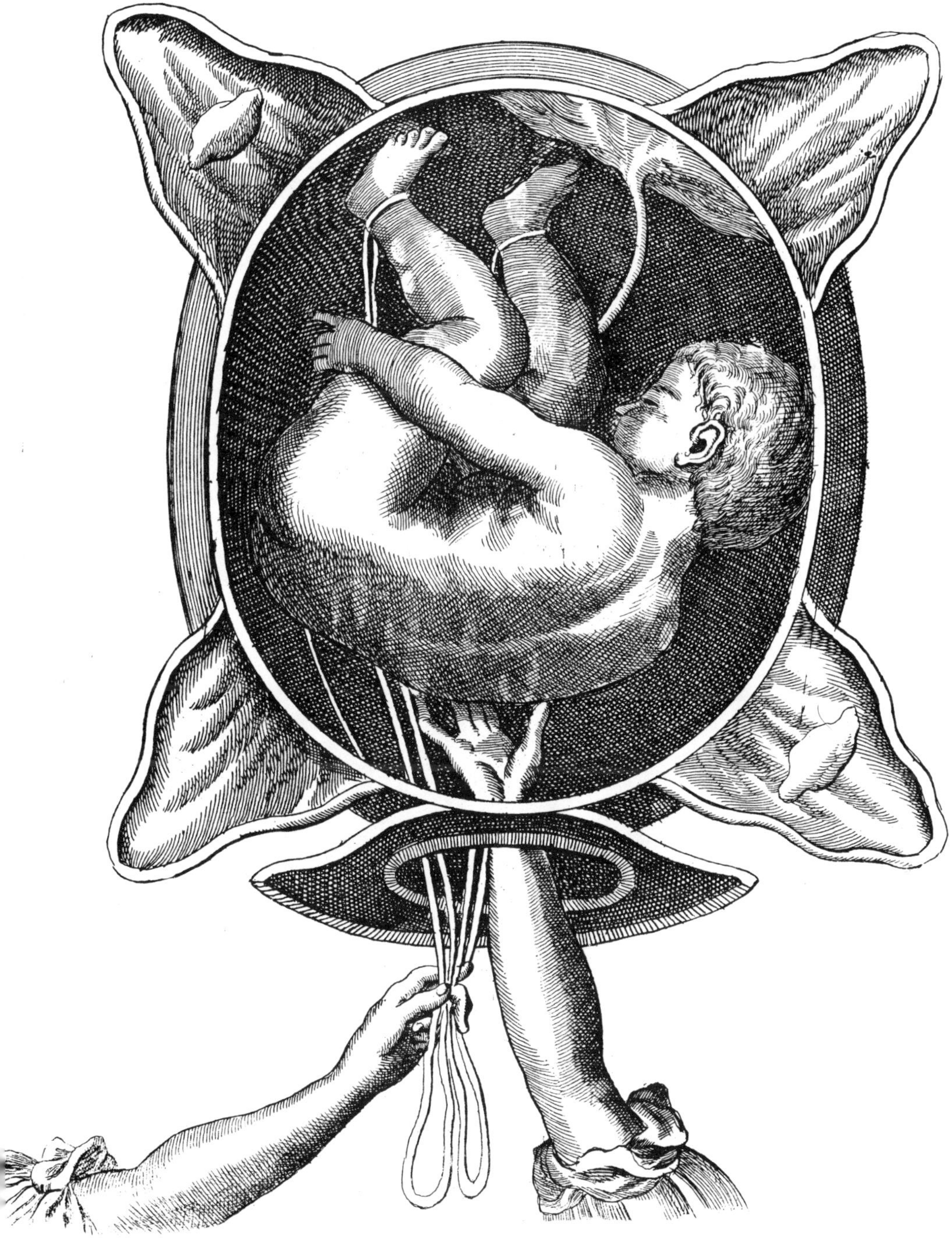

Nō 12.

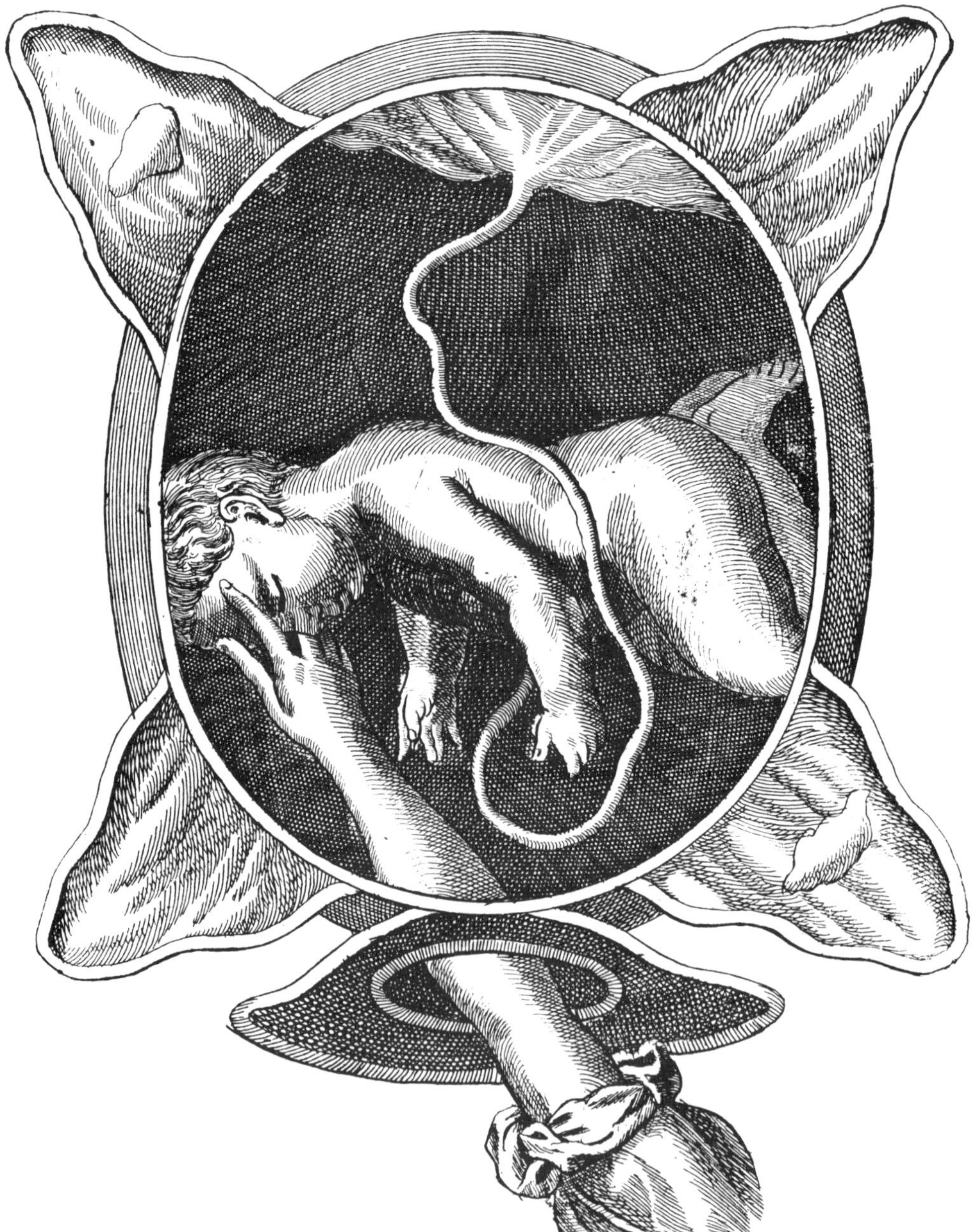

No. 13.

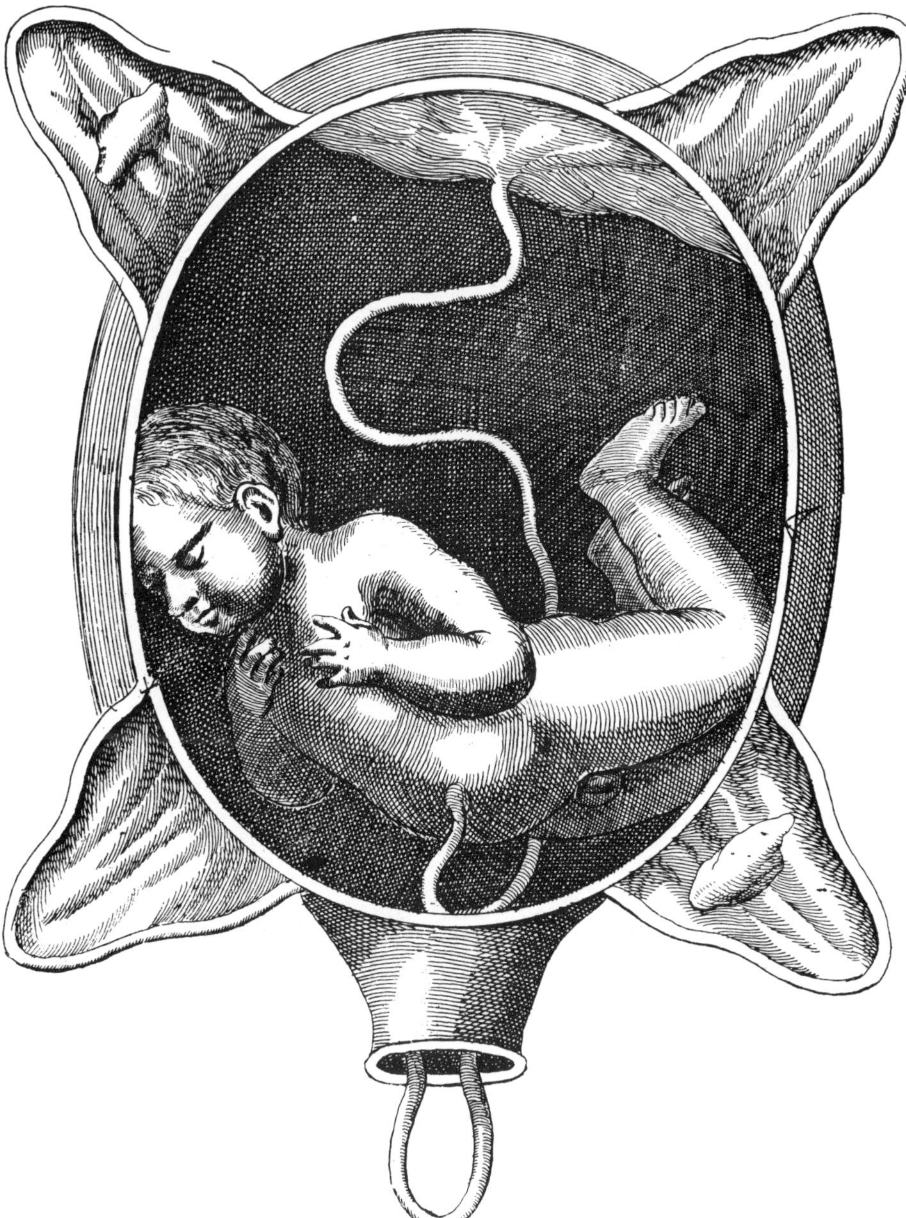

No. 15.

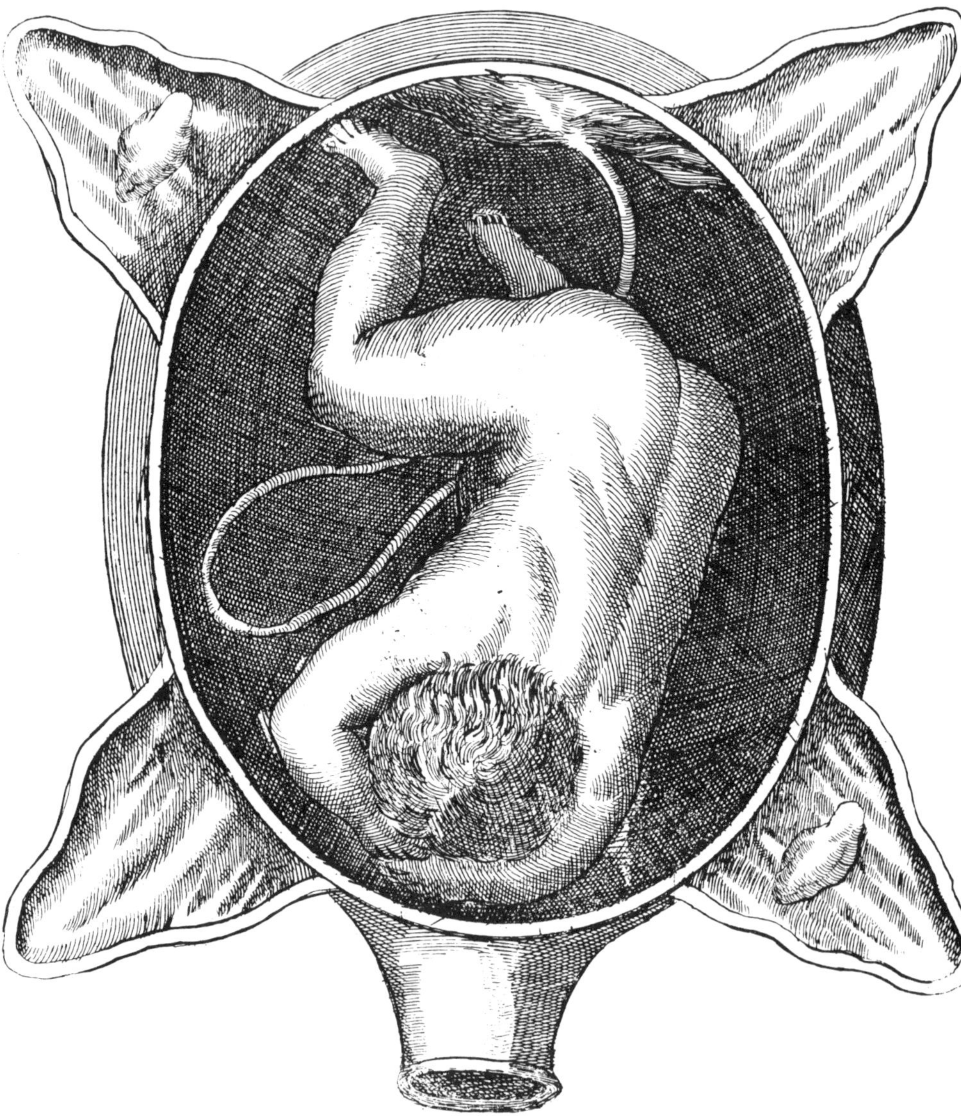

No 16

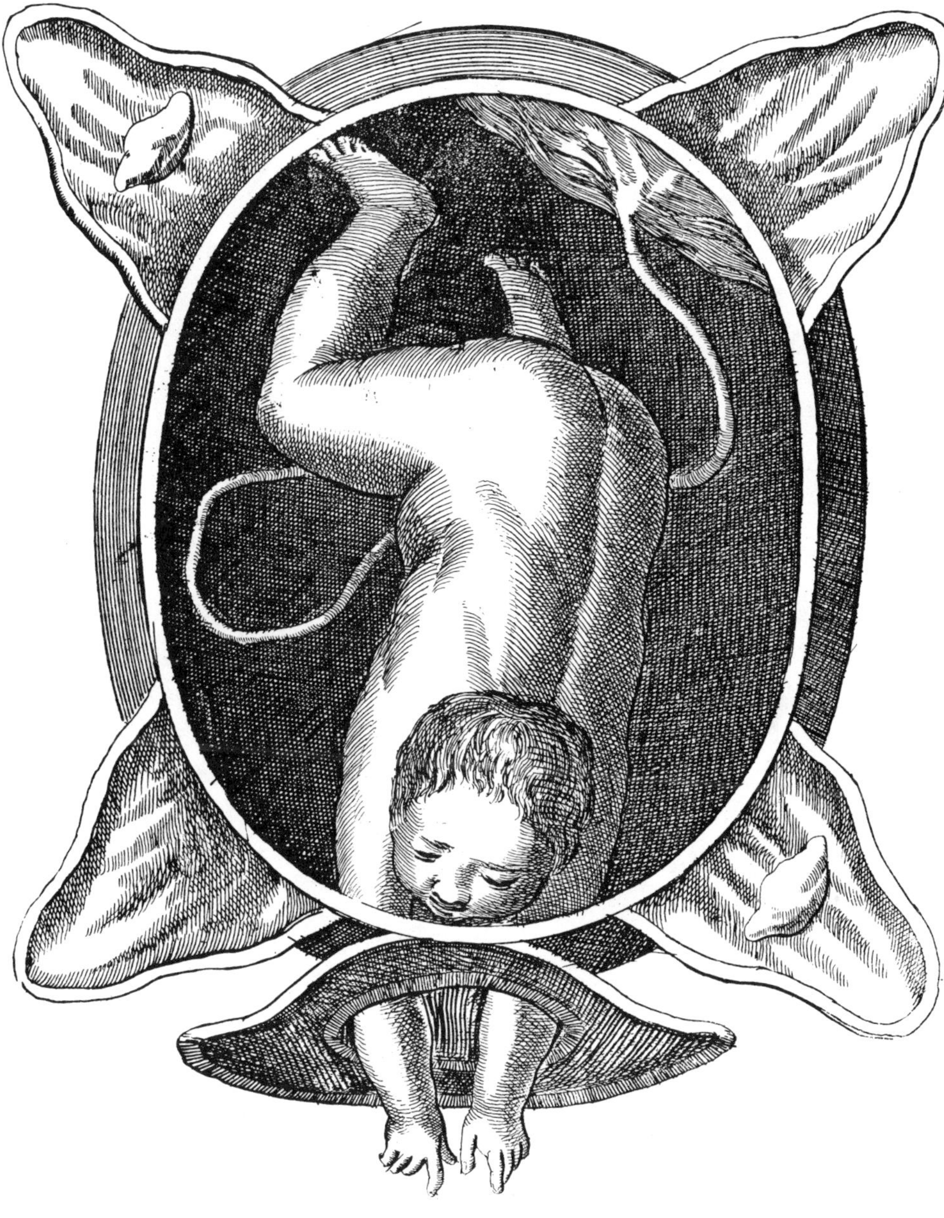

Erstes kupffer so zeiget No. 17 die wendung Todter = Kinder die nicht Können Gebohren werden . p. 61.
Vom Seel. D. Petermann Streitig gemacht.

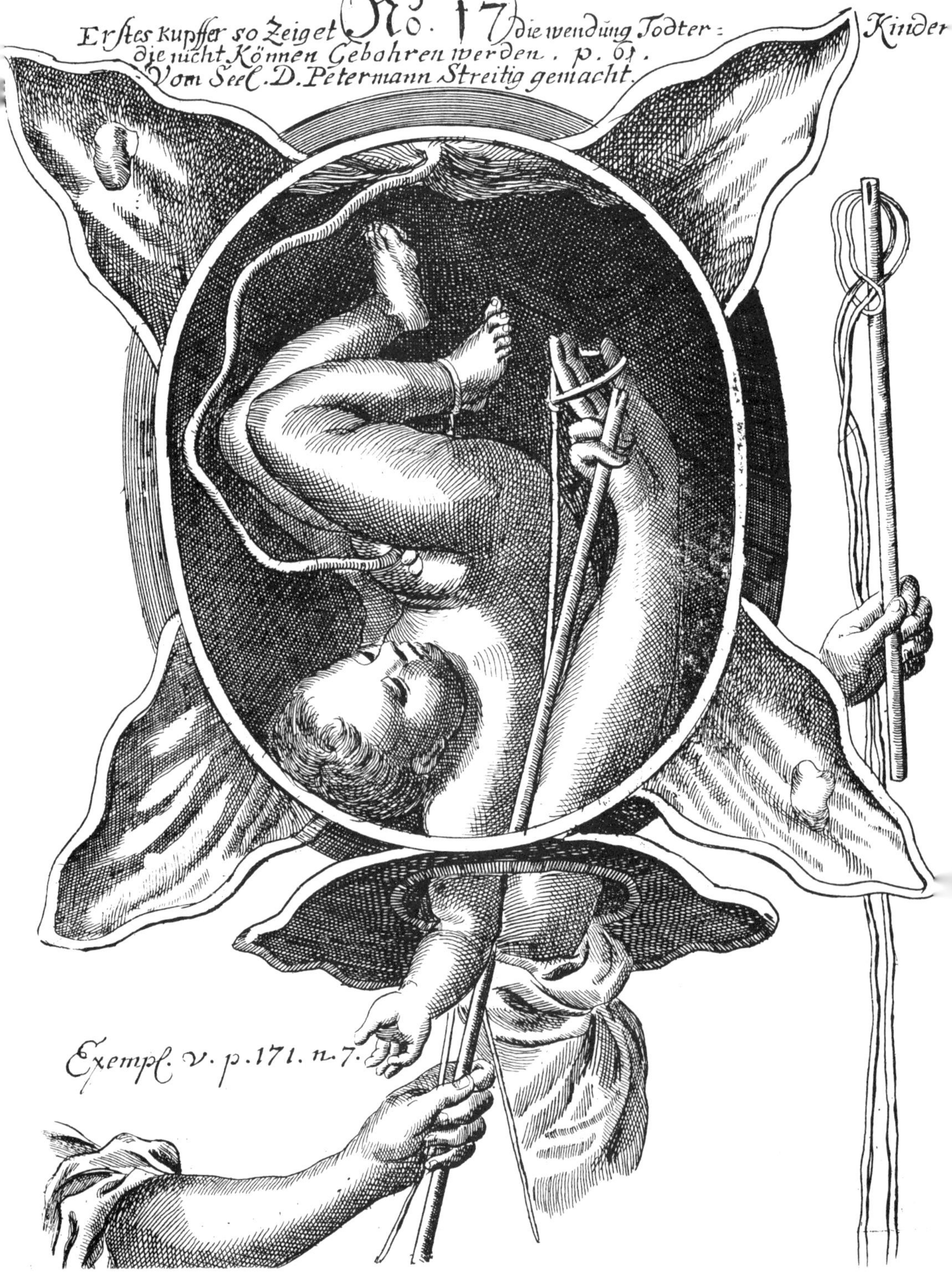

2tes Kupffer so Zeiget die wendung Todter Kinder die nicht Können Gebohren (No. 18) werden . p. 61.

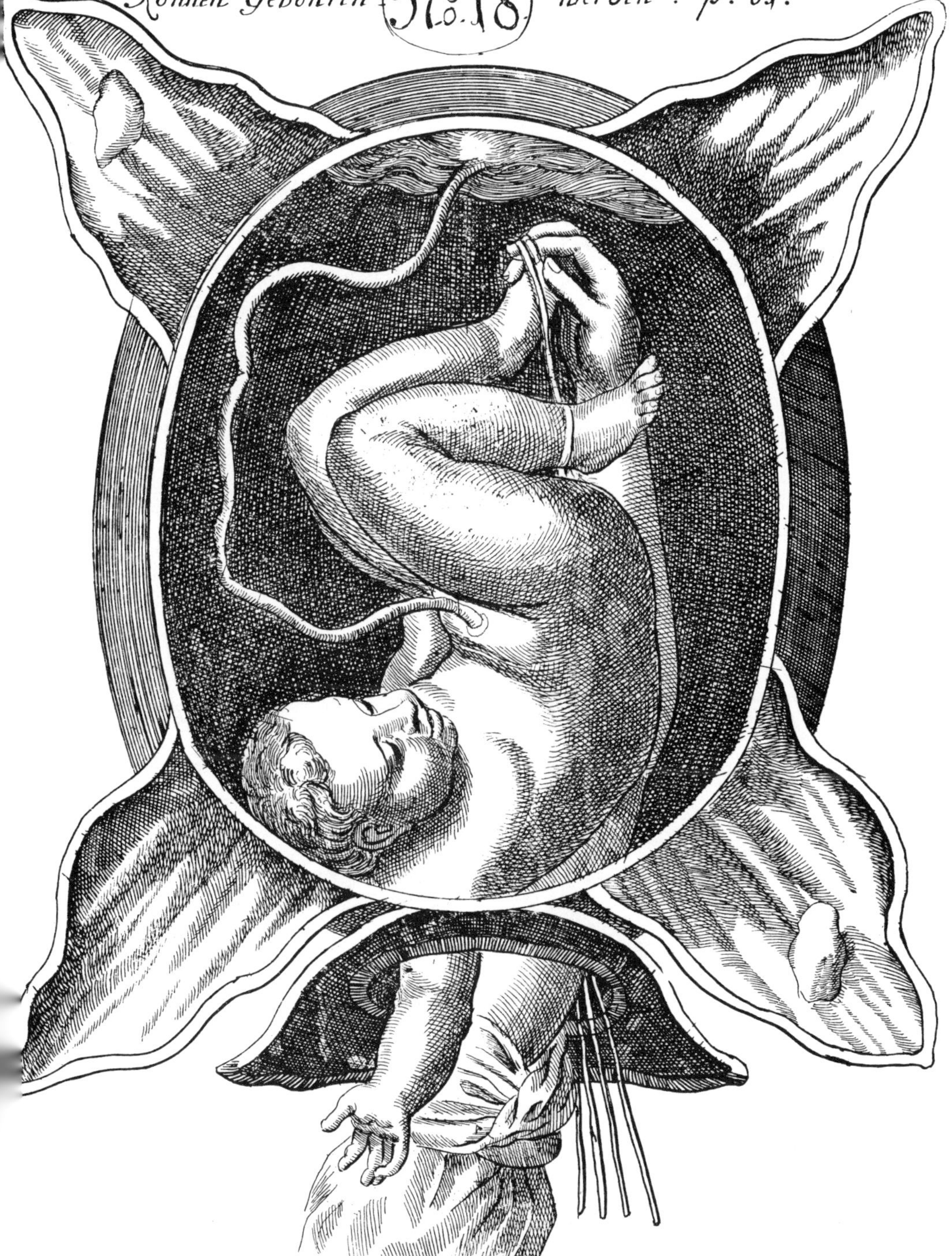

3tes Kupffer so zeiget die nicht können No. 19 Wendung Todter Kinder die gebohren werden. p. 62.

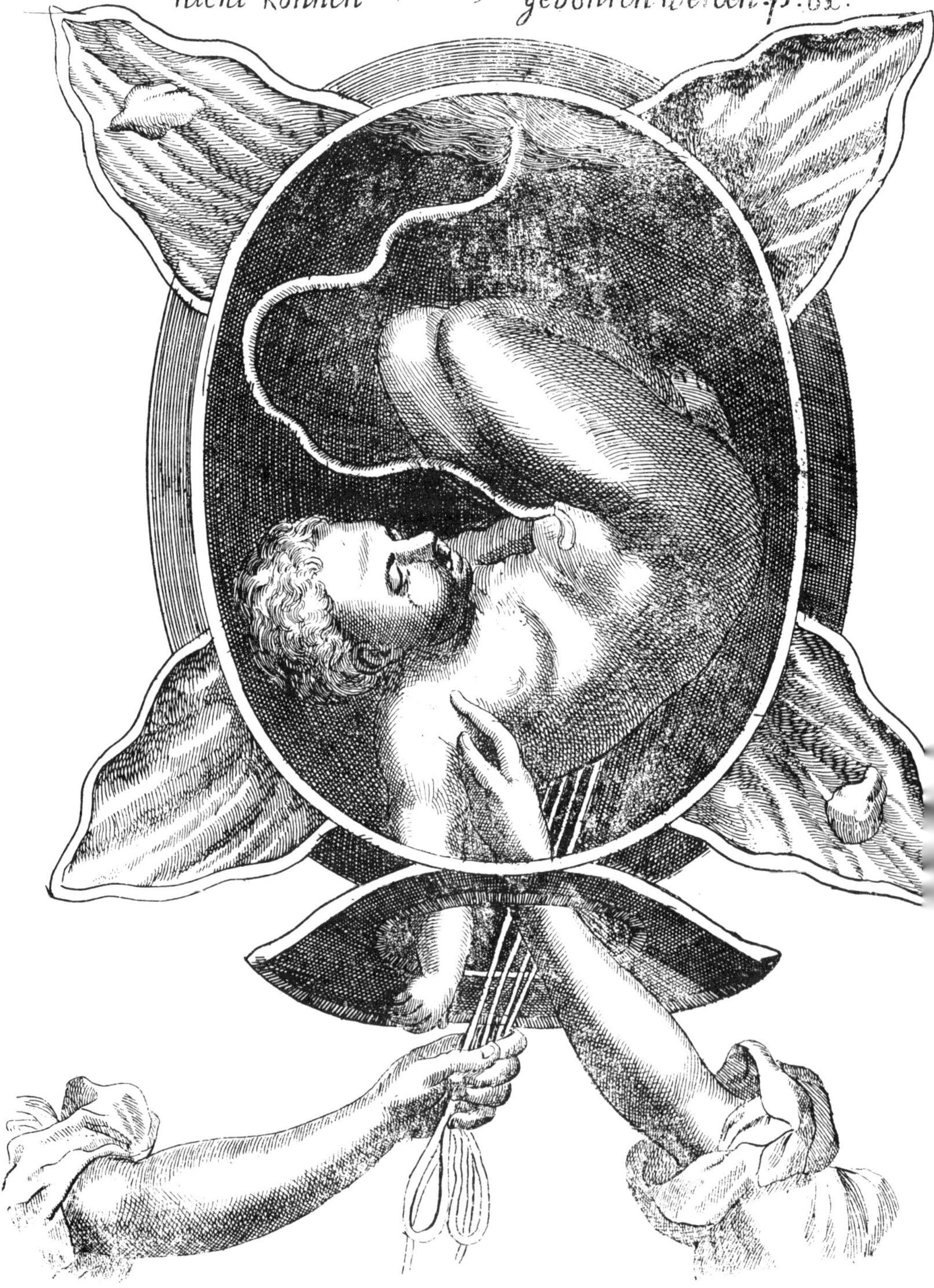

4 tes Kupffer so Zeiget die Wendung Todter Kinder die nicht können gebohren werden. p. 62.

No. 20

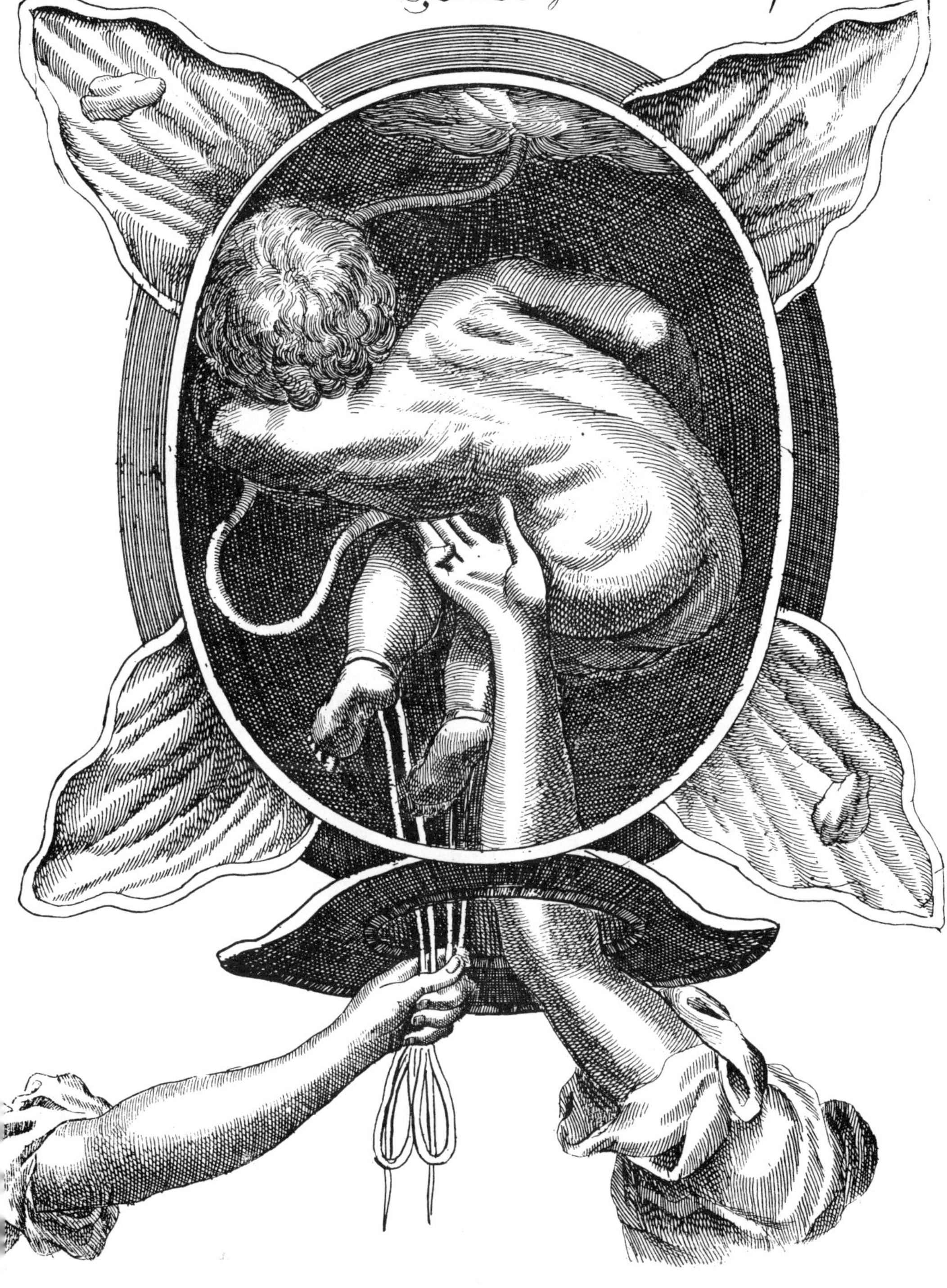

5tes Kupffer so Zeiget die Wendung Todter Kinder so
nicht können gebohren No. 21. werden nach anweisung der vorigen
4 kupffer Zu ende gehet p. 61. Streitig gemacht von Seel: D. Peterman in
der grundl. Deduction. §. 29. 30

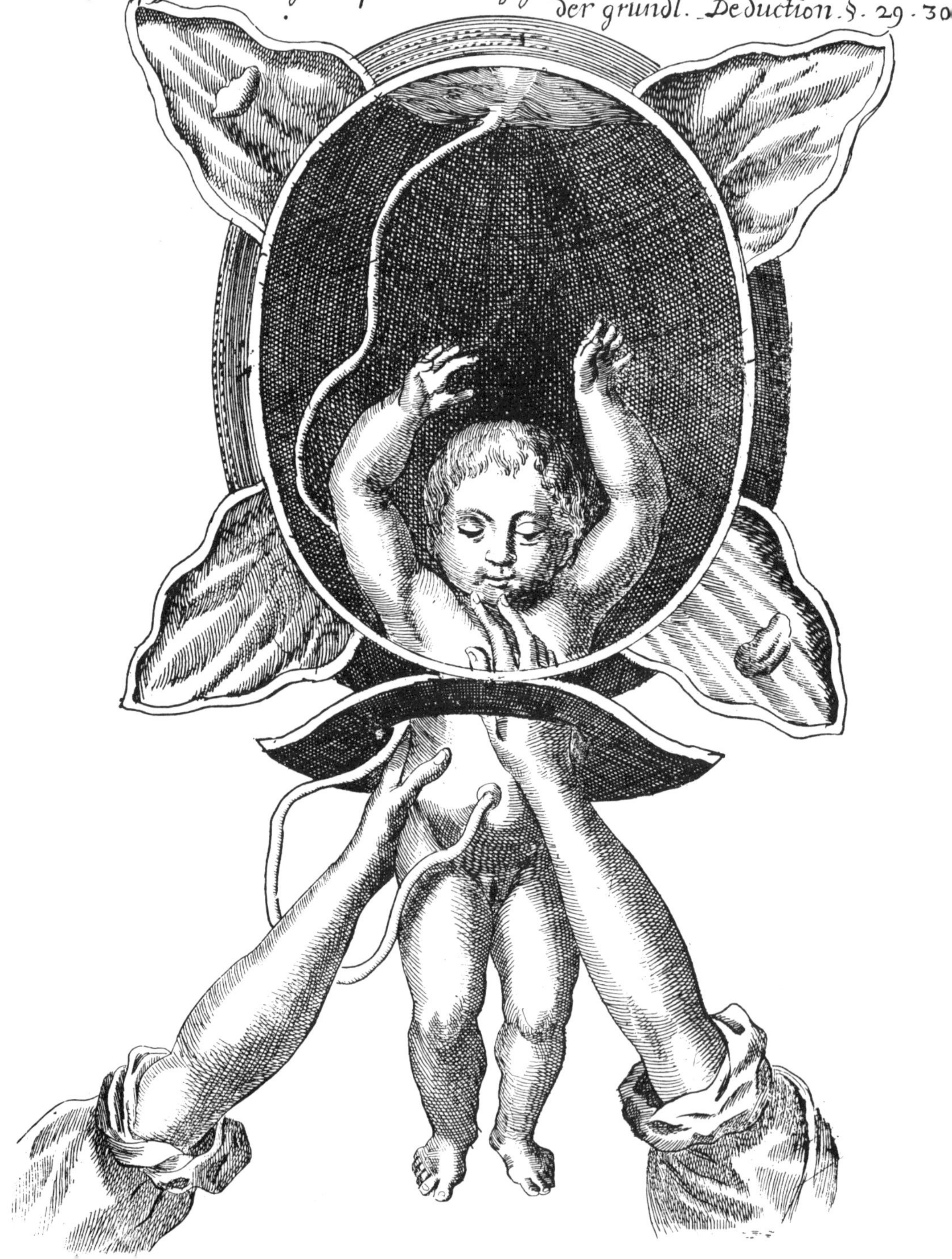

No. 22

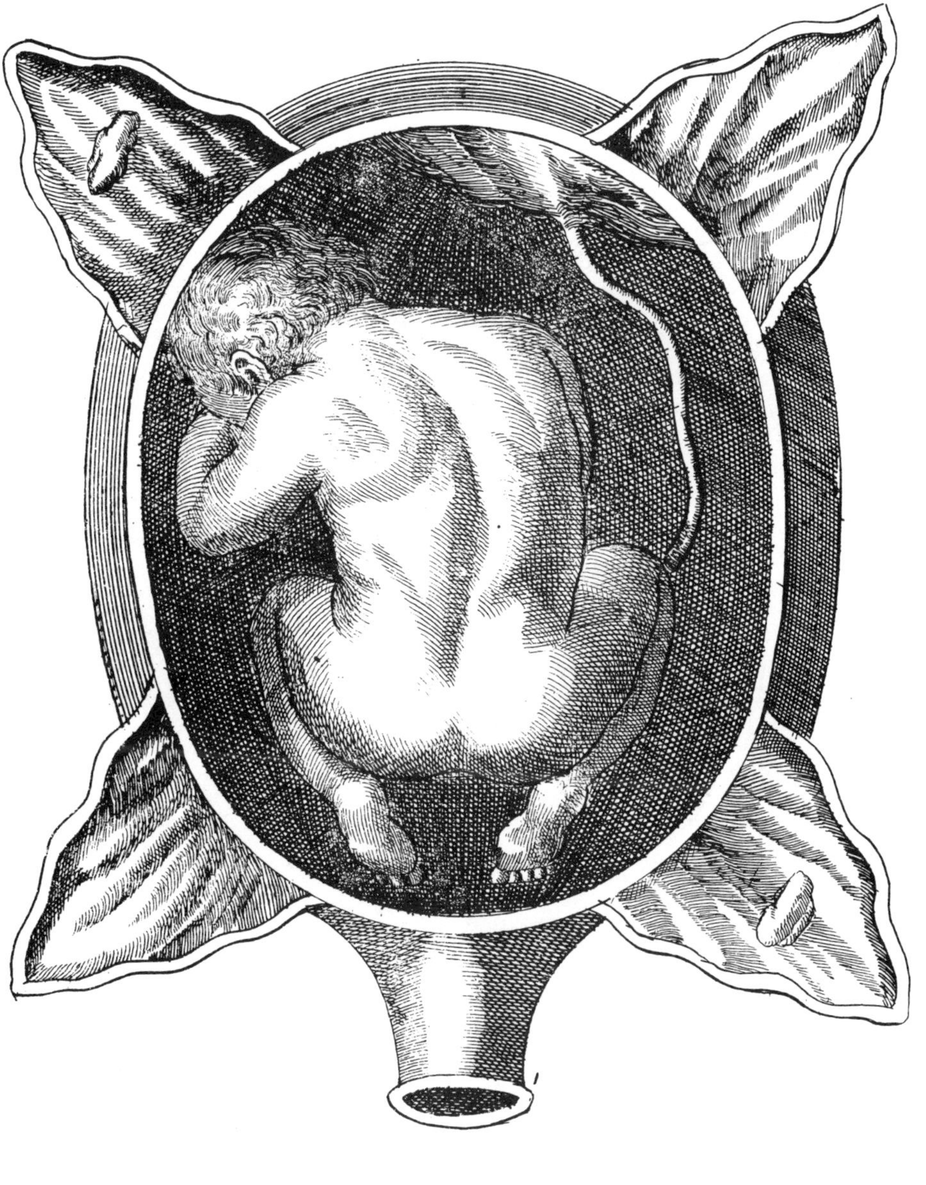

Ico 23

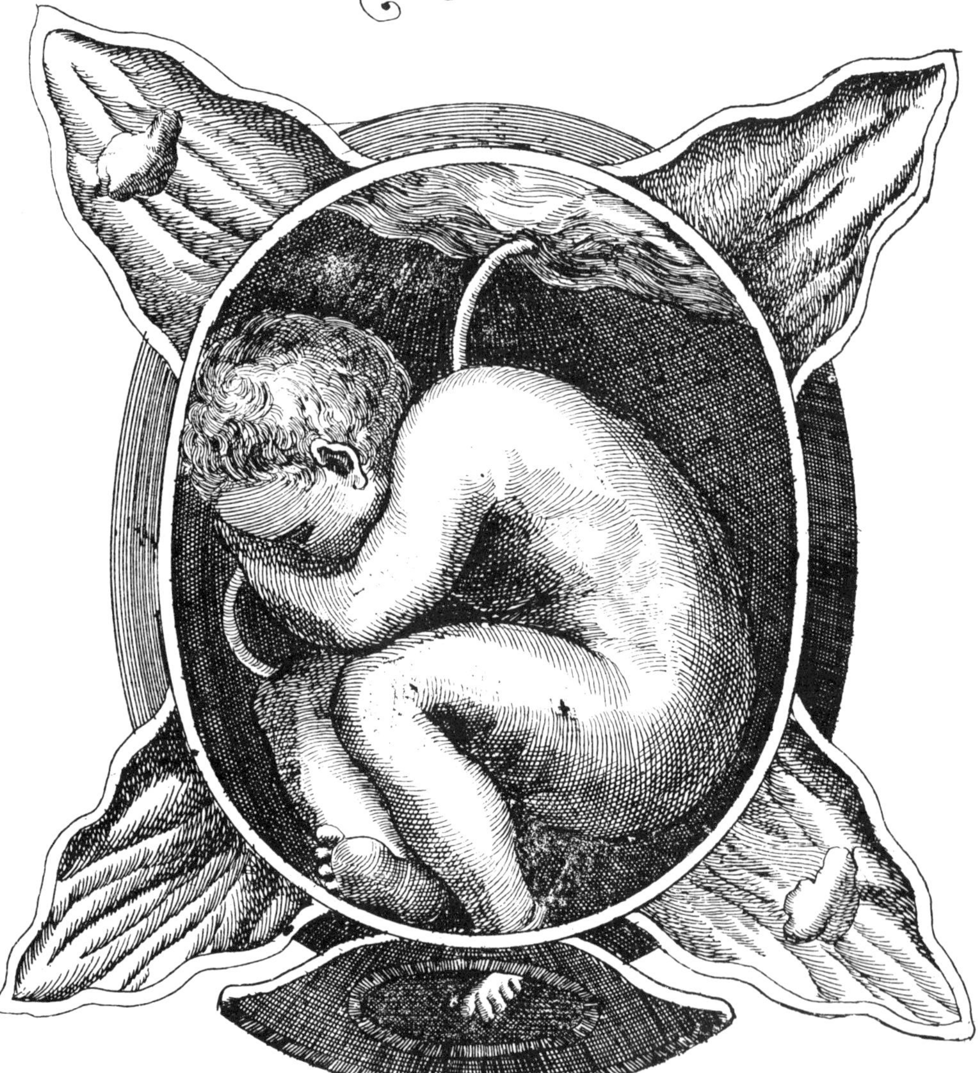

Fig. 24.

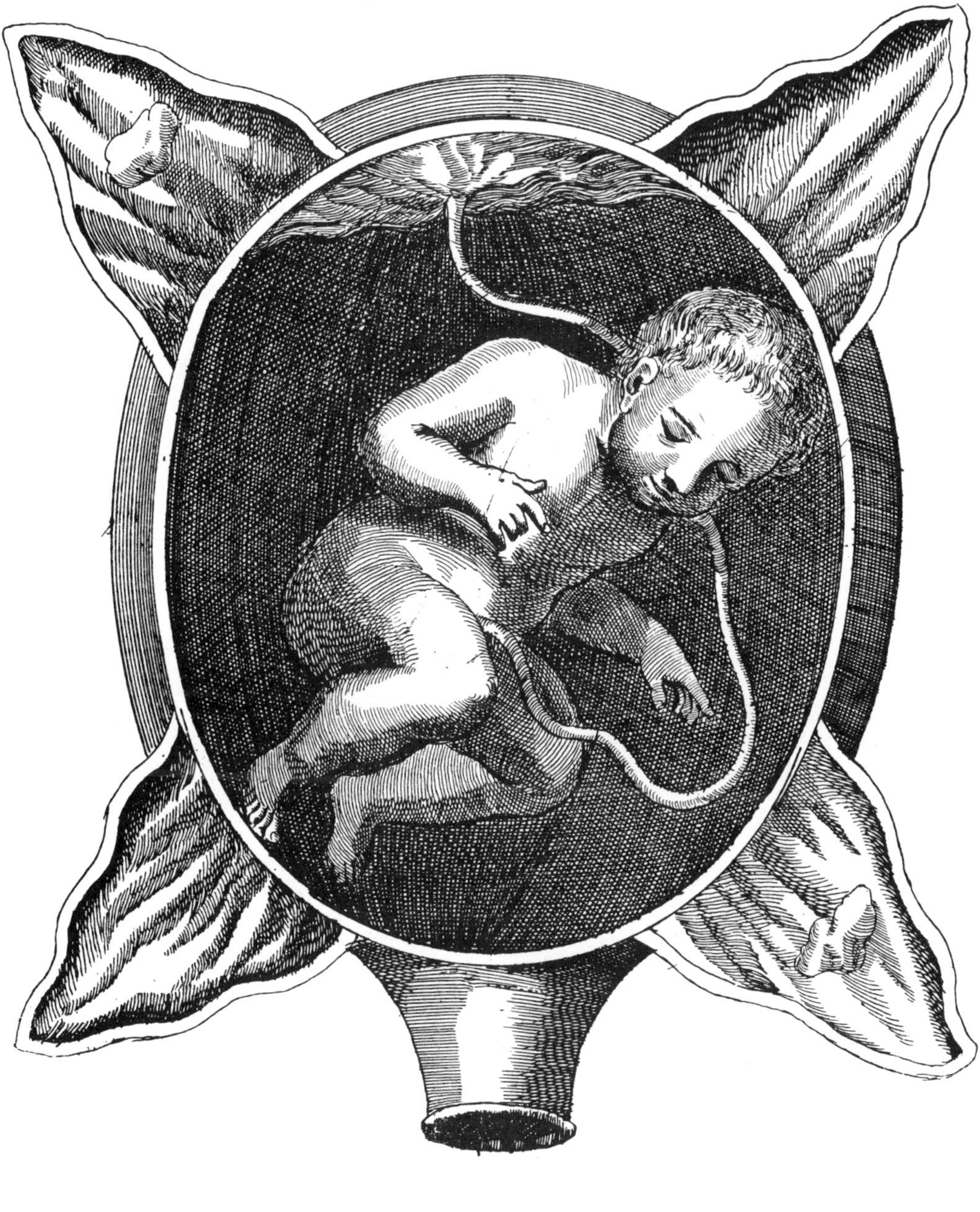

No. 25.

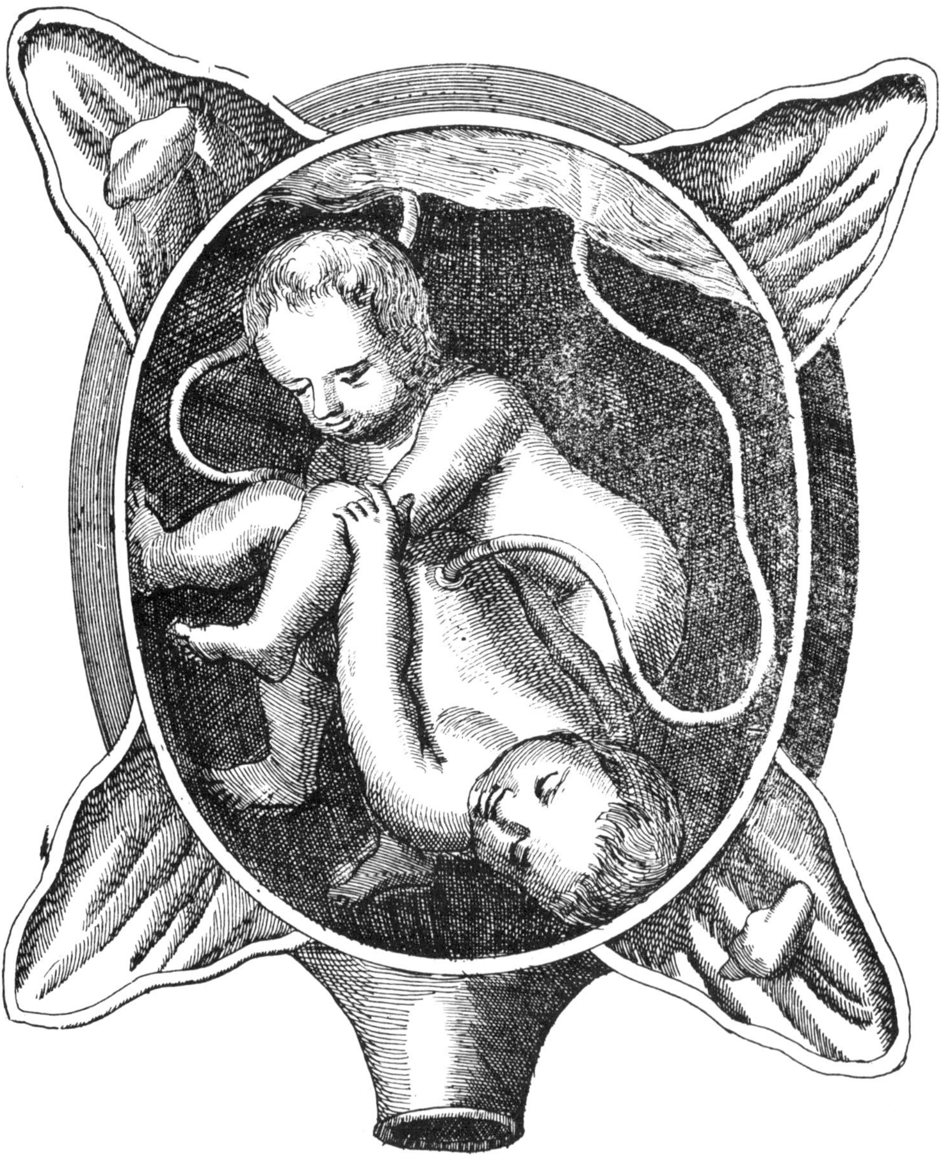

unglücklichen Geburten vorschieben können, als bey dieser erklärten Geburt No. I. zu sehen, da es ohne allen Zweiffel den Anfang so gehabt. **Wäre nun das Händlein bald beym Wasserspringen zurück gebracht worden, so hätte die Frau so viel Tage nicht leiden dürffen.** Cautel.

Damit ich dich aber zum Verstande bringen kan, wie die Händlein-Geburten, bald bey angehender Geburt, weil das Wasser noch stehet, (wie das Kupffer No. II. weiset,) zu verhüten seyn, so must du des Kindes Finger kneipen oder drucken mit deinen Fingern, so zeucht es das Händlein von ihm selbst zurücke. Wenn dieses bey noch stehendem Wasser geschicht, so kommt der Kopff, wenn das Kind das Händlein zu sich zeucht, von sich selber öffters zu rechter Geburt, welches ich unterschiedenemahl probiret habe. Kommt er aber nicht von sich selbst, so must du ihm helffen, (wie das Kupffer No. III. solche Anhülffe zeiget.) **Du must aber diesen Angriff, das Händlein zu kneipen, thun, wenn keine Wehen sind, sonst wirst du das Wasser dabey sprengen. Wenn aber keine Wehen sind, so ist das Häutchen, welches das Wasser beschliesset, gantz weich, und läst sich wie ein Lappen zusammen drücken, bey des Kindes Händlein oder Finger. Du must mit deinen Nägeln nicht kneipen, sondern mit deinen Fingern des Kindes Finger zusammen drücken. Das heisse ich kneipen,** Cautel. wie du in dem Kupffer No. II. siehest. Geschiehet diese Hülffe nicht bald bey angehendem Kreisten, oder bald beym Wasserbrechen, so kommt das Händlein mehr in die Geburt, und der Kopff scheeff, als nach der Seite, wie in dem Kupffer No. IV. zu sehen, da das Wasser schon gebrochen ist. Diese Hülffe ist dann schwehrer zu thun, als die vorgezeigte zu verhüten, und ie eher denn Hülffe noch geschiehet, ie besser ist es vor Mutter und Kind, ehe die Kinder durch die Wehen noch härter zusammen gezwungen werden und sterben müssen. Ich habe viel Kinder so in Zeiten, wenn sie noch gelebet haben, gewendet, daß sie noch das Leben behalten haben, und sind zwar mit den Füssen verkehrte, aber doch glückliche Geburten gefolget Wenn nur die Frauen nicht gar zu harter Geburth von Natur geneigt seyn, denn da gehet es selten an, daß die Kinder das Leben behalten. Doch es stehet in GOTTES Gnade zu erhalten, was Er will; und ist am besten, bey dergleichen un-

Wie das Tempo der Wendung hier in acht zu nehmen.

unrechten Stellungen stracks zum Wenden zu greiffen, so bald die Wehe-Mutter dazu kommt; denn es ist auf nichts bessers zu hoffen oder zu warten, wenn das Wasser schon gebrochen ist. Habe dir also diese zeitige Verhütung und geraume Wendung in diesen vier Kupffern, als No. II. III. IV. und V. zeigen wollen, daß, wenn die Kinder noch leben, du müssest auf solche Weise zur Wendung greiffen. Und wenn die Füsse des Kindes zum Ausziehen nicht nahe beysammen liegen, so must du den ersten Fuß, den du findest, schlingen, (wie im Kupffer No. IV. zu sehen,) und mit der lincken Hand die Schnure oder das Band fassen, damit du das angefassete Füßlein anhaltest, daß es sich durch das andere zu suchen nicht verschieben lasse. Wenn du nun das andere hast, so schlinge es auch an, alsdann kanst du helffen, wie der Angriff in dem Kupffer No. IV. dir weiset, da du mit deiner rechten Hand des Kindes Arm oder dessen Hand fassest, dieselbe zurück bringest, und dem Kinde dadurch in die Höhe hilffest. Alsdann fasse die Schnur mit deiner lincken Hand, und zeuch also nach und nach die Füsse unter sich, so wirst du es gar leicht so weit bringen, daß du die Füsse in die Geburt bekommest, wie das Kupffer No. V. zeiget. Lebet nun das Kind noch, (welches gar offte geschiehet,) so mache die Bänder mit den Schlingen von den Füssen loß.

Christ. **Muß man denn einen lebendigen Kinde die Füsse auch anschlingen um des Wendens willen? warum zeuchst du die Füsse nicht mit deiner Hand unter sich in die Geburt? es wäre ja leichter als das Schlingen im Leibe. So geschiehet ja dem Kinde auch Gewalt durch das Ziehen mit der Schnure, wenn es noch lebet und so angeschlungen ist.**

Just. Es geschähe dem Kinde grössere Gewalt, wenn ich es durch meine Hand ziehen solte. Denn ich schlinge die Füsse deswegen an, sie beysammen zu behalten, und auch wegen der Wendung. Sollte ich die Füsse, wie du meynest, mit meiner Hand unter sich ziehen, so thäte ich dem Kinde grössere Gewalt, als bey dem Anschlingen und gemächlichen Ziehen mit der Schnure. Denn wenn das Kind noch lebet, so lieget es nicht so feste zusammen gedrungen, als wenn es todt ist. So darff man auch so starck nicht ziehen, daß ihm Gewalt geschähe, wie bey den todten Kindern,

denen

denen schadet das starcke Anziehen nichts, und der Frauen kan dadurch geholffen werden. Also ist beydes zu verantworten. Weil nun dieses gemächliche Ziehen meine lincke Hand haussen vor dem Leibe thun kan, wie du siehest in dem Kupffer No. IV. so kan meine rechte Hand des Kindes Arm desto leichter wieder zurücke bringen, und dem Kinde desto besser in die Höhe helffen, wie zu sehen in dem Kupffer, No. V. So darff sich das Kind auch nicht so sehr zusammen pressen lassen, als wenn ich allein die Füsse durch meine Hand unter sich zöge; denn mit beyden Händen kan ich in keinen Leib kommen, wie könnte ich denn mit einer Hand das Kind mit den Füssen ziehen, und den Arm des Kindes von meinem Arm zurücke und einbringen, wie du siehest, daß es hier gleichwohl seyn kan bey der Schnure, da Platz hiezu ist. Wenn du nun des Kindes Füsse heraus hast, wie das Kupffer No. V. weiset, so mache die Schnure loß, wie schon gemeldet, wo das Kind noch lebet, und zeuch die Füsse in etwas, wenn die Wehen sind, so starck als die Wehen treiben; aber bey Leibe nicht stärcker, dabey wirst du weder Mutter noch Kind übereilen. **Du kanst der Natur, wo du es recht in Acht nimmst, wohl zu Hülffe kommen; Aber du kanst sie auch übereilen, und des Ziehens zu viel thun.** Hast du nun das Händlein noch nicht recht in die Höhe zurücke über das Schooß-Bein, so halte die Füsse mit der lincken Hand etwas nieder, daß du die rechte Hand was tieff einlassen kanst, und hebe die Hand des Kindes, so tieff als du kanst, zurücke, so werden die Füsse, wenn die Wehen kommen, besser folgen. **Ohne die Wehen zeuch die Füsse nicht, denn es hilfft nichts, und schadet mehr dem Kinde. So siehe auch, daß du die Füsse sammt dem Kinde, wenn es möglich ist, denckest, daß der Bauch des Kindes gegen den Rücken der Frauen komme, so gehet die Geburt besser vor Mutter und Kind, als wenn es vor sich mit dem Bauche gegen der Mutter Bauche lieget.** Cautel. Denn wenn es biß an den Kopff kommet, so hemmet sich das Kind am Schooß-Beine, wie in dem Kupffer No. XXI. zu sehen.

Christ. **Du sagest: wenn ich des Kindes Füsse mit der Schnure biß in die Geburt gebracht, und das Kind noch lebet, (welches offt geschehe,) so solte ich die Schlingen der**

Schnit-

Schnure von den Füssen loß machen, und des Kindes Füß-lein mit meiner Hand vorsichtig ziehen: Ich solte doch gedencken, daß dem Kinde Schaden an den Füssen geschehen könnte durch das Ziehen, weil dieselben angeschlungen seyn, und du heissest mich mit der Hand vorsichtig ziehen, so kan ich wohl dencken, daß es viel zu sagen hat mit dem Ziehen bey den Kindern, die noch leben.

Justin. Hierbey must du wissen, daß ich das Anschlingen der Füsse nur zur Noth gebrauche, als wenn ich zu spät darzu komme, und das Wasser schon weg ist, dann ist der Arm die Helffte schon in der Geburt, oder aufs wenigste die Hand, da ist es noch Zeit, weñ es nur mit der Hand erst innen ist, daß die Hand gar leicht zurück zu bringen, weil der Kopff scheeff lieget, und die Geburt noch leer, da kanst du mit deiner Hand des Kindes Hand verfolgen, und so viel möglich dem Kopffe anhelffen, nach beschriebener Art. Ist aber der Arm schon biß an die Helffte in der Geburt, so ist der zuvor scheeff-liegende Kopff des Kindes nicht möglich einzulencken, und kanst auch den Arm des Kindes nicht so wohl zurücke bringen, als die Hand, indem des Kindes Brust und Leib dem Arme nachdrücket. Jedoch ist es da noch Zeit, die Füsse mit der Hand zu suchen und auszuführen. Ich lasse den halben Arm stecken, und greiffe dabey ein, so tieff es nöthig ist, die Füsse zu suchen und zu fassen. Je eher nun dieses geschiehet, ie besser gehet es ohne die Anschlingung der Schnure an; denn da lieget das Kind noch locker, und hat Feuchtigkeit genug um sich, daß es leichte durch die Hand zu kehren ist. Wenn aber der gantze Arm biß an die Schulter in und durch die Geburt ist, so lieget das Kind schon gepresset, und in Lebens-Gefahr. Denn ie eher geholffen wird, ie besser ist zu helffen, wie ich dir hier in diesen vier Kupffern weise, wenn sich der Kopff nach der Seite begiebt, und die Hand bringet; Siehe das Kupffer No. II. an, und dessen Hülffe No. III. da die Hand den Kopff an- und einführet, es weiset, die nachfolgende Gefahr in Zeiten zu verhüten. Wenn nun die Verhütung nicht recht practiciret wird, so folget gar leichte dergleichen Gefahr, wie im Kupffer No. IV. zu sehen ist. Wenn es nun zu solcher Gefahr gekommen, so muß auch solche beschriebene Hülffe ergriffen

werden,

werden wie diese zwey Kupffer No. IV. und V. zeigen. Kommst du nun noch zurechte, daß das Kind noch lebet, und der Arm, wie oben gemeldet, schon so weit in und durch die Geburt ist, und die Füsse des Kindes sehr hinter sich in die Höhe liegen, so kanst du nicht anders helffen, als mit dem Anschlingen der Füsse, daß du mit der lincken Hand die Füsse durch die Schnure ziehen, und mit deiner rechten Hand das Kind und dessen Arm regieren kanst. Das Anschlingen der Füsse schadet des Kindes Leben nichts, aber die Füsse können Schaden leiden, wenn du unvorsichtiglich ziehen woltest. Darum must du nach und nach ziehen, und deine rechte Hand muß dem Kinde und dem Arm in die Höhe helffen, daß die Füsse Platz zum Ausziehen bekommen. Wirst du solches wohl in Acht nehmen, so schadet es dem Kinde nichts, weder an den Füssen, noch am Leben. Denn so lange das Kind noch lebet, so liegt es noch etwas geraumer zu regieren, und ist kein Instrument nöthig zu gebrauchen, als wenn sie schon tod seyn, ehe man zur Hülffe geruffen wird. Alsdann must du die äusserste Wendung ergreiffen, wie die Kupffer der Wendungen Nachfolgendes weisen werden.

Es sind aber zuvor noch mehr Geburten der Händlein nöthig zu zeigen, als: Wenn die Hände und Füsse zugleich unter sich in die Geburt eindringen, so must du bald beym Wasserbrechen, wenn es von sich selber, als von Natur bricht, zu den Füssen greiffen, wie das Kupffer No. VI. zeiget. Solten gleich die Hände den Füssen zuvor eindringen wollen, so kanst du sie leichte zurück bringen, und auf solche Weise die Füsse den Händen vorziehen, wie du siehest in diesem Kupffer No. VI. Sonsten möchten sich die Füsse nach der Seiten wohl anstemmen, und die Händlein möchten in die Geburt eindringen, wo nicht beyde, doch das eine, wie es offters geschiehet, daß Hände und Füsse unten gegen die Geburt liegen, und das eine Händlein alleine durchgedrungen, und bey langwieriger Geburt so feste eingepresset worden, daß das Kind den Tod dadurch haben kan und muß, wenn es gleich sonsten noch das Leben erhalten können. Doch geschiehet es nicht allemahl, und dringen offters und mehrentheils die Füßlein den Händlein vor, darum sage ich es dir nur zur Warnung, weil es mir eben so unter Händen kommen ist, wenn Unglück seyn soll, daß du es wissen solst, so kanst du dich desto besser in acht nehmen, und bald bey dem Wasserbrechen den Füssen anhelffen, so bist du dafür sicher. Denn so lange das Wasser

Was zu thun wann Hände und Füsse zusammen kommen.

Lehre und Cautel dabey.

noch nicht gebrochen ist, so stehen die Kinder gantz geraume, und zappeln mit den Händen und Füssen unter sich, wie das Kupffer No. VII. zeiget, sonderlich wo groß Wasser um sie ist. Wenn aber das Wasser bricht und verfliesset, so dringen die Wehen das Kind nach und nach zusammen in die Presse. Wenn du aber flugs den Füssen in die Geburt einhilffst, und die Hand zurücke bringest, so folget die Geburt, wiewohl mit den Füssen. Es ist aber nicht zu ändern, und der Kopff ist unmöglich zur Geburt zu bringen, wenn die Kinder so stehen, wie die beyde Kupffer No. VI. und VII. zeigen. Wenn man gleich den Kopff gegen die Geburt brächte, so bleibet doch das Kind in der Runde beysammen liegen, und kan nicht gebohren werden. Ich habe es einmahl versucht, ich begehre es nicht mehr zu versuchen, die Mutter wäre bald mit um das Leben gekommen. Siehe das Zeugniß, (welches das erste ist) von der Frau Thymin, an, dieses habe ich dir zur Lehre und Warnung gelöset, in demselben wirst du sehen, daß ich doch des Kindes Kopff wider zurück schieben müssen. Geschiehet aber, daß die Füsse den Händen vorgleiten, weil sie lang und allezeit geschickter zum Vorgleiten als die Hände seyn, sonderlich, wenn beyde Füsse beysammen seyn und bleiben, so ist die Gefahr nicht so groß vor Mutter und Kind, und geräth solche Geburt öffters, daß keinem kein Leid geschiehet. Diese erzehlte Geburten können zwar, wie schon gemeldet, in etwas verhütet werden, aber doch nicht so gantz, wie in vorher erklärten Kupffern No. II. III. und IV. zu sehen, weil dieselbe Stellungen bey guter Wissenschafft der Wehe-Mütter können verhütet werden, als bey der ersten Stellung No. II. wenn das Händlein dem Kinde unter das Haupt kommen will, so stehet erstlich das Haupt nur etwas weniges nach der Seite. Ich habe es unterschiedliche mahl in acht genommen, daß ich die Finger erst krabeln gefühlet bey dem Kopffe des Kindes, bis es zum Händlein Platz bekommt, dann ist es mächtig sich gantz nach der Seite zu rücken, und wird dergleichen gefährliche Geburt daraus. Solches geschiehet gemeiniglich bey grossen Wassern, davon das Kind Raum hat, wie auch, wenn das Netze über dem Wasser zu starck ist, daß das Wasser zu langsam springen kan, da eine Frau unnöthig einen gantzen Tag und länger drüber kreisten muß, wenn es gleich ohne Schaden der Kinder abgehet.

Groß Wasser ist gefährlich, wie auch harte Netze.

Dero-

Derowegen ist nöthig solchem Wasser zu helffen, damit solche Gefahr verhütet wird. Denn wenn das Wasser zu rechter Zeit wegkommt, so ist diese Gefahr nicht zu befürchten. **Das Kind aber muß auch recht stehen, sonst wäre es unverantwortlich, das Wasser zu sprengen.** Denn wie es möglich ist ein Kind, das recht stehet, durch das Wassersprengen, recht zu erhalten, wenn es gleich schon ziemlich mit dem anstemmenden Händlein nach der Seite gerücket, wie vorher gemeldet, aus Ursache des zu grossen oder harthäutichten Wassers; Also kan das Wasser mit gutem Gewissen gesprenget, das Händlein zurück gedrungen, und der Kopff des Kindes wieder in die Geburt eingelencket werden. Weil bey dem Wasserlauffen die Herberge gedrange wird, alsdann ist es gefangen, und folget allezeit glückliche Geburt darauf, wie ich es selbst vielmahl erfahren habe. Also auch, wenn das Wasser bey unrecht-liegenden Kindern solte gesprenget werden, wäre es nicht zu verantworten; Wenn es aber von Natur springet, da es zu erhalten unmöglich ist, und lieget das Kind nicht recht, so kan es sich auch hernach nicht mehr wenden, weil es trocken und gedrange wird, und muß hernach auch eine unrechte Geburt folgen. Geschiehet es von Natur, so hat kein Mensch Schuld daran. Ich werde weiter von Wasserspringen melden, wie ich dessen kündig worden, und will ietzo weiter erzehlen, wie ich mit schweren Geburten nach der armen Leute Verlangen durch GOttes Hülffe zurechte gekommen bin. Ich habe unterschiedene Geburten der Händlein ausführlich gemacht, welche mir unter Händen kommen sind, bey meiner allerersten Probe; aber vergessen zu berichten, daß, wenn ein Kind das Händlein schon bis an den Ellbogen durch die Geburt, als durch die Mutter-Scheide vor den Leib der Frauen gegeben, so ist das Kind schon mit der Achsel im innern Mutter-Munde; alsdann ist es schwer zurück zu bringen ohne gute Wissenschafft, insonderheit, wenn sich der Kopff des Kindes schon nach der Seite krumm gegeben hat. Doch geschiehet es nicht allemahl, daß sich des Kindes Kopff nach der Seite giebt, absonderlich, **wenn es kleine ist**, und kan wohl nächst GOTTES Hülffe ein solch Kind, wenn nur der Kopff gleich unter sich mit dem Arm in die Geburt eindringet, und auf oder neben dem Arm liegen bleibet, ohn allen Schaden offters gebohren werden, doch muß es klein seyn; **wenn es aber groß** ist, so gehet es schwer zu, also zu gebähren. Bey meiner ersten Geburt, da ich die Lehre

Das Tempo beym Wasserspringen wohl in acht zunehmen.

Was zu thun wann das Kind mit der Achsel eingetreten.

 anfieng,

anfieng, da war des Kindes Arm bald biß an den Ellenbogen aussen vor dem Leibe, aber das Kind hatte noch den Kopff unter sich, als recht zur Geburt stehend, müssen behalten haben, und muß sich der Kopff auf dem Schooß-Beine gehemmet und angestemmet haben, wie ich ietzo davon urtheilen kan; Denn es war kein klein Kind. Als hat es sonderlich GOttes Wille seyn müssen, dieses Kind so stehend so lange beym Leben zu erhalten, weil es selten geschiehet, daß der Kopff so recht unter sich stehen bleibet; Denn wenn das Wasser gebrochen, und die Hand in die Geburt einsincket, so kan sich kein Kind nicht lange gleich mit dem Kopffe unter sich stehend halten, weil es durch die Wehen matt gemacht wird, alsdann sincket ihm der Kopff nach einer oder der andern Seiten, welches ich in meinen Lehr-Jahren gewahr worden. Ist es demnach bey dieser meiner ersten Lehr-Geburt sonderlich GOttes Wille gewesen, vielleicht mich in meinem Beruff anzubringen, und gewiß zu machen, um die arme Frau zu erhalten, ihrer lieben unerzogenen Kinder halben. Und eben darum zeige ich dir meine Wissenschafft ausführlich, so viel mir bekannt worden, daß du dich darnach richten kanst. Damit ich nun von dergleichen Händlein-Geburten weiter rede, so bin ich bey Gefahr gehohlet worden, wo sich das Kind in der Geburt mit dem Hindern auf das Schooß-Bein gesetzet, die Füßlein hat es über sich nach dem Hälßgen gelassen, aber mit dem einen Händlein hat es sich nach der Seite also zusammen durch die Wehen in die Geburt drücken lassen, wie das Kupffer No. VIII. zeiget, und hat ebenfalls so umkommen müssen. Woran es nur an etwas Hülffe in der Zeit gefehlet hat, und **und zwar bald bey angehender Geburt muß die Wehe-Mutter den Hindersten des Kindes nicht anlauffen und auffsitzen lassen, sondern denselben allezeit gleiche in die Geburt einlencken. Man kan es an dem Mast-Darm des Kindes leichte fühlen, ob der Hinderste gleich eindringet, und nach welcher Seite er sich ansetzen will, da muß die Wehe-Mutter ihre Finger zu Ablenckung einlassen nach derselben Seite, wo es sich ansetzen will; und wenn das Kind nun gleich eingelencket wird, so ziehet es die Hand von sich selber wieder zurück; Aber, wenn es so scheeff bleibet, so sincket das Kind ie mehr und nach der Seite, biß es todt ist.** Man kan es zwar nicht zu rechter

Lehre bey doppelter Geburt.

Geburt

Geburt bringen, wie es denn bey solcher Stellung unmöglich ist; Jedoch kan man es zu einer glücklichen Geburt bringen, damit das Kind ohne Schaden der Frauen glücklich gebohren werden könne, welches ich nach dreyen Tagen gethan, und kam die Frau gesund und glücklich davon. Hätte es nun die Wehe-Mutter bald beym Anfange gethan, so wäre auch des Kindes Tod verhütet worden, wenn nur der Hindere gleich in die Geburt eingelencket wird, wie ich es offt erfahren habe. Und ich halte diese Geburt unter den unrechten Geburten noch vor die glücklichste, wie des Kindes Leben gar leicht dabey erhalten werden kan, wenn ihm nur die Wehe-Mutter, so bald das bekannte Wasser springet, gleiche einhilfft, so bleibet das Kind bey Kräfften, und kan mit Gewalt durchdringen. Es zwinget auch das zweyfache Kind die Mutter-Oeffnung so vonsammen, daß das Kind mit dem nachfolgenden Kopff zugleich durchgehet. Offt rücken sich solche Kinder selbst ab, und folget glückliche Geburt, da doch die Wehe-Mutter das Händlein in der Geburt schon gefühlet und gemercket, und wieder verlohren hat; da sie denn nicht weiß, wie es damit zugegangen ist. Ich habe (GOtt sey Danck!) bey dergleichen Geburten wenig Kinder verliehren dürffen, bey welchen ich zu Anfang der Geburt gewesen bin. Es ist wohl eine schwere Geburt vor die Frau, aber nicht so gefährlich dem Kinde und der Mutter. Wenn nur etwas Wissenschafft ist, so ist diesen erzehlten Geburten noch am besten zu helffen. Sie gehen auch manchesmahl ohne Hülffe, oder der Wehe-Mütter Wissenschafft, wenn GOTT will, sonderlich wo es starcke Naturen trifft. Es sind mir aber noch schrecklichere Geburten der Händlein zu Handen kommen, als:

Was zu thun wo sich das Kind gantz quer vor die Geburt geleget.

Da das Kind rücklings quer über den Leib gelegen, des Kindes Kopff der Frauen unter der lincken Brust, und also die Füßlein unter der rechten Brust, der Hindere aber, der Frauen in der rechten Seite, daß es also gantz rückwärts gelegen, und das eine Händlein hinter dem Rücken in die Geburt langen lassen, welches eine schwere Geburt zu wenden. Wo das Kreisten schon etliche Tage gewähret hat, so ist das Kind durch die Gewalt der Wehen so zusammen gedruckt, daß man nicht mit einem Finger zu der Frauen gelangen kan. So offt ich dazu bin gehohlet worden, hat es geheissen: der Leib ist verschlossen, und alle Wehen sind weg. Es war so; denn der Leib durch die zweyfache Frucht so versacket war, daß alles zugefüllet, und die

Wehen keine Gewalt mehr gehabt. Als hab ich bey dergleichen Geburten die Frau mit dem Ober-Leibe niedrig, und mit dem Unter-Leibe was höher legen müssen, (doch auch nicht zu sehr) und die Schenckel in die Höhe, der Frauen Rückgrad gleiche, damit hat der Leib Lufft bekommen. **Je kürtzer sich die Frau zusammen krümmet, je mehr bekommt der Leib Raum, daß ich leichter zu ihr komman kan, so läßt sich das Kind etwas zurücke bringen, daß eine Hand dabey Raum hat.** Dann habe ich mich unter dem gantzen Kinde und dessen Arm mit meiner Hand durchschmiegen müssen, und des Kindes Füsse unter dem Halse, wenn es sich so zusammen gepresset, weggenommen, und es zum Ausgange geführet, wie in den folgenden Kupffer No. XVII. XVIII. XIX. XX. und XXI. zu sehen, da ich die gantze Wendung zeige. Ich habe auf dergleichen Art sehr viel gehabt, und bin damit (GOtt sey Danck!) noch ziemlich zurechte gekommen. Solche Stellungen sind mir öffter unter Händen kommen, als die vorerzehlten, weil vorgemeldte die Natur eher zu einem möglichen Ausgange zwingen kan, als diese. Es kan von einer erfahrnen Wehe-Mutter auch wohl verhütet werden, daß die Gefahr nicht so groß wird; Aber die Natur kan keinen solchen Zustand ändern. Die meisten Fälle, da Mutter und Kind beysammen bleiben, geschehen auf solche Weise, wenn eine Wehe-Mutter nicht Grund hat zu dergleichen Ausführung zu helffen. Trifft es aber eine, die Grund hat, so hat sie Ursache bald zu zugreiffen, wenn das Wasser springet, da ist noch Raum genug, das Kind in Zeiten zu wenden, aber unmöglich mit dem Kopffe, wo das Wasser schon springet. Müssen also die Füsse genommen werden, und ist es Zeit, weil noch Raum da, die Füsse mit der Hand zu fassen, und gar leichte bey der Verfliessung des Wassers unter sich, ohn alle Gefahr Mutter und Kindes, zur Geburt zu bringen, was die Wendung anlanget. Aber diese Geburt ist einmahl besser vor des Kindes Leben, als das anderemahl, und geschicht auch wohl, daß sich das gantze Kind bey solcher Wendung durch den Angriff auf einmahl überwirfft, aber gar selten, es muß noch viel Wasser beym Kinde in der Mutter seyn, soll sich das gantze Kind überwerffen lassen, daß der Kopff mit den Füssen unter sich, so zugleiche gegen die Geburt kommen soll. Jedennoch bleibet der Kopff doch nach der Seite, und läßt sich, wiewohl sehr schwer, einlencken. Es muß aber auch bald geschehen, ehe

Lehre.

ehe das Wasser sich gar verläufft, sonsten wird das Kind trocken, und bleibet in der Rande liegen, so macht man die Gefahr grösser, als wenn man die Füsse behalten hätte, wie ich zuvor gemeldet, Es gehet aber eher an wenn die Wehe-Mutter Verstand vom Wenden hat. Denn so bald das Kreissen angehet, wornach du dich richten must und das Wasser noch stehet, (indem gemeiniglich viel Wasser bey dergleichen geraum-liegenden Kindern vorhanden ist,) wenn sie sich bey noch stehendem Wasser mit den Armen so verwerffen, und so unrecht stehend, liegen bleiben, so haben sie grossen Platz, auf allerhand Weise sich zu verwerffen, wie es kommet, als das geraum-liegende Kind in dem Kupffer No. IX. zeiget. Es ist mir dergleichen Lager der Kinder bey angehender Geburt und noch stehendem Wasser unter Händen kommen, daß ich die Hand des Kindes recht gefühlet hinter des Kindes Rücken liegen, da druckte ich ihm die Hand mit meinem eingelassenen Finger, als wenn ich kneipen wollte, zusammen, auf dergleichen Weise, wie du in dem vorgehenden Kupffer No. II. sehen kanst, da ich es eben so gemacht, dieser Ursache halben, damit daß das Kind die Hand wieder zu sich ziehen sollte. Alsdann ist es mir etliche mahl glücklich angegangen, daß sich dabey das gantze Kind überworffen, und also mit dem gantzen Leibe, sammt den Händen und Füssen und dem Kopffe unter sich gegen die Geburt kommen ist, daß ich keines Wendens mehr nöthig gehabt habe, wenn das Wasser gebrochen, als nur dem Kinde, so gut es seyn können, zur Geburt zu helffen, und ist die Geburt etliche mahl noch glücklich erfolget. Wenn es angehet, so ist diese Wendung gar leicht; Aber allezeit gehet es nicht an, es muß groß Wasser bey dem Kinde seyn, soll es also gelingen. Geschiehet es nicht, so muß die Wehe-Mutter, wie schon gemeldet, so bald das Wasser bricht, ihre Hand einlassen, und das Kind wenden. Wird dieses nicht gethan, so dringet des Kindes Hand und Arm, bey Verfliessung des Wassers, in und vor die Geburt, als das Kupffer No. IX. den Anfang zeiget, wie die Hand in die Geburt sincken kan, und sincket also das gantze Kind rücklings nach, und dringet biß an die Schulter scharff ein; alsdenn muß doch die Wendung geschehen, soll die Frau das Leben erhalten, wie ich dir dergleichen

Lehren.

Ein streitiger Punct von D. Petermannen, wegen vermeynter Contradiction.

schwere Wendungen zeigen werde, weil das Kind beym Wasserspringen so zusammen gedränget, und der Platz klein wird, daß mit grosser Mühe und bey grosser Wissenschafft kaum die Füßlein zu gewinnen seyn, (als die gemeldte Kupffer No. XVII. XVIII. XIX. XX. und XXI. die Wendung zeigen,) indem sie klein und durch die Gelencke zu regieren seyn, welches bey dem Haupte nicht möglich; denn das Haupt ist so groß, so ist es auch zu gedrange, unmöglich von der Stelle zu bringen, wo es lieget. Durch Drücken oder Streichen lässet es sich wohl ansehen, als weiche es; So bald man aber mit dem Streichen nachlässet, so ist es wieder an seiner Stelle; denn es ist kein Weckrücken, sondern nur ein Weichen. **Das Kind lieget in der Mutter, wie in einem nassen Tuche, das dem Kinde an dem Leibe anklebet. So dencke doch: wenn ich ein naß Hemde, daß es zugleich über dem Kopffe wäre, anhätte, und du soltest mich aus dem Hemde herausziehen. Jch will es verkehrt zeigen: das Hemde mir ab zu ziehen, wäre wohl möglich, mich aber aus dem Hemde zu ziehen, ist zwar auch möglich, aber schwer; Aber noch schwerer, wenn ich solte und müste darinnen umgekehret werden. Als kanst du erachten, wenn solch Kind in einem lebendigen Leibe mit dem Kopffe solte umgekehret werden, was würde das nicht vor Schmertzen bringen, es wäre unmöglich auszustehen, wie es denn auch nicht möglich ist, den Kopff, wegen des gedrangen Liegens, von der Stelle zu bringen, wenn das Wasser schon verflossen;** Die Füßlein aber, wegen der Gelencke, und daß sie geschlancke und klein seyn, wie zuvor gemeldet, sind bey allen Geburten, wie wohl bey einer schwerer, als bey der andern, zu gewinnen, nach dem GOtt Seegen und Kräffte giebt; und deßwegen habe ich und du Ursach, GOtt darum zu bitten.

Schwierigkeit des Wendens im Gleichnisse vorgestellet.

Es werden auch Kinder mit dem Hindern oder Steuß gebohren, und geschiehet weder Mutter noch Kind kein Schade so leichtlich; Ist was zu fürchten, so ist es dem Kinde. Schwer ists zwar vor die Frau, doch keine Gefahr so leichte vor keines zu besorgen, die Weh-Mutter sey wie sie wolle. Ist sie aber erfahren, so kan sie der Frauen und dem Kinde viel helffen. Siehe dieses Kupffer No. X. wie die rechte Hand das Kind mit der Hüffte fasset,

fasset, und die lincke Hand mit den ersten zwey Fingern beym Daumen den innern Mutter-Mund lüfftet, um zu helffen, nur so viel, als die Hülffe und der Wehen Zwang mit sich bringen, daß man das Kind unter den Wehen was steiff unter sich hält, so können alsdann die Wehen, die von der Natur getrieben werden, das Kind mehr ein- und durchdringen. Wenn aber das Kind nicht etwas feste, (doch feste, daß es ihm nicht schaden kan,) unter sich angehalten wird, so ziehet es den Steiß allezeit an sich, sonderlich bey den Wehen, so starck es kan, und verhindert oder verlängert offt die Geburt so lange, biß es tod ist, oder schwach wird, daß es sich dann nicht mehr wehren kan, darauf folget erst die Geburt. Dieses an sich Halten der Kinder geschicht leichtlich, wenn es starcke grosse Kinder seyn, oder da die Frau schwehr zum Gebähren ist, bey diesen beyden Ursachen hemmet es sich am meisten. Sind aber die Kinder klein, und die Frau von leichter Geburt, da gehet es wohl von sich selber ohne allen Schaden und Hülffe der Wehe-Mutter. Jedoch kan geschickte Hülffe bey dergleichen Geburten desto gewisser helffen.

Nöthige Erinnerung.

Christ. **Wunderlich ists, daß ein Kind, mit den Hindern gebohren, eher mit dem Leben davon kommt, als wenn es mit den Füssen muß gebohren werden; Wie gehet denn das zu?**

Just. Ich habe dergleichen viel Geburten unter Händen gehabt, aufs wenigste hat das Kind noch die Tauffe erlanget. Die meisten aber haben sich gar erhalten, daß ihnen die Geburt nichts geschadet. Die mir aber mit den Füßlein gebohren werden, davon habe ich die meisten verliehren müssen, und die wenigsten erhalten. Halte derowegen dafür, daß das zweyfache Kind so viel Erweiterung der Geburt machet, daß das Haupt bald mit durchgehen kan, wie michs die Erfahrung offt gelehret; **die Füßlein aber hingegen seyn klein, und das Kind am gantzen Leibe nicht so dicke, wie am Haupt. Trifft es nun einen schwer-gebährenden Leib, welchen die Gewalt zwingen muß, so ist das Kind unmöglich zu erhalten. Lässet man ihm Lufft, und dringet nicht mit Wehen drauf, so kan es nicht fort, und kommet dabey um. Will man auch mit Wehen drauf dringen, so lassen sie sich auch nicht zwingen, weil das Kind oder**

Warum doppelte Geburten nicht so gefährlich, als die mit den Füssen.

die Frucht das meiste Theil gebohren ist. Es versitzen die Wehen in dem leeren Leibe gar leicht, und ist also offters sehr unglücklich mit den Kindern abgelauffen, daß die meisten ihr Leben lassen müssen.

Es ist oben erwehnet: wenn das Kind qveer über die Geburt mit dem Rücken lieget, daß es schwehr zu wenden sey, sonderlich, wenn das Haupt des Kindes mehr der Frauen unter der lincken Brust oder Seite, als an der rechten lieget. Weil es der Wehe-Mutter nicht zur Hand lieget, so ist es schwehr wieder die Hand zu wenden: Es ist aber noch schwehrer, wenn gar kein Händlein sich darbey weiset, wie in dem Kupffer No. XI. zu sehen, denn das Händlein führet mich noch an, an welcher Seite des Kindes Kopff lieget, und ich kan noch allemahl bey den Achseln des Kindes unter den Aermlein besser beykommen, damit ich zwischen das Kind komme, die Füßlein zu suchen. Ich bin etliche mahl in dergleichen Zustande zu Hülffe geruffen worden, daß die Frauen schon drey biß vier Tage in Kindes-Nöthen gewesen, wo keine Händlein sich gezeiget, biß der Rückgrad des Kindes brechen müssen; Das kan aber nicht eher geschehen, biß es todt, und sich nicht mehr anstemmen kan. So lange es lebet, stehet es hoch, und ist das Kind oder die Frucht, wenn das Wasser gebrochen, schwehrer zu erreichen, sonderlich von unerfahrnen Wehe-Müttern. Es muß dann heissen: Es ist noch nicht Zeit zum Gebähren, sonderlich wo kein rechtschaffen Wasser dabey ist. Wenn gleich was weniges ist, so verschleichet es sich; Es sind viel Geburten, wo wenig, auch kein Wasser dabey ist, daß man sprechen könnte: Das Wasser ist ja gesprungen; Dennoch kan man es nicht zeigen, wenn es springet, weil, wie gemeldet, ein weniges da ist, und dasselbe sich verschleichet. Ich bin unterschiedliche mahl darzu geholet worden, wo sie es noch nicht vor Kreisten gehalten haben, da es doch zwey auch drey Tage gewähret hatte. Ehe ich aber auf etliche Meilen dazu kommen konte, waren Mutter und Kind tod. Weil sich denn in solchem Zustande das Kind mit nichts zeigen kan, so sagen sie dann: Es ist nichts zu erreichen, und kein Kind zu fühlen, es kan nicht Kreisten seyn, es ist noch nicht Zeit zum Gebähren, und indem werden Mutter und Kind dem Tode zu Theil. Mir ist auch wiederfahren, daß ich in dergleichen Begebenheiten zurechte gekommen bin, die Mutter zu retten. Es ist aber diese Wendung sehr schwehr, das Kind wie-

Gefährlichkeit der Quer-Geburten ohne Hände.

der

der zurück zu bringen, daß man die Füßlein finden kan. Und wenn ich sie gleich gefunden, so ist es unmöglich gewesen, mit einer Hand die Füsse zu ziehen, daß sich das Kind umwerffen können; Als habe ich dem Kinde die Füsse angeschlinget, wie dieses Kupffer No. XI. weiset, daß ich die Schnure mit der lincken Hand ziehen können, und mit der rechten Hand habe ich dem Kinde in die Höhe geholffen, so ist es glücklich und ohne allen Schaden mit der Frauen abgegangen, welches ich öffters probiret.

Gleich schlimme Geburt ist vor der Kinder Leben, wenn das Kind mit dem Bauche gebohren werden will, und es nicht bey dem Wasser-springen verhütet wird, ehe das Kind schwach und tod ist, wie das Kupffer No. XII. so die Verhütung zeigen soll, ausweiset, da der Wehe-Mutter Hand den Kopff des Kindes unter sich nach der Geburt zeucht. Wenn aber niemand dabey ist, solch Ubel zu verhüten, indem es bald geschehen muß, wenn das Wasser springet, so ist dann nichts übrig, als das Wenden, wie dieses Kupffer No. XIII. weiset, soll die Mutter (oder Frau) gerettet werden. Wo aber das Kind sich nicht lässet mit dem Kopffe an und in die Geburt bringen, weil es nicht allemahl angehet, wie in dem vorhergehenden Kupffer No. XII. so die Verhütung zeiget, zu sehen, so muß man das Kind mit den Füssen wenden, und dieselben anschlingen, daß die rechte Hand den Leib des Kindes regieren kan, und die lincke Hand die Füsse des Kindes unter sich ziehe, wie ich im vorhergehenden Kupffer schon gezeiget, und bey nachfolgender Wendung weiter zeigen werde, da die rechte Hand den Leib oder die Seite des Kindes in die Höhe hebet, so viel es möglich ist, damit die Füsse unten oder oben, wie es sich am besten beykommen lässet, durchgehen können. Als must du hier mit deiner rechten Hand des Kindes Bauch und Hüffte, wie es nach der Seite lieget, in die Höhe heben, damit die Füsse unter dem Leibe nach und nach durch können kommen, wie ich dir bey folgender Wendung, wie es gehen kan, weiter zeigen werde, indem ein grosser Unterscheid bey diesen Geburten mit dem Wenden ist. Denn wo die Kinder erst verscheiden oder verschieden seyn, da sind sie noch nicht so eingepresset, als wenn sie zwey biß drey Tage und mehr unter den dringenden Wehen tod gelegen haben. Da man sie offte gar leichte mit der Hand ohne die Schnure in der Zeit überwerffen kan, wie ich schon gezeiget habe, mit den Füßlein, sowohl bey dieser übeln Geburt, als bey der andern vorhergehen-

Was zu thun bey Bauch-Geburten

Anmerckung.

gehenden, wenn es bald geschiehet, da der Kopff anzubringen nicht möglich ist, als wenn es noch geraume lieget, da es im nachfolgenden Kupffer No. XIII. ohne die Anschlingung nicht geschehen kan, daß sie also gebohren werden können, wie eine unrechte Geburt pfleget, iedoch einmahl auch besser als das andere mahl, ohne Hülffe der Schnure; als zum Exempel: Wenn die Füßlein beyde zusammen liegen, und das Kind noch was Nasses, oder wie ich es nennen soll, was Schleimiges um sich hat. Denn ehe die Wehen etliche Tage das Kind so zusammen pressen, hat es noch allezeit etwas Nasses oder Schleimiges um sich, doch eines mehr als das andere. Anmerckung. **Denn wo groß Gewässer bey einer Frauen ist, wenn sie schwehr gehet, da bleibet mehr Feuchtigkeit und Schleim, ob gleich das Wasser bricht, bey den Kindern, als bey den Frauen, wo wenig Wasser bey den Kindern in der Frauen Schwehrgehen ist.** So sind auch solche schleimigte und nasse Kinder, sonderlich wo die Füsse beysammen, oder nicht weit vonsammen liegen, erstens gar leichte umzukehren oder auszuführen, ohne Hülffe einiges Bandes oder Schnure, und muß man gleich eine Schnure oder Band nehmen, wenn die Füßlein zu weit vonsammen lägen, daß man das eine Füßlein, welches zum ersten gefunden wird, feste machen kan, so kanst du doch mit den Fingern in deiner Hand solche Schnure oder Band mit dir nehmen oder nachholen; denn wo es noch nicht so feste zusammen und eingepresset ist, so kanst du gar leichte mit deiner Hand zurück kommen, und solche Schnure holen, wenn du nur zuvor weissest, wo das eine Füßlein lieget, alsdann fasse dieses erste Füßlein mit der Schnure feste, wie du da siehest, wo die Füßlein mit der Schlinge geschlungen seyn; hernach halte das angeschlungene Füßlein an der Schnure mit der lincken Hand feste wieder, daß sich dieses Füßlein im Leibe durch das Suchen mit deiner rechten Hand des andern Füßleins nicht vorschieben kan. Wenn du nun beyde Füßlein hast, so kanst du das angefaßte Füßlein an der Schnure, von aussen mit deiner lincken Hand ziehen, und das in der rechten Hand in der Hand behalten, und also beyde zugleiche unter sich gegen die Geburt befördern. Das gehet aber bey dieser letztern Wendung, die ich dir weiter zeigen werde, so gut nicht an, mit dem Aus- und Eingreiffen deiner Hand, wo das Kind schon einen Tag und mehr todt gelegen, da ist das Kind so zusammen gepresset, daß du gute Vernunfft, und auch Stärcke in

deiner

deiner Hand und Arm haben must, dich hindurch und bey die Füsse des Kindes zu bringen. Da kanst du keine Schnure mit dir nehmen, indem du die Füsse erst suchen must. Und ob du gleich einen Fuß gefunden hast, so kanst du doch den andern nicht suchen, biß dieser angeschlungen ist, es sey denn, daß sie nahe beysammen lägen. Und wenn sie auch nahe beysammen liegen, so müssen sie doch beyde geschlungen werden, ehe du die Füsse ziehen kanst; Denn die Füsse können nicht eher unter sich, biß du mit deiner rechten Hand den Leib des Kindes in die Höhe hebest, alsdenn kan deine lincke Hand beyde Füsse mit der Schnure unter sich nach und nach ziehen, wie ich dir solche Wendung weisen werde.

Ehe ich aber die ausführliche Wendung, wo die Kinder schon tod, und nur die Mutter zu retten nöthig ist, zeige, will ich dir noch zuvor eine übele Geburth der Händlein beschreiben, als: wo beyde Händlein sich unter des Kindes Kopff hervor in die Geburt geben wollen; (siehe das Kupffer No. XV. und XVI.) Was dieses vor eine schlimme Geburt vor Mutter und Kind ist, sonderlich wenn die Wehe-Mutter nicht zu helffen weiß, oder zu langsam darzu kommt, wenn das Wasser schon gebrochen, kan ich nicht genugsam beschreiben. Wenn aber die Wehe-Mutter zu rechter Zeit zugegen ist, so kan sie diese übele Geburt leichter verhüten. Denn so lange das Wasser noch nicht gebrochen ist, so bleiben die Hände und der Kopff nahe beysammen, daß man gar leichte beyde Händlein samt dem Kopff fühlen kan. Wenn man nun beyde Händlein kneipet, wie ich schon oben berichtet habe, und das Kupffer No. II. weiset, so ziehet das Kind die Händlein zurück, und der Kopff dringet sich in die Geburt, sonderlich, wenn man das Kind, nehmlich die Händlein kurtz vor den Wehen kneipet, so dringet der Wehen den Kopff des Kindes desto stärcker in die Geburt, wenn das Kind die Hände zurücke zeucht. Es rücket sich der Kopff ohne dis unter sich, wenn es recht ist, indem das Kind die Hände an sich zeucht, und der Wehen nachdrücket; Es folget die Geburt glücklich und recht vor Mutter und Kind. Solte aber das Kind wegen des Kneipens den Kopff, welches auch öffters geschiehet, mit zurück ziehen, und sich über sich in die Höhe auswenden wollen, so must du das Kneipen unterlassen. Du kanst es bald mercken, ob es sich so hoch zurück zum Auswenden heben kan; Denn wenn es sich so hoch zurück hebet, daß du das Kind nicht

Was zu thun bey Händlein-Geburthen.

Cautel.

mehr erlangen kanst, so kan es sich bald verwenden, darnach kanst du dich richten. Es wendet sich nicht bald das erste mahl aus, es kommt wieder zurücke, daß du es wieder erreichen kanst. Offters kommen auch die Händgen wieder mit, wenn sich der Kopff wieder herunter giebt, offters auch nicht. Bleiben sie nun zurück, so ist es desto besser; kommen sie aber wieder mit, so must du das Kneipen bleiben lassen, und lieber das Wasser sprengen, wenn es ja zu lange stehen sollte, und du ihm beykommen kanst. Alsdann kneipe die Händlein, daß sie das Kind an sich zeucht, so bald das Wasser laufft; Oder hast du so viel Mutter-Oeffnung, so laß gleich mit dem Wasserbrechen deine Hand ein, und dringe die Händlein unter des Kindes Kopff zurück, und hilff dem Kopffe ein, so hast du eine rechte und glückliche Geburt zu gewarten. **Denn wenn du das Wasser nicht sprengest, und das Kind hat so viel Platz, (wie gesagt,) das es sich zurücke heben kan, auszuwenden, so kanst du mit dem Wassersprengen dem Kinde auf solche Weise, wie ich es dir beschrieben habe, das Leben erhalten, weil es sich alsdann nicht mehr auswenden kan. Bricht aber das Wasser von Natur, und bringet die Wehe-Mutter die Hände des Kindes nicht bald zurücke, so dringen sie bald in die Geburt, nach und nach biß an die Brust des Kindes, alsdenn muß das Kind den Halß brechen, wie dieses Kupffer No. XVI. den Anfang des zurück weichenden Kopffes zeiget.** Er weichet, so weit er kan, zurücke über sich, daß des Kindes Halß mit der Gurgel auf der Frauen Schooß-Bein sich ansetzet. Je schwächer nun das Kind wird, daß es sich nicht mehr wehren kan; je stärcker und fester treiben es die Wehen auf solche Weise an, und ist dann nichts übrig, als der Frauen das Leben zu retten, und das Kind mit den Füssen zu wenden; Man kan aber schwehr unter des Kindes Brust durch zu den Füssen kommen, wenn es schon tod ist, weil sich die Brust des Kindes so tieff in die Geburt eingepresset hat, und beyde Hände dieselbe nebst der Brust ziemlich füllen, daß die Wehe-Mutter ihre Hand schwehr einbringen kan; Als muß man beyde Arme ablösen, weil das Kind ohne diß todt ist. Ich habe es zwar nicht nöthig gehabt, weil ich kleine Hände habe. Aber welche Wehe-Mutter grosse Hände hat, die wird nicht durchkommen. Ist es

Nöthige Erinnerung.

Was zu thun wann das Kind in der Geburt das Genicke bricht.

es demnach besser, dem todten Kinde die Arme abzulösen, weil man die Brust besser zurück bringen kan, um mehrern Platz zu bekommen, und die Mutter zu retten, als sie mit dem toden Kinde sterben zu lassen. Wann nun das Kind besser zurück in die Höhe gebracht, so kan man hernach die Füsse erlangen, selbige anschlingen, und wie vorher gezeiget, ausführen; massen solches auch nachfolgende Wendungs-Kupffer zeigen sollen, wie ich nehmlich den Eingriff meines Armes, biß an den Ellenbogen, die Füsse zu suchen, einbringen kan und muß, soll das Kind gewendet, und die Frau gerettet werden, und wie ich mir in dergleichen Nothfall einen Stöcken samt der Schnur mit der lincken Hand zugeführt habe, weil es unmöglich vor mich und die Frau ist, die Schnure oder Band mit der rechten Hand zu holen, die lincke Hand aber kan es der rechten nicht anders beybringen, als mit einem zarten kleinen Stöckgen, welches ich öffters probiret habe. Solch Stöckchen samt der Schnure, und wie sie mit der Schlinge eingeqvetschet seyn muß, ist an der Seite des Kupffers No. XVII. gezeiget, da siehe nach. Es sind fünff Kupffer, welche die Wendung biß an den Kopff des Kindes zeigen. Weil nun dir und allen Wehe-Müttern dergleichen Geburt, wo das Kind mit den Füssen vorkommt, bekannt seyn muß, so habe ich nicht vor nöthig geachtet, es weiter zu erklären und auszuführen. Jedoch will ich dir Nachricht geben, was das Nöthigste bey dergleichen Geburthen noch zu erinnern ist, als: wenn das Kind vor sich mit dem Leibe biß an den Halß oder Kopff gebohren ist, und des Kindes Kinn sich an das Schooß-Bein der Frauen hemmet oder ansetzet, so must du ihm mit den gewöhnlichen zwey Fingern davon abhelffen. Siehe das Kupffer No. XXI. Jngleichen von dem innern Mutter-Munde, welcher sich öffters auf solche Art, wie bey dem Schooß-Bein zu sehen, dem Kinde unter dem Halse oder Kinne vorschlägt. Diese Hemmung oder Vorschlagung des innern Mutter-Mundes geschiehet, wenn das Kind mit dem Gesichte gegen dem Mast-Darm der Frauen lieget. Jhm ist aber bald, wie beym Schooß-Bein, durch deine Finger abzuhelffen, gieb nur achtung drauf, so wirst du es kundig werden. Nun folgen die fünff Kupffer, welche dir zeigen die gantze Wendung der todten Kinder, so unmöglich zu gebähren seyn, wenn sie nicht gewendet werden. Als siehe das Kupffer Num. XVII. an, das zeiget dir, wie schon gemeldet, der Wehe-Mut-

Was zu thun wañ das Kinn des Kindes, mit Füssen gebohren, am Schooß-Bein ansteher, oder mit dem Gesichte auf dem Mast-Darm lieget.

Mutter An- und Eingriff mit ihrem gantzen Arm, sammt dem Stöckgen, darinn die Schnur eingeqvetschet, und durch die lincke Hand der rechten muß beygebracht werden, auch wie die rechte Hand die Schlinge von dem Stöckgen fasset und abnimmt, und wie sie dem Fusse muß angeschlungen werden. Siehe das Kupffer No. XVIII. an, da wirst du das Anschlingen sehen, wie es angehen kan bey dergleichen Stellung, wenn das Kind die Füsse über sich hat. Das Kupffer No. XIX. zeiget die Hülffe des Wendens, nehmlich: wie die lincke Hand die angeschlungenen Füsse ziehet, und die rechte Hand dem Kinde unter dem Arm, den Füssen Lufft zu machen, in die Höhe hilfft, und wie es nach und nach muß gezogen werden. Siehe des Kindes Beine an, um etwas Nachricht zu fassen, daß die Frau nicht übereilet werden darff, wie wenig die Füsse auf einmahl durch der Wehe-Mutter Hände gezogen werden können. Das Kupffer No. XX. weiset die Wendung schon mehr, da das Kind schon überworffen ist, wie es sich durch das Ziehen und Lüfften nach und nach besser geben kan, biß es endlich biß zum Kopffe gebohren ist, wie das Kupffer No. XXI. zeiget, und dir die Hülffe weiter schon beschrieben habe.

Was zu thun wañ die Füsse und Hindern des Kindes zusamen gekrippet vor die Geburt stehen, und das Gesicht und Leib rückwärts.

Christ. **Lieber, sage mir doch, sind denn die übele Geburten, oder die unrecht liegende Kinder, so viel dir bekannt worden, bald alle?**

Justin. Nein! ich werde dir noch etliche hierbey zeigen, als im Kupffer No. XXII. wenn das Kind mit den Füssen unter sich zusammen gekrippet stehet, und das Gesichte sammt dem Leibe der Frauen gegen den Rücken hat, welches wohl geschiehet, daß es sich gar nicht zu rechter Geburt, als natürlich wendet. Dieser Geburt ist nun nicht besser zu helffen, als die Füsse beyde durch der Wehe-Mutter Hand in die Geburt einzuführen, daß sich das Kind nicht auf beyden Seiten des Schooßbeins mit den Füssen an und auffsetzen kan, wiewohl es nicht leichte geschiehet. Jedoch wenn es ja geschehen solte, gebe ich dir hierbey zu mercken, daß es zum wenigsten langwierige Geburten verursachen könte.

Was zu thun wann die Füsse allein kommen, bey etwas scheeffer Lage des Kindes.

Es kommen auch Kinder mit den Füssen allein, bald in die Geburt von sich allein selbst, wie das Kupffer No. XXIII. zeiget, da sie nach der Seite krumm liegen. Dieses Liegen aber schadet der Geburt keinesweges, das Kind liege nach welcher Seite es wolle, wenn die Füsse nur gleich in die Geburt seyn, folget eben so die Geburt, wie solche mit

den

den Füssen zuvor geborne pflegen. Aber du mußt beyde Füsse zusammen behalten, wenn sich ja das eine aussetzen wolte, wie dieses Kupffer No. XXIII weiset, soll es gleich eingehen, und nicht langwierige Geburt verursachen.

So pflegen auch Kinder mit den Knyen gegen die Geburt zu kommen, wie das Kupffer No. XXIV. zeiget, dabey muß die Wehe-Mutter die Füsse nehmen, so gut sie kan, soll nicht langwierige Geburt erfolgen. Ich habe zwar zuvor erinnert, wenn man die Füsse des Kindes nehmen muß, daß man allezeit, wofern es sich thun läßt, das Kind gegen der Frauen Rücken mit des Kindes Gesichte lencken und wenden soll, damit es nicht mit dem Kinne auf das Schooßbein der Frauen an- und auflauffen kan. Aber solche vor sich liegende Kinder lassen sich schwer und offters gar nicht mit dem Gesichte gegen der Frauen Rücken lencken: Ist es aber müglich, so ist es desto besser vor des Kindes Leben, wenn es sich nicht mit dem Kinne auf das Schooßbein ansetzen kan, denn wo ihm nicht bey Zeiten abgeholffen wird, muß es sterben, wie offt gedacht worden. Daß Kupffer No. XXV. zeiget die Zwillinge, welche in einem Netze beysammen liegen. Jedoch geschiehet dieses gar selten, daß nicht ein Netzlein dazwischen seyn solte, denn da können sich die Kinder nicht so umfassen, als in diesem Kupffer zu sehen, jedoch aber können sie auf allerhand Arten untüchtige Lager an sich haben, eines schlimmer als das andere. Dabey mußt du nun auch helffen, auf allerhand Art, wie du die Kinder im Lager findest, dem ersten vor, und dem andern nach. Also auch bey diesem Lager, da sich beyde Kinder in einem Netze beysammen liegende umfasset haben; denn wenn du eines fassest, so bleibet das andere zurücke. Als versuche, so bald das Wasser bricht, das oben liegende, mit dem Kopffe einzulencken, so folget die Geburt des oben liegendes Kindes, und das andere bleibet zurück bis dieses gebohren. Hernach folget das ander mit den Füssen nach, und in dem das Wasser schon gebrochen ist, kan es sich hernach nicht anders kehren, folget es nicht nach, so kanst du es mit deiner Hand nachhohlen, wie schon gemeldet worden.

Was zu thun wann die Knie gegen die Geburt stehen.

Was zu thun wann Zwillinge in einem Netze vorfallen.

Und also habe ich dir diese Kupffer alle gezeiget, so viel ich mir zu zeigen vorgenommen. Es wären ihrer zwar noch mehr zu weisen, als die zu großköpfichte und scheeff-liegende Köpffe. Weil ich aber dieselben zur Gnüge beschrieben habe, so wirst du dich hoffentlich darein, ohne Kupffer richten können.

Christ. **Lieber, sage mir doch! du hast nun drey und dreyßig Kupffer oder Conterfeyten unterschiedener Geburten mir zur Lehre vorgestellet, welche Stellungen dieser Conterfeyten heissen denn gewendet, oder welche müssen gewendet werden.**

Just. Du mußt meine Beschreibung noch nicht mit Bedacht gelesen haben, sonst würdest du so nicht fragen. Ich habe vermeinet, ich hätte es so ausführlich und deutlich beschrieben, daß es eine iede Wehe-Mutter, so dieses lesen möchte, gleich fassen könte. Weil du aber es noch nicht fassen kanst, und deines gleichen wohl mehr seyn möchten, so will ichs, um desto besserer Nachricht wegen, noch einmahl wiederhohlen.

Bezeichnung derer Kupffer, welche Stellungen weisen, die Nothwendig müssen gewendet werden.

Als zum Ersten: Wo das Kind schon mit dem Kopffe und der Achsel gegen die Geburt lieget, und der Leib des Kindes über sich, wie das Kupffer Lit. C. weiset, wofern es nicht bald bey dem Wasserspringen verhütet wird.

Zum Andern: Da das Kind den rechten Arm in die Geburt gegeben, und die Füsse hoch erstens unter der Frauen Brust gelegen haben, wie das unter sich Ziehen der Schnure zeiget. Siehe die Kupffer No. IV. und V. an.

Zum Dritten: Da das Kind mit den Rücken gegen der Geburt lieget, und dem Arm hinter sich in die Geburt langet, wie das Kupffer No. IX. zeiget.

Zum Vierdten: Da die Füsse mit einer Schlinge angeschlinget sind, und das Kind eben so rücklings lieget, nur daß es das Händlein nicht hinter sich in die Geburt gegeben hat. Siehe das Kupffer No. XI.

Zum Fünfften: Da das Kind mit dem Bauch und der Nabelschnur zuvor lieget. Siehe das Kupffer No. XIII.

Zum Sechsten: Wann beyde Hände des Kindes schon in der Geburt seyn, und der Kopff auf des Kindes Rücken lieget; wie das Kupffer No. XVI weiset.

Und zum Siebenden: Siehe die gantze Wendung an, die in Fünff Kupffern bestehet, als No. XVII. XVIII. XIX. XX. und XXI. Diß letztere bey der Wendung als No. XXI. weiset, wie das Kind biß so weit durch die Wendung zu bringen ist. Die nachfolgende Ausführung des Kindes, als eine solche unrechte Geburt ist allen Wehe-Müttern bekannt,

kannt, und wann es auch einer Wehe-Mutter nicht bekannt wäre, so zwinget es doch die Natur durch die Wehen von sich selber, ohne sonderbahre Hülffe der Wehe-Mutter. Diese alle müssen gewendet werden, wo die Mutter soll das Leben behalten; Und alle diese können nicht anders als mit den Füssen gewendet werden, wann das Wasser gesprungen ist. Je eher nun die Wendung geschiehet, ie besser ist es vor Mutter und Kind.

Christ. **Warum unterscheidest du diese benennte Conterfeyten von den andern, es seynd ja mehr unrechte als diese, so du ietzt benennet, ist dann bey den andern nichts zu thun?**

Just. Darum zeige ich dir diese voraus, weil du nach der Wendung fragest, dann die andern haben keine Wendung vonnöthen, in dem sie in dergleichen Stellungen können gebohren werden, iedoch schwer ohne Hülffe. Geschiehet aber geschickte Hülffe, so ist es vor Mutter und Kind desto besser; dann diese übrige Geburten, so unrecht, kan die Natur, wo nur starcke Kräffte seyn, von sich selbst durch grosse Wehen zwingen, als diese, welche mit den Füßlein zu der Geburt stehen. Das Kind mag das Gesichte gegen dem Rücken oder dem Leibe der Frauen kehren, so gehet es doch, wie wohl schwerer, wann das Gesichte gegen dem Leibe kommt, weil es gar leicht mit dem Kinne an der Mutter Schoßlein sich hemmen kan, dabey ersticket das Kind ehender, als bey der andern Geburt, wann das Gesichte gegen dem Rücken stehet. So habe ich es auch noch härter sehen gehen, als: wann das Kind mit dem Gesichte zuvor kommt, (Siehe das Kupffer H. an) wiewohl es unter die unmögliche Geburten gerechnet wird. Dennoch habe ich deren etlichen das Leben nechst GOttes Hülffe gerettet. Und müste gleich das Kind umkommen, so zwinget doch die Natur solche Geburt von sich selbsten, ohne Hülffe und Verstand der Wehe-Mutter, nur daß die Frau schwer und lange in Arbeit seyn muß, aber das Leben behalten doch die meisten Frauen bey dergleichen Geburt.

Welche Kupffer Stellungen zeigen, die nicht dürffen gewendet werden.

Item: Wann die Händlein und Füsse zugleich zum Ausgange wollen, (wie das Kupffer No. VI. weiset,) so zwingen die Wehen am meisten die Füßlein, weil sie mehr gleiten können. Doch geschiehet es nicht allezeit, dann das Kind bemühet sich, wann die Wehen kommen, mit den Füßlein anzutreten, weil es mehr Schwung als mit den Händlein zu gleiten hat, dabey endlich die Geburt folgen kan, sonderlich, wann viel Wasser dabey ist, und eine starcke Frau mit guten Kräfften. Dann auch: wann es mit dem Knyen kommt, so zwinget es die Natur gleich den Füssen. Item: Wann es mit dem Hindern kommt. Item: wann ein Händlein und der Kopff zugleich kommen, und sich der Kopff nicht auf das Schooßbein ansetzet, zumahl, so die Frucht sehr klein ist. Also auch, wann gleich ein Händlein mit dem Hindern kommt, hat es auch nicht allemahl Gefahr. Item: es kommt auch wohl ein Händlein vor die Geburt, wie oben gemeldet, da die Füßlein nur ein wenig zurück bleiben, dennoch ist dabey auch nicht Gefahr.

Nöthige Erinnerung.

Diese Geburten betrügen die Wehe-Mütter am meisten, als könnten alle Kinder gebohren werden, sie möchten liegen wie sie wolten, wann nur die rechte Stunde komme, und wissen sie sich mit dergleichen Geburten viel zu rühmen, wissen aber nicht, daß es machensmahl durch die gewaltsame Wehe, und bey dem noch möglichen Lager der Kinder von Natur geschehen kan. Wie nun diese zuvor erzehlte unrechte Geburten, die Natur ohne Wissenschafft der Wehe-Mütter zwingen kan, daß offters glückliche Geburten folgen können, wann GOtt will: Also geschiehet es auch öffters, daß todte Kinder, und zwey- und drey-tägiges Kreisten folget, aus Unwissenheit der Wehe-Mutter, und doch zwinget es die Natur, daß die Wehe-Mütter nicht wissen, wie es zugehet, und heisset dann; wann nur die rechte Stunde kommet, so gehet es bald. Eben so gehet es auch öffters zu bey den rechten Geburten, welche zwar Hülffe nöthig haben, als das Kupffer B. weiset, Item E. und F. und G. so wohl auch die Kupffer H. und I. doch muß eine Frau bey solcher rechten Geburt, wo dergleichen Mangel ist, etliche Tage in Kindes-Nöthen liegen, und gehet endlich doch durch schwere Arbeit, aufs wenigste vor die Mutter noch glücklich ab, (wann GOtt will) daß also die Wehe-Mütter sich dabey betrügen, es können alle Kinder ohne sonderliche Hülffe gebohren werden, wann nur die Stunde zu gebähren da ist. **Die Wehen zu treiben wissen sie, darum seynd sie so begierig zu treiben, und es geschiehet ohne allen Unterscheid und rechten Grund.**

Ich hoffe, du werdest meine Wissenschafft mit der Hülffe, wie sie mir

bekannt

bekannt worden, verstanden haben, und die öfftere Ubung wird dir den Ausschlag geben, wie es sich am besten wird thun lassen, dann der Seegen GOTTES und die gute Vernunfft muß dabey das beste thun. Darum hab ich dir den Angriff oder die Zuwartung so genau und eigentlich beschrieben, dabey wirst du können lernen, was geschickte Hülffe sey, welches vielen Wehe-Müttern noch verborgen.

Was aber die Zwillinge anlanget, so muß man mit denselben verfahren auf allerhand Art, wie sie liegen nach der Wendung oder geschickten Anhülffe, gleich allerhand angeführten Geburten muß man sich mit dem ersten und letzten darnach richten. Dann es lassen sich zwey kleine Kinder besser regieren, als manch grosses, welches die Vernunfft giebet. Und habe ich bey demselben Kupffer schon gemeldet, wie ihnen zu helffen, ließ es nur mit Bedacht.

Christ. **Liebe Schwester, deine ersten angezogene Sieben Stellungen sammt deren Wendung seyn erschrecklich, kan man dann dabey nicht in Zeiten zu Hülffe kommen, um sie zu verhüten, daß solche scharffe Wendung nicht folgen dürffte?**

Just. Ja, sie seynd ziemlich, wo nicht gäntzlich, zu verhüten, möglich. Wo ich von Anfang bin dabey gewesen, da habe ich es zu dergleichen Geburt nicht kommen lassen. Der Angriff und des Kindes Stellung wird bey noch-stehender Wasserblasse dir Nachricht geben, welche Stellung so schlimm werden kan. Du kanst bey noch stehendem Wasser dem Kinde am besten helffen. Ich will es dir noch einmahl beschreiben, ob schon vorher gnug davon berichtet worden, wie ich sie mit GOttes Hülffe verhütet habe.

Wie die Beschwerlichen Wendungen in Zeiten zu verhüten seyn.

Das erste, da der Kopff des Kindes scheeff lieget, (als bey dem Kupffer C. zu sehen) der lieget bey noch stehendem Wasser nicht so, dann da hat das Kind noch seine Freyheit, den Kopff scheeff und gleiche zu haben. Jedoch kan man es mercken, wann es damit faselt oder spielet. So offt sich das Kind bewegt, so fühlet man entweder das offene Haupt oder ein Ohr, aber es lieget sehr hoch. Das giebt die grosse Nachricht, weil es sich offte zu verändern pfleget. **Ich habe bey dergleichen Zustande wohl in acht genommen, wann es das**

Hand-Griff.

 offene

offene Haupt unter sich gekehret, und rechte Geburts-Wehen, wie auch rechte Mutter-Oeffnung verhanden gewesen, so habe ich das Wasser gesprenget, und dem Kopffe gleich eingeholffen, so seynd glückliche Geburten erfolget. Dann so lange das Wasser stehet, ist der Kopff nicht so sehr scheeff zur Geburt. Aber wann das Wasser springet, und trifft den Kopff so scheeff habende, so ist das Kind und die Mutter in Lebens-Gefahr; Hernach kan es sich vom ihm selber nicht mehr helffen, und den Kopff gerade bekommen, und wird von Wehen zu Wehen immer schlimmer gezwungen, biß es ersticken muß. Ich bin zu dergleichen Stellung etlichmahl geholet worden, da das Kind nur noch was weniges gelebet, ich habe doch nicht helffen können den Kopff zu rechter Stellung zu bringen, weil das Wasser gebrochen und verflossen gewesen, habe endlich nur die Mutter durch Wendung retten, und das Kind mit den Füssen nehmen müssen, hat sie sollen ihr Leben erhalten.

Das Andere von diesen Sieben anlangend, da das Kind mit dem Arme sich gegen die Geburt giebet, wie das Kupffer No. IV. weiset, so ist dieser Geburt bey noch stehendem Wasser bald bey recht angehenden Geburts-Wehen auch zu helffen, und die Gefahr zu verhüten, wo nicht gäntzlich, doch um ein grosses. Gemeiniglich stehen solche Kinder erstens recht, und haben das Händleim beym Kopffe, wie ich dir vorgemeldet, und auch die Verhütung klar gemacht, wie ichs gefunden, und offt probiret habe. Stehen sie aber bald so, und bricht das Wasser bey guter Oeffnung des innern Mutter-Mundes, so hast du nöthig, die Hand schleunig, gleich mit dem Wasserbrechen, einzulassen; denn mir ist es vielmahl, Mutter und Kind zu retten, glücklich angegangen. Ich habe des Kindes Kopff bey dem noch fliessenden Wasser zurechte gebracht; wann aber des Wassers schon zu viel verflossen oder dessen von Natur gar wenig verhanden gewesen, so ist der schlimme Kopf nicht möglich zu rechter Geburt zu bringen, (welches dir der An- und Eingriff bald zeigen wird,) so habe ich die Füßlein gleich im Geraumen genommen, (ich nenne es im Geraumen, weil es, ie länger man wartet, gedränger wird,) und seyn offt die Mütter und Kinder gerettet worden, wo aber nicht die Kinder, dennoch die Mütter, und ist dabey das langwierige Kreisten verhütet worden. So bin ich auch zu dergleichen Gefahr geholet worden, da nichts mehr übrig gewesen, als die Mutter

ter zu retten. Seynd nun die Kräffte bey der Frau weg gewesen, daß sie zu lange so liegen müssen, ehe sie rechte Hülffe bekommen, so ist sie doch noch gestorben. Derowegen nimm dich bey solcher Geburt wohl damit in acht, du wirst allemahlen in der Zeit der Frauen helffen können.

Die Dritte von oben gemeldten Sieben Geburten, da das Kind mit dem Rücken gegen die Geburt lieget, und den Arm hinter sich in die Geburt giebet, weiset das Kupffer No. IX. es hat das Kind diesen Arm bey noch stehendem Wasser zwar hinter sich oder unter sich, an der Seite, du kanst ihn aber bey noch stehendem Wasser wohl fühlen, und hat mich öffters betrogen, daß ich gemeynet, das Kind stehe vor sich mit dem Leibe, weil ich eine Hand zappeln gefühlet; **Wann aber das Wasser springet, so habe ich bald dem Wasser entgegen nach dem Händlein gegriffen, und das Kind so rücklings gefunden, da ich dann von der Hand abgelassen, und dem Kinde mit dem Rücken in die Höhe geholffen, zum Uberwerffen. Ist es dann nicht angegangen, so habe ich bald die Füsse genommen, und mit dem ausfliessenden Wasser das Kind gar leichte unter sich gebracht, dabey ist solche Gefahr verhütet worden.** Hand-Griff.

Die Vierdte von obengemeldten Sieben Geburten, da die Füsse mit einer Schlinge geschlungen, und das Kind mit dem Rücken sich in die Geburt giebet, nur daß es das Händlein nicht hinter sich leget, wie das Kupffer No. XI. weiset, so lieget es dann tieff, und ist schwer zu erreichen. Weil es aber bey rechten Wehen muß erreichet werden, um die Gefahr zu verhüten, ob es zwar vor die Frau und Wehe-Mutter schwer ist, iedoch so ist es beyden noch schwerer, wann es in die Gefahr kommt, daß das Wasser springet, und das Kind so stehen bleibet, alsdann ist nichts mehr übrig, dann der Frauen das Leben zu retten, und das Kind zu wenden, nach vorher gezeigter Wendung, welches bey gesprungenem Wasser viel schwerer ist, als bey stehendem. Diese Wendung bey stehendem Wasser habe ich dir schon vorher auf beyderley Art gezeiget, siehe nur zurück.

Die Fünffte von oben beschriebenen Sieben Stellungen, da das Kind mit dem Bauche und der Nabel-Schnure in die Geburt eindringet und zuvor kommet, (siehe das Kupffer No. XIII.) so stehet diese Stellung bey noch stehendem Wasser nicht so, sondern also, wie das Kupffer No. XII.

No. XII. dergleichen Vorstellungen weiset. Solche übele Geburten haben sich unter meinen Händen gewiesen, ehe ichs mich versehen, wie das Wasser gesprungen. Bey noch stehendem Wasser fühlete ich die Knie des Kindes an der einen Seite der Frauen bey der Hüffte, an der andern Seite gegen über den Kopff des Kindes recht unter sich habende, wobey ich mich bedencken und berathen wollen, was zu thun sey. Unter solchem Verzug springet das Wasser. Als ich nun wieder angreiffen wollen, so begegnete mir der Bauch oder des Kindes Leib samt der Nabel-Schnure zwar noch tieff und hoch im Leibe liegend, iedoch war der Kopff hinter sich zurücke. Weil ich es aber nicht besser verstund, so zwungen die Wehen das Kind nach und nach in die Geburt. Hatte also nöthig, meine Hand unter dem Kinde einzulassen, erlangete die Füßlein, und zog solche dem Kinde hervor in die Geburt, daß also zwar eine unrechte Geburt folgete, iedoch Mutter und Kind vonsammen kamen. Nach der Zeit habe ich dergleichen Stellung nicht so lange getrauet, und das Wassersprengen besser wahrgenommen, als nemlich: **Ich bin mit den gewöhnlichen zwey Fingern bey der Frau geblieben, biß daß Wasser geplatzet, da ich dann die gantze Hand diesen Augenblick eingelassen, die mir das Wasser hat helffen anhalten, daß es nicht so starck verfliessen können, und habe des Kindes Kopff ergriffen, und denselben unter sich gezogen. Siehe das Kupffer** No. XII. **Wann ich ihn nun an die Geburt gebracht, habe ich allgemach das Wasser loßgelassen, welches Wasser dann das Kind noch mehr gegen und in die Geburt geführet, daß die Geburt glücklich erfolget.** Darum ist es besser bald zu verhüten, als dergleichen Gefahr zu erwarten. Wirst du es auf solche Weise nicht verhüten lernen, so wirst du es noch weniger lernen wenden; dann Wenden ist schwerer bey solchem Zustande, als das Verhüten. Bey dem Verhüten stehet das Kind noch hoch in der Höle des Leibes, so ist auch noch Wasser dabey, daß man ihm besser beykommen kan, es lieget nicht so gedrungen beysammen, als wann das Wasser gar verlaufft, und weiter eindringet, wornach du dich richten kanst.

Hand-Griff.

Die Sechste von obenbenannten Sieben Geburten zeiget beyde Hände in der Geburt, und den Kopff auf des Kindes Rücken liegende, davon

von besiehe das Kupffer, No. XVI. welches dir dergleichen Stellung weiset. Dieses ist bey angehender Geburt leicht zu verhüten; dann ehe das Wasser springet, so stehet das Kind, wie vorhergehendes Kupffer No. XV. zeiget, und hat beyde Hände beym Kopffe, als unter der Stirne gegen die Geburt, welche bey dem Angriff der gewöhnlichen zwey Finger gar leicht zu fühlen seyn. **Wann du nun die Händlein** (wie schon bey dem Kupffer No. II erkläret worden,) **kneipest, so ziehet das Kind die Hände an sich, und gleitet der Kopff von dem Auff- oder Ansetzen des Schooß-Beins ab und in die Geburt. Gehet es aber so nicht an, so must du bald bey dem Wasserspringen eingreiffen, die Hände des Kindes unter sich zurück hinauf stossen, und den Kopff anziehen, so ist die Gefahr verhütet. Kommest du aber zu spät, und findest es so übel, so muß die Wendung ergriffen werden,** wie ich bey der Beschreibung dieses Kupffers ausführlich angezeiget habe. Hand-Griff.

Die Siebende und letzte Stellung, so ich noch einmahl zu erklären versprochen habe, bestehet in denen Kupffern der Wendung, daß ich also dafür halte, daß alle diese übele Stellungen mit GOttes Hülffe zu verhüten möglich seyn. Solte aber das Wasser eher springen, ehe die Wehe-Mutter dazu kommt, so folgen dergleichen Stellungen, und ist nichts mehr übrig, als das Wenden. Jngleichen, wenn das Wasser ehender springet, als die nöthige Oeffnung des innern Mutter-Mundes verhanden wäre, (wie es offt geschiehet, daß das Wasser drey und mehr Tage vor der Geburt springet,) so ist es auch nicht möglich zu verhüten. Darum must du fleißig Achtung darauf geben, daß du, so bald es nur möglich ist, wendest; dann ie eher es geschiehet, ie besser gehet es; ie mehr es eindringet, ie schwerer ists zurück zu bringen. Jch habe es mit grosser Mühe erfahren, wann ich auf etliche Meilweges bin gehohlet worden, da die Frauen schon drey bis vier Tage in dergleichen Kindes-Nöthen gelegen. Was es mich für grosse Mühe gekostet, kan ich nicht beschreiben. Jedoch hat mir GOtt allezeit geholffen, und verliehen, daß ich Mutter und Kind vonsammen bringen können; der getreue GOtt helffe weiter! Viel Mütter haben sich erhalten, und noch viel Jahre gesund gelebet. Etliche aber, welche von allen Kräfften in solchem langwierigen Kreisten kommen, seynd gestorben. Schaden des frühzeitigen Wasserspringens.

Christ. **Erkläre mir doch die Geburten, welche recht heissen, da du sagest, daß sie auch Zufällen unterworffen wären, und geschickte Hülffe nöthig haben.**

Was noch ferner bey rechten Geburten zu bemercken.

Just. Das erste Kupffer von diesen rechten Geburten weiset ein scheeff-stehendes Kind, welches durch geschickte Hülffe gar leichte kan bey rechter Geburt erhalten werden. Siehe das Kupffer mit B. gezeichnet.

Das andere Kupffer von diesen also genannten rechten Geburten weiset ein recht stehendes Kind, bey dem kein Mangel zur Geburt. Siehe das Kupffer mit D. gezeichnet an.

Das dritte mit E. bemercket, ist eine rechte Geburt, welche nicht zu ändern ist; Aber sie ist doch schwerer zu gebähren, als die vorhergehende, weil das Kind auf dem Rücken lieget. Doch ist nichts mehrers dabey zu thun, als den Kopff gleich einzuweisen.

Das vierdte von denen recht zur Geburt stehenden Kindern, welche Hülffe nöthig haben, zeiget das Kupffer F. weil ich mich vor den Achseln des Kindes gefürchtet, daß sie grösser als der Kopff seyn möchten; So habe ich GOtt zu dancken, daß ich noch allezeit bey dergleichen Zustande bin glücklich gewesen, wann ich nur zeitlich zu den Frauen gefordert worden. Ich habe mich allezeit vor allzufrühem und starckem Treiben gehütet, welches, wie ich befunden, die grösseste Hülffe ist.

Anmerckung.

Denn ie weniger getrieben wird bey einem großköpfigen Kinde, ie glücklicher gehet es ab. (Ich rede von dem frühzeitigen Treiben, oder Eingeben, und nicht von nöthiger oder natürlicher Anhülffe.) Zwischen dieser rechten und tauglichen, und der unnöthigen und undienlichen Hülffe stecket viel verborgen, darauf die wenigsten Wehe-Mütter Achtung geben. Ich kan mit Grunde der Wahrheit sagen, daß davon die grösseste Gefahr mir unter Händen kommen, dabey ich zu Hülffe geruffen worden, da die Kinder zur rechten Geburt gestanden, die entweder zu grosse Köpffe gehabt, oder zu starck über die Schultern gewesen seynd. Weil solches von den Wehe-Müttern, bey angehendem Kreisten nicht recht in acht genommen worden, und nur die Wehen zu treiben, und die Frauen zu starcker Hülffe zu vermahnen sich bemühet, seynd dadurch Mutter und Kind in Lebens-Gefahr gebracht worden.

Christ. **Wunderlich kommet mir dieser Bericht vor, daß**

du

du bey dergleichen Zustande, da die Kinder großköpfig oder starck über die Schultern seyn, weder vom starcken Treiben noch Helffen etwas hältst? Wie kan ein solch starck Kind ohne Hülffe und starcke Wehen gebohren werden, und wie versteh ich dann die Hülffe?

Was Behutsamkeit nöthig sey in Anstrengung der Kreisten den zu den Wehen.

Just. Diese Wissenschafft bestehet darinn, daß eine Wehe-Mutter bey der Anwartung genau in acht nimmt, ob das Kind bey den natürlichen Wehen zum Ausgange dringet, oder nicht? wann es nicht dringet, was Schuld daran sey? dann wann ein Kind recht stehet, und nirgends angesetzet ist, so muß es dringen, oder muß gewiß eine Ursach haben, entweder: daß der innere Mutter-Mund sich nicht natürlich ergeben kan, (wie oben davon gnugsam gemeldet,) oder: daß des Kindes Kopff oder die Schultern zu groß seyn. Es sey nun von diesen Ursachen eine Schuld daran, welche es sey, so muß nicht stärcker vermahnet werden zu helffen, sondern es müssen die natürlichen Wehen ihren Willen behalten, und die Frau muß nach derselben Vermahnung oder Anreitzung sich richten, welche du im Angriffe besser, als die Kreisterin, spüren wirst. Darnach must du die Frau regieren und anführen, daß sie nicht die Wehen verabsäume, auch ihr nicht zu starck helffe; dann den Wehen nicht zu helffen, und bey so starcken Kindern solche zu verbeissen, müste Mutter und Kind beysammen bleiben. Hergegen aber, wann zu starck geholffen wird, so gehets eben so schlimm, und noch schlimmer. Darum must du das Mittel in acht nehmen. **Du** kanst gar wohl mercken bey dem Angriffe, wann die Schultern des Kindes zu groß seyn, dann da scheinet es, wie das Kind so gedrange nicht stecke, als wann der Kopff zu groß ist, bey welchem kein Platz übrig, den Kopff etwas tieff zu umfassen. Aber da, wo die Schultern zu groß seyn, kan man den Kopff biß zu den Ohren umfassen, und dennoch gehet die Geburt hart und langsam. Ich habe bey dergleichen Geburt biß zum Durchbruche so gelinde, als es immer möglich seyn können, verfahren, dabey hat sich das Kind mit den Schultern und dem Kopffe zusammen gekrippet, und zugleich ein- und durchgedrungen. Dann wann zu scharff getrieben wird, so strecket das Kind den Kopff und Hals durch, hernach sitzen die Schultern, und können weder ein- noch durchdringen, dabey muß öffters das Kind ersticken, **es wäre dann, daß die Wehe-Mutter schon so viel Erfahrung hät-**

Hand-Griff. te, daß sie bald, wann der Kopff durchdringet, ihre zwey Finger an beyden Händen zwischen dem Halse des Kindes einläst, und das Kind mit beyden Achseln fasset, und ihm als ein- und aushilfft.

Das Fünffte hat die ietzt erklärete Hülffe höchst-nöthig, wann das Kind nach der Seite zur Geburt kommet, da sich die eine Schulter auf den Schooßbein an- und auffsetzet, da kan man es bey ietzt erzehltem Eingriffe bald ablencken. Solches weiset das Kupfferbild G. Ich bin zu dergleichen Geburten gehohlet worden, daß die Kinder über 24. Stunden mit dem Kopffe gebohren gewesen, und weiter nicht fort gekont, daß also die Kinder todt, und die Mütter von allen Kräfften gewesen, da es dann an nichts, als an solcher Ablenckung gefehlet. Wann ich solche abgelencket, so ist die Geburt bald erfolget. Zuvor hat es geheissen: die Mutter hat sich dem Kinde um den Hals geschlossen, da es doch nicht war.

Unnützer Vorwand von Mutter-Verschliessen. Bey dieser Mutter-Verschliessung unter der Geburt ist ein erschröcklicher Irrthum der Wehe-Mütter, und mehr ein Behelff ihrer Unwissenheit, als die Wahrheit. Ich begehre aber mit keiner deßwegen, wie auch sonst um nichts zu streiten, eine jede bleibe bey ihrer Meinung. Wirst du aber meinen Bericht fassen, und wohl in acht nehmen, so wird dir der Grund schon in die Hände kommen.

Das Sechste von den recht-stehenden Köpffen, als das Kupffer H. zeiget, da das Gesichte des Kindes verkehrt, und muß auch also mit dem Gesichte zuvor gebohren werden. Doch ist auch Hülffe dabey nöthig, und gehet auch, wann GOtt will, ohne Hülffe, wann die Frauen nur bey guten Kräfften seyn. Wie schon bey dem Kupffer gemeldet.

Das Siebende und letzte, von den verlangten Geburten, die als recht-stehend heissen, und doch Zufällen unterworffen seyn, ist ein Kind, wie du in dem Kupffer I. sehen kanst, das recht zur Geburt stehet, und ihm doch die Nabelschnur vor dem Kopff herfür kommet, hat also der Hülffe auch höchst nöthig soll es das Leben erhalten, wie ich dir dieses, welcher Gestalt ich darmit zu rechte gekommen, in der Unterredung wegen deß nöthigen Wassersprengens ausführlich machen will. Nun hoffe ich, du werdest meine Erklärung über- oder wegen der Wendung, wie auch von den sogenannten rechten Geburten deutlich verstanden, und zugleich die höchst-nöthige Hülffe bey allerhand Lager der Kinder, so ich dir beschrieben, auch durch Kupffer gezeiget, gefasset haben, daß du also viel Kinder und Frauen werdest retten können, wann du dir es nur recht bekannt machest,

chest, daß sie nicht so leicht in Gefahr Leibes und Lebens gerathen dürfften, wie wohl öffters durch unerfahrne Wehe-Mütter zu geschehen pfleget.

Und so viel habe ich nun von Wendung und geschickter Hülffe mit dir reden wollen, alles aus dem Grunde, wie es mir selbst durch eigene Erfahrung bekannt worden.

Das V. Capitel.

Von denen verharreten Geburten, wo die Kinder recht stehen, und doch im Mutter-Leibe bereits verschieden, wie solche, wann sie sehr angetrieben und eingedränget worden, durch einen Haken auszuführen sind.

Christina.

Wie verstehe ich denn das, da du sprichst: du seyst noch allezeit glücklich bey vorhergehenden rechten Geburten gewesen, und dennoch sagest du auch, daß dir bey dergleichen Geburten die allergrössesten Gefahren unter Händen gekommen?

Just. Es ist beydes wahr, wie schon gemeldet, daß ich wohl glücklich gewesen, wo ich nur zeitlich bin erfordert worden, so, daß aufs wenigste die Mutter glücklich und mit gesundem Leibe genesen, ohne alle gewaltsame Hülffe und ohne den Haken oder ander Instrument. Ich habe keines Hakens leicht vonnöthen, wo ich nur bald Anfangs bey der Geburt bin; doch finden sich öffters Zufälle bey dergleichen Leibern, **wo die Kinder groß, und die Frauen schon bey Jahren, oder feist vom Leibe seynd**, weil es hart und schwer zugehet, wann sie **das erstemahl** gebähren sollen. Als da finden sich Blut-Stürtzungen, Schwehre-Noth, Ohnmachten, daß die Kinder dadurch * umkommen, sonderlich wenn die Geburt

Wie todte Kinder ohne Haken zu haben.

* v. Obs. 484. Mauriceau.

burt unrecht tractiret wird, und ob sie auch recht tractiret wird, so ist es nicht allezeit gäntzlich zu verhüten möglich: Es ersticken die Kinder öffters bey dergleichen harten Geburten, daß ich also dennoch den Haken habe gebrauchen müssen, wo ich gleich beym Anfange bin dabey gewesen, haben die Frauen ihr Leben erhalten sollen; Aber dergleichen Geburten sind nicht viel, wann sie nur recht in acht genommen werden mit dem Einlencken, vom Anfange biß zum Ende, die Kinder liegen recht oder unrecht, so seynd sie durch das Wenden, oder rechte Einlencken, mehrentheils ohne den Haken zu regieren, daß ich also sagen kan, daß ich des Hakens wenig bedürffe, wann ich vom Anfange dabey bin. Aber bey denen, da ich zu Hülffe kommen müssen, wo die Frau **wegen langwierigen Kreistens und harter Geburt die Kräffte verlohren gehabt**, ist mir der Haken nöthig gewesen. Ich kan auch mit Wahrheit sagen, daß mir keine Geburt so schwer gefallen, auch unter allen Geburten nicht so viel Frauen verliehren dürffen, als bey diesen, wann ich zu langsam zu Hülffe bin geruffen worden. Dann weil die Kinder recht gestanden, so haben allemahl die Wehe-Mütter wider mich gestritten, daß die Kinder könnten gebohren werden, auch wohl noch lebeten. Zwischen solchem Streiten seynd die Frauen biß zum Tode ohne Hülffe geblieben. Endlich, so sie die Hülffe zugelassen, so ist es, so wohl vor Mutter als Kind, offters ausgewesen, da habe ich die Kinder mit einem Haken von der Mutter bringen müssen, iedoch ohne einige Verletzung der Frauen, von welchen dann etliche wegen zu grosser Abmattung und verlohrner Kräffte in so langwierigen Kreisten hernach doch gestorben sind. **Es ist freylich, wann ein Kind recht stehet, schwer zu wissen, ob es todt ist, dabey werden auch die Frauen gar offt versäumet.**

Wo der Haken nöthig gewesen.

Anmerckung.

Christ. **Wäre es dann nicht zu verantworten: wann auch ein Kind über Verhoffen, iedoch unwissend, noch lebete, und doch vor menschlichen Augen nicht könnte gebohren werden, die Mutter, ehe ihr alle Kräffte entgiengen, durch einen Haken oder ander Instrument in Zeiten zu retten?** *

Justina.

* Dergleichen Casus begegnete allhier unsers Orts einem alten erfahrnen Fran-

Just. Diese Frage ist vor mich zu hoch, und gehöret den Gelehrten zu, darauf zu antworten. Ich wünsche selbst, diese Antwort zu haben, weil ich die meisten Frauen bey diesen Geburten durch zu lange Verzögerung da ich zu Hülffe geruffen worden, in Lebens-Gefahr gesehen und gehabt habe, wann ich gleich das Kind ohn allen Schaden von Mutter-Leibe gebracht, (welches mir noch allezeit, wo ich Hand angeleget, glücklich angegangen,) daß dennoch etliche Frauen, welche die Kräffte verlohren, noch gestorben sind. Es wäre dieses eine nöthige Frage vor unsern Beruff, und wünschete sie von Rechts-Gelehrten erkläret zu haben. Ich bin längst der Gedancken gewesen, vor mich selber zu fragen; Aber es hat mich die viele Verfolgung, so mir begegnet, abgehalten, wann mir beygemessen worden, ich wollte die Kinder mit Gewalt und vor der Zeit von den Frauen nehmen. So habe ich die Frage unterlassen, und seynd die Frauen unterschiedlichemahl versäumet worden. Um übeler Nachrede wegen, weiß ich mich des Hakens nicht gäntzlich zu enthalten, aus Ursache: ich werde offters zu Hülffe geruffen, da das Kind zwar recht zur Geburt stehet, die anwesende Wehe-Mütter aber es so scharff und gedrange durch übermäßiges Treiben der Wehen an- und eingepresset haben, durch vier oder mehr Tage währendes Kreisten, daß das Kind ersticket, und die Frau von allen Kräfften kommen ist; in diesem Fall man das Kind auf keine andere Art, als mit den Haken, fassen kan. Ich wünschete, daß ich mein Lebetage zu dergleichen Zustande nicht kommen dürffte, oder geholet würde, weil ein Kind bey diesem Zustande schwerer zu gewinnen, und die Frau zu retten ist, als bey einiger Wendung. So lange die Gefahr der Frauen nicht gesehen wird, so geschiehet dergleichen Hülffe nicht; hernach wann die Kräffte der Frauen hinfallen, daß auch wohl manche Frau sich gar nicht wieder erhohlen kan, dann fangen sie an um der Barmhertzigkeit GOTTES willen zu bitten, sie zu retten. Was soll ich dann thun? Weil man des Kindes Haupt nicht fassen kan, und gleichwohl manche Frau, die starck von Kräfften ist, gerettet wird,

Frantzösischen Chirurgo, der vielfältig als ein geschickter Accoucheur in schweren Fällen geruffen ward, der gleichfalls unwissend, nach vorgegebenen Versterben des Kindes, bey der schon 3. Tage Kreistenden, die Frucht recht stehend mit dem Haken extrahirte; da sich nachher noch indicia vitæ an derselben zeigeten.

wird, so hoffet man es auch von dieser. Derohalben kan ich mich Gewissens wegen, in solcher Noth, des Hakens nicht entbrechen. Wann alle Wehe-Mütter die Kinder und Frauen, im Anfange der Geburt, recht zu tractiren wüßten, so dürffte leichtlich kein Instrument oder Haken gebrauchet werden. Ich bedarff wenig des Hakens, wann ich nur, wie schon gemeldet, vom Anfange der Geburt zugegen bin; hoffe auch, der liebe GOtt werde mich weiter behüten. Doch habe ich den Haken etlichemahl brauchen müssen, wann die Frau durch andere Zufälle, als starcke Blut-Stürtzung, oder grosse Mattigkeit, die Länge nicht dauren können, und die Kinder todt gewesen, daß es also, die Mutter zu retten, nicht anders hat seyn können, ob mir gleich das Einlencken zur Genüge bekannt, welches zwar eine grosse Hülffe ist, aber bey dergleichen gefährlichen Zufällen nicht so lange Zeit lässet, weil es bald um das Leben gehet. Weil aber dergleichen Zufälle nicht gemein sind, so wiederhohle und sage ich noch einmahl: daß ich leicht keines Hakens oder andern Instruments mich bedienet, wann man mich nur bald Anfangs zu der kreissenden Frauen hohlen lassen, dieweil mir das Einlencken genugsam bekannt worden, Dann das rechte Einlencken und die rechte Anführung, ingleichen alle Wendungen seynd leichter vor Mutter und Kind, wie auch vor mich, als die Rettung durch den Haken, oder andere Instrumente. Warum lassen es die Wehe-Mütter beym Anfange so offt zu dergleichen Gefahr kommen, indem es gleichwohl möglich mehrentheils zu verhüten ist, und zwar besser beym Anfange in dem geraumen Leibe, als hernach in der engen Geburt, wann Wasser und alles schon verflossen ist?

Christ. **Aber wie gehet es dann, wann du, wie mir bewust, zu Hülffe geruffen wirst, und sitzest doch einen gantzen Tag und länger, ehe Mutter und Kind vonsammen kommen, weil du mir mit dem Einlencken so gewiß helffen kanst, und hernach gebrauchest du gleichwohl den Haken?**

Just. Du must wissen, daß ich keinmahl ohne die grösseste Noth geruffen werde; ja es wäre zu wünschen, daß sie mich bey Zeiten ruffen liessen, wann sie sehen, daß es sich mit der Geburt verzeucht, die Kinder tieff stehen bleiben, und die Wehen schwach oder wilde seyn, (wie sie zu reden pflegen,) die nicht auf das Kind gehen, da wäre es Zeit, weil das Kind noch frisch, und die Mutter bey Kräfften ist, so könte ich leichter und besser helffen, als hernach so späte, wenn alle Kräffte schon weg seyn, da dürffte öffters keines Hakens gedacht, vielweniger derselbe gebrauchet werden. Daß ich aber auch nicht allemahl den Haken brauchen darff, ist dieser Unterschied: Eine Frau hat mehr Kräffte, als die andere, zu arbeiten, und kan eine solche starcke Frau in schwehrer Geburt länger tauren, als eine zarte und schwache. So werde ich auch in einem Orte eher, als in dem andern, zu Hülffe geruffen, manchmahl seynd die Kräffte noch vorhanden, manchesmahl auch keine, oder ja gar wenige. Je eher ich nun geruffen werde und Kräffte finde, ie gewisser und besser kan ich helffen, ohne den Haken. Werde ich aber so gar langsam geruffen, so kan ich ohne Haken nicht helffen, soll die Frau gerettet werden. Daß ich aber auch öffters einen gantzen Tag zubringe, in der Hoffnung das Kind ohne den Haken von der Frauen zu bringen, und doch endlich den Haken brauchen muß, so geschiehet es darum: daß ich den Haken ohne die äusserste Noth nicht zu gebrauchen pflege. Es gehet auch öffters ohne den Haken, aber langsam und schwehr, wie dann ein solch todtes zusammen gepressetes Kind viel langsamer und schwehrer zur Geburt zu bringen ist, als vom ersten Anfange der Geburt. Es gehen unter solcher langsamen und schwehren Arbeit der Frauen Kräffte weg, ehe man sichs versiehet, daß ich also wieder meinen Willen, um die Frau zu retten, den Haken ergreiffen muß. Es ist eine schlechte Kurtzweil, sowohl vor mich als die Frauen, den Haken zu gebrauchen; Wann es aber verharret wird, so ist kein ander Mittel.

Christ. **Warum liessest du denn den Frantzösischen Balbierer zu dir bey der Büttnerin kommen? Konntest du dann ohne ihm nicht helffen, damit du dem übeln Geschrey, als hättest du ohne den Haken nicht helffen können, nicht dürfftest unterworffen seyn, und er hätte bald geholffen, wie er nun hingekommen, ohne den Haken, oder einiges Instrument.**

Just. Daß ich den Frantzösischen Balbierer zu der Büttnerin ruffen lassen, geschahe keiner andern Ursache wegen, dann daß ich die Beschuldigung, als brauchte ich bey allen schwehren Geburten, ohne einige Noth, den Haken, von mir ablehnen, und erweisen wolte: daß eine Verleum-

Ein Casus zur Vertheidigung des vorsichtigen Gebrauches des Hakens.

leumdung von meinen Feinden sey, und daß ich ohne die äusserste Noth keinen Haken brauchete. Ich war zu dieser Büttnerin geruffen, als sie schon zwey Tage und Nächte in der härtesten Geburt gearbeitet hatte, und fand das Kind zwar rechtstehend, aber schon tod bey ihr, bey noch ziemlichen Wehen. Es war dieser Frauen erste Geburt, sie war auch nicht mehr jung; das Kind, als ein Erstling, war sehr eingetrieben, daß es weder vor sich noch hinter sich zu bringen war. Ich arbeitete auch eine gantze Nacht nach meiner Wissenschafft, mit allen Fleiß und Kräfften, es war aber alle meine Mühe umsonst; dann den Kopff mit der Hand oder Finger zu fassen, war nicht möglich, die Finger seyn zu schwach, und gleiten ab, und die Hand kan noch weniger gebrauchet werden bey recht-stehendem Kinde, man wolte denn gewaltsam verfahren, und die Mutter ungesund machen, wann es so fest ein- und angetrieben ist, wegen Enge und Gedränge in der Geburt. Ich muß bekennen, ich gehe viel lieber zu Hülffe, wo die Kinder unrecht zur Geburt stehen, als auf solche verharrete Art. Denn wann die Kinder unrecht kommen, da man sie wenden muß, ist keines Hakens nöthig; Aber solche rechtstehende, * hart-angetriebene Kinder können mit meinem Wissen von der Mutter nicht anders, als mit Ziehung eines Hakens, gebracht werden, wann die Mutter schon von Kräfften kommen, und nicht weit mehr vom Tode ist. Nun sahe ich bey dieser Büttnerin die Gefahr und äusserste Noth, aber kein ander Mittel, als mit dem Haken zu retten. Ließ derohalben den Herrn Physicum zu mir bitten, in der Meynung, ob er etwann ein ander Mittel zu helffen wüste, oder ob er nicht diesen Balbierer möchte bewegen, zu uns zu kommen, wann diesem ein ander Hülffs-Mittel bewust wäre, wollte ichs gar gerne annehmen, und mich ins künfftige desselben auch bedienen; Und auf solche Weise ist er zu uns kommen. Er war bald willig zu helffen, ohne einiges Instrument und Haken, und versprach das Kind in einer Stunde zu gewähren. Dieses war gleich in der eilfften Stunde Vormittage, als er sich bey der Frau satzte. Er wandte allen Fleiß und grosse Mühe an bey Mutter und Kinde diesen halben Tag über auf allerhand Weise. Als es nun begunte Abend zu werden, und ihm seine

Mü-

* Herr D. Petermann glaubt, daß hier in diesem Casu das Schulterblat des Kindes über dem Eißbein allzufeste sey eingesetzet gewesen. vid. ejus gründliche Deduction, § 13.

Mühe nichts helffen könte, weil das eingezwungene Kind unmöglich von der Stelle zu bringen war, fragte er mich in geheim: Was habt ihr für ein Instrument bey dergleichen Begebenheiten, eine Zange oder einen Haken? Darauf sagte ich: Ich habe nichts als einen Haken. Worauf er weiter fragte: Habt ihr ihn bey euch? last mich ihn doch sehen; Wann ich nur damit dem Kinde in den Kopff könte ein Loch machen, daß ich es fassen und ziehen könte. Ich gab ihm also den Haken; Als er ihn aber versuchte anzusetzen, fühlete es die Kreisterin, dadurch ward der Haken verrathen. Er versuchte zwar mehr solchen anzusetzen, aber er wäre (wie er gegen mich öffentlich, in Beyseyn des Herrn Physici und eines hiesigen Balbierers, wie auch etlicher anwesenden Frauen, erwehnte) vor ihn zu groß, und er könnte ihn wegen der Grösse nicht anbringen; Derowegen bath er mich: ich möchte mich doch hinsetzen, weil ich meines Hakens besser als er gewohnt wäre, um zu versuchen, ob ich ihn anbringen, und ein Loch in des Kindes Kopff damit machen könte, daß doch die Frau gerettet würde, weil kein ander Mittel wäre, als das Kind zu fassen und zu ziehen. Wozu ich mich gar schwehr bereden ließ; Jedoch satzte ich mich endlich hin an seinen Ort, und fand den Kopff noch auf selbiger Stelle, wie ich ihn übergeben hatte, aber den Hirnschädel (welches aber nicht anders seyn können) durch die vielen Anfassungen gantz in Stücken gedruckt. Weil dann dieser Frauen Kräffte noch so lange dauren können, biß des Kindes Kopff so zu Scherben gedruckt war, so war gar leichte ohne den Haken ein Loch zu machen, welches ich mit meinen Fingern verrichtete. Und wunderte mich sehr, daß es dieser Frantzose mir wieder in meine Hände übergab, der Frauen zu helffen, und zwar mit diesen Worten: Weil ihr eures Hakens besser gewohnet seyd, als ich. Und dahero fand ich meine Unschuld, in Beyseyn aller Anwesenden, **das ihm eben kein ander Mittel bey solcher Geburth wissend wäre, als mit einem Haken oder Zänglein ein Loch in des Kindes Kopff zu machen, damit er es fassen und ziehen könnte. War nun seine Wissenschafft hierbey was anders als die meine? Ja, ein Beweißthum meiner Unschuld.**

Christ. **Man höret aber gleichwohl in grossen Häusern, du hättest nicht helffen können; dieser Frantzose aber hätte bald ohne Haken geholffen.**

Justin. Du must wissen, daß dieses von Feinden und Verleumdern herkomme, die es in die Häuser getragen. Solte ich es hören, ich wolte ihnen gar ein andes beweisen durch die Personen, so dabey gewesen, und die es an Eydes statt aussagen würden, daß es nicht anders, als wie ich berichtet habe. Ja, dieser Frantzösische Balbierer kan es anders nicht sagen, woferne er so aufrichtig und gewissenhafft ist, als ich ihn dafür erkenne.

Christ. **Es ist aber doch wahr, du gestehest es selbst, daß kein Haken gebraucht worden, und daß du daß Loch mit deinen Fingern in des Kindes Kopff gemacht hast?**

Just. Es ist wahr, daß kein Haken ist angelegt worden; Aber es war ein sonderbar Glücke, daß es eine starcke Frau betraff, da die Kräffte so lange aushielten; die zehende, auch wohl die zwantzigste hätte so lange unter solcher Probe nicht ausdauren können, wie diese Frau. Sie war schon zwey Tage und zwey Nächte in Nöthen gewesen, wie ich bey sie kam, das Kind auch schon tod, wie die erste Wehe-Mutter und die beyseyenden Frauen dafür hielten. Zudem hielt ich auch dieselbe gantze Nacht, wie ich hin kam, mit allen Fleiß und Hülffe an, weil noch starcke Wehen waren; Dennoch wich das Kind nicht ein Haar breit von der Stelle, weder hinter noch vor sich, und ich betrog mich dieselbe gantze Nacht mit guter Hoffnung, eben wie oftgedachter Frantzose den folgenden Tag; Hätte nun diese Frau nicht so starcke Kräffte gehabt, sie wäre uns unter den Händen tod geblieben. Als nun der Balbierer mit neuen Kräfften darzu kam, und über einen halben Tag mit seinen starcken Händen und Fingern arbeitete, den Kopff zu ziehen und zu drücken, so muste endlich die Hirnschale brechen, daß also weder Haken noch einig ander Instrument mehr nöthig war. Und weil sonder Zweiffel GOtt meine Unschuld ans Licht bringen wolte; so muste es mir wieder übergeben werden, indem der Balbierer ohne den Haken vor sich kein Loch in den Kopff zu machen getrauete. Wie ich aber wieder angriff, und den Hirnschädel so entzwey gedrückt fand, ich auch den Kopff tieffer fassen konnte mit meinen kleinen Händen, als er mit seinen grossen, so war es mir gar leichte, mit den Fingern ein Loch zu machen. Als ich nun das Loch durch die Haut und Hirnschale gemacht, so war das Häutchen über dem Gehirne sehr starck, welches ich aber mit Bewilligung des Hrn. Physici und der andern Anwesenden, mit einer Haar-Nadel durchstach, da

(Hand-Griff, ohne Haken die Frucht zu extrahiren.)

lieff

lieff das Gehirne heraus, und ward der Kopff zu fassen und zu ziehen geschickt, und ergab sich alsobald zur Geburt. Wie solches der Frantzose sahe, wolte er mich weghaben, und sagte: Er mit seiner Stärcke könnte besser helffen, als ich. Wiewohl nun da keine Stärcke noch Kunst mehr nöthig war; dennoch, um Friedens willen, wich ich ihm. Es war den Augenblick da, er konnte kaum so bald anrücken und anfassen, so hatte ers in Händen. Diese Frau erhielte durch das Kreisten ihr Leben, und behielt auch ihre Gesundheit, wiewohl sie sehr matt war, lebte also noch vier Wochen, und starb endlich plötzlich, da sich dessen kein Mensch versahe. Sie war zwar noch schwach, iedoch machte sie sich dann und wann aus dem Bette, eine Stunde und mehr zu sitzen. Und wie sie sich einmals des Morgens auch ein wenig aus dem Bette zu sitzen begab, und nur ein wenig heraussen war, ehe ihr die Mutter das Bette gemacht, so rieff sie: Ach Mutter! wie wird mir? Darauf nimmt sie die Mutter wieder ins Bett, und wie sie kaum hinein gebracht worden, sanck sie nieder und starb. Schien also, als wenn sie ein Schlag-Fluß * überfallen hätte.

Christ. **Jch glaube wohl daß diese schwehre Geburt der Frauen das Haupt so angegriffen, daß sie sich nicht gäntzlich hat erholen können, biß endlich ein Schlag-Fluß darauf gefolget, der ein Ende mit ihr gemacht; Darum ist es schlimm, wann es bey angehender Geburt versehen wird, wie dann offters geschiehet, aus Unwissenheit der Wehe-Mütter, oder aus Eigensinnigkeit der kreistenden Frauen.**

Just. Weil ich dir alle meine Wissenschafft zu zeigen versprochen, und du mich ietzo erinnerst der Unwissenheit vieler Wehe-Mütter, auch Eigensinigkeit derer Frauen, so ist mir erst diese Tage eine gefährliche und schwehre Geburt unter Händen kommen, die aus blosser Eigensinnigkeit der kreistenden Frauen, und Unwissenheit oder Irrthum der Wehe-Mutter, so gefährlich und schwehr geworden, damit du dich vor dergleichen Ge-

* Es ist glaublicher, daß sie an einem anhaltenden und abzehrenden Fieber vermattet gestorben, weil sie noch stets die vier Wochen das Bette gehütet.

fahr hüten kanst, indem mir diese Hülffe oder diese Wendung fast schwehrer vorkommen, als alle vorher gezeigte Wendungen; So halte ich es deswegen vor nöthig, dir dieselbe zu zeigen, um des gemeinen Bestens wegen. Ich fand zweyerley Ursachen oder Irrthümer, wodurch diese Geburth versäumet und versehen worden, welche allen kreistenden Frauen und Wehe-Müttern zu wissen höchst nöthig seynd, auf daß sie sich vor dergleichen Unvernunfft und Eigensinnigkeit beyderseits zu hüten lernen. Die erste Ursache und Irrthum war, daß sich die klagende Frau nicht wollte von der Wehe-Mutter angreiffen lassen, ehe sie in den rechten dringenden Wehen der Geburt wäre, da doch das Wasser der Frauen schon gebrochen und gesprungen, ehe noch die Wehe-Mutter geruffen worden. Der andere Irrthum und Ursache war, daß die Wehe-Mutter der Frauen nicht wiedersprechen wollen, und blieb also drey Tage und Nacht ohne den Angriff bey ihr sitzen, um die rechte dringende Wehen und die rechte Stunde der Geburth zu erwarten. Weil sie dann beyderseits dafür hielten, daß öffters das Wasser drey und mehr Tage vor der rechten Geburts-Stunde, ohne allen Schaden zu springen pflege; Als meynten sie, es würde dieses mahl eben so seyn. Aber diese ihre Meynung war unrecht, und betrogen sich also alle beyde, daß Mutter und Kind in Lebens-Gefahr kamen. Wahr ist es, daß öffters das Wasser ohne Wehen springet, und folget in etlichen Tagen erst eine glückliche Geburt, diesen Unterscheid aber muß die Wehe-Mutter durch den Angriff in Zeiten zu unterscheiden wissen, ob bey dergleichen Wasserspringen das Kind zu rechter Geburt stehe, und ob die Mutter-Oeffnung vorhanden, weil manche Frauen gar leichte gebähren, und vom Tragen und kleinen Wehen die Oeffnung ohne sonderliche Schmertzen bekommen, welches eine grosse Hülffe der Frauen bey der Geburt ist, gegen andere, so harte gebähren. Und dieses kan eine Wehe-Mutter vom blossen Ansehen nicht wissen. Stehet dann nun das Kind recht zur Geburt, und ist schon Mutter-Oeffnung da, aber noch keine oder kleine Wehen, und ob auch gleich schlechte Mutter-Oeffnung und keine oder kleine Wehen vorhanden wären, wann das Kind nur recht zur Geburt stehet, so kan man die rechte durchdringende Wehen wohl erwarten, ehe die Wehe-Mutter die Frau zur Arbeit vermahnet, sonsten würden sie vor der Zeit abgemattet, ehe es nöthig wäre; Muß also der Wehe-Mutter Angriff nothwendig in Zeiten geschehen, und den Grund des Zustandes geben, so die schwangere

Schade des Eigensinns bey Kreistenden.

Lehre und gute Erinnerung.

gere Frau nicht in Gefahr gerathen soll. Dieses soll dir und dergleichen Frauen zur Warnung dienen, **so sollen es auch die Wehe-Mütter wohl mercken, daß sie in solcher Zeit sich nicht sollen durch solche unwissende Frauen abschrecken lassen, sondern sagen, was zu sagen ihnen nöthig ist.** Dann wann die Gefahr Mutter und Kind ergreiffet, und in den Tod bringet, so schreyen die Hinterbliebene doch über die Wehe-Mutter, daß sie den höchstnöthigen Grund zu untersuchen unterlassen habe. Eben so wäre es dieser Frauen gegangen, wenn sie nicht die Hülffe des Wendens bald bekommen hätte; Denn das Kind war nicht allein todt, sondern auch durch den Zwang der Wehen und Verfliessung des Wassers so aufgeqvollen und eingepresset, daß ich mehr Mühe bey diesem Wenden gehabt, als bey allen vorher angezeigten Kupffern der Wendung zu sehen ist, weil ich grosse Noth gehabt, daß ich nur ein Bein des Kindes habe erlangen oder erreichen können, um des grossen aufgeqvollenen trockenen Kindes halben. Es war unmöglich, beyde Beine zusammen zu bringen, und deswegen war die Wendung so viel schwehrer, als schon vorher gezeigte Wendungen, die ich dir gewiesen habe.

Christ. **Vergiß deiner ietzigen Rede nicht. Hier muß ich dich zuvor eines fragen, weil du sagest: bey dergleichen Wasserspringen muß die Wehe-Mutter zu unterscheiden wissen, ob das Kind zu rechter Geburt stehe, und ob die Mutter-Oeffnung völlig vorhanden sey, oder nicht; Und wie du weiter redest, da du meynest: wann das Kind nur recht stünde, so soll man die rechten durchdringenden Wehen erwarten, ehe man die Frau zur Arbeit anmahnet. Du sagest aber nicht, was ich thun soll, wann das Kind unrecht stünde; Als muß ich auch wissen, was hierbey zu thun ist?**

Just. Wann das Kind unrecht stehet, und das Wasser schon gebrochen, dabey aber rechte Mutter-Oeffnung vorhanden ist, daß du ihm beykommen kanst, so must du es bald wenden, und zu einer möglichen Geburt bringen, wie ich dir schon auf allerhand Weise gezeiget habe, ehe noch die rechten Wehen kommen. Ich heisse sie die rechten, als die so genannte durchdringende Wehen. Diese starcke Wehen pressen erst die Kinder so

harte

harte ein, so weit sie eindringen können, und heissen bey unwissenden Wehe-Müttern doch noch nicht die rechten Wehen, weil ein solches Kind nicht kan durchdringen und gebohren werden. Alsdann ist die Wendung schon schwehr, und darum sollst du wenden, ehe diese Wehen kommen, denn die erträglichen vorhergehenden Wehen machen schon die Oeffnung, sonderlich bey solchen Leibern, die sonsten leichte zu Gebähren seyn, wenn die Kinder recht zur Geburt stehen. Dergleichen leichte Geburten hatte diese Frau sechs oder sieben gehabt, worauf sie sich deñ auch dieses mahl verlassen. Aber bey unrecht-liegenden Kindern gehet es so nicht an. Darum **ist es besser, das Kind zu wenden, weil es noch geraume lieget, so ist die Wendung viel leichter vor dich und die Frau; und wann es denn gewendet ist, und folgen die Wehen nicht, so kanst du sie auch erwarten, und darffst die Frau nicht eher zur Arbeit treiben, biß sich die Wehen von Natur finden, auch ihr bey leibe nichts zu Wehen eingeben.** Aber Stärckungen vor Mutter und Kind kanst du ihr wohl geben, weil sie durch das Wenden abgemattet worden; denn wann die Frau und das Kind Krafft bekommen, so finden sich die Wehen von sich selber, und folget die Geburt. Die rechten Wehen folgen leichtlich der Wendung nach, wann das Kind zum Ausgange gewiesen ist, daß es in die Geburth eindringen kan, wo nur der Frauen Kräffte nicht zu sehr weg seyn. **Und eben darum hemmen sich die Wehen, absonderlich wenn die Frauen von Natur schwach, oder durch vorhergehende Arbeit gemattet worden an den unrecht-liegenden Kindern**, wie du bey dieser ietztgemeldeten Geburt abnehmen kanst, die ich dir deswegen erkläret, dich zum Verstande zu bringen. Sollte aber keine Mutter-Oeffnung bey der Frauen seyn, wenn das Wasser springet, und läge das Kind doch unrecht, so must du so lange warten, biß die Mutter-Oeffnung vorhanden, daß du zu der Frau durch den Eingriff kommen kanst, das Kind zu wenden. Je eher es nun geschehen kan, ie besser und leichter ist die Wendung. **Du kanst der Oeffnung sehr helffen, wenn du die zwey gewöhnlichen Finger in den innern Mutter-Mund einlässest, und wann der Wehen kommt, so lässet sich der Mutter-Mund durch die Finger erweitern, und eher zur Oeffnung bringen,**

Das rechte Tempo der Wendung.

Cautel.

Was zu thun beym Wassersprengen ohne Oeffnung der Mutter.

Wie der Oeffnung des Mutter-Mundes zu helffen.

gen, als es von sich selber geschehen kan. Dann weil das Kind unrecht lieget, so kan es nicht an- und eindringen, und den Mutter-Mund nicht fassen, und zur Oeffnung zwingen, als wie wann es recht stehet, oder nur das Wasser noch stehet, so zwinget das Wasser die Oeffnung, weil es mit dem Netze zwischen den Mutter-Mund sincket. Und wann der Wehen kommt, und das Wasser anspannet, so zwinget es den Mutter-Mund zur Oeffnung. Dieses geschiehet nun nicht, wenn das Wasser so frühe ohne Wehen springet. Kan demnach diese deine vernünfftige Hülffe viel thun, daß du eher zur Wendung kommest, und die Frau nicht so viel Tage leiden, und in solche Lebens-Gefahr kommen darff. Diese Warnung und Anleitung ist nicht zu verwerffen, wirst du sie wohl in acht nehmen, so wirst du gute Hülffe finden.

Christ. Ich habe dich zuvor erinnert, daß du derselben Rede nicht vergessen solltest, weil ich noch mehr fragen wolte, als nehmlich: Wie soll ich dann diese Rede verstehen? Erstlich sagst du, daß die Ursach oder der Irrthum gewesen, daß sich die kreistende Frau nicht hätte wollen von der Wehe-Mutter anrühren lassen, biß die rechte durchdringenden Wehen kommen würden, und die Wehe-Mutter hätte auch dieser Frau den Willen gelassen, und wäre doch bey ihr geblieben biß an den dritten Tag, als sie dich zu Hülffe geruffen haben. Und doch sprichst du: daß du das Kind, durch den Zwang der Wehen und Verfliessung des Wassers, so aufgequollen und eingepresset gefunden hast. Wie haben dann die Wehen das Kind können so einpressen und auftreiben, wann keine durchdringende Wehen gewesen wären? Woher ist dann solche Gefahr kommen vor Mutter und Kind wie du hier zeigest? Dann die Frau wird ja durch die Wehen gezwungen worden seyn, es von sich zu sagen, so wird ja auch die Wehe-Mutter nicht blind gewesen seyn, dergleichen Wehen der Frau anzusehen; dann die rechte durchdringende Wehen sich nicht verbergen und verbeissen lassen. Kan mich also in diese Rede noch nicht finden.

Justin. Ich will dir die Unwissenheit zeigen, woraus die Gefahr kommet, daß du dich in acht nehmen kanst, samt den Frauen, so in diesem Wahn seyn, der Angriff der Wehe-Mutter sey unnöthig vor den äussersten durchdringenden Wehen. Hiebey must du wissen, daß bey unrecht-liegenden Kindern, wie ich dir genugsam zuvor erwehnet, als wo das Kind quer über die Geburt lieget, keine durchdringende Wehen kommen können. Bedencke dich doch recht, was die durchdringende Wehen seyn. **Sie seyn nichts anders, als ein * Zwang der Natur, der das Kind zum Ausgange zwinget, wenn sich die Mutter davon entledigen will, als bey der natürlichen Geburts-Stunde, wann das Kind recht zur Geburt und also zum Zwingen lieget: Lieget es aber nicht recht, und so unrecht, daß es nicht sincken kan, so muß der Zwang nachlassen, weil das Kind durch das Querliegen nicht einsincken kan, so kan es auch also quer-liegend nicht gebohren werden.** Lege dich in ein Fenster, hinaus zu sehen; wann du recht im Fenster innen liegest, kan dich ein anderer leichte von hinten hinaus werffen. Liegest du aber quer über das Fenster, oder nur scheeff nach der Seiten angestemmet, so muß er es wohl bleiben lassen, dich mit dergleichen leichten Hülffe hinaus zu werffen. Also ist es mit den durchdringenden Wehen auch. Lieget das Kind recht innen, so folgen die durchdringende Wehen, nicht allein von dem innerlichen Triebe der Wehen, sondern auch von dem Ein- und Durchdringen des Kindes. Wann diese beyde Stücke beysammen seyn, so folget die Geburt ohne alle Hülffe der Wehe-Mütter. Willst du nun und deine so gesinnete Frauen ohne rechte Untersuchung des Angriffs die durchdringende Wehen erwarten, so kanst du gar leichte in dergleichen Gefahr, wie dieser Frauen geschehen, gerathen. **Derohalben seynd dieses die durchdringende Wehen, wenn das Kind recht eindringen kan, und gleich gebohren wird. Lieget es aber unrecht, so kan man die starcken**

Was Wehen seyn.

* Es drücket das eben so gut aus, als wenn man nach den Regeln der Philologie sagen will, sie seyn eine zusammenzwengende Bewegung der Mutter, dadurch dieselbe in der Breite und Länge nach und nach enger zusammen gezogen wird, um das in sich haltende Kind an des Tages Licht zu treiben.

Nº 1.

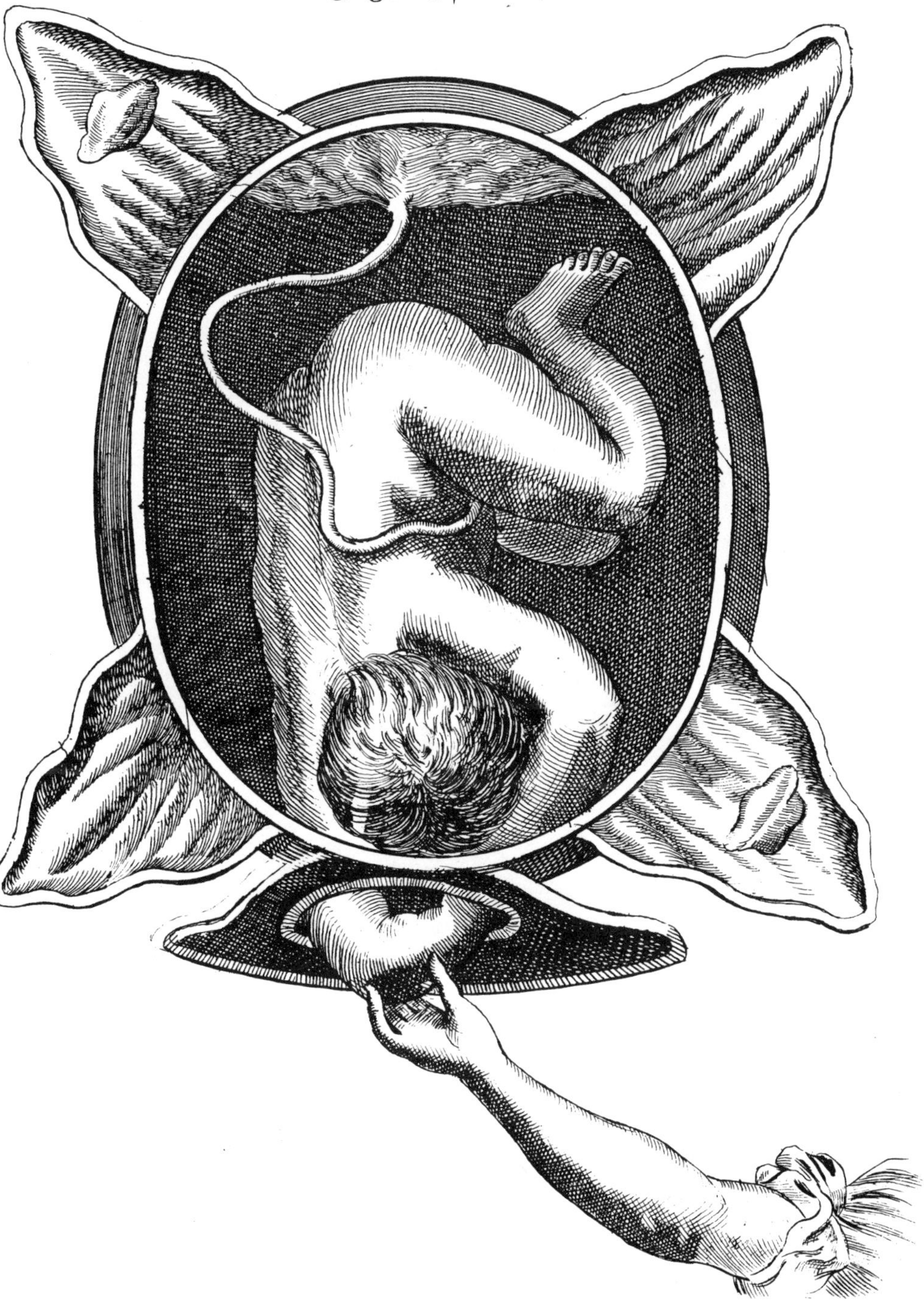

No. 2.

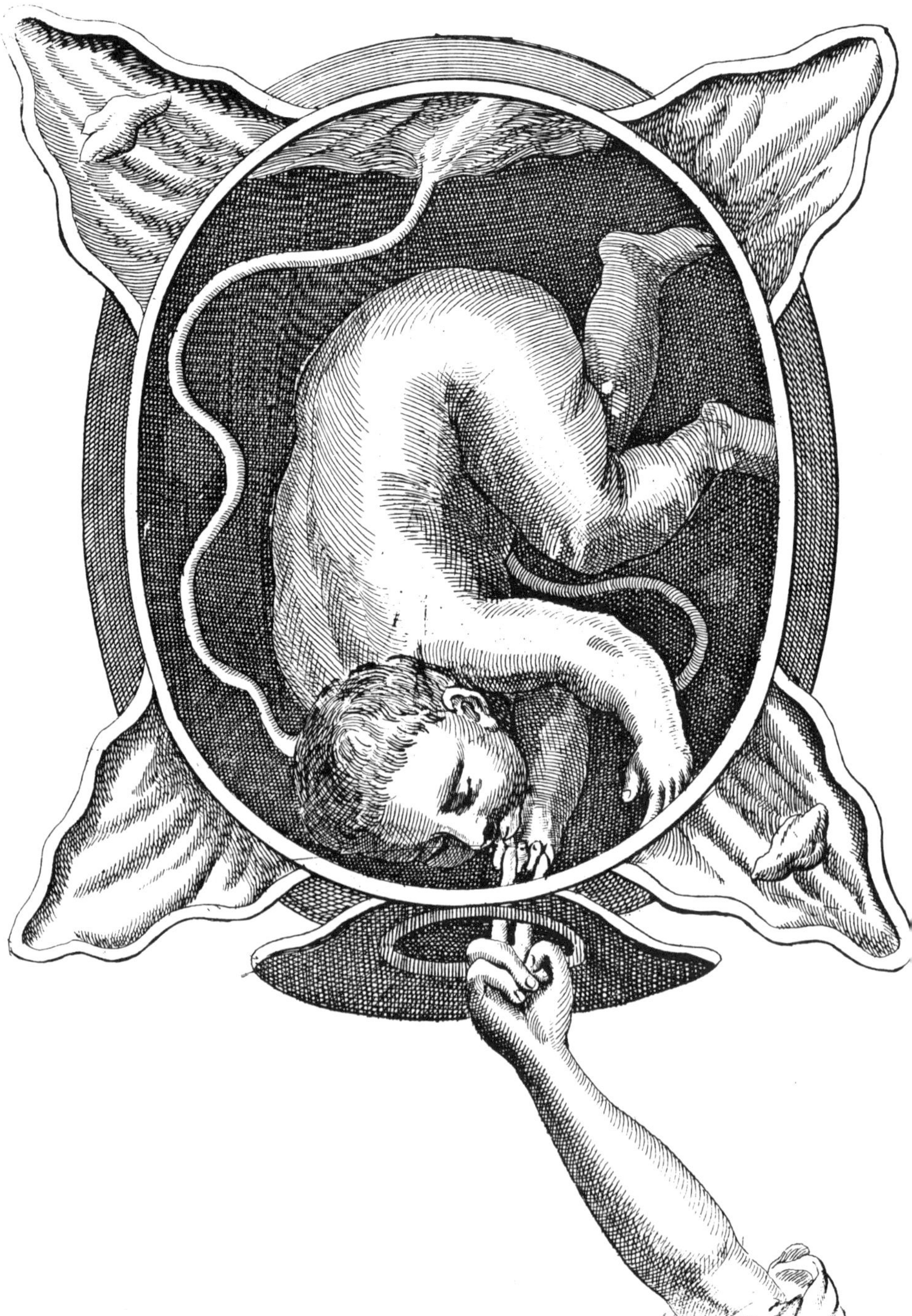

. No. 3 .

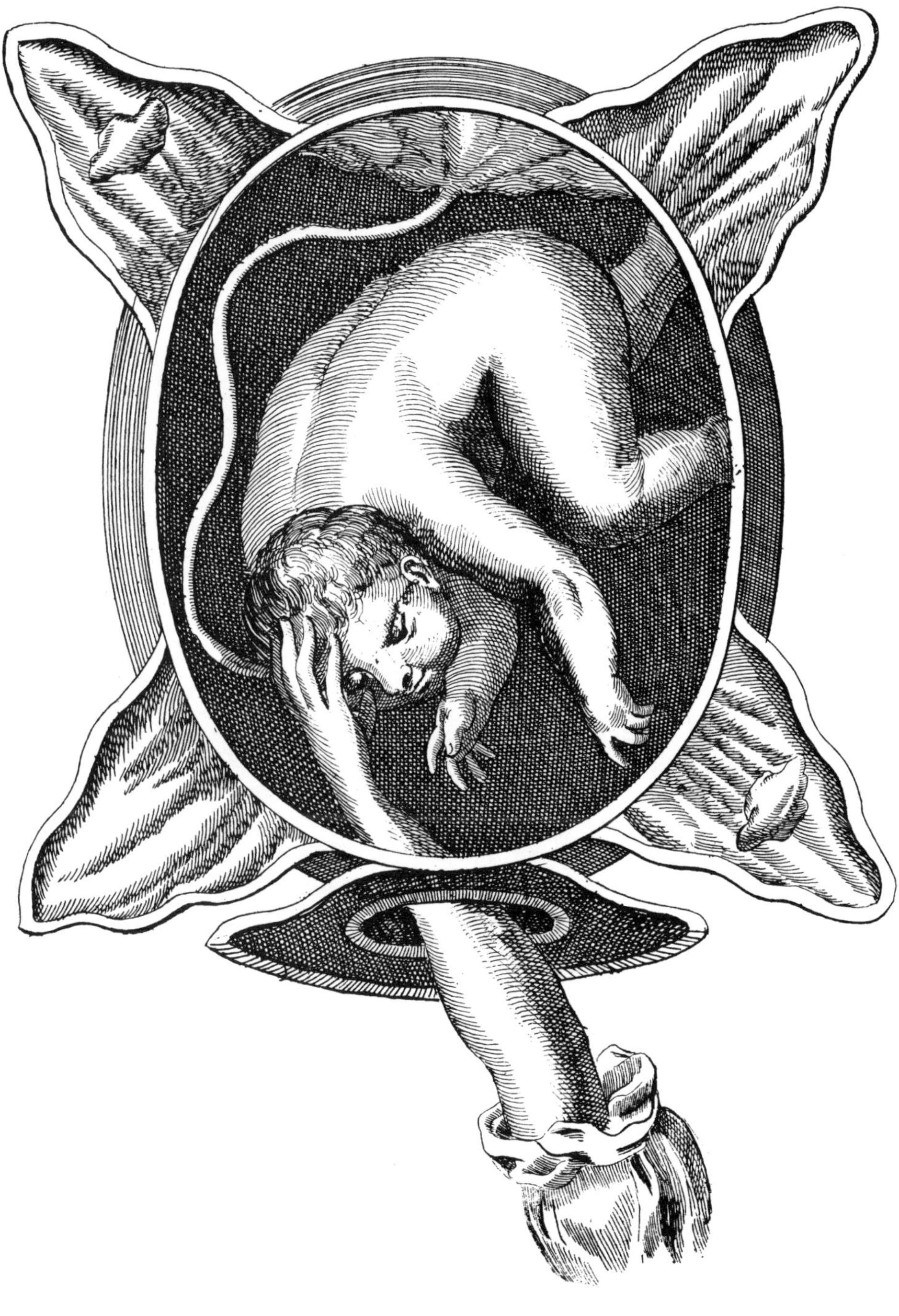

No. 4

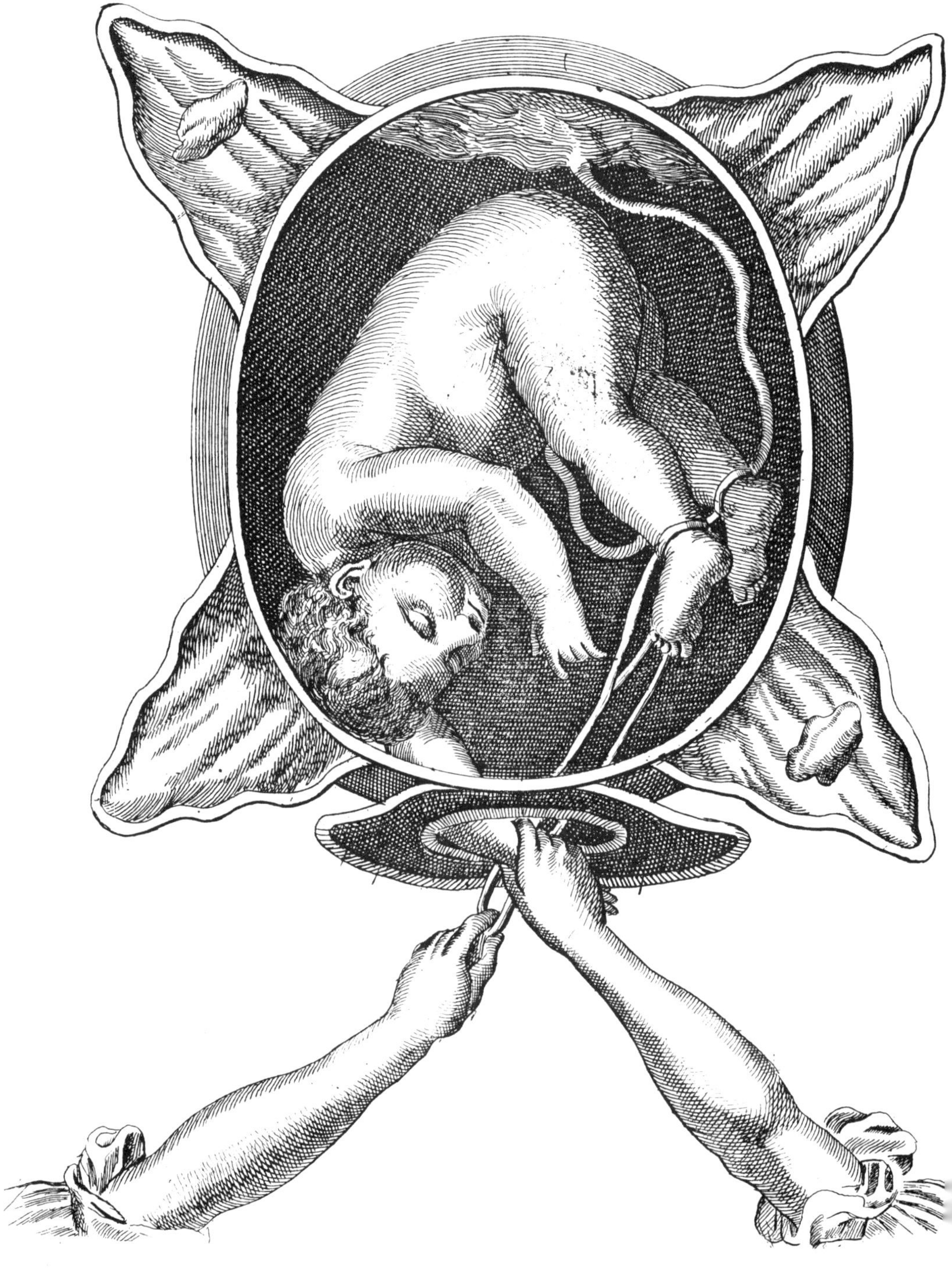

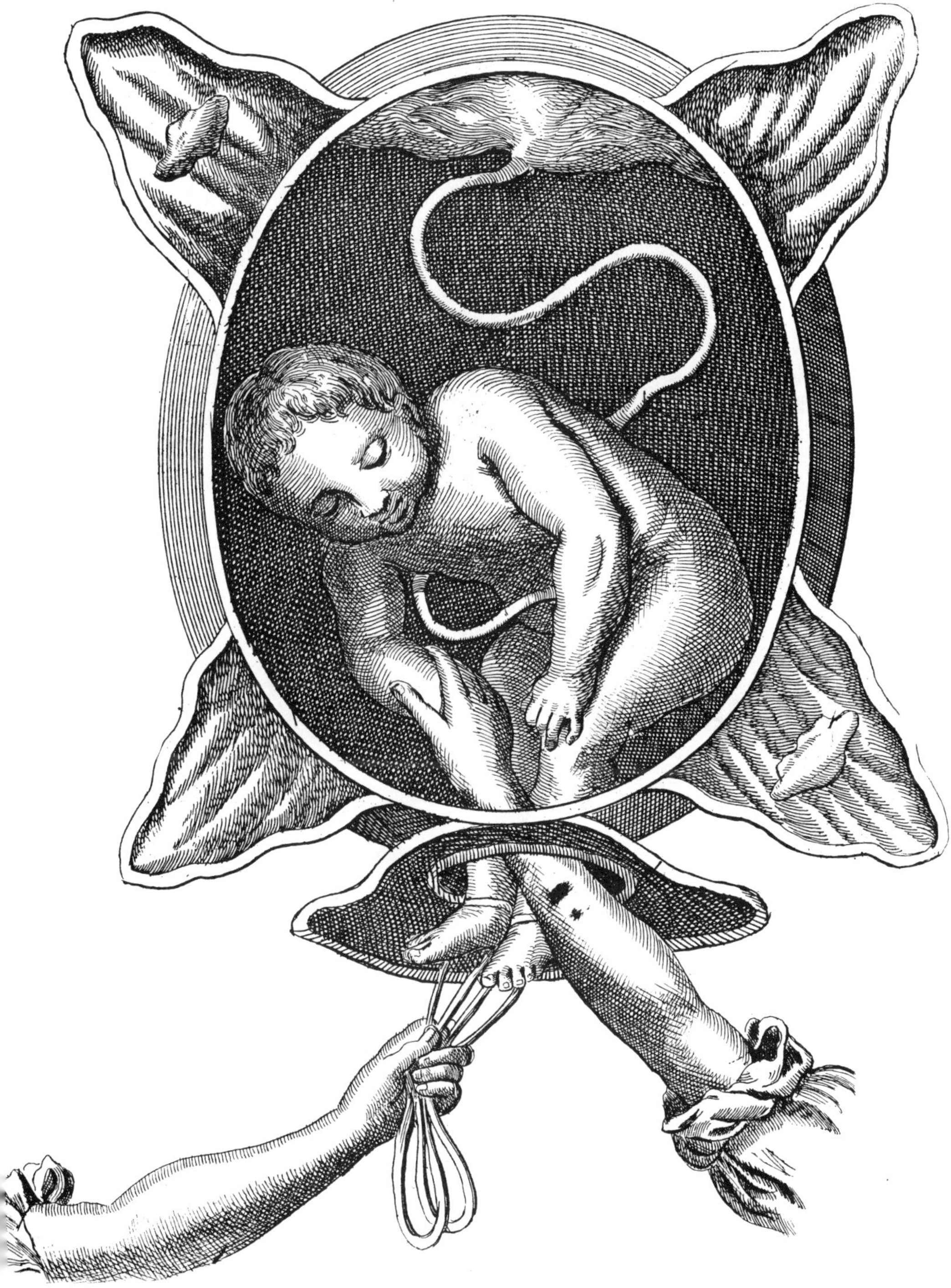

No. 6.

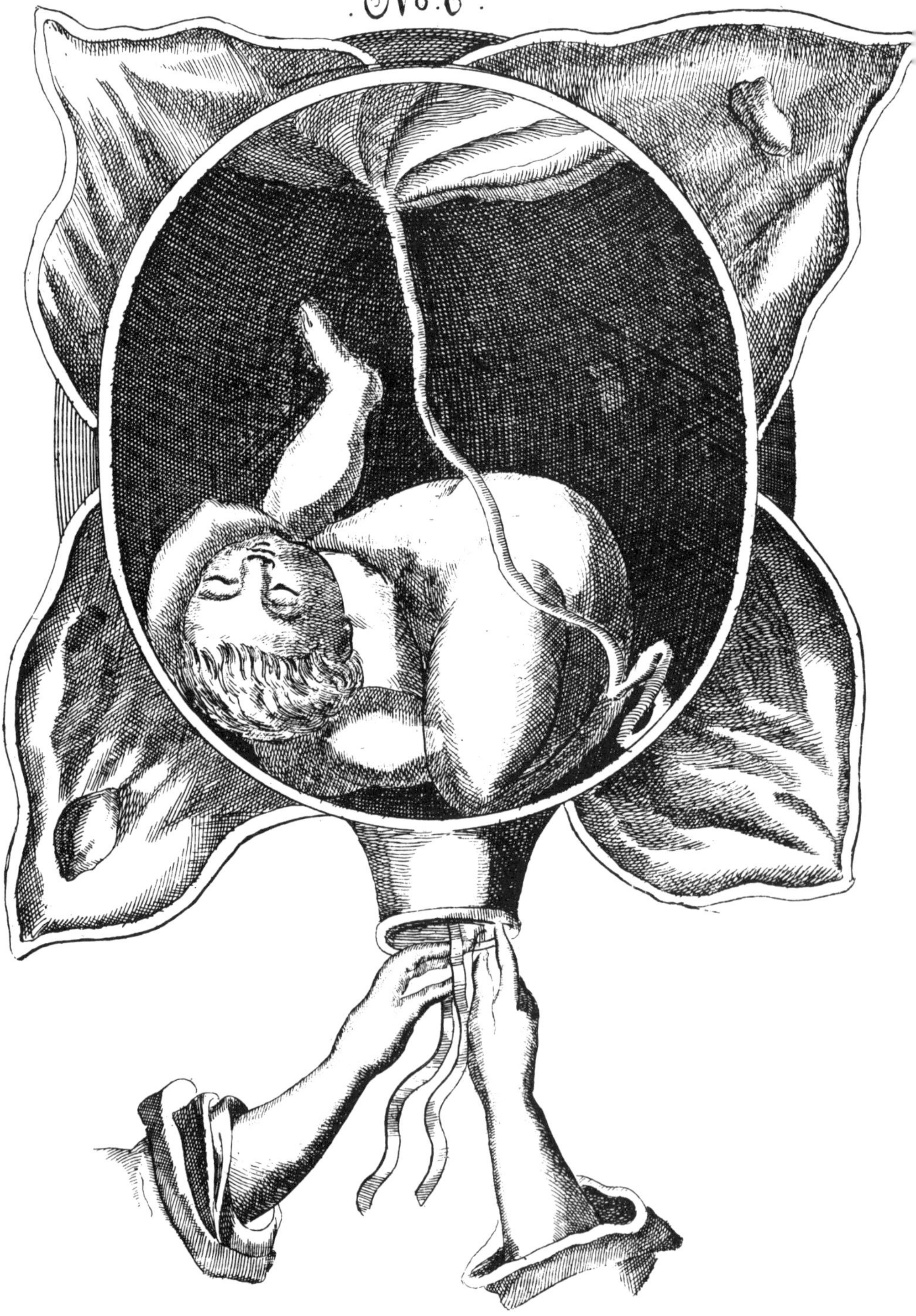

№. 7.

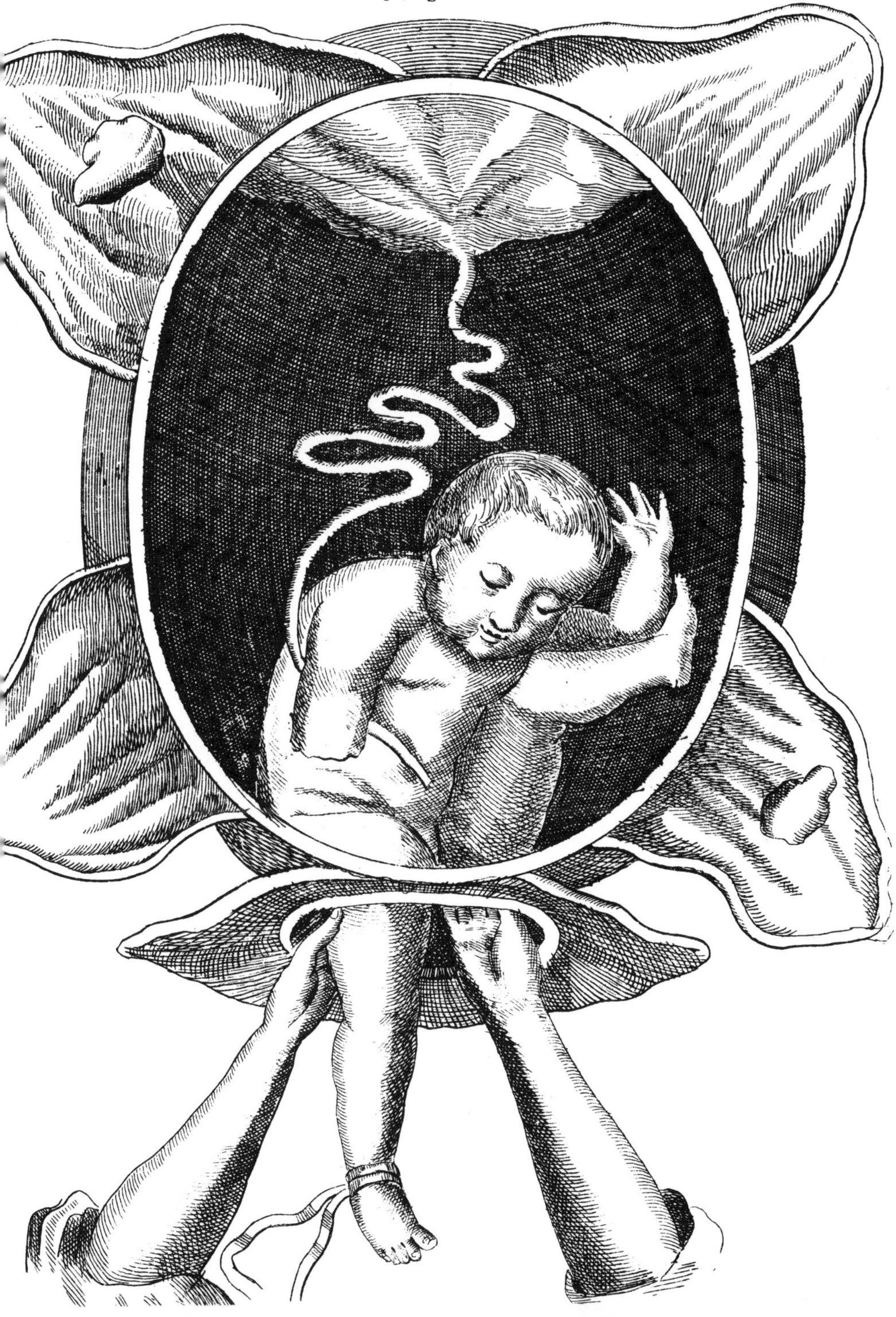

cken Wehen von Ansehen nicht erkennen, und kan sich gar leichte eine Frau und Wehe-Mutter dabey betriegen.

Christ. Hast du dann dergleichen Zustand zuvor noch nicht gehabt, als dieses mahl, weil du sagest, daß dir diese Wendung viel schwerer gefallen, als in allen deinen vorhergehenden Kupffern zu sehen ist? Warum zeigest du mir dann diese Geburt auch nicht durch Kupffer? Ich kan es in dem Anschauen der Kupffer nebst einem ausführlichen Bericht besser fassen, als von dem Bericht allein. Die Kupffer geben mir gleichsam das Licht in die Augen, und den Verstand in die Hände. Zeige mir doch nur diese Wendung vollends den andern nach, oder absonderlich, so viel ihr zu dieser Wendung gehören.

Just. Du machst mir viel Wunder, doch muß ich dir noch willfahren. Siehe also dieses erste Kupffer an, das zeiget dir ein recht gedrange liegendes Kind, wie ich es so groß und auffgequollen, und durch die Wehen eingepresset, auch von allem Wasser verflossen gefunden, und wie es mir unmöglich gewesen das Kind so viel in die Höhe zu schieben, daß ich meinen Arm so tieff einlassen können, nur den nechsten Fuß oder das Knie des Kindes zu erlangen, gleich als du hier siehest, wie mein Arm so dicke aufgeschwollen ist. Darum muste ich mich resolviren meine Hand sammt des Kindes Arm und Hand ausziehen, auf daß sich das Kind näher zum Ausgange wieder zurück geben könte. Weil es auch meinen Arm wegen des Kindes zusammen gepresten Arms und der Brust sehr in die Höhe getrieben hatte; Als lösete ich dem Kinde, indem es doch todt war, den Arm ab, wie dieses andere Kupffer weiset, weil ich es nicht ändern konte, und das Kind auch sehr feste lag, daß ich mich also wegen des Fortschiebens und Zurückweichens nicht fürchten durffte, wiewohl geschiehet, wann die Kinder noch Feuchtigkeit um sich haben, und nicht so feste eingepresset seyn, als ich dir dergleichen Zuruckweichen zuvor gezeiget, und daß es nicht allezeit gut sey, den Arm abzulösen. Hier aber erfoderte es die Noth, daß ich mehr Platz bekam, um tieffer zu langen, weil das Kind so feste eingepresset war. Das dritte und vierdte Kupffer zeigen, wie ich dem

Fig. 1.

Fig. 2.

Cautelen beym Ablösen des Armes einer todten Frucht.

Fig. 3. 4.

Kinde eine Schnure durch das Bein bey dem Knie durchstecken können und müssen, weil ich wegen des Zwanges und dem Gedränge den Fuß des Kindes nicht erreichen oder zu erlangen vermochte, biß ich durch das angelegte Band, das Bein mit der lincken Hand ziehen konte, damit
Fig. 5. die rechte Hand den Fuß erreichete, wie in dem **fünfften Kupffer**
Fig. 6. zu sehen. Das **sechste Kupffer** weiset, wie sich ein solches Kind zusammen pressen muß, da man durch den Eingriff nicht recht dazu kommen kan; dann mit beyden Händen kan man unmöglich eingreiffen, und eine Hand kan das Kind unmöglich zurück heben, und auch zugleich ziehen, biß man ein Füßlein hat. Aber bey dieser Wendung konnte ich kein Füßlein haben, biß ich den Fuß, wie du siehest, aus dem Leibe vor die Geburt brachte, daß ich denselben anschlung. Alsdann konte ich meine rechte Hand neben des Kindes Beinen einlassen, um dasselbe mit der Achsel und dem Leibe in die Höhe zu schieben, wie du in der andern Wendung sehen kanst an dem Kupffer No. XIX. da ich dem Kind unter dem Arm gegriffen, eben deßwegen selbtes in die Höhe zu schieben der Wendung halben. Auf dergleichen Art kan und muß es hier auch geschehen, damit sich das Kind mit dem Fusse unter sich ziehen lasse, wie
Fig. 7. du in **dem siebendem Kupffer** siehest, daß das Kind bald biß an den Leibe mit dem rechten Beine durchgezogen ist. Alsdann muß die rechte Hand das lincke Bein dem Kinde gegen dem Leib fassen und ziehen, damit es gleiche durchdringen könne. So hast du eine unrechte Geburt, wie du zuvor gesehen hast, und dergleichen dir und allen Wehe-Müttern schon bekannt seyn müssen, weil es nichts neues ist. Diese sieben Kupffer weisen dergleichen schwere Wendung, damit doch die Mutter möge gerettet werden. Wann es auf das äusserste kommt, daß beyde Füsse des Kindes nicht möglich zu erlangen und zusammen zu bringen seyn; So must du das erste nehmen, und dich auf alle Weise bemühen, wie es möglich zu bekommen ist, wann gleich das Kind nicht allezeit so gedrange lieget. Es trifft offters, daß eine Wehe-Mutter starcke Hände und Arme hat, dann kan sie einer Frauen eben so schwer beykommen, wie ietzo gemeldet, wie die Kinder gedrange liegen, dann ihre starcke Hand und Arm machet es noch gedränger: da muß sie helffen wie sie kan, nehmlich mit einem Fusse, wie diese Wendung weiset, wann sie zu späte geruffen wird, soll die Frau gerettet werden. Ich wünsche, daß ich dir und meinem Nächsten zum Besten, alle denck- oder merckwürdige Dinge zeigen, und zum Verstande bringen könte,

die

die mir bekannt worden, ich wolte nichts zurücke behalten. Allein ich habe viel aus der Acht gelassen. Wann es mir aber wieder unter die Hände kömmt, so erinnere ich mich dann dessen wieder. Also ist es mir bey dieser Geburt auch gegangen. Ich habe dergleichen Geburten mehr gehabt, und doch nicht gemeinet, daß sie so nöthig zu zeigen wären, biß ich jetzo wieder erinnert werde. Dann wann die Noth vorbey, so lässet es sich wieder vergessen, daß es so hart gehalten, und so schwer gewesen ist. Es ist zu beklagen, daß solche schwere Geburten so leichte zu versehen möglich seyn, aus blosser Unwissenheit der kreistenden Frauen und der Wehe-Mütter. Alleine mercke dieses wohl, wilst du dein Amt und Gewissen recht bewahren.

Christ. **Sage mir doch: ist dann dieser Irrthum des Angriffes Schuld, daß solche schwere und gefährliche Geburt, bey dieser Frauen gefolget ist.**

Just. Betrachte doch nur diese letzte sieben Kupffer, nebst denen vorhergezeigten, wohl, so giebet dir derselben Anschauen, sammt der beschriebenen Lehre bey gutem Nachdencken, den Grund davon, und du wirst befinden, **daß der Angriff einer geübten Wehe-Mutter in Zeiten viel verhüten kan**, wie meine erste Warnungs-Kupffer dir zeigen, wie sich die Kinder unter der Geburt, aus vielen zuvor erklärten Ursachen meistentheils erst verwenden können. Als: da die Hand des Kindes nur bey dem Kopff allein ist, und der Kopff scheeff dabey stehet. Siehe das Kupffer No. II. an, da wirst du sehen, daß ich dem Kinde die Finger kneipe oder drücke, und ließ dieselbe Lehre, warum ich solches gethan, so wirst du befinden, daß es zu dem Ende geschehen, das Kind zu rechter Geburt zu behalten, weil ich es offters glücklich probiret, und dergleichen Gefahr damit verhütet habe. Diese Verhütung kan nur geschehen, so lange das Wasser noch nicht gebrochen ist. Dann so bald das Wasser bricht, da kömmt die Hand oder der Ellebogen mit in die Geburt, und der Kopff muß scheeff hinter sich oder nach der Seite weichen, durch den Zwang der Wehen, wann das Wasser gebrochen ist. So muß dann hernach dergleichen übele Geburt folgen, es kan nicht anders seyn.

Wie viel an einem Angriff einer geübten Wehe-Mutter gelegen.

Christ. **Meinest du dann, daß es bey dieser Geburt auch so zugegangen ist? Die Wehe-Mutter kan doch nicht dafür, weil sie erst geruffen worden, da das Wasser schon** gebrochen gewesen? wann es hernach nicht zu verhüten möglich, so ist ja die Gefahr schon da gewesen, als die Wehe-Mutter gekommen. Was kan sie dann dafür, daß du sie des Irrthums mit beschuldigest?

Ein Erweiß des versäumten Angriffs.

Just. Ich glaube es gantz gewiß, daß dieses Kind bey dieser Frauen, da das Wasser noch nicht gebrochen gewesen, eben so gestanden hat, wie das Kupffer No. II. anweiset, nur daß der Ellenbogen dem Kopffe vorgelegen, wie hier die Hand, weil ich den Arm mit dem Ellbogen so scharff eingedrungen fand, (wie das erste Kupffer von der letzten Wendung weiset,) daß ich vor dem Arm unmöglich durchkommen konte, den Fuß oder das Bein des Kindes zu erlangen, wie ich ihn dann auch habe ablösen müssen, solte die Frau gerettet werden. So war auch der Kopff gantz zurück gepresset, wie in demselben Kupffer zu sehen. Solche Kinder stehen mehrentheils, wie schon gemeldet, bey noch stehendem Wasser, ehe es bricht, erstens recht zur Geburt. Ich heisse es recht, ob es gleich was scheeff ist, weil ihm noch leichte zu helffen, bey angehender Geburt, ehe das Wasser bricht. Halte demnach dafür, wann ich dergleichen Geburten bekomme, daß ich die Mutter retten soll und muß, da die Hand des Kindes oder der Arm in die Geburt eingedrungen, daß dieselben Kinder bey angehender Geburt alle recht gestanden haben, und nur aus Verzug der Frauen, oder durch die unwissende Wehe-Mutter versehen und versäumet werden. Zwar eine Wehe-Mutter kan freylich nicht dafür, wann sie zu langsam beruffen wird, und das Wasser schon gesprungen ist, wann sie kommet, es ist mir selber wiederfahren. Aber so bald sie kommet, ist es gleichwohl ihre Schuldigkeit, daß sie die Frau angreiffet, damit nicht grössere Gefahr folgen darff, wann was unrechts vorhanden wäre. Ist es dann recht und gut, so ist es desto besser vor die Wehe-Mutter und die Frau.

Christ. **Wann es dann die Wehe-Mutter auch nicht verstünde, und die Frau gleichfalls sich nicht wolte angreiffen lassen, was dann zu thun?**

Justin. Es ist schlimm genug, wann es die Weh-Mutter nicht verstehet, und darum solst du es lernen verstehen. Aber die hartnäckichen oder eigensinnigen Frauen sollen auch mercken, was sie vor Unglück dabey haben können, ingleichen die lavirende Wehe-Mutter, wie diese gewesen, wei weil sie drey Tage ohne dem Angriff bey dieser Frau sitzen geblieben, und es darauf ankommen lassen, wie die Kupffer weisen; Dann von aussen oder vom Ansehen ist die Gefahr nicht zu mercken, auch nicht zu verhüten. **Darum laß dir den Angriff nicht abschwatzen. Trifft du Frauen an, die es nicht zulassen wollen, so zeige ihnen die Gefahr, was dabey zu bedencken ist. Wollen sie dann nicht, so laß es auf ihre Gefahr ankommen, so bist du in deinem Gewissen frey, und gehe gar von der Frauen weg, so kan dir keine Schuld zugemessen werden, weder von GOtt, noch vor der Welt. Dann wem nicht zu rathen, dem ist auch nicht zu helffen.** Lassen sie dich aber nicht gehen, so müssen sie ihnen helffen lassen, und also eines von beyden doch erwehlen, wiewohl es schwer und schlimm bey solchen Frauen ist. Ich habe dergleichen auch vor mir gehabt, die ich mit harten Worten zwingen müssen, da es zwar vor die Frauen noch glücklich abgegangen, daß sie bey Leben und Gesundheit geblieben, aber der Kinder etliche seynd doch darvon todt gebohren worden. Alsdann haben sie mir es doch gedancket, wenn sie gerettet worden. Aber einer unvernünfftigen und undanckbaren Frau hab ich doch einmahl bey harter und schwerer Geburt gedienet, da ich unverdiente Schandflecke vor den Lohn bekommen. Aber was ist bey unvernünfftigen und undanckbaren Menschen zu thun, weil es bey ihnen heisset: Undanck ist der Welt Lohn. Es gehet so gar gleich in keinem Amt und Beruff auf der Welt nicht zu, daß nicht ein räudig Schaf mit unter solte gefunden werden, dabey man Undanck vor den sauer-verdienten Lohn bekommet und nehmen muß. — Lehre.

Christ. **Es werden sich viele Frauen entsetzen, wann sie dieses Buch lesen, und die Wendungs-Kupffer recht betrachten werden, wie du so wohl mit dem gantzen Arm, als mit einem Stecken mit eingequetschten Schnure, in den Leib eingreiffest? wie das 17. Kupffer zeiget. Es ist bald nicht möglich zu glauben, daß es geschehen kan? Es werden sich, ohne allen Zweiffel, Splitter-Richter genug finden; daß es nicht geschehen könne, und nicht möglich sey?** — Wendungen seyen was entsetzliches.

Justina. Ich muß bekennen, daß ich mich gleichfalls entsetzen würde, wann ich es nicht selbsten glücklich geübet hätte, nicht nur einmahl, sondern

Viel-

vielmahl, wann ich zu Hülffe gehen müssen. So kan ich auch keiner Frau verdencken, daß sie sich drüber entsetzet. **Und ich wünsche, daß sich alle unwissende Wehe-Mütter dafür entsetzen möchten, nicht deßwegen, daß sie sich fürchten es zu lernen; sondern deßwegen, daß sie es lerneten verhüten, weil verhüten leichter zu fassen ist, als dergleichen schwere Wendung, von unverständigen Wehe-Müttern.** Daß es aber möglich sey, und geschehen könne, von einer rechten und wohl-geübten Wehe-Mutter, solches ist wahr, und könnte ich es mit vielen Frauen, wann es nöthig wäre, bezeugen, bey denen ich es mit grossen Nutzen und Danck in dergleichen Nothfällen probiret und gebrauchet habe. Siehe der Frau Maria Lorentzin gerichtlich-gegebenes Zeugniß an, welches in der Ordnung das siebende ist, darinnen wird eines solchen An-oder Eingriffs gedacht, daß ich meinen Arm bis zum Ellbogen eingelassen, um ihr zu helffen, wie ich dann auch ein glattes Stöcklein sammt einer Schnure gefordert. Hiebey kanst du, und die es lesen hören, sehen, daß es möglich ist, der kreistenden Frauen auszustehen, weil dieser dadurch geholffen worden, und doch nicht weiß, was ich damit gethan habe. Also kanst du wohl gedencken, daß es noch erträglich seyn muß; Dann so sagen es diese Frauen aus, und bezeugen es eben so, wie ich dir in dem Kupffer No. XVII. weise, daß der Stecken zwischen dem Kinde und der Wehe-Mutter Arm eingebracht worden. Die Frau hat keine sonderliche Empfindlichkeit davon, ausser Zwang, der keine Gefahr bringen kan, wann es nur nach und nach sachte beygebracht oder tractiret wird. Laß nun die Splitter-Richter davon urtheilen was sie wollen; wann wir nur unserm Nächsten helffen und denselben retten können, wann es die Noth erfordert. Es ist mir geschehen, daß mich unterschiedene wegen dieser Wendung verfolget und vorleumdet haben, und wohl gar gesagt: Sie wolten lieber sterben, als auf dergleichen Weisen in meine Hände kommen. Ich will nicht sagen, was sie sich weiter vermessen haben. Und es ist geschehen, daß sie GOtt gedancket, daß ich sie eben so gerettet habe, darum heist es: Irret euch nicht, GOtt läst sich nicht spotten. Es ist vor mich und diese Frauen eine Gnade GOttes, wann sie gerettet werden, daß sie Leben und Gesundheit behalten. Alsdann erkennen sie erst, was solche Vermessenheit ist, und was GOtt thun kan durch seine Gnade und Allmacht, bey ordentlichen Mitteln, die er giebet.

Es sey leichter Wendungen zu verhüten als zu thun.

Wendungen machen keinen Schmertz, aber wohl Zwang.

Christ.

Christ. **Das achte Zeugniß, als der Frau Barbara Vogtin, ist nachdencklich, und bey ihrer Geburt sehr gefährlich gewesen. Erkläre mir es doch ausführlich, wie es zugegangen?**

Just. Betrachte und besiehe das gegebene Gerichtliche Zeugniß recht wohl, weil es ziemlich alles erkläret, wie ich geholffen, und besiehe ingleichen meine dir gegebene Lehre, da ich dir ausführlich gezeuget, wie es eigentlich zugegangen, du must es vergessen haben. Schaue zurücke in die 25. 26. Seite, da wirst du es finden.

Christ. **Das neundte Zeugniß, ist die Frau Susanna Jacobi, gebohrne Ritterin. Mit dieser Frau ists ja noch glücklich abgegangen; Aber woran hat es dann gefehlet, daß sie so lange in Nöthen gewesen? Hat es dann die Wehe-Mutter auch mit dem zu frühen Treiben versehen? Sie sagt ja: man müste die rechte Stunde erwarten, so muß sie ja nicht getrieben haben.**

Just. Hieraus siehest du, daß die Wehe-Mutter keinen Grund bey dem Angriffe gehabt, und soll dir deßwegen zur Lehre dienen, daß du meine dir so viel gegebene Nachricht, vom vernünfftigen und nachdencklichen Angriff, recht verstehen lernest, weil du in diesem Zeugniß siehest, daß viel, ja Leib und Leben vor Mutter und Kind daran gelegen ist, wann die Wehe-Mütter keinen Verstand von dem Angriff haben, dabey sich eine recht geübte Wehe-Mutter nach allen Umständen richten kan und muß, soll sie die gebährende Frau recht regieren. Diese Wehe-Mutter hatte die Meynung, daß die rechte Stunde der Geburt noch nicht da wäre. Hier siehest du den Irrthum und das Widerspiel; Dann als ich angegriffen, und dem scheefstehenden Kinde abgeholffen, so folgte innerhalb zwey Stunden eine glückliche Geburt, und war diese Frau schon den fünfften Tag, ihrer Aussage nach, in Kindes-Nöthen. Ist das nicht eine Unwissenheit der Wehe-Mutter, weil sie es schon den ersten Tag vor völliges Kreisten erkennet, und auf den fünfften Tag saget sie, es wäre, wie es lange gewesen wäre, man müste die Zeit erwarten. Es ist wahr, wo kein Mangel ist, daß man die Zeit erwarten muß, aber da seynd auch nicht Kindes-Wehen verhanden. Hingegen ist es auch wahr, daß man die rechte Zeit durch Unwis-

Grosser Nutzen eines vernünfftigen Angriffs, um die rechten Wehen zu erkennen.

senheit versäumen kan. Darum must du durch den vernünfftigen Angriff mercken lernen, worinnen der Irrthum bestehet, sollt du vor GOTT und der Welt dein Amt recht verrichten.

Christ. Wann ich nun dergleichen Geburt habe, soll ich dann nicht treibende Sachen eingeben? Hätte diese Wehe-Mutter getrieben, vielleicht wäre diese Frau eher genesen?

Just. Ich sehe wohl, daß du meine Meynung noch nicht recht verstehest. Sage ich dann, daß ich etwas zum Treiben eingegeben habe? Ich sage, daß ich das Kind mit dem Kopffe scheefstehende gefunden, und wie ich es durch den Angriff abgelencket habe, so seynd die Wehen von sich selber gefolget; Dann insgemein, wo die Wehen fehlen bey vollkommener rechten Geburt, so hemmet sich das Kind auf eine oder die andere Art; Als ist nöthiger, das Kind ab- und einzulencken, dann zu treiben. Wann ein solch angesetztes Kind getrieben würde, so folgte ebenfalls Leib- und Lebens-Gefahr auf solche Weise. Dabey siehest du, was vernünfftige Hülffe für Nutzen bringen, und unvernünfftige schaden kan.

Was unzeitiges Treiben schade.

Christ. Ich muß dich hier noch eines erinnern, wegen des fünfften Zeugnisses, welches von dem nöthigen Wassersprengen zeuget, da du so frühe vor der Zeit, ja etliche Wochen vor der Niederkunfft, wie ich Zeugniß sehe, eine unrechte Geburt vermuthet und angesaget hast, und es ist auch, wie ich sehe, so geschehen. Woher kanst du das so lange zuvor gleichwohl wissen? Aus diesem Zeugniß können viel deiner Feinde und Mißgönner wunderliche Grillen und übele Nachrede machen. Als zeige es doch an, woher du es vermuthet hast, und wissen können?

Momentum controversum.

Just. Daß ich diese übele Geburt so viel Wochen zuvor vermuthet habe, und es auch so kommen, so ist dieses mein Grund: Wann ich die Kinder nach der Helffte keinmahl bey offterm Angriffe als recht-stehend oder gewendet gefunden, so seynd allezeit unrechte Geburten gefolget;

Anmerckungen vom Angriff uber die Helffte.

Als

Als gieng es bey dieser Frauen eben so. Dann weil ihr offters schlimm war, um Mißkram, oder wie sie es in Schlesien nennen, daß es ihr unglücklich gehen, und das Kind eher kriegen würde, als es Zeit wäre; So ward ich unterschiedenemahl, um Nachricht zu geben, erfordert, fand also das Kind allezeit unrecht zur Geburt, da es doch sonsten nach der Helffte pfleget dann und wann gewendet zu stehen. Ob es gleich noch so klein ist, so hat es desto mehrern Platz, sich unter sich und über sich zu kehren, welches ich bey vielen Frauen wahrgenommen, daß sich die Kinder bald nach der Helffte mehrentheils zu rechter Geburt gefunden habe, sonderlich, wenn sie über Schmertzen und Dränge geklaget haben. Hergegen aber, wenn ich sie den andern Tag wieder angefasset, um Nachricht halben, da sie nicht so Schmertzen empfunden, habe ich die Kinder höher im Leibe stehend gefunden, offters recht, offters unrecht, und hat mir dieses rechte und unrechte Stehen in so früher Zeit grosses Nachdencken gegeben. Ob es wahr sey, oder nicht, lasse ich dahin gestellt seyn, daß nehmlich die Kinder im Mutter-Leibe mit dem Kopffe, nach der Helffte, unter sich, als gewendet, meistentheils stehen, weil derselbe bald bey der Bildung am grösten zu sehen ist, und biß zur Helffte bald grösser als des Kindes gantzer Leib zu seyn pfleget, und also wegen der Runde und Grösse als ein Stein das Gewichte unter sich nimmt. **So bald die Kinder völlig gebildet seyn, und stille liegen, stehen sie gemeiniglich recht; Wann sie sich aber bewegen, und noch so kleine seyn, so können sie sich auf- und niederlencken, wie es kommet.** Weil ich denn solche Veränderung in den meisten Leibern offters biß zwey und drey Monden eher und später vor ihrer natürlichen Niederkunfft gefunden, hernach aber, wann sie die rechte Grösse haben, und der Leib der Frauen durch die Grösse der Kinder ausgefüllet ist, alsdann wird ihnen das Aus- und Einwenden verboten, und bleiben die letzten zwey Monden allezeit recht stehen, wann natürliche Geburten folgen sollen. Welche sich aber biß zur Geburts-Stunde so verwenden können, aus vielen Ursachen, die ich dir zuvor angezeiget habe, muß sich dabey die Wehe-Mutter unter der Geburt wohl in acht nehmen, soll nicht unglückliche und unrechte Geburt folgen. **Derowegen halte ich dafür, daß die meisten unrechten Geburten daher kommen, daß sich die Kinder in dergleichen Leibern biß zur Geburts-Stunde aus- und einwenden können.** Wann nun dieses von der Wehe-Mutter

Woher die meisten unrechten Geburten kommen.

ter nicht in Zeiten wahrgenommen wird, und auch viel Frauen sich nicht zeitig von der Wehe-Mutter wollen angreiffen lassen, biß sie mit Schaden Lehr-Geld geben, so folget gar leichte unrechte Geburt, da es wohl verhütet werden können, durch zuvorgemeldtes nöthiges Wassersprengen bey angehender Geburt, da die Kinder recht stehen, und die Wehe-Mutter weiß, daß sie sich bey der Frauen verwenden können, und ihnen nicht zu trauen ist. Es seynd aber auch Leiber oder Kinder, wie ich sagen soll, die ich gar nicht zu rechter Geburt in ihrem gantzen Schwanger seyn bey dem Angriffe gefunden. Dieses geschiehet aber sehr selten, und weiß mich auf dergleichen wenig zu erinnern. Derselben Art war diese Frau eine, der ich diese unrechte Geburt angesaget, weil ich es zuvor schon wahrgenommen habe, **daß, welche Kinder ich gar keinmahl recht stehende nach der Helffte gefunden, allezeit unrechte Geburten gefolget seyn**, und eben deßwegen habe ich diese unrechte Geburt vermuthet.

Anmerckung.

Christ. **Ich muß dich hier noch eines erinnern. Warum brauchest du den so genannten Mutter-Spiegel nicht zum Auffschrauben der Frauen, daß du sehen kanst, wie das Kind lieget? Ich habe sonsten so viel davon sagen hören, und du gedenckest nichts davon. Was sind dann deine Gedancken dabey? Ich sollte dencken, es wäre besser, als der Haken vor dich zu gebrauchen, dann damit darffst du ja das Kind nicht verletzen oder anhaken, als mit dem Haken geschiehet?**

Just. Hier sehe ich deinen Verstand. Du warnest und widerredest mir den Haken, und den Mutter-Spiegel willst du mir rathen, zum Auffschrauben der Frauen, da doch das Auffschrauben den Frauen mehr Schmertzen und weniger Hülffe bringet, als der Haken. Denn, wann ich das Kind lange sehe liegen, so kan ich doch mit dem Sehen nicht helffen, es muß doch ein ander Instrument dazu gebrauchet werden, dann ist es doppelte Marter. Und ob gleich eine unerfahrne Wehe-Mutter das Kind siehet liegen, weiß aber nicht, was sie damit machen soll oder kan, was wird ihr das Sehen helffen? Dann der Mutter-Spiegel hilfft anders nichts, als zum Sehen, mit was für einem Gliede das Kind in oder über der Geburt lieget. Darum must du wissen, weil ich unter den armen Bauers-

Des Mutter-Spiegels unnöthiger Gebrauch bey Kreistenden.

ers-Frauen durch GOTTES sonderbare Hülffe und Seegen in meiner Lehre so weit gekommen, und durch viele schwere Fälle auf vielerley Art und Weise, wie ich dir zur Gnüge angezeiget habe, allezeit glücklich, wie es nur seyn können, durchkommen bin, so habe ich niemahlen an einen Mutter-Spiegel gedacht, auch nicht gewust, was ich damit thun sollte oder könnte, so lange ich in der Lehre gewesen. Nachdem ich aber weiter kam, nehmlich unter solche Leute, die mir Nachricht davon gaben, was damit zu thun wäre, da hatte ich dieser Hülffe, oder vielmehr doppelten Marter, nicht mehr nöthig; denn durch die viele Ubung war meine Hand und Finger, samt der genauen Untersuchung in die natürliche Fühlung oder Erkänntniß gekommen, daß ich so genaue fühlen und unterscheiden konnte, als wann ich es vor meinen Augen sähe, in was vor einer Stellung das Kind lieget. Halte also den Mutter-Spiegel für eine unnöthige Marter vor mich zu gebrauchen. Ich verachte dergleichen Instrument oder den Mutter-Spiegel nicht, in gewissen Fällen zu gebrauchen, als bey allerhand Geschwüren in der Mutter oder Mutter-Scheide, und andern Schäden, die durch den Angriff nicht so recht können unterschieden oder untersuchet werden; Doch muß es wohl grosse Schmertzen geben. Ich habe es einmahl versuchet, wegen eines Geschwüres, das eine Frau in dem so genannten Mutter-Halse oder Mutter-Scheide gehabt; Aber ich konnte vor Mitleiden nichts damit ausrichten, daß ich hätte dazu sehen können, und doch halff der liebe GOtt derselben Frau glücklich davon. Darum fürchte ich mich noch biß diese Stunde vor dem so genannten Mutter-Spiegel. Ich glaube zwar, daß bey schwangern Frauen, wann sie in Nöthen seyn, das Schrauben besser angehen kan, weil die Geburt von der Frucht zur Erweiterung durch die Wehen gezwungen wird, und die Mutter-Scheide oder Hals keinen solchen schweren Schmertzen hat; Aber vor mich und meine Wissenschafft habe ich es nicht nöthig. **Denn, wo das harte Eisen lieget, kan meine gelinde Hand liegen, die dergleichen Schmertzen nicht verursachen kan.** So sehe ich auch nicht, wie ich auf meine Wendungs-Art vor dem harten Eisen meine Hand und den Arm lencken könnte. Ich gläube, daß solche Leute diesen Mutter-Spiegel brauchen, welche die Kinder durch die Instrumente mit Stücken von den Frauen nehmen. Dazu gehöret noch eine grössere Wissenschafft, und ist auch wohl mehr Gefahr dabey, als meine Wendung brauchet, welche mich der liebe GOTT bey den armen Bau-

Casus, darinn der Mutter-Spiegel dienlich.

Bauers-Frauen lernen lassen. Ich habe mein Tage von keinem Kinde kein Stücke machen dürffen im Mutter-Leibe; Aber den gebohrnen Arm hab ich unterschiedlichemahl ablösen müssen, wegen der gedrangen Wendung; weil dieser Arm in so verharreten und versäumten Geburten nicht möglich wieder zurück zu bringen ist: Als verhindert er die Wendung, daß ich das todte Kind nicht regieren oder umkehren kan. So bald aber der Arm abgelöset ist, lässet es sich besser kehren, denn des Kindes Arm machet das Kind feste, indem mein Arm des Kindes Arm in der Geburt hemmet, daß er nicht möglich bey dergleichen verharreten trockenen Geburten zurück zu bringen ist. Denn die todten * Kinder werden durch die Wehen so an- und eingepresset, daß ich meine Hand, das Kind damit zu regieren, schwer genug einbringen kan. Hier ist zu mercken, wegen Ablösung des Armes von dem todten Kinde, daß er wegen der Wendung öffters höchst-nöthig abzulösen ist, weil man das Kind besser umkehren kan, sonderlich, wann es sehr gedrange lieget, und keine Feuchtigkeit mehr um sich hat. Aber eher ist das Ablösen auch nicht gut, ehe ich nicht zuvor weiß, wie das Kind eigentlich lieget, dann der eingepressete Arm hält das Kind beym Untersuchen feste, daß es nicht so wancken kan, und dann ist es schwer zu fühlen, wie das Kind lieget. Lieget es nicht gar zu gedrange, und hat noch Feuchtigkeit um sich, so lässet es sich von meinem Arm und Eingriffe schieben, als wiche es. Wann es dann noch so locker und geraume lieget, ists auch dann gar nicht nöthig, den Arm abzulösen; Denn, wie schon gesaget, der eingepressete Arm hält das Kind feste, daß ich die Füsse eher erlangen und anschlingen kan, wie in denen Wendungs-Kupffern zu sehen, da dergleichen Figuren vorgestellet worden, wie die Wendung folgen kan, ohne Ablösung des Armes. Aber das Kind muß noch was Feuchtigkeit und Schlüpffriges um sich haben, sonsten gehet es so gut nicht an. Und eben deßwegen ist die Wendung ie eher ie besser, und leichter vor die Wehe-Mutter und kreistende Frau. Dieses mercke, so wirst du wohl zu rechte kommen.

Wannher ein Arm abzulösen bey einer todten Frucht.

Christ.

* Es ist remarquable, daß todte Früchte wohl 2. Monathe können im Mutter-Leibe getragen werden, ohne Communication der Fäulung an die innern Partien der Mutter, wann der Casus nur noch so ist, daß das Kind in seinen Häuten liegt. v. Obs. 483. Mauriçeau.

Christ. Ich solte meynen, nach deiner ietzigen mir gegebenen Lehre: Wann ein Kind nicht so gar gedrange läge, und noch Feuchtigkeit um sich hätte, daß es von deinem Arm und Eingriffe so weichen könnte, wie du mir ietzo gezeiget hast, so wäre es ja besser, du brächtest des Kindes Arm wieder ein, und lenckest den Kopff des Kindes zu rechter Geburt, wie du mir zuvor dergleichen Kupffer gezeiget hast, wann die Kinder scheeff mit den Köpffen liegen, wie man sie einlencken kan und soll, dann könnte ja das Kind recht gebohren werden, und du hättest den so grausamen An- und Eingriff des gantzen Armes, noch weniger des Steckens und Anschlingens nicht nöthig, das wäre viel leichter so wohl vor dich, als vor die kreistende Frau.

Just. Es wäre zu wünschen, daß es sich bey todten Kindern so thun liesse, als bey lebendigen; Aber das gehet nicht so an, dann ein lebendig Kind, wann ich es so lencke, so zappelt es, und wirfft sich offters der Lenckung nach, das kan ein todtes nicht thun. Würde es mich also nichts helffen, wann ich gleich den Arm wieder zurück einbringen könte, wiewohl es ohne grosse Schmertzen nicht zugehen würde. Was wäre nun damit geholffen? Bedencke dich doch recht; Das Kind ist todt, und der Kopff ist über sich zurücke gepresset von den starcken Wehen, weil der Arm in die Geburt eingedrungen ist, so hat das Kind davon sterben müssen, und ist ihm also der Hals gebrochen worden, durch den Zwang der Wehen und das unrechte Lager. Dieser gebrochene Hals, wird und kan sich nun nicht so lencken lassen, als ein lebendiges Kind, so lieget es auch in einem schmertzhafften Leibe, und in einem solchen Gedränge, wo das Wasser schon gebrochen, und meistens verflossen, daß mir und dir das Einlencken mit dem Kopffe verbothen ist. Dann mein dir angezeigtes Weichen ist nur Weichen; Aber wenden mit dem Kopffe und weichen ist zweyerley. Mit den Füssen zu wenden ist gantz ein ander Werck, als mit dem Kopffe, sonderlich wenn die Kinder schon todt seyn: Dann die Füsse seyn lang und geschlang, und wegen der Gelencke möglich zu regieren. Das kan mit den Kopffe nicht geschehen, nicht allein wegen der zu grossen Schmer-

Tode Frucht hilfft sich nicht.

Schmertzen, die die Frau haben würde; Sondern auch, wegen der Grösse des Kopffes bey dem zusammen gepresten gedrangen Leibe. Hier will ich dich in der Frau Thymin ihr Zeugniß weisen, wie es mir mit ihr, bey einem noch lebendigen Kinde, mit dergleichen Wendung gegangen, da das Wasser noch nicht gesprungen war, und das Wendeu des Kindes mit dem Kopffe auch angieng, was für Gefahr darauf folgete, wegen des zu rund liegenden Kindes, weil es sich rund und krumm zusammen gekrippet hatte. Diese Zusammenkrümmung des Kindes, kan die Wehe-Mutter nich verhüten, wiewohl es nicht allezeit geschiehet, doch wann es geschiehet, ist die Wendung der Kinder mit den Köpffen allezeit schwerer und gefährlicher, sie leben oder seyn todt, als mit den Füssen; es sey dann, daß das Kind recht über sich in die Höhe gekrümmet mit dem Leibe liege, und also nur scheeff mit dem Kopffe unter sich stehet, so kan man einen scheef-liegenden Kopff wohl einwenden; Aber ein gantz unrecht-liegendes Kind wird man wohl müssen mit dem Kopffe umgewendet lassen:

Christ. **Laß mir doch noch eines fragen, weil es mir jetzo wieder einfällt. Du sagest zuvor, du hättest keine Stücke von keinem Kinde in Mutterleibe machen dörffen, ausser den gebohrnen Arm hättest du wegen der Wendung unterschiedene mahl abgelöset. So sehe ich wohl, daß du das Ablösen, indem der Arm aussen vor dem Leibe ist, daß du zum Lösen sehen kanst, nicht für schwer hältst: Aber machet dann der Haken, den du noch im Mutterleibe dem Kind an den Kopff setzest, nicht öffters Stücke an dem Hirnschädel, wie du mir selber erzehlet hast, in deiner mir gegebenen Lehre?**

Just. Das ist eine andere Art, Stücke durch den Haken in des Kindes Kopff zu machen, wann das Kind schon in dem innern Mutter-Munde recht durch, und in der Mutter-Scheide recht innen stehet, die Spitze des Kopffes auch in und durch die Geburt schon zu sehen ist, das Kind aber todt, und ohnmöglich durch die verlohrnen Kräffte der Mutter kan gebohren werden; oder Stücke zu machen, da die Glieder des Kindes in der Mutter, hinten im Leibe, eines nach dem andern durch das darzu gehörige Instrument abgelöset werden: Weil mir nun dergleichen Ablösung nicht bekannt, und es auch bey meiner Wendungs-

Geschickte Wendung

Wissen-

Wissenschafft nicht nöthig habe; so habe ich dir nichts davon gedencken wollen. Dann meine Gedancken seynd: obschon eine unerfahrne Wehe-Mutter durch das Auffschrauben des vorliegenden Kindes Glied gleich sehe, und wüste es nicht zu regieren, so würde ihr das Sehen nicht helffen. Ja, wann man durch das Auffschrauben das gantze Kind im Leibe könnte liegen sehen, wie es läge, und Platz wäre zu regieren, das wäre gut und zu wünschen. Aber da ist nur das Glied des Kindes zu sehen, und doch schwer zu erkennen, wann es tieff lieget, weil es finster ist. Wie aber das Kind weiter lieget, ist von diesem Auffschrauben durch das Sehen unmöglich zu wissen, biß das Glied, es sey der Arm oder ein Bein, oder was es sey, abgelöset werde. Dieses Ablösen muß und wird eine unerfahrne Wehe-Mutter wohl bleiben lassen, und ich halte es auch vor schwerer und gefährlicher, als meine dir angewiesene Wendung. Jedoch lasse ich einem ieden seine Wissenschafft und seinen Willen, wie es ihm der liebe GOTT hat lassen bekannt werden, und er am besten zu helffen weiß. Der höchste GOtt gebe allen seinen Seegen.

kan auch zuweilen Haken entbehrend machen.

Das VI. Capitel.

Von der Nach-Geburt, ob diese dem Kinde vorlieget und vorliegen kan? Ob sie auch angewachsen, oder ob man sie allemahl fördern könne?

Christina.

Liebe Schwester, berichte mich doch, was es für eine Beschaffenheit mit der Nach-Geburt habe, und ob eine Frau auch davon Gefahr haben können?

Justin. Es ist eine schlimme und gefährliche Geburt, vor Mutter und Kind nöthig zu mercken, nehmlich: wann die Nach-Geburt mit dem dicken * Stück Fleisch oder Schwamm (wie ich es nennen kan) vor dem

* Placenta Uterina; von welcher Hobokenius besonders anatomisch geschrieben.

Aus was vor Ursachen die Affter-Geburt vors Kind fallen kan.

Kinde in die Geburt kommt. Aus was Ursachen dieses geschiehet, oder wie es zugehet, weiß ich nicht, ob es vom Rucken oder Gleiten der Mutter herkommt, oder ob es möglich ist, daß es das Kind rucken kan. Ich habe unterschiedliche dergleichen Geburten auch gehabt, **sie sind aber sehr gefährlich vor Mutter und Kind, weil bey allen grosse Blut-Ergiessungen seyn.** Zu etlichen bin ich gehohlet worden, daß die Kinder durch diese Blutvergiessung schon todt gewesen, und die Frauen auch nicht viel übriges mehr gehabt haben. Solcher Zustand wird selten vor Kreisten gehalten, weil nicht sonderliche Wehen bey seyn, dann die Blut-Stürtzung schwächet Mutter und Kind. So kan auch eine unerfahrne Wehe-Mutter nichts erreichen, weil sich die Nach-Geburt eben so, wie das andere Fleisch oder die Schoos, lässet angreiffen; Sie meynet, es sey noch nicht Geburts-Zeit, weil sie vom Kinde nichts fühlen kan, wann gleich dasselbe recht dahinter stehet. Dann der Schwamm kan nicht weichen, und das Geblüte kan nicht nachlassen, biß die Frau todt ist. Ihnen ist auch mit meinem Wissen anders nicht zu helffen: **als daß ich mit einem subtilen Häklein oder Drath, oder Haar-Nadel das dicke Fleisch an der Nach-Geburt durchstochen, daß ich mit den Fingern durch gekonnt. (Es muß aber wohl in acht genommen werden, daß mit dem Häklein oder der Nadel nicht das Kind erreichet werde.) So ist das Wasser gelauffen, wie es pfleget zu lauffen, wann es springet. So bald es Lufft bekommt, folgen die Wehen, und das Geblüte stillet sich: Alsdann habe ich mit den Fingern dem Schwamme gantz vonsammen geholffen, darauf ist eine glückliche Geburt vor Mutter und Kind erfolget, wann ich sie bey guten Kräfften gefunden.**

Die Gefahr solches Zufalls.

Die schwere Erkänntniß solches Zufalls.

Rath zur Hülffe.

Christ. **Ist denn allemahl die Nach-Geburt Schuld daran, wann sich das Geblüte bey kreistenden Frauen verläufft? Offters lauffet es etliche Tage, oder etliche Stunden vor der Geburt, ehe noch einige Wehen seyn, was ist dann die Schuld? Kan ihm auch durch Artzeney-Mittel geholffen werden?**

Just. Diese oder dergleichen Blut-Stürtzung nahe vor und unter

der

der Geburt ist einmahl besser als das andere durch Artzeney-Mittel zu stillen. Ich habe allhier bey einer vornehmen Frauen solche Blut-Stürtzung gehabt, da die Nach-Geburt nicht vorgefallen war, es war ihr erstes Kind, da sie mit einkommen solte, so fand sich das Geblüte häuffig, eher noch einige Wehen waren, ja so hefftig, daß die Frau in drey oder vier Stunden mit dem Tode rang. Was aber die Ursache war, daß sich das Geblüte so ergoß, weiß GOtt, ich aber nicht. Des Kindes Leben war nicht mehr zu fühlen. Die Frau fieng an zu phantasiren; Hände und Füsse waren durch kalten Schweiß als ein Eiß, daß also wenig oder keine Hoffnung des Lebens vor Mutter und Kind übrig war. Den Pulß kunte man schwer und offters lange nicht fühlen. Es wollte keine Artzeney mehr anschlagen, so daß, wie vor gesagt, vor menschlichen Augen keine Hoffnung des Lebens übrig. Dannoch schlug ich dieses Mittel dem Herrn Doctor vor: **Ich wolte eine Haar-Nadel nehmen, und das Netze, welches des Kindes Wasser beschleußt, durchstechen, indem bey vorhergehender Geburt das Blut sich bald pflegte zu stillen, wann ich die Nach-Geburt durchstochen hätte, daß das Kinder-Wasser weglieffe, alsdann drängete sich die Frucht zum Gebähren an und ein, das Kind sey todt oder lebendig.** Die Herren Doctores beschlossen, ich sollte das thun. So bald es geschehen, gieng das gewöhnliche Kinder-Wasser fort, und das Kind, weil es recht zur Geburt stand, drang mit dem Kopffe ein, und das Geblüte ließ nach, darauf funden sich etliche Wehen, daß ich bald eine glückliche Geburt hoffete: Weil aber der Frauen Kräffte gantz weg waren, und das Kind, wie leichte zu gedencken, todt war, bey einer solchen gewaltsamen Blut-Stürtzung, so hatten die Wehen keine Krafft mehr nachzufolgen, und wurden wieder stille; die Frau aber lag etliche Stunden, nachdem das Geblüte auch stille geblieben, in einem tieffen, doch fast ohnmächtigen Schlaffe, biß gegen dem Tage, alsdann erhohlte sie sich in etwas, daß sie sich besinnen können. Es funden sich auch abermahls Wehen, indem aber die Kräffte der Frauen schwach, und das Kind groß und todt war, die Frau auch zum erstenmahl gebähren sollte, so war es unmöglich zu gebähren, wiewohl aller Fleiß und Hülffe von denen Herren Medicis und mir angewendet worden, durch treibende und stärckende Sachen. Dannenhero die Herren Doctores gut befunden, ich solte dem

Ein Casus von schwerer Geburt aus vorhergegangener Blut-Stürtzung.

Nothwendiger Gebrauch des Hakens.

todten Kinde einen Haken in den Kopff ansetzen, und auf alle Weise helffen ziehen, so gut ich könnte, daß doch die Frau, wo möglich, gerettet würde. Welches dann auch, ohne Verletzung ihrer Gesundheit, glücklich abgegangen, wiewohl sie fast ein halbes Jahr gelegen, ehe sie sich erhohlen können, ist aber biß dato (GOtt sey Danck!) frisch und gesund. Ist demnach nicht rathsam, solche Hülffs-Mittel durch Instrumenten allezeit und schlechter Dinge zu verwerffen, wann sie nur zu gebührender Zeit, bescheidentlich, behutsam, wohl und vorsichtig gebrauchet werden, alsdann seegnet der liebe GOtt auch solche Arbeit und Hülffe. Darum ist Wissenschafft nicht zu verwerffen. Mir seynd viel schwere Geburten und Fälle unter Händen kommen bey denen armen Bauers-Leuten, die mich um GOttes Willen gebeten, ihnen zu helffen, worbey ich die erwehnte Angriffe versuchet, und weil sie GOtt mit seiner Gnade und Hülffe geseegnet, habe ich sie auch bey andern Frauen und gebährenden Fällen, wie sie angeführet worden, versuchet, und gut befunden, dafür ich Göttlichem Seegen und Beystand hertzlich dancke. Ich habe mit Fleiß keiner rechten natürlichen Geburt gedencken wollen, welche ohne diß bekannt, und hat man Ursache, GOtt zu dancken, daß solche schwere Fälle nicht gemein seyn. Ich habe wohl dreyßig und mehr rechte Geburten gehabt, ehe dergleichen eine darunter gewesen ist. So trifft es auch wohl unter hundert kaum einmahl, daß es so zugehet. Daß ich aber so offt darzu kommen und gehohlet worden, kommt daher, daß ich im Ruff gewesen, ich könnte bey solchen Geburten helffen, bin also offters auf etliche Meilweges darzu gehohlet worden, wenn ich nur möglich zu bekommen gewesen, dahero ich auch immer mehr, biß ietzo, bekannt worden bin.

Seltenheit der ausserordentlichen Geburten.

Was das Zurückbleiben der Nach-Geburt zu sagen habe.

Christ **Wie kömmt es aber, daß bey manchen Frauen die Nach-Geburt, nach dem Gebähren, so langsam fort will, bey mancher Frau auch gar nicht fort kommt, biß sie todt darüber bleiben muß. Was ist wohl die Ursache?**

Just Hiervon will ich dir gar gerne meine Wissenschafft zeigen, weil ich gar vielmahl in Lebens-Gefahr dazu geruffen und gehohlet worden bin, da sie nach der Geburt zuruck geblieben ist. Ich habe viele Jahre keine andere Ursache, **als den Verfall des Mutter-Mundes**, gefunden, welchen mit zwey Fingern bald zu helffen. Es

muß

muß nur vorsichtig und gelinde geschehen, nehmlich: Wann die Nach-Geburt nicht, wie gewöhnlich, fort will, so lasse ich den hangenden Bauch wohl in die Höhe heben, und gleich halten, und fasse die Nabel-Schnure mit der lincken Hand, daß ich mit zwey Fingern an der rechten Hand der Nabel-Schnure nachfolgen kan, biß an den Mutter-Mund; Dann hebe ich ihn, wie zuvor bey der Geburt, in die Höhe auf, so bekommt die Nach-Geburt Lufft, und sencket sich. Es ist nöthig, die Frau zu etwas Husten zu vermahnen; Doch bey einer ist es nöthiger, als bey der andern. Man fühlet es bald an der Nabel-Schnure und Nach-Geburt, wo es nöthig oder unnöthig ist. Ist es nöthig und gut, so sencket sich die Nach-Geburt und Nabel-Schnure; Ziehet sie sich aber von solchem Husten zurücke, so laß nicht husten, sonsten reisset die Nabel-Schnure durch solch Erschüttern ab, und wird grosse Gefahr dabey. Es ist mit meinem Wissen kein besserer Rath, als den Mutter-Mund nicht sincken lassen, und die Nabel-Schnure anhalten, doch nicht zu scharff, damit sie nicht abreisse. So ist auch gut, etwas warmes auf den Leib zu legen, warmen Wein oder warm Bier fett gemacht; Aber es muß mit Fleiß so warm continuiret werden, denn die Wärme hilfft sehr viel.

Sehr nöthige Erinnerung.

Ich habe solches allemahl bey meinem ersten Anfange versuchet und gut befunden. Jetzo aber habe ichs lange nicht nöthig gehabt, weil ich die Nach-Geburt selbst suchen kan, wann es die Noth erfordert. Dieses aber weiß ich dich nicht zu lehren, wo es die Vernunfft dir nicht selber geben wird, weil es schwer ist, in dem weichen Leibe die Nach-Geburt zu erkennen. Jedoch führet dich die Nabel-Schnure dazu, daß du es mit gutem Bedacht wohl finden könntest. Aber du must sehr vorsichtig damit verfahren, daß du nicht Stücke machest. Es ist bald geschehen, und folget grosse Gefahr. Dann, eilest du zu sehr, so ist es nicht gut; bist du zu langsam, so ist es eben nicht gut. Darum must du dich des Mittels bey gutem Nachdencken gebrauchen. Nach vieler Ubung wirst du viel erfahren, wie mir geschehen,

Von der Nach-Geburt müssen nicht Stücke gemacht werden.

hen, daß ich dabey dem höchsten GOtt zu dancken Ursach habe. Ich gestehe gar gerne, daß ich vor die Nach-Geburt, um selbe zu fördern, grössern Kummer habe, als bey allen Wendungen der Kinder. Das Kind liege auch, wie es wolle, so ist zu helffen gewesen, so viel mir auch unter Händen kommen; GOtt helffe weiter! Aber mit der Nach-Geburt ist es mir zweymahl unglücklich ergangen, wie folget: Ich hatte bereits über sechs hundert Kinder ausgebadet, ehe mir ein Exempel unter die Hände kommen war, daß ich die Nach-Geburt * angewachsen gefunden; So bin ich auch über hundertmahl, über meine ausgebadete Kinder-Zahl, zu solcher Gefahr zu Hülffe gehohlet worden, und ist mir keinmahl unglücklich ergangen, daß ich die Frau nicht hätte retten können. Dabey ich auch so behertzt und dreuste worden, daß ich nicht glauben können, daß eine Nach-Geburt zu finden, die ungewöhnlich angewachsen wäre, weil ich alle, zu denen ich gehohlet worden, und unter meine Hände bekommen, nur mit dem Mutter-Munde vorgefallen gefunden; habe also trefflich darwider gestritten, wann ich von angewachsenen Nach-Geburten reden hörete, biß mich GOtt damit heimsuchete. Es hat sich begeben in Liegnitz, bey einer Bräuerin, mit ihrem zwölfften Kinde, mit welchen sie gar eine leichte Geburt hatte, also, daß ich kaum eine halbe Stunde bey ihr war. Wie ich aber das Kind lösen solte, so war die Nabel-Schnure so kurtz, daß ich fast nicht wuste zu lösen, muste doch endlich lösen, so gut ich kunnte. Wollte ich die Nabel-Schnur nicht lassen in den Leib fahren, so muste ich ein Band anbinden, damit ich sie nicht verlöhre. Als ich nun das Kind weggegeben hatte, wolte ich, wie gebräuchlich, die Nach-Geburt befördern, ließ der Frauen den Leib heben, wie bereits gemeldet, fassete die Nabel-Schnure, und suchte den Mutter-Mund, vermahnete auch die Frau zu husten. Wie sich aber der Leib erschütterte, so zog sich die Nabel-Schnure mit Gewalt in den Leib, daß ich darüber hertzlich erschrocken bin, und wuste nicht, was es zu bedeuten hätte. Weil ich aber gleichwohl wegen des angebundenen Fadens die Nabel-Schnure noch erhielte, und mir bekannt war, die Nach-Geburt ohne allen Schaden zu suchen, so folgte ich auf die Nabel-Schnure der Nach-Geburt nach, und

Von angewachsener Nach-Geburt.

Exemplum 1. notabile.

* Das Anwachsen der Nach-Geburt giebt man gemeiniglich Schuld dem vielen Sitzen, sonderlich gegen warme Stellen, als Ofens im Winter.

und fand sie oben im Mutter-Grunde auf eine solche Art angewachsen, **wie wann sich ein Stück Geblüte an was hart angeliefert hat.** Wann dann bey keiner Nach-Geburt ich niemahls solch einen Angriff gefunden, bin ich noch mehr als zuvor erschrocken, ließ die Hand wieder sincken, mich zu bedencken, was hierbey zu thun wäre, konnte aber vor mich alleine keinen Schluß fassen, indem ich mich, wann ich die Nach-Geburt fördern solte, es geschehe durch den Angriff, oder durch starckes Eingeben, grosser Blut-Stürtzung befürchtete, welches ich auf meine Verantwortung nicht thun wollte. Also ward der Herr Stadt-Physicus zu Hülffe geruffen, welcher vor rathsam befand, man sollte nicht eilen, geschähe es doch öffters, daß die Nach-Geburt etliche Tage zurücke bliebe, vielleicht lösete sie sich nach und nach. Wie wir aber in solcher Unterredung in der andern Stube noch beysammen waren, kommet ein Geschrey, die Frau stürbe. Wir eileten in der Sechswöchnerin ihre Stube, und funden die Frau in der schweren Noth liegen. Als ich sie aber zu reiben und zu kühlen anfieng, so erhohlte sie sich wieder, und wuste nicht, wie ihr geschehen wäre, ausser daß sie einen Wehen gehabt, darauf wäre ihr gar wohl worden. Wie ich aber zu sehen wolte, ob der Wehen mit dieser gewaltsamen Kranckheit vielleicht die Nach-Geburt gelöset hätte, fand ich sie im Blute liegen übernatürlich, die Nabel-Schnure aber war so kurtz, und unmöglich zu gewinnen, wie vorhin. Es währete nicht lange, so fand sich wieder ein Wehen samt einem starcken Blut-Ergiessen und der schweren Noth. Der Herr Doctor sahe mit zu, und verschrieb bald wieder die Blut-Stürtzung, so viel ihm möglich war; Es ließ sich aber nicht halten, biß sie in der fünfften Stunde verschied. Dieses war das erste Unglück, welches ich die gantze Zeit über gehabt. Hernach habe ich wieder mehr dann zweyhundert Kinder ausgebadet, und dergleichen Zufall nicht erfahren. Dennoch war ich nicht hinüber, so führte mich GOtt zum andernmahl, auch in Liegnitz, eben mit der Nach-Geburt bey der Frau Lorentzin, gleichsam in die Schule; Aber auf eine solche Weise: Die Nach-Geburt wolte nicht fort, als suchte ich, wie ich gewohnet war, fand ich aber nichts in der Mutter, als die blosse Nabel-Schnure samt dem Netze, welches das Wasser beschleußt, beyderseits gantz trocken in der Mutter angewachsen. Von dem Leber-Kuchen, welches das Grösseste an der Nach-Geburt pfleget zu seyn, war nichts zu fühlen; wobey ich mir dann keinen Rath, auch keinen Ausgang erdencken konnte, Exemplum 2.

te. Ließ also den Herrn Physicum wieder zu mir bitten, welcher auch nicht wuste, wie zu helffen. Es funden sich aber in der sechsten Stunde nach der Genesung Abwechselungs-Weise Mattigkeiten und Ubel-seyn, solches hielte so lange an, biß die schwere Noth dazu kam. Auf das letzte stieß ihr das Blut in währender schweren Kranckheit zum Halse heraus, biß sie verschied. Bin also bis diese Stunde dabey in Furcht gerathen, wiewohl mich GOTT seit der Zeit vor dergleichen Begebenheiten in Gnaden behütet hat, und habe also ich, und eine iede Wehe-Mutter neben mir, Ursache, den lieben GOTT um Seegen und Göttlichen Beystand zu bitten. Sonsten kan ich wohl mit gutem Gewissen sagen, daß mir kein Kind im Mutter-Leibe vorgekommen, dem nicht mit Wenden hätte können geholffen werden, so, daß zum wenigsten die Mutter ist vom Kinde entlediget und gerettet worden; dafür ich auch GOTT hertzlich dancke, und ferner um Beystand, Schutz und Seegen bitte; Aber dieser Zustand wegen Anwachsung der Nach-Geburt ist mir schwerer und gefährlicher unter Händen kommen, und unmöglich zu retten gewesen, als bey allen Geburten und Wendungen der Kinder. GOTT behüte mich und alle Menschen vor dergleichen Gefahr. Ich muß doch noch einmahl der angewachsenen Nach-Geburt gedencken, indem mir erst neulich dergleichen Zustand begegnet.

Ob sich die angewachsene Nach-Geburt abschälen lasse?

Weil dann die vorher erwehnte Frauen alle das Leben lassen müssen, bey denen die Nach-Geburt angewachsen gewesen, so resolvirete ich mich bey dieser Gelegenheit die Abschälung zu versuchen, ob es angehen könnte, massen allem Ansehen nach diese Frau doch sterben müste. Fassete also die Nabel-Schnure mit der lincken Hand etwas scharff an, doch so scharff nicht, daß ich sie abreissen konnte; sondern so scharff, daß sich die Nach-Geburt bey der Nabel-Schnure, da sie angewachsen ist, etwas weniges in die Höhe ziehen ließ. Hierauf drang ich mit den gewöhnlichen Fingern in der rechten Hand bey der Nabel Schnure durch, und schälete so lange, als der Finger langen konnte, zwischen der Nach-Geburt und der Mutter rund um sachte loß. Hernach nahm ich den andern Finger zu Hülffe, machte das Loch grösser, und schälete es durch und durch ab. Also ward diese Frau gerettet.

tet.

tet. Sie lag aber lange kranck, ehe sie sich wieder erhohlen konnte. Was aber die Ursache war, daß sie so lange liegen muste, weiß ich nicht. Jedoch halte ich dafür, weil diese Abschälung sehr empfindlich war, und sich auch so gantz glatt nicht loßschälen ließ, **indem viel Stürtzel als Borsten stehen blieben**, welche sich aus dem dicken Leber-Kuchen bey der Abschälung ausgezogen, daß sie also in der Mutter stecken blieben, zwar nicht groß oder lang, sondern kurtz und scharff, wie ein zart Reib-Eisen anzufühlen; Als glaube ich wohl, daß diese zurückbleibende Fäserlein eine Fäulung machten, daß diese Frau es langsam verwinden konnte. Doch brachte sie ihr Leben davon, und war hernach frisch und gesund. Ob es sich nunmehr so practiciren möchte lassen, stehet bey GOtt. Darum vermeyne ich, daß bey diesem Zustande oder dergleichen Hülffe allezeit grosse Gefahr ist, wenn es auch auf das beste gehet. Es schläget auch leichtlich keine Artzeney an, sie kan auch nicht, aus der Ursache, weil es angewachsen ist. Treibende Dinge lösen es nicht, es folget eher Blut-Stürtzung, und gehet doch nicht weg. Es kommt gar leichte ohn alles Treiben Blut-Stürtzung, und lässet sich nicht stillen, biß die Frauen todt seyn, welches ich mit meinen Augen gesehen. Derohalben ist es auf alle Weise gefährlich bey dergleichen Zustande, so viel mir davon ist bekannt worden.

Zufälle folgen auf eine verrichtete Abschälung der Nach-Geburt.

Christ. **Sage mir doch, wie es sich mit den Zwillingen verhält, ob sie allezeit in einer Nach-Geburt liegen, oder ob ein iedes Kind seine eigene Nach-Geburt habe, und wann sie in einer liegen, ob auch das Wasser zweymahl springet; Wie verhält es sich dann, wann ein iedes Kind in seiner eigenen Nach-Geburt lieget, gehet dann die erste Nach-Geburt des ersten Kindes bald dem Kinde nach, oder bleibet sie zurücke, biß die Kinder beyde gebohren seynd? Ist auch was dabey zu versehen?**

Justin. Es liegen zwar Zwillinge in einer Nach-Geburt, und haben nur ein Netze oder Häutgen zum Unterscheid, aber doch ein iedes hat sein eigen Wasser, weilen das Mittel-Häutgen des andern Kindes Wasser beschliessen hilfft. Wann also das erste Kind gebohren ist, so folget die völlige Wasser-Blase des andern Kindes, wie bey angehender Geburt des ersten Kindes, und muß eben so springen, es sey viel oder wenig

Daß Zwillinge auf unterschiedene Weise in ihre Secundinis stecken.

Wasser bey den Kindern. Es geschiehet zwar, daß zwey Kinder in einem Wasser und einer Nach-Geburt beysammen liegen, und kein Netze darzwischen ist, aber sehr selten, da ich doch viel Zwillingen geholffen habe, alsdann springet das Wasser nur einmahl, und folgen die Kinder bald eines dem andern nach. So liegen auch viel Zwillinge ein iedes in einer eigenen Nach-Geburt, dabey springet das Wasser auch zweymahl, als wann das erste gebohren worden, so spannet sich das andere Wasser an, wie das erste, biß es springet, wann es wohl in acht genommen, und recht tractiret wird; Siehe Obs. 325. Francisci Mauriceau.

Christ. **Du sprichst, daß die andere Wasser-Blase bald dem ersten Kinde nachfolget, wann das Kind gebohren worden, und recht tractiret und in acht genommen wird. Wie soll ich denn das rechte tractiren und wohl in acht nehmen verstehen? Erkläre mir es doch, worinnen es bestehet?**

Just. Das rechte tractiren bestehet in einem vernünfftigen und gründlichen Angriffe, der wird dir zeigen, ob noch ein Kind vorhanden ist oder nicht, und wie es lieget. Der äusserliche Angriff zeiget dir zwar auch, ob noch ein Kind vorhanden ist, oder nicht, wie es lieget, welches doch das Nöthigste zu wissen ist, soll es recht tractiret werden. Dann ehe du die Nach-Geburt des ersten Kindes förderst, must du wissen, wie das andere lieget; dann durch die Förderung der Nach-Geburt kanst du das andere Kind verwenden, wann es gleich recht und gut zur Geburt stünde. Offters ist die Nabel-Schnure sehr lang an der Nach-Geburt, es bleibet die Nach-Geburt zurücke, weil die lange Nabel-Schnure bey dem Gebähren die Nach-Geburt nicht ziehen kan, daß sie dem Kinde bald nachfolgen muß, wie es offters geschiehet; Bleibet also die Nach-Geburt zurücke aus Ursachen der langen Nabel-Schnure. Alsdann dringet das andere Kind sich bald dem erst-gebohrnen nach, und folget bald eine glückliche Geburt, so es recht zur Geburt stehet. Wann aber die Nabel-Schnure kurtz ist, wie schon gemeldt, so zeucht sich die Nach-Geburt bald dem erst-gebohrnen Kinde nach bey des Kindes-Wehen; Als muß solche nahe liegende und dem andern Kinde vorliegende Nach-Geburt bald zuvor gefördert werden, sonsten

Nöthige Information bey Geburt der Zwillinge.

sonsten kan das andere Kind nicht gebohren werden, ehe die Nach-Geburt wegkommet. Dieses weiset dir ein vernünfftiger Angriff, ob die Nach-Geburt dem andern Kinde zuvor lieget, oder ob das Kind der Nach-Geburt zuvor lieget. Doch kan dich der Angriff bey solchem Zustande irrig machen. **Denn, wenn die Kinder in einer Nach-Geburt liegen, so ist der Leber-Kuchen gerne sehr groß, und reichet biß an den innern Mutter-Mund, daß du ihn bald beym Angriff erreichen kanst, wann das erste Kind gebohren ist.** Dabey kanst du dich betriegen, wann du meynest, daß sie eine absonderliche Nach-Geburt sey, weil sie dem andern Kinde scheinet vorzuliegen. **Fasse aber die Frau mit gutem Bedacht an, so wirst du befinden, daß sie seitswerts gegen dem Mast-Darm lieget, und oben gegen der Frauen Blase das andere Kind gar leichte zu erreichen ist. Bey dergleichen Zustande must du dich wohl in acht nehmen.** Dann wann du die Nach-Geburt mit der Nabel-Schnure, wie gebräuchlich, etwas anzeuchst, so verrückest du das andere Kind, wann es gleich recht stünde, und sackt sich die Nach-Geburt vor, daß sich die Geburt zwey biß mehr Tage verziehen kan; Denn das Kind kan nicht eher zur Geburt kommen, weder recht noch unrecht, biß es durch starcke Bewegung die Nach-Geburt wieder nach sich zeucht, oder gegen der Seiten, alsdann giebt es sich in die Geburt, und folget die Geburt, wie das Kind lieget. **Dieses langwierige und gefährliche Kreisten kanst du die erste Stunde verhüten, wann du, wie zuvor gesagt, mit dem Angriffe das Kind über der Frauen Blase findest, und demselben anhilffest, so folget die Geburt balde, so gut als das Kind stehet. Stehet es aber nicht recht, so must du ihm zurechte helffen, so gut es seyn kan. Dergleichen Gefahr würdest du machen, wann zwey Nach-Geburten wären, wie schon gemeldet, da die Nabel-Schnure sehr lang wäre, daß sich beym Gebähren die erste Nach-Geburt nicht bald dem Kinde nachgiebet oder folget, so folget das andere Kind dem ersten stracks nach, und muß also die erste Nach-Geburt so lange zurück bleiben, biß das andere Kind auch gebohren ist.**

Lehre.

Wo 2. Nach-Geburten sind, müssen beyde Kinder erst gelanget werden und die Nach-Geburten hernach.

So nun einer Wehe-Mutter dieses nicht bewust, und will die erste Nach-Geburt haben, oder wie gebräuchlich fördern, so reisset sie entweder die Nabel-Schnure von der Nach-Geburt ab, oder ist die Nabel-Schnure so starck, daß die Nach-Geburt folgen muß, so kan sie gar leichte das recht-stehende Kind verrücken, daß hernach unrechte Geburt folget. Derohalben must du bald, nach dem erst-gebohrnen Kinde, dich des andern auch erkundigen, ehe du die Nach-Geburt fördern willst, so wirst du nicht irren. Und also must du thun, wann auch noch mehr Kinder vorhanden wären. Ich habe bey drey Kindern zwey auch drey Nach-Geburten gefunden, so, daß zwey Kinder in einer Nach-Geburt gelegen, und nur ein Netze, wie gebräuchlich, darzwischen gewesen, und das dritte Kind in einer absonderlichen Nach-Geburt alleine. Es geschiehet auch, daß ein iedes Kind seine eigene Nach-Geburt hat, als must du dich, wie schon gemeldet, die Nach-Geburt zu fördern wohl in acht nehmen, weil viel Gefahr dabey folgen kan. Wo du des Angriffes nicht gewiß bist, so must du es gehen lassen, wie es gehet; Aber wann du Grund und rechten Verstand des Angriffes hast, so kanst du alle vorerwehnte Gefahr verhüten.

Christ. Es ist zu verwundern, wie so viel unwissende Wehe-Mütter unter so vielen Gefahren können zu rechte kommen, daß nicht mehr unglückliche Geburten zu hören seyn? Wann ich alle diese deine erklärete und beschriebene Zufälle und übele Geburten recht betrachte, so solte ich dencken, daß keine Geburt ohne einen oder den andern Zufall unter so mancherley Gefahr geschehen könnte. Ich dürffte bald in die Gedancken derer gerathen, die über dich sagen: Die Justina hat ein gutes Maul, die kan den Leuten wohl was weiß machen. Ich sage es dir nur zur Nachricht, und hoffe nicht, daß du es übel auffnehmen werdest. Ja sie sagen wohl noch mehr, und will dich nur damit nicht kräncken. Weil du (GOtt Lob!) in deinem Beruff mehrentheils glücklich bist, so kan ich leichte glauben, daß es aus

Neid

Neid geschicht von mißgünstigen Leuten, die dir nicht wohl wollen. Aber es heisset: Fürchte GOtt, thue recht, und scheue niemand.

Just. Mein Vorsatz ist nicht, dir die guten und rechten Geburten zu zeigen, dann diese zeigen sich (GOtt sey ewig Danck!) täglich von sich selber ohne alle Hülffe oder Wissenschafft der Wehe-Mütter. Wann das auch nicht wäre, so würden freylich so viel unwissende Wehe-Mütter nicht können zu rechte kommen, und würden wenig Frauen ihr Leben und Gesundheit behalten. Es ist GOtt höchlich zu dancken, daß fast täglich und allgemein die Geburten glücklich gehen. Hierbey können wir GOttes Gnade recht erkennen, und ihm nicht gnugsam dafür dancken. Weil es aber auch geschiehet, daß GOtt offters auch unglückliche Geburten über die Frauen kommen lässet, und doch Hülffe dazu geben kan; So hat er natürliche oder ordentliche Mittel dazu geordnet. Demnach habe ich dir mit Fleiß solche unrechte Geburten zur Lehre zeigen wollen, indem dieselben sonderlich der Lehre und Hülffe höchst-benöthigt seynd, dafür wir auch dem lieben GOtt Ursache zu dancken haben. Und heisset es recht bey der Geburt der Menschen: Groß sind die Wercke des HErrn, wer ihr achtet hat eitel Lust daran. Ja der liebe GOtt ist so gütig und gnädig, und zeiget und giebt uns noch Mittel und Wege zu helffen, wann er uns eine Züchtigung und Last aufleget. Denn, wann die Geburten allezeit gleiche gut giengen, würden die Menschen dencken, sie hätten es von sich selber, und würden dergleichen grosse Allmacht und Gnade GOttes nicht erkennen; Wie es dann auch offters geschiehet, welche Frauen glückliche Geburten haben, daß sie es ihrer Vorsorge und Hülffe zuschreiben, und sagen wohl gar: Ich halte mich so und so, ja ich helffe mir gut, wann es zur Geburt kommet, habe ich keine Noth zu gebähren; es seynd nur solche Zärtlinge, die sich für der Arbeit fürchten. Ich habe eine Frau gekennet, die acht Kinder gantz glücklich gebohren, welcher Sprüchwort war: Wie wunderlich stellen sich denn die Weiber bey der Geburt an? ich wollte eine Heller- oder Pfennig-Semmel nehmen, und ein Kind gebähren. Aber der liebe GOtt ließ sie mit dem neundten Kinde fünff Tage in Nöthen liegen, und weil damahlen keine Hülffe, um das Kind zu wenden, zu bekommen, sintemahlen ich verreiset war, hat sie endlich samt dem Kinde sterben müssen. Dieses mögen alle freche Welt-Kinder bedencken, und sich an

Unrechte Geburten haben vornehmlich der Lehre nöthig.

an GOttes Gnade nicht vergreiffen; denn es heisset nicht ohne Ursache: Irret euch nicht, GOtt läßt sich nicht spotten. Eben so gedencke ich über diese Leute, welche so übel und unwissend von mir reden, sie werden es schwer verantworten müssen. Ich hoffe, es werde niemand was Unbilliges in meiner gegebenen Lehre finden, die ich aus gutem Gemüthe, allen Menschen zum Besten, aus täglicher Ubung und möglichstem Fleisse angemercket, und auf Verlangen vieler gottseeligen Kreisterinnen endlich in den Druck gegeben. Der höchste GOtt seegne das Werck, und lasse es zu seinen Ehren und dem Nechsten zum Besten ausschlagen, so werden sie mich wider alle Verleumder vertheidigen, die unchristliche und unverantwortliche Meynung von mir haben, als wäre meine Hülffe unnatürlich, und also teufelisch. Ich hoffe aber nicht, daß was Unnatürliches und Unchristliches in meiner vielen und schweren Arbeit wird zu finden und daraus zu schliessen seyn. Jedoch gedencke ich an das Sprüchwort: Besser Neider, als Mitleider. GOtt bekehre alle Sünder, fördere die Gerechten, und sey uns allen gnädig! Daß aber alle Wehe-Mütter mehrentheils zurechte kommen und kommen können, folget nicht aus ihrer Wissenschafft, sodern aus GOTTES Gnade. Weil Er der Schöpffer und Erhalter des menschlichen Geschlechts ist, so regieret Er die Geburt alle ohne Hülffe derer Menschen. Dieweil aber der liebe GOTT auch dem Menschen die Vernunfft gegeben, und einem ieden sein Amt und Beruff aufgeleget, einem dis, dem andern ein anders, so soll der Mensch auch seinen Beruff wohl in acht nehmen, will er Christlich leben, und seelig sterben, und sonderlich die Wehe-Mütter, indem diese Arbeit der Frauen und der Kinder Leib und Leben, so wohl auch der Frauen Gesundheit anlanget. Darum ist zu beklagen, daß wenig Wehe-Mütter seyn, die es bedencken, und mehr nicht wissen, auch mehr nicht wissen wollen, als ein Kind zu nehmen, wenn es ihnen in die Hände fället, und zu lösen; Um weiter bekümmern sie sich auch nicht, streiten auch wohl auf das hefftigste, daß keine Wehe-Mutter mehr dabey thun könne, weil es ihnen verborgen ist. Eben dieser unbillige Streit und die viele Gefahr, welche eine kreistende Frau mit ihrem Kinde unter der Geburts-Stunde unterworffen ist, hat mich bewogen, meine, durch viele Mühe und Ubung zusammen gebrachte, und durch GOttes Gnade verliehene Anmerckungen allen Menschen zur Nachricht und zu ihrem Besten zu zeigen. Es ist wohl wahr, daß der liebe GOTT täglich, ohne aller Menschen Vernunfft,

nunfft, hilffet und helffen kan, und also der natürlichen Mittel nicht nöthig hat, wann er helffen will; Jedoch hat er in allen Dingen den Menschen ordentliche Mittel und Wege geordnet, die sie auch nicht verwerffen sollen, indem öffters der liebe GOtt manche fromme Frau in schwere Kindes-Nöthen kommen lässet, vielleicht um ihrer Seeligkeit wegen; so giebt er diese natürliche Mittel ihnen sichtbarlich zu helffen, sintemahl unsere Vernunfft die unsichtbaren Mittel selten erkennet, und GOTT wenig dafür gedancket wird; Lässet uns derohalben die Gefahr offters sehen, damit wir die natürliche Hülffe mit Danck erkennen und annehmen sollen, und nicht verwerffen, wie offters geschiehet, ob wohl auch die natürliche Mittel ohne GOttes Seegen nichts sind. Darum heisset es: Bete und arbeite, so wird dich der HErr seegnen; denn an GOttes Seegen ist alles gelegen.

Christ. **Sage mir doch deine Meynung, wegen Ablösung der Kinder von der Nabel-Schnure? Welches ist denn am besten, die Nabel-Schnure lang oder kurtz zu lösen? Etliche Wehe-Mütter lösen die Kinder nicht eher ab, biß sie die Nach-Geburt von der Frauen haben. Ist denn das recht oder unrecht, und warum geschiehet es dann?**

Was bey Ablösung der Nabel-Schnure vor mancherley Meynungen.

Just. Wegen des Ablösens der Kinder von der Nabel-Schnure sind unterschiedene Meynungen. Einige sagen, wann die Nabel-Schnure zu kurtz abgelöset würde, so bekämen die Kinder kurtzen Athem. Andere sagen, wann die Nabel-Schnur zu lang gelöset würde, und wäre viel Blut darinnen, und wann die Wehe-Mutter nicht dieses Geblüte beym Lösen vom Kinde weg und zurück striche, oder rein auslauffend machte, wann sie gelöset hätte, so wäre es dem Kinde höchst-schädlich, und wären solche Kinder vielen Geschwären, wie auch Pocken und Masern, und dergleichen vielem Ausschlagen unterworffen, wegen des Geblüts, so in der Nabel-Schnure faul und stinckend werden muß, wie dann die dicken und fetten Nabel-Schnuren offters viel Tage sehr übel riechen, ehe sie abfallen, welches aber nicht verhütet werden kan. Etliche sagen auch: ie länger die Nabel-Schnure gelöset wird, ie hellere Stimmen bekommen dieselben Kinder. Seynd also vielerley Meynungen auf der Welt, und ist am besten, über solche Dinge, welche nicht viel schaden, daß man einem ieden seinen

nen Willen und Gedancken lasse. Wer lernet die Bauer-Wehe-Mütter Kinder lösen, die öffters nicht ein Wort lesen, und also Nachricht davon haben können? Ich bin selbst dazu gekommen, daß sie so kurtz gelöset, daß sie kaum die Nabel-Schnure haben binden können; wann sie in Angst gewesen, und des Bindens vergessen, ehe sie abgeschnitten haben. So habe ich auch binden gesehen, da doch der Nabel unter dem Bande aus Versehung ist abgeschnitten worden, und also wenig zu binden vom Nabel ist übrig geblieben, sonderlich bey diesen Wehe-Müttern, welche ohne diß kurtz zu lösen pflegen; denn sie sagen: Der Nabel stincket zu sehr, es ist den Kinder nicht gut, wann er so lang gelöset wird. Es ist mir selber wiederfahren, daß ich in grosser Noth so geschnitten habe, aus Versehen. Weil ich aber etwas lang zu lösen pflege, so habe ich wegen des Bindens nicht Noth gehabt.

Lehre.

Dieses zeige ich dir nur zur Nachricht an, daß du dich wohl damit in acht nehmest, und lieber was zu lang als zu kurtz bindest, denn man kan eher etwas davon schneiden, als dran setzen, wann sie ja zu lang abgeschnitten würde.

Es ist mir auch unterschiedlichemahl wiederfahren, daß die Kinder eher gekommen, als ich zu erlangen gewesen, oder dazu kommen können, und ist doch glücklich dabey abgegangen. Aber zweymahl ist mir wiederfahren, daß die Kinder den Frauen stehende gekommen und entfallen sind, und sich auf die Erde gestürtzet haben. Weil keine Frau und kein Mensch bey ihnen gewesen; als haben sie sich von der Nabel-Schnure durch den Fall abgerissen, und so kurtz, daß ich zu grosser Noth kaum binden können. Dieses Lösen ist nicht viel nütze, doch seynd dieselben Kinder lebendig blieben, und erwachsene Leute geworden, haben auch keinen Mangel, weder an dem Nabel, noch an dem Athem, oder an der Lufft und Stimme gehabt. Ich habe mit Fleiß Achtung darauf gegeben.

Das kurtze Ablösen der Nabel-Schnure machet zum kurtzen Athem nichts.

Hier muß ich solchen Frauen noch eine Erinnerung geben, es möchte nicht allezeit so gerathen, wann sie im Gehen oder im Stehen von der Geburt so übereilet würden, und allein wären, nehmlich: daß sie sich, so bald sie es fühlen, niederlegen sollen. Ja wenn sie sich auch auf der Stelle, da sie stehen, niederlegen sollten, wann sie nicht weiter kommen könnten, so wäre es doch besser, als

wann

wann sie stehen blieben. Es sollte sich ein solches Kind wohl todt stürtzen, wann GOttes Güte nicht so groß wäre, und könnte leicht geschehen, daß durch das Abreissen der Nabel-Schnure, welche so tieff in den Leib reissen möchte, sich das Kind todt bluten müste. Derowegen kan sich eine Frau mit dem Niederlegen vor dergleichen Gefahr gar wohl bewahren, wann sie folgen will. Ist es doch schlimm genug, wann unvernünfftige oder unvorsichtige Wehe-Mütter dabey seyn, daß dergleichen Fälle geschehen und geschehen können. Ich will dir hier zur Warnung zwey Exempel dergleichen unglücklichen Geburten, bey zweyen mir wohl bekannten Frauen melden: Als die eine, so mit dem ersten Kinde kranck war, und auf keiner Stelle, weder im Bette, noch auf dem Kreiß-Stuhle bleiben wolte, und die Wehe-Mutter ihr auch den Willen ließ, weil sie nicht gemeynet, daß das Kind so kommen sollte, sintemahl sie noch wenig davon mercken können, nach ihrer Wissenschafft; so waren sie alle sicher dabey, und liessen die Frau gehen. Ehe sie sichs aber versahe, kommt ein Wehen, und stürtzet das Kind auf die Erde, welches zwar nicht bald todt bliebe, doch starb es in etlichen Stunden darauf, und erlangete also noch die Tauffe. Der andern Frauen aber gieng es fast unglücklicher: Diese war allezeit leichte zum Gebähren, und hatte eine berühmte gute Wehe-Mutter bey sich, welche sie schon zuvor bey sechs Kindern bedienet. Weil sie dann allezeit gewohnet gewesen, gekochte heisse Kräuter unter sich zu setzen zum Bähen; als hat sie es diesesmahl eben so gethan. Wie sie aber die Kräuter kaum untersetzen kan, oder gleich untersetzen will, so kommt ein Wehe. Die Frau schreyet auf die Wehe-Mutter: Greiffet zu, das Kind kommet! Als sie darnach greiffet oder greiffen will, lieget das Kind schon in dem heissen Kräuter-Bade, welches sich so verbrennet, daß es in etlichen Tagen sterben müssen. Dieses melde ich dir zur Nachricht, daß auch bey geschwinden und leichten Geburten gute Vorsichtigkeit vonnöthen sey. Und kan wohl die beste Wehe-Mutter unglücklich seyn, wenn sie ihr zu viel zutrauet, oder der liebe GOtt die Hand abzeucht. Darum ist an GOttes Seegen alles gelegen.

Gefahr der Kinder in schnellen Geburten, und wie man sich dabey zu verhalten.

Exemplum 1.

Exemplum 2.

Christ. Ich will diese deine Erinnerung zu Danck annehmen. Erkläre mir doch auch vollends deine Meynung recht, wegen Ablösung der Kinder von der Nabel-Schnure, wie ich es von dir verlanget habe.

Was bey dem Nabel-Binden mehr zu observiren.

Just. Meine Meynung ist über das Lösen der Kinder, am besten, wann sie im Mittel gelöset werden, nicht gar zu lang, auch nicht zu kurtz. Doch kan dem langen Lösen besser geholffen werden, als dem zu kurtzen. Die Nabel stincken zwar sehr, welche fett seyn, ihnen ist aber nicht zu helffen; es sey dann, daß viel Blut darinnen wäre, so muß man es zurücke streichen, ehe man ihn bindet. Will es sich aber nicht streichen lassen, so binde die Nabel-Schnure mit einer Schlinge zu, auf daß du sie wider aufziehen kanst, wann du besser Zeit bekommest, zumahl ohne diß die dicken Nabel-Schnuren wohl müssen in acht genommen werden, weil sie leichtlich bluten, und die Kinder gar leichte den Todt davon haben können, wann sie nicht gut gebunden werden. Dann kan man die Schlinge, so offte man will, und es nöthig ist, wieder aufziehen, und besser zusammen ziehen; dann die dicken Nabel-Schnuren setzen sich wohl zwey- biß dreymahl, daß sie Lufft bekommen, und wieder anfangen zu bluten, wann man gleich gedencket, sie seyn feste gebunden. Es ist mir mit grossem Schrecken wiederfahren, daß der Nabel erst in einer guten Stunde nach der Geburt wieder blutend geworden, da das Kind schon eingewunden gewest, und sich bald todt geblutet hätte, ehe ich es gewahr worden, wann es nicht angefangen zu stöhnen. Da ich darnach sahe, war es gantz blaß: Als ich es aufgewickelt, schwamm es im Blute, und hätte es noch ein Kleines gewähret, daß ich es nicht gewahr worden, so wäre es todt gewesen. Seit dieser Zeit sehe ich die erste Stunde fleißig nach den Kindern, und eben deßwegen warne ich dich dafür.

Dicke Nabel-Schnuren lassen sich nicht gar feste gleich binden, bluten gerne wieder.

Ich muß dich noch eines erinnern, nehmlich: Daß du dich vor zu scharff zusammen gedreheten subtilen Bändern oder Flachs, wann er so scharff und subtil zusammen gedrehet wird, bey dem Nabel-Binden in acht nehmest, weil es gerne bey den aufgeblasenen dicken Nabel-Schnuren durch-

Scharffe Schnüre schneiden in fette Nabel-Schnüren ein, und verursachen Bluten.

durchschneidet, und wann man meynet, man habe es gantz feste gebunden, so blutet es beym Gebinde. Als must du noch einmahl dahinter binden, und es besser verwahren, wann du siehest, daß das Band durchschneiden will, oder durchgeschnitten hat. Es ist gar leichte bey den fetten Nabel-Schnuren geschehen. Dazu ist das lange Lösen auch gut, daß man es wieder besser binden kan. Sonsten glaube ich nicht, daß es wegen des Lösens was zu sagen hat, es sey kurtz oder lang gelöset; denn die Nabel faulen ohne diß ab bey allen Kindern.

Christ. Du hast mir noch keine Antwort gegeben, warum etliche Wehe-Mütter die Kinder nicht eher lösen, biß die Nach-Geburt von der Frau weg ist? Welches hältst du denn vor das Beste, und warum thun sie das?

Just. Jch halte es vor das Beste wenn man das Kind bald löset, so bald es gebohren ist, und von sich weggiebet in die warmen Windeln, auf daß es nicht erkalte, wann es aus der Wärme kommt. So ist es auch vor die Wehe-Mutter und kreissende Frau besser, denn man kan die Frau nicht besser zudecken und vor der Lufft bewahren, als wann das Kind unter ihr lieget, oder die Wehe-Mutter es auf dem Schoos unter der Frauen hat. Vor die Kinder ist es gleichfalls besser, sonderlich wenn sie schwach seyn. Ein solches schwaches und halbtodtes Kind würde eher todt und zum Tode kommen, ehe offters die Nach-Geburt folget und folgen kan, aus unterschiedenen Ursachen; denn man kan ein schwaches Kind auf einer kalten Schooß nicht so gut erquicken und erwärmen, als in einer Mulde und kräfftigem Bade. Ja, wann ein schwaches Kind nur in warm Wasser geleget wird, so erhohlet es sich eher, als auf dem Schooß, ob es gleich mit was starckem Wasser oder Brandtewein gerieben wird. Dieses kan so wohl im Bade geschehen, als haussen, und viel besser bey dergleichen halbtodten Kindern. Jch habe etlichemahl darnach gefraget: warum sie denn das Kind auf die Nach-Geburt liessen warten? So haben sie geantwortet: Die Nach-Geburt pflege eher zu kommen, wegen der Bewegung des Kindes. Jch lasse zwar einem ieden seine Meynung; Aber wann ich meine Gedancken sagen darff, so sehe ich nicht, wie ich bey einem schwachen Kinde kan auf die Nach-Geburt mit dem Lösen warten, oder gewartet werden. Denn ein schwaches Kind beweget

Dem Kinde nach der Geburt so fort den Nabel abzulösen, ist die beste Weise.

Wann das Kind auf die Nach-Geburt mit dem Ablösen warten.

muß, was davon zu halten sey.

weget sich wenig oder nichts, wie kan es denn die Nach-Geburt fördern helffen, indem es die Bewegung des Kindes thun soll. So ist auch offters die Nabel-Schnure so lang, daß das Kind auf der Schoos oder unter der Frauen wohl springen und tantzen könnte, ehe sich die Nabel-Schnure biß in den Leib der Mutter bewegen sollte, die Nach-Geburt dadurch zu fördern. Solte aber das natürliche Geblüte in der Nabel-Schnure durch diese Bewegung es vielleicht thun, so fürchte ich, daß es zu schwach dazu ist, wann einiger Zufall oder Hemmung bey der Nach-Geburt verhanden ist. Wann gleich das Kind bey vollen Kräfften frisch und gesund gebohren wird, und also die Nabel-Schnure bey vollem Blute ist; so habe ich doch etlichemahl grosse Mühe wegen der Nach-Geburt zu holen, und mit meiner Hand, die doch des nöthigen Fühlens und Zugreiffens (GOTT sey Danck,) noch ziemlich gewiß ist, damit zu thun genug gehabt, daß ich die Nach-Geburt ohne Schaden und auch gantz von der Frauen bringen können, wie ich dir dergleichen unterschiedene Zufälle allbereit beschrieben habe. Ich will nun geschweigen, wie es das Blut in der Nabel-Schnure bey schwachen und halb-todten Kindern thun sollte und könnte, da offt bey dergleichen halb-todten Kindern nicht ein Tropffen Bluts mehr bey dem Lösen in der Nabel-Schnure zu finden ist. Es ist mir selber wiederfahren, bey solchen schwachen Kindern, daß nicht einen Tropffen Blut in der Nabel-Schnure gefunden, biß sich das Kind wieder erhohlet hat, eines eher, das andere später, wie sie sich haben erhohlen können. Denn, wann sich das Kind erhohlet, so kommet das Blut erst wieder in die Nabel-Schnure. Es geschiehet zwar auch, daß das Blut wieder in die Nabel-Schnure kommet, wann das Kind todt ist; Aber so lange kommet keines wieder, weil das Kind zwischen Tod und Leben ist. Also kan das Geblüte nach solcher Wehe-Mütter Meynung unmöglich die Nach-Geburt fördern. Derowegen rathe ich es dir und keiner nicht, auf diese Meynung, daß du die Kinder so lange ungelöset und auf die Nach-Geburt zu warten liegen lässest, es sey dann, daß sie stracks dem Kinde nachfolget, welches gar offters geschiehet; Denn, wann es sich schon ein wenig hemmet, so verweilet es sich bald damit, ob gleich das Kind frisch und gesund ist; ich geschweige dann, wann es schwach und halb todt ist, so erkaltet es bald, weil es aus dem warmen Leibe kommt, und ist den Kindern höchstschädlich. **Dann ie eher das Kind wieder in die Wärme kommet und kommen kan, wann es auch nur**

in

in warmen Windeln wäre, so ist es dem Kinde schon besser. Und eben deßwegen halten viel Leute viel auf das Baden, damit die Kinder bey gleicher Wärme mögen erhalten bleiben, biß sie sich wieder erhohlen. Welches denn auch nicht bey schwachen Kindern wegzuwerffen ist, wie ich dann grosse Hülffe dabey befunden habe, und es vor höchst nöthig halte. Bleibe also bey diesen Gedancken, daß es besser sey, das Kind bald zu lösen, wann es gebohren ist. Man kan ja nach der Geburt fühlen und mercken, ob sie bald folget oder nicht. Es ist mir wiederfahren, und seynd Leiber, wiewohl nicht viel, (es wäre auch nicht gut,) daß, wann man nicht den Augenblick nach der Geburt eingreiffet, wann das Kind nur aus dem Leibe ist, so kommet der Krampff in den innren Mutter-Mund, und zeucht denselben zusammen, daß man die Nach-Geburt in etlichen Stunden, auch wohl in etlichen Tagen nicht bekommen kan; Und wann man nur bald nach dem Mutter-Munde greiffet, und die Nabel-Schnur stracks etwas feste, so viel es sich thun lässet, anhält, so ist es verhütet, und folget die Nach-Geburt alsobald dem Angriffe nach, wann man den Mutter-Mund nur nicht zuziehen lässet. Denn dieser Krampff ist nur ein ungewöhnliches Nachdrücken von der Nach-Geburt, so bald man nur derselben Lufft machet, durch den Mutter-Mund, so dringet sie gleich nach, und folget stracks. Diese Verhütung kan nun das Kind auch nicht durch seine Bewegung thun. Also ist der Wehe-Mutter vorsichtige und vernünfftige Hülffe wohl die beste, und bevoraus GOTTES Gnade und dessen Seegen, ohne dem wir nichts haben und haben können. Ich habe wegen dieser nöthigen Hülffe und dergleichen Gefahr das letzte und zehende Zeugniß von Frau Maria Müllerin, gebohrner Rittern, mit Fleiß mit drucken lassen, um dir die Wahrheit zu zeigen, weil eben solcher Zustand wegen des Krampffs in dem innern Mutter-Munde diese Gefahr gemachet oder verursachet hatte. Darum lasse dir dieses zur Nachricht dienen: daß du, so bald nur das Kind gebohren ist, wohl Achtung auf die Nach-Geburt giebest: Ob sie sich gleich nicht allemahl bald fördern lässet, wegen vieler vorher erzehlten Ursachen halben, so kanst du doch den Krampff-Zug in dem innern Mutter-

Ein Kind muß gleich nach der Geburt warm gehalten werden.

Krampff des innern Mutter-Mundes verhält die Nach-Geburt; und wie dem abzuhelffen.

ter-Munde bald fühlen und verhüten. Ist das Kind schwach, so laß es einen andern bald lösen, denn du kanst nicht davon lassen, biß die Nach-Geburt verhanden ist. Wann aber das Kind starck ist, so laß es so lange liegen und warten, biß du lösen kanst, wofern es sich nicht so lange verzeucht. Verzeucht es sich aber etwas, so laß doch das Kind lösen, und wegnehmen, weil es dir nur im Wege ist; wiewohl dergleichen Zustand was ungewöhnliches ist. Doch bin ich furchtsam dafür worden, indem es gefährlich und doch zu verhüten möglich ist, wie du aus dem vor angezogenen Zeugnisse siehest, weil es dergleichen Zustand war, und hernach andermahls doch verhütet worden, auf meine derselben gegebene Nachricht an die Wehe-Mutter, wofür mir die Frau so hertzlich gedancket. Als hoffe dergleichen Danck von dir und denen in Gefahr liegenden Frauen auch zu erlangen, wo du samt ihnen meine Lehre und Anführung in acht nehmen wirst.

Von der schweren Noth mancher Kreissenden, woher, und wie zu rathen.

Christ. Liebe, sage mir doch, wie es zugehet, daß manche Frau allezeit die schwere Noth, oder das Unglücke, wie es genennet wird, bey der Geburt hat, auch wohl so lange anhält, als die Geburths-Schmertzen währen, biß sie genesen? Und manche Frau kan auch gar nicht genesen, und muß Mutter und Kind beysammen bleiben, und mit einander sterben; nach dem Tode aber kommet das Kind doch noch von ihr, wie man dergleichen Exempel hat. Wie gehet dann das zu? Ist dann da kein Mittel oder Hülffe, es zu verhüten, und ist dir dann dergleichen nichts bewust? Laß mich doch wissen, was deine Gedancken seyn über dergleichen Zustand?

Justin. Ich glaube, daß es so gemeiniglich solche Frauen betrifft, die von Natur zur schweren Noth geneiget seyn, wiewohl es auch andere betreffen kan, wann unrechte Geburten oder angesetzte Kinder verhanden seyn, aus grossen ungewöhnlichen Schmertzen, die allgemein bey dergleichen Zufällen seyn. Dann wann die Kinder sich durch das Ansetzen oder unrecht Liegen hemmen, und nicht unter sich zum

Aus-

Ausgange dringen und eindringen können, so gehen die Wehen über sich, und beklemmen die Frau, daß sie weder Lufft noch Athem schöpffen kan; Alsdann kan gar leichte bey schwachen Naturen die schwere Noth dazu schlagen. Es siehet zwar manche Frau groß und starck vom Leibe aus, und ist doch schwach genug dabey. Ist nun eine Frau von Natur zur schweren Noth geneigt, und kommen dergleichen Zufälle dazu, so ist es desto schlimmer. Und wann auch gleich nicht dergleichen Zufälle dazu kommen, sondern nur die natürlichen Geburts-Schmertzen, so ist gemeiniglich Furcht und Schrecken und Schmertzen beysammen; Also greiffen diese drey Dinge zugleich an. Wann nun die Frau den Wehen anfängt zu fühlen, so fängt sie gleich an zu zittern und zu beben, alsdann kommet die schwere Noth leicht dazu. **Weil ich dieses wahrgenommen, so habe ich solchen Frauen mehr zugeredet und mehr Hertze eingesprochen, als andern, und habe sie auch mehr mit dem Angriffe in acht genommen, als andere;** Weil auch eine Wehe-Mutter die Wehen der Frauen, wann sie anfangen und kommen wollen, bey dem gewöhnlichen Angriffe eher fühlen kan, als die kreissende Frau selber; Als habe ich ihr, so bald ich gefühlet, daß die Wehen anfangen wollen, auf solche Weise zugesprochen: **Mein liebes Kind, fürchtet euch nur nicht vor den Wehen, und erschrecket nicht, haltet euch so harte und getrost, als ihr immer könnet, und lasset den Muth und die gute Hoffnung nur nicht fallen, ich versichere euch, es wird mit GOttes Hülffe besser gehen, als ihr gedencket! haltet euch mit den Händen nur feste an, daß ihr nicht so zittern dürffet, es gehet gleich wieder über, ihr werdet sehen, daß euch der liebe GOtt bald helffen wird; Wie bald ist eine Wehe vorbey? Wer wolte seinen Muth so bald sincken lassen? Dann hier ist GOttes Hülffe gleich da.** Diese Auffmunterung nebst guter Anhülffe hat mir allezeit sehr geholffen, biß zu dem letzten durchdringenden Wehen, wann das Kind durchbricht, da ist es dann nicht möglich zu verhüten, wo dieses Unglück schon in der Natur stecket. Aber da ist dann das Kind schon in solchem Zustande, daß ihm die Wehe-Mutter durch geschickte Hülffe zugreiffen und durchhelffen kan.

Furcht und Schrecken kan die Geburts-Schmertzen leicht zu Convulsiones machen.

Ich

Ich habe (GOTT Lob und Danck) kein Unglück weder vor die Mutter noch Kinder bey dergleichen Zufall gehabt, die ich von Anfang bedienet, wann die Kinder nur Recht zur Geburt gestanden haben. Wann aber die Kinder unrecht zur Geburt gestanden; so hab ich, so bald das Wasser von Natur gesprungen, zur Wendung gegriffen, und ihnen zur Geburt geholffen, so gut es hat seyn können, und der Frauen hab ich zugesprochen, und sie auffgemuntert, wie schon gemeldet. Auf solche Weise hab ich sie glücklich durchgebracht. Jedoch seynd nicht alle Kinder mit dem Leben davon gekommen, weil sie unrecht gelegen; Aber den Frauen ist nichts wiederfahren. GOTT helffe weiter! Wo aber dergleichen Frauen, da die schwere Noth zu fürchten ist, von den Wehe-Müttern unrecht angeführet werden, oder die Kinder sich ansetzen und scheeff liegen, nach vorher beschriebener vielerley Weise, und die Wehe-Mutter nicht abzuhelffen weiß, so ist es schlimm vor die kreissende Frau. **Alsdann hat die schwere Noth grosse Macht, das Kind noch übeler zu verrücken. Die Wehen drücken es zwar unter sich; aber die schwere Noth hält den Wehen entgegen, durch die Zusammenziehung, und ungewöhnliche Verziehung aller Glieder.** Ich bin unterschiedliche mahl dazu gehohlet worden, daß die Frauen biß an den dritten und vierdten Tag, grausam und ohne Verstand gelegen, und doch hat der liebe GOTT geholffen, daß sie noch alle von den Kindern genesen seynd, durch an- und einhelffen so gut es hat seyn können. Es haben sich auch die meisten Frauen erhalten, und keinen Anstoß mehr davon gehabt. Etliche aber, die sich nicht wieder erhohlen können, seynd auch einige Tage nach der Geburt gestorben. Dieses ist ein schwerer Zustand, wann die Kinder unrecht stehen, indem die Frau keine Vernunfft hat. Ja wann die Kinder gleich nur scheef stehen, so ist mit unvernünfftigen Menschen übel zu rechte zu kommen. Weil dann die schwere Noth, so lange sie währet, den Frauen die Vernunfft benimmet, so wehren sie sich also zu ihrem eigen Schaden. Da kan es gar leichte geschehen, daß nur ein scheeff-angesetztes Kind bey dergleichen Zustande das Leben sammt der Mutter verlieren kan, sonderlich, wann keine Wehe-Mutter dabey ist, die abzuhelffen weiß. Wann sie dann beyde todt seyn, so lüfften sich die verstopfften Wehen sammt der schlüpffrichten Fäulung, da ist es wohl möglich, daß sich durch die Schlüpffrigkeit das Kind öffters abgiebet, und in die Geburt gleitet, und also von der übrigen Feuch-

Schwere Noth verrückt das Kind.

Wie todte Frucht von einer todten Frau gehen könne.

Feuchtigkeit und zurück gebliebenen Mutter-Winden, als versackten Wehen, eines das andere treibet, daß ein todtes Kind nach der Mutter Tode auch todt von der Mutter kommen kan, wiewohl es was Ungewöhnliches ist. Ich halte dafür, daß ein solches Kind, welches nach der Mutter Tode gebohren wird, nur was weniges scheeff stehen muß, daß es, wie gemeldet, gar leichte abgleiten kan. Dann wann es recht scheeff lieget, oder quer über die Geburt, oder auf eine recht fest-hemmende Art angestemmet ist, so ist es vor menschlicher Vernunfft unmöglich, daß es nach der Frauen Tode kan gebohren werden. Scheinet also, wann dieses geschiehet, daß derselben Frau gar leichte hätte durch die Wehe-Mutter können geholffen werden. Dieses nimm dir zur Warnung und zu deiner Nachricht, du wirst sehen, daß du durch GOttes Hülffe auf solche Weise viel Frauen werdest retten können; Es sey dann, daß es GOtt nicht haben wolte, denn da ist aller Menschen Hülffe und Wissenschafft umsonst und aus. Es ist mir (GOtt sey ewig Danck!) niemahls wiederfahren. GOtt behüte mich weiter dafür, und helffe dir, mir und allen Menschen, wie es uns gut und seelig ist an Leib und Seele.

Das VII. Capitel.

Von dem Wassersprengen, wie es bey gefährlichen Geburten verantwortlich sey, solches zu sprengen.

Christina.

Ich habe oben von dir gehöret, daß etlichen Geburten, wann das Wasser-Netz zu starck ist, kan und muß durch das Wassersprengen geholffen werden, sollen glückliche und nicht todte Geburten folgen. Ich möchte gerne hiervon was mehrers vernehmen?

Justin. Ich weiß mich gar wohl zu entsinnen unterschiedlicher nachdencklicher Geburten, denen durch das Wassersprengen hat können geholffen

Wichtigkeit der gelegenen Zeit,

das Wasser zu sprengen.

holffen werden, daß glückliche Geburten erfolget seyn. Wo aber auch, in gewissen Fällen, das Wassersprengen unterlassen worden, seynd nichts, als unglückliche Geburten und todte Kinder gewesen. Weil aber ein grosser Unterscheid bey dem Wassersprengen ist, so muß damit gar vorsichtig gehandelt werden; denn **unzeitiges Wassersprengen (ich heisse es unzeitiges, meyne aber, welches ohne Noth und frühzeitig geschiehet, weil darauf schwehres Kreissen zu folgen pfleget,) würde ein böses Gewissen verursachen, und zeitliche und ewige Verantwortung bringen.** Ingleichen ist das Wassersprengen bey recht zeitiger Geburths-Stunde, wann ein Kind unrecht zur Geburt lieget, auch nicht zu verantworten. Denn so lange das Wasser stehet, hat das Kind Platz und Raum sich noch zu rechte zu wenden, wie es will, und geschiehet solches manchmahl im letzten Wehen, vor dem Wasserspringen, daß es sich zu rechter Geburt wendet, wie ich gesehen und erfahren habe. So bald aber das Wasser bricht, von Natur oder Sprengung, so drücken die Wehen das Kind, wie sie es finden, in die Geburt, und muß hernach so bleiben, es sey so übel, als es vorher beschrieben worden. Diese Art ist der Ursprung der meisten übeln Geburten, und kan hernach nicht geändert werden, als durch die Wendung, wie ich dieses ausführlich genug vorher berichtet habe. Solches verursachet nicht allein schmertzhaffte und schwehre Geburten, sondern auch den Kindern und Müttern den Tod, wann niemand zu bekommen ist, der mit dem Wenden umzugehen weiß. Derowegen must du dich bey dem Wassersprengen gar wohl bedencken, was du thust? Hast du nicht rechten Verstand davon, so laß es gar bleiben. Denn wann das Wasser von dir nicht zu rechter Zeit gesprenget würde, wie woltest du es verantworten? Springet aber das Wasser von sich selbst, und trifft nun solche übele Geburt, wie es denn offt geschiehet, so bist du entschuldiget. Dieses ist nur gesaget vom zeitigen Wassersprengen, welches bey unrechtstehenden Kindern geschiehet, wie unverantwortlich es wäre, will geschweigen, wann unzeitiges Wasser sollte gesprenget werden, welches aber auch unmöglich ist: **Denn das Wasser kan nicht eher gesprenget werden, biß sich die Mutter geöffnet, und das Wasser da ist, alsdann ist auch die Geburt verhanden.** So kan es auch nicht practiciret werden, ohne Wissenschafft der schwangern Frau, und ohne ein Häklein oder ander

Gewisser Satz.

dazu

dazu gehöriges Instrument. Ist also unnöthig, dich dafür zu warnen, und hast dich auch dessen nicht anzunehmen. So unverantwortlich aber solch gemeldetes Wassersprengen ist: So hochnöthig ist es auch in gewissen Fällen zu sprengen. Wie ich es aber kundig worden, will ich dir etlicher Frauen selbst eigene Zeugnisse unten nachgesetzt zeigen, die ich um gewisser Ursachen und übeler Beschuldigung wegen einsmahls habe lösen und erbitten müssen.

Christ. **Wie soll ich dann dieses verstehen, daß du auch des zu frühe und unzeitigen Wassersprenges bist beschuldiget worden?**

Just. Es kommt daher, weil den wenigsten bekannt, daß es möglich sey, aber nicht leicht ohne ein dazu gehöriges Instrument. Denn ehe das Wasser durch den innern Mutter-Mund in dem fördern Halse sich anspannet, so ist es schwehr und gantz nicht möglich, mit den Fingern zu sprengen; Denn vom blossen in die Höhe heben und hinauf stossen, sonderlich wann das Netze zähe ist, läßt sichs nicht sprengen, weil es eher weichet als springet. Welches ich gewahr worden bey denen Geburten, wo es die Noth erfordert, das Wasser zu sprengen, haben sollen lebendige Kinder gebohren werden, wie du aus den erhaltenen und beygefügten Zeugnissen, als der Frau Thymin und der andern Frauen, zu ersehen haben wirst. So kan es auch nicht ohne Wissen und Willen der Kreissenden geschehen.

Das Wassersprengen ist mit den Fingern schwehr und gantz nicht möglich.

Weil es aber offt, bey gewissen Zufällen, wie mir begegnet, die Noth erfordert, das Wasser zu sprengen, da es nicht vor unzeitige Geburten soll oder kan gehalten werden, wie mir beygemessen worden, und in Ewigkeit nicht dargethan oder erwiesen werden kan, sondern zu rechter und früher Geburt, da die Geburts-Stunden gegenwärtig und verhanden, die angehende Wehen auch anhalten und beständig bleiben; So geschiehet solch berührtes Wassersprengen, um diese Zufälle zu verhüten, als: **Wann die Nabel-Schnure, bey bald-angehender Geburt pfleget mit über des Kindes Haupt zu kommen, welches gefährlich vor des Kindes Leben ist.** Denn so offte die Wehen kommen, muß das Kind sehr leiden, weil sich die Nabel-Schnure zwischen der Geburt und des Kindes Haupt einquetschet, wie ich dann gesehen, wann die Nach-Geburt geschwinde und leicht erfolget, daß solche Kinder zwar mit dem Leben, aber gar schwach gebohren

Nothwendigkeit des Wassersprengens, wañ die Nabel-Schnure über des Kindes Haupt kommt.

bohren worden; Welche Geburt aber schwer und langsam erfolget ist, da seynd solche Kinder todt gebohren worden. Welches mich dann verursachet, so bald es möglich gewesen, in den innern Mutter-Mund mit der halben Hand zu kommen, indem der fördere Hals die übrige Hand schon austräget, und das Wasser zu sprengen, damit ich zur blossen Nabel-Schnure, wie auch zum blossen Haupte des Kindes kommen können, und habe mich aufs beste bemühet, die Nabel-Schnure wieder zurück hinter des Kindes Haupt in die Mutter zu führen. Ingleichen wann auch die Nabel-Schnure nur ein weniges vorgeschoben, und ich es bald gewahr worden, und nur im Anfange des Kreissens dabey gewesen, wiewohl es keinmahl gar zum besten geschehen kan, wegen der Dünne, der Länge und Geschwindigkeit der Nabel-Schnure, als auch des schlüpffrigen Wassers, wodurch es behende geführet wird; doch ist es ie eher ie besser zu erhalten, als wann die Nabel-Schnure noch nicht gar zu lang vorgeschoben ist; Wann es nun, sage ich, bald zurücke zu bringen mir angegangen, so seynd die Kinder lebendig und gesund gebohren worden, obschon die Geburt etwas hart und schwer erfolget. Hingegen wann solche Nabel-Schnure langsam und schwer zu erhalten gewesen, seynd die Kinder auch sehr schwach und theils todt kommen, ob gleich die Geburt nicht allzuschwer gewesen. Als ich nun solches gewahr worden, so habe ich, so bald es immer möglich, das Wasser gesprenget, und dieses Mittel zur Hand genommen, nehmlich: Ein zart weiches Tüchlein mit Oele beschmieret, und solches mit einem Spadel in den Leib mit der lincken Hand, zwischen des Kindes Haupt auf der Seiten, wo die Nabel-Schnure vorgeschoben, vorgestecket, dadurch sich dann die Nabel-Schnure halten lassen. Habe ich dann die Zurückbleibung des Tüchleins gefürchtet, welches doch keinmahl geschehen,) so habe ich einen starcken Faden durchgezogen, welcher mit dem einem Ende vor dem Leibe geblieben, um solches zurück zu bringen. Es ist mir aber nicht nöthig gewesen.

Invention, die Nabel-Schnure zurück zu halten.

So verhütet auch solch frühes, aber zeitiges Wassersprengen die Vorschiebung des Händleins über des Kindes Haupt, welches eben wie mit der Nabel-Schnure zu geschehen pfleget, wann es die Wehe-Mutter gewahr wird, ehe es die gantze Hand gewinnet. Dann wann sie das

Nothwendigkeit des Wassersprengens, wann ein

das Wasser sprenget, so findet sie das Händlein bloß, und läßt sich gar leicht zurück bringen. So bald nun das Händlein weg ist, so dränget sich der Kopff ein, und lässet das Händlein nicht mehr hervor kommen; weil dem Kinde das Wasser entgehet, und die Natur es zur Geburt mit dem Haupte fördert, welches ich vielmahl bey dergleichen Begebenheiten versuchet, darauf auch glückliche Geburten erfolget seyn. Ich hoffe, du wirst dieser sogenannten frühen, aber doch nöthigen Wassersprengung bey nachdencklichem Angriffe kundig werden. Ich rathe dir nicht, daß du es unbedacht thun solltst, dich damit zu übereilen, oder zu einer Gewohnheit nehmen, auf daß du dich nicht betrügest. Denn so viel es mit Bedacht gethan, nützet, so viel kan es auch unbedachtsamer Weise Schaden bringen. Ohne Noth und dergleichen bevorstehende Gefahr ist es unverantwortlich, ob es es gleich keinen Schaden mehr thun könnte, als langwährendes Kreissen. Es wäre zu wünschen, daß keiner Frauen das Wasser dürffte gesprenget werden; sondern daß das Wasser und Kind allezeit zugleich kämen und kommen könnten, weil es die leichteste und beste Geburt ist, so dürffte niemand einigem übeln Urtheil, wie mir geschehen, unterworffen seyn.

Händlein vor das Haupt kommet.

Just. **Ich möchte gerne wissen, wann es dann, wie es beschrieben worden, zu thun möglich sey?**

Just. Jetzo hab ich nur gezeiget von früher Wassersprengung, darum ich unverantwortlicher und unchristlicher Weise bin beschuldiget worden. Nun will ich dir bey völliger Geburt die Möglichkeit melden: **Als wann bey rechter Geburts-Zeit das anspannende Wasser unter sich drücket, der Mutter-Mund öffnet, und die Wehen anhalten, dann lässet sich es thun. Wann nun der Mutter-Mund eine Oeffnung bekommt, und das Wasser in dem vordern Mutter-Halse sich anspannet, so ist es allemahl möglich, iedoch bey recht-instehender Geburt unnöthig.**

Das rechte Tempo, wann das Wasser kan gesprenget werden.

Christ. **Ich muß noch einmahl der Nabel-Schnure gedencken, weil du sagest, daß bey solchem grossen Platz, wann die Kinder geraume stehen, gantz leicht die Nabel-Schnure dem Kinde vorschiebe, kan dann die Nabel-Schnure bey allen Lagern der Kinder vorschieben, und denen Kindern Ge-**

Ein abgeschmackter Einfall.

fahr bringen, sollte man nicht mit einem Tuche die Geburt der Frauen zustopffen, daß die Nabel-Schnure nicht hervor könnte?

Justin. Du hast wunderbare Gedancken: man könnte die Geburt mit einem Tuche gar wohl verstopffen, daß die Nabel-Schnure nicht vor dem Leib käme, aber damit wäre dem Kinde nicht geholffen, wann es unrecht lieget. Das Lager an sich selbst ist des Kindes Todt. So lässet auch keine Wehe-Mutter ein Kind, so zur Geburt kommen, wann sie es zu verhüten verstehet. Verstehet sie es nicht, und lässet es unrecht kommen, so hilfft auch das Zustopffen der Geburt, mit einem Tuche, um die Nabel-Schnure im Leibe zu erhalten, nichts; dann das Zustopffen könnte allezeit geschehen, das Kind läge auch wie es wolle, wann dieses dem Kinde das Leben erhalten könnte. Das zuvor gemeldete Läppichen hat nicht den Verstand, die Schooß oder die Geburt damit zu verstopffen, das Kind liege auch in einiger Stellung ohne Unterscheid, nein; sondern wann der Bauch krum in einander lieget, so hat er allemahl eine verborgene Höle bey sich, so lange das Kind lebet, es wäre dann, daß des Kindes Bauch, wie oben gemeldet, recht unter sich zur Geburt läge, da ist keine Höle an des Kindes Leibe, wann es aber so krum lieget, und hat eine Höle, so muß die Nabelschnure um die Höle, an des Kindes Leibe zurück gebracht werden, damit die Nabelschnure zwischen dem Kinde und der Geburt nicht gedrucket werde: Dann durch das Zusammendrucken wird dem Kinde die Lufft, der Athem und alle Kräffte benommen, als muß das Läppichen zwischen dem Kinde und der Geburt, wo die Nabelschnure durch will oder kan, gestecket werden, das verhütet nicht allein die Vorgleitung der Nabelschnure, sondern auch die Beklemmung, daran das Kind die Gefahr hat. Ein Tuch in die Geburt zu stecken, ist ein unnöthiges Werck, ob es schon nichts schadete, so hilfft es auch nichts, es sey dann, daß es an den rechten Ort geleget werde. Du must aber nicht ein Tuch, sondern ein zart weiches Läppichen nehmen. Die Nabelschnure kan bey allen Lägern der Kinder kommen, und ist gemeiniglich ein Zeichen eines schwachen Kindes, doch folget nicht allezeit Gefahr, wann die Nabelschnure nur bald zurück gebracht wird.

Erläuterung der vorgedachten Invention, ein Läppgen vorzustecken, daß die eingeschobene Nabelschnure inne bleibe.

Christ. Ich muß dich wieder erinnern, wann das Was-

ser-

sersprengen dann nöthig sey, damit du es mir nach deiner vorgenommenen Erklärung recht und ausführlich zeigest, wie du vorher versprochen hast.

Just. Meines Wissens ist es nöthig, bey völliger Geburt, bey solchen Leibern, die gar leichte unrechte Geburten haben; Hier aber ist nicht zu verstehen, daß durch das Wassersprengen rechte Geburten gemachet werden könnten; sondern, daß sich durch das Wassersprengen, die Kinder, welche sich pflegen in denen geraumen Leibern, leichtlich recht, bald aber auf eine unrechte Stellung zu wenden, in der recht-instehenden Geburt erhalten lassen. So ist auch das Wassersprengen nöthig, wann das Netze, welches das Wasser und Kind beschleust, zu starck ist, und ohne die grösseste Gewalt nicht springen kan, wodurch die Geburt sehr gehindert, und eine solche Frau in die gröste Gefahr dabey gesetzt wird, indem die Kräffte durch solche unnöthige Wehen sehr verschwinden. Es geschiehet gar offt bey etlichen Leibern, daß sich die Kinder, ob sie gleich recht stehen, dabey auswenden, und mit dem Händlein über den Kopff kommen, (weil das zu lange stehende Wasser gar zu grossen Raum und Erweiterung machet,) und sich, wo es antrifft, als am Schooßbein, mit den Händlein anstemmen können, dadurch hebet sich das gantze Kind zurücke, welches mir begegnet, ehe ich es zu verhüten gewust.

In welchen Fällen das Wasser zu sprengen nöthig.

So geschiehets auch gar leichte, welches ich auch erfahren müssen, daß bey solchem Platz und Raum und grossen Wehen, die Nabelschnure, obschon nicht bald wie vorher bey angehender Geburt gemeldet, sich findet, dannoch dem Kinde über das Haupt bey solchem Raum herfür kommt, welches dem Kinde den Tod bringet, wann es nicht verhütet wird, nehmlich durch Sprengung des Wassers, wie bereits angeführet worden. Dann wann der innre Mutter-Mund gantz völlige Oeffnung hat, und das Kind mit dem Haupte zur rechten Geburt stehet, so läst sich solche Geburt nur wegen des starcken Wasser-Netzes hemmen und halten, weil es die Wehen nicht zwingen können, welches dem Kinde wie auch der Mutter Schaden bringet, wobey sich die Kinder abmatten, daß sie schwach, auch wohl gar todt gebohren werden, ingleichen alle unrechte Stellungen an sich nehmen können, welches ich offt wahr gefunden, wann ich zu andern Wehe-Müttern zu Hülffe geholet worden, daß

Starcke Wasser-Netze müssen bey instehender rechten Geburt bey Zeiten gesprenget werden.

daß dieses und sonst nichts anders die Ursache der übeln oder todten Geburten gewesen. Derohalben ist mein Rath, bey vorher erwogener Erkänntniß aller angeführten Umstände, auch dieses wohl in acht zu nehmen, und unrechte Geburten bey völligem Kreissen zu verhüten. Ich verlangte kein Wasser zu sprengen; Aber wann die völlige Oeffnung des innern Mutter-Mundes verhanden, das Kind gleich inne stehet, und mercklich spühret, daß es an Wasserspringen fehlet, da halte ich es vor nöthig, wann es gleich keine andere Gefahr, als Auffhaltung der Geburt bringen kan, geschweige dann, solche zuvor erzehlte Zufälle zu verhüten, weil das zu lange Wasserstehen die Gefahr bringet.

Christ. Erkläre mir doch das schädliche und unverantwortliche Wasserspringen noch einmahl, daß ich desto besser fasse.

Zu frühes Wasser-sprengen macht viel gefährliche Zufälle.

Just. Schädliches und unverantwortliches Wassersprengen ist, wann es zu frühe, ohne alle zuvor erzehlte Zufälle zu verhüten, gesprenget würde, indem keine Gefahr zu befürchten. Dann ohne Noth trockene Geburt zu machen, worauf schwer Kreisten zu folgen pfleget, (ob gleich nicht bey allen, doch geschiehets bey etlichen,) ist solch Wassersprengen nicht recht. Am besten ist, wann Wasser und Kind zugleich kommen. So ist auch das Wassersprengen ohne der Wehe-Mutter Verstand unverantwortlich, als: wann ein Kind nicht zu rechter Geburt stünde, und das Wasser gesprenget würde, so bliebe das Kind auch also bestehen. Denn, wie das Wasser bey den Wehen und rechtstehenden Kindern Platz machen kan, daß sie sich auswenden können, ist gnugsam erzehlet; Also machet das Wasser auch Raum und Platz den unrecht-stehenden Kindern, daß sie sich manchesmahl, unter währender Geburt, noch ein- oder recht wenden können, daß glückliche Geburt folget. Wann ihnen aber das Wasser genommen wird, und stehen unrecht, so müssen sie wegen der Trockenheit liegen, wie sie liegen, und stecken bleiben, und wird davon die grösseste Gefahr der Mutter und dem Kinde. Wie die Wassersprengung das Kind rechtstehend und in der Geburt erhält: Also erhalten sich auch unrecht-stehende Kinder, und macht unrechte Geburt. Ist nun die Wehe-Mutter unbescheiden im Wassersprengen, und weiß dabey nicht zu urtheilen; so wird sie

sie eben so unbescheiden im Wenden seyn. Hiebey muß ich einer Wehe-Mutter in Liegnitz gedencken, welche bey einer Strickerin daselbst sich eben dergleichen unverständigen Wassersprengens unterfangen, und gemeynet, die Geburt verzöge sich nur, weil das Wasser nicht springen wolte, und das Netze zu starck wäre. Also hat sie es, ehe sie einmahl gewust, wie das Kind zur Geburt gestanden, gesprenget. Den Augenblick kommt mit dem Wasser das rechte Händlein und rechte Füßlein des Kindes in und vor die Geburt. Die Wehe-Mutter erschrickt, und weiß ihr nicht zu helffen, ausser daß sie Händ- und Füßlein, so gut sie kan, zurücke hält, wodurch sich dann die Geburt biß an den dritten Tag hat halten lassen, wobey sie ihre gantze Macht um das Kind im Mutter-Leibe zu erhalten, und daß es sich wieder recht einwenden solte, daran gesetzet, dadurch sich Mutter und Kind bey grossen Wehen so abgemattet, daß das Kind sterben müssen, und die Mutter nur noch ein weniges zu leben übrig behalten. Weil nun die Wehen aus grosser Mattigkeit und Schwachheit nachgelassen, das Kind wegen ermangelnder Wehen, im Mutter-Leibe geblieben, und weder Händ und Füßlein mehr vor die Geburt kommen können, hat die Natur, indem alles unten verstopffet gewesen, sich über sich wenden müssen, worauf ein unerhörtes Brechen, mit lauter schwartzer dicker Materie sich gefunden, wobey sich die Wehe-Mutter eingebildet, sie hätte das Ihrige mit An- und Zurückhalten gethan, nachdem sie nun unangehalten blieben, wäre sie vor diesesmahl nicht nöthig, sie wolte sich nur, weil sie durch Wachen und Mühe entkräfftet, ein wenig niederlegen, um sich zu erholen. In solcher ihrer Schlaff-Stunde schickete sichs, daß ich unvermuthet auf einer Land-Kutsche von Breßlau in Liegnitz komme, worauf die guten Leute, zu ihnen zu kommen, mich bitten lassen, denen ich auch gewillfahret; fand aber die Kreisserin schon mit dem Tode ringend, und das Kind todt in ihr, war dahero furchtsam, sie anzugreiffen, ob sie auch das Wenden ausstehen könnte, damit sie mir nicht unter meinen Händen sterben möchte. Ihr Mann aber hielt so hertzlich und inständig an, ich solte doch versuchen, weil keine andere Hülffe zu finden, ob sie dann nicht möglich zu retten wäre? Machte mich also an sie, legte sie auf ein beqvem Kreiß-Bette, funde das rechte Händlein und Füßlein gebogen im vordern Mutter-Halse. Ich zog das

Exempel eines unglücklichen Wassersprengens.

Füßlein aus, und suchte das andere, das gar leichte zu finden war, lag in dem innern Mutter-Munde, nach der Seite der Hüffte angesetzet, welches ich dann wie das andere auszog, und beyde Füßlein zusammen nahm, das Händlein aber, so viel ich konnte und sich thun ließ, zurücke drang, die Füßlein behielt ich zum Auszuge, und gewann also in selbiger Stunde das Kind, worüber grosse Freude ward, in der Hoffnung, daß sich die Frau nun erhalten würde. Allein, die Kräffte, so entgangen waren, versagten es, daß sie in etlichen Stunden darauf verschied.

Hier siehest du recht unvernünfftiges und unverantwortliches Wassersprengen, wie auch unverständiges Anhalten der Glieder.

Lehre. **Hätte die Wehe-Mutter das Wasser ungesprungen gelassen, so würden sich beyde Füßlein, weil sie unter sich waren, wohl zusammen gefunden haben, und durch die Zusammenfindung hätte sich das Kind angestemmet, und das Händlein wieder hinauf gezogen; denn es hätte recht unter sich sincken müssen, und würde das Händlein von sich selbst zurücke gangen seyn.** Es wäre zwar eine unrechte Geburt erfolget, weil sie vormahls auch schon zwey solche Rück- oder unrechte Geburten gehabt, und dennoch Mutter und Kinder mit dem Leben davon gekommen. Dieses erzehle ich dir zur Warnung, damit du dich beym Wassersprengen wohl in acht nehmest, denn solches und dergleichen Wassersprengen ist unverantwortlich. **Durch das Wassersprengen stirbet wohl das Kind nicht, aber die unrechte Stellung das Kindes bringet beyden Gefahr. Bey recht instehender Geburt wiederfähret dem Kinde kein Leid, obgleich das Wasser gesprenget wird, oder es auch von Natur etliche Tage vor der Geburt von sich selbst springet, ausser daß trockene oder etwas schwehre Geburt erfolget. Jedoch wiederfähret des Wasserspringens halben keinem an Leben eintziger Schade. Hiernach kanst du dich bey gutem Nachsinnen richten.**

Christ. **Wann nun das Wasser von Natur springet, und trifft die Frucht oder das Kind in einer übeln Stellung, wie dann zu thun?**

Just.

Just. Da must du dich in dem Berichte des Wendens umsehen, damit dir bekannt werde, daß du das Kind aufs beste, wie es sich wenden lässet, wendest. So hast du auch bey solchem Wassersprengen keine Verantwortung, weil es GOTT und die Natur gethan. Ich habe nur geredet von solchem Wassersprengen, wo es die Noth erfordert. Weil ich dir auch etliche Zeugnisse wegen des Wassersprengens zu zeigen versprochen; Als folgen dieselben hiernach.

Nun folgen etliche Zeugnisse wegen des Wassersprengens.

Wir hernach Geschriebene, zu denen Liegnitzischen Stadt-Gerichten, Verordnete und Geschworne: Daniel Pitiscus, Christian Weyrauch, Schöppen, und Johann Friedrich Hildebrand, Unter-Gerichts-Vogt, Uhrkunden und bekennen hiermit öffentlich, wo Noth, daß dato vor uns an gewöhnlicher Gerichts-Stelle erschienen, die Ehrbare und Tugendsame Frau Justina Siegmundin, gebohrne Dittrichin, dieser Orten berühmte und wohlerfahrne Wehe-Mutter, und hat Gerichts wegen zu vernehmen gegeben, was Gestalt Sie einiger Ungeziemlichkeiten, theils wegen vorgegebener Beschleunigung der Geburten, theils wegen des von Ihr iederzeit glücklich practicirten Wassersprengens, beschuldiget werden wollen: Und demnach gebeten, weil Sie unterschiedener Frauens-Personen, denen Sie in geseegnetem Zustande gedienet, beglautes Zeugniß, wie Sie nehmlich mit ihnen in der Geburts-

Zeit umgegangen, benöthiget wäre, selbige Gerichtlich abzuhören, und deren Aussagen wohl zu mercken. So dann auch geschehen. Und haben nachfolgende Personen, nachdem Sie auf beschehenes Erfordern willig erschienen, und Wir Ihnen gedachter Frauen Justinen Siegmundin Anliegen vorgetragen, Sie auch, wie gewöhnlich, zu vorhin alles Ernstes vermahnet, niemanden zu Liebe oder zu Leide; sondern allein der Wahrheit zu Steuer, wie nehmlich Frau Justina zu solcher Zeit mit ihnen gehandelt, auszusagen. Darauf sie dann allerseits bey Ihrem Christlichen Gewissen, mit züchtigen Worten und geziemender Bescheidenheit berichtet, und zwar iede Person absonderlich, wie folget:

I.

Frau Maria Thymin, gebohrne Hermannin, George Thymes, Vorwerg-Mannes Ehe-Wirthin, saget aus: Ehe Fr. Justina zum erstenmahl zu ihr gekommen, und sie sich ihrer Hülffe bedienet, habe sie bereits acht todte Kinder gehabt, welche alle unrecht und unnatürlich wären gebohren worden. Wäre also hierauf in die Gedancken kommen, nachdem sie gehöret, daß eine Frau hierher gekommen, (so geschehen etwa vor 12. Jahren,) die guten und nützlichen Rath, in dergleichen Fällen und Geburten, geben könnte, daß sie die Frau Justina zu

Rathe

Rathe nehmen wolte, wie sie ihr dann auch, wegen damahls bevorstehender Geburt, biß zu angehendem Kreissen, guten Trost gegeben, weil sie von Ihr so viel vernommen, daß das Kind im Leibe etliche Wochen zuvor gut gewendet gestanden. Aber unter währender Geburts-Wehen hätte sie, aus empfundener Auswendung der Frucht, an sich befunden, daß eine Veränderung der Geburt vorgienge, hätte dannenhero Frau Justinen zugeruffen und gesagt: Ach Frau Justina, ich fühle was kleines in der Geburt! ob es mir auch wird gehen wie anderemal? Darauf hätte Frau Justina zu ihr gewartet, und das Kind unrecht, und das Händlein in der Geburt befunden, und zwar bey noch stehender Wasser-Blase, und gantz eröffneten innern Mutter-Munde. Worauf Frau Justina an sie begehret, sie solte sich legen, um zu versuchen, ob nicht möglich wäre, das Kind zu rechter Geburt zu bringen? So sie auch hätte geschehen lassen; da sie dann biß über die Hand nach dem Kinde, bey noch stehender Wasser-Blase gelanget, welches sie auch mit dem Häuptlein biß vor die Geburt gebracht. So bald sich aber die Wehen gefunden, hätte Frau Justina, wegen Anspannung des Wassers, das Kind wieder fahren lassen müssen, so daß es wieder in vorige unrechte Stellung kommen. Worüber es dann Frau Justina auch zum andernmal zur Geburt gezogen; wäre aber bey ankommenden Wehen wieder wie vorhin abgelauffen.

Auch hätte es Frau Justina zum dritten mahl gewaget, und das Kind zu rechter Geburt gewiesen, worunter dann das Wasser gesprungen, und zwar ohngefehr Abends um 10. Uhr, ob durch den Angriff, oder von Natur, wäre ihr nicht wissend. Darauf sie dann die gantze Nacht mit Ach und Wehe gekreisset, die Geburt aber nicht folgen wollen. Darauf hätten sie allerseits Herrn D. Kergers Rath hierüber zu vernehmen verlanget, weil Frau Justina kein ander Mittel gewust, als das Häuptlein zurück zu schieben, und die Füßlein zu suchen, solches aber ohne D. Kergers Vorwissen nicht thun wollen, weil sie sich befürchtete, das Kind läge zu rund, und könne also nicht gebohren werden, indem sich der Mutter-Mund in währenden Wehen gantz zusammen gezogen. Hierauf wäre Herr D. Kerger mit Eröffnung des Thores hinaus geholet worden, der hätte solche Veränderung der Geburt, durch die Wehe-Mutter zu thun, widerrathen, und gesagt: Die Wehen wären nur noch zu schwach zum Gebähren, Er wolle sie durch Medicamenta schon stärcken, daß die Geburt folgen müste, sie wäre todt oder lebendig. Darauf wäre Er, ohngeachtet sie ihn alle sehr gebeten, aufs wenigste die Würckung des ersten Pulvers auszuwarten, in Ansehung seiner anderwärtigen Patienten, herein gefahren, vorgebende: Er könne bey so gestalten Sachen vorietzo wenig helffen, das Pulver würde das Seinige schon thun, und die Geburt fördern, sie wäre tod oder lebendig, und würden sie ihn schon weiter zu berichten wissen. Als sie nun das Pulver bekommen und gebrauchet, hätten sich solche über sich steigende Wehen gefunden, daß sie, wie sie von den andern gehöret, indem sie sich selber nicht besinnen können, und fast sonder Verstand gewesen, gantz verschwartzet und verblauet, deßwegen sie, auf dem Kreiß-Bette liegende, dem Ansehen nach erstickén müssen, wann sie nicht aufgerichtet, und zum Sitzen aufn Kreiß-Stuhl gebracht worden. Welche Würckung über zwey Stunden lang gewähret, daß sie also von allen Kräfften kommen, und die übrige Pulver ohne ihre besorgliche Gefahr unmöglich brauchen können. Bey so gestalten Sachen hätte sie an Frau Justinen, auf ihre eigene Verantwortung, inständig begehret und gebeten, sie zu retten, und ihr vom Kinde zu helffen, auf was Art und Weise es immer möglich seyn könne. Darauf Frau Justina sie mit dem Haupte und Ober-Leibe niedrig geleget, so daß sie die Frucht mit dem Häuptlein zurücke bringen, und mit grossen Schmertzen, iedoch ohne Schaden und Verletzung ihrer, ihre Hand, das Kind zu suchen, einbringen können, da dann die Frau Justina stracks die Füßlein unter des Kindes Kinne gefunden, und dafür gehalten, daß solch rund-liegendes Kind die Ursache gewesen, warum es nicht können gebohren werden. Darauf

Runde Stellung des Kindes gefährlich.

wäre,

wäre, leider! eine todte Geburt erfolget, welches an der Zahl ihr neundtes todt-gebohrnes Kind gewesen.

Nachdem sichs hierauf begeben, daß sie GOtt abermahl geseegnet, und zwar das nechstfolgendemahl, hätte sie Frau Justinen ferner verlanget, und sie meistens alle Wochen, wenn sie herein in die Stadt gekommen, ersuchet, zu ihr zu warten, indem sie immerzu in Furchten gestanden, ob auch das Kind zu künfftiger Geburt recht stünde? Da sie dann schon sechs oder acht Wochen vor der Geburt so viel von ihr vernommen, daß das Kind zu rechter Geburt immerdar beständig verbliebe. Vier Wochen aber vor der Niederkunfft hätte sie ein Fieber angestossen, welches sie samt der Frucht ziemlich abgezehret, daß also das Kind gar klein geblieben. Welches auch bey währender Geburt Frau Justinen betrogen hat, als welche vermeynet, weil das Kind klein wäre, es würde so viel Kräffte nicht haben, sich auszuwenden, und, wie die andern Kinder gethan, unrechte Stellungen anzunehmen. Allein der Ausgang hätte es anders gewiesen, indem sich das Kind, gleich den vorigen, bey den harten Geburts-Wehen ausgewendet, und mit den Füßlein müssen gebohren werden, welches aber, weil es klein gewesen, mit dem Leben davon kommen, getauffet, und biß sechs und dreyßig Wochen alt worden.

Ferner,

Ferner, wie sie hierauf Frau Justinen zum drittenmal zu sich erfordert, hätte sich das Kind, wie die andern, zeitig zu rechter Geburt eingefunden, wäre auch biß zu angehenden rechten Geburts-Wehen stehen geblieben. Weiln aber Frau Justina die andern beydemahl gesehen, daß sich die Kinder bey den harten Wehen erst unrecht ausgewendet, als hätte sie allen erstern unglücklichen Geburten die Auswendung Schuld gegeben, und also ihnen frey gestellet, sie wisse auf keine andere Weise das Kind rechtstehend zu erhalten, als durch Sprengung des Wassers, welches sie auch allerseits bewilliget hätten. Worauf sie bald bey Anfang der kleinen Wehen es gethan. Darauf sich dann die kleinen Wehen verlohren, und erst den dritten Tag die rechte Geburts-Wehen sich gar eilends gefunden, daß bald niemand von denen Nachbars-Leuten hätte können zurechte kommen, da sie dann einer gesunden Tochter genesen, so noch am Leben, und ietzo über acht Jahre alt wäre.

Wohlabgepassetes Wassersprengen.

Bey der letztern Geburt, ohne eine, hätte sie Frau Justinen wiederum ersuchet, ihr in bevorstehender Geburt beyzustehen, so sie ihr auch verwilliget gehabt; Weil sie aber kurtz vor ihrer Niederkunfft Wagen und Pferde bekommen, die sie nach Brieg abgehohlet, hätte sie dennoch auf ihr Bitten zu ihr gewartet, um zu sehen, ob auch dißmahl das Kind zur Geburt recht stünde? Worauf ihr Frau Justina den Trost gegeben, das Kind stünde gar recht, würde über drey Tage nicht Anstand haben, und fehlete nichts, als daß man das Wasser sprengete, so sie aber, anderer besorgenden Zufälle halben, die sich etwa wider Verhoffen bey der Geburt ereignen möchten, weil sie dißmahl, wegen vorhabender Reise, ihr nicht selbst aufwarten können, nicht thun wollen. Da dann hernach bey währender Geburt es wieder geschehen, daß das Kind sich ausgewendet, und bey harter und schwerer Geburt den dritten Tag, nach der Frau Justinen Abreise nach Brieg, todtgebohren worden.

Wieder wohlabgepasstes Wasser-sprengen.

Bey der letzten Geburt hätte sie Frau Justinen von Ihrer Durchl. der Hertzogin, Christ-seeligsten Andenckens unterthänigst ausbitten lassen, darauf ihr auch gnädigst gewillfahret worden, und wäre bey währender Geburt bey ihr gewesen, da sie dann, bey Anfang der kleinen Wehen, abermahl das Wasser gesprenget, und sich die Geburt hernach ebenfalls biß auf den dritten Tag verzogen gehabt, und wäre zwar ein lebendidiges, doch schwaches Kind gebohren worden, und verwichenen Neuen-Jahrs-Abend an übermäßig viel Blattern gestorben. Giebet im übrigen Frau Justinen Zeugniß, daß sie als eine ehrliche Frau an ihr gehandelt, vorsichtig mit ihr umgegangen, und ihr das geringste Leid nicht angethan, rc.

Tantum.

II. Frau

II.

Frau Regina Titzin, des Ehrbaren Gustavus Rothusanges, Bürgers und Tischlers, Ehe-Wirthin, saget aus, wie folget:

Sie hätte sieben Kinder mit ihrem Manne gezeuget, zu deren Sechsen sie Frau Justinen als Wehe-Mutter gebrauchet. Bey den Ersten zweyen Geburten wären die Kinder in unrechter Stellung vom Anfange biß zur Ausführung der Frucht geblieben, ungeachtet Frau Justina bey der Geburt, so viel als möglich gewesen, sich bemühet gehabt, solche Kinder zu rechter Stellung zu bringen, so daß sie das anderemahl (dann das erstemahl wäre das Kind schon todt gewesen, wie Fr. Justina zu ihr kommen,) der Frau Justinen Hand unter den Rippen an der rechten Seite mit ihrer Hand gefühlet gehabt, wie selbte des Kindes Häuptlein unter sich zu ziehen gesuchet, welches aber unmöglich zu vollbringen gewesen, indem das Kind mit den Füßlein gebohren, und also todt zur Welt gebracht werden müssen. Das dritte Kind hätte sich zwar vierzehen Tage vor der Geburt mit dem Haupte zu rechter Stellung eingewendet, wäre auch also stehen geblieben, biß auf den letzten Tag vor der Geburt, da sie dieselbige Nacht durch anfangende Wehen überfallen, welche sie aber nicht eigentlich vor Geburts-Wehen gehalten, biß folgenden Morgen, da sie die Frau Justina bald ruffen lassen, aber schon zu späte, weil sich die Frucht bey den vorhergehenden Wehen die Nacht über schon ausgewendet, daß es also, weil kein Angriff dabey helffen wollen, mit den Füssen zuvor hat müssen gebohren, und tod hervor gebracht werden.

Das Vierdte, dabey Frau Justina nicht gewesen, wäre auch mit den Füssen unrecht und todt gebohren worden.

Das Fünffte, bey dem Frau Justina wieder gewesen, hätte sich ebenfalls nicht zur Geburt gewendet, sondern wäre, wie die andere, mit den Füssen zuvor, und todt gebohren worden.

Bey dem Sechsten Kinde hätte sie Frau Justinen abermahl gebraucht. Weil sie aber nur einen Tag zuvor, wie sich die angehende Wehen gleich angefangen, herkommen; als hätte sie sie alsbald zu sich erbitten lassen, da sie dann das Kind zu rechter Geburt stehende gefunden. Und weiln sie in der dritten Geburt gewahr worden, daß das rechtstehende Kind damals sich auswenden können, also ihr freygestellet, weil sie der Frau Thymin mit Sprengung des Wassers, auf solche Art, zwey Kinder erhalten, ob sie solches bey ihr vor dißmahl auch wollte geschehen lassen, (dann sie das Kind auf sonst keine andere Art und Weise zu retten wüste, und sich der Auswendung allhier

auch

auch befürchtete.) Damit hätte sie es geschehen lassen, und wäre den dritten Tag hierauf eine glückliche Geburt und lebendiges Kind erfolget, so auch noch, so lange GOtt wolte, frisch und gesund, und künfftigen 19. April drey Jahr alt wäre.

Verhütete Auswendung des Kindes durch wohlabgepassetes Wassersprengen.

Das Siebende Kind hätte sich gar nicht zu rechter Geburt gewendet, wäre also, wie die andern alle, mit den Füssen todt gebohren worden. Bey welcher siebenden Geburt sie dann eine andere Wehe-Mutter, die Frau Corneliußin genannt, (weil Frau Justina ihr gerathen gehabt, es mit einer andern zu versuchen, ob sie vielleicht glücklicher seyn möchte,) zwar Anfangs gebrauchet, hernach aber, wie es zur Gefahr kommen, Frau Justinen gleichwohl noch hohlen lassen müssen, und müsse sie mit gutem Gewissen sagen und bekennen, daß bey allen diesen Geburten ihr kein Glied an ihrem Leibe von Frau Justinen sey verletzet worden, auch daß sie einige Klage über sie zu führen nicht habe, vielmehr ihr, nechst GOtt, ihres einzigen Kindes Leben biß diese Stunde zu dancken hätte, rc.

Tantum.

III.

Frau Barbara Jentschin, gebohrne Geißlerin, George Jentschens, Bürgers und Büttners Ehe-Wirthin, berichtet: Sie könne mit gutem Gewissen sagen, daß die nechsten zwey Geburten Frau Justina, in ihrem Kreissen, ihren Kindern nechst GOtt das Leben erhalten hätte. Dann nachdem sie bey der andern Geburt, in damaligen langwierigen Kreissen und unrechter verkehrter Geburt, durch Muttersenckung ihre Gesundheit verlohren, wäre sie verursachet worden, zur Dritten Geburt Frau Justinen sich zu vertrauen. Da sie dann, wie sie bey bereit grossen Wehen zum Kreissen sie ersuchen lassen, und in Erinnerung der ersten Geburt zu wissen verlanget, ob auch das Kind dißmahl zu rechter Geburt stünde? Darauf Frau Justina geantwortet: Sie dürffe sich nicht Kummer machen, es stünde alles auf rechtem Wege. Darauf wäre Frau Justina zur Frau D. Volckmannin weggeruffen worden, auch auf eine eintzige Viertel-Stunde mit Zeugin ihrem Willen hingegangen. Nachdem sie aber zurücke kommen, und die Fr. Justina sie unter ihrer Hand aufs Kreiß-Bette gebracht, hätte sie bey der Bewartung befunden, daß sich das Kind unter dieser einigen Viertel-Stunde ausgewendet, und mit Händ- und Füssen zu unrechter Geburt gekehret hätte. Worauf die Frau Justina sich zwar bemühet, das Kind wieder zu rechter Stellung zu bringen, welches aber, weil die Wehen zu groß, unmöglich gewesen, daß es also mit den Füßlein, wie das erste, todt gebohren worden. In welcher Geburt Frau Justina dermassen bescheidentlich mit ihr umgegangen, daß sie ihre vormals verlohrne Gesundheit hiebey wieder erhalten hätte.

Eine Muttersenckung bey der 2ten Geburt restituiret.

Nach-

Nachdem sie nun wiederum, und zwar zum Vierdtenmahle, von GOtt geseegnet worden, hätte sie Frau Justinen wieder verlanget. Darauf Frau Justina unterschiedenemahl vor der Geburt zu ihr gewartet, um Nachricht zu haben, ob denn ihre Kinder bey noch gehendem Leibe sich zu rechter und unrechter Geburt aus- und einwenden könnten? aus Ursachen, weil, ihrem Vorgeben nach, bey solchen Leibern das Wassersprengen höchst-nöthig wäre. Und hätte solch Kind biß zur Geburts-Stunde wohl recht gestanden; Bey angehenden Wehen aber hätten sie Bedencken gehabt, weil sich die vorhergehende Geburt ebenfalls zum Anfange recht befunden, hernach aber, bey den starcken Wehen gleichwohl ausgewendet, dem Kinde zu trauen; Hätte sich demnach nebst ihrem Manne resolviret, weil Frau Justina das Wassersprengen vor das beste Mittel erachtet, das Kind zu erhalten, solches in GOTTES Nahmen fortzustellen: Welches auch geschehen, und wäre hierauf innerhalb zwey Stunden eine gesunde Geburt erfolget; welches Kind noch lebet, frisch und gesund auch bey gutem Leibe, und nunmehr im neundten Jahre wäre.

Durch wohl-abgepassetes Wasser-sprengen wird abermal ein Kind erhalten.

Als sie hierauf abermahl geseegnet gewesen, hätte sie Frau Justinen wieder verlanget. Nachdem sie nun acht Tage vor ihrer Geburts-Stunde selbst zur

Frau

Frau Justina kommen, zu erfahren, ob das Kind auch recht gewandt stünde? wäre es noch ungewendet befunden worden. Den sechsten oder siebenden Tag darauf, weil sie sich nicht zum besten befunden, wäre auch sie wieder zur Frau Justina gegangen, sich Trost zu holen, da hätte sie vernommen, daß das Kind anietzo recht gewendet stünde. Es hätte sie aber Frau Justina mit dieser Warnung von sich gehen lassen: So bald sie sich zum Kreissen fühlete, solte sie sie in Zeiten holen lassen, **weil solche Kinder, die sich so kurtz vor der Geburt wendeten, selten unter den Wehen rechte Stellung behielten**, damit sie die rechte Stellung und das Wasser zu sprengen nicht versäumete. Worauf sie sich dann die gantze Nacht über, iedoch in Meynung, daß es noch nicht der Ernst sey, gefühlet, biß früh um 3. Uhr, da sie nach Frau Justinen geschicket, und sie holen lassen. Wie sie nun kommen, hätte sie Frau Justina in der Stuben auf- und abgehende, auch bey schlechten und wenigen Wehen, und das Kind zu rechter Stellung mit den Händen bey noch stehendem Wasser gefunden; da denn Frau Justina zwar sehr erschrocken, sich aber dabey getröstet, weil die starcken Wehen noch nicht verhanden wären, ob sich nicht die Frucht noch wieder zu rechter Stellung wenden möchte. Hätte sie darauf in ihr Sechswochen-Bette legen lassen, ob vielleicht das Kind, weil sichs im

Lehre.

Liegen

Liegen ausgewendet, auch im Liegen wieder zurechte wenden möchte. Welches dann, auf fleißiges Gebeth, durch Göttliche Hülffe innerhalb einer Stunde geschehen, daß sichs gantz zurechte gefunden. Weil dann Frau Justina bey noch schlechten Wehen, in währendem Liegen, das Wasser unmöglich sprengen können, als hätte sie sie lassen aufstehen, weil im Stehen die Wehen etwas stärcker wären. Wie sie aber im Stehen bey kommenden Wehen angreiffen, in Meynung, das Wasser zu sprengen, hätte sich das Kind durch das Aufblasen der Wehen und von der Frau Justinen vorhabenden Wassersprengung in die Höhe gehoben, und wieder in unrechte Stellung ausgewendet, und hätte Frau Justina, wie sie solches gewahr worden, das Wassersprengen noch bleiben lassen: Hätte sie demnach noch einsten ins Bette gebracht, in Hoffnung, ob sich das Kind nicht noch einmahl wenden möchte; Welches auch in kurtzer Weile geschehen. Darauf sie im Liegen versuchet das Wasser zu sprengen; So bald sie aber den Angriff hiezu bey kommenden Wehen gethan, hätte sich die Frucht, für dem Angriff, über sich zurück gezogen, daß sie also das Wassersprengen unter währenden Wehen nicht vornehmen können: Wäre derohalben auf die Gedancken gerathen, wie sie das Wasser ohne die Wehen sprengen könnte. Welches sie dann durch ein Drath-Häklein versuchet, womit sie das Netze an-

Sehr vorsichtig-gefasstes Tempo mit Wassersprengen, in einem sehr difficilen Casu.

angehäckelt, und entzwey gezogen hätte; So auch glücklich angegangen, und wäre noch selbigen Tag gegen Abend, mit gar leichtem Kreissen, eine gesunde Geburt hierauf erfolget, welch Kind auch noch am Leben, und ietzo im sechsten Jahr sich befinde. Müsse auch gestehen, daß sie, nechst GOtt, der Frau Justina ihres Ortes zu dancken hätte, wegen bißanhero noch erhaltener Leibes-Gesundheit.

Diese nachfolgende zwey Zeugnisse, vornehmer Standes-Personen, werden wegen der Ordnung des Wassersprengens hier beygesetzet; welches zu mercken.

IV.

Ich Endes Unterschriebene bekenne hiedurch, wo Noth: Demnach Frau Justina Sigmundin, samt ihr, einige Ungeziemlichkeiten in Beförderung der Geburten beygemessen werden wollen, gegen mir sich beschwehret; und weil sie mir vier Kinder ausgebadet, auch ein Zeugniß, wie es damit hergegangen, von mir verlanget; Als habe ich ihr, zu Steuer der Wahrheit, hiermit nicht entfallen wollen. Und bezeuge bey GOTT und Gewissen, daß man dergleichen Beschuldigungen weder in Brieg, noch auffm Lande, so ich mit meiner Freundschafft auch bezeugen kan, niemaln gehöret hat, sondern ein iedes sie gerne haben wollen, wann sie nur zu erlangen gewesen, massen sie auch bey mir nichts Ungeschicktes noch Gewaltthätiges, weder durch Beschleunigung der Geburten, (welche ich doch, wann es mit guter Manier geschehen können, weiln mein Herr damahln nach N. verreiset, noch vor solcher Reise, gerne gesehen haben würde,) noch mit Sprengung des Wassers, so sie bey dem Dritten, GOtt Lob! aber noch lebenden gar gesunden und starcken Kinde, einem Knäblein, aus erheblichen Ursachen, mir wohl wissende, practiciret, vorgenommen; sondern vielmehr allemahl, als eine ehrliche, verständige Frau, gar wohl und dergestalt bey mir gehandelt, daß ich, nechst GOtt, ihr grossen Danck zu sagen, und ihre erwiesene Hülffe zu rühmen Ursach habe. Zu mehrer Sicherheit habe ich dieses Zeugniß eigenhändig unterschrieben, und mit Vordrücken meines gewöhnlichen Sigills, hiermit bekräfftiget. So geschehen Brieg den 24. Octobris, Anno 1681.

(L. S.)

N. N.

V.

Ich Unterschriebene bekenne, daß, als meine Tochter, die Frau N. schwanger gewesen, ich Frau Justinen erbeten, ihr in ihren Geburts-Nöthen beyzuwohnen. Und weil allemahl hier in unserm Fürstenthum von meist schwangern Frauen sie genöthiget worden, ihnen zu helffen, und eine vor der andern sie suchet, daß also sehr Gedrange um sie ist; Als habe solche gar zeitig bestellet, darauf sie auch in eilff Wochen vor der Niederkunfft beruffen, dieweil meiner Tochter nicht wohl gewesen, und wir eine unvollkommene Geburt besorgeten, ihres Raths zu pflegen, daß sie nicht ums Kind kommen möchte, hat sie es befunden, daß das Kind nicht recht gelagert gewesen; mich zwar nicht bekümmern wollen, aber meinen Kindern gesaget, daß sie eine besorgliche Geburt befürchtete, dieweil das Kind eher mit den Füßlein als dem Kopffe kommen dörffte. Welches sich auch hernach erwiesen. Dann als sie in eilff Wochen darauf wieder zu ihr gefordert ward, fand sie die Kreisserin in hefftigen Geburts-Schmertzen, und gar gefährlich, welches sie mir offenbahrete, und sorgete, daß das Kind nicht recht gelagert, schwehrlich mit dem Leben davon kommen würde, dann unter hunderten kaum eines mit dem Leben davon gerettet werden könnte, sonderlich bey Erstlingen, in solchem Zustande; Das Kind läge die Quer im Leibe, wie zuvor, als sie zu ihr beruffen. Unterdessen nahmen die Schmertzen unauffhörlich zu, das Kind aber einen Weg als den andern zur rechten Geburt sich nicht schicken wollen, sondern bey allen Wehen die Stellung sich gefährlich zeigete. Weil ich denn nebst denen andern Anwesenden die Gefahr groß gesehen, und fürchtete, Mutter und Kind zu verliehren;

Als

Als haben wir (Tit.) Herrn Doctor N. und (Tit.) Herrn N. unsern Pfarrer beruffen und bitten lassen, einen mit treuem Rath, den andern mit Trost uns beyzuwohnen, so ja das Kind noch so weit kommen könnte, die Heilige Tauffe zu empfangen. Und weil die Noth grösser, habe ich nebens dem Herrn N. der Frau Justinen zugeredet: Weil wir nechst GOTT das Vertrauen zu ihr haben, sie werde auch meiner Tochter mit möglichster Hülffe beywohnen, als sie es gegen GOTT und ihren Gewissen verantworten kan. Darauf sie sich erboten, alles das, was einer ehrlichen Wehe-Mutter zukommt, nach ihrem besten Vermögen zu thun, und nicht zu unterlassen, zu ihrer beyderseits Besten, hoffete auch, die offte Veränderung würde vielleicht noch eine geschickte Geburt geben. Solte es aber ja nicht seyn, so wünschete sie, daß es mit dem Hintern zur Geburt käme, (denn es auf solche Weise nicht so gefährlich wegen des Kindes Leben wäre,) so wolte sie das Wasser sprengen, welches sie zwar nicht gerne thäte, (aber Noth erforderte kein Gesetz,) so könnte das Kind nicht wieder ausweichen, und müste Stand halten, anders wüste sie nicht zu rathen. Welches wir alle gerne bewilligten. Darauf ist zwar eine schmertzliche, aber doch glückliche Geburt erfolget, bey welcher Frau Justina vorsichtig, emsig und rühmlich sich erwiesen, daß alle Umstehende ihre gute Wissenschafft und Geschicklichkeit höchst gerühmet

Wohlabgepassetes Wasser-sprengen bey gedoppelt Kommen des Kindes.

met haben. Dann das Kind von Anfang, nach langsamen harten Durchbruch, gantz todt anzusehen war, und um den Halß mit dem Kopffe auf eine Viertel-Stunde stecken blieben, dennoch durch die Gnade GOttes und ihrer treuen Hülffe also ausgeschlagen, daß Mutter und Kind ohne einigen Schaden, Mangel und Verletzung, mit dem Leben davon kommen, mit grosser Freude und Verwunderung aller Umstehenden. Dafür dem Höchsten Lob und Danck gesaget sey.

Weil sie mich dann um ein Zeugniß dessen erbeten; Als habe ihr hierinnen nicht entfallen, sondern ihrem bittlichen Gesuch, laut meinem Wissen und Gewissen, dieses ertheilen wollen. Brieg den 15. Maji, Anno 1681.

(L. S.)

N. N.

VI.

Wir Vogt und Schöppen der Stadt-Gerichte, bey der Königl. Weichbildes-Stadt Ohlau, Uhrkunden und bekennen hiermit, wo Noth, daß uns die Ehrbare und Tugendsame, auch Wohlerfahrne und dieser Orten viel bekannte Wehe-Mutter, Frau Justina Siegmundin, mit mehrern zu vernehmen gegeben, was Gestalt sie ihrer iederzeit redlich- und denen kreissenden Frauen auf-

aufrichtig-gethanen Beyhülffe, sonderlich aber, was das bey solchen Personen sehr offt und dato noch allemahl glücklich practicirten Wassersprengen beträffe, Zeugniß vonnöthen hätte, mit inständigen Bitten, weilen sie unter andern auch der Ehrbaren und Tugend-belobten Frauen Barbara Stieffin, unserer anietzo verwittibten Papiermacherin allhier, währender Verehlichung in ihrem geseegneten Zustande hülffreiche Hand leisten, und aus erheblichen Ursachen das Wasser bey ihr sprengen müssen, Wir geruheten, Selbte vor uns zu fordern, und wie sie mit ihr in der Geburts-Zeit verfahren, Gerichtliche Verhör anzustellen.

Nachdem nun angezogene Frau Barbara Stieffin, auf Unser und gemeldeter Frau Justinen Begehren, willig erschienen, und Wir selbter mehr bedeuteter Frau Justinen Ansuchen vorgetragen, auch beynebens alles Ernstes ermahnet, bey GOtt und ihrem guten Gewissen niemanden weder zu Liebe noch zu Leid, sondern eintzig und allein der Wahrheit zu Steuer, wie zu selbiger Zeit mit ihr gebähret worden, auszusagen; hat sie bey ihrem guten Gewissen, mit züchtig-geziemenden Worten erzehlet: Es wären nunmehr angehende Herbst-Zeit gleich zwey Jahr, daß sie der liebe GOTT in ihrem Ehestande zum sechsten mahl mit Leibes-Frucht geseegnet, und nachdem sie vorherigemahl fünff Kinder todt

zur

zur Welt gebohren, ein sonderes Vertrauen, nechst GOtt, auf offt erwehnte Frau Justina und ihre Geschicklichkeit gesetzet hätte, die dann auch auf ihr bittliches Ansuchen, etliche Tage vor ihrer Geburts-Zeit, zu ihr kommen wäre, und als sie selber die Beschaffenheit ihres Zustandes und die vorhergegangene fünff todte Geburten entdecket, hätte sie bey wahrgenommener ihrer Leibes-Disposition vor rathsam befunden, ihr das Wasser zu sprengen, so sie auch auf vorher vernommene erhebliche Motiven in GOttes Nahmen geschehen, und ihr drey Tage vor angegangenen Geburts-Wehen solches sprengen lassen, welches sie Frau Justina mit solcher Dexterität gethan, daß sie sich nicht allein gesund und wohl darauf befunden, sondern auch auf den dritten Tag, ohne eintzige Obstacula oder lang-anhaltende Geburts-Schmertzen, eines jungen und gesunden Töchterleins genesen, welches auch, so lange es dem lieben GOTT gefällig, gesund am Leben. Und wie sie an diesem an ihr wohlgethanen Stücke sich gewiß als ein rechtschaffene Wehe-Mutter erwiesen: Also müsse sie ihr auch nachrühmen, daß sie in der Geburts-Stunde mit ihr bescheiden und vorsichtig, ja dermassen umgegangen sey, daß sie nechst GOtt ihr solches nimmermehr gnugsam verdancken könnte.

Wann dann mehr bedeutete Frau Barbara Stieffin auf dieser ihrer Aussage standhafftig beruhet, viel-

vielgedachte Fr. Justina Siegmundin aber dessen, was ietzt gemeldet, beglaubte Recognition gebeten; Als ist ihr solche zu mehrer Uhrkund unter Unserm gewöhnlichen Stadt-Gerichts-Insiegel hiermit ertheilet worden. So da geschehen Ohlau den 25. Octobr. Anno 1682.

(L. S.)

Hier folgen wieder die Zeugnisse, von denen Liegnitzischen Stadt-Gerichten ertheilet.

VII.

Frau Maria Lorentzin, gebohrne Hütterin, Heinrich Lorentzens, Neu-Müllers Ehe-Wirthin, mit und nebenst Frau Elisabeth Hütterin, gebohrner Scholtzin, Baltzer Hütters, Weiß-Gerbers, Ehe-Wirthin, saget aus: Vor drey Jahren, den 3. Maji, wäre Frau Justina, als sie des Nachts kranck worden, und bereit eine Wehe-Mutter bey sich gehabt, es sich aber bey ihr zu einer schwehren Geburth angelassen, indem sich das Kind mit dem einen Händlein unter der Nabel-Schnure vor die Geburt gefunden, zu Hülffe gefordert worden; und als sie kommen, (so geschehen Nachmittage gegen 4 Uhr,) hätte sie auf ihre grosse Bitte zu ihr gewartet, und befunden, daß das Kindlein mit dem lincken Händlein, welches die erstere Wehe-Mutter den gantzen Nachmittag über immer hinein gestopffet, in der lincken Seite in die Geburt ein- und fest durchgedrungen. Darauf sich denn Frau Justina auf alle Weise bemühet, weil sie Gebärerin bereit sehr schwach, und fast in letzten Zügen gelegen, auch, wie Frau Justina gemeldet, das Kind damals schon todt, und übeln Geruch von sich gegeben, und also bey solcher Beschaffenheit des Kindes Häuptlein unmölich zu gewinnen gewesen, sonderlich weil ihm das Wasser schon gantz entgangen, und eine gantz trockene Geburt erfolgen müssen, auch die Fr. Justina, ihrem Vorgeben nach, kein ander Mittel gewust, vor ietzo nur die Füßlein des Kindes zu suchen, und hierdurch sie als Mutter zu retten. Womit dann Frau Justina Angriff gethan, und den Arm biß zum Ellenbogen hinein gebracht, auch hierauf folgende Worte gesaget: Es ist hier wohl sehr schwehr, doch weil mir noch kein Kind in Mutter-Leibe geblieben, so wird mir auch Gott hier helffen. Hätte damit ein glattes Stöcklein und eine Schnure von drey Ellen begehret: Worauf ihr Frau Hütterin ein Licht-Spießlein zusamt der Schnure gebracht, auf ihr Begehren das Stöcklein oben zu eingekerbet, und die Schnure in der Mitten eingeqvetschet. Darauf Frau Justina das Stöcklein mit der eingeqvetschten Schnure genommen, und selbiges zwischen ihren Arm und dem todten Kinde biß zu ihrer im Leibe annoch verbliebenen Hand geführet: Da sie dann weiter nicht gewust,

Exempel der Wendung.

was

was sie damit im Leibe gethan. Hierauf wäre endlich das Kind, ob zwar todt, dennoch zur Welt gebohren worden, und hätte hernach Frau Justina, wie das Kind in der Molde gelegen, es allen gewiesen, wie das Kind im Leibe gelegen hätte. Dabey sie dann mit ihrem guten Gewissen sagen könnte: Daß ihr, nechst GOttes Hülffe, Frau Justina das Leben gerettet, sie auch keinen Schaden ihrer Gesundheit hiervon bekommen, massen sie hierauf nach Verfliessung eines Jahres, wieder ein gesund Kind gehabt, so anietzo fast sieben Viertel-Jahr alt wäre.

Conf. Fig. No. XVII.

Tantum.

VIII.

Frau Barbara Vogtin, gebohrne Gartkin, George Vogtes, Bestandes-Jnhabers des Gutes Thier-Garten, Ehe-Wirthin, berichtet: Es wäre vor neundtehalb Jahren, als sie das Wittische Vorwerg vor dem Glogauischen Thore aufm Töpffer-Berge in Mietung gehabt, geschehen, daß sie an einem Sonnabend frühe um drey Uhr angefangen habe zu kreissen, worauf sie die damahls bekannte Kern-Eva, auffm Töpfferberge, als eine Wehe-Mutter zu sich holen lassen, welche aber, weil sie sich am Verstande zu schwach zu seyn erachtet, noch eine neben sich zu hohlen begehret. Darauf sie die Frau Corneliußin, selbigen Tag gegen Abend, heraus bitten lassen. Wie diese hinaus kommen, hätte sie mit vielen starcken Eingeben und Ermahnung, sich aufs beste zu helffen, dermassen angetrieben, daß auch der Kreiß-Stuhl unter ihr zerbrochen. Und weil sie dann hierauf noch keine Hülffe gefunden, hätte Frau Wittichin, die geschworne alte Frau Maria Mäuerin auf der Kalesse Sonntags gegen Mittag hinaus geschicket, welche aber unverrichteter Sache gegen Abends wieder herein gebracht worden. Worauf die ersten Zwey noch immer bey ihr geblieben, biß Frau Justina auf beschehenes Ansuchen, Montag Abends, indem sie vor andern kreissenden Frauen, sich nicht eher abmüßigen können, zu ihr hinaus kommen, da sie dann, ihrer damahligen Meynung nach, das Kind zu rechter Geburt befunden. Nachdem sie aber bey zwey Stunden mit ihr zugebracht, und es dennoch auf keinen Ort gewollt; Als hätte Frau Justina gesagt; sofern sie zufrieden wäre, wollte sie mit der gantzen Hand angreiffen, um zu erfahren, woran der Mangel wäre? welches sie auch willig geschehen lassen. Bey diesem Angriff hätte Frau Justina befunden, daß das Kind mit dem Genicke unter sich zur Geburt gestanden, aber bereits schon todt gewesen. Hierauff hätte sie Frau Justina in ein gleich Bette, und mit dem Haupte niedrig geleget; das Kind mit den Achseln zurück gedrungen, und des-

Sehr schwerer und notabler Casus.

sen Kopff aufgerichtet, daß er in die Geburth gleiche einstehen können, womit sich Fr. Justina wieder zwey Stunden lang verweilet, in Hoffnung, nunmehr würde es durch diß Mittel wohl abgehen. Weil aber dennoch keine Hülffe erfolget, indem das Genicke am Kinde gantz entzwey gewesen; Als hätte Frau Justina, kein ander Mittel wissende, eine Schnure von etlichen Ellen gefordert, die sie auch bekommen, um dem Kinde das Haupt damit anzuschlingen. Weil sie aber die Schlinge im Anlegen nicht über das gantze Häuptlein, sondern nur biß unter die Augen bringen können, allwo sichs an den Beinen eingeschnitten, die Schlinge aber nicht anders zu erhalten gewesen, als biß sie ans Genicke angezogen worden; So hätte sie vor dem Knoten, so an der Schlinge gewesen, ihre Blase durch Vorlegung ihres Fingers dermassen in acht genommen, daß sie Fr. Justina auch den Nagel vom langen Finger darüber verlohren und eingebüsset. Es hätte aber diese der Fr. Justinen angewendete Mühe zu ihrer Hülffe noch nicht dienen wollen, weil der Kopff des Kindes durch das Band sich wieder in die Stellung ziehen lassen, als wie sie Fr. Justina Anfangs gefunden. Darauf hätte sie begehret, Fr. Justina solle sie nur ruhen lassen, wolle sie doch gerne sterben. Worauf sie sie auch alle drey zufrieden gelassen, sich ein wenig niedergeleget, und aus Mattigkeit gar eingeschlafen. Darauf sie dann ihren Willen gehabt, sich zu wenden, und zu überwerffen, wie sie gewollt, in Meynung, sich etwas damit zu helffen; Worüber ihr aber das Geblüte im Leibe so rege worden, daß sie den Geschmack davon immer im Munde gehabt, auch endlich, wie sie es nicht mehr verbeissen können, von sich gegeben, welches unterschiedenemahl geschehen. Weil sie nun durch solche Abmattung, ihrer Empfindung nach, fast biß zum Tode kommen; Als hätte sie Frau Justinen noch einsten um Hülffe gebeten, sie solte noch einmahl versuchen, ob möglich wäre, ihr das Leben zu erhalten. Darauf sich endlich Frau Justina resolviret, dem Kinde einen Haken anzulegen. Weil aber kein geschickter Haken zur Hand gewesen; Als hätte die Kern-Eva ihr Gäte-Häklein gebracht, welches zwar ein ziemlicher Haken gewesen, damit hätte Frau Justina dem Kinde das Häuptlein, wie zuvor schon gemeldet, wieder aufgerichtet, und diesen Haken vornen beym Blättlein ins Haupt eingeschoben, da sie dann Haken und Schlinge zusammen genommen, und bey etlichen zugleich angehenden Wehen das Kind damit glücklich zur Welt gebracht, und heraus gezogen. So bald nun das Kind von ihr gewesen, wäre ihr am Haupte gantz wohl worden, und aller Schmertz hätte sich verlohren, darauf sie sie dann bald ins Bette zur Ruhe gebracht. Und hätte sie bißher weder von Mutter-Beschwehrung, noch andern Zufällen des Leibes keinen An-

stoß

stoß gehabt, ihr auch Zeit hero kein Glied am Leibe weiter wehgethan, daß sie also der Frau Justinen nechst GOtt zu dancken hätte, daß sie ihr dißmahl das Leben errettet gehabt.

Tantum.

IX.

Frau Susanna Jacobin, gebohrne Ritterin, &c.

Saget mit gutem Wissen und Gewissen, auch wie sie es mit einem Cörperlichen Eyde auf allen Fall bestärcken könne, freywillig aus: Daß sie An. 1673. den 15. Novembr. um den Mittag die Frau Justina zu Hülffe ruffen lassen, sie wäre aber schon Sonnabends vorher zum rechten Kreissen, wie sie vermeynet, kranck worden, und hätte deßwegen die Mäuerin als Wehe-Mutter zu ihr hohlen lassen, welche es auch vor völliges Kreissen erkennet, und sich darzu bereitet. Von obgedachtem Sonnabend hätte sie unter harten Wehen gekreisset biß auf den Dienstag frühe, da sich alle Wehen verlohren, da sich dann zu Mittage ein hefftiges Schlucken gefunden. Als sich nun die Wehen verlohren, wäre die Mäuerin von ihr nach Hause gegangen, vorwendend, sie wisse ihr nichts mehr zu thun, das Kind dürffte wohl drauff gehen, man sollte sie ruffen lassen, wann es würde Zeit seyn, würde es wohl kommen. Unter währendem Schlucken nun hätte sie Frau Justinen hohlen lassen,

sen, welche sie nebst der Wärterin allein in grosser Noth vom Schlucken und über sich steigender Ubelkeit gefunden, daß sie in ihren Gedancken ohne Lebens-Gefahr nicht länger schaffen können. Als nun Frau Justina zu ihr gewartet und gesehen, ob ihr möglich zu helffen wäre? so hätte sie gesagt, ihr wäre zu helffen, sie solte nur die Mäuerin holen lassen, damit Streit verhütet würde, weil sie vorher schon etliche Tage bey ihr gewesen. So bald die Mäuerin kommen, habe Frau Justina sie angeredet: Wartet doch zu der Frauen, und sehet, ob es noch in dem Zustande ist, wie ihr es verlassen habt, oder ob sichs zwischen der Zeit geändert, und ob ihr vielleicht ietzo zu helffen sey? Worauf die Mäuerin nach dem Angriffe geantwortet: Es wäre, wie es lange gewesen, man müsse die Zeit erwarten, sie wisse nicht zu helffen. Woraus, weil Frau Justina gesaget, es wäre Noth zu helffen, und könnte auch geholffen werden, die Mäuerin aber das Widerspiel gehalten, ein Streit entstanden, daß endlich sie Aussagerin darzwischen reden müssen, und Fr. Justinen um GOttes willen gebeten, sie zu retten; Welches sie gethan, und in Beyseyn der Mäuerin, dermassen glücklich geholffen, daß sie in zwo Stunden einer jungen Tochter genesen, so noch im Leben, und ietzo zehen Jahr alt wäre. Wobey ihr am Leibe, ingleichen dem Kinde kein Leid geschehen. Womit sie ihre Aussage beschlossen. Tantum.

X.

X.

Frau Maria Müllerin, gebohrne Nothin, saget mit ihrem guten Wissen und Gewissen, auch wie sie es auf allen Fall mit einem cörperlichen Eyde bestärcken könne, aus: Daß sie bey den Niederkünfften ihrer ersten zwey Kinder in grosser Lebens-Gefahr, wegen Zurückbleibung der Nachgeburt, gewesen wäre, insonderheit aber bey der letzten und andern Niederkunfft, da sie vom 1. biß 6. Aug. An. 1677. und also biß auf den fünfften Tag gelegen, biß sie vom Hrn. D. Kergern und Frn. Justinen mit grosser Mühe wäre gerettet worden. Welche Lebens-Gefahr sie verursachet, daß sie An. 1680. den 8. Martii die Fr. Justina zu ihrem dritten Kinde abermals hertzlich und mit Thränen begehret, so Frau Justina auch zu thun versprochen, dafern es nur einige Möglichkeit seyn würde. Weil aber der Fr. Justinen ein Befehl von der verwittibten Hertzogin zu Brieg, ohngefehr acht oder vierzehn Tage vor ihrer Niederkunfft unverhofft zu kommen, hätte sie Fr. Justinen sehr ungerne müssen ziehen lassen, iedoch selbte bey ihrem Abschiede um einen treuen Rath, wegen solcher zurückbleibender Nachgeburt, wofern sie abermals in dergleichen Gefahr kommen solte, gebeten; welches Fr. Justina gethan. Und müsse sie gewissenhafft bekennen, daß solch gegebener Rath bey ihren letzten zwey Niederkunfften iederzeit glücklich und wohl angeschlagen habe, welches sie der Frau Justinen Lebens-lang zu dancken rc.

Tantum.

Nachdem nun Zeugen allerseits ihre gethane Aussagen beschlossen, und mit einem Gerichtlichen Handschlage bestätiget, seynd sie, wie gebräuchlich, imposito silentio dimittiret, Frau Justinen aber, auf vorhin beschehenes Ansuchen, gegenwärtige Recognition darüber gefertiget, und zu Uhrkund unter dem gewöhnlichen Unter-Gerichts-Amts-Vogtey-Insiegel hiemit ausgestellet. Actum Liegnitz den 13. Martii, Anno 1682.

(L. S.)

Das VIII. Capitel.

Von Haus-Mitteln.

Christ.

Noch eines, liebe Schwester, unterrichte mich, und eröffne mir doch auch etwas von deinen Haus-Mitteln, die du, wann offters kein Medicus in der Eile zu erlangen ist, im Noth-Fall gebrauchest, und nützlich befunden hast, damit ich mir in dergleichen Fällen auch helffen könne.

Justin. Du begehrest zu viel von mir, und bedenckest nicht, was du bittest. Denn Hauß-Mittel seynd auch Artzeneyen, gehören also in die Medicin, und nicht zu unserm Beruffe. Im Fall der Noth kan eine Wehe-Mutter dieses oder jenes rathen oder versuchen; allein der An- und Ausschlag bezeuget, daß der gute Wille öffters das Beste ge-

we-

wesen indem, wegen der unausdencklichen Zu- und Umstände nicht iedermann alles dienet. Es haben die Herren Medici öffters hierbey Kummer und Nachdenckens genug; vielweniger begehre ich damit zu thun zu haben, oder von Haus-Mitteln Unterricht zu geben. Ich habe in der Eingangs-Unterredung von dir vernommen, daß du schon etlicher hundert Frauen Bedienung gehabt, dabey du von unterschiedlichen Haus-Mitteln wirst gehöret, und wie sie bald glücklich bald unglücklich angeschlagen, erfahren haben. Die Wanckelmuth derer, die sie vorschlagen, giebet Zeugniß ihrer Unwissenheit: Denn eine giebt Rath zu dem, die andere zu jenem; was eines rathet, verwirfft das andere, und was dieses Theil verworffen, ergreiffet das andere Theil; Ja, ich habe erfahren, daß man verworffen, was man vorhero selbst gerathen. Und ob manches Hauß-Mittel gut wäre, so wird es doch öffters nicht recht, sondern unvorsichtig, bald zu viel, bald zu wenig, auch unzeitig eingegeben und gebrauchet, dahero die verlangte Wirckung nicht allemal folgen kan, und müssen dann die, so Rath gegeben, viel Zweiffels und Lamentirens erdulten, auch harten Verweiß von denen Herren Medicis gewärtig seyn. Uber diß alles ist dir schon bekannt, wie die unschuldige Titia von Sempronio wegen der gebrauchten Haus-Mittel verfolget worden, welcher sie wegen des Corallen-Saffts, Taschelkrauts- und Carfunckel-Wassers hoch beschuldiget, daß sie sich dieser drey Stücke im Nothfall bedienet, ohngeachtet sie es vorhero von Sempronio selbst practiciren lernen. Es ist weit und breit schallbar worden, wie gedachter Sempronius unter dem Schein dieser sonst allgemeinen, üblichen, sichern Haus-Mitteln die gute Titiam zu kräncken gesuchet. Der etliche Jahr gewährete Proceß hat ihr die treulich-angewandte Haus-Mittel allzutheur gemacht: Darum, weil Titia wegen der Haus-Mittel (die sie doch von einem hochgelehrten alten Medico erlernet, auch an sich selbst gut und gebräuchlich,) so viel ausstehen müssen, würdest du meines Unterrichts viel weniger gesichert seyn können; ist es also besser, daß wir aus ihrem Schaden klug werden; und ich rathe dir nicht, daß du dich allzusehr auf Haus-Mittel befleißigest, oder gründen wolltest; viel sicherer ist, in Zeiten die Herren Medicos zu suchen, und sie sorgen zu lassen; wäre dann keiner im Noth-Fall zu erlangen, so bediene dich mit guter Vorsichtigkeit desjenigen, was GOtt und die Gelegenheit an die Hand giebet, und du weißt, daß es nicht schaden kan.

Christ. Nimmermehr wäre mir in Sinn kom̃en, daß es mit den Haus-Mitteln so viel zu sagen hätte. Weil du aber mich dieser Bitte zu gewähren Bedencken trägest, so gieb mir doch Nachricht, wie dann die gute Titia mit Sempronio zu Ende kommen. Massen an vornehmen Orten ich etwas davon discuriren hören; allein der Ausgang ist mir noch unbewust.

Just. Nachdem ein Christ des andern Ehre und guten Nahmen fördern, und dasienige nicht verschweigen soll, was des Nächsten Unschuld betrifft, so will ich dir kürtzlich eröffnen, welcher Gestalt Titia wider den Sempronium ihre Sache mit Grund bewähret hat, daß endlich er hat können und müssen zufrieden seyn; sintemal ich alle Acta von ihr in Händen habe, und öffters lese, dahero mir gründliche Wissenschafft beywohnet. Titia war in einer vornehmen Stadt geschwohrne Wehe-Mutter, und gedachter Sempronius daselbst ihr guter Freund. Nach etlichen Jahren ließ er sich verleiten, daß er ihr (aus was Ursachen will ich nicht anführen,) nicht mehr geneigt war. Darum ward das vorige Wohlwollen in allerhand Zunöthigung verkehret, welche Titiam verursachten Ruhe zu suchen. Sie beurlaubete die Stadt mit der Obrigkeit Mißfallen, iedoch schönem Zeugniß ihres Wohlverhaltens; Fast alle Einwohner, besonders viel Adeliche Frauen auffm Lande, beweineten ihren Abzug, und klagten über ihre Vermissung; Sie aber gab sich unter Hoch-Fürstlichen Schutz zum sichern Privat-Leben. Sempronio war lieb, daß er Titiam aus den Augen gebracht, und war noch nöthig, sie auch aus den Hertzen der Wohlgesinneten zu bringen, darum giebt er, in ihrer Abwesenheit, eine Schrifft bey E. E. Rath selbiger Stadt ein, darinnen er obige Haus-Mittel und andere gefährliche Dinge wider sie anführet. Nicht zwar, als wolte er Kläger wider eine abwesende Person seyn, sondern nur solche Dinge darum angeben, damit, weil noch viel Frauen in der Stadt Titiam verlangeten, E. E. Rath ferner nicht gestatten solle, daß Titia dahin zu kommen veranlasset würde, sondern vielmehr ihr allen Zutritt abzuschneiden. Es hätte solcher Gestalt unter der Hand wohl angehen mögen, dieweil Sempronius sowohl durch besagte Schrifft, als auch mündlich, bey vornehmen Frauen allerhand verdächtige und bedenckliche Warnungen ausgestreuet. Allein, durch Göttliche Schickung bewogen die rühmliche Dienstleistungen und das Mitleiden einige Treugesinnete dahin, daß sie der Titiä von allen diesem Nachricht gaben. Titia verlangte bald darauf die wider sie eingegebene Schrifft; sie fand unter andern darinn, daß der vermeynte Angeber E. E. Rath anheim stellete: Ob nicht Titia, wenn sie dahin käme, in Verwahrung zu nehmen sey. Demnach kam Titia dahin, wechselte etliche Schrifften mit ihm, bedienete sich auch Unterrichts der Sachen bey dreyen Universitäten, und weil selbe vor sie einlieffen, verlangte sie rechtliches Erkäntniß in der Sache, welches sich verweilete; indem E. E. Rath wohl schon sahe, daß Sempronius sich allzuweit vergangen, und, nach so vieler Jahre Verlauff, Sachen angegeben habe, welche unzeitig und sonder Grund. Bey so zweifelhaffter Beschaffenheit resolviret Sempronius, überflüßiges Zeugniß wider Titiam zu führen, treibet auch Sechzehn, theils Adeliche, theils Bürgerliche, theils einfältige Land-Leute, Wehe-Mütter, so gar Jungfern, die ja von solchen Kinder-Sachen nichts verstehen können, zusammen, in Meynung, Titia würde mit dem Strohm so vieler Zeugen überschwemmet, die Obrigkeit übertäubet, und der Proceß gehemmet seyn; Oder es müste doch etwas unter 16. Zeugen wider sie ausgesaget werden, womit er sich behelffen, und sie zum wenigsten verdächtig machen könnte. Allein Titia kehrte sich an nichts, drang vielmehr darauf, daß die Zeugen, ieder insonderheit, eydlich solten abgehöret werden; erhielt solches mit schwehrer Mühe, welches Sempronius ihm wohl nicht eingebildet, und verlangte hernach der Zeugen gethane Aussagen, welches ihr hinterhalten ward; warum? darum: weil (wie der Erfolg gewiesen) alle 16. Zeugen vor Titiam und wider Sempronium ausgesagt hatten, und Sempronius also schlecht bestehen konnte. Unterdessen gelangete Titia zu einem Beruff und Pflicht ausser Landes, ruhete dabey nicht biß ihr der Zeugen Aussagen nachgesendet werden müssen; bey derer Untersuchung dann Sonnen-klar befunden ward, daß Sempronius denen Adelichen das Zeugniß selbst vorgeschrieben, die Bürgerliche aber, durch vieles Überlauffen, für ihm auszusagen beredet, oder ihre Privat-Reden anders und zu seinem Vortheil gedeutet, etliche von denen Wehe-Müttern, so unter seiner Inspection sich vor ihm fürchten müssen, schlechter Dinges gezwungen, also zu sagen, wie er sie unterrichtet; ja so gar solche Zeugen anzugeben sich nicht gescheuet, welche bezeugen sollen, der Titia Bedienung wäre ihnen nachtheilig gewesen, da doch Titia bey angegebenem Fall damals nich gegenwärtig, sondern verreiset gewesen. In Summa: Aller 16. Zeugen Aussagen gehen einmüthig dahin, Titia hätte ihnen viel Gutes und Treue erwiesen, wissen also nichts, als alles Liebes und Gutes ihr nachzurühmen, 2c. Und solches ist kein gemein Exempel, daß 16. Zeugen für die Person zeugen, wider welche sie zu zeugen angegeben, und endlich verhöret werden. GOTT hat also die Unschuld der Titien, zum Troste aller Wehe-Mütter, retten wollen.

Christ. **Hilff ewiger GOTT, was höre ich! soll ichs glauben oder nicht?**

Just. Liebes Kind! willst du meiner Erzehlung nicht glauben, so glaube nur den schönen Zeugnissen, so Titia, weil sie offters und in weitentlegene Länder reisen muß, mir in Verwahrung gegeben. Diese drey von höchst-löblichen Chur- und Hoch-Fürstlichen Universitäten, wegen oben gemeldeten Corallen-Saffts, Taschelkrauts- und Carfunckel-Wassers, will ich dir im Druck vidimiret beym Schluß dieser Unterredung des ersten Theils zeigen, daraus du sehen und erlernen kanst, daß des Sempronii Angeben nur Zunöthigung gewesen, und dasjenige nicht einmal möglich oder menschlich zu practiciren sey, was er sonst von Titien geklaget. Das grosse Werck, der Zeugen Aussagen, kan ich dir schrifftlich unter dem ordentlichen Gerichts-Siegel weisen, welches Titia, im Fall es nöthig oder an ihrer Unschuld iemand zweiffeln wollte, gantz leicht in Druck könnte bringen lassen.

Christ. **Liebste Schwester! Erlaube mir nur, daß ich weiter und noch einmal frage: Weil Titia solche theure Zeugnisse und Gerichtliche Aussagen von ihrer Unschuld überkommen, was hat dann Titia ferner gethan, wie ist es dann mit Sempronio abgelauffen? Dann den Ausgang der Sachen wünsche ich darum zu wissen, damit ich klug werden möge, wie ich auf allen Fall, auch meinen guten Nahmen retten könnte; indem wir Wehe-Müttere doch**

vielen

vielen Verdrüßlichkeiten unterworffen seyn, und keine wissen kan, was ihr mit der Zeit begegnen könne.

Just. Als Titia, (wie schon gemeldet,) besagter Zeugen Aussagen erhalten, suchte sie Unterricht bey vornehmen Gelehrten; Einige haben ihr gerathen, den Proceß ordentlich auszuführen, und Sempronium zur Erkänntniß zu bringen; Andere, und zwar die Wichtigsten, gaben diesen Rath: Sie solte an die Obrigkeit, vor welcher der Proceß schwebete, schreiben, den Sempronium nunmehr dahin zu halten, daß er in einer Rechtlichen Frist schrifftlich darthue, was er denn vermeyne, mit seinen vielen Zeugen wider Titiam erwiesen zu haben. Als aber Sempronius zu keiner Antwort zu bringen war; ward ferner gerathen, Titia sollte nur ihre Unschuld aus der Zeugen Aussage darstellen; Daraus sie einen Auszug von der Zeugen Aussage verfertigen lassen, und schlüßlich darinnen um die Gerechtigkeit wider Sempronium gebeten, welche Schrifft sie an gehörigen Ort gesandt, und ist darauf ein allgemeines Stillschweigen erfolget, dahero mir nicht gebühret ferner zu sagen, wie es Sempronio mag ergangen seyn; Der Titia aber, als die versöhnlich, und nicht ihres Nächsten Nachtheil suchen wollte, ward also leicht zu rathen, ja von ihrer Herrschafft befohlen, daß, weiln die Zeugnisse mehr zu ihrem Vor- als Nachtheil wären, und sie in gutem Credit und Werth aller Orten gehalten würde, ihres ietzigen Berufs abzuwarten, welcher nicht verstattete, ferner dergleichen weitläufftige Processe in andern Landen zu führen, darum ihr auch nicht erlaubet seyn könnte, wie sie in einer Suppliqve bey ihrer hohen Herrschafft angehalten, in Person dahin zu reisen, und ihre Sache gegenwärtig auszuführen. Solcher Gestalt nun hat Titia obgelegen, gehorsam und vergnügt zu seyn, massen auch bey schwebender Sache ihr Absehen meist dahin gezielet, nur ihre Unschuld zu retten, ihre Sache GOTT zu befehlen, massen sie dann nie eine Rach-Begierde sehen lassen, und nichts mehr gesuchet, als ihr Gewissen vor GOTT und ihren guten Nahmen bey der Welt in ihrem Beruffe zu bewähren, hat also lieber von ihrem in Händen habenden Rechte wollen etwas nachlassen, um Sempronium nicht in mehrere Ungelegenheit zu bringen, ist auch gäntzlich der Meynung: Er werde seine Ubereilung bey sich selbst und vor GOTT erkennen, und was er ihr bey allen diesen Verdrießlichkeiten zu nahe gebracht, und Unkostungen verursachet, bey GOtt abbitten; ja sie ist so Christlich gegen ihn gesinnet, daß sie gegen Unterschiedlichen bezeuget, wie sie von Hertzen ihme habe vergeben, und erkenne, daß eben durch diese Probe sie mehr habe müssen bekannt und bewähret werden, auch augenscheinlich gesehen, daß alle diese Zunöthigungen ihr haben zum Besten dienen müssen, sie zur Gedult und Versöhnlichkeit geführet: Und habe sie Ursache, GOtt desto mehr zu dancken, der ihre Unschuld offenbahret, sie seit der Zeit in ihrem Beruff reichlich geseegnet, und zu vielen und schwehren Geburten Gnade und mehr Licht gegeben, deswegen sie destoweniger Haß und Neid wider ihn zu tragen Ursache, sondern vielmehr GOtt zu bitten habe, daß er ihm es wolle vergeben, und seinen Beruff ferner seegnen, ihr aber dieses Christliche und versöhnliche Gemüth biß an ihr seliges Ende, dazu sie sich ietzund ie mehr und mehr schicket, erhalten. Und dieses ist der wahrhafftige Bericht, was mit Titien und Sempronio ist vorgangen, worzu die Haus-Mittel die erste Veranlassung gegeben. Darum, noch einmahl, begieb und verlaß dich nicht so sehr auf Hauß-Mittel, warte sonst deines Beruffs treu und fleißig, und gieb dabey acht auf alles, was paßiret, so wirst du Hausmittel genugsam hören und sehen, zuletzt aber befinden, daß keine kluge Wehe-Mutter, die in Rechten hoch privilegiret sey, müste nicht an Processe wie andere gebunden werden, sondern GOtt trete darzwischen, und schütze sie, damit der Verfolgung ein Ende werde, und der heilige Beruff ihm zu Ehren, und dem menschlichen Geschlechte zur Förderung seinen ungekränckten Lauff behalte. Dergleichen ist hier geschehen, davor er gelobet sey.

Christ. **Ich dancke dir tausendfältig für diesen deinen Bericht, der mir und allen bedrängten Wehe-Müttern ein Hertz machet, und weiset, wie sie sich in Verfolgung verwahren sollen; Derselbe vergelte dir auch deinen treuen Unterricht, von schwehren Geburten, und wo möglich Verhütung derselben, auch von geschickter Wendung der unrecht stehenden Geburten! Er lasse dich geseegnet seyn biß in dein Grab, und deinen Nahmen nach den Tode leben, verleihe, daß ich deine Lehren wohl fassen, ihm zu Ehren, und dem Nechsten zu Nutz, fruchtbarlich ausüben möge! Behüte mich und alle Wehe-Mütter dabey für neidischen, listig- und tückischen Feinden, bekehre die schon gegenwärtigen,**

tige, und sey uns allen gnädig. Noch verlanget mich, die vorher versprochene drey Zeugnisse derer Medicinischen Facultäten zu lesen.

Just. Ich willfahre dir gerne, damit du der Titiæ Unschuld und Verdrüßlichkeit, welche sie wegen der Haus-Mittel gehabt, desto gründlicher sehen und glauben könnest.

Der Löblichen Medicinischen Facultät, auf der Chur-Brandenburgischen Universität zu Franckfurt an der Oder, Informat-Urtheil, wegen gewisser Haus-Mittel, im Heb-Ammen-Beruff, 2c.

In Puncto der von Wehe-Müttern gegebenen Haus-Mittel.

P. P.

Nachdem Wir aus Euren an Uns abgelassenen Schreiben ersehen, wie Ihr Unser Judicium über einige eingeschickte Fragen begehret; Als antworten Wir, Decanus, Senior, und andere Professores der Medicinischen Facultät auf der Chur-Fürstl. Brandenburgischen Universität zu Franckfurt an der Oder, auf selbige folgender Gestalt:

Weiln dann gefraget wird, Erstlich: Ob wider die Mattigkeit der junggebohrnen Kinder, bey welchen sonst keine andere Schwachheit zu mercken, der Corallen-Safft gebrauchet werden könne? So antworten Wir: Daß eine Heb-Amme in diesem Fall eben nicht irre. Zum andern: Ob eine Heb-Amme dieses zu verantworten, wenn sie bey geschwinder Blutstürtzung einer kreissenden Frauen, oder abortirenden, Teschelkraut-Wasser auf den Pulß zu binden gerathen, in ihrem Abwesen aber, das Carfunckel-Wasser, an Statt des Teschelkraut-Wassers, gegeben wird? So antworten Wir: Daß solcher Irrthum der Heb-Amme nicht könne imputiret werden. Zum Dritten: Ob eine Heb-Amme nach ihrem Belieben einer schwangern Frauen, ehe noch die rechte Geburts-Zeit ist, ohne allen Schaden Mutter und Kindes, die Secundinam abschälen könne? So antworten Wir: Daß solche Abschälung der Secundinä, ohne bald folgenden Schaden, nicht geschehen könne. Zum Vierdten: Ob ein so frühgenommenes Kind, oder also zur frühen Geburt befördertes, biß in das Dritte Jahr können leben, und wann es hernach durch gewisse Kranckheit stirbt, die zu frühzeitige Geburts-Beförderung müsse gewesen seyn die vorhergehende Ursach des erfolgten Todes, da doch sonst keine andere Zeichen vorher gemercket worden? So antworten Wir gleichfalls: Daß solches nicht geschehen könne.

Zu mehrer Bekräfftigung haben Wir dieses mit Unser Facultät Insiegel bestärcket. Franckfurt an der Oder, den 13. Junii 1618.

(L. S.)

Decanus, Senior, und andere Professores, der Medicinischen Facultät, auf der Chur-Fürstl. Brandenb. Universität zu Franckfurt an der Oder.

Hieraus

Hieraus siehest du, liebe Schwester! wie eine Wehe-Mutter, durch Anwendung guter und erfahrner Haus-Mittel, in Ungelegenheit kommen können. Folgende zwey Universität-Urtheil werden dir mehrers Licht geben der fernern Haupt-Sache, weil Sempronius wider Titiam von Sachen gewisser Ader-Oeffnung, Sprengung des Wassers, vor der Geburts-Zeit, auch frühzeitiger Abschälung der Nachgeburt, den Partum zu präcipitiren, daß also der Mutter und Kinde Schaden an der Gesundheit zugefüget werden könne, eingegeben; Sempronii Angeben aber Grund-richtig widerleget worden.

Erster Bericht an die Universität Leipzig.

In Puncto des Aderlassens, und Wassersprengens, zur Beförderung der Geburt: und des Abschälens der placentæ uterinæ.

P. P.

Denenselben haben wir hierdurch dienstlich zu berichten, daß Sempronius, ein Chirurgus in der Stadt, die gemeine Heb-Amme Titia, welche sonst ein gutes Lob ihrer Experienz wegen hat, und auf dem Lande, vom Adel, sehr gebrauchet wird, bey Gerichten per modum denunciationis angegeben. (1.) Daß sie durch gewisse Ader-Eröffnung die Geburt bey denen schwangern Frauen beförderte, damit sie nach ihrer guten Gelegenheit von einer Frauen zur andern herum wandern und allenthalben zurechte kommen könnte. (2.) Daß sie vor der Zeit, und ehe es sonst der Schwangern Beschaffenheit mit sich brächte, zu gleichmässiger Accelerirung der Geburt das Wasser zu sprengen pflegte. (3.) Daß sie durch frühzeitige Abschälung der Secundinæ im achten Monath und so fernerhin die Geburt beförderte, damit so wohl sie ihrer Gelegenheit nach, als auch die Frauen entlastet würden.

Diese Beschuldigung hat Titia für eine atrocissimam injuriam aufgenommen, und bey Untersuchung der Sachen, des Denuncianten animum injuriandi daraus zu erhärten vermeynet, daß alles diß, was sie beschuldigt würde, für sich selbst unmöglich und absurd wäre, sintemahl (1.) sie von dergleichen Adern nicht wüste, der Chirurgus solche auch nicht specificiren könnte; Am wenigsten selbte an einem solchen Orte situiret wären, daß solche zu dergleichen Zweck von einer Wehe-

Wehe-Mutter ohne die ärgste Blut-Stürtzung, oder gar verursachten Tod, einer schwangern Frauen eröffnet werden können. (2.) Wäre auch gantz unpracticirlich, daß das Wasser vor der Zeit gesprenget werden solte, sintemahl solches gar niemahls zu Accelerirung der Geburt, sondern allein imminente & se notante partu, zu dem Ende, daß die in der Geburt wohlstehende Frucht sich nicht wieder auswendete, zu geschehen pflegte. Das (3) wäre eine notorische Unmöglichkeit und Absürdität, sintemahl der innere Mutter-Mund bey den Prægnantibus feste geschlossen wäre, und fast niemahls sich vor der rechten Zeit der Geburt eröffnete, dahero er zu Abschälung der Secundinæ mit äusserster Gewalt eröffnet werden müste, welches ohne die grössesten Schmertzen der Frauen und der Frucht Gefahr nicht geschehen könnte, wann schon eine Heb-Amme so weit mit der Hand zu penetriren vermöchte. Uber diß stünde das Haupt des Kindes, wann es recht stünde, dem innerlichen Mutter-Munde und Schooß-Beine so nahe, daß, wann man zur Secundina gelangen wollte, solches wegstossen, und den natürlichen Stand der Frucht verkehren müste. Zu dem wäre der Leber-Kuche oder das dicke Fleisch bey der Secundina oben im Mutter-Grunde angehencket, und alles mit einem zarten Netze beschlossen, ohne welcher unerreichlichen Dinge Verletzung und Sprengung des Wassers die Secundina unmöglich abgeschälet werden könne.

Alldieweiln dann ohne Erörterung dessen, ob diß, was der Sempronius Titiam beschuldiget, möglich zu practiciren sey, diese Sache juridice nicht wohl entschieden werden kan, Uns auch pro communi Bono oblieget zu inquiriren: Ob durch dergleichen schädliche Kunst-Griffe der Partus præcipitiret, also Mutter und Kinde Schaden der Gesundheit zugefüget werden könne: Als ersuchen Wir Unsere Hochgeerhrte, Großgünstig Herren, solches nach den Fundamentis Medicinæ & Anatomiæ reifflich zu überlegen. Und weil der Sempronius es verjahet, auch sich auf eine andere Wehe-Mutter, welche in einer andern Stadt vor einigen Jahren die Künste gebrauchet haben sollte, Titia aber dieses als absurda & impossibilia widerspricht, Uns der Wahrheit halber specifice zu informiren. Welche besondere Gewogenheit Wir mit schuldigen Diensten abzuschulden erböthig seynd. Verbleibende rc.

Ant-

Antwort der Medicinischen Facultät, bey der Universität Leipzig.

P. P.

Als Dieselbe in übersendeten Schreiben von 15. Septembr. wegen gethaner Denunciation des Sempronii, Chirurgi, contra Titiam Obstetricem Unser Judicium Medicum verlanget:

Ob durch dergleichen schädliche Kunst-Griffe, wie solche Sempronius contra Titiam angeben, als gewisser Adern Eröffnung, Sprengung des Wassers vor der Geburts-Zeit, auch frühzeitiger Abschälung der Secundinæ, Partus præcipitiret, und also der Mutter und Kinde Schaden an der Gesundheit zugefüget werden könne?

So haben Wir, nach reifflicher Uberlegung, denen Fundamentis Medicinæ & Anatomiæ gemäß zu seyn befunden: daß solches Angeben des Sempronii, contra Titiam, gantz irrig und falsch sey; Alldieweil durch blosses Aderlassen leichtlich nicht, vielweniger nach Belieben, die Geburt befördert werden kan, indem der Exempel nicht wenig vorhanden, in welchen auch auf öffters Aderlassen denen Schwangern nicht der geringste Schade entstanden. Und muß Sempronius die Adern, welche Titia eröffnet

 haben

haben soll, specificiren, auch wie offt und in qua copia sie daß Geblüte weggelassen? Item: Was denen Gravidis für Symptomata darauf zugestossen, vorhero nahmhafft machen. Es ist auch bey Sprengung des Wassers dieses zu mercken, daß offtermahls denen Schwangern das Wasser eine geraume Zeit vor der Geburt von sich selbst springet, darauf aber ihnen kein Schade, obgleich eine etwas schwehre Geburt, manchmahl, zu folgen pfleget. Im übrigen, so können auch vor Eröffnung des innern Mutter-Mundes, und bevor sich das Wasser selbst präsentiret, und also vor innstehender Geburt die Kinder-Mutter zu socher Sprengung nicht gelangen, wegen so hartgeschlossenen Mutter-Mundes; Noch vielweniger ist es möglich, die Secundinam, insonderheit an dem Orte, wo solche durch die placentam uteri der Matrici fest angehänget, abzuschälen.

Welches Wir zu Dero Information unter Unserm Insiegel hiermit berichten wollen. Leipzig, den 23. Septembris 1682.

(L.S.)

Decanus, Senior, und andere Doctores, und Assessores der Medicinischen Facultät allhier.

Anderer

Anderer Bericht an die Löbliche Medicinische Facultät der Universität Jena.

P. P.

Denselben gebe ich hiermit freundlichen zu vernehmen, was Gestalt Sempronius, ein Chirurgus allhier, wieder eine, sonst ihrer guten Erfahrung und Geschicklichkeit halber weit und breit belobte Heb-Amme, die wir Titiam nennen wollen, bey dem Chur-Fürstl. Sächß. Mir gnädigst-anvertrauten Ober-Hof-Marschall-Amte allhier, vor etlicher Zeit denunciando eingekommen, und zwar wegen folgender dreyen Excessen, die sie zu begehen pflegen soll, als:

I. Pflege sie durch unzuläßige Zuwartung vor der Zeit durch den Mutter-Hals und innern Mutter-Mund (per vaginam & osculum uteri internum) in die Cavität oder Höhle des Grundes der Mutter einzudringen, und allda etliche gewisse innere Mutter-Adern zu öffnen, oder wenigstens zu versuchen, ob im Eingange der Mutter durch den Mutter-Hals durch, biß an den innern Mutter-Mund einige Adern zu finden, die man eröffnen könnte, um dadurch die Gebährung der schwangern Frauen zu befördern, damit sie, weil sie an viele hohe Oerter geholet wird, alles bestreiten könne, und nicht etwa eine oder andere Person versäumen dürffe.

II. Pflege sie auch vor der Zeit ante ruptionem Amnii ordinarie solitam das Wasser zu sprengen, und sich also geschwindere Arbeit zu machen, um so bald ihr nur beliebete, davon zu kommen, und die Geburt zu beschleunigen. Dann

III. Welches das Allerunverantwortlichste und Gefährlichste wäre, so pflegte sie durch allzufrühzeitige Abschälung der Secudinen auch wohl schon im achten Monath, oder nach Gelegenheit langsamer, dem Anfange und Fortgange des Gebährens nach ihrem eigenen Willen und Gefallen dermassen zu helffen, daß sie, wann und wie sie nur wolte, von einer schwangern Frauen zur andern ab- und fortkommen, und also die Weiber ohne langes Auffhalten entbinden könnte.

Gleichwie aber die Heb-Amme Titia solche von dem Sempronio denunciirte Beschuldigungen, welche in denen bereits deßhalben ergangenen Acten mit mehrerm zu befinden, vor nichts anders als atrocissimas iniurias auffgenommen: Also vermeynet sie auch, daß diese Denunciation aus blossem schmähsüchtigen Gemüthe des angemasseten Denuncianten herrühre, dadurch zu behaupten, dieweil alle dasjenige, was obberührter Massen wider sie an- und auf die Bahn gebracht, eines Theils gantz unmöglich, andern Theils auch wider alle Principia Anatomica und die tägliche Erfahrung der Heb-Ammen-Kunst wäre. Dann da giebt sie

Quoad (I.) vor: daß ob zwar die förderen Adern, wodurch die Monathliche Reinigung bey denen Weibs-Personen insgemein zu geschehen pfleget, nicht zu verleugnen, selbige auch, gesetzten Falls, sich iezuweilen bey oder auch ohne die Zuwartung eröffneten, iedoch eine Wehe-Mutter, wann sie gleich wegen solcher angetroffenen offenen Adern gefärbte Hände zurücke brächte, deßwegen nicht stracks zu beschuldigen sey, daß sie Geburt-befördernde Adern eröffnet, und also vor der Zeit die Geburt befördert hätte, idque eo minus, dieweil mit einander keine dergleichen Adern, durch deren Eröffnung die Gebährung eines schwangern Weibes befördert werden könnte, zu befinden, der Chirurgus und angemassete Denunciant auch nimmermehr keine würde specificiren können: Dann wolte er gleich die Pulß- und Blut-Ader in der Placenta oder dem sogenannten Leber-Kuchen angeben, so würde ihm doch die niemahls erfolgte Blut-Stürtzung, vielweniger gar erfolgte geschwinde Tod der Frucht, alsbald ein anderes lehren. So könnte er auch die Adern in der Nabel-Schnure nicht meynen, dieweil ja selbige alle zugleich mit einer Haut überzogen, und gleichfalls unmöglich ohne plötzliche Umbringung der Frucht geöffnet, oder vielmehr zerrissen werden könnten.

Quoad (II.) aber wendet sie vor: wie sie die Wassersprengung nur zu adhibiren pflegte, wann die Frucht den situm partui proximum genommen, oder, wie sie redet, wohl eingetreten wäre, damit sie nicht durch eine sonst offt besorgende Wendung in eine lasterhaffte oder gefährliche Positur gerathe, welches aber keines Weges vor der Zeit, sondern vielmehr in und bey rechter gehöriger Zeit, dem Gewissen nach, befördern hiesse.

Quoad (III.) Und so viel endlichen die Abschälung der Secundinen betrifft, so saget die Titia, wie ihr dieses vollend so gar ungereimt vorkäme, daß sie sich auch nicht einbilden könnte, daß einig vernünfftiger Anatomicus, als dieser Chirurgus und angemasseter Denunciant seyn wol-

wolte, dergleichen Absurdität statuiren und vorgeben sollte, angesehen das osculum cervicis uteri oder der innere Mutter-Mund bey denen Prægnantibus dermassen fest geschlossen wäre, daß er sich fast niemahls vor der rechten Geburts-Zeit eröffnete, und dahero nicht einmahl von ihr zu vermuthen, daß sie mit der Hand hinein zu dringen, den Mutter-Mund gleichsam von einander zu treiben, und der Schwangern die grausamsten Schmertzen zu verursachen, ja die schwangere Mutter samt der Frucht gar in die unumgängliche Lebens-Gefahr zu setzen, und also die Secundinas abzuschälen sich iemahls unterfangen haben solte; Und da auch gleich angemasseter Denunciant sich einbilden, und darauf regeriren wolte, sie thäte es, wenn die Frucht schon eingetreten; So würde es doch die Möglichkeit, wie sie zwischen dem Haupte des eingetretenen Kindes eindringen, und die gantz unvernünfftige Abschälung der Secundinen vornehmen solte, nimmermehr beständiger Weise darthun können, in Betrachtung, daß ja abermahls dabey die ungezweiffelte Blut-Stürtzung und unumgängliche Sprengung des Wassers, ja gar die äusserste Todes-Gefahr, so wohl der schwangern Frauen, als auch der Frucht, sich allerdings ereignen würde, da hingegen die letztere durch ihre zur höchsten Ungebühr beygemessene Verwahrlosung, GOtt Lob! noch niemahls erfolget wäre, sondern vielmehr die von dem Chirurgo, als angemasseten Denuncianten, selbst angegebene Exempel alle vor sie attestirten, indem Kinder von drittehalb Jahren, auch von etlichen dreyßig Wochen darunter verhanden, die bey guter Gesundheit ein ziemliches Alter erlanget, und theils noch am Leben wären.

Wann ich dann hierinn allenthalben gerne gründliche Nachricht haben möchte; Als ergehet an die gesammte Löbliche Facultät hiermit mein freundliches Ersuchen, Sie wollen nach reiffer Uberlegung aller Puncten und dabey angeführter Umstände: Ob der Titiæ Vorgeben sich in der Anatomie und Heb-Ammen-Kunst wahrhafftig also verhalte, oder ob vielmehr Sempronii Denunciation Statt finde, und es möglich, daß dergleichen Hand- und Kunst-Griffe, wie er wider Titiam angegeben, mit Effect zu practiciren? Mich förderlichst (weil sonderlich dem gantzen Lande viel daran gelegen,) durch einen in Medicina & Anatomia wohl-fundirten, ausführlichen Bericht zu verständigen belieben. Welch angenehme Willfährigkeit ich nebst danckbarlicher Abstattung der Gebühr pro labore bey Gelegenheit zu verschulden nicht ermangeln werde; massen ich dann unter Christi Gnaden-Beschirmung iederzeit verharre

Eurer Löblichen Facultät

Dreßden, den 6. April. 1683.

Wohl-affectionirter Freund.

Antwort der Löblichen Medicinischen Facultät bey der Universität Jena.

P. P.

Aus Eurer Excellenz großgünstigem Schreiben haben Wir mit mehrern ersehen, was massen ein Chirurgus, Sempronius, wider Titiam, eine Heb-Amme, verschiedener Excessen wegen denunciando eingekommen, worüber Unser in Medicina besonders Anatomia gegründeter Bericht begehret worden.

Wann Wir dann nach fleißiger Collegialischer Verlesung und Erwegung aller und ieder angegebenen Umstände befunden, daß die beschehene denunciatio Sempronii auf schlechtem Grunde bestehe, hingegen der Titiä Verantwortung allerdings der Natur, denen Lehr-Gesetzen der Artzney-Kunst und Erfahrung gemäß: Als tragen Wir kein Bedencken, der Wahrheit und Unschuld zu Steuer solches hiermit zu bekräfftigen. Dann obzwar

1. Nicht ohne, daß durch allzufrühes und unzeitiges Antreiben und Zuwartung der kreistenden Frauen viel Unheil entstehet, indem die Frucht hierdurch aus eigener Mitwürckung und natürlicher Wendung verstöhret, die Gebährende aber von Kräfften durch unzeitiges vergebenes Arbeiten gebracht wird; So findet sich doch aus angegebenen Umständen nicht, daß Titia solches gethan, sondern vielmehr, daß sie die rechten Wehen und Oeffnung der Mutter wohl abgewartet, immassen auch mehr als zu gewiß, daß nicht allein vor der Geburt sich mehrmahls von selbst das Geblüte zu zeigen und zu gehen, sondern auch nach derselben, obschon alles glücklich abgegangen, selbiges mit Hauffen auszuprallen pfleget, und dahero zu stillen ist.

2. Weiln auch die Natur selbst bey nunmehr angehender Geburt das Wasser vermittelst der Sprengung der Geburts-Häutlein, darinn die Frucht verschlossen, derselben die Bahn machet, und hierdurch selbige anmeldet; Als dienet zu sothaner Beschleunigung bey geschehener Eintretung der Frucht die behutsame Sprengung des Wassers mehr, als daß sie schaden solte, und ist Titia, weil solches von ihr zu rechter Zeit, und da es offtmahls nothwendig ist, noch folgen will, geschehen, nichts Widriges anzusinnen.

3. Was die allzufrühzeitige Abschälung der Nachgeburt vor der rechten Geburt belanget, ist solche, wie im

Berichte schon zur Gnüge berühret, an sich selbst unmöglich, indem solche Secundinä, da sie gleich per impossibile vorgegebener Massen sollten abgeschälet werden können, gar zu genau mit der Frucht und der Gebähr-Mutter verknüpffet, und gantz ungereimt ist, wann man sagen wolte, es wäre die Oeffnung vor der Zeit nach Belieben möglich, und man könnte nach Gefallen die Frucht, gleich einem Obst, von seinem Stiel ohn alle Verhinderung loß machen, wie man wolle.

4. Daß auch einige gewisse Adern bey denen Frauen zu treffen, daß sie gebähren müssen, ist allerdings falsch und unerfindlich, immassen es weder die Mutter-Adern, welche ausser der Schwängerung ihre Monathliche Reinigung zu halten pflegen, seyn können, da zumalen in solchem Zustande selbige mehr verschlossen und verborgen seyn, noch einige der Frucht selbst zustehende, weßhalben billig auch in diesem Fall Titia vor entschuldiget zu halten, zumahln aus all schon ermeldten erhellet, daß das von selbst bey etlichen loßgehende Geblüte, auch ohne äusserliches Zuthun oder Gewalt gnugsame Anzeigung der angehenden Oeffnung von sich giebt.

Uhrkundlich mit Unser Facultät Insiegel besiegelt. Datum Jena den 24. April. Anno 1683.

Decanus, Senior, und Professores der Medicinischen Facultät daselbst.

Das

Das IX. Capitel.

Von Stürtzung der Frauen bey schweren Geburten, und Vorstellung eines bequemen Kreiß-Stuhls oder Bettes.

Christ.

Das seynd doch schöne und unwidersprechliche Zeugnisse, daraus nicht allein die Unschuld der Titiæ, entgegen Sempronii Beschuldigung erhellet; sondern ich und alle verständige Wehe-Mütter schöpffen daraus einen gründlichen Unterricht, wie weit sie in Haus-Mitteln gehen, und das nöthige Wassersprengen beobachten sollen, weil es von so hochgelehrten Leuten nicht als unrecht geurtheilet, vielmehr gebilliget, und als gut und nöthig erkannt worden, wann es nur im Noth-Fall recht und wohl in acht genommen wird. Darum nun kein Vernünfftiger darwider reden oder schreiben kan.

Just. Eben darum habe ich auch durch meine vorhergehende Zeugnisse erweisen wollen, welcher Gestalt auch ich in meiner viel-jährigen Ubung und Erfahrung das nöthige Wassersprengen sehr öffters nützlich befunden, davon ein grosses Buch anzufüllen wäre; Allein vernünfftige, friedliebende Gemüther werden schon genug ersehen, daß mein gegebener Unterricht aus geübten gutem Grunde fliesse, und zweiffele nicht, daß denselben ihrer viele mit Danck annehmen, und wie GOtt zu Ehren, also ihrem Nächsten zum Besten anwenden werden, worzu der Allerhöchste seine Gnade und Seegen geben wird, welchem zugleich die Splitter-Richter anheim gegeben seynd. Diejenigen aber, welche besagten Unterricht wohl lesen, reifflich bey sich erwegen, und behutsam practiciren werden, denen wird GOttes Gnaden-Hülffe (wie mir geschehen,) beystehen, und mit Lob und Ehren aushelffen.

Christ. Liebe Schwester dein mitgetheilter Unterricht soll aus meinem Nachsinnen und danckbaren Hertzen nicht kommen! Ich bitte dich aber, du wollest nicht Ubel nehmen, daß ich deine Gutherzigkeit noch einmahl mißbrauche. Sage mir doch zum Beschluß: Was soll ich dann durch das Stürtzen der Frauen verstehen bey schweren Geburten? ich habe öffters davon reden hören; Wann stürtzet man dann die Frau? ehe das Wasser springet, oder wann es gesprungen ist? oder wann die Kinder schon todt, und die Mutter in Gefahr ist? Ich vermeynte, wann durch das Stürtzen der Frauen könnte geholffen werden, es wäre leichter für die Wehe-Mutter und die krancke Frau, als deine vorher beschriebene Wendung?

Was von dem Stürtzen der Frauen zu halten.

Just. Du kanst wohl gedencken: wann einer kreistenden Frauen, in schwer und unrechter Geburt, mit dem Stürtzen zu helffen wäre, daß ich es dir vorhero schon, ohne dein Befragen, würde gezeiget haben, weilen ich öffters zu Hülffe kommen müssen, sonderlich bey denen Bauers-Frauen, die drey und vier Tage in harten Kindes-Nöthen gearbeitet, da sie dann die Frauen mehr als zu viel gestürtzet haben; Weil sie aber keine Hülffe dabey gesehen, haben sie mich endlich darzu geholet, und dann hat, nächst GOtt, die Wendung das Beste gethan. Du verlangest zu wissen, was das Stürtzen sey, und wann es nöthig? Ob bey angehender Geburt, oder wann das Wasser gesprungen, oder bey der äussersten Gefahr? Was das Stürtzen sey, kan ich dir leicht Nachricht geben: Es wird die Frau überworffen, oder, wie ich es nennen mag, überstürtzet; Es sind unterschiedliche Meynungen: Etliche binden die Frau auf ein Bret, und stürtzen sie auf den Kopff; Etliche überkugeln sie nach der Seiten; Etliche legen sie auf den Tisch, und überwerffen sie von dem Tische auf eine Streu, gleichsam schwenbende, daß sie sich überstürtzet. Es seynd aber alles gefährliche Dinge, daß die kreistende Frau leicht ein Unglück davon bekommen kan, daß sie eher dem Tode zu Theil wird, als Hülffe davon bekommet. Es geschiehet diese Stürtzung eher nicht, als wann das Kind todt, und die Frau in Todes-Gefahr (allem Ansehen und der Frauen Meynung nach) ist; Als kanst du dencken, wie das Stürtzen helffen soll, wann das Kind todt, und die Mutter in äusserster Gefahr liegt. Diese Gefahr kömmet bey noch stehendem Wasser nicht; dann so lange das Wasser noch stehet, hat das Kind und die Mut-

Wie das Stürtzen der Frauen zugehe.

Wann das Stürtzen geschehe.

Mutter keine Lebens-Gefahr, wegen der Geburt, zu befürchten. Es sterben wohl Kinder im Mutter-Leibe, wo noch keine Geburts-Schmertzen verhanden seyn, dieses Sterben aber geschiehet nicht von der harten Geburt, (wie ich es meyne,) sondern aus einer zufälligen innerlichen Kranckheit. Es sterben auch öffters schwangere Frauen von unterschiedenen Kranckheiten; Ich rede aber hier von dem Sterben, als von schweren Geburten, oder unrecht-liegenden Kindern diese haben noch keine Gefahr, so lange das Wasser nicht springet, wann aber das Wasser springet, so zeiget sich die Gefahr, iedoch bey einer Geburt eher, als bey der andern, wie nehmlich das Kind lieget; und so lange keine Gefahr zu sehen ist, so wird auch keiner Stürtzung gedacht. Unter solcher Zeit verläuffet sich das Wasser, und das Kind wird trocken, und presset sich gantz feste zusammen, daß es schwer und mit guter Vernunfft, bey rechter Wissenschafft, kaum möglich ist, durch die Hand zu regieren und zu wenden: Als kanst du leicht erkennen, was das Stürtzen helffen kan? Ist es durch die Hand zu wenden so schwer, so kan die Frau wohl hundertmahl gestürtzet werden, wann es nur die Kräffte ausstehen wollten, und das Kind bleibet doch in seiner Presse stecken, wie es stecket. **Darum ist das Stürtzen eine blinde Sache, und kommet von unvernünfftigen Leuten her, aus blosser Meynung, weil die Frau überstürtzet wird, so solle sich das Kind auch überstürtzen, sie verstehen aber nicht, daß das Kind so feste stecket.** Stecke ein Stück Fleisch in einen Sack, binde ihn feste zu, überstürtze hernach den Sack, so lange du wilt, alsdann binde ihn wieder auf, so wirst du das Fleisch wohl finden, wie es eingebunden worden, wann auch der Sack hundertmal überworffen wäre; Eben so gehet es auch mit dieser Stürtzung, die Frau wird eher dadurch erstecket, als daß ihr durch solche unvernünfftige Hülffe solte geholffen werden.

Endlicher Schluß vom Stürtzen der schwangern Frauen.

Christ. **Wie aber, wañ sie eher gestürtzet würde, nemlich, bey noch stehendem Wasser, vielleicht würde ihr dabey geholffen, daß diese Gefahr dadurch verhütet werden köñte?**

Just. **Es kan auch nicht geschehen, bey noch stehendem Wasser zu stürtzen; Es würde wohl unrechte Geburten machen, aber unrechte Geburten nicht recht.** Das ist nicht möglich, weil es gegen die Geburts-Knochen oder Schlösser (wie sie sonst genennet werden,) enge und gedrange eindringen muß, soll das Kind zu rechter Geburt gestürtzet werden, so müste der Kopff sich in die Geburts-Knochen eindringen, das kan kein Stürtzen zuwege bringen, wann es nicht von Natur und durch GOttes sonderbare Schickung bey dergleichen göttlichen Vorsorge geschiehet. Also siehet man dabey GOttes Gnade und Allmacht, wann es recht betrachtet wird, wie täglich Kinder glücklich gebohren werden. **Diese Meynung, wegen des Stürtzens, kömmt mir eben vor, als wie die abergläubische Meynung vieler Leute, die alle Knoten, welche eine gebährende Frau um sich hat, als die Haar-Bänder ausflechten; die Schürtz-Bänder, Strümpff-Bänder, und was sie verknüpfftes um sich hat, auffknüpffen, und in dieser irrigen Meynung seyn, so lange diese Knoten an der Frauen nicht alle aufgeknüpfft würden, so lange könnte die gebährende Frau nicht genesen.** Dieses ist eine abergläubische Meynung, und ist denen unverständigen Leuten nöthig zu benehmen; Dann, wir gläuben, daß GOtt die Geburt regiere, und alles in seinen Händen habe, was sollen dann die elenden Bande oder Knoten aufhalten? Auf solche Weise müste sie GOtt halten, das wäre eine unchristliche Meynung; **Aber solche Bänder und Knoten, welche zu feste gebunden sind, sonderlich um den Leib, oder auch die Beine, daß sie Schmertzen der Frauen verursachen, solche können wohl aufgebunden werden, der Ungelegenheit wegen, aber um des Aberglaubens wegen nicht, daß die Frau wegen solcher Auflösung der Bänder oder Knoten eher genesen solle, das sey ferne von mir und dir, und allen recht gläubigen Christen.** Darum rathe ich dir, daß du auf meine dir gegebene Lehre recht Achtung giebest, da wirst du die rechten Irrthümer der Geburten finden, was dabey zu thun ist, und wie du helffen kanst, durch GOttes Gnade und Segen, auch deine geschickte Hand, die es leiblich regieren muß. Nun will ich dir, zum Beschluß dieses 1sten Theils, auch ein bequemes Kreiß-Bette im Kupfferbilde vorstellen, und sattsam durch Ziffern erklären, welches nöthig und nützlich ist, in schweren und allen Geburten nach Belieben zu brauchen, insonderheit für unwillige Frauen, die bald sitzen, bald liegen wollen. GOtt gebe nur seine Gnade zu deinem

Abergläubische Meynungen.

und

und meinem Vorhaben, daß es ihm zu Ehren und unserm Nächsten zum Besten gelangen möge!

Vorstellung eines beqvemen Kreiß-Stuhls oder Bettes.

1. 1. 1. 1. Seynd vier Stullen des Bettes.

2. Die Seiten-Breter.

3. Das Kopff-Bret.

4. Das Fuß-Bret.

5. Die Anlehne des Rückens, welche man aufrichten kan, als eine Rücken-Lehne, sich daran zu lehnen, welche sich an einer eisernen Stange hinten an dem Kopff-Brete des Bettes hemmet und anstemmen kan, in die Löcher, die im Kopff-Brete darzu gemacht seynd, hoch und niedrig, wie man es haben will, und der Frauen zu helffen beqvem ist, man kan sie gantz niederlegen biß auf das Kopff-Bret am Bette.

6. Die Prille, da die Frau sitzet.

7. 7. Die Arm-Lehnen und Angriffe, daran sich zu halten. Besiehe die besondere Lehne mit 7. bezeichnet, wie sie in die Seiten-Breter fest zu machen.

8. 8. Die Fuß-Tritte zu beyden Seiten des Bettes.

9. Das Bret, welches in dem Fuß-Tritt sich einstecken lässet, hin und her fort zu schieben, kurtz und lang zu machen, zum Antreten der Frauen, nachdem sie groß oder klein ist, wie du siehest an dem besondern Fuß-Tritte mit 9. bezeichnet, wie das kleine Bret, wo der Frauen Fuß antreten muß, sich durch die Zapffen und Nägel (9.) feste machen lässet.

10. Ist ein Stübchen, das auf den Boden des Bettes gesetzet wird, die Füsse darauf zu setzen, wann die kreistende Frau will sitzen, als auf dem Kreiß-Stuhle, dann müssen die Fuß-Breter, wo sich die Füsse anstemmen, ausgehoben und weggeleget werden, wann es zu gedrange wäre. Solcher Gestalt ist dieses Bette ein rechter Kreiß-Stuhl, und auch zugleich ein Kreiß-Bette, wie man es haben will.

Es ist auch (11.) der Griff besonders gezeichnet, da die Frau mit den Händen anfassen kan. Dieser Griff muß in der Arm-Lehne fortgestecket werden in die unterschiedliche Löcher, daß, wann die Frau lieget oder sitzet, der Hand-Griff ihr allezeit beqvem zu machen ist.

Nun besiehe es auch von fornen, als:

11. Seynd die Stullen; (5.) ist die Lehne des Kreiß-Stuhls, welche man auffsetzen und niederlegen kan; (6. 6.) ist der Sitz und Einschiebling unter der Prille, zurück und vor sich zu schieben, als: wann die Frau will sitzen, so schiebt man den Schiebling zurücke, so wird die Prille frey und offen, der Frauen zu helffen; will sie aber liegen, so zeucht man den Schiebling unter den Sitz, als die Prille wieder zu, so lieget der Frauen Rücken fest und beqvem zum Kreisten; (7. 7.) weiset die Arm-Lehnen samt den Griffen; (8. 8.) seynd die Fuß-Tritte, woran die Leisten und Löcher seyn, da das kleine Bret (9. 9.) kan hin und her gezogen werden; (10.) weiset den Ausschnitt in dem Boden des Brets. In dieser Höle muß die Wehe-Mutter unter und bey der Frau sitzen auf einer beqvemen Ritsche, wie (11.) zeiget, daß sie halb im Bette und halb aussen stehet, damit die Wehe-Mutter hinter und vor sich rücken kan.

Besiehe es ebenfalls von hinten, als:

(11.) Seynd die Stullen; (3.) ist das Kopff-Bret von hinten zu sehen; (5.) ist die Lehne samt der eisernen Stange des Kreiß-Stuhls, wobey man die Rücken-Lehne hoch und niedrig machen kan. Wann nun die Geburt vorbey, und die Frau in ihr Wochen-Bette zu rechte geleget ist, so kan in dem Kreiß-Bette alles, was aufgesetzet worden, weggenommen werden, dann ist es wie ein anderes Span-Bette, darinnen zu liegen.

Das offene Fuß-Bret ist mit einem Einschiebling gemacht, als oben in dem nach der Seiten stehendem Bette mit 4. bezeichnet zu sehen, welches ausgehoben und wieder eingeschoben werden kan.

Der Sitz, da die Prille drinnen, ist auch wegzunehmen gemachet; damit sie aber im Bette nicht weichen könne, ist sie im Boden mit Zapffen eingesetzt, und kan füglich ausgehoben und eingesetzet werden.

Die Rücken-Lehne kan man auch hinweg nehmen.

Folgende dreyerley Hacken seynd mir gebräuchlich gewesen, als:

a. Ist der, welchen ich bey meinem Anfange, unter gemeinen Leuten, da mir noch keine bessere Wissenschafft von dergleichen Instrumenten bekannt gewesen, gebrauchet.

b. Ist derjenige, welchen ich durch fernere Ubung beqvemer befunden.

c. Ist eine geschickte Erfindung, zu doppelter Einsetzung dienlich, so ich aber niemahls zu practiciren nöthig gehabt.

Ende des ersten Theils.

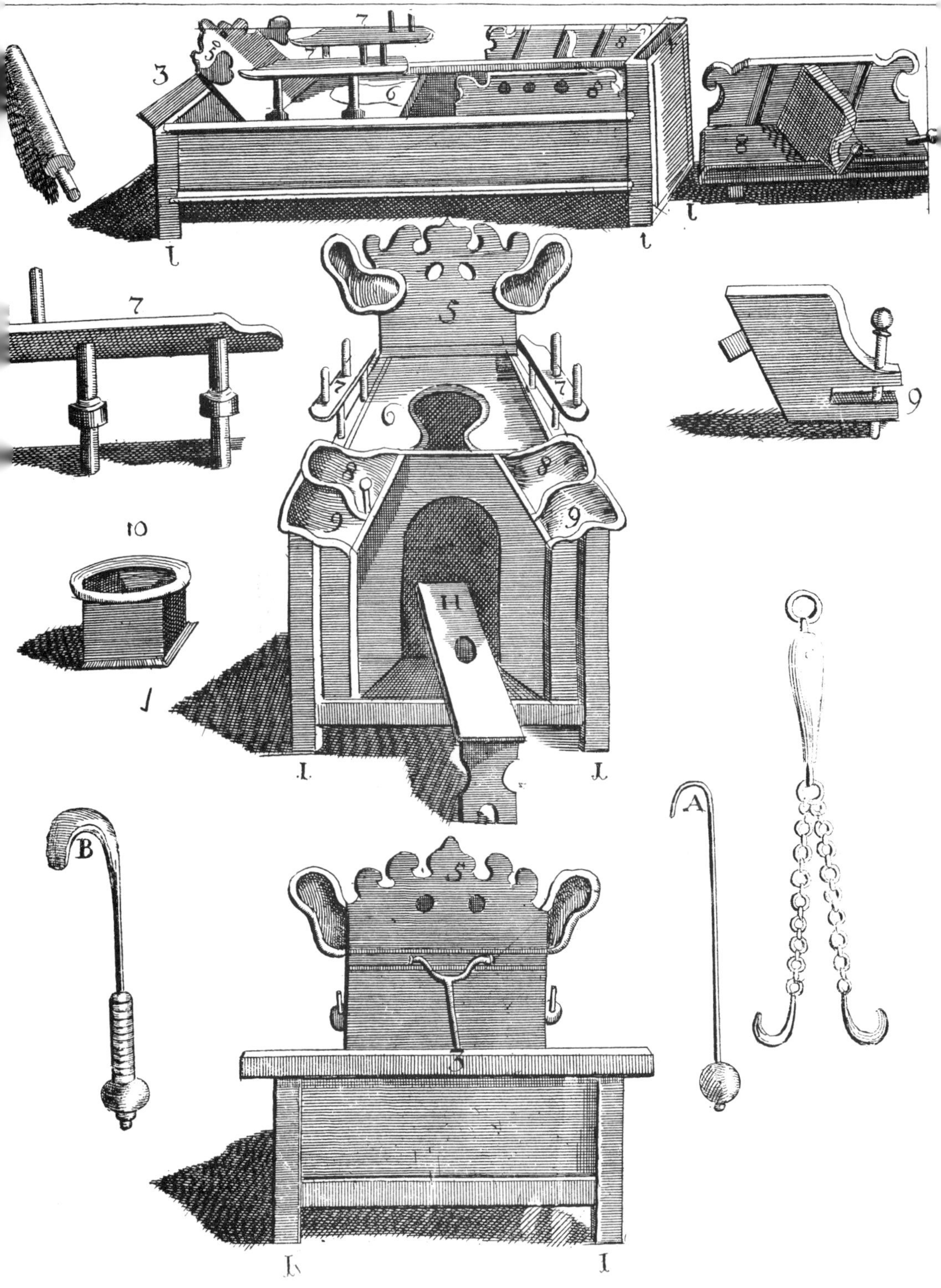
3
7
6
8
5
7
6
8
9
10
11
9
A
B
5

Der

Andere Theil,

Hält in sich eine Erforschung, ob nehmlich Christina der Justinen Unterricht wohl verstanden und gefasset habe.

Die I. Frage. Justina.

Liebe Schwester! nachdem ich nun meine Wissenschafft und Erfahrung von schwehren Geburthen, und, wo möglich Verhütung derselben, auch von geschickter Wendung der unrecht-stehenden Geburten, auf dein Bitten, in vorhergehenden ersten Theile dir gutherzig und in allen Treuen eröffnet habe; so wird dir hinwiederum nicht mißfallen, daß ich nunmehro von dir erforsche, ob du auch meinen Unterricht nach allen Umständen verstanden und gefasset? Solche Wiederhohlung kan dich in deinem Beruff stärcken und gewiß machen. Darum sage mir doch: Warum haben die Frauen eine Mutter.

Christ. Darum, weil sie weibliches Geschlechtes seynd.

Die II. Fr. Just. Wo liegt dann die Mutter? kan sie auch zum Halse heraus steigen, wie etliche meynen, oder können die Därme dadurch ausfallen?

Christ. Die Mutter lieget in dem Unter-Bauche, zwischen dem

Mast-Darm und der Blase, und ist über sich als ein Gewölbe, gantz ohne einigen offenen Eingang. So lieget sie auch unter den Därmen in einer besondern Höle, und ist so fest mit den Mutter-Bänden verwahret, daß sie es wohl muß bleiben lassen, zum Halse heraus zu steigen; Weil nun die Mutter über sich ohne Eingang, so können auch die Därme durch die Mutter oder Mutter-Scheide nicht heraus fallen.

III Frage. Just. **Wo lieget dann der innere Mutter-Mund, und wie ist er zu suchen und zu finden.**

Christ. Der innere Mutter-Mund ist unten in der so genannten Mutter-Scheide zu suchen und zu finden.

IV. Fr. Just **Wie kan man den innern Mutter-Mund finden und erkennen.**

Christ. Zu finden ist er, wenn man die förderen zwey Finger an der rechten Hand in die Mutter-Scheide so tieff, als es nöthig, gegen dem Mast-Darm einlässet; zu erkennen aber ist er, als eine Wartze an den Brüsten. Die andere Haut ist durchgehends gleiche.

V. Fr. Just. **Warum ist es nöthig daß die Wehe-Mütter den innern Mutter-Mund wissen müssen?**

Christ. Darum ist es nöthig, weil durch solch Wissen die rechte Geburts-Stunde kan und muß erkennet werden. Item, die recht und unrecht liegende Kinder, welche manchesmal in Zeiten können verhütet werden, wo nicht gäntzlich, doch um ein Grosses. Uber dieses kan man auch die recht liegende Kinder öffters erhalten, welche sich in etlichen Leibern unter der Geburts-Stunde erst auswenden, daß unglückliche Geburthen folgen.

VI. Frage. Just. **Lieget dann der innere Mutter-Mund in einem Leibe wie im andern, tieff oder nahe?**

Christ. Der innere Mutter-Mund lieget in einem Leibe viel tieffer als in dem andern: In etlichen Leibern lieget er gar nahe, und ist leicht zu erreichen. Bey Mutter-Senckung giebt er sich vor den Leib, daß man ihn sehen kan.

VII. Fr. Just. **Ist er dann in einem Leibe härter und stärcker geschlossen als in andern.**

Christ. In etlichen Leibern ist er sehr starck von Fleische, und hart geschlossen, in etlichen aber sehr zart und dünne von Fleisch.

VIII.

VIII. Fr. Just. **Ist es einerley zur Geburt, er sey starck oder schwach geschlossen, oder er sey nahe oder tieff im Leibe zu erreichen.**

Christ. Es ist ein grosser Unterscheid zwischen dem starck- und schwach-geschlossenen Mutter-Munde bey den Geburten, ingleichen, wann er tieff im Leibe lieget. Wann er aber in einem gesunden Leibe natürlicher Weise nahe lieget, daß man ihn bald erreichen kan, und schwach oder zart geschlossen ist, so ist die Geburt viel leichter, und seynd dieses ingemein die glücklichsten und leichtesten Geburten.

IX. Fr Just. **Ist auch Gefahr bey dem hart geschlossenen und tieff im Leibe liegenden Mutter-Munde.**

Christ. Ist gleich keine Gefahr, so ist doch insgemein harte Geburt, wann beyde Stücke beysammen seyn. Doch findet sich aber manchsmahl Gefahr genung, wann unrechte Geburthen dabey vorhanden seyn, indem diese Kinder unmöglich das Leben behalten können, in so harter Geburt; da hingegen bey denen vorher benenneten es geschiehet, daß die unrecht liegende Kinder noch lebendig gebohren werden.

X. Fr. Just. **Was ist der innere Mutter-Mund, ist er bey einer Frauen wie bey der andern allemahl in der Geburts-Stunde möglich zu erreichen?**

Christ. Der innere Mutter-Mund ist ein Verschluß oder Zuschliessung der Mutter, darinnen das Kind empfangen, getragen und biß zur natürlichen Geburt sein Behältniß hat. Er muß, wie vorher gesagt, gesuchet werden mit den fordern zwey Fingern an der rechten Hand. Diese Finger können den Unterscheid des Mutter-Mundes und der andern Haut gar leichte machen, welches ein Finger allein nicht thun kan, weil er durch die Umfassung muß erkennet werden. In der Geburts-Stunde ist er allemahl möglich zu erreichen. Es seyn etliche Leiber, jedoch wenige, wann sie schwer gehen, daß man ihn gar schwerlich erlanget, welches gemein ist bey sehr fetten Frauen, oder welche grosse und ungesunde Leiber haben, daß also die Frucht fornen in der Taschen des Leibes über sich den Schooßbein überschlagen kan, dann ziehet sich der Mutter-Mund in die Höhe, und scheinet der Mutter-Halß tieffer zu seyn als sonsten.

XI. Fr. Just. **Worzu ist denn der Angriff bey den Kreisterinnen nöthig?**

Christ. Darzu ist der Angriff nöthig, um Nachricht zu geben, ob die Frau rechte Kindes-Wehen habe, oder nicht, ob das Kind recht zur Geburt stehet, oder nicht, und ob es Zeit zum Kreisten, oder nicht?

XII. Fr. Just. **Wann aber rechte Wehen vorhanden, und das Kind recht und gut zur Geburt stehet, ist dann der Angriff was nütze.**

Von der Nothwendigkeit des Angriffs von der Wehe-Mutter.

Christ. Der Angriff ist gleichwohl nöthig und nütze, nicht allein zu sagen: ob das Kind bald komme oder kommen werde; sondern auch darum, damit das Kind recht stehend zu erhalten, daß es nicht auf eine Seite mehr, als auf die andere, scheeff gehen, oder sich wo ansetzen könne. So verhütet auch der Angriff von einer Wehe-Mutter die Mutter-Senckungen. Ja es kan eine Wehe-Mutter durch den Angriff eine kreissende Frau recht anweisen, ob sie starck arbeiten soll oder nicht? Item einer rechten Wehe-Mutter zeiget der Angriff alle Gefahr an, die bey einer Geburt vorgehen kan. Wird ihr aber der Angriff verboten, so sitzt sie blind dabey, und muß ihr eine solche Frau das Unglück, welches sie hernach bekömmt, selbsten zuschreiben.

XIII. Fr. Just. **Das ist meine Meynung auch, allein sage mir doch, wodurch dann eine Wehe-Mutter der andern Nachricht geben könne?**

Christ. Durch den Angriff, nebst einem guten Berichte, kan eine Wehe-Mutter der andern Nachricht gnugsam zur Lehre geben, wie dann du mich gelehret hast, daß ohne den Angriff keine lernen könne.

XIV. Fr. Just. **Wie kan man eine Wehe-Mutter prüffen, ob sie rechte gründliche Wissenschafft habe?**

Momentum controversum factum.

Christ. Durch den Angriff, ob sie darvon Rede und Antwort geben könne: denn iede erfahrne Wehe-Mutter kan aus vieler Ubung Nachricht genug geben, weil sie durch den Angriff alle Zufälle wissen kan und muß, welches glückliche oder unglückliche Geburthen seyn werden. Was des Kindes Läger mit sich bringet und das Kreisten betrifft. Wo sie dieses nicht ausführlich machen kan, wie nehmlich des Menschen Leib bey der Geburt beschaffen, und was sie für Zufälle gehabt? Wie sie mit denselben Zufällen oder schweren Geburten verfahren? Wie sie selbte angegriffen, und zur Ausführung gebracht, und helffen müssen? so wird sich der Grund bald zeigen, was man von ihr urtheilen könne: Dann der Grund einer Wehe-Mutter bestehet nicht in blossen Reden oder Worten; Als wann sie sagen wolte: Ich habe viel schwehre Fälle gehabt, darum habe ich Grund, (dann es seynd viel schwehre Fälle und Geburten, welche die Natur von sich selbsten zwingen kan, ohne der Wehe-Mütter Verstand;) sondern es muß die Wehe-Mutter ausführlich berichten können, wie bey und mit schwehren Geburten kan oder muß verfahren werden, solcher Gestalt zeiget sie den Grund ihrer Wissenschafft.

XV. Fr. Just. **Du hast meiner Meynung gemäß geantwortet; allein wann ist dann der Angriff bey einer Frauen am nöthigsten? wann die Wehen kommen, und am stärckesten, oder wann sie vorbey seynd, oder ehe sie kommen?**

Der Angriff von der Wehe-Mutter soll geschehen vor den Wehen.

Christ. Der Angriff von einer Wehe-Mutter ist am besten bey einer kreistenden Frauen, und auch am nöthigsten vor den Wehen, dabey kan die Wehe-Mutter bessern Grund mercken, wie die Wehen kommen, ob das Kind gleiche mit dem Kopffe eindringet, wann es recht stehet, oder in was vor einer Stellung es sich befinde, oder was für Zufälle sich ereignen, welches sie bey gegenwartigen Wehen nicht wissen kan, indem bey den Wehen das Wasser oder vielmehr das Häutgen sich so in einer Härte aufbläset, gleich einer Blase, welche auf das Höchste kan aufgeblasen werden Solch aufgeblasenes Netze und Wasser verhindert, daß man bey angehenden und schon gegenwärtigen Wehen weder Kind noch Grund fühlen kan, ob das Kind recht oder unrecht stehet, das aufgeblassene Netze bethöret offt die Wehe-Mütter, daß sie es vor des Kindes Kopff halten, weil es dem Kopffe an Härte, wie auch an der Runde gantz gleich ist; Aber mit Schaden erfahren sie es, wann solch Netze springet, und das Wasser läufft, so kommt dann wohl das Kind mit den Händlein oder Füßlein, da doch vorher die Wehe-Mutter nicht anders getröstet, als das Kind stehe gantz recht und gut. Dergleichen Irrthum bringt der Angriff bey den Wehen, welcher allgemein im Brauche ist, dabey machen sich die Wehe-Mütter selbst irrig, weil sie den Angriff ohne die Wehen meistens verwerffen, da sie doch mehr dabey erfahren würden, was die Geburt und das Kind thun würde und könnte, als bey den angehenden oder schon gegenwärtigen Wehen. Es

ist

ist einer Wehe-Mutter am besten der Angriff ehe die Wehen kommen, und gelinde ausgedauert, biß die Wehen vorbey, dann kan sie wissen, wie das Kind stehet vor den Wehen, und ihm desto besser zurechte helffen. Sie kan auch wissen, wie starck die Wehen seynd, und ob die Frau viel oder wenig helffen soll. Ingleichen kan sie wissen, wie das Kind nach den Wehen sich stellet, ob es sich ändern kan, oder ob es recht stehen bleibet, welches, wann es nächst GOttes Hülffe recht in acht genommen wird, ein grosses Mittel ist vor Mütter und Kinder, sich bey Leben und Gesundheit zu erhalten.

XVI. Fr. Just. **Ich höre mit Freuden, wie du meinen Unterricht so wohl in acht genommen und gefasset; Aber sage mir doch: hat denn die Natur zum Gebähren eine gewisse Zeit?**

Christ. GOTT hat der Natur eine gewisse Zeit zum Gebähren bestimmet.

XVII. Fr. Just. **Ist solche Zeit auch möglich biß auf den Tag und Stunde zu treffen oder auszurechnen?**

Christ. Diese Zeit ist unmöglich bist auf den Tag und die Stunde gewiß auszurechnen oder zu treffen, aus folgenden Ursachen: 1) Kan GOtt die Gewißheit verrücken, wie und welcher Gestalt Er will, damit kein Mensch auf eigene Wissenschafft trotzen dörffe. 2) Es hat auch eine Frau ihre Reinigung offt wohl noch einmahl nach ihrer Empfängniß, und ist doch schwanger. 3) Etliche haben solche Reinigung gar nicht, als wenn sie sich verderben, und seynd nicht schwanger. 4) Etliche werden auch wohl schwanger unter solchem Verderben, daß sie nicht wissen, wann sie seynd schwanger worden. 5) Auch haben unterschiedene Frauen ihre Reinigung ordentlich, biß zu der Entbindung, wiewohl selten, und seynd doch schwanger: Etliche unordentlich biß zur Helffte ihres Schwehrgehens, etliche noch unordentlich, und seynd auch schwanger. Wie ist nun bey solcher Bewandniß der Tag und Stunde zu treffen? 6) Nach dem Fühlen und der ersten Bewegung des Kindes ist auch nicht möglich zu rechnen, denn eine Frau fühlet eher als die andere, nachdem die Frucht starck ist.

Das Rechnen über der Helffte ist auch ungewiß.

XVIII. Fr. Just. **Sind aber dann keine Anmerckungen, da sie zeigen oder zeigen müssen, wann es nahe zur Geburt kommet?**

Christ.

Christ. Es sind wohl Anzeigungen, wann die Geburt gar nahe ist, biß auf etliche Tage; aber sie seynd unterschieden, und treffen selten ein, daß man den Tag und die Stunde gewiß benennen könnte. Wann sie auch eintreffen, so behält sich doch GOtt die Stunde vor. Dann der Eingang der Menschen in die Welt, wie der Ausgang, stehet allein bey GOttes Allwissenheit, und nicht bey der Menschen Wissen. Es machen auch die Wehen etliche Stunden unter währender Geburt offtmahls Verzug, wann sie langsam gehen, da, wann sie geschwinde aufeinander folgen, die Geburt auch ehender zu Ende kommet. Uber dieses kan wohl seyn, wann eine Wehe-Mutter sich nach allen Umständen zu richten weiß, daß sie der Sache gar nahe kommen kan, nach der Vernunfft und vieler Ubung zu reden, wann kein Zufall mit zuschlägt; Aber darauf zu trotzen, daß es nicht fehlen könne, halte ich vor unmöglich.

XIX. Fr. Justina. **Du antwortest zwar nach meiner Meynung; iedoch: Ist dann bey dem letzten Monath, gegen dem vorher gegangenen Monathen, kein Unterscheid zu mercken?**

Christ. Es findet sich wohl Unterscheid bey dem letzten Monden, bey allen Frauen, an dem innern Mutter-Munde, doch bey einer Frau mehr als bey der andern, daß eine Wehe-Mutter den Unterscheid wissen kan, wann sie nur fleißig Achtung drauf giebet, welches der letzte Monath ist, sonderlich, wann sie die Frau zuvor unter ihren Händen gehabt.

XX. Fr. Just. **Wie ist solcher Unterscheid zu mercken, und wie ändert sich der Mutter-Mund in dem letzten Monden, nahe der Geburt?**

Christ. Es ändert sich der innere Mutter-Mund, so viel mir bekannt worden, bey einer Frauen eher und langsamer als bey der andern. (1.) Bey denen Leibern, welche leicht zu gebähren pflegen, ändert er sich nicht allzulange nach der Helffte, daß er weich wird, auch nach und nach pfleget weicher und lockerer zu werden, da er sich dann um die achte Woche vor der Geburt in etwas weniges anfänget zur Oeffnung zu schicken, welches sich nach und nach besser ergiebet. So bald sich nun die Oeffnung findet, und das Kind sich gewendet hat, so fangen sich ingemein die wilden Wehen an, und spannet sich der Leib auf, Abwechselungs-Weise, welches ich in acht genommen und gemercket, nach vielem Klagen der Frauen, daß solche Oeffnung nach und nach sich besser ergeben hat. Der innre Mutter-Mund kan so dünne und gezüge werden, bey denen Frauen, welche leichte Geburten haben, daß ich mich offt drüber verwundert. (2.) Bey denen aber, welche schwere Geburten haben, bleibet er steiff, biß zur rechten Geburts-Stunde, da ihn die harten Wehen zwingen müssen. Dieser Unterscheid ist nahe der Geburt wohl zu mercken, wer nur Achtung darauf geben will. Bey angehender rechten Geburt giebet sich der innre Mutter-Mund, wann er so dünne und gezüge ist, von Wehen zu Wehen, mit Gewalt aus einander; Wenn er aber so steiff bleibet, so gehöret Zeit dazu, weil ihn die Wehen gantz zwingen müssen: Er muß so viel Oeffnung haben, als das Kind groß ist, darnach sich eine Wehe-Mutter richten kan und muß, wann sie rechten Verstand von dem Gebähren haben will.

XXI. Fr. Justin. **Was ist dann nöthig zu wissen, ob eine Frau nahe der Geburt ist oder nicht? es könnte durch neidische Leute übel ausgeleget werden, daß übele Nachrede drauf folgte.**

Christ. Laß es neidische und mißgünstige Leute auslegen, wie sie wollen, es ist uns nöthig zu unserm Beruff zu wissen. Ich sage es deßwegen nicht, daß ich es zur Gewißheit annehmen will oder kan; die gewisse Zeit des Gebährens stehet bey GOtt, und nicht bey Menschen zu wissen. Weil uns aber GOtt natürliche Dinge zu wissen giebt, welche die Geburt in etwas zeigen können und müssen, wann es nahe der Geburt ist, so kan ich, deiner Unterrichtung gemäß, nunmehro billig davon reden. Ich verwerffe diese Nachricht nicht, indem ich dadurch unterscheiden kan, ob es Zeit zum Gebähren ist oder nicht, wann sich eine Frau klaget. Dann wann eine Wehe-Mutter diesen Grund nicht hat, so ist sie eine schlechte Wehe-Mutter, und kan grosser Irrthum daraus folgen, auch wohl der Tod vor Mutter und Kinder.

XXII. Fr. Just. **Ich rede von dieser Wissenschafft nicht, welche so hochnöthig bey der Geburt zu wissen ist, sondern von denen subtilen Umständen, welche sich die letzte Monden zeigen.**

Christ. Es ist billig solches zu bedencken, dann es giebet so wohl

vor,

vor, in und unter der Geburt grosses Licht, und zeiget freylich so wohl viel subtile Veränderungen und Zufälle. Ich habe davon durch GOttes Seegen und deinen Unterricht guten Grund erlanget. Es kommen auch öffters solche Zufälle bey denen Frauen, daß sie sich einbilden schwanger zu seyn, seynd auch starck genug von Leibe, und hoffen alle Tage der Genesung, seynd aber doch nicht schwanger, wie auch dir geschehen ist. Wann nun solche blinde Wehe-Mütter über sie kommen, wie über dich, so kan eine Frau ihr Leben, oder auffs wenigste ihre Gesundheit, dadurch verliehren. Dabey kan man sehen, wie solche Wissenschafft nicht zu verwerffen, welche Grund bringen kan. Ein schwangerer Leib ist die letzte Helffte gar leicht zu unterscheiden von einem ungesunden Leibe, er sey so starck als er wolle anzusehen und anzugreiffen; dann die Veränderungen des innern Mutter-Mundes zeigen den Grund einer schwangern Frauen nach der Helffte von einem Monath zum andern. **Dann auffs wenigste zwey, auch wohl drey Monath vor der Geburt kan man die Frucht natürlich fühlen in den meisten Leibern, welches im äusserlichen Angriffe des Leibes gar leicht betrügen kan.** Momentum controversum factum. Wie offt geschiehets, daß sich eine und andere Frauen betrügen und meynen, sie fühlen Leben, und ist doch nicht, wann sie gleich zuvor etliche Kinder gehabt haben? Noch eher kan sich eine Wehe-Mutter, so schlechte Wissenschafft hat, dabey betrügen; Als halte ich vor nöthig, allen Grund wohl in acht zu nehmen, so viel man haben kan, von allen Umständen, bey schwangern Frauen. So ist auch nöthig, wann man seinen Beruff recht in acht nehmen will, sich zeitlich um schwangere Frauen, die vielen unrechten Geburten unterworffen seyn, zu bekümmern, wie du mir im Ersten Theile ausführlich gezeiget hast. Weil dann bey dergleichen Leibern bey angehender Geburt, obschon nicht bey allen, iedoch bey etlichen, Mutter und Kinder können gerettet werden, durch rechte Wissenschafft der Wehe-Mütter; **Als hat die Wehe-Mutter höchst-nöthig, bey solchen Personen in Zeiten, ich sage zwey oder drey Monathe vor der Geburt, um den Zustand des Kindes zu sorgen, daß sie dasselbe bey rechter Geburts-Stunde nicht versäume, und sich auch nicht übereile.** Sollen nun diese zwey Stück mit Gewissen in acht genommen werden, so ist wohl nöthig, die nahe Veränderungen bey den

Gebährerinnen recht lernen zu erkennen. Wann wir nun diese Veränderungen bey der Geburt wollen recht kennen lernen, müssen wir auch die vorhergehende Veränderungen hoch-nöthig wissen, sonsten werden wir nicht zurechte kommen, und uns leicht betrügen in der rechten Zeit des Gebährens, wie es offters von unwissenden Wehe-Müttern geschiehet. Demnach nun diese Frage höchst-nöthig gewesen; So kan mit gutem Gewissen kein vernünfftiger Mensch übel davon reden. Thun sie es, so seyn sie GOtt befohlen. Es werden sich noch wohl fromme Hertzen finden, die es zu Danck annehmen werden, und GOtt und ihrem Nächsten damit dienen.

XXIII. Fr. Just. **Solches hoffe ich auch, und muß dich doch weiter fragen: wie und welcher Gestalt seyn die so genannten wilden Wehen von den rechten Wehen zu erkennen und zu unterscheiden?**

Die wilde und rechte Wehen zu unterscheiden.

Christ. Die so genannten wilden Wehen gehen nur quer, und spannen den Leib sehr über sich, dabey zeucht sich der innre Mutter-Mund gantz zusammen und in die Höhe, wie der Krampff thut, daß er gantz steiff wird. So bald die Wehen aber nachlassen, so kommt der Mutter-Mund in vorige Oeffnung, wie er vor den Wehen war. Die rechte Wehen aber bey angehender rechten Geburt, wann das Kind recht zur Geburt stehet, dringen in den Mutter-Mund, und zwingen ihn von Wehen zu Wehen, daß er sich nach und nach mehr auffgiebet. Man hat es bald im Angriff, wann die Wehen kommen, wie der Mutter-Mund sich erweitert. Die rechten Wehen seynd von den wilden Wehen gar leichte zu erkennen und zu unterscheiden.

XXIV. Fr. Just. **Was ist dann die Ursache, wann die Wehe-Mütter das Kreissen anfangen, und hernach gleichwohl die Frauen etliche Wochen gehen, ehe sie gebähren?**

Christ. Daran seyn die wilden Wehen und die unverständigen Wehe-Mütter Schuld, weil diese keinen Grund wissen, die wilden von den rechten Wehen zu entscheiden.

XXV. Fr. Just. **Kan auch die Natur durch eine unerfahrne Wehe-Mutter übereilet werden, daß sie, wann es gleich noch nicht Zeit wäre, gebähren müste, von blossen Angreiffen?**

Christ.

Christ. Dieses halte ich nach deinem Unterricht und meiner Erfahrung vor unmöglich, denn sonst würde es mehr als zu viel geschehen. Ich bin offt dazu geholet worden, wo die Wehe-Mütter zu kreissen angefangen, da es noch nicht Zeit gewesen, und haben damit angehalten zwey biß drey Tage, da sie erst vonsammen scheiden müssen, und seynd die Frauen hernach etliche Wochen noch gegangen, biß zur rechten Entbindung. Durch Gewalt aber wäre es wohl möglich; Es kan aber keine Gewalt verborgener Weise geschehen: Ob die Wehe-Mutter schon so albern oder so klug sey, wie sie immer wolle, so muß es doch die schwangere Frau gewahr werden.

Die Natur kan durch frühzeitigen Angriff zu wahren Wehen nicht gebracht werden.

XXVI. Fr. Just. **Kan aber die Natur durch eine unerfahrne Wehe-Mutter versäumet oder auffgezogen werden?**

Christ. Einen Auffzug oder Verweilung zu machen, aus blossem Unverstande der Wehe-Mutter, ob sie gleich nichts dabey thäte, oder zu thun wüste, ist auch nicht wohl möglich. Dann wie viel Kinder werden gebohren, da keine Wehe-Mutter dabey ist? Wie offt werden sie langsam geruffen, da unter der Zeit die Kinder kommen, ehe die Wehe-Mutter zugegen seyn kan? Wie dir auch geschehen ist. Wo aber der geringste Mangel ist, da kan eine unerfahrne Wehe-Mutter viel verabsäumen, daß die Frau etliche Tage unnöthig aufgehalten wird. Und ob es schon manchesmahl noch glücklich abläufft, so wiederfähret auch wohl groß Unglück der Mutter und dem Kinde.

XXVII. Fr. Just. **Darff dann eine Wehe-Mutter, wo kein Mangel bey der Geburt ist, auch nicht helffen?**

Christ. Wann gleich ein Kind ohne Beyseyn der Wehe-Mutter kommt oder kommen kan, wo kein Mangel ist; So kan doch ohne Furcht keine Frau ohne einige Wehe-Mutter bleiben. Es seyn mehr andere Zufälle auf mancherley Art und Weise zu befürchten, die sich begeben können; Derowegen ist eine Wehe-Mutter iederzeit nöthig.

XXVIII. Fr. Just. **Warum gebähret denn eine Frau leichter als die andere? Geschiehets aus natürlichen Ursachen? Wie seynd dann solche Ursachen zu erkennen?**

Christ. Daß eine Frau leichter als die andere gebähre, ist allen Menschen bekannt. Es seyn aber auch natürliche Ursachen vieler harten

Geburten, welche durch gute Wissenschafft können verhütet, oder ihnen abgeholffen werden, wo nicht gäntzlich, doch um ein merckliches, und kan (1.) der innere Mutter-Mund Schuld haben, wann er so hart und steiff ist, daß er nöthiger Geburt sich nicht ergeben kan; So ist auch harte Geburt, wann der innre Mutter-Mund zu hart gegen den Affter lieget, und von der Frucht in die Höhe gezogen wird, welches bey vor sich hangenden Leibern geschiehet. (3.) Ist harte Geburt, wenn gleich das Kind recht mit dem Haupte zur Geburt kommt, sich aber auf einer oder der andern Seite damit angesetzet hat. (4.) Ist die Geburt noch schwerer und gefährlicher, wann ein Kind unrecht zur Geburt kommt, welches auf unterschiedene Arten geschehen kan, wie dir solches alles besser wissend, als mir zu antworten möglich ist. Diesen Zufällen aber ist in etwas mit guter Wissenschafft abzuhelffen, auch, wann GOtt will, wohl möglich gar zu verhüten, alles nach deiner Anweisung, die ich wahr befunden.

Von den Ursachen schwerer Geburten.

XXIX. Frage Just. **Warum ergiebet sich dann der * Mutter-Mund bey einer Frauen mehr, als bey der andern?**

Christ. So viel ich von dir erlernet, und selbst erfahren, ist, daß eine Haut bey einer Frauen stärcker oder zärter ist, als die andere, und die zarte eher als die starcke nachgiebet; Darum die schwächesten Frauen offters die leichtesten Geburten, hingegen die Stärckesten die schweresten haben. Worbey auch das Alter viel thun kan; doch ist es auch unterschieden, wie du in deiner mir gegebenen Lehre ausführlich gemeldet hast.

XXX. Fr. Just. **Wann nun solche übele Leiber vorkommen, welche zum erstenmahl gebähren sollen, die Frau auch nicht mehr jung, daß Kind groß, und die Frau an sich selbsten feist ist, kan dann auch solche Geburt glücklich abgehen, wann das Kind nur zur rechten Geburt stehet, oder wie laufft es ab, wann das Kind unrecht stehet?**

Christ. Solche Geburten sind schwehr, und fast die allerschwehresten unter allen Geburten, vor Mütter und Kinder, wann gleich das Kind zu rechter Geburt stehet. Und muß man solche Geburten sachte und nachdencklich tractiren; dennoch seynd die Kinder nicht allemahl möglich zu retten,

* Conf. Obs. 2. Mauriceau.

retten, weil sie durch die harte langsame Geburt und wegen ihrer Grösse gar leicht ersticken müssen. Ja öffters müssen auch, wie du vorher beklagest, die Mütter ihr Leben dabey lassen, wegen Streitigkeit der Wehe-Mütter und anwesenden Frauen, weil dergleichen Geburt nicht anders als mit einem Haken, wann das Kind todt ist, kan gefördert werden. Denn werden zugleich die Frauen mit versäumet, ehe sie wollen den Haken ansetzen lassen. **Ist aber das Kind unrecht zur Geburt, so wird selten wider die Wendung gestritten, ja der Augenschein giebt es selber, daß es nicht anders seyn kan. Man kan auch das Kind besser mit den Füssen, als mit dem Haupte anfassen, und wird die Frau bey dergleichen Zustande ehender gerettet.**

XXXI. Fr. Just. **Wie dann, wann des Kindes Kopff zu groß ist?**

Christ. Diese Geburt muß vorsichtig und gar sachte tractiret werden, und müssen die natürlichen Wehen wohl in Acht genommen werden, daß man die Frau nicht zu starck, auch nicht zu wenig antreibe. Die Wehen zu stärcken, muß bey leibe nicht geschehen, sonst drücket sich der grosse Kopff ehender breit als spitzig. Die Wehen seyn gemeiniglich schwach und kurtz bey dergleichen Zustande im Ansehen: Sie seynd nur deßwegen schwach und zu kurtz, weil sie das Kind in Eil nicht zwingen können, biß sich des Kindes Kopff in die Spitze gegeben hat, da finden sich die Wehen von sich selbst, und folget glückliche Geburt. Wann aber die Frau zu früh und zu starck angetrieben wird, so kan der Tod vor Mutter und Kind drauf folgen.

XXXII. Fr. Just. **Du antwortest recht und wohl; wie ist aber zu erkennen, wann ein Kind recht zur Geburt stehet, und doch auf der einen Seite sich mit dem Haupte angesetzet hat? Und wie ist ihm alsdann zuhelffen?**

Christ. Ein Kind, wann es zu rechter Geburt stehet, so ist es an der Härte des Hirnschädels und an dessen Ründe, ingleichen an dem offenen Häuptlein beym Blättlein gar leicht zu erkennen, wann gleich das Wasser noch nicht gesprungen ist. So ist auch das angesetzte Haupt, es sey an welcher Seite es wolle angesetzet, gar wohl zu fühlen, und ihm abzuhelffen, so bald das Wasser gesprungen und die Wehen vorbey seynd. Ehe eine

Wann ein Kind auf einer Seite sich mit dem Kopffe eingesetzt hat, wie solches zu erkennen, eine andere Wehe kommt, müssen die hierzu gebräuchlichen zwey Finger eingelassen werden, biß zu des Kindes Haupt, und das Haupt gelinde umfassen, biß die Wehen kommen, da es dann gar leicht, auf welcher Seite es sich angesetzet, abzulencken ist, und muß auf derselbigen Seite durch die Finger bey angehenden Wehen gelinde abgewiesen werden, welches geschiehet, wann man die zwey Finger zwischen das Haupt nach derselben Seite vorleget, so gleitet es ab; doch muß man es auch nicht zu sehr schieben, damit es sich auf der andern Seite nicht wieder ansetze.

und zu helffen.

XXXIII. Fr. Just. **Kan auch solch mit dem Haupte angesetztes Kind Schaden leiden, wann ihm nicht geholffen wird.**

Ob solcher Art Geburt auch gefährlich sey.

Christ. (1.) Wann sich das Kind zu feste auffgesetzet, so kan es offt ohne Hülffe nicht loß, biß es todt, und bleiben auch wohl Mutter und Kind beysammen, dann wann es von ihm selbst abgleiten muß, so gehören Kräffte und Zeit dazu. (2.) Folget auch, wann es gleich aufs beste von sich selber gehet, zwey- bis drey-tägiges Kreisten, und kommt das Kind, wann es so lange währet, gar selten mit dem Leben davon, wie bey den schlimmen Köpffen, welche die neugebohrnen Kinder manchesmahl mitbringen, zu sehen ist. (3.) Bey der XXXsten Frage ist beantwortet worden, daß solche auf das Schooß-Bein angesetzte Kinder sich leicht anwenden können, weil sie in der Höhe und holem Leibe stehen. Wann nun diese Auswendung geschiehet, wird Mutter und Kind in Lebens-Gefahr gesetzet. (4.) Solche mit dem Haupte angesetzte Kinder können nicht allein sich gar auswenden, sondern sie geben auch die Händlein, wo nicht beyde, iedoch insgemein daß eine über dem Kopffe hervor in die Geburt, welches geschehen kan, so lange das Wasser stehet, da sie Platz und Raum haben, sich zu krümmen und auszuwenden.

XXXIV. Fr. Just. **Kan denn solch Ansetzen der Kinder mit dem Haupte auf sonst keine andere Art geschehen?**

Bey wie vielerley Ursachen sich solches Ansetzen des Haupts zutrage.

Christ. So viel mir aus deinem Unterricht und sonst bekannt worden, kan ich nicht anders davon urtheilen, als daß das Ansetzen der Kinder mit dem Haupte meistens aus nachfolgenden Ursachen herkomme, und zwar: (1.) bey sehr feisten Leibern, bey denen es schwer zu verhüten ist. (2.) So geschiehets auch bey denen Leibern, welche zu sehr vor sich über

das

das Schooß-Bein hängen; Und (3) geschiehet auch solch Auf- oder Ansetzen, wann eine Frau groß Gewässer bey sich trägt.

XXXV. Fr. Just. **Wie lange pflegt ein Kind als rechtgewendet zu stehen, ehe es gebohren wird.**

Christ. Es stehen die Kinder ungleiche Zeit gewendet, eines länger als das andere, darnach die Kinder groß oder klein seyn, und der Frauen Leib grossen oder kleinen Platz hat, ingleichen, wann die Kinder in grossen oder kleinen Wassern liegen. Ist nun alles geraum und die Kinder klein, so bleiben sie selten bey den Wehen, auch wohl ohne Wehen, bey noch gehenden Leibern recht stehen; Ist aber nur eines geändert, entweder das Kind groß oder das Gewässer klein, so stehen sie doch den letzten Monath leichtlich gewendet, und ist ihnen das Auswenden verboten, weil sie wenig Platz übrig haben. So seynd auch viel Leiber und Kinder, wo alles gedrange ist, daß sie acht, auch zehen Wochen beständig gewendet stehen bleiben müssen; Ich habe auch nie keinen Mangel an dergleichen Müttern, noch an den Kindern gesehen. Bey solchen gedrangen Leibern und wenigem Wasser kan sich ein Kind nicht auswenden. Wann sich aber bey solchen Leibern die Kinder nicht zeitlich recht wenden, so können sie hernach übel einwenden, wenn sie schon zu groß worden sind. Aus diesen erzehlten Umständen ist zu sehen, daß sich ein Kind in Mutter-Leibe bey einer Frauen eher als bey der andern wenden könne.

Von denen Wendungen der Kinder in Mutter-Leibe, ihrer Zeit und Ursachen.

XXXVI. Fr. Just. **Was ist dann Ursach, wann ein Kind recht zur Geburth stehet, und doch nicht kan gebohren werden, daß auch bißweilen die Mutter mit dem Kinde das Leben darüber lassen muß?**

Christ. Es seynd unterschiedliche Ursachen, daß ein Kind nicht kan gebohren werden, ob es schon recht zur Geburt stehet, die wohl zu mercken sind, als:

(1.) Wann des Kindes Kopff zu groß ist; davon bereits etwas auf die XXXIIste Frage geantwortet worden.

(2.) Wann es zu breit über die Schultern ist.

(3.) Wann sich das Kind mit dem Haupte auf der Frauen Schooß-Bein ansetzet.

(4.) Wann es scheeff mit dem Kopffe zur Geburt lieget; Und

In was Fällen ein rechtstehendes Kind dennoch kan eine schwere Geburt geben?

(5.) Wann es zu sehr mit dem Kopffe gegen dem Mast-Darm stehet. Diese Fünff Geburten, heissen ingemein rechte Geburten, sie seynd es auch, wann sie nur recht tractiret werden, wie du oben in deinem Unterricht mir diese und noch mehr als recht-stehende Kinder gezeiget hast.

XXXVII. Fr. Just. **Wie seynd diese Geburten nöthig zu bedienen oder zu handeln, weil sie als rechte Geburten heissen, und doch Gefahr dabey ist? Wie ist die Gefahr zu verhüten?**

Wie sich in obgedachten Fällen eine Wehe-Mutter zu verhalten habe?

Christ. Eine Wehe-Mutter muß bald bey angehender Geburt, wo nicht Unglücke oder zum wenigsten schwehre Geburt folgen soll, durch den Angriff diese Geburten zu unterscheiden wissen, alsdann können sie (nechst GOttes Seegen) also verhütet werden. Eines Theils, wann des Kindes Kopff zu groß ist; Solche Kinder stehen gemeiniglich tieff im Leibe, und können wegen ihrer Grösse nicht so nahe zum Ausgange der Geburt kommen, als andere. Da muß solchem Kinde mit den gewöhnlichen zwey Fingern von der Wehe-Mutter die Hülffe gegeben, und wohl umfasset werden, dabey wird sie mercken, wie sehr sie eine Frau zur Geburths-Arbeit anmahnen darff, damit nicht Schaden geschehe, weil bey zu starckem Treiben Mutter und Kind in Lebens-Gefahr gerathen können. Ich sage nicht allein von unnöthigem Eingeben oder Treiben der Wehen, durch Artzeneyen, sondern auch von zu starcker Hülffe oder Anmahnung zu helffen, mehr als das Kind weichen kan. Dieses muß nun die Wehe-Mutter im Angriffe haben; Dann wann sie ein solch groß-köpffig Kind, das viel Oeffnung bedarff, und der Leib auch von Natur schwehr zu gebähren ist, mehr treibet, als sich der Leib ergeben kan; so wird das Kind zu sehr zusammen geklemmet, weil es nicht weichen kan, und muß eher ersticken, als wann es bey den natürlichen Wehen bleibet. Die natürlichen Wehen dringen nicht mehr, als sich die Geburt ergiebet, dabey geschiehet doch nicht leichtlich Schaden. Solche Wehen werden bey dergleichen Zustande von den meisten Wehe-Müttern und umstehenden Frauen zu schwache Wehen genennet, dadurch folget dann solcher Irrthum und Gefahr vor Mutter und Kinder. Wann es aber recht soll tractiret werden, so ist der Wehe-Mutter Hülffe die beste, wann sie nur das Kind mit den eingelassenen zwey Fingern gleiche einlencket, und sich darnach richtet, wie viel es sich von einem zum andern Wehen ergiebet oder ergeben kan, darnach kan sie die Frau zu nöthiger Arbeit vermahnen, so lange sie fühlet, daß es sich recht ergiebet. So bald sie aber mercket, daß ihr die Frau stärcker hilffet, als es weichet, so muß sie von der Arbeit abmahnen; Denn wann sie nur ein weniges zu starck hilfft, so wird der Kopff breit gezwungen, der sonst spitzig werden muß, soll es glücklich abgehen. Diese Hülffe habe ich, deiner Lehre gemäß, allezeit gut befunden bey zu groß-köpffigten Kindern: Denn der Kopff kan sich so länglicht geben, als es nöthig ist, wann es nur nicht übertrieben wird. Die Kinder kommen dabey bißweilen auch wohl in Gefahr ihres Lebens, wann sie zu groß seyn, und es zu lange währet, ehe sich der Kopff in die Spitze ergiebet, aber nicht leicht die Mutter. Andern Theils, was anlanget ein Kind, das sehr breite Schultern hat, solche Geburt muß eben so mit Bedacht tractiret werden, wie ietzige erzehlete. Dieser Unterscheid ist dabey zu mercken, daß der Kopff allezeit leichter zu umfassen ist, weil die Schultern den Kopff frey machen, daß er nicht so gedrange zu stehen kommt. Und dabey habe ich mich offt betrogen befunden, indem ich gemeinet, weil es so geraume sey, es fehle nur an Wehen, und habe frisch darauf getrieben; dann prallet der Kopff durch solchen Zwang eher durch, als die Schultern zum Nachkommen Raum genug haben, und so kommt ein Kind in Lebens-Gefahr, welches nicht geschiehet, wann es nicht mehr getrieben wird, als es die Natur selber dringet. Denn wie ich es, GOtt Lob! nun verstehen lernen, wann es die Natur dringet, so giebt es sich gedrange zusammen, und gehet zugleiche durch. Solches muß man wohl in acht nehmen, und mit den Fingern das Kind gelinde regieren und einlencken. Wann nun des Kindes Kopff eingelencket ist, so zwinget das Kind die Oeffnung des Leibes der Mutter von Wehen zu Wehen, und darff die Wehe-Mutter durch ihre Hände oder Finger keiner Ausdehnung der fördern Schooß machen. Wie du den allgemeinen Irrthum mir oben gewiesen hast, nehmlich, daß diese scharffe Ausdehnung der Frauen Leib wund machet, und bringet Schwullst, ehe das Kind hervor und dahin kommt. Alsdann ist der Schmertz des Durchbruches desto grösser wegen der Schwullst und des wunden Leibes, welches ich wahrgenommen, daß es mehr schaden als helffen kan. Die rechte Hülffe muß bey des Kindes Kopffe, und wo es am gedrängesten steckt, geschehen, und nicht fornen in den Schooß, wo noch kein Kind ist.

XXXVIII. Fr. Just. Dabey hast du gantz recht, die beste Hülffe ist beym Kinde. Aber wann die Kinder gar zu groß von Leibe sind, so können sie gar leicht in der Geburt umkommen, ehe man die Schultern loß bringen kan, die Wehe-Mutter sey so geschickt als sie wolle. Was sagest du weiter?

Was eine Wehe-Mutter besonders in den 3 letzten obgedachten Fällen zu thun habe.

Christ. Die übrigen dreyerley Arten belangend, so ist allemahl die rechte Hülffe in Zeiten, wann man dem Kopffe des Kindes gleich einhilft, damit wird dergleichen Scheefflauffen und Ansetzen der Kinder am besten verhütet, und ist die beste Hülffe, wie schon gemeldet. Wann aber diese Hülffe nicht geschiehet, so kan nichts anders folgen, als schwehre Geburt, auch wohl dem Kinde und der Mutter der Tod. Nur dieser Unterscheid ist gegen vorher beschriebenen zweyen Geburten zu wissen und zu mercken; nehmlich Drittens:

Wann sich des Kindes Kopff auf das Schooß-Bein angesetzet hat, so stehet das Kind zwar tieff, wie die großköpffigten Kinder, aber gegen den Mast-Darm ist der Frauen Leib hol und leer vom Kinde, da er sonst bey den groß-köpffigten Kindern gleich voll ist. Wann aber Vierdtens das Kind mit dem Kopffe scheeff lieget, solches zeiget an des Kindes Ohr; Weil es mit den gebräuchlichen zwey Fingern gar leichte kan erreichet werden, (da es bey rechter Geburt so tieff-stehende nicht geschehen kan,) so findet sich der offene Kopff des Kindes, nehmlich das Blättlein, in der Geburt nach der Seiten, und ist übel zu erreichen, da es doch, wann das Kind recht stehet, bald erreichet werden kan und muß. Und Fünfftens, wann das Kind gegen den Mast-Darm mit dem Kopffe zu scharff anlauffet, oder angelauffen ist, so bestehet die Wissenschafft darinn, daß es ebenfalls tief oder hoch stehet, wie die groß-köpffigten Kinder. Weil es sich mit dem fordern Theil des Kopffes gegen dem Rück-Knochen ansteuret, so dringet es mit dem Hinter-Theil des Kopffes nach der Geburt so lange, biß sich die Schultern des Kindes auf der Frauen Schooß-Bein auffsetzen, hernach bleibet es stecken, biß es todt, und die Mutter auch wohl mit ihm das Leben lassen muß. Es kan aber dieses nicht besser erkennet werden, (weil den Kindern der Kopff hinten so wol wie fornen offen ist,) als wann man befindet, daß alle Wehen umsonst und vergebens vorbey gehen, und das Kind am geringsten nicht weichet, welches ich mit Schaden erfahren; Dann muß man die gewöhnlichen zwey Finger oben bey dem Schooß-Beine tieff einlassen, so lässet sich der Halß und die Schultern bald finden und fühlen, welches bey recht-stehenden Kindern nicht kan erreichet werden, wornach ich mich allezeit richte, und ferner richten werde.

XXXIX. Fr. Just. **Kan sich dann ein Kind aus- und einwenden, wie es will.**

Christ. Es kan sich ein Kind in einem Leibe eher als in dem andern aus- und einwenden, und in denen Leibern, da sich die Kinder so ändern und verwenden können, müssen solche Frauen allerhand Art Geburten gewärtig seyn. Weil es sich bey allen Wehen ändert, so folget die Geburt, wann das Wasser springet, wie das Kind lieget, es liege nun wie es wolle. Derowegen sich eine Wehe-Mutter darnach richten muß bey noch stehendem Wasser, sollen die Kinder gerettet werden?

Das Aus- und Einwenden der Kinder tauget nicht.

XL. Fr. Just. **Was folgen vor Geburten, wann sich die Kinder unrecht auswenden?**

Christ. Wann es Leiber betrifft, die von Natur harte gebähren, so folget bey unrechtem Auswenden gar leichte dem Kinde der Tod. Trifft es aber Leiber, die leichte gebähren, so hat es nicht allzugrosse Noth, und wird das Kind mit den Füßlein zuvor gebohren, wiewohl manchesmahl auch das Kind in Gefahr kommt. Ist also am besten, wann es kan verhütet werden, so viel möglich.

Die Geburten sich auswendender Kinder sind gefährlich.

XLI. Fr. Just. **Kommt dann kein Kind unrecht zur Geburt, als die, so sich auswenden?**

Christ. Es seyn zwar unrechte Geburten, welche nicht möglich zu verhüten sind, als: Wann sich die Kinder gar keinmal recht wenden. Hiebey aber hat die Wehe-Mutter keine Verantwortung solcher unrechten Geburt, indem es unmöglich zu verhüten ist, und gehen muß, wie GOtt will, wann die Wehe-Mutter nur an ihrem Fleisse nichts fehlen lässet. Es ist wohl vor die Kinder gefährlich, aber nicht vor die Mütter, wann nur eine verständige Wehe-Mutter dabey ist.

XLII. Fr. Just. **Wie ist es dann, wann ein Kind mit den Händlein zuvor gebohren wird? muß Mutter und Kind dabey untergehen?**

Wann die Händlein eher jung werden als die Kinder selbst, wem es am gefährlichsten sey, der Mutter, oder dem Kinde?

Christ. Die Händlein-Geburten seynd unterschiedlicher Arten, und können die Mütter bey allen Zuständen gerettet werden, wann nur, nechst GOtt, eine erfahrne Wehe-Mutter zugegen ist. Aber die Kinder zu retten, ist es, natürlicher Weise davon zu reden, auf eine Art besser, als auf die andere.

XLIII. Fr. Just. **Auf wievielerley Art oder Weise können die Kinder mit den Händlein kommen, und in was bestehet der Unterscheid?**

Von fünfferley Arten der Händlein-Geburten, wie sie von einer Wehe-Mutter zu tractiren.

Christ. Du hast mir zwar oben in deinem Unterricht 7 solche Händlein-Geburten gezeiget, unter welchen mir zur Zeit 5 bekannt worden, als nehmlich:

(1.) Da das Kind mit dem Haupte und einem Händlein hat kommen wollen. (2.) Wann ein Kind beyde Händlein über das Haupt bringet oder bringen will. (3.) Wann das Kind rücklings lieget, und das Händlein hinter sich wegstrecket. (4.) Wann das Kind mit dem Steuß kommt, findet sich zuweilen nach der Seiten auch ein Händlein zuvor. Und (5.) bey manchen Frauen kommt auch das Kind mit einem Händlein und Füßlein zugleich unter sich, auch wohl beyde Händlein in und vor die Geburt. Die erste Vorstellung: wann das Kind mit dem Häupte und einem Händlein kommt, ist gefährlich, wann es nicht in Zeiten mit dem Kneipen, oder Zurückbringen der Hand, verhütet wird, wie du oben gelehret hast. Die andere Vorstellung ist über alle Masse schlimm, wann dem Kinde beyde Händlein vor dem Haupte kommen, und mit dem Kneipen nicht geholffen wird, sonst müste das Kind den Hals brechen, und bleibet nichts übrig, als die schwehre Wendung, die du zur Gnüge beschrieben. Die dritte Vorstellung: Wann das Kind rückwerts lieget, und das Händlein hinter sich strecket, so kan man sich unter solchem Aermlein mit der Hand hindurch schmiegen; Aber man muß das Händlein mit der äusserlichen Hand in etwas anhalten, doch nicht zu sehr, nur wie es nöthig ist, durchzukommen, welches der Angriff weiset. Diese Geburth ist schwehr, aber doch möglich zu handeln, aber ie zeitlicher, ie besser. So ists auch möglich, bey noch stehendem Wasser, wann es wohl in acht genommen wird, gar zu verhüten, daß das Kind nicht so kommen kan. Die vierdte Vorstellung: wann das Kind mit dem Steuße und Händlein kommt. Dieses bringet

get nicht allemahl Gefahr, wann gleich die Wehe-Mutter keine Hand weiß anzulegen. Es ist mir, ehe ich etwas von Hülffe verstanden, glücklich abgegangen; Doch ist nicht zu trauen, daß es allemahl glücklich gehe oder gehen möchte, und bringet es Gefahr, so ist sie dem Kinde am grössesten. Derowegen ist nöthig, dem Kinde schleunig durch die Geburt zu helffen, weil es durch die Wehe-Mutter besser geschehen kan, als bey vorhergehender Geburt, indem der Steuß nicht so rund, auch nicht so gefährlich, wie das Haupt anzugreiffen ist. So gehet auch das Händlein von sich selbst zurücke, wann man dem Steusse gleich einhilfft; dann wann das Kind gleich wird, so hat es oben die Gewalt, das Händlein an sich zu ziehen. Die fünffte Vorstellung: wann Händ- und Füßlein unter sich zum Gebähren stehen, und das eine Händlein vorscheubet, so ist mir das Zurückstecken des Händleins, wiewohl ohne allen Verstand, angegangen, wann ich es gleich nur in den fördern Hals gebracht habe, so kommen die Füßlein in solchem Zwange zuvor, sonderlich, wann das Händlein zurück gehalten wird, und hilfft manchesmahl solches Zurückschieben, daß keine Gefahr, weder der Mutter noch dem Kinde wird, aber doch unrechte Geburt, und wann Gefahr folget, so ist sie vor das Kind am grössesten.

Just. **Ich bin erfreuet, daß du meinen Unterricht und Meynung ziemlich gefasset hast. Rede nur weiter.**

Christ. Was aber, wann ein Füßlein und Händlein zugleich zu kommen pflegen, belanget, so ist es eines, wann nur die Füßlein zusammen behalten werden. Ob schon nur eines allein zugegen ist, so muß man das andere bald dazu suchen, dann sie gar selten weit vonsammen liegen, und hindert das Händlein nichts; dann wann die Füßlein zur Geburt befördert werden, so giebt sich das Händlein selbst zurücke, und verhindert die Geburt nichts, wie bey dem Steuß und Händlein, wenn nur das Kind recht, (ich heisse es verkehret recht,) so gut es seyn kan, zur Geburt angewiesen wird, wann es gleich unrecht gebohren werden muß. Wird es aber nicht wohl eingewiesen, so kan aus solcher Geburt Gefahr genug vor Mutter und Kind folgen.

XLIV. Fr. Just. **Seyn dann die erzehleten Händlein-Geburten leichter oder schwehrer zu handeln, als wann ein Kind mit den Füßgen bald alleine käme, oder mit dem Steuß-**

Steußgen allein, ohne das Händlein, und welche unter diesen beyden ist die schwehreste und gefährlichste Geburt.

Was von denen Geburten zu halten, da die Füsse oder der Steuß jung werden.

Christ. Solche Händlein-Geburten seynd unterschieden, auf eine Art schlimmer, und auf die andere besser, wann sie nur wohl bey guter Vernunfft und Wissenschafft in Zeiten untersuchet werden, dann gar mit einander seynd die Geburten, so mit den Füßgen kommen, oder mit den Füßgen gewendet werden müssen, gefährlich, indem die unrechte Geburten an sich selber schwehr und gefährlich vor die Kinder seynd. Was aber die Geburt mit dem Steusse anlanget, wiewohl keine leichte zu achten, so ist doch wahr, wie du mich angewiesen, daß die mit den Füßlein gefährlicher vor des Kindes Leben, als die mit dem Steußgen; Aber vor die Mutter ist die Geburth mit dem Steußgen schwehrer, als die mit den Füßlein, weil das Kind doppelt kommt; Aber keine Gefahr hat die Frau davon zu fürchten, auch nicht leicht das Kind.

XLV. Fr. Just. **Aus was Ursachen erhält sich dann ein Kind eher als das andere bey Leben, und was hat ein Kind vor Vortheil, wann es mit dem Steußgen gebohren wird, als eines das mit den Füßgen kömmt?**

Aus was Ursachen eine doppelte Geburt leichter, als eine mit den Füssen.

Christ. Ein Leib ist bey einer Frauen geschickter zum Gebähren, als bey der andern, wegen des harten Schlusses des innern Mutter-Mundes; die Geburt aber mit den Füßlein kan solche harte Schliessung nicht so zwingen, wie der Steuß, dieser dringet das Kind mit grösserer Gewalt unter sich, und ergiebet sich der innere Mutter-Mund von den gewaltigen Wehen und dem zwiefachen Kinde eher, als wann das Kind mit den Füßlein zuvor kommt. Und diß ist eben die Ursache, daß ich die Geburt mit dem Steusse vor sicherer halte, als die mit den Füßlein, indem das zwiefache Kind den Mutter-Mund zu genugsamer Oeffnung zwinget, daß das Kind gleich durchgehen kan. Wann es nur wohl in acht genommen wird, so schadets dem Kinde nichts, wie auch der Mutter.

XLVI. Fr. Just. **Seyn dann über diese erzehlte übele Geburten, nicht auch übele Geburten, da sich von den Kinde nichts vor den Leib zeiget?**

Daß Rücken- und Seiten-Geburten

Christ. Es seynd zweyerley Arten der Geburten, da sich nichts vor die Geburt zeiget. Die eine: wann das Kind **qvär mit dem Rücken**

über

über die Geburt lieget, so zeiget sich nichts vor, wie auch in die Geburt. Die andere ist: wann das Kind **quer über mit der Seiten lieget**, da ist nichts vor der Geburt zu sehen, und die Geburt ist wegen der weichen Seite gantz voll. Es kan aber keines ohne die **Wendung** gebohren werden.

der Kinder Wendung erfordern.

XLVII. Fr. Just. **Wie erkennet man diese Geburten gegen einander?**

Christ. Die erste Geburt ist zu erkennen, weil sie mit den Fingern nicht zu erreichen ist, dann der Rückgrad des Kindes kan sich nicht geben, biß er gebrochen; Als muß die gantze Hand, so bald es möglich, wegen der innern Oeffnung gebrauchet werden, da dann der Rückgrad an denen Knördeln zu fühlen ist. Hingegen kan man die andere Geburt mit den Fingern erreichen, weil die Seite des Kindes sich ergiebet, und ist das Kind dahero, wann nur nicht Wehen seynd, gar weig und schlüpfferig zu fühlen.

XLVIII. Fr. Justin. **Wie ist dann diesen zweyen Geburten zu helffen?**

Christ. Die erste Geburt ist schlimmer als die andere zu erkennen, weil man sie nicht wohl erreichen kan. Hier ist, deinem Unterricht gemäß, nicht anders zu helffen, als die Füsse zu suchen, und das Kind zu wenden; ie eher nun dieses geschiehet, ie leichter gehet es an. Die andere Wendung aber ist schwehrer als die ietzt gemeldete mit dem Rücken; Dann weil das Kind mit der Seiten sehr eingedrungen wird, muß es gantz wieder zurück gebracht werden, hernach ist die Wendung wie die andern, weil man die Füsse suchen und nehmen muß.

In beyderley Art Geburten müssen die Füsse gesuchet werden.

XLIX. Fr. Just. **Seyn dann solche übele Stellungen der Kinder bey noch stehendem Wasser so übelstehende?**

Christ. Es seynd etliche Stellungen der Kinder bey noch stehendem Wasser so übel stehend, als diese mit den Füßlein stehende, ingleichen die mit der Nabel-Schnure über das Haupt herkommende, wie auch, da die Hände und Kopff beysammen seyn; Item: da Hände und Füsse beysammen seyn; Ingleichen; da das Kind mit den Knien zur Geburt stehet; Item; da das Kind zuerst mit der Schulter oder dem Rücken quer über, oder mit den Hintern zur Geburt kommt, wie auch die Zwillinge seyn Geburten, die in noch stehendem Wasser dergleichen Stellungen pflegen von sich selber zu haben. Die aber: als, da das Kind mit ein- oder beyden

Wie die übele Stellungen zur Geburt sich ohne und mit dem Wassersprengen zutragen.

Händlein alleine kommt, oder, da das Kind mit dem Bauche, oder der Brust, oder mit der Achsel, oder auf der Seiten kommt, seynd alles gezwungene Stellungen, wann das Wasser springet, und die Kinder trocken werden, da zwinget die Gewalt der Wehen die Kinder so untüchtig, welche aber allerseits durch gute Wissenschafft erfahrner Wehe-Mütter können verhütet werden, wann das Wasser noch stehet, oder so bald es springet, und nur Mutter-Oeffnung ist.

L. Fr. Just. **Seyn solche übelstehende Kinder auch möglich zu wenden, können sie lebendig bleiben, und die Mütter gerettet werden? Ist die Wendung am besten bey noch stehendem Wasser, oder wenn es gebrochen ist?**

Wie in obstehenden Fällen zu helffen, daß wenigstens die Mutter gerettet werde.

Christ. Dergleichen Geburten seynd alle möglich zu wenden, und auffs wenigste die Mutter zu retten, und geschiehet dieses am besten bey noch stehendem Wasser, so bald der Leib Oeffnung hat. **Weil die Kinder bey noch stehendem Wasser eher können zu rechter natürlichen Geburt gebracht werden, als wenn das Wasser gebrochen ist, da ist schon nicht mehr möglich, des Kindes Haupt zu rechter Geburt zu bringen, sondern es müssen nur die Füsse genommen werden, wodurch das Kind leichter zu regieren ist, als mit dem Kopffe; denn der Frauen Leib hat nicht mehr solchen Raum bey dem verlauffenen Wasser, als wenn es noch stehet.** Ist aber das Wasser-Netze zu zart, daß man befürchten muß, es möchte beym Angriffe brechen; So ist es besser, man erwarte, biß das Wasser von sich selber springet. Denn so lange das Wasser noch ungebrochen ist, kan sich das Kind noch selber wenden, wie es GOtt haben will, offt schlimmer auch offt besser. Es geschehe nun wie es wolle, so hat die Wehe-Mutter ihr kein Gewissen dabey zu machen, als wann ihr das zarte Netze unter dem Angriffe breche. Ich habe aber befunden, wie du mich gelehret hast, daß es selten geschehe, daß das Netze vom Angriffe breche, wann nur vorsichtig damit umgegangen, und nur nicht gekneipt, oder durch scharffe Nägeln an Fingern geritzet wird. Ist aber bey noch stehendem Wasser dem Kinde nicht zu helffen, so muß die Wehe-Mutter den Augenblick, wenn das Wasser springet, ihre Hand einlassen, und die Wendung, so gut es seyn kan, entweder die Füsse oder das Haupt des Kindes, wel-

Das Tempo zu helffen ist beym Wassersprengen.

welches sich am leichtesten thun lässet, vornehmen, ehe das Wasser gar verlauffet. Dann ie mehr man das Wasser verfliessen lässet, ie schwerer ist die Wendung vor Mutter und Kind. Die eingelassene Hand kan das Wasser sehr auffhalten, biß das Kind gefasset ist, wann nur die Wehe-Mutter es weiß in acht zu nehmen. Wann nun das Kind gefasset ist, so hilfft es das Wasser, welches durch die Hand auffgehalten worden, und ich es loßlasse, gantz sachte wenden, welches eine grosse Hülffe ist, daß der Mutter auch wohl dem Kinde kein Schaden geschiehet, sonderlich, wann die Frau zu leichter Geburt geneiget ist, wie du dergleichen oben gemeldet; Ist sie aber zu harter Geburt geneiget, und muß das Kind mit den Füssen genommen werden, so ist dem Kinde unmöglich zu helffen, aber wohl der Mutter, und wird zum wenigsten etliche Tage harte Geburt verhütet.

LI. Fr. Just. **Wann aber das Wasser bricht, ehe die Wehe-Mutter dabey ist, was dann zu thun?**

Christ. Wann das Wasser bricht, ehe die Wehe-Mutter da ist, und das Kind recht stehet, die Wehen und die rechte Oeffnung verhanden, so wartet das Kind nicht nach der Wehe-Mutter, sondern es wird ohne sie glücklich gebohren. Stehet das Kind aber unrecht, und ist Oeffnung, obschon keine Wehen seyn, so ist es nöthig bald zu wenden; dann ie länger es unrecht lieget, ie mehr sencket es sich mit dem nachschleichendem Wasser zum Ausgange, und ist hernach die Wendung desto schwerer und gefährlicher vor Mutter und Kind. Solten sich auf die Wendung die Wehen nicht bald finden, so ist mit meinem Wissen nichts zu machen, und müssen die Wehen erwartet werden. Ist also wahr, wie du selber weißt, und mich oben gelehret hast. Es geschiehet aber gar selten, daß die Wehen nicht sollten bald auf die Wendung folgen; Wann sie aber ja nicht folgeten, so seynd sie auch nicht leicht zu zwingen. So viel hilfft die Wendung, daß man die Frau nechst GOttes Hülffe retten kan; Seynd aber Wehen dabey, so ist noch nöthiger mit der Wendung zu eilen, damit es nicht so hart unrecht eindringen kan.

Was zu thun sey, wann das Wasser schon gesprungen, ehe die Wehe-Mutter dazu kommt?

LII. Fr. Just. **Es brechen offters die Wasser etliche Tage vor der Geburt, wie ist da zu thun?**

Christ. Wann keine Wehen seyn, und die Kinder nur recht stehen, da ist nichts zu thun, als die Wehen und die rechte Geburts-Stunde zu erwarten, so gehet es glücklich vor Mutter und Kind.

LIII. Fr. Just. **Es seyn auch öffters Wehen genug, und die Geburt verzeucht sich doch etliche Tage, daß todte Kinder gebohren werden, ist dann dabey was versehen?**

Christ. Hierbey kan viel versehen werden, indem die Sache verborgen ist, und nicht in die Augen fället. Es ist wohl wahr, daß die Stunde der Geburt muß erwartet werden, wenn kein Mangel ist; Aber wo ein Mangel ist, da kan auch die Stunde der rechten Geburt wohl versäumet werden, als: wann die Kinder unrecht stehen, wie du oben ebenfalls gemeldet hast, dabey wird viel versehen. Ja es geschiehet, daß die Kinder recht stehen, aber doch scheeff auf eine oder die andere Seite, oder aufs Schooßbein der Frauen angesetzet, und kommen nicht ehender loß, biß sie todt seyn. Diese Kinder stehen bey angehender Geburt insgemein hoch, dabey sich eine Wehe-Mutter irren kan, weil sie das Kind nicht erreichet, biß es todt, und abgleitet, und näher in die Geburt dringet.

LIV Fr. Just. **Kan dann allemahl bey angehender Geburt das Kind, es stehe wie es wolle, erreichet werden, es sey das Wasser gesprungen oder nicht?**

Momentum ob antecedentem putatem contradictionem controversum.

Christ. Das Kind kan und muß allemahl bey angehender Geburt erreichet werden, damit, wann was Untüchtiges zur Geburt verhanden wäre, kein Unglück geschehe.

LV. Fr. Just. **Welche Geburten kan die Natur von sich selber zwingen?**

Christ. Wann das Kind recht mit dem Kopffe in die Geburt eingehet, so zwinget es die Geburt gar leichte.

LVI. Fr. Just. **Welche Geburten aber kan die Natur, wann die Kinder unrecht stehen, sonderlich, wo starcke Kräffte bey einer Frauen seyn, von sich selbst durch grosse Wehen zwingen, daß auch gleichwohl die Mutter samt den Kindern manchesmahl das Leben davon bringen?**

In was Fällen unrechte Geburten dennoch vor

Christ. Diese Geburten seynd unterschieden, als: welche mit den Füßlein zur Geburt stehen, das Kind mag das Gesichte gegen den Rücken oder gegen den Leib der Mutter kehren, so gehets doch, wiewohl schweh-

rer,

rer, wann das Gesichte gegen dem Leibe kommt, weil es gar leichte mit dem Kinne an der Mutter Schooß-Bein hemmen kan, dabey erstickt das Kind ehender, als bey der andern Geburt, wann das Gesicht gegen dem Rücken lieget. So habe ich es auch noch härter gehen sehen, als: wann das Kind mit dem Gesichtlein zuvor komt, wiewohl es schon unter die unmöglichen Geburten gerechnet wird, dannoch zwingen es die gewaltigen Wehen, wo gute Kräffte bey der Frauen verhanden seyn, daß es glücklich abgehet. Item: wann Hände und Füsse zugleich zum Ausgange wollen, so zwingen die Wehen am meisten die Füßlein, weil sie mehr gleiten können; Denn das Kind bemühet sich, wann der Wehen kommt, mit den Füßlein anzutreten, weil es mehr Schwung als mit den Händlein zu gleiten hat, dabey endlich die Geburt folgen kan. Dann auch: wann es mit den Knien kommt, so zwinget es die Natur gleich wie mit den Füssen. Item: wann es mit dem Hintern kommt, so kommt auch manchesmahl ein Händlein mit dem Hintern, und hat auch nicht Gefahr. Item: Es kommt auch wohl ein Händlein vor die Geburt, wie oben gemeldet, da die Füßlein nur ein wenig zurück bleiben, dannoch ist dabey auch nicht Gefahr.

Mutter und Kind glücklich ausfallen können.

LVII. Fr. Just. **Ist es nöthig, wann die Wehen bey der Geburt schwach seyn, solche zu stärcken?**

Christ. Manchesmahl ist es nöthig, wann die Wehen zu schwach seyn, und es nur zu rechter Zeit geschiehet, solche zu stärcken; Aber vielmahl ist es auch höchst-schädlich.

LVIII. Fr. Just. **Wann seyn die Wehen nöthig zu stärcken oder zu treiben, und wann ists schädlich?**

Christ. Die Wehen seynd nöthig und unverantwortlich zu treiben, wann die Kinder auf zuvor erzehlte Arten zur Geburt liegen, da sie die Natur zwingen kan; Liegen sie aber, wie auch schon gemeldet, untüchtig, so ists höchst-schädlich die Wehen zu treiben, dann es bringet Mutter und Kinder ums Leben.

In welchem Fall die Wehen zu treiben seyn oder nicht.

LIX. Fr. Just. **Wann aber ein Kind so gar übel zur Geburt läge, da es unmöglich zu gebähren wäre, solle man nicht zu den Wehen eingeben, und warum?**

Christ. Darum muß man zu den Wehen nicht eingeben, weil die

übel-liegende Kinder auf eine solche Art nicht können gebohren werden; denn die Wehen treiben es zu strenge in einander, daß die Wendung hernach desto schwerer wird. So werden auch durch solch unnöthiges Antreiben der Kreißnerin alle Kräffte benommen, da sie sich sonst noch länger halten kan, wann nicht getrieben wird, und kan auch die Wendung desto besser ausstehen, wann zum Wenden iemand möglich zu bekommen ist.

LX. Fr. Just. **Wo ist die Wendung am besten vorzunehmen, im Stehen, im Sitzen, oder Liegen?**

Wendungen geschehen am besten im Liegen.

Christ. Im Liegen ist am besten die Wendung vorzunehmen, weil sich dabey das Kind kan zurücke bringen lassen. Der Leib ist auch geraumer im Liegen, als im Stehen oder Sitzen, daher folget auch die Wendung leichter vor Mutter und Kind.

LXI. Fr. Just. **Was ist einer Frauen im Kreisten am besten, das Gehen oder Stehen?**

Wann sich der Mutter-Mund geöffnet hat, ist Gehen und Stehen vor eine Gebährende schädlich.

Christ. Das Gehen und Stehen bey angehender Geburt ist nicht zu verwerffen, so lange die Oeffnung des innern Mutter-Mundes sich nicht ergiebet oder ergeben kan; **So bald sich aber die Oeffnung giebt, so ist das Gehen schädlich,** weil durch das Gehen die Frucht nicht eindringen kan, sonderlich, wann das Kind in rechter Grösse ist. Wann es auch endlich eindringet und eindringen muß, aus Zwang der Wehen, so leidet das Kind bey dem Gehen Gewalt. Beym Stehen könnte es wohl eindringen, aber es kommt der Frauen zu schwehr an, wann es sich was weniges verzeucht. Es geschiehet wohl, wann es geschwinde Geburten seyn, aber gar selten.

LXII. Fr. Just. **Es wird auch gesagt: daß die Nachgeburt bißweilen den Kindern vorfalle. Ist es dann wahr? Wie geschichts, und wie ist es zu wissen oder zu mercken, wann sie vorlieget?**

Wie zu erkennen und zu helffen, wenn die Nachgeburt vorfällt.

Christ. Es begiebet sich zuweilen, daß die Nachgeburt dem Kinde vorfällt, und die Geburt verhindert. Wie das zugehet, weiß ich nicht; aber daß es geschiehet, weiß ich wohl. Es ist durch den Angriff einer rechten Wehe-Mutter bald kennbar, wann sie nur die fordern zwey Finger in den innern Mutter-Mund einlässet: So ist bey dergleichen Zustande das Netze nicht zu fühlen, welches sonst allemahl kan und muß gefüh-

gefühlet werden; sondern als ein Stück Fleisch im Angriff, gleich einer Leber, wie es dann auch auf Teutsch der Leber-Kuchen genennet wird. So kan man auch durch das dicke Fleisch das Kind nicht fühlen, wie es zur Geburt stehet, als wie man es sonsten bey der Geburt allezeit fühlen kan, dahero es gar leichte einer Wehe-Mutter zu wissen ist. Es kommt auch allemahl dabey vor- und unter der Geburt grosse Blut-Stürtzung, daß Mutter und Kind in Lebens-Gefahr gerathen, wann ihnen nicht recht geholffen wird. **Und wann gleich die Kinder rechtstehend zur Geburt seyn; dennoch gehen die meisten Kinder drauf, wann ihnen nicht bald und in der Zeit geholffen wird.** Ich geschweige, wann die Kinder unrecht stehen, so ist die Gefahr desto grösser.

LXIII. Fr. Just. **Wie ist dann solcher vorgefallenen Nachgeburt abzuhelffen, daß nicht Mutter und Kind drauf gehen muß?**

Christ. Diesem Vorfall der Nachgeburt vor das Kind, wann es soll gebohren werden, weiß ich nicht anders abzuhelffen, als nach deiner Lehre, durch eine Knüth- oder Strick- oder Haar-Nadel, oder dergleichen Instrument, mit welcher ich in solchem Fall das dicke Fleisch, als den so genannten Leber-Kuchen, durchgestochen habe. Dieses aber muß vorsichtig geschehen, auf daß es das Kind nicht erreiche. Ich habe die Strick- oder Haar-Nadel, wann kein recht darzu gemachtes Instrument verhanden gewesen, auf den zwey Fingern, welche ich in die Geburt der Frauen eingelassen, und den Leber-Kuchen angefasset, gelinde und vorsichtig, wegen der Spitze, hinein geführet, und den Leber-Kuchen gantz sachte durchgestochen, und mit dem einen Finger bald nachgefolget, wann es durchgestochen gewesen, so folget das gewöhnliche Wasser, und die Blut-Stürtzung stillet sich bald; Das Wasser aber hilfft das kleine Loch grösser machen, daß ich beyde Finger durchbringen können. Durch diese beyde Finger kan man das Loch im Leber-Kuchen so groß machen, als es nöthig, daß man zum Kinde kan. Ist nun das Kind recht zur Geburt, und lebet noch, so ist glückliche Geburt vor Mutter und Kind; Ist es aber schon todt, wegen der vorhergegangenen Blut-Stürtzung, so ist doch der Mutter geholffen. Stehet aber das Kind unrecht, so muß ihm mit der Wendung geholffen werden, nach deiner beschriebenen Art, wie es lieget, daß nur die Mutter gerettet wird, wo sie nicht

Der Hand-Griff, wie die Nachgeburt zu zerstücken, daß das Blut und Wasser Lufft bekomme.

durch

durch die vorhergehende Blut-Stürtzung der zu langsamen Hülffe versäumet, daß keine Krafft zu erholen mehr übrig bey ihr ist.

LXIV. Fr. Just. **Was ist denn Schuld an solcher grossen Blut-Stürtzung vor der Geburt, ehe offters noch einige Wehen der Geburt verhanden seyn, wie dann auch geschiehet, daß bey angehender Geburt gewaltsame Blut-Stürtzung kommet, daß Mutter und Kind dadurch in Lebens-Gefahr gerathen, indem die Wehen dadurch schwach, und alle Krafft der Mutter und dem Kinde benommen wird? Wie ist dann da zu helffen, wann auch keine** Medicamenta **mehr anschlagen wollen, so, als mir etlichemahl dergleichen Fälle unter Händen kommen?**

Ohne obgedachten Handgriff ist keine andere Hülffe im Vorfall der Nachgeburt.

Christ. Aus was Schuld oder Ursachen dergleichen Blut-Stürtzungen kommen oder kommen können, weiß ich nicht. So viel ich aber davon weiß, ist allemahl solche grosse Blut-Stürtzung bey vor-erzehlter Geburt, wann sich die Nach-Geburt dem Kinde vorgiebt: So bald nun solches geschiehet, findet sich das Geblüte, und folget Blut-Stürtzung, es sey vor der Geburt, oder bey angehender Geburt, welches auch mit keinen Artzeney-Mitteln sich leichtlich dämpffen lässet, ausser mit vorher-erzehlter Hülffe. Ich habe es unterschiedenemal zu der höchsten Gefahr kommen sehen, ehe sie dieses Mittel mit dem Durchstechen der Nachgeburt haben annehmen wollen, da es doch die meistenmahle glücklich abgegangen, daß aufs wenigste die Mutter gerettet worden, auch offters das Kind, wann es in Zeiten geschehen ist. So habe ich auch beyde sehen umkommen in dergleichen Zustande, welche sich solcher Hülffe nicht untergeben haben, und ich zur selben Zeit noch keine Wissenschafft davon gehabt.

LXV. Fr. Just. **Bey welcher Geburt oder Stellung kan dem Kinde die Nabel-Schnur vorschieben oder zuerst kommen.**

In welchen Fällen die Nabelschnure vorschiesse.

Christ. Die Nabel-Schnure kan bey allen Geburten und Lager der Kinder mit vorschieben, und zuerst in die Geburt kommen, sonderlich, wann sie lang ist, und das Kind in grossem Wasser geraume lieget, so gleitet sie gar leicht mit durch.

LXVI. Fr. Just. **Was für Gefahr ist vor Mutter und**

Kind

Kind, wann die Nabel-Schnure zuerst gebohren wird?

Das Vorschiessen der Nabelschnure ist dem Kinde allemahl gefährlicher, als der Mutter.

Christ. Es ist allemahl Gefahr dem Kinde, wann die Nabelschnure zuvor gebohren wird, aber nicht gar leicht der Mutter. Als wann das Kind nur recht zur Geburt stehet, und die Nabelschnur dem Kinde über dem Kopffe vorgeglitten ist, so ist keine Gefahr der Mutter, aber wohl dem Kinde, wann es nicht bald zurück gebracht wird. Wird es nun zurück gebracht, welches offt geschiehet, so erhält sich auch das Kind, weil es zu rechter Geburt stehet. Aber auf andere Arten der übeln Geburten kommt es gemeiniglich um, nicht allein wegen der Nabelschnure, sondern auch der unrechten Geburt halben, **wie es dann ingemein ein Zeichen ist eines schwachen Kindes, und hat die Mutter bey dergleichen Geburt auch Gefahr, darnach das Kind lieget.**

LXVII. Fr. Just. **Ist bey einer Stellung mehr als bey der andern Gefahr vor das Kind, wann die Nabelschnure mit vorkommt?**

Christ. Wann die Nabelschnure zuerst gebohren wird, so ist das Kind allezeit in Lebens-Gefahr, wiewohl bey einiger Stellung mehr, als bey der andern. Zum Exempel: wann das Kind recht stehet, und die Wehe-Mutter die Nabel-Schnure nur zurück bringet, und zurück behalten kan, durch was Mittel es möglich, so wiederfähret weder der Mutter noch dem Kinde nichts. Als: wann ich versuchet habe, die Nabel-Schnure zurück hinter des Kindes Haupt zu bringen, und mit den gewöhnlichen zwey Fingern sie nicht erhalten können, so habe ich ein zart weiches Läppgen, wie du mich gelehret, zwischen dem Kopffe und dem Leibe vorgeleget, dadurch hat sie sich erhalten lassen, und ist eine glückliche Geburt vor Mutter und Kind erfolget. Lieget auch gleich das Kind mit dem Steußgen zur Geburt, und die Nabel-Schnure dabey, so ist dem Kinde wegen der Nabel-Schnure ebenfalls, wie bey der rechten Geburt, durch dergleichen Wissenschafft das Leben zu erhalten. Dieses Zurückbringen der Nabel-Schnure und Vorstecken des Läppgens dienet bey allen Lagern der Kinder, wo sichs nur vorstecken lässet, darzu, weil das Kind desto bessere Krafft behält, und länger bey harter Geburt ausdauren kan. Wann aber des Kindes Lager sehr schlimm ist, so muß es das Leben lassen, wegen des übeln Lagers und unrechten Geburt, nicht wegen der Nabel-Schnure; wiewohl auch, das Kind sey

Durch was Mittel die vorgefallene Nabelschnure zurück zu halten.

so starck als es wolle, wann die Nabel-Schnure nicht erhalten wird, es liege so recht als es liegen soll, so erhält es gar schwer das Leben, es betreffe dann eine Frau, die geschickt zu geschwinder und leichter Geburt wäre, welches aber gar selten geschiehet.

LXVIII. Fr. Justina. **Ist es dann nicht möglich, in Zeiten zu verhüten, daß die Nabel-Schnure nicht vorschieben kan?**

Christ. Die Nabel-Schnure schiebet nicht eher vor, als bey angehender Geburt, da das Kind von den Wehen gedrungen wird. Es hat auch zuvor keine Noth, die Nabel-Schnure liege wie sie wolle, weil sie im geraumen Leibe nicht geklemmet werden kan; Derowegen ist es in Zeiten bey denen Geburten, da das Kind recht stehet, wohl möglich zu erhalten und zu verhüten, durch das Wässersprengen. Weil die Nabel-Schnure noch nicht lang hervor ist, so ist sie desto besser zurück zu bringen; Dann ie länger das Wasser stehet, weil es grossen Platz machet, ie mehr und länger scheubt sie in die geraume Wasser-Blase, und wird das Kind dabey ie länger ie schwächer, indem die Wehen allemahl die Nabel-Schnure sehr einklemmen. Es stirbet das Kind auch wohl gar, ehe das Wasser von sich selber bricht; Ja sie ist auch hernach schwer zurück zu bringen, wann sie so lang hervor kommt, indem sie sehr glatt ist: Wie du es selber besser weissest, als ich auf deinen mir gegebenen Unterricht antworten kan.

Das Vorfallen der Nabelschnure kan auch bey dem Wassersprengen verhütet werden.

LXIX. Fr. Just. **Ist aber die Nabel-Schnure bey allen Geburten möglich zurück zu bringen und zu erhalten?**

Christ. Sie ist bey etlichen Geburten, wie davon etwas gemeldet worden, zurück zu bringen möglich und sehr nützlich, iedoch nicht bey allen ist sie möglich zurück zu bringen.

LXX. Fr. Just. **Bey welchen Lagern ist die Nabelschnure am besten zurück zu bringen und zu erhalten, und bey welchen ist sie nicht zu erhalten?**

Christ. Bey den meisten Geburten und Lagern der Kinder ist die Nabel-Schnure, bald wenn das Wasser bricht, möglich zurück zu bringen, und durch ein weiches Läppgen vorzustecken, und zu erhalten, wie schon hiervon in der LXIX. Frage ich deiner Lehre gemäß geantwortet, ausser, wo das Kind mit dem Bauche erst kommt oder kommen will, da kan man die Nabel-Schnure nicht erhalten.

Bey denen Bauch-Geburten ist die Nabelschnu-

LXXI.

LXXI. Fr. Just. **Kan man wissen, ehe das Wasser springet, daß die Nabel-Schnure mit vorkommt, und ist einer Wehe-Mutter zu wissen nöthig, ehe das Wasser springet.**

re nicht zurück zu halten.

Christ. Es ist gar leicht zu wissen und zu fühlen, wann gleich das Wasser noch stehet, ob die Nabel-Schnur über das Haupt des Kindes kommt, und zwar bey den ersten angehenden Wehen, und nach und nach ie länger ie mehr ist sie zu fühlen. Es ist auch einer Wehe-Mutter zu wissen höchst-nöthig, weil dem Kinde das Leben darauf stehet, und in Zeiten kan gerettet werden, wenn das Kind nur zu rechter Geburt stehet.

Auf den Vorfall der Nabelschnure hat eine Wehe-Mutter wohl Acht zu haben.

LXXII. Fr. Just. **Ist es gut, oder ist es nicht gut, wenn die Wehe-Mütter manchmahl das Wasser sprengen? bringet es Nutzen oder bringets Gefahr?**

Christ. Das Wassersprengen ist in gewissen Fällen höchst-nöthig, und kan Müttern und Kindern, wo es die Noth erfordert, das Leben damit gerettet werden. So nöthig es aber ist, so schädlich kan es auch seyn, wann es zu unrechter Zeit geschiehet, und kan damit Mutter und Kind in Lebens-Gefahr gerathen, wie es dir selbst zur Gnüge bewust ist.

Von bequemer Zeit des Wassersprengens.

LXXIII. Fr. Just. **Wenn ist es nöthig, das Wasser zu sprengen, und was bringet es für Nutzen?**

Christ. Wenn das Wasser-Netze zu starck ist, und das Kind zu rechter Geburt stehet, so kan man das Wasser sprengen; Ingleichen bey solchen Leibern, wo sich die Kinder unter der Geburt auswenden können, welches leicht zu fühlen und zu wissen ist, dadurch kan demselben Kinde, wann es bey Zeiten geschiehet, und das Kind noch zu rechter Geburt stehet, das Leben gerettet werden.

LXXIV. Fr. Just. **Kan das Wasser von einer unerfahrnen Wehe-Mutter auch zu frühe, ehe die Geburts-Stunde da wäre, und also unzeitig gesprenget werden?**

Christ. Es ist keiner Wehe-Mutter möglich, das Wasser unzeitig zu sprengen, sie sey so verständig oder unverständig wie sie wolle; denn, wie du mich oben unterrichtet hast, **ergiebet sich der innre Mutter-Mund vor der rechten Stunde des Gebährens nicht, daß das Wasser, so in die Dohne hervor kommet, daß es eine Wehe-Mutter, die schlechten Verstand davon hat, sprengen**

Zum Wassersprengen kan nichts beytragen weder Verstand noch Unverstand einer Wehe-Mutter.

kan, und die gleich Verstand davon hat, kan es ohne ein Instrument zeitig nicht thun. Hat sie nun Verstand, es mit dem Instrument zu thun, so hat sie auch den Verstand, solches nicht unzeitig zu thun. Es kan auch das Wassersprengen ohne der kreistenden Frauen Wissen und Willen nicht vorgenommen werden, es geschiehet auch nicht ohne die grösseste Noth und Gefahr der Kinder. Weil es was ungewöhnliches ist, so würde der Ausgang eine unverständige Wehe-Mutter bald straffen, wiewohl eine unverständige Wehe-Mutter dergleichen nicht thun kan.

LXXV. Fr. Justin. **Du hast recht, es ist alles wahr; aber was ist denn vor Gefahr bey dem Wassersprengen, wenn es nicht unzeitig kan gesprenget werden?**

Wie das unzeitige Wassersprengen zu verstehen.

Christ. Es ist offt Gefahr bey dem Wassersprengen, nicht, wegen unzeitigen Sprengens, sondern wegen der unrecht-liegenden Kinder, daß sie durch das unzeitige Wassersprengen zu untüchtiger Geburt gebracht werden, (welche sich wohl unter der Geburt, ehe das Wasser von sich selbst springet, noch ändern können,) dadurch das Kind in Gefahr des Lebens gesetzet wird, davon du weitläufftig und ausführlich im Ersten Theile geredet hast.

LXXVI. Fr. Just. **Wie ist denn bey denen Zwillingen mit oder bey der Geburt zu thun, oder wenn mehr Kinder verhanden?**

Wie die Geburt der Zwillinge zu tractiren.

Christ. Zwillinge und mehr Kinder können nicht anders gehandelt werden, als die Stellung der Kinder ist, gleich zuvor erkläreter Wendung aller Orten der Geburten, nachdem sie liegen, dann muß das Erste zuvor, und das andere nach gefordert werden; Also auch, wenn gleich noch eines, und auch mehr verhanden wären. Es seynd offters zwey oder drey kleine Kinder besser zu regieren, als ein recht grosses, wenn es unrecht lieget.

LXXVII. Fr. Just. **Sage mir doch, ob Zwillinge allezeit in einer Nachgeburt liegen, oder ob ein iedes Kind seine eigene Nachgeburt hat, und wenn sie in einer liegen, ob auch das Wasser zweymahl springe.**

Christ. Die Kinder liegen nicht einerley wegen der Nachgeburt, wo Zwillinge seyn; Offters hat ein iedes Kind seine eigene Nachgeburt; Offters

ters liegen sie beysammen in einer Nachgeburt, es ist aber ein Netze darzwischen, und also springet das Wasser zweymahl: Wann das Erste gebohren worden, so folget die andere Wasser-Blase, wenn sie in einer Nachgeburt liegen, da nur ein Netze darzwischen ist; Wenn aber ein iedes Kind eine besondere Nachgeburt hat, so folget öffters die Nachgeburt dem ersten Kinde, noch ehe die andere Wasser-Blase eintreten kan, und muß vorher gefördert werden, das geschiehet gemein, wenn die Nabel-Schnuren kurtz seyn; wo aber eine lange Nabel-Schnure verhanden, so folget öffters die erste Nachgeburt dem letzten Kinde, sonderlich wenn das letzte Kind starck ist, daß es dem ersten bald nachdringen kan, dann muß die erste Nachgeburt dem Kinde weichen, und dringet also des ersten Kindes Nachgeburt hinter sich, darum muß man die Nachgeburt zuförderrn wohl in acht nehmen, wo zwey oder mehr Kinder zugleiche verhanden seyn, soll nicht langsame, auch wohl gar unglückliche Geburt folgen, welches ich alles deiner Anweisung gemäß wahrgenommen, und also befunden habe. Eine besondere Cautel bey solchen Geburten.

LXXVIII. Fr. Just. **Folget denn die Nachgeburt von sich selbst, wo nur ein Kind ist, und wenn es natürlich zugehet, oder wie ist ihr zu helffen, wenn sie nicht folgen will?**

Christ. Die Nachgeburt folget ingemein von sich selbst, und ist ihr durch Husten oder Niessen mehrentheils gar leichte fortzuhelffen, wenn sie nur nicht von dem innern Mutter-Munde verfällt.

LXXIX. Fr. Just. **Wann aber die Nachgeburt zurück bleibet, ist dann sonst keine Ursache mehr, als daß sie angewachsen seyn müsse, und ist ihr dann nicht zu helffen, wann sie angewachsen ist?**

Christ. Die Nachgeburt ist selten angewachsen, wann sie gleich etliche Tage zurück bleibet, und geschiehet in vielen Jahren nicht, daß eine angewachsene Nachgeburt gefunden wird, doch ist es auch nicht gantz zu widersprechen, weil es gleichwohl geschiehet. Meines Wissens ist derselben, wo die Nachgeburt angewachsen, nicht zu helffen: Aber bey der Meynung des Anwachsens, da sie doch nicht angewachsen ist, müssen viel Frauen ihr Leben darüber lassen. Das Anwachsen der Nachgeburt sey was seltsames.

LXXX. Fr. Just. **An was fehlet es dann, wann die Nachgeburt gleichwohl zurück bleibet, und doch nicht angewachsen ist, wie ist ihr zu helffen?**

Handgriff zur Beförderung der lang zurückgebliebenen Nachgeburt.

Christ. Wann die Nachgeburt zurücke bleiben will, und doch nicht angewachsen ist, so kan ihr durch einen bescheidenen Angriff bey guter Wissenschafft gar leicht geholffen werden: Wann man die Nabelschnure mit der lincken Hand fasset, und mit der rechten die vordern zwey Finger auf der Nabelschnure in die Mutter-Scheide einlässet, so findet man bald die Ursache, woran es sich hält, nehmlich hinter dem innern Mutter-Mund; Wann man nun denselben mit den zweyen Fingern lüfftet, und in die Höhe hebet, so folget die Nachgeburt gar leicht.

LXXXI. Fr. Just. **Du sprichst in der Antwort auf die LXXIXste Frage, daß die Nachgeburt selten angewachsen wäre; Wie kan das seyn? Müssen dann nicht alle Nachgeburten angewachsen seyn, weil die Kinder die Nahrung durch die Nachgeburt und Nabelschnure bekommen?**

Christ. Du weißt es besser, als ich dir antworten kan, daß dieses Anwachsen der Nachgeburt zweyerley sey, als: Anwachsen, daß sich dieselbe bey der Geburt nicht ablöset, oder anwachsen, daß sie sich ablösen kan, nach natürlicher Art und Weise, da sie sich bey der Geburt, und nach der Geburt, wie gewöhnlich, vor sich selbst ablöset, und durch Husten und Niessen gar leicht sich ausführen lässet, wie schon vorher genüglich erwehnet worden.

LXXXII. Frage Just. **Ist dann aber keine Hülffe, wann die Nachgeburt recht feste (wie du meynest) angewachsen ist, müssen dann solche Frauen also sterben?**

Das wahre Anwachsen der Nachgeburt sey höchst-gefährlich.

Christ. Ich will ihnen das Leben nicht absagen. Bey GOTT ist kein Ding unmöglich. Aber, nach menschlichen Verstande zu reden, ist es gefährlich genug. GOTT sey gedancket, daß dergleichen Zustände sich selten begeben.

LXXXIII. Fr. Just. **Nun verlanget mich noch einmahl zu hören, ob du meinem Widerrath, wegen Gebrauchs unterschiedlicher Haus-Mittel, bey kreistenden Frauen, beständigen Beyfall giebest?**

Christ. Liebe Schwester! Wer durch anderer Leute Schaden nicht klug werden will, dem ist selten zu rathen oder zu helffen. Die Erzehlung, und der starcke Beweiß, was Titiam betrifft, hat mich schon so klug gemacht, daß ich in diesem Fall Zeit meines Lebens behutsam gehen, und denen Herren Medicis schuldigsten Gehorsam leisten werde.

LXXXIV.

LXXXIV. Fr. Justin. Dieser dein Vorsatz ist recht, und ausser Gefahr; Allein, was seynd dann deine Gedancken wegen Stürtzung der Frauen, kan solches Stürtzen helffen oder schaden?

Christ. Dergleichen Stürtzung habe ich niemahls gesehen, bin also deiner Meynung, daß es wieder alle Vernunfft gehandelt, und unverantwortlich sey. GOtt sey Danck, daß ich zu solchem Grunde gelanget, wie man schwere Geburten in Zeiten verhüten sollte und könne, iedoch bevoraus durch Göttlichen Willen und Wohlgefallen, sonst ist unser Handreichen ein Menschen-Werck, auch alles Wissen nur Stückwerck, die Hülffe des HErrn aber seegnet Beruff und Arbeit. Das Stürtzen der Frauen sey unverantlich, wider alle Vernunfft.

LXXXV. Fr. Just. Du redest wohl Christlich genug, iedoch ist mir gesagt worden, als wärest du Ursach an unterschiedlicher Kinder Tode, weil manche Frau geschwinde bey unrechter Geburt erlöset wird, das Kind aber bleibet doch todt durch solche geschwinde Geburt. Was ist dann nun die Ursache an des Kindes Tode?

Christ. Die eintzige Ursache ist, daß ich nicht allmächtig wie GOtt bin; die Neben-Ursache aber das unrechte Liegen der Kinder. Es ist manche Frau nicht werth, daß sie von solchen unrecht-liegenden Kindern so geschwinde erlöset wird, weil sie weder GOtt noch Menschen dancken, vielweniger bedencken, daß Tod und Leben in der Hand des HErrn stehe, und daß Er in solchem gefährlichen Zustande offters mittelbar, durch die Treue einer geübten Wehe-Mutter, helffen lasse. Ablehnung der falschen Beschuldigungen.

LXXXIV. Fr. Just. Sage mir doch auch, wie du meinen Unterricht vom Kreiß-Stuhle verstanden, und was dann deine Meynung ist, wo die beste Gelegenheit vor kreistende Frauen sey, auf dem Kreiß-Stuhle, oder dem Kreiß-Bette?

Christ. Im Kreissen ist keines zu verachten, weder der Stuhl, noch das Bette, es ist beydes gut, wann nur die Wehe-Mutter so viel verstehet, an welchem Orte die Wehen das Kind am besten an- und eindringen können, welches der Angriff einer Wehe-Mutter zeigen muß. Wann sie aber dieses nicht verstehet, so kan es an einem andern Orte Verzug, auch Gefahr bringen: Denn wann es nicht recht eindringen kan, so muß es sich hemmen; Hemmet es sich nun, es sey im Sitzen oder im Liegen, und wird die- Der Gebrauch eines Stuhls, oder Bettes, komt auf ein verständiges Beurtheilen der Wehe-Mutter an.

dieselbe Stelle nicht geändert, so wird das Kind scheeff gezwungen; Offters liegen auch die Kinder vom Anfange scheeff, da muß sich die Wehe-Mutter an keine andere Stelle binden lassen, als an diese, wo das Kind eindringet oder eindringen kan. Es geschiehet zuweilen, daß die Frau auf der Seite liegen muß, wieder alle natürliche Gewohnheiten; ist also beydes gut, wann es wohl in Acht genommen wird, wo es am besten gehet oder gehen kan. Dein mir vorgestellter Kreiß-Stuhl, welcher zugleich ein bequemes Kreiß-Bette seyn kan, dienet vortrefflich in vorfallenden Begebenheiten, zu verhüten und zu vorhelffen.

LXXXVI. Fr. Just. **Ist dann auch bey schwerer Geburt nöthig und verantwortlich, dem Kinde, wann es todt ist, und nicht fort kan, einen Haken anzusetzen, und die Mutter zu retten? sage mir hiervon deine Gedancken über den Beschluß meines Unterrichts im Ersten Theile?**

In was Fällen eine Wehe-Mutter einen Haken brauchen müsse, die todte Frucht zu langen.

Christ. Wann eine Wehe-Mutter bey schwerer Geburt bald Anfangs dabey ist, die mit dem Einlencken des Kindes Kopff ihr zu rathen weiß, so darff sie wohl, meines Bedünckens, keinen Haken; Bey unrechten Geburten aber kan sie mit der Wendung helffen, weil das Kind erstens vollen Raum hat, dasselbe zu wenden, so lange es noch nicht eingedrungen ist, wann es aber verharret und zu scharff eingedränget ist, (welches dann nicht geschiehet, so lange das Kind lebet,) dann ist wohl ein Haken nöthig zu gebrauchen, weil das Kind todt, und die Mutter dadurch gerettet werden kan. Alles nach deinem obigen Unterrichte, worbey ich die Vorstellung etlicher Haken, die in Noth-Fällen am dienlichsten seyn möchten, aus dem Kupffer-Bilde wohl abgesehen, und mir eingebildet habe, solcher mich, nach Göttlicher Schickung, behutsamlich zu bedienen.

Beschluß.

Just. **Nachdem ich mit deiner Beantwortung auf meine Fragen wohl vergnügt bin, so wünsch ich zum Beschluß, daß du durch fleißige Ubung alles dessen, wohin mein treu-gemeynter Unterricht zielet, ie mehr und mehr gewisser werden, und bey deinem Beruffe GOttes allmächtigen Beystand nebst reichen Seegen geniessen mögest.**

Ende des Andern Theils.

GOTT allein die Ehre.

Einige

Einige
Fürſichtige Lehren
und
Heilſame
Artzney-Mittel,
Denen auf dem Lande wohnenden,
und insgemein
unerfahrnen Kinder-Müttern
zum Beſten,
Als
Eine nöthige und nützliche Zugabe
Der ſo genannten
und zum Fürſtenthum Blanckenburg
eingeführten
Chur-Brandenburgiſchen
Hof-Wehe-Mutter
Anfangs hinzu gefüget,
Hernach auf Begehren
dieſer Titul ins beſondere vorgeſetzet.

BERLIN,
bey Johann Andreas Rüdigern, 1741.

Nützlich und nöthige Zugabe.

Ob wohl in gegenwärtig- und vorhergehendem Buche die höchst-nöthige Unterweisung deutlich genug geschehen, wornach sich eine gewissenhaffte und vernünfftige Wehe-Mutter zur Zeit der Geburt sattsam richten und darauf mercken kan, so wohl bey natürlichen und rechten, als auch bey unnatürlich- und unrechten Stellungen des Kindes; damit sie durch göttliche Hülffe und Beystand, warum sie Ihn andächtig bitten muß, ihr schwehres Amt klüglich führen, GOttes grossen Nahmens Ehre befördern, und bey den Menschen Liebe und Gunst, ja auch einen gebührenden Danck und guten Nachklang erwerben möge. So habe iedoch vor gut angesehen, folgende Blätter noch hinzu zu thun, damit um so viel eher und mehr die unsers Orts genañte Kinder-Mütter ihr schweres Amt mit besserm und ruhigern Gewissen führen, und demselben ein vollkommenes Genügen leisten können. Nehmen sie nun solches nach ihren Christlichen Gewissen in Acht, so haben sie das Ihrige gethan; wird ihnen dann nicht Gehör gegeben, und gefolget von denen, mit welchen sie zu thun haben, so werden sie vor GOttes Gerichte an jenem Tage loß gesprochen werden.

Bißhero aber mag dieses vielleicht selten oder gar nicht geschehen seyn, sondern es hat wohl bey denen schwanger-gehenden Frauen, oder auch denen bestellten Heb-Ammen geheissen: Kommt Zeit, so kommt auch Rath; wenn ein ieder das Seinige, so viel er kan, verrichtet, mehr wird von ihm nicht gefordert werden. Dieses eingebildete Fürnehmen aber giebt der Satan in den Sinn, und wird am Jüngsten Tage ein erschreckliches Urtheil davor gehöret werden; dann dieses eine Sicherheit und darauf erfolgende Nachläßigkeit anzeiget, über welches in heiliger Schrifft denen Menschen der Fluch angedrohet, und kein Seegen verheissen wird. Will demnach bey meiner Pflicht, aus Liebe gegen meinen Nächsten, einige Lehren an die Hand geben, damit sie solcher als Leiter und Führer sich bedienen können. Die Erste soll diese seyn:

I. Wenn eine Heb-Amme, da sie ihr Amt nach ihrem Gewissen führen will, und zur Zeit der Geburt keine Unwissenheit, Verwunderung, oder Zaghafftigkeit an den Tag legen, muß sie vor allen Dingen zur Zeit der Schwangerschafft die trangende Frau, inson-

sonderheit wann sie zur Helffte kommen, unterschiedlichemahl besuchen und genau erforschen, ob es eine wahrhafftige Schwangerschafft, oder nur eine Sammlung des Geblüts, ein Mond-Kind, (das ist: ein zähes, festes und zusammen-gewachsenes Wesen, auch wohl fleischigte Massa oder Klumpen,) oder gar eine Wind-oder Wassersucht in der Mutter vorhanden sey.

II. Die andere Regel, ob die Frucht zu solcher Zeit sich viel oder wenig bewege.

III. Die dritte, ob sie einen ordentlichen Appetit zum Essen, keine grosse Trockniß im Munde, und Durst habe, dabey eine Mattigkeit in Gliedern sich finde, auch vor allen Dingen keine grosse Leibes-Verhärtung oder gäntzliche Verstopffung erleide.

IV. Die vierdte, wenn sie annoch jung, oder mittelmäßiges Alters, ich meyne, zwischen 30. und 40. Jahren sich befindet, und die Adern voll Geblüte und aufgelauffen sind, ist die Nachfrage anzustellen, ob sie mit viel Kopff-Wehe, grosser Engbrüstigkeit und einer Mattigkeit, insonderheit in den Beinen, an welchen sie gleichsam hängende Lasten fühle, behafftet sey.

Wann nun, obigen Befragen nach, bald dieser, bald jener Umstand sich ereignet, muß es eine sorgfältige Kinder-Mutter in der Stadt einem Medico, auf dem Lande aber dem Prediger melden, daß ers sodann einem verständigen Artzte schrifftlich zu verstehen gebe, damit solches bey Zeiten gesteuret, und die Geburts-Stunde nach göttlichem Willen glücklich erwartet werden möge. Damit aber auch dieser Weitläufftigkeit in etwas abgeholffen, und eine Kinder-Mutter geschickt gemacht werde, etwas guten Rath bey solchen Umständen, wie obige Fragen in sich halten, mitzutheilen; so will nicht nur die vier Puncte etwas genauer einsehen und erklären, sondern auch einige Mittel an die Hand geben, welche sie mit guten Gewissen ihnen rathen und zu gebrauchen die Gelegenheit wahrnehmen können.

Sollte es nun (1.) sich nicht also befinden, daß eine Frau schwanger wäre, sondern eine Sammlung des Geblüts das scheinbare Ansehen brächte, wie solches am 35sten Blate in vorhergehendem nachzulesen; so ist nöthig, daß eine Ader * am Arm zuförderst

* Hat man aber gewisse Indicia, daß die Frau nicht schwanger sey

derst geöffnet, und hernach, wenn andere Unreinigkeiten einen starcken Leib verursachen solten, durch Purgiren oder Brechen abgeführet, und der künfftig-gefährlichen Kranckheit nach Möglichkeit vorgebeuget werde, damit, so es dem göttlichen Willen nicht zuwider, solche Frau denen Ihrigen zum Besten erhalten werden könne.

Nach dem zweyten Punct ist zwar nicht jedesmahl das inwendige Fühlen und Bewegen eine gewisse Anzeigung und Zeugniß von dergleichen vorhanden seyenden Ursache, ob läge ein Kind verborgen, und rühre von dessen Regung her, massen auch das Männliche Geschlecht ebenfalls sothaner Ungelegenheit unterworffen, insonderheit, als sie an Verstopffung der Miltz und kleinen Geäder öffters grosse Noth haben, auch wohl Würmer und andere Unart, welche dicke, zähe und feste anhängend ist, auch eine Schärffe hat, die Gedärme Krampff-süchtiger Weise zusammen zu ziehen, und bald in dieser, bald in jener Seite, unter den kurtzen Rippen einen gleichförmigen Klumpen von Blehungen zu machen geartet ist, bey sich tragen; so können dennoch diese vorherge-

läßt man noch besser am Fuß zur Ader; Und weil bey allen Umständen nicht par force zu verfahren, so hat man sich vielmehr der Becherischen wohl-choisirten Pillen zu bedienen, oder auch meiner Haupt- und Fluß Pillen, welche mit der Zeit des periodi menstruæ das ungewöhnlich Verhaltene abtreiben werden: Wobey auch die Arhica das Ihrige beytragen wird.

hergegangene Umstände, als: die vor 20. Wochen ausgebliebene Monathliche Zeit, empfundene Unlust und Ubelkeit nach dem Essen, unordentlicher Appetit, Erbrechen, Kopff- und Zahn-Wehe &c. solches bestätigen, daß es von einer lebendigen und ehelichen Frucht herrühren müsse. Um nun zu wissen, ob dem so sey, insonderheit, wenn das Bewegen offte nachgelassen, und die Frucht vielleicht etwas schwach worden, so wird die gantze Unterrinde des Brods genommen, solche bekannter Massen braun geröstet, hernach mit Cardomomen, Zimmet-Rinden, Nägelcken, Muscaten-Nuß oder Blumen, Citronen-Schalen, Saffran, zusammen zu Pulver gemacht, darüber gestreuet, und mit Spanischen Wein begossen, warm über den Leib geleget. Dieses wäre für die Vermögende. Die Armen können an Statt der Gewürtze gestossenen Calmus, Jngwer, Krausemüntze, Melissen, Poley, Märter-Kraut, Lorbeeren, Carweil, Chamillen-Blumen, einige Stücke von diesen, und eines so viel als des andern nehmen, darauf streuen, hernach mit Brandtewein, so mit Krausemüntze abgezogen, anfeuchten, und warm überlegen.

Wann sich nun die Bewegung wieder findet, kan wohl ein Kind vorhanden, und die Frucht dadurch wieder gestärcket seyn. Von dem so genannten Kinder-Balsam kan auch dißmals 1. oder 2. Löffel inner-

lich

lich genommen, auch eine Rostscheibe damit begossen äusserlich warm über den Leib geleget werden. Weil in solchem kräfftigen Wasser die fürtrefflichen Stärck-Mittel befindlich, brauchet man kein überzustreuen, sondern läßt es bey demselben alleine bewenden.

Diesen äusserlichen Mitteln, welche die Blehungen zertheilen, müssen auch andere innerliche hinzu gethan werden, welche solche niederschlagen, den Leib in Ruhe setzen, und den Stuhlgang befördern.

Solche Blehungen können in einer wahren Schwangerschafft die Frucht sehr pressen, drücken, drängen, ängstigen und beunruhigen, dergestalt, daß durch vieles Bewegen selbige in ihrer Behausung sich verschlagen, unrecht wenden, und zu einer schwehren und unglücklichen Geburt fürnehmlich Ursache geben

Durch starckes Schnüren oder Binden wird die Frucht ebenmäßig in die Enge getrieben, * zur Bewegung und unrechten Stellungen gebracht, ja gar offte zum frühzeitigen Ausgange dadurch gezwungen. Es müssen auch die schwanger-gehenden Frauen sich

* Insonderheit wird dadurch der Zugang der Nahrung dem Kinde benommen, daß es theils schwach bleibet, theils wohl gar so entkräfftet werden kan, daß es unvermerckt im Mutter-Leibe ersterben, und eine todte Frucht abgeben kan.

sich wohl vorsehen, daß sie sich nicht viel bücken, ja gar schwehre Lasten vor sich aufzuheben, ihnen nicht unternehmen, weil die Frucht durch beydes sich beschwehret, und wohl gar zum frühzeitigen Ausgange sich genöthiget befindet. So dürffen auch im Schlaffe die Arme nicht über den Kopff geleget, noch selbige durch etwas aufzuhängen, oder von der Höhe herab zu holen, lange * steiff ausgestrecket bleiben, indem das Zwerchfell sodann in die Höhe und starck angezogen, die Frucht gedrücket, zum Bewegen und unrechten Lager gebracht wird, welches alles die tägliche Erfahrung bezeuget. Ingleichen schadet auch öffters, wenn von ihnen schnell worüber gesprungen, und grosse gewaltsame Schritte dazu gebrauchet worden, insonderheit, wenn die Naturen ohnedem schwach und zart, und daher die Theile gar leicht nachzulassen geschickt seyn.

Ein lang ** anhaltender scharff und trockener Husten,

* Dergleichen ausgedehnte Stellung einer schwangern Frauen bringet bey zärtlichen Personen gemeiniglich einen frühzeitigen Abgang der Frucht zuwege, wanns geschiehet vor der Helffte, überhaupt aber eine Ablösung der Affter-Bürde auf einer Stellen, welches einen Abgang des Geblüts nach sich ziehet, und bey vollblütigen und hitzigen Personen die Frucht bald folgen machet.

** Manche möchte billig vermuthen, der Husten, welcher eine hefftige Bewegung des Diaphragmatis mit sich führet, solte wohl unumgänglich die Frucht bey einer Schwangern aus dem Leibe treiben; aber Nein! die Erfahrung bezeugets anders. Hingegen ist dergleichen Abgang der Frucht ohne alle gewaltige Bewegung,

Husten, vieles Niessen, können als solche starcke Bewegungen zu frühzeitigen Stunden und unrechten Stellungen der Kinder, und folglich schwehren Geburten, die schädliche Anlaß geben. Hieher gehören auch dieienigen, so mit Stein-Rücken- und Bauch-Schmertzen, mit drängendem Wasser und Stuhlgang behafftet sind.

Wenn solche höchst-verderbliche Dinge die verständigen und gewissenhaffte Kinder-Mütter nicht abzulehnen oder zu verbessern suchen, haben sie es mit schwehren Gewissen zu verantworten, wovon sie sich aber befreyen können, wenn sie ihre sorgfältige Verwarnungen abgeleget. Die Mittel besiehe am Ende dieses.

So müssen auch die Kinder-Mütter ihr Amt nach der dritten Lehre verrichten, und die tragende Frauen befragen, ob sie ihren ordentlichen Appetit haben, und natürliche Speisen ihnen schmecken, oder ob derselbe geschwächet, auch wohl gar auf unnatürliche und ungewöhnliche Dinge zu fallen geneigt sey. Ingleichen ob vor Geniessung der Speisen kein unordentlicher Durst vorher gehe, sind alle grosse und wichtige Umstände, wornach sie sich zu erkundigen

 haben.

so dazu kommt, viel schleuniger zu observiren, beym Anfall hitziger und giftiger Fieber. Und ist hier abermahl notable, daß unter denen Fiebern die kalten Fieber, die weit mehr Bewegungen von Schütterung oder Dehnen der Glieder unter den Frosten mit sich führen, bey weiten dergleichen Gefahr denen Schwangern nicht zustosse.

haben. Dann so eine unordentliche Lust und unnatürlicher Appetit zu Wagen-Schmiere, Kreite und dergleichen sich findet, bedeutet es, daß eine verdorbene Einbildungs-Krafft und Phantasie obhanden sey, welche von unordentlicher Bewegung der Geister herrühret, zum Grunde aber insgemein ein unreines Geblüte und böse Feuchtigkeit hat; dawider dann eines verständigen Artztes Rath eingeholet werden muß, wiewohl solcher Zustand selten, insonderheit bey denen, weshalb diese Blätter geschrieben, sich zu ereignen und angemerckt zu werden pfleget.

Wenn gar kein Appetit, Verlangen zur Speise, oder natürlicher Hunger vorhanden, pfleget es ein Vorbothe einer herannahenden Kranckheit zu seyn, darunter die Frucht leiden, und zum Ausgang aus der kleinen, und Eingang in die grosse Welt, krafftloß und fast unvermögend gemachet wird.

Hingegen eine gesunde und voller Kräffte seyende Frucht kan zwarten zur Geburts-Zeit sich helffen, auch bey unrechter zu einer rechten Stellung, durch Reiben und Streichen des Leibes, sich öffters wieder bringen lassen, welches einer Matten und Schwachen fehlet; sie kan aber auch durch vieles Bewegen gar leichte sich verschlagen, wenn sie so sehr * unruhig sich

* Wann die Frucht sehr unruhig im Leibe ist, trägt man billig Sorg, ob nicht das Kind schon im Mutter-Leibe convulsivische Bewe-

sich bezeiget, das die Schwache und Matte zu thun nicht im Vermögen hat. Die Artzney-Mittel, den Magen in Stand wieder zu setzen, müssen theils in corrigirenden und verbessernden, theils in abführenden und stärckenden Dingen bestehen, welche am Ende benahmet werden sollen.

Der Schlaff, welcher iedesmahl, also auch zu der Zeit, die Kräffte unterhalten muß, wenn derselbe mangelt, und entweder von einer schon würcklichen, oder doch auf dem Wege seyenden Kranckheit und Beängstigung, oder wohl von harten und blehenden Speisen, und daher unruhiger Bewegung der Frucht, öffters gestöhret wird, muß vor allen Dingen auch befördert werden, wozu theils innerlich, theils äusserliche Mittel am Ende recommendiret und vorgeschlagen sind.

Endlich und Vierdtens, so ist auch bey der Schwangerschafft auf das Alter und Vollblütigkeit zu sehen. Junge, frische, auch * magere Frauen haben viel hitzig Geblüte, und die letzten grosse Geäder: denn was solche an Speise und Tranck geniessen, setzet nicht so wohl zum Fleisch, als daß es das Geblüte vermehret.

gungen leide, dergleichen aufs Kind vom Schreck der Schwangern schlagen kan.

* Es ist zu observiren, daß ordinair die magersten Frauen die fettesten Kinder; die fetten Frauen aber die magersten und kleinesten Kinder zu tragen pflegen.

Weil nun Zeit währender Schwangerschafft die Natur insgemein von dem Uberfluß sich nicht erledigen kan, die Frucht zunimmt, grösser wird, und mehrern Raum im Ausdehnen erfordert, so wird das Geblüte in den Geädern, die starre-voll seyn, mehr gedruckt, in dem umlauffenden Fortgange dadurch etwas gehemmet, und zur Verdickung, Stockung, Seiten-Stechen, Beängstigung, Kopffwehe, Hals-Schaden, Fiebern, Ursache gegeben. Wie dann sich öffters begiebt, daß bey solchen Leuten, ohne die natürliche Reinigung, so sie in dem ledigen, und nachmals ehelichen Stande, ausser der Schwangerschafft haben müssen, gleichwohl das Blut aus der Nase zu rinnen, auch der güldenen Ader Fluß sich zu eröffnen pfleget. Ich weiß viele Exempel, daß das Blut nicht nur aus der Nase bey der Schwangerschafft, sondern auch wenig Wochen vor Endigung derselben aus dem Geburts-Orte weggegangen, und die Natur eine Erledigung dadurch gesuchet.

Die Frucht aber wird dadurch sehr beunruhiget, und in eine unrechte und verkehrte Stellung gebracht, da alsdann ein harter Geburts-Stand zu folgen pfleget, welche Mutter, Kind, und denen Hülffs-Händen viel zu thun schaffet, und wo es GOTT nicht nach seinem gnädigen Willen verhütet, und eine geschickte Wendung geseegnet, kan gar leicht

leicht einem von beyden, auch wohl Mutter und Kinde bey solchem Zustande der Odem ausgehen.

Ist demnach kein besser und nöthiger Mittel, wann dergleichen Blut-reiche Frauen auf die Helffte kommen sind, als eine Ader im Arme zu öffnen, und ihnen ohngefehr 6. Untzen oder 12. Loth Bluts zu nehmen. Zu Zeiten ist es nöthig, zweymahl Ader zu lassen, iedoch daß das * zweytemahl etwas weniger denn zuvor weggelassen werde, weil die Frucht, iemehr sie zunimmt, ie mehrere Nahrung bedarff.

Wolte GOTT, daß die thörichte Einbildung bey denen einfältigen Käthen und Grethen nicht so offte herrschete, ob dürffte man zu der Zeit keine Ader, oder doch nur einmahl öffnen, vielleicht stünde es offt um sie besser, sowohl zur Zeit der Schwangerschafft, als auch bey der Geburt. Ich habe bey magern und vollblütigen Leuten, so scharff, hitzig, auffwallend Geblüte haben, insgemein zweymahl dem Blute Lufft gegeben, da dann einsmahls geschehen, daß die Rechnung zur Entbindung auf 14. Tage unrichtig, und die Binden annoch bey der Niederkunfft um den Arm zu sehen waren. So bald und glücklich folgte die Geburt, wofür GOttes Allmacht noch zu rühmen und zu preisen habe.

Muß demnach dieses Mittel, dem Blute an seiner

* Alsdann soll billig die Ader am Fusse geöffnet werden, und zwar nach der Zeit-Rechnung im letzten Monath.

ver überreichen Vielheit, welches die Adern ausdehnet, und solche starck aufgelauffen zeiget, für allen Dingen nicht versäumet werden, zumalen darauf ein grosser Nutzen, die Geburt zu erleichtern, zu folgen pfleget.

Sollten aber statt des Aderlassens einige lieber das Schröpffen erwehlen, mag auch dieses geschehen, nur müssen keine Köpffe oben auf die Knie oder an die Beine gesetzet, und dadurch das Blut mehr auf die Frucht und unterwerts gezogen werden, als wodurch eine frühe und unzeitige Geburt entstehen kan.

Dieses Vorerwehnte wäre nun, was eine Christliche und gewissenhaffte Kinder-Mutter bey der Schwangerschafft in acht zu nehmen hat, welches traun eine nicht geringe Auffsicht und Nachfrage bey den tragenden Frauen erfordert, das doch mag bißher, leider! wenig, ja wohl gar nicht ausgeübet worden seyn. Denn da ins Haus gehöret worden, ob bald was zu thun sey, wird nur gar offte gute Hoffnung auf den Lohn, Kuchen- und Braten-Accidentien gemacht seyn, weiter hat sich der Verstand wohl nicht erstrecket; denn ohne vorher gegangenes Wissen lässet es sich nicht wohl fragen. Nun folget

Zum Andern die Geburts-Zeit, wie sich die Wehe-Mütter dabey aufzuführen, und wie sie solche aufs gewisseste zu erforschen haben, wovon die Ber-

Berlinische Hof-Wehe-Mutter genugsamen Unterricht giebt, und ihr eigen Exempel am 5. und 36sten Blate anführet, wie sie hat sollen und müssen schwanger seyn, und so viel Tage sich marten und qvälen lassen, ob schon eine Sammlung des Geblüts die vermeynte Schwangerschafft nur verursachet, und dennoch bey solchem starcken Leibe kein Kind vorhanden gewesen.

Wann es nun in der That und Wahrheit sich also verhält, daß eine rechte Schwangerschafft, nach allen Umständen, sich bißher geäussert, auch wohl einige Anzeigungen zur herannahenden Geburt-Zeit sich eingefunden, so ist hochnöthig, daß vor allen Dingen, nach der wohlerfahrnen Lehre am 5. und folgenden Blatte, (1) **der Mutter innerste Oeffnung erforschet werden. (2) Was das Kind vor ein Lager und Stellung habe. (3) Ob es mit dem Kopffe NB. recht in die Geburt eintreten könne, oder ob es damit scheeff, vor- hinter- oder seitwerts angesetzet und angedrücket liege.** Da dann die höchste Noth ist, solches zeitig, durch geschickte Hand-Griffe, abzuhalten.

Solche unrechte Stellungen der Kinder, und wie ihnen vorsichtig durch die Hülffe GOttes begegnet werden müsse, sind augenscheinlich durch die beygedruckten Kupffer-Bilder vorgestellet, auch fürnehmlich in den Gesprächen deutlich erkläret und abgehandelt worden.

Es muß vor allen Dingen auf die dreyfache Art, welche am 4ten Blate unterschiedlich benahmet, des Kindes Geburt verrichtet, und die Wendung, wo es anders von selbsten nicht mit dem Kopffe eingetreten, dahin gerichtet werden, daß, da es mit der Ersten als rechten nicht angehen kan, dennoch durch eine von denen andern beyden das Kind unter der Hülffe GOttes zum Ausgange und ans Licht der Welt gebracht werde.

Soll demnach die grössete Sorge und Bemühung der Heb-Ammen seyn, des Kindes Kopff, wo es anders möglich, in die Geburt einzulencken, damit ohne entstehender Gefahr und herzu dringender Noth die Frau vermittelst Göttlicher Hülffe bald erlöset, wegen des frölichen Anblicks ihres Kindes erfreuet, und GOTT für seine Gnade gedancket werden möge.

Wird demnach die aus grosser Erfahrung hergeleitete Anweisung, und der heilsame Unterricht sehr zu mercken, öffters zu lesen, und dem Gedächtniß wohl eingedrücket werden müssen; besiehe das 202. und folgende Blatt, welche vortrefliche Lehre mit güldenen Buchstaben gezeichnet zu werden verdienet hätte.

Da

Da das Wasser allbereits seinen Fortgang genommen, dahero das Kind bey solcher Trockniß, und anklebenden Häuten, nicht mehr zu wenden geschickt ist, sondern in den Häuten eingepreßt und gedränget lieget, rathe ich, das * Aderlassen so fort zur Hand zu nehmen, und nach Beschaffenheit der Kräffte, auch Vollblütigkeit, 6. 8. 10. biß 12. und mehr Loth Blut im Arme zu lassen.

Insgemein ist dieses ein gar grosser und unverantwortlicher Fehler, es mag das Kind natürlich stehen, und recht in die Geburt eingetreten, oder dieses Letzte nicht geschehen seyn, so treiben dennoch die Kinder-Mütter die zu solcher Zeit schwer-gebährende Frauen zur Arbeit, wollen immer eine Wehe über die andere haben, und sind gleich fertig, deßwegen Artzeney-Mittel zu verlangen, da doch des Kindes unrechte Stellung viel besser ohne Wehen zu einer rechten und natürlichen mit Wenden kan gebracht werden, als welche solche gegenwärtig sind. Besiehe das 27. 28. und 29. Blatt.

Es ist warlich eine gantz Gewissen-lose Sache, zeuget entweder von der grossen Unwissenheit in einem

* Wann die Aderlaß nicht obangeregter Massen vor der Entbindung geschehen ist, so sehe ich nicht ab, aus was Absichten dieselbe in diesen Umständen, da das Kind trocken muß heraus gearbeitet werden, solte Statt finden, daß sie nicht vielmehr etwas entkräfften solte; Wiewohl sich der Autor besser unten noch deutlicher erkläret. p. 42.

nem so wichtigen Amte, welches man mit einem theuren Eyde und Pflicht übernommen, und daß es an einer gründlichen Unterweisung fehle, durch Lesung eines darzu dienenden Buches, (welches nun dieses ist,) der Sache ferner nachzudencken.

Offte bedeutet die Antreibung auch eine Eilfertigkeit, daß die Kinder-Mütter gerne geschwind davon zu seyn trachten, dahero durch ihre viele Ungedult alsofort des Kindes schleunige Geburt und Darstellung wissen und befördern wollen, insonderheit, wenn ohngefehr noch eine sich meldet, die ihrer Hülffe begehrend ist.

Ob nun schon dieses Letzte sich zutrüge, so ist dennoch nöthig, an dem gefährlichsten Orte zu bleiben, und mit Gedult das Ende der ersten Niederkunfft (so den Vorzug hat,) abzuwarten, iedoch der andern Gebährerin eine tüchtige Frau, welche sichs getrauet zu übernehmen, zuzuschicken, ihre Stelle indessen zu vertreten, und menschlichen Beystand zu leisten, wiewohl zuvor von ihr erforschet werden muß, ob das Kind recht eingetreten? da dann vermuthlich ein glücklicher Ausgang, ohne der bestellten Kinder-Mutter Beyseyn gleichwohl zu hoffen ist. Nur wird erfordert, daß das Binden der Nabel-Schnure recht geschehe, und dergestalt verwahret werde, daß kein gefährlich- und tödlicher Blut-Fluß des Kindes zu besorgen.

Und weil an dem gehörigen Binden, welches

mit einem starcken Faden verrichtet werden muß, so viel gelegen, daß eines Theils der Mutter, andern Theils des Kindes Wohlfahrt darauf beruhet, so muß eine bedachtsame und fürsichtige Kinder-Mutter darnach sehen, daß das Gewissen hierinn keinen Anstoß leide. Dieserwegen müssen des 6sten Capitels gründliche Lehren am 112. und folgendem Blatte fleißig gelesen und in acht genommen werden.

Solte auch bey unrechter Stellung und schwehrer Geburt, insonderheit bey denen Erstlingen, 2c. mit ungeschickten Händen ein gewaltsames Auffreissen verursachet seyn, muß sofort das am Ende verordnete Mittel darwider gebrauchet werden, ehe und bevor über die zerrissenen Theile eine Haut sich ansetzet und überwächset, welche hernachmahls mit ungemeinen Schmertzen erst muß weggebeitzet, frisch Fleisch dadurch gemachet, und die geöffneten Geäder, vermittelst des Balsamischen Bluts und helffenden Artzeneyen, zu einer zusammenschliessenden Heilung wieder gebracht werden. Woher solch Aufreissen komme, und wie es zu verhüten, ließ am Blatte 15. 16. 119.

Nachdem die Nach-Geburt und das Nach-Geblüte seinen Fortgang genommen, muß darauf das *Binden geschehen, theils, damit der bißher aus-

* Die gemeine Art der Wehe-Mütter zu binden die Wochen-Frauen, da sie ein zusammengerolltes Hand-Tuch über den Magen

gedehnte Leib in etwas zusammen gehalten, theils auch das starcke Geblüte, durch Zusammenziehung der Geäder, in etwas aufgehalten werde, und also keine Ohnmachten leicht zu befürchten seyn. Wann aber entweder bey unzeitiger Geburt, oder angewachsener Nach-Geburt ein starcker Blut-Fluß, da das Leben Gefahr hat, entstehen solte, muß ein Theil Eßig, und ein Theil Wasser scharff warm gemacht, und beyde Hände biß über das Gelencke darinn gehalten, und solches öffters wiederhohlet werden. Andere äusserliche und innerliche Mittel besiehe am Ende. Erinnere aber noch hiebey, daß das starcke Binden an Händen und Füssen ehender die Ohnmachten zu erregen pflege als obiges, darum muß solches abgestellet bleiben.

Wann endlich das Kind zur Welt gebracht, und von der Nach-Geburt vorsichtig gelöset worden, das Kind aber sehr schwach, zart und elend ist, so, daß die Lunge die Lufft noch nicht gefasset und eingenomen, und dadurch die Brust, Hertz und Geblüte noch nicht in eine lebhaffte Bewegung gebracht hat, da dann die Kinder gantz schwärtzlich als ersticket, und blaulicht als im Jammer und wie todt anzusehen liegen, kan entweder ein paar Tropffen Brandtewein dem Kinde unter die Nase und in den Mund gewischet,

unter die kurtzen Rippen binden, kan man nicht gut heissen: sondern es muß mit einem ausgebreiteten Hand-Tuche der gantze Bauch, wie er zuvor ausgedehnet gewesen, nun aber erschlappet ist, wohl gefasset und gebunden werden.

schet, oder geriebener Senff, Meerrettig, Zwibel an Statt des ersten genommen, auch dem Kinde vornehmlich in den Mund geblasen werden, welches eines von denen besten Mitteln ist.

Vor allen Dingen müssen die Kinder-Mütter gleich einem Schwamm bey sich haben, und mit warmen Wasser solches fleißig reiben. Schwefel-Dampff oder anderes angezündetes Wesen, weil leicht was abfallen und das Kind beschädigen kan, ist nicht zu rathen.

Ich weiß ein Exempel, daß die unvorsichtige Kinder-Mutter, um des Kindes Kopff zu reinigen, solchen mit Brandtewein gewaschen, der denn des Kindes Augen dergestalt mit getroffen, daß sie gantz erhitzet und erröthet worden, welcher Schade anietzo, leider! noch zu sehen, indem die weisen Frauen nachläßig verfahren, und gemeynet, man dürffte solchem zarten Kinde nichts dazu gebrauchen, daher es Zeit zum sichtbaren Verderben bekommen.

Wann das Kind zur Welt gebracht und gelöset worden, muß es gereiniget, in warme Windeln geleget, und nicht so lange auf dem Schooß gehalten werden, biß die Nach-Geburt geholet; besiehe davon das 15. Blat. Darauf ist die sich aufhaltende Feuchtigkeit in der Brust auszudrücken, und die im Mutter-Leibe gesammlete Unreinigkeit der Gedärme (der so genannte Heiden-Dreck) durch den Stuhlgang genug-

genugsam wegzubringen; denn so davon was zurücke bleibet, ist der Jammer nicht weit, und kan der Tod diesem leicht folgen; dannenhero ist gar groß nöthig, solche Unreinigkeit genugsam abzuführen, wofür die Natur, durch die Anfangs dünne und wässerige Milch schon gesorget, welche doch insgemein sehr hindan gesetzet wird, solche den Kindern zu geben. Die Artzeney-Mittel werden nachhero angezeiget.

Das warme Bad dienet auch öffters, insonderheit, wenn nur ein wenig Seiffe oder Saltz darein gethan ist, den Stuhlgang wohl zu befördern, es muß aber gantz wenig seyn, daß es keine scharffe Söhle werde, denn die könnte des Kindes Haut nicht vertragen.

Wann es nöthig, daß dem Kinde das Zungen-Bändgen oder Häutgen zu lösen, sind dieses die Zeichen, daß es die Zunge nicht ausstrecken, selbige nicht bewegen, und um die Wartze nicht recht schlagen kan. Unter tausend Kindern ist kaum eines, so Mangel daran leidet. Es kan mit einer scharffen Scheere geschehen, und hernach Rosen-Honig daran gestrichen werden.

So wird am Ende auch gedacht werden von einem solchen Bade, wenn die Kinder nicht zunehmen können. Dieses muß insgemein gleich Hexerey seyn, wenn die Kinder dicke und harte Leiber, dabey ein auff-

auffgedünstet Gesichte haben, die Arme und Beine aber wie Stöcke verschwinden, da es doch von Würmen, von zähen und sauren Schleim, so Gekröse und Milch-Geäder verstopffet und zugedämmet hat, daß der Nahrungs-Safft an die auswärtigen Theile nicht gelangen kan, zum öffterften den Ursprung hat.

Bißweilen sind auch die Nerven und Sehn-Geäder Schuld, entweder viel zu schlapff, oder gar gedruckt, daß die Geister ihren Einfluß und Fortgang nicht recht in selbige haben, noch die Wärme und ausdehnende Krafft, denen fleischigten Theilen zuwege bringen können.

Vor allen Dingen aber muß die Kinder-Mutter untersuchen, ob irgend ein Mangel oder Uberfluß zu spüren sey? ob die Theile, * so ihre Oeffnung haben müssen, in solcher Beschaffenheit seyn, oder ob sie nicht durchgängig zu finden? als: ob der Urin und der Stuhlgang fortgebracht werde? zumahlen ich 2. Exempel weiß von diesen beyden Arten, welche, wenn es zeitig wäre denen Eltern gemeldet, und Hülffe gesuchet worden, hätte solches, da es noch frisch und zart war, in den natürlichen Zustand vielleicht

Ji können

* Nehmlich, eine Kinder-Mutter soll gleich dem gebohrnen Kinde nach denen Oertern sehen, wo die Natur sich des Urins und Stuhlgangs zu entledigen pfleget: Ob sie nicht verwachsen seyn? damit durch eine geschickte Hand und Instrumenta solche bey Zeiten können eröffnet werden; Anders durch solche Versäumniß die Kinder können in Lebens-Gefahr gerathen.

können gebracht werden, da hernach die Kinder theils etliche Wochen, theils einige Tage nur elend zugebracht, und ihr Leben wieder aufgegeben. Wenn alles geschehen, was eurem Amte oblieget, und der himmlische Vater will sein Geschenck alsobald wiederum zurück nehmen, und mit ihm wie mit des Propheten Jonas Kürbiß verfahren, so habt ihr doch ein ruhiges Gewissen.

Die Kinder-Mütter müssen auch vor allen Aberglauben, welches ein Stück der Zauberey ist, ihr Gewissen frey behalten, keine Wurtzeln, als Pionien-Viol-Wurtzel, Eichen-Mispel und dergleichen in die Windeln stecken, und mit tauffen lassen. Dieser Gnaden-Bund gehöret für die alleredelste Creatur, und nicht für leblose Geschöpffe; GOTT hat schon durch seinen Seegen die Würckung solchen Mitteln, ohne diesen verdammlichen Mißbrauch und Entheiligung des Sacraments, mitgetheilet. Hieher gehöret auch das Seegnen und Besprechen des so genannten Hertz-Gespannes und Anschusses. Man reibe und streiche nur offte das Erste mit Fettigkeiten oder Speichel, warmen Tüchern, oder auch nur mit warmen Händen, so werden sich die Blehungen schon zertheilen, und der hart-ausgespannte Leib schmeidig und erweichet werden. Dieses dienet auch wider das so genannte Anwachsen.

Vom Hertz-Knößpel abwerts auf beyden Seiten unter die kurtzen Rippen weg.

Der Kinder-Brey muß von alter geriebener Sem-

Semmel, NB. nicht von Mehl, mit ein wenig Wasser oder Fleisch-Brüh von Hünern ꝛc. mit Zucker oder reinem Honig, und etwas zart-gestossenen Fenchel und Anieß zubereitet werden. Er muß vor allen Dingen dünne und vom Löffel abfliessend seyn, nicht so lange stehen, daß er sauer, dicke und zähe wieder werde, woraus Jammer, Noth und der Tod gar leicht entstehen können; daher ist er alsdenn ein Kleister zu nennen, und gehöret für die Buchbinder, bringet Verstopffung, Angst, Schmertzen, unruhig Schlaffen, Schreyen, und den blehenden Jammer zuwege.

Wenn die Milch denen Müttern fehlet, müssen sie Morgens und Abends eine grosse Messer-Spitze voll von gepulverten Krebs-Steinen, gebrannt Hirsch-Horn, Viol-Wurtzel, Möhren-Saamen, Haber-Kümmel, Anieß, Fenchel, eines so viel wie des andern zusammen vermischet, mit warmen Geträncke nehmen, dabey Petersilien-oder Kerbel-ingleichen * Mehl-Suppen, die letzte insonderheit, wenn sie kranck gewesen, des Tages einigemahl geniessen. Aeusserlich ist gut Haber-Kümmel in einem linnen Beutel, ohngefehr ein Quentlein, mit ein halb Quentl. ** Campher und eben so viel *** Saffran,

Ii 2 zwi-

* Und das vornehmlich und fleißig.

** *** Diese beyde Stücke sind nichts nutz, solten die Milch eher zurücke als herzu treiben.

zwischen die Brüste zu hängen; es wäre denn Sache, daß der Geruch des Camphers und Saffrans den Kopff einnähme, und Schmertzen verursachete, sodann muß solch äusserlich Mittel wegbleiben. So ist auch gut, die Milch-Röhrgen gangbar zu machen, die Brüste öffters warm, mit einem groben und härichten wöllenen Tuche zu reiben. Es kan auch Hirsen-Saamen in einen Beutel gethan, und stets warm über die Brüste geleget werden. Arme Leute können Krausemüntze, (Hertzen-Kraut genannt,) Hollunder-Blüte, Chamillen-Blumen, Körbel, Dilkraut, eines nur von diesen mit Weitzen-Kley in einen Beutel thun, und denselben offte warm überlegen.

Solte aber eine Entzündung, oder ein so genannter Anschuß darzu kommen, muß das verdammete Seegen-Sprechen, die närrische und abergläubische Erb-Bürste insgemein herhalten, eine andere Bürste oder obiges Reiben thut eben dasienige, wie diese. Es werden darwider einige Mittel nach Endigung dieser Regeln und Erinnerungen hinzu gefüget, und zum Gebrauch bestens angewiesen werden.

Dieses ists nun, was euch lieben Leuten oblieget, die ihr die erste Hand an das herrlichste Geschöpffe, GOttes Ebenbild genennet, legen, und dasselbe zu

seiner

seiner Auffnahme und Wachsthum zu bringen, eine fleißige Auffsicht stracks Anfangs nach eurem Gewissen treulichst haben müsset. Eine iede unter euch schlage in sich, wie offte sie bißhero was versehen, und nicht gethan, was hätte billig geschehen sollen, bitte es GOTT ab durch hertzliche Busse, und flehe denselben inbrünstig an um Verstand und Klugheit, allen diesem Vorgeschriebenen ferner nachzudencken, und alles aufs fleißigste zu beobachten. Sie ruffe GOTT um Seegen und Gedeyen an zu solcher hochwichtigen Arbeit, so wird alles glücklich und wohl von Statten gehen.

Eine iedwede vergesse niemahls diese Seuffzer zu thun: Alles, was mein Thun und Anfang ist, 2c. Das walt GOTT, ich tret ietzt frölich die Beruffes-Arbeit an: HErr GOtt Vater, dich anruff ich, weil ich ohne dich nichts kan: JEsu Christe, seegne du, Heilger Geist, sprich Ja darzu! HERR, in deinem grossen Nahmen sey mein End und Anfang, Amen. Der HERR behüte mich für allem Ubel, Er behüte meine Seele, Er behüte meinen Ausgang und Eingang, von nun an biß in Ewigkeit, Amen.

Hat nun euer Amt und Beruff GOttes seinen gnädigen Beystand, so habet ihr ein freudig Gewissen, könnet aller Verfolgung lachen und spotten, und werdet einen herrlichen ewigen Lohn haben. Vergesset aber nicht, iedesmahl GOttes Güte nachher zu preisen und dafür zu dancken, wenn die Arbeit glücklich verrichtet ist; bethet nach geendigter Arbeit: Nun dancket alle GOTT, der grosse Dinge thut ꝛc. Ehre sey GOTT dem Vater, der uns erschaffen: Ehre sey GOTT dem Sohne, der uns erlöset: Ehre sey GOTT dem Heiligen Geiste, der uns geheiliget hat: Ehre sey der Heiligen und Hochgelobten Dreyfaltigkeit, von nun an biß in Ewigkeit, Amen. Der Nahme des HERRN sey gelobet und gebenedeyet ꝛc. Vater Unser ꝛc. Hilff GOTT allezeit ꝛc. Gedencke doch, GOTT, meiner allezeit im Besten!

Amen.

Nach-

Nachdem nun die allernöthigsten Lehren, zusamt angewiesenen Mitteln, in vorhergehenden Blättern an die Hand gegeben worden: wie nehmlich (1) Zeit währender Schwangerschafft, (2) bey der Geburts-Zeit, und (3) kurtz nach derselben müsse vorsichtig verfahren, und die erfordernde Hülffe geleistet werden; So folgen nun die Mittel an und vor sich selbst, deren sich sorgfältige Kinder-Mütter in oberwehnten Zeiten bedienen sollen.

Wann * Verstopffung vorhanden.

Nehmet ein Loth gereinigten Wein-Stein mit warmen Trincken auf einmahl nüchtern ein. Oder, wenn dieses zu schwach ist, kan folgendes, so auch gelinde abführet, gebrauchet werden.

Nehmet gereinigten Wein-Stein, Rhabarber, Seens-Blätter, Annieß-Samen, iedes ein halb Qventlein, lasset dieses zum Pulver machen, des Abends um Bettgehen die eine Helffte, die andere aber des Morgens mit Hollunder-Muß, Birn-Safft oder mit kalten Wasser nehmen. Des Abends muß nur eine warme Suppe und ein weich Ey gegessen werden. Des Morgens kan ein wenig Suppe mit eintzelen Brocken, oder nur das Trincken warm gemacht, nachgenommen werden.

Ein Tranck wider dergleichen.

Nehmet Hindläufft-Wurtzel, drey Loth, Melissen-Kraut, eine mittelmäßige Hand voll, Seens-Blätter ein Loth, Annieß-Saamen, Caneel, iedes ein Qventlein, dieses zusammen gröblich zerschnitten und gestossen, mit ein Qvartier Wassers so lange gekocht, biß die Helffte bleibet, hernach durchgeseiget, mit ein wenig Zucker versüsset, welches nüchtern nach und nach warm getruncken wird.

Wann zugleich Hitze bey der Verstopffung, muß (1) Aderlaß geschehen, (2) folgender Tranck gebrauchet werden: Nehmet reine abgewa-

* Ist gar ein gewöhnlicher Zufall der Schwangern, die man wohl, insonderheit die Diät, zu instruiren hat: daß sie genugsam trincken, und nicht zu viel sitzen.

gewaschene Gersten drey gute Hände voll, Hasen-Pappeln eine Hand voll, grosse Rosinen, daraus die Kern gemacht, vier Loth, Seens-Blätter, ein Loth, Fenchel-Saamen, ein Qventlein, rohen Wein-Stein ein Loth, kochet dieses wie das Vorige, und gebrauchet es auf gleiche Weise. Ist Husten dabey, kan eine Hand voll Ehren-Preiß oder Hufflattig, ingleichen Feigen 4 Loth, nebst so viel Klaprosen-Blumen, als man mit denen vordersten drey Fingern fassen kan, oder statt derselben ein halb Qventlein Mohn-Saamen darzu gethan, und nach und nach warm getruncken werden.

Pflaumen-Muß vier Loth, gepülverte Seens-Blätter ein Loth, und ein Qventlein gestossener Annieß, dienet auch zu mehrmahliger Oeffnung. Diese Mittel können in erheischendem Falle wiederholet und zweymahl gebrauchet werden.

Ein halb Pfund Pflaumen, ein Loth Seenes-Blätter, und ein Loth reinen Wein-Stein, zusammen mit ein Qvart Wasser gekocht, und die Brühe davon nach und nach getruncken.

Für die Trockniß und * Hitze im Munde.

Krebs-Stein, gebrannt Hirsch-Horn, rothe Corallen, gereinigten Salpeter, iedes ein Qventlein, dieses zusammen zu Pulver gestossen, und alle vier, Sechs, Sieben, oder Acht Stunden, nachdem es die Noth erfordert, eine gute Messer-Spitze voll mit kalten Trincken davon genommen.

Wider die Blehungen.

Krebs-Steine zwey Qventlein, gereinigten Salpeter, gereinigten Wein-Stein, Pomerantzen-Schaalen, Zitwer-Wurtzel, Galgant, Annieß-Saamen, iedes ein Qventlein, dieses alles zu Pulver gemacht, und des Tages zwey- biß dreymahl, mit verschlagenen Trincken, eine Messer-Spitze voll davon genommen.

Ein

* Nachdem ietziger Zeit das Ebsom-Saltz bekannt worden, kan nichts sicherer vor Schwangere in Hartleibigkeiten gebrauchet werden, als dasselbe, biß zu 2 Loth zerschmoltzen in Brunnen-Wasser.

Ein Pulver wider das Schrecken oder Eyfer.

Nehmet Krebs-Steine, præparirte Perlen-Mutter, præparirte rothe Corallen, iedes ein Quentlein, des auserlesensten Berg-Zinnobers, Schweiß-treibendes Spieß-Glas, (Antim. Diaph. Lateinisch genannt,) gereinigten Salpeters ein halb Quentlein, Wein-Stein mit Victriol zubereitet, (Tatr. Vitr. Lateinisch,) zwantzig Gersten-Korn schwehr, dieses zu Pulver gemachet, und desmahls eine grosse Messer-Spitze voll nach dem Schrecken oder Eyfer genommen mit kalten Trincken. Diese Mittel sind diensam, Zeit der Schwangerschafft zu gebrauchen. Nun ist zu gedencken von denen in der Geburt-Zeit, und bißweilen nachher erforderlich seyenden Mitteln.

Wenn die Wehen bey rechter Stellung (welches doch selten geschiehet,) oder nachhero die * Nach-Geburt und das Geblüte nicht fort wollen.

Nehmet Myrrhen, Lorbern, Saffran, iedes ein Quentlein, trocknen Sagebaum, Melissen, iedes ein halb Quentlein, Borax 2. Quentlein, dieses zu einem Pulver gemacht, und alle Stunden NB. bey rechter Stellung eine grosse Messer-Spitze voll davon mit warmen Wein oder Getrancke gegeben. Ist es nöthig, kan alle halbe Stunden davon gegeben werden. **Ich vermahne aber nochmahls um GOTTES willen, da das Kind nicht recht stehen solte, müssen keine Wehen befördert werden, es sey auch, auf was Art es wolle; denn das Kind wird fest eingekeilet, eingedränget und geklemmet, wenn der Kopff woran gegen stehet. Vor allen Dingen muß erstlich entweder NB. der Kopff zur Geburt und Oeffnung der Mutter gelencket, oder die beyden Arten mit dem Steusse oder Beinen eingebracht werden, sonst sind die Wehen höchst-schädlich, hinderlich, ja gar für Mutter und Kind verderb-**

* Hier gehet in diesem Fall nichts über die pulverisirten gut zubereiteten Becherischen Pillen zu 15. Gran.

verderblich und tödtlich. Darum sehet euch wohl vor, daß diese ohne Vernunfft gesuchte Wehen euren Gewissen kein Wehe hinterlassen.

Man kan auch in solchen Fällen * das rechte Elixir proprietatis, mit Schwefel-Spiritus zubereitet, zu hundert und mehren Tropffen geben. Ich muß aber nochmahls wohlmeynendlich rathen, wenn die Geburt nicht wohl von statten gehet, weil das Kind nicht recht lieget, das Wasser auch allbereits weggegangen, (NB. die Kräffte aber nicht gar zu sehr verschüttet sind,) so dann das Aderlassen am Arm, nicht aber NB. am Beine sofort zu unternehmen. Das Blut wird in denen Theilen des Unter-Leibes mehr gedränget, fällt also auf das Kind, und hält solches an; welches aber sodann Lufft bekömmt, und die Frucht gleichsam loß lässet.

Wenn die Nach-Geburt nicht fort will.

Hievon entstehen hitzige Fieber, welche bald das Garaus zu machen pflegen; darum ist ebenfalls nöthig, wenn es die Umstände in der Geburt, oder kurtz vor selbiger, nicht erfordert haben, eine Ader zu der Zeit am Arm zu lassen, und ** folgende Tropffen hernach zu geben. Und obgleich eine Ader nicht lange zuvor geöffnet worden, muß doch solches noch einmahl, wiewohl sparsamer, wiederhohlet werden.

Man nehme Bezoar-Tinctur, Myrrhen-Essenz, iedes ein Quentlein, Saffran-Essenz, Schwefel-Balsam mit Terpentin zubereitet, iedes ein halb Quentlein, dieses zusammen gemischet, davon alle drey Stunden dreyßig Tropffen mit warmen Trincken gegeben. Der harte

* Ich habe in solchen Fällen gut gefunden, eine Ess. Castor. compositam mit Attichbeer und Campher bereitet.

** Ich würde es bey dem Becherischen Pillen-Pulver und folgenden Gebrauch der obgedachten componirten Biebergeil-Essenz seyn Bewenden lassen, indem des Autoris Tropffen mir zu treibend und allzuhitzig scheinen. Wo aber Bibergeil zuwider wäre, habe auch die Essenz vom Diptam saturirt gemacht, und mit Essenz von Myrrhen und weniger Croci vermischt, gut gefunden.

harte Leib kan äusserlich mit Rauten, Chamillen, Bibergeil, Lorbeeren-Oel, oder nur mit Gänse-oder Hüner-Fett, offt warm geschmieret, und immer von oben unterwerts gestrichen und gerieben werden.

Diese Cur gehöret eigentlich für einen verständigen Artzt, welcher mit sonderlichen Instrumenten und Hand-Griffen die Nach-Geburt heraus zu langen, mit höchster Sorge und allen Fleiß bedacht seyn muß, wenn GOtt sonst nichts anders nach seinem gnädigen Willen beschlossen hat.

Die Kopff-Schmertzen zu vertreiben, und den Schlaff bey den Sechs-Wochen-Frauen zu befördern.

Nehmet Majoran, oder Braunen-Dost, Melissen, Märter-Kraut, (insgemein Königin genannt,) Chamillen-Hollunder-Blumen, Roßmarin, Mohn-Saamen, oder Mohn-Blumen, Klapprosen, Lavendel-Blumen, nur drey oder vier Stücke von obigen, schneidet es klein, thut es zwischen ein Tuch, feuchtet es mit Brandtewein an und bindet solches vor die Stirn. Oder hohlet von der Apothecke Pappel-Salbe ein gantz Loth, Muscaten-Balsam, weiß Mohn-Oel, iedes ein halb Quentlein, Dill-und Rauten-Oel zehn Tropffen, dieses zusammen vermischet, davon auf das Pappier gestrichen, und um die Stirn geleget.

Den Magen zu stärcken innerlich und äusserlich.

Nehmet gestossenen Mastix zwey Quentlein, Cardomomen, weissen Ingwer, Muscaten-Blumen, Nägelcken, iedes ein halb Quentlein, machet davon ein Pulver, nehmet solches auf achtmahl, Morgens und Abends zwey Stunden vor Essens, mit Wein, oder andern Geträncke.

Das Elixir proprietatis dienet nicht, weil Aloe und Saffran darunter, und solche das Geblüte treiben. So stärcket auch den Magen der so genannte Kinder-Balsam, ein Löffel voll iedesmahls, des Tages dreymahl davon. Ingleichen Spanischer Wein, auf geröstete Semmel gegossen, und gestossener Caneel darüber gestreuet. Nürnbergischer Honignig-Kuchen ist auch gut, mit solchem Wein genommen. Vor gar arme Leute ist Calmus, Citronen-Pomerantzen-Schale, Zitwer, auch weisen Ingwer, iedes ein Quentlein zu Pulver gemachet, auf zehenmahl mit ein wenig Brandtewein genommen. Aeusserlich dienet dergleichen zu gebrauchen, wie allbereits im Vorhergehenden gemeldet.

Wenn bey schwangern oder säugenden Frauen ein trockener Husten ist.

Nehmet ein halb Loth Lakrixen-Safft, ein halb Quentlein von den Cynoglossen-Pillen, lasset dieses untereinander in der Apothecke mischen, davon alle vier Stunden einer Feld-Bohne groß in den Mund mählich zerlassen. Ehren-Preiß, Huefflattig, Hüddreich, (Gundermann,) iedes zwey Hände voll, Klapprosen eine kleine Hand voll, Anieß-Saamen einen kleinen Löffel voll, Feigen vier Loth, grosse Rosinen ohne Kerne sechs Loth, dieses zusammen klein geschnitten, mit ein Quartier Wassers biß zur Helffte gekochet, wovon alle drey Stunden sechs Löffel warm zu nehmen. NB. Viel Zucker oder Süsses dienet den Schwangern und Sechs-Wöchnerinnen nicht, weil es viel Blehungen machet.

Wider das * Auffreissen zur Zeit der Geburt.

Nehmet Schmeer-Wurtzel gepülvert ein Loth, Tormentil-Wurtzel, Wegetritt-Wurtzel, iedes ein halb Loth, Mastix, Weyrauch, iedes ein Quentlein, dieses alles zu Pulver gemacht, und mit Wasser oder frischen Bier zu einem Brey gekocht, und stets warm übergeleget. Frisch Bier mit fetter ungesaltzener Butter, darein ein vierfaches leinen Tuch getuncket, ausgedrücket, und stets warm übergeleget, ist auch gut. Pflaster dienen nicht allzuwohl, wegen der Feuchtigkeit an diesem Orte, wollen nicht gerne kleben, oder wenn sie fest kleben, machen sie sonsten Ungelegenheit beym Abnehmen.

Wider

* Der Samariter-Balsam ist hier am besten. Nehmlich: die Wunde mit warmen Wein allemahl reinigen, und mit einem heilsamen Oele, als Johannis-Oel, oder ander gut Wund-Oel, warm belegen.

Wider den Anschuß an der Brust.

Nehmet ein Löffel voll Hullunder-Mus, des Pulvers wider das Schrecken oder Eyfer eine grosse Messer-Spitze voll, dieses des Tages dreymahl genommen. Leget Hollunder-Mus als ein * Pflaster darüber. Oder hohlet des grossen Diachel-Pflasters aus der Apothecke vier Loth, und leget solches um die Brust, wo Knoten seyn. Hirse, oder Weitzen-Kley mit Chamillen und Hollunder-Blumen, in durchgenehete Beutel gethan, und stets warm übergeleget, ist sehr gut. Die Milch muß wohl ausgesogen oder ausgedrucket werden. NB. Es muß so gleich dazu gethan werden, ehe die Härte und Röthe überhand nimmt. Insonderheit, wenn das Letzte kommt, siehet es gar schlimm aus, und beginnet so dann Materie zu werden.

Wenn das roth-gefärbte Blut ** mit einem starcken Guß kömmt, und NB. so lange anhält.

Nehmet Tormentil, Riels, Wegetritt, eines von diesen, thut rothen Bolus oder gesiegelte Erde, Lorbeeren und Caneel dazu, eines so viel als des andern, machet ein Pulver, und gebet davon alle Stunden eine grosse Messer-Spitze voll, mit warmen Wein oder Geträncke. Aeusserlich nehmet frischen Schwein-Koth, feuchtet denselben mit scharffen und heissen Eßig an, und leget ihn öffters zwischen ein Tuch warm über. Nichts bessers ist, als im Arm vier, fünff, biß sechs Löffel Blut weggelassen, so wird es auffwerts gezogen.

* Mein Universal-Fluß-und Wund-Pflaster gehet allen andern bevor, gleich bald äusserlich auffzulegen.

** An Statt der plumpen Adstringentium ists rathsamer, nur gleich Medicin zu gebrauchen, die das wallende Blut niederschlägt, als: Nimm geläuterten Salpeter, præparirte rothe Corallen, jedes gleich viel, füge hinzu nur etwas von denen Hiacynth-Species, und gieb der Patientin alle Stunden eine Messer-Spitze voll ein in Wegebreit-Wasser. Deßgleichen eine gute Messer-Spitze voll pulverisirter Krebs-Steine zum öfftern zu geben mit Citronen-Safft verarbeitet.

Folgende Mittel gehören für die Kinder.

Wenn sie mit den Füssen stampffen, sich krümpffen, winden, schreyen im Schlaffe, den Mund oder die Augen drehen und verkehren.

Nehmet Peonien-Wurtzel, Viol-Wurtzel, Galappen-Wurtzel, Eichen-Mispel, iedes zwantzig Gersten-Körner schwehr, præparirte Krebs-Steine, rothe Corallen-Perlen-Mutter, iedes ein halb Quentlein, des feinesten Berg-Einnobers, Schweiß-treibenden Spieß-Glases, Wein-Stein-Saltzes, iedes zwantzig Gersten-Körner schwehr, Mithridat zehen Gersten-Körner schwehr, Fenchel-Oel auf Zucker getröpffet 4. Tropffen, dieses wohl zusammen zu einem Pulver gemachet, wovon einem Sechs-Wochen Kinde des Tages zwey biß dreymahl einer Wicken groß zu geben.

Wenn das Kind älter wird, so muß es eine grössere Portion iedesmahl haben. Dieses dienet auch, den Heyden-Koth abzuführen. Oder nehmet, denselben wegzubringen, Rhabarber-Safft ein Quentlein, Meer-Zwiebeln-Safft ein halb Quentlein, gestossener Myrrhen 6. Gersten-Körner schwehr, gestossenen Saffran ein Gersten-Korn schwehr; gebet dieses auf sechsmahl, alle acht Stunden ein Theil. Oder nehmet frisch süß Mandel-Oel ein Quentlein, Viol-Wurtzel, Galappen-Wurtzel zu Pulver gemachet, iedes sechs Gran, dieses auch auf sechsmahl. Frisch Baum-Oel ein Quentlein, darunter NB gebrannt Hirsch-Horn oder Zucker, iedes zwantzig Gersten-Körner schwehr, dieses auf sechsmahl. Gebrannt Hirsch-Horn oder Krebs-Steine muß wegen der Schärffe darunter seyn.

Wider die Blehungen der Kinder äusserlich.

Nehmet Chamillen-Oel, Lorber-Oel, Rauten-Oel, iedes ein halb Quentlein, destillirten Anieß, Carweil-Chamillen-Oel, iedes fünff Tropffen, Sal-Armiac-Spiritus, zehen Tropffen, dieses zusammen gemischet, und des Kindes Leib offte warm damit geschmieret. Anieß- oder Carweil-Brandtewein ist auch gut, den Leib damit zu waschen. Uber den

den Brey kan ein wenig klein gestossen Anieß oder Fenchel, ohngefehr eine mittelmäßige Messer-Spitze gestreuet werden.

Wider den Husten der Kinder.

Nehmet gebrannt Hirsch-Horn, Viol-Wurtzel, Althe-Wurtzel, Wollrath, weissen Mohn-Saamen, iedes zwantzig Gersten-Körner schwehr, mischet es zusammen, machet ein Pulver, und gebet iedesmahls einer Feld-Bohnen groß einem Kinde von drey Monat des Tages dreymahl. Oder nehmet Violen-Safft, Huefflattig-Safft, iedes ein halb Loth, Althe-Safft, Klapprosen-Safft, iedes ein Quentlein, gebrannt Hirschhorn ein halb Quentlein, mischet es zusammen, und gebet alle sechs oder acht Stunden einen kleinen Kinder-Löffel voll davon.

Wenn die Kinder keine Lufft durch die * Nase holen können, daher ihnen das Saugen schwehr ankömmt, eben wie bey dem gespanneten Leibe.

Nehmet Majoran-Butter ein Quentlein, Majoran-Oel, wilden Quentel-Oel, iedes vier Tropffen, Ungarisch Wasser zehn Tropffen, wischet dieses dem Kinde warm über die Nase, und in die Nasen-Löcher. Wenn Unflath darinn, so verhärtet ist, wird er dadurch loß, und muß mit einem grossen Nadel-Knopff heraus gelanget werden.

Wenn die Kinder dicke Leiber haben, und nicht zunehmen können.

Nehmet Hasen-Pappeln-Kraut, Odermennig, Ehren-Preiß, Wermuth, Krausemüntze, Alant-Kraut, Leberstock-Kraut, Chamillen-Hollunder-Blumen, iedes zwey Hände voll, kochet dieses mit dem Wasser aus dem Schmiede-Troge, und badet das Kind des Tages einmahl darinn. Nach diesem muß das Kind so gleich in warme Tücher geschlagen werden, denn es sonst höchstschädlich. Ein Pflaster von dem Schmeere, so an der Glocken-Welle sitzet, mit gestossener Wermuth, Lorbeeren, Wurm-

* Ein weniges von rothen Rüben-Safft mit einem Federlein in die Nasen-Löcher gestrichen, ist gar eilfertiger Würckung.

Wurm-Saamen, iedes gleich viel genommen, gemachet, und über den gantzen Leib geleget, thut ungemein gut. Wenn das Kind sonst mit Krätze behafftet, müssen rothe Heinrichs-Blätter zerschnitten, und unter Weitzen-Kley gethan, davon ein Knote, wie eine grosse Faust, in alt Linnen gebunden, in warm Wasser getuncket, und damit öffters die Unreinigkeit abgewaschen werden.

Dieses wären nun die gemeinesten Zufälle derer Mütter und Kinder, darwider einige Mittel hieher gesetzt worden, auf daß ihr Kinder-Mütter habt, womit ihr euch und andern Leuten im Noth-Fall rathen könnet. Es heißt sonst: Unsere Kinder-Mutter weiß gar nichts. Mehr aber denn dieses dienet euch vorerst nicht, darum machet euch solches bekannt, ihr werdet es aus der Erfahrung mit Göttlicher Hülffe sehr gut befinden. Wenn sonst niemand ist, der es aus- oder aufschreiben kan, so lasset es den Schul-Meister thun. Es ist alles deutlich beschrieben, und alle Worte so gedruckt worden, daß eine iede Feder damit kan zurechte kommen. GOtt seegne den Gebrauch mit Gnaden, und gebe, daß ihr Freude und Ruhm dadurch erwerben möget! Vergesset aber des Betens und Danckens nicht, so wird GOTT alles wohl machen biß an euer seeliges

E N D E.

NB. Sogleich fällt diese Begebenheit mir vor, daß eine Frau in der Geburt von gezwungenen Wehen einen dicken Hals bekommen. Darum wehret den starcken Wehen (1) mit Warnungs-Worten, verrichtet es auch (2) mit einer tüchtigen Binde um den Hals, damit kein solch Andencken zurücke bleibe, welches mit der Zeit zunimmt, und grosse Beschwehrung verursachet. So es sich ja zu tragen sollte, muß flugs in der Zeit vorgebauet werden, sonst ist die Reue hernach viel zu spät, und muß der Schade mit zu Grabe getragen werden. Hierher gehören auch die zu solcher Zeit bekommene Bruch-Schäden, welchem im Anfange zu steuren gehörige Mittel gesuchet werden müssen.

An

An
Herrn D. Andream Petermann,
Anat. & Chir. P. P. Extraord.

Wegen eines

COROLLARII,

Multæ hactenus insolitæ laudatæ enchireses in Libro, cui titulus est: **Die Chur-Brandenburgische Hof-Wehe Mutter**, nituntur vana speculatione: In praxi enim sunt absurdæ. Hinc jure miramur; quomodo Liber sustinere potuerit censuram totius Collegii Medici.

Zu Teutsch also lautend:

Viele bißhero ungewöhnliche gepriesene Handgriffe in dem Buch, die Chur-Brandenburgische Hof-Wehe-Mutter benennet, bestehen auf eine eitele Speculation; denn in der Ubung seyn sie ungereimt. Darum wundern wir uns billig: wie dieses Buch die Censur eines gantzen Collegii Medici habe ausdauren können.

So in der Disputation de GONORRHAEA **unter seinem** Præsidio zu Leipzig gehalten 1690. d. 5. Dec.

Abgelassenes Send-Schreiben

Justinä Sigismund,

Chur-Fürstl. Brandenb. Hof-Wehe-Mutter.

Hoch-Edler, Hochgelahrter Herr Doctor,

Sonders Hochzuehrender Herr.

Es wird demselben fremde vorkommen, daß ich mich unterstehe, mit diesem Briefe ihn anzutreten, und denselben durch den Druck gemein zu machen.

Die Ursache aber ist, weil vor einigen Monathen mir ein Medicus von Görlitz eine Disputation zugeschickt, unter desselben Præsidio gehalhalten, de GONORRHAEA, authore TOBIA PEVCER; in welcher Disputation das letzte Corollarium mein vor zwey Jahren heraus gegebenes Buch berühret; So habe ich mir dieses Corollarium, welches also lautet:

XII.

(Multæ hactenus insolitæ laudatæ *encheireses*, in Libro, cui titulus est: **Die Chur-Brandenburgische Hof-Wehe-Mutter**, nituntur vana *speculatione*: in *praxi* enim absurdæ sunt. Hinc iure miramur, quo modo liber sustinere potuerit censuram totius Collegii Medici;) verteutschen lassen, und finde: daß es wider mein Buch gerichtet; nehmlich dem Sinn nach also laute:

Viele ungewöhnliche gepriesene Handgriffe in dem Buch: Die Chur-Brandenburgische Hof-Wehe-Mutter genannt; gründen sich auf eine eitele Speculation: Denn in der Ubung seyn sie ungereimt. Dannenhero wundern wir uns billig, wie dieses Buch bey der Censur eines gantzen Collegii Medici habe bestehen können.

Weil dann in diesem Corollario dasjenige, was ich durch GOttes Gnade bey 33 Jahren geübter Erfahrung, angehend viele Handgriffe, verworffen wird, habe ich dazu nicht können stille schweigen; sondern, theils aus eigenem Antrieb, theils auf Einrathen verständiger unpassionirter Gemüther, den rechten Grund meines Buchs zu erfahren, und was darinnen wohl bedacht und mit Vorbewust und Beyfall gelahrter Männer, ja mit der Censur eines gantzen Collegii Medici, meinem Nächsten, sonderlich zum **Unterricht der unerfahrnen Heb-Ammen**, und Rath der Kreissenden, in öffentlichen Druck lassen gehen, mich annehmen müssen.

Zwar hatte ich anfänglich meine Rechtfertigung wider den Authorem der Disputation, nehmlich Tobiam Peucer eingerichtet: und demselben weisen wollen: **daß er, als ein Unerfahrner, von Handgriffen bey schwehren Geburten nichts Gründliches wissen könne, ausser was er speculiren oder aus Büchern lesen möge; und also nicht urtheilen könne, was bey schwehren Geburten, indem die Fälle sich vielfältig verändert zutragen, und durch langer Zeit Erfahrung müssen angemercket**

wer-

werden, in der Ubung gereimt oder ungereimt seyn möchte; und also sich überstiegen habe und unternommen, von diesen Angriffen oder Handgriffen ohne Erfahrung zu urtheilen, die doch nothwendig er haben müste, im Fall er recht diese Handgriffe betrachten, und davon urtheilen wolle.

Hatte auch zu dem Ende schon etwas aufgesetzet, ihm zu weissen, daß er in diesem Corollario wider die Christliche Liebe und gemeine Wohlfahrt derer Kreissenden, wider die Wahrheit und Erfahrung sein Corollarium gesetzet; welches er billig zu bereuen, und eines andern sich weissen zu lassen Ursach hätte; mit dem Ansuchen: **Er wolle mir die Handgriffe, so er auf den Grund einer eiteln Speculation und in der Ubung ungereimt ansiehet, anzeigen: Welche sie seyn? An welchem Orte meines Buchs sie stehen?** Damit ich mich darüber deutlicher, wenn es ja nöthig, erklären; oder, wenn er mehr Grund habe, aus seiner oder anderer Erfahrung, von ihm lernen möge.

Aber nachdem ich glaubwürdig erfahren, daß, wie diese Disputation **einer Hochlöblichen Medicinischen Facultät zu Leipzig** in Manuscripto übergeben worden, dieses Corollarium, angehend die vielen Handgriffe in meinem Buche, nicht dabey gewesen; sondern von meinem Hochgeehrten Herrn Doctor selbst gemacht, und in Druck dazu gebracht worden sey; worüber obgedachte Hochlöbliche Facultät ihr Mißfallen bezeige. So kan ich leicht schliessen, daß ich mich nicht so sehr an den Authorem der Disputation, als den Præsidem zu halten habe.

Darum ich dann auch mich unterstanden, dieses Schreiben an meinen Hochgeehrten Herrn Doctor zu richten, der ohnedem gehalten ist, dessen, **was unter seinem** Præsidio **ans Licht kommet, sich anzunehmen**, und desto mehr dieses Corollarium, das ohne Censur, aus Beysorge, es möchte in der Censur nicht bestehen, angehänget, zu verantworten hat.

Es kan auch demselben nicht fremde fallen, daß ich diesen Brief durch den Druck ausgehen lasse. Denn hätte entweder der Præses oder der Author in privat durch Schreiben, wegen meiner angewiesenen und ihrer Meynung nach ungereimten Handgriffen, mich, wie Christlich und billig gewesen, fragen lassen, so hätte ich keine andere Ursache gehabt, als in privat zu antworten. Nachdem es aber dem Præsidi gefallen, und zwar ohne Censur der Hochlöbl. Facultät, dieses Corollarium wider mein Buch öffentlich zu setzen, (**aus was Ursachen, könnt ich leicht errathen, will es aber GOtt heimstellen, der unsere Hertzen kennet,**) finde ich mich genöthiget, mein Schreiben auch öffentlich einzurichten: daß, weil doch das Corollarium vielen bekannt gemacht, ein jeder sehen möge, auf was Grund es bestehe, und bey erfolgender Untersuchung wissen möge: was für Handgriffe können mit Grund in meinem Buche getadelt werden.

Darum ich zu der Sache selber schreite, und so viel ichs begreiffen kan, dieses Corollarium betrachte. **Zu was Ende ich mein Buch geschrieben,** ist ja meinen Hochgeehrten Herrn Doctor bekannt aus der Vorrede, (im Fall er sie gelesen,) ich habe es nicht an den Weg wollen setzen, als eine Schrifft für die Gelehrten, (da ich doch versichert, daß viele Gelahrte, die es unpassionirt gelesen, und bey dergleichen Fällen meine Ubung wissen, es dienlich, und andern zur Unterrichtung nützlich achten,) deren Urtheil ich mich iederzeit unterwerffe, so weit als ich mit meiner Erfahrung es vereinigen kan. Wie ich dann mit Grund der Wahrheit anführen kan, daß viele Hochgelahrte und erfahrne Medici, die in meinem Buche angewiesene und durch die Erfahrung dienlich befundene Handgriffe, bey schweren Geburten, nicht allein gelobet, mich darinnen bestärcket; ja daß durch einiger Anleitung zu einen und andern Handgriffen, sonderlich, was von dem Exempel einer **Erlauchten Person**, in der Vorrede mit dem Kupffer und Bericht anweise, bin angeführet worden. Und stehet ja zu einem genugsamen Zeugnisse die öffentliche Censur der Hochlöblichen Facultät zu Franckfurt an der Oder: als welche die **vielen Handgriffe, in meinem Buche angewiesen, billigen, und deswegen das Buch zum Druck dienlich geachtet haben;** zu geschweigen derer hiesigen Medicorum, die offt in schweren Geburten meine Arbeit und Handgriffe, und dadurch offt unter GOttes Seegen manche Mutter und Kind gerettet gesehen.

Destomehr wundert mich, wie entweder mein Hochg. Hr. Doctor dieses Corollarium wider mein Buch selbsten hat setzen wollen, oder durch den Authorem hat setzen lassen, ohne zuvor der Medicinischen Facultät Censur darüber, wie es doch billig hätte seyn sollen, zu haben. Hat er also dieses mehr zu verantworten, als in dem Corollario zu setzen, oder zu dulten, **daß man sich wundere: wie dieses Buch hätte können bey der Censur eines gantzen** Collegii Medici **bestehen.** Ich, als ein einfältiges Weib, könnte daraus schliessen, daß sein Corollarium bey der Censur nicht so wohl würde bestanden haben, als mein gantzes Buch. Zum wenigsten würden sie dieses Corollarium, als eine Facultät wider der andern, ohne genugsamen Grund und Beweiß nicht haben setzen und passiren lassen. Doch mein Hochg. Hr. Doctor würde mir dieses als ein ungereimtes Speculiren und vielmehr einen Eingriff in ein fremdes Amt, als einen unanständigen Handgriff ausdeuten; darum überlasse dieses der Hochlöbl. Facultät zu Leipzig, wie sie es ahnden, und der auch Hochlöblichen Facultät zu Franckfurt, wie sie ihre Censur nach ihrem Gutfinden zu seiner Zeit wider meinen Hochgeehrten Herrn rechtfertigen werden: Dieses ist über meinen Beruff. Mir oblieget nur, weil mein Buch berühret, darüber Grund und Nachricht zu haben.

Das Corollarium setzet: **Viele Handgriffe, die ungewöhnlich, und gelobet werden in dem Buch: die Chur-Brandenb. Hof-Wehe-Mutter; seyn gegründet auf einer eiteln Speculation, und in der Ubung ungereimt.** Mein Hochg. Hr. Doctor. was hat ihm doch mein Buch gethan, daß er dieses ohne Ursache und ohne Grund will verdächtig machen? Es hat ja kein Kind beleidiget; sondern wanns wohl gelesen, und die darinn angewiesene Handgriffe recht angewandt werden, so kan es durch Gottes Gnade und Seegen manches Kind retten.

Ich kan ja keinem Gelahrten dadurch zu nahe geredt haben, was ich den unerfahrnen Heb-Ammen zur Nachricht, den Kreissenden zum Nutzen habe geschrieben. Ich weiß, daß mein Hochgeehrter Herr Doctor (wie dann viele Medici darinn auch glückliche Handgriffe anwenden, deren gründlichen Unterricht ich auch suche, annehme und gut finde,) auch seine Handgriffe in der Ubung hat, die ich darum nicht verwerffe; sondern in seinem Werth lasse. Kan mir doch nicht schlechter Dings bereden lassen: daß, was ich erfahren, obs gleich mein Hochgeehrter Herr Doctor als **ungewöhnlich** hält, darum ungereimt seyn müsse. **Dieses kan wohl seyn, entweder des**

Herrn Doctoris oder des Authoris Speculation in dem Corollario: irret mich aber nicht in meiner Praxi. Mich deucht, daß man durch Speculiren und Raisonniren, wenn man keinen rechten Grund hat, könne ehender fehlen, als wenn man die Erfahrung vieler Jahre zur Lehr-Meisterin hat.

Ich gestehe gern, daß ich die Anatomie nicht gründlich verstehe; aber wie alles zur rechten oder zur unrechten Geburt sich anschicke, das habe ich durch GOTTES Gnade und Erfahrung; und davon aller Orten, wo ich meinen Beruff mit Sorgfalt, fleißigem Gebeth und vorsichtigen Handgriffen abgewartet, ein gutes Zeugniß, bey Hohen und Niedrigen, die sich wundern werden, wie in einem eintzigen Corollario alles dasjenige, was GOtt so manchem zu Nutz bey schwehren Geburten hat seegnen wollen, müsse eine Speculation und in der Praxi ungereimt seyn.

Gesetzt: Es seyn die Handgriffe ungewöhnlich, müssen sie darum ungereimt seyn? Wann sie ohne Nutz angewendet, und in der Erfahrung nie dienlich gefunden wären, so könnte das Corollarium bestehen. Nun ist ja aber meinem Hochgeehrten Herrn Doctor und allen erfahrnen Medicis bekannt, daß nicht alles, was bißhero ungewöhnlich, oder vor einiger Zeit also gewesen in der Medicin, darum eine Speculation und in Praxi ungereimt auszuschreyen, so könnte man ja nicht sagen, (wie doch die besten Medici mit Grund und grossem Nutzen zur Genesung vieler Krancken erweisen,) daß die Medicin ietziger Zeit aufs höchste sey verbessert, indem vieles ietzund geübet und gelobet wird, was bißhero ungewöhnlich und unbekannt gewesen.

Ich kan mich zwar hierüber nicht gründlich erklären, doch was ich täglich davon höre, wohl begreiffen, und dienet dazu daß ohne Grund mein Hochg. Hr. Doct. viele ungewöhnliche Handgriffe darum mit Unrecht tadelt, oder tadeln lässet, weil er sie nicht geübet oder nicht üben kan.

Daß ich darinnen wahr rede, lehret mich meine Erfahrung, die ich so lange andern vorstelle und anrathe, bis ich eines bessern überwiesen werde; und eben darum, weil ich aus der Erfahrung, die mir von Jahren zu Jahren mehr Licht gegeben, durch GOTTes Gnade rede, ist es unrecht, daß man sie setzet, auf den Grund einer eiteln Speculation.

Das Corollarium nennet auch die Handgriffe bißhero ungewöhn-

wöhnlich, gelobete, als die gelobet werden. Mein Buch ist ja keine Lob-Rede einer Wissenschafft, sondern nur eine deutliche Unterredung, den Unwissenden und Unerfahrnen gerne mitzutheilen, was GOtt mir in meinem Beruff mittheilet täglich, dafür ich seinen Nahmen unaufhörlich lobe, zu keinem andern Zweck, als **denen Kreissenden zu dienen und zu helffen, ja auch nach meinem Tode, was ich so offt durch GOttes Seegen dienlich gefunden, ohne die geringste Hinterhaltung zu offenbahren.** Zu dem Ende, wie GOtt am besten weiß, habe ich mit grossen Unkosten dieses mein Buch lassen drucken, und bin bereit noch ferner, was ich täglich durch die Erfahrung lerne, meinem Nächsten mitzutheilen, nach der Gemeinschafft, die wir als Christen unter einander bekennen und haben sollen; Wegere mich auch niemahlen, worinnen ich noch irre, oder irren möchte, mich unterweisen zu lassen, doch daß ich **mehr Grund sehen möge, als ich in meiner bißherigen Erfahrung habe.**

Darum ich dann auch meinen Hochg. Hrn. Doctor bitte, (damit wir nicht leer Stroh dreschen, und ich diesen Brief mit dem Zwecke, wozu er geschrieben, enden möge,) weil entweder er dieses Corollarium hat wider mein Buch setzen, oder so es der Author gesetzt, unter seinem Præsidio, ungeachtet es unter der gehörigen Censur nicht gewesen, hat lassen drucken und behaupten wollen. **Er benenne mir doch diese viele ungewöhnliche gepriesene Handgriffe** in meinem Buche, die auf blosser Speculation sich gründen, weil sie in der Praxi ungereimt seyn, **fein deutlich und gründlich:**

1. **Welche** sie seyn. **2. An was Orte** sie in meinem Buche stehen. 3. **Auf was Grund** sie eitele Speculationen seyn. **4. Woher er wisse, daß sie ungereimt in der** Praxi **seyn.** Damit ich deutlich und ordentlich darauf antworten möge.

Mein Hochg. Hr. Doctor kan nicht anders, als billig, dieses mein Verlangen und höchstnöthig darauf zu antworten finden. Denn es ja keines Weges bestehen kan, in einem eintzigen Corollario viele Dinge zu verwerffen, ohne daß man den Grund deutlich anweise. Es kan ein ieder leicht irren, und darum muß untersuchet werden, bey wem der Irrthum vergraben liege, und seyn wir offt in unsern eigenen Gedancken so verleitet, daß, was wir nicht bald bey uns möglich finden, an andern verwerffen.

Mein Hochgeehrter Hr. Doctor wird von mir, als einem Weibe, nicht fremde annehmen dieses Ansuchen. Ich will mich gerne weisen lassen, wo

ich

ich nicht genugsamen Grund zu haben kan überwiesen werden, und lasse einen ieden unpartheyischen Leser urtheilen, **ob ich weniger habe thun können, mein Buch entweder zu retten, oder zu verbessern**, worinn es kan verwerfflich erwiesen werden; und zu erklären, wo es nicht deutlich genug möchte geschrieben seyn, als dieses auf das gesetzte Corollarium zu begehren.

Es mag mein Hochg. Hr. Doctor oder der Author der Disputation das so offt erwehnte Corollarium gesetzt haben, weil es in die Welt geschrieben, so muß es vor der Welt von dem Præside, der mein Hochg. Hr. Doctor ist, gerechtfertiget werden. Destomehr kan ich hierauf dringen, weil es ohne Censur gesetzt ist, das dann schon einen Verdacht nach sich ziehet. Sehe also nicht, wie mein Hochg. Hr. Doctor ein so billiges Begehren mir abschlagen könne; es sey denn, daß er es ohne genugsamen Bedacht und Grund, als ein blosses Corollarium, die Jugend darüber zu üben, halten, oder auf den Authorem der Disputation schieben wolle. Aber auf solchen Fall würde ich nicht können vergnügt seyn, sondern andere zulängliche Mittel zu suchen genöthiget werden, **dieses mein Buch** und **die darinne angewiesene Handgriffe wider dieses** Corollarium **zu retten**. Ich will mich aber des ersten versehen, und meinen Hochgeehrten Hrn. Doctor frey stellen, ob er mir öffentlich oder in privat antworten wolle. Unterdessen bin ich überzeuget, und setze dieses als ein

COROLLARIUM **wider das Seine:**

Alle die Handgriffe, ob sie gleich ungewöhnlich, die ich in meinem Buche, die Chur-Brandenburgische Hof-Wehe-Mutter genannt, anweise, (oder denen Wehe-Müttern rathe,) gründen sich auf keine eitele Speculation; dann sie seynd in der Praxi **an so vielen bewährt, und also nicht ungereimt. Darum man sich nicht zu wundern hat, wie dieses Buch in der** Censur **eines gantzen** Collegii Medici **habe bestehen können.**

Dieses stehet so lange bey mir feste, und wird von vielen Medicis, die es gesehen, und andern Oculatis geglaubet und gründlich befunden, biß mein Hochgeehrter Herr Doctor ein anders erweise.

In Erwartung dessen empfehle meinen Hochgeehrten Herrn Doctor GOttes Gnade, mich seiner Gunst, mein Buch aber zur rechtmäßigen und liebreichen Untersuchung.

Meines Hochgeehrten Herrn Doctoris

Berlin den 29. Jan. 1692.

Antworts-begierige

Justina Sigismund.

D. An-

D. Andreas Petermanns,
Anatom & Chirurg. P. P. Ordin.
Auf der Universität Leipzig,

Gründliche Deduction
vieler Hand-Griffe,
Die in dem Buche,
Die Chur-Brandenb. Hof-Wehe-Mutter
genannt, gerühmet werden,
und doch auf bloser vergeblicher Speculation beruhen, über dieses aber in der Praxi ungereimt, auch denen Wehe-Müttern und Kreissenden gefährlich seynd,

Nebenst
Etzlichen Beylagen.

§ 1.

Geneigter Leser! Es ist am 5. Dec. 1690. unter meinem Præsidio eine Disput. Medica, de Gonorrhæa, allhier gehalten worden; An welche, weil der Hr. Respondens etliche Carmina andrucken ließ, ich 12 Corollaria, und unter denen das letzte dieses Innhalts: Multæ hactenus insolitæ laudatæ Enchirises in Libro, cui titulus est, Die Chur-Brandenb. Hof-Wehe-Mutter, nituntur vana speculatione: In praxi enim sunt absurdæ. Hinc iure miramur, quomodo liber sustinere potuerit Censuram totius Collegii Medici; mit anhängen lassen. Was mich zu diesen bewogen, ist zu ersehen aus der Copia des beygedruckten Schreibens, sub B. Hierauf hat die Medic. Facultät zu Franckfurt an der Oder an hiesige löbl. Medic. Facultät bald mit einem iniurioso petito, wider den

Respondenten ein Schreiben abgehen lassen. Weil aber dieser dazumahl verreiset gewesen, habe ich mich bey unserm Herrn Decano zu dem Corollario als Autor, verstanden, auch es zu defentiren versprochen. Worauf wohlgedachte hiesige Facultät an die Franckfurter eine Antwort ergehen lassen. Was darinnen enthalten gewesen, weiß ich nicht, verlange es auch nicht zu erfahren. So viel ich aber aus dem beygefügten Klage-Schreiben sub A. habe abnehmen können, hat sie ihre Dispicenz über mein Corollarium contestiret, und der Herr Decanus dabey berichtet, daß er sich nicht so genau besinnen könnte, ob das Corollarium bey denen andern gestanden, als er sie censiret hätte. Nach diesen ist allbereit angeführtes Klage-Schreiben wider mich an hiesiges Concilium Academicum von der Facultät zu Franckfurt eingegeben, und mir, laut Copia sub O. eine gerichtliche Aufflage gethan worden. Dieser zu Folge, habe ich sofort meinen Bericht in Schrifften, sub B. ausführlich eingegeben. Welcher ad Acta gebracht, und darauf mir, loco decreti, durch den geschwornen Actuarium, angedeutet worden: Es sollte diese meine Antwort erwehnter Facultät zu Franckfurt, dem Proceß gemäß, communiciret werden.

§ 2. Nun habe ich zwar stetig auf eine ordentliche Klage, wie bey uns Land-üblich, gewartet. An statt derselben aber am 26. Febr. ein an mich gerichtetes gedrucktes Send-Schreiben, durch hiesige Post, empfangen. Wer dessen Autor sey, will ich nicht inqviriren; sondern mir nur eben das Recht bedingen, das man sich in gedachtem Briefe wider mich gebrauchet, da vorgegeben wird, ich müsse vor das Corollarium, als ein Præses, stehen. Welches ich auch iederzeit thun werde. Gleichwie ich nun dieses verspreche: Also muß auch die Facultät zu Franckfurt vor ihre Censur, als wider welche mein Corollarium gerichtet ist, stehen.

§ 3. Daß ich aber Ihnen nicht zuviel gethan; sondern die klare Wahrheit gesetzt habe, wird erwiesen in hiesiger gründlichen Deduction. Worinnen der Autor des Send-Schreibens auf seine verlangte Fragen völlige, und vielleicht mehr, als ihm lieb ist, Antwort bekommet. Das Urtheil darüber sey bey einem ieden unpartheyischen vernünfftigen Leser.

§ 4. Ob ich capabel sey, dergleichen Materie zu untersuchen, mögen diejenigen urtheilen, denen meine Studia und praxis Medica bekannt ist;

ist; nachdem ich nunmehro, durch GOttes Gnade, näher 27 Jahre, und zwar allbereit über 20. hoch-graduiret, beym Studio Medico gewesen, auch seit der Zeit meistens in officiis publicis ordinariis, als Medicus mich befunden; wie nichts weniger näher 90 Kinder, theils lebendig, theils todt, von kreissenden Weibern mit eigenen Händen genommen habe. Wie vielmahl ich sonsten, in eben solchen Fällen, Kreissende besucht, weiß ich in eine gewisse Zahl nicht zu bringen.

§ 5. Zuvor aber erinnere ich, daß allerdings ein öffentlicher Ungrund sey, es wäre dieses Corollarium nicht, nebenst denen andern, von unserm Herrn Decano censiret. Warum er sich auf diese Censur nicht gewiß besonnen habe, muß ich dahin gestellet seyn lassen, daß er es aus einem bösen Affectu wider mich gethan habe, will ich nicht vermuthen, weil Er den Ruhm eines ehrlichen und gewissenhafften Mannes bey männiglich, und also auch bey mir, vor sich hat. Es kan vielmehr seyn, daß Er, wegen seines angehenden Alters, bey vielen andern Verrichtungen, und da schon eine ziemliche Zeit verflossen gewesen, sich nicht so genau habe besinnen können. Daß aber die Censur gewiß ergangen, bezeuget der Buchdrucker, der nebenst seinen andern Collegen durch einen schwehren Eyd verbunden ist, nichts ohne Censur zu drucken, und im widrigen Fall in 50 Rheinischer Gold-Gülden Straffe verfallen wäre, welche auch allbereit an ihm würde exeqviret worden seyn, da er die Censur nicht hätte können verificiren können. Und lieber, was hätte ich vor Ursache gehabt, dieses Corollarium der Censur zu entziehen? Denn daß wider anderer Leute, auch gantzer Collegiorum Scripta bublica, in allen Facultäten, hier Programmata, Corollaria und Disputationes geschrieben worden, ist am hellen Tage. Ja wer hätte mir wollen wehren, eine gantze Disputation wider diese Censur zu schreiben? Bleibet derowegen diese Bezüchtigung allerdings eine injuriöse Zunöthigung der Franckfurter Facultät, und des Autoris des Send-Schreibens, wider welche, durch Chur-Fürstl. Hoheit zu Brandenburg, ich mich allerunterthänigst gnädigster Satisfaction getröste. Daferne aber künfftig jemand mich darmit injuriren wird, wider den werde ich mich des in unseren Rechten verstatteten Juris retorsionis gebrauchen, und sagen, es rede oder schreibe mir einer, als ein Lügner und böser Mensch nach, daß dieses mein Corollarium nicht censiret sey.

§ 6. Nun soll meine Deduction also eingerichtet werden, daß ich, weil das Buch, davon controvertiret wird, aus Frage und Antwort bestehet, allezeit die Fragen und Antwort aus dem Buche, mit Anziehung des Blates, darauf sie enthalten, nehme; auch darauf erweise, daß die Antwort (1.) eine vergebliche Speculation, und (2.) in der Praxi ungereimt, (3.) denen Wehe-Müttern aber, zu dero Nachfolge das gantze Buch geschrieben seyn soll, wie nichts weniger (4.) denen kreissenden Weibern selbst höchst gefährlich sey, und daß ich mich (5.) dannenhero mit Recht verwundert habe über die Censur, als auf welche sich nicht nur das allbereit geschriebene Buch, sondern auch Autor des Send-Schreibens aufs neue so feste und steiff gründet. Folget also

§ 7. Die (1.) Frage: Ob eine Wehe-Mutter, durch einen Handgriff, etzliche Wochen, ja 2 und 3 Monath vor der schwangern Frau Kreissen, wissen könne, daß das Kind wohl gewandt und natürlich zur Geburth stehe?

Die Hof-Wehe-Mutter antwortet auf diese Frage Ja, und zwar mit ausdrücklichen Worten: pag. 195. **Denn aufs wenigste zwey, auch wohl drey Monath vor der Geburt, kan man die Frucht natürlich fühlen in den meisten Leibern, welches, im äusserlichen Angriffe des Leibes, gar leicht betrügen kan. Als hat die Wehe-Mutter höchst nöthig, bey solchen Personen in Zeiten, ich sage zwey oder drey Monath vor der Geburth, um den Zustand des Kindes zu sorgen, daß sie dasselbe bey rechter Geburts-Stunde nicht versäume, und sich auch nicht übereyle ꝛc.** Und durch Aussage derer Zeugen, welche hiervon nichts gewust, wenn sie es nicht von der Wehe-Mutter wären beredet woeden, pag. 138. 139. 144. 148. &c.

Daß dieses Bejahen eine vergebliche Speculation sey, erweise ich folgender Gestalt. Denn ob wohl allerdings wahr, es lasse sich in dem innern Mutter-Munde auf die letzte Zeit, eine merckliche Veränderung bey vielen schwangern Frauen spühren, und zwar also, daß wenn man sie mit einem Finger anfiehlet, sie eine zwar weiche, doch starcke Haut, die ziemlich naufwerts nachgiebet, zeiget. Daß aber diese Haut der gantze Theil des innerlichen Mutter-Mundes, keinesweges aber das Häutlein,

so

so das Wasser in sich hat, und das Kind umgiebet, sey, erhellet Sonnenklar dahero; Weil (1) die Weiber, bey stärckern Angriffe, einen Schmertz empfinden, da sie dargegen, wenn gleich das Wasser-Netzlein zersprenget wird, nichts fühlen. (2) Kurtz für der Geburt, mitten durch diese Haut ein starcker Schleim flüsset. Welcher (3) wenn die Häute springen, blutige Streiffe bekömmt. (4) Die völlige Oeffnung, entweder nebenst dem eintretenden, oder springenden Wasser, empfunden wird. (5) Die Weiber, vielmahl wenige Tage vor dem Kreissen, ihre Männer zu sich lassen können, ohngeachtet diese Haut vielmahl so weit herunten ist, daß sie mit dem halben Finger erreichet wird. (6) Gestehet die Wehe-Mutter pag. 81. selbst, mit diesen Worten: **Denn weil das Kind unrecht lieget, so kan es nicht an- und eindringen, und den Mutter-Mund nicht fassen, und zur Oeffnung zwingen, als wie wenn es recht stehet, oder nur das Wasser noch stehet, so zwinget das Wasser die Oeffnung, weil es mit dem Netze zwischen den Mutter-Munde sincket** rc. pag. 221. LXXIV. Ja sie berufft sich auf die deutlichen Worte Respons. der Medicinischen Facultät bey der Universität Leipzig, pag. 174. hin und her ausdrücklich, da man sie beschuldiget hat, sie zersprenge das Wasser vor der Geburts-Zeit, so also lauten: **Es ist auch bey Sprengung des Wassers dieses zu mercken, daß offtermahls denen Schwangern das Wasser, eine geraume Zeit vor der Geburth, von sich selbst springet, darauf aber ihnen kein Schade, ob gleich eine etwas schwere Geburth, manchmahl zu folgen pfleget. Im übrigen, so können auch, vor Eröffnung des innern Mutter-Mundes, und bevor sich das Wasser selbst präsentiret, und also vor instehender Geburth, die Kinder-Mütter zu solcher Sprengung nicht gelangen, wegen so hart geschlossenen Mutter-Mundes** rc. Hierbey gestehe ich gar gerne, daß manchmahl etzliche Wochen für der Geburth, ein häuffig Wasser von denen Weibern wegfliesse, und daß sich da eine völlige Oeffnung erzeige. Allein diese ist übernatürlich, und geschiehet unter 200 Personen kaum einmahl.

§ 8. Nun komme ich auf die Praxin, und erwege, wie die Wehe-Mutter diesen Handgriff selbst ausgeübet habe; pag. 135. 36. 37.

38. 39. 40. sq. ist genugsam zu ersehen, daß dieser Handgriff weit mehrmahl gefehlet, als eingetroffen habe. Und ob sie wohl fürgiebet, es habe sich das Kind so vielmahl verkehret; So bedencke doch ein jeder vernünfftiger Mensch, ob zu glauben, es könne eine völlige Frucht im Leibe, die allbereit so nahe in dem Mutter-Munde, durch das Loch, so die ossa pubis, ilia, und Anfang des ossis Sacri machen, gedrungen, daß man sie mit Fingern, durch die äusserliche Geburth fühlen kan, sich so schnell verwerffe, daß, an statt des Köpffleins, die Beine herunter kommen solten. Und woher weiß die Wehe-Mutter diese Verkehrung? Wahrlich, aus keiner Ursache, als aus vergeblicher Speculation.

§ 9. Daß eben diese Speculatio in praxi ungereimet sey, ist zu sehen daraus, daß, wenn ja die Wehe-Mutter den natürlichen Stand, zwey Monath für den Kreissen, fühlete: Sie doch bey der Geburth müste zugegen seyn, damit sich die Frucht nicht wendete. Wäre aber der Stand übernatürlich, könte sie der Frau nicht helffen. Weil sie (1) nicht neingreiffen kan, (2) erwarten muß, ob nicht, bey noch stehenden Wasser, eine freywillige Aenderung folgen wolle, wie pag. 122. gelehret wird: daß also, in beyden Fällen, das Werck auf eines nauslauffe.

§ 10. Endlich, wie höchst gefährlich es sey, denen Schwangern zwey oder drey Monath für dem Kreissen, zu sagen, oder Muthmassung zu machen, die Frucht stehe unrecht, sie solten bey rechter Geburths-Stunde die Wehe-Mutter ungesäumet holen lassen, können diejenigen ermessen, die mit solchen Personen zu thun haben. Denn wenn sich nur eine geringe ungewöhnliche Aenderung angiebet, was hat man nicht bey solchen Weibern zu trösten. Ja in der Geburth selbst, saget man der Kreisserin nichts vom übeln Stande, biß man es ferner nicht verhelen kan, um der Frau den Muth nicht zu nehmen.

§ 11. Ob nun, bey sogestalten Sachen, ich mich nicht mit Rechte, über die Censur verwundert habe, urtheile ein jedweder vernünfftiger Mensch.

§ 12. Die (2) Frage: **Wie kan man eine Wehe-Mutter prüffen, ob sie rechte gründliche Wissenschafft habe?** Die Hof-Wehe-Mutter antwortet pag. 190. sq. XIV. Frag. **Durch den Angriff, ob sie darvon Rede und Antwort geben könne: Denn**

Denn iede erfahrne Wehe-Mutter kan, aus vieler Ubung Nachricht genug geben, weil sie, durch den Angriff, alle Zufälle wissen kan und muß, welches glückliche oder unglückliche Geburthen seyn werden, was des Kindes Läger mit sich bringet, und das Kreissen betrifft. Wo sie dieses nicht ausführlich machen kan, wie nehmlich des Menschen Leib bey der Geburth beschaffen, und was sie für Zufälle gehabt? Wie sie mit denselben Zufällen oder schweren Geburthen verfahren? Wie sie selbe angegriffen, und zur Ausführung gebracht, und helffen müssen? so wird sich der Grund bald zeigen, was man von ihr urtheilen könne rc.

§ 13. Daß eine Wehe-Mutter, auch aus vieler Ubung, durch den Hand-Griff, nicht gnug Nachricht geben könne, welche Geburth glücklich oder unglücklich erfolgen werde, ist zu ermessen. Weil sie, (1) bey noch stehenden Wasser, nicht wissen kan, ob sich das Kind werde wenden oder nicht? Welches beydes doch, nach eigenem Geständniß der Hof-Wehe-Mutter, wie allbereit oben § 9. angeführet, geschehen kan. Gestalt (2) nach gesprungenem Wasser und den tieffern Eingriff in die Mutter, vielmahl sich bald was kan hervor geben, daß die Geburt, ob sie gleich zuvor gefährlich schiene, erleichtert. Ein klärlich Exempel stehet pag. 131. sq. da, nach gesprengeten Wasser, sich ein Füßlein hat hervor gegeben. Denn wäre die erste Wehe-Mutter nur so klug gewesen, daß sie nach dem andern Füßlein alsobald gegriffen hätte: So ist kein Zweiffel, es würde das Kind lebendig, und geschwind, auf die Welt gekommen seyn. Wie denn dergleichen Geburthen bey uns, das Jahr über, gar vielmahl vorgehen, und wird daraus kein Wunder gemacht. Dargegen kan (3) sich leichtlich zutragen, daß, ohngeachtet die Wehe-Mutter den Kopff recht gefühlet, derselbe nichts minder sich in etwas verdrehe, und sich auf die Eißbeine setze, auch darauf, sonderlich wenn er groß ist, allzuschwere Geburth erfolge. Ich geschweige, daß (4) es noch lange nicht genug sey zu einer glücklichen Geburth, wenn der Kopff gerade eintritt! Indem, diesem ungeachtet, sich eines der Schulter-Blätter über das Eißbein allzufeste einsetzen kan. Und, mein, was ist wohl die Ursache der schwehren Geburth, darvon

pag.

pag. 73. 74. 75. sq. geredt wird, gewesen. Meines Erachtens, warlich der Kopff nicht, als der schon allbereit in Stücken gedrucket war, und also wohl würde gewichen haben, wenn der Leib mit denen Schulter-Blättern, hätte folgen können. Ein dergleichen Exempel habe ich vor vier Jahren gehabt, da der Kopff gantz unter dem Eißbeine raus war, und die Kinder-Mutter nebst der Bey-Frau die Hirnschale zerschmettert hatte, so, daß allbereit alles anfieng zu faulen; das Kind aber doch nicht zu gewinnen war. Denn, da ich hernacher nur die Haut öffnete, war mir leichte, die Scherbel und den gantzen Kopff, nach Eröffnung der Haut, wegzunehmen; nichts destoweniger stunde der gantze Cörper so feste mit dem Schulter-Blat an dem Eißbeine an, daß ich die Frau in einen andern Situm bringen, und das Schulter-Blat herunter ziehen muste, worauf der Cörper gantz leichte folgete. Ich geschweige zweyer Exempel, bey welchen die Nabel-Schnure so feste des Kindes Halß zugeschnüret hatte, daß der kalte Brand erfolget war, und ungeachtet der Kopff gantz recht innen stunde, so erschiene doch, nach dessen Auszüge, es sey die Geburt einig und alleine durch die Nabel-Schnure gehemmet worden. Wer wollte nun hier so kühne seyn, daß er sagete, es hätte die Wehe-Mutter bald in dem ersten Angriffe die schwehren Geburten zuvor anzeigen können? Vielmehr ist abermahl erwiesen, die vergebliche Speculation dieses Handgriffes, und die daraus genommene Versprechung.

§ 14. Was vor Verdruß und übeles Nachreden eine solche Wehe-Mutter in dergleichen Fällen auf sich selber lade, hat mich die Erfahrung vielmahl gelehret, indem sowohl die Kreissenden, als andere Umstehenden, bald bey meiner ersten Ankunfft geseufftzet und geklaget haben, die Wehe-Mutter hätte stetig gesagt, das Kind stünde gantz recht, und die Frau zu stetigem Arbeiten angestrenget; nichts desto weniger wären sie nunmehro, nach verflossener Zeit, und der Kreissenden verlohrnen Kräffte, in diesen elenden Zustand gerathen. Und wie würde es der guten Wehe-Mutter, von der der 87. Casus Medicinæ Criticæ Ammanni redet, ergangen seyn, wenn nicht eine löbliche Facultät zu Leipzig ein ander Urtheil über sie gefället hätte..

§ 15. Ob ich mich nun nicht abermal über diese Censur mit Rechte verwundert habe, lasse ich die Facultät zu Franckfurt selbst urtheilen.

§ 16.

§. 16. Die (3.) Frage: **Kan denn allemahl, bey angehender Geburt, das Kind, es stehe wie es wolle, erreichet werden, es sey das Wasser gesprungen oder nicht?** Die Hof-Wehe-Mutter antwortet pag. 212. LIV. Fr. **Das Kind kan und muß allemahl, bey angehender Geburt, erreichet werden, damit, wenn was untüchtiges zur Geburt verhanden wäre, kein Unglück geschehe.**

Daß dieser Handgriff eine vergebliche Speculation sey, lehren die pag. 212. in vorhergehender Antwort der LIII. Fr. auf der 6sten Zeilen folgende Worte: **Ja es geschiehet, daß die Kinder recht stehen, oder aber scheef, auf eine oder die andere Seite, oder aufs Schooß-Bein der Frauen angesetzet, und kommen nicht eher loß, biß sie todt seyn. Diese Kinder stehen bey angehender Geburt insgemein hoch, dabey sich eine Wehe-Mutter irren kan, weil sie das Kind nicht erreichet, biß es tod, und abgleitet, und näher in die Geburt dringet.**

§. 18. Hier habe ich mich über die Censur nicht nur mit Recht verwundert; sondern auch hertz-inniglich zu GOtt geseufftzet, als ich gelesen, daß keiner derer Doctorum der gantzen Facultät bey der Censur dieses Buches, an dem doch so viel gelegen, wie aus der Beylage sub B. zu ersehen, die ausdrückliche Contradiction, in den nächst auf einander folgenden Zeilen, angemercket haben.

§. 19. Wie gefährlich auch diese Lehre sey, kan ein ieder erachten: Inmassen daraus erfolget, es müsse eine Wehe-Mutter, bey angehender Oeffnung, wenn sie mit den Fingern nichts erreichen kan, das Wasser möge gesprungen seyn, oder noch stehen, mit der gantzen Hand hinein fahren, und sich des Zustandes der Frucht erkundigen. Was sollte hier nicht vor ein Schmertzen und Entzündung verursachet werden? Ich habe bey dergleichen Vorwitz der Wehe-Mutter zu zweyenmahlen observiret, daß nicht nur alleine die Theile der äusserlichen Geburt so gar entzündet worden, daß auch der kalte Brand darzu geschlagen; sondern auch das Perinæum auffgerissen worden sey, ohnerachtet die Frucht mit dem Kopffe stecken geblieben, und hernacher von mir, durch Instrumenta, hat heraus genommen werden müssen.

sen. Worüber in hiesigen löblichen Stadt-Gerichten ordentliche Inquisitional-Acta ergangen seyn.

§. 20. Ja wenn man bey solchem Zustande mit der gantzen Hand hinein fahren soll, so werden ja alle Cautelen, die bey dem Wassersprengen durch das gantze Buch so hoch recommendiret seyn, auf einmahl über den Hauffen geworffen. Und ob ich wohl durch diese wenige General-Fragen, und dero Untersuchung, der gantzen Welt klärlich dargethan, daß mein Corollarium nichts, als die klare Wahrheit, mit bescheidenen Worten erinnert habe; So will ich doch auch noch 4. Special-Handgriffe ein wenig vorstellen.

§. 21. Der Erste sey: Ob bey einer todten Frucht, wenn der Kopff so feste anstehet, füglich ein Haken könne gebrauchet werden, wie pag. 73. 74. 75. sq. die Hof-Wehe-Mutter lehret? Daß ein bequemer Hake bey Ausziehung einer todten Frucht sehr nützlich sey, kan ich nicht in Abrede seyn, gestalt ich mich desselben in vielerley Gestalt insgemein bediene. Daß er aber in Kopff könnte füglich eingesetzet werden, glaube ich, wegen eigener Versuchung, nicht; dieweil, wenn das Cranium einmahl geöffnet, hernacher die obern Knochen folglich leichte aus einander gehen: Indem die Suturæ noch alle von einander klaffen, und da er in die blosse Haut eingesetzet wird, er geschwinde ausreisset. Da er aber in denen untern Beinen soll angehencket werden, müssen dieselben schon sehr weit raus seyn, daß man sie mit denen Fingern tractiren kan; Und in dem Falle ist ja viel besser und gewisser, die Finger zu gebrauchen, als mit welchen man den Kopff hin und her lencken kan. Ich geschweige, daß die Mutter, wo sie auf das Eißbein anlieget, durch das lange Auffstehen des Kopffs, insgemein schon entzündet ist, (wie ich denn zweymahl an diesem Orte den kalten Brand gefunden habe, durch welchen die Mutter zersprungen, und das Kind in den holen Leib getreten war, bey Weibern, die in der Geburt gestorben, und hernacher geöffnet worden seynd; wiewohl ich bey keiner Zeit währenden Kreissen gewesen bin,) und dannenhero durch das Zerren immer mehr und mehr erbremset wird. In diesem Falle ist ja viel bequemer und leichter zu helffen, wenn der Kopff geöffnet, und die Scherbel nach ein ander heraus genommen werden, welches ich 15. oder 16mahl so practiciret, und zwar mit so leichter Mühe, daß ich öffters kaum eine viertel Stunde damit zugebracht habe. Siehet also wieder ein ieder, was hier vor eine vergebliche Speculation und in der Praxi vor Gefahr zugegen sey.

§. 22. Der andere Special-Handgriff sey genommen aus dem 17den Kupffer-Blatte, da die Wehe-Mutter lehret, man solle eine Schnur mit einer Schlinge an ein Holtz binden, und selbe mit drey Fingern von einander halten, hernacher aber in dem Leibe über das gantze Kind, das mit dem Kopffe vor der Geburt, mit denen Beinen aber noch weit oben stünde, hinauf fahren, die Schnure an ein Füßlein schlingen, und sodann das Bein herunter ziehen.

§. 23. Hier lasse ich einen ieden Anfangs ermessen, was vor Schmertzen der Kreissenden würden verursachet werden, wenn man mit der gantzen geballeten Hand unter dem Kopffe zwischen dem Leibe durch das §. 8. beschriebene Loch hinauf greiffen solle? Und gesetzt, man brächte es darzu, so ist doch zu besorgen, daß, wie die Mutter selber gestehet, an der Schnur nicht starck dürffte gezogen werden, weil sie sonst einschneiden, und den Fuß absondern würde; Welches bey einer lebendigen Frucht keines Weges zu thun ist: Durch sachtes Ziehen aber ist unmöglich hier etwas auszurichten. Ich geschweige, daß auch eine ziemliche Krümme in dem Leibe, und dannenhero das Holtz schlechter Dinges sich nicht schicke. Ja, was wäre es auch des Holtzes nöthig, indem die Finger die Schnure regieren müssen. Dannenhero ist ja viel besser, man fahre (wenn es möglich ist,) mit der blossen breiten Hand über dem Leibe biß an das Knie hinauf, fasse dasselbe mit dem mittelsten gekrümmten Finger, und ziehe es sachte herunter, so dann findet das Knie bald Raum, daß es hinter der Hand herunter gehe. Denn liesse es sich mit der Schnur sachte herunter ziehen, so würde es vielleicht mit dem Finger angehen. Ich habe allezeit gewonnen, wenn ich den Finger nur einmahl biß an das Knie gebracht habe, das Kind sey lebendig oder todt. Und mag mir die heraus gesunckene Hand nicht im Wege seyn, gestalt sie leicht wiederum bey solchem Zustande kan zurück gebracht werden; und wenn die Beine herunter kommen, so krieget der obere Leib, auch folglich die Hand Raum hinauf zu weichen. Kurtz, der gantze Discurs über die Tafeln kan weiter nicht, als auf den Stand, da das Kind meistens allbereit mit dem Leibe in pelvi, nicht aber noch, wie die Figur ausweiset, über schon zweymahl gedachtem Loche stecket, gedeutet werden.

§. 24. Aus welchem abermahl die vergebliche Speculation und Gefahr der Kreissenden, wegen derer Schmertzen, wie auch die Ursache meiner Verwunderung, erhellet.

§. 25. Drittens entstehet die Special-Frage: Ob eine Wehe-Mutter, bey angehender Geburt und noch stehendem Wasser, die Hand des Kindes, hinter dessen Rücken liegend, könne fühlen; auch mit einem eingelassenen Finger drücken, als wolte sie kneipen, damit das Kind die Hand wieder zu sich ziehe, und sich überwerffe, daß es also mit dem gantzen Leibe, samt denen Händen und Füssen und Kopffe unter sich gegen die Geburt komme? Die Wehe-Mutter bejahet dieses alles pag. 47. Wenn ich aber ansehe pag. 209. die Antwort auf die XLVII. Frage, die also lautet: **Wie erkennet man diese Geburten gegen einander? Die erste Geburt ist zu erkennen, weil sie mit denen Fingern nicht zu erreichen ist, denn der Rückgrad des Kindes kan sich nicht geben, biß er gebrochen; Als muß die gantze Hand, so bald es möglich, wegen der innern Oeffnung, gebrauchet werden, da denn der Rückgrad an denen Knörpeln zu fühlen ist.** Ob nun der Rückgrad bey noch stehendem Wasser also könne gebrochen, und hernacher das Kind glücklich zur Welt gebohren werden? oder ob abermahl hier eine augenscheinliche Contradiction sey? stelle ich der Facultät zu Franckfurt zu bedencken anheim. Denn eines von beyden muß seyn.

§. 26. Da man aber excipiren wollte, es müsse der Finger und die gantze Hand, in diesem Casu, hineingestecket werden; So dencke doch ein iedweder, ob möglich sey, daß eine völlige Frucht, in ihren Häuten und Wasser, in dem Pelvi sich herum wenden könne?

§. 27. Zu dem weiß ich wohl, daß Kinder im Mutter-Leibe manchmahl die Finger zusammen ziehen; Daß sie aber, wenn man sie kneipen wolle, die gantze Hand, wie in der Frage beniehmet, hinauf ziehen sollten, glaube ich nicht: Indem augenscheinlich zu sehen ist, wie neu-gebohrne Kinderlein zwar wohl Händlein und Füßlein in etwas rühren, aber niemahls so hoch an sich ziehen.

§. 28. Bleibet also auch dieser Handgriff eine vergebliche Speculation, die eine Wehe-Mutter zu schädlichen Griffen veranlassen könne.

Und

Und habe ich mich, wegen der ausdrücklichen Contradiction, aller Dinges mit Recht über die Censur zu verwundern.

§. 29. Endlich will ich auch noch erwegen den Num. XXI. in Kupffer-Blat abgebildeten Handgriff, da die Wehe-Mutter erweiset, man solle, wenn ein Kind verkehrt zur Welt käme, und mit der Brust in der Geburt inne stünde, mit der Hand hinauf fahren, und den dritten Finger an das Kinn halten.

§. 30. Daß nicht nur allein das Kinn, sondern vielmahl auch der obere Kinn-Backen bey der Geburt müsse in acht genommen werden, damit der Kopff nicht zurücke bleibe, weiß ein ieder, der einmahl die Operation eigenhändig verrichtet. Alleine wie nöthig dieses ist: So unmöglich ist dargegen, daß es auf eine solche Weise geschehe; dieweil der gantze Cörper des Kindes niemahls die Geburt, so wohl äusserlich, als in dem innerlichen Mutter-Munde so weit ausdehnet, als eben, wenn die Brust durchgetrieben wird: Denn der Unter-Leib kan ober und unter sich nachgeben, aber die Brust nicht, weil sie um und um mit Beinlein umgeben ist. Dahero ist auch nicht möglich, wie ich vielmahl erfahren habe, nur einen Finger darzwischen zu bringen; sondern es muß das Cörperlein von einer Seite zur andern etwas gedrehet werden, damit es vollends heraus gehe.

§. 31. Dannenhero ist dieses Kupffer-Blat allerdings eine Abbildung einer vergeblichen Speculation, welche mir viel Speculationes, über [illegible] mehr in dem Buche enthaltene Handgriffe verursachet hat. Die [illegible] über dem Kinne und Mund, in dem Casu, zu halten, erfordert noch viel eine andere Stellung einer solchen Geburt.

§. 32. Mehr mag ich vor dieſesmahl nicht sagen, ohngeachtet wegen des Handgriffes im Kupffer-Blat Num. IV. V. VI. X. XII. XX. noch viel, zur Demonstration der Wahrheit meines Corollarii, könnte angeführet werden.

§. 33. Und ob gleich mancher hier einwerffen möchte, es sey das Buch nur einfältig abgefasset, und vor einfältige Leute geschrieben; So ist doch im Gegentheil auch wohl zu behertzigen, daß man einfältigen Leuten alles recht klärlich und deutlich vorstelle müssen: Im widrigen Fall wer-

werden sie mehr verwirret, als unterrichtet. Indessen bin ich nicht in Abrede, daß hin und her gar feine, nöthige, practicable Handgriffe in der Hof-Wehe-Mutter mit enthalten seyn. Wie ich denn aller Dings darvor halte, es solle eine Wehe-Mutter nach gesprungenem Wasser, bey der übernatürlichen Stellung der Frucht, zugreiffen, und die Stellung zu verändern suchen.

Hier folgen die Beylagen.

A.

Magnifice Domine Rector,

Hochwürdige, Hoch-Edle, Veste und Hochgelahrte, insonders Hochgeehrte Herren.

Denenselben werden wir hiermit dienstlich zu berichten genöthiget, welcher Gestalt wir in einer Disputatione publica, de Gonorrhæa, welche am 5. Decembr. vorigen Jahres, unter Herr D. Petermanns Præsidio, auf Ihrer Universität von einem Studioso, Nahmens Peucer, gehalten worden, durch ein Corollarium, so derselben sub Num. 12. annectiret ist, folgendes Innhalts: Multæ hactenus in so[illegible]audatæ enhirises, in libro, cui titulus est, die Chur-Brandenburgische Hof-Wehe-Mutter, nituntur vana speculatione: In praxi enim sunt absurdæ. Hinc iure miramur, quomodo liber sustinere potuerit Censuram totius Collegii Medici; offenbahr angestochen worden. Nachdem wir nun deßwegen, als uns solches unlängst kund worden, bey einer Hochlöbl. Medicinischen Facultät Ihres Orts Satisfaction gesuchet, und selbige in freundlicher Antwort vom 9. Octobr. nebst Bezeugung ihres behörigen Desplaisirs, oder billigen Mißfallens, über dieses des Concipienten erwehntes Corollarium, Verfahren, welches sie ihres Orts lieber gesehen hätten, daß solches besser wäre menagiret worden, zu wissen gethan, daß (1.) die Censura derer Disputationum publicarum, und andeRer

rer Scriptorum, so zum Druck befördert worden, bey Ihnen nicht Actis Facultatis, sondern Decani sey; Dieser aber (2.) vorgebe, daß, als ihm gedachte Disputation zur Censur in Manuscripto überreichet worden, gedachtes Corollarium nicht dabey gewesen, sondern erst hernach bey dem Druck darzu gebracht worden. (3.) Vor der Disputation selbst keine Exemplaria, ohne vielleicht bey einigen Priuatis, mehr verhanden. (4.) Der Studiosus Peucer, sich schon längst von Leipzig hinweg begeben. Auch (5.) nicht er so wohl, als der Præses, sich noch unlängst pro Autore dieses Corollarii gegen ihren Herrn Decanum frey bekennet; und endlich (6.) öffentliche Scripta zu confisciren, Ihnen nicht zustehe: So können wir nicht umhin, nunmehro an E. Magnificenz, und gesammten Hochlöblichen Senatum Academicum, uns zu wenden. Und demnach wir wohl versichert seyn, daß unser, über obgedachtes Buch, (die Chur-Brandenburgische Hof-Wehe-Mutter genannt,) begehrtes und gegebenes Judicium also behutsam abgefasset ist, daß niemand, der selbiges bedachtsam lieset, auch Herr D. Petermann selbst, ob er gleich in der Meynung ist, daß viel darinne enthaltene Enchirises in Praxi absurda seyn, uns mit Rechte eines Versehens, oder andern Fehlers, deßhalben wird überweisen können. Gestalt, wie er (1.) nicht alles in solchem Buche improbiren können, also wir nicht simpliciter alles, sondern nur viel, darinnen approbiret haben; Vt nemo iure mirari posit, quomodo liber ille istiusmodi Censuram Collegii nostri impetrare potuerit; (2) Herr D. Petermann aber uns zur Ungebühr deßhalben öffentlich, und zwar (3.) in einem zur Censur nicht übergebenen Corollario traduciret. Als gelanget an E. Magnificenz, und gesammten Hochlöblichen Senatum Academicum, unser dienst-freundliches Bitten, Sie geruhen, obgedachten Herrn D. Petermannen für sich zu bescheiden, ihm dieses sein unbefugtes Beginnen ernstlich zu verweisen, und daß er uns so wohl für ietzo gebührende Satisfaction durch öffentliche Declaration geben, als ins künfftige von dergleichen sich enthalten möge, anzuhalten. Daneben aber auch von denen Buchdruckern und Disputations-Händlern die noch etwan vorhandene Exemplaria erstgemeldter Disputation, oder zum wenigsten die Corollaria davon absondern, wie es mit denen ohne Censur gedruckten Schrifften von Rechts-wegen geschiehet, confisciren zu lassen. Welches, wie es zur Beförderung der heilsamen Gerechtigkeit gereichen wird; Also werden wir es mit gebührendem Danck iederzeit erkennen, und bey hiesiger Universität, in etwan vorfallenden Fällen,

len, wiederum cooperiren, daß Denenselben alles zu Willen und Gefallen best-möglichst geschehen möge. Gestalt wir iederzeit verbleiben

Ew. Magnificenz und unserer Hochgeehrten Herren

Dienst-geflieſſenste

Decanus, Senior, Doctores und Professores Ordinarii der Medicinischen Facultät auf der Chur-Fürstl. Brandenburgischen Universität zu Franckfurt an der Oder.

Den 26. Octobr. An. 1691.

Denen Hochwürdigen, Hoch-Edlen, Vesten und Hochgelahrten Herren, Herrn Rectori Magnifico, Magistris, Doctoribus und sämmtlichen Professoribus der Hochlöbl. Chur-Fürstl. Sächß. Universität zu Leipzig, unsern insonders Hochgeehrten Herren

Franco. in

Leipzig.

Von dem Herrn Rectore Magnifico, der Löbl. Universität Leipzig, und dessen zugeordneten Adsessoren, wird Herr D. Andräen Petermannen, Profess. Publ. dasienige, was eine Löbl. Medicinische Facultät zu Franckfurt an der Oder wider ihn gesuchet, hiermit communiciret, darnebenst aber aufferleget und anbefohlen, daß er der Sachen Beschaffenheit binnen dato und 8. Tagen, nebenst Zurücksendung dieses, ad Acta berichten solle, wornach Er sich zu achten.

Signatum Leipzig, den 10. Novembr. 1691.

Christophorus Scheffler, Acad. Actuar.

B. Magni-

B.

Magnifice Domine Rector, &c.

Hoch-Edle, Hoch-Ehrwürdige, Veste und Hochgelahrte, insonders Hochgeehrte Herren und Patronen, rc.

Euer Magnificenz, und meine Hochgeehrte Herren, haben am verflossenen 10. dieses Monaths mir der Löbl. Medicinischen Facultät zu Franckfurt wider mich eingegebenes Schreiben insinuiren lassen, und darbey aufferleget: Daß ich binnen 8. Tagen der Sachen Beschaffenheit ad Acta berichten solle.

Hierauf geruhen Sie Hochgeneigt zu vernehmen, wie einer hiesigen Löblichen Medicinischen Facultät Displicenz, über mein Corollarium, mir nichts præjudiciren könne. Gestalt (1.) notorium, daß einem iedweden Literato, und also auch mir, als Professori Publico, und biß ins 20ste Jahr Hoch-graduirten, freystehe, von anderer Leute, auch gantzer Collegiorum Meynung, zu dissentiren, wenn es nur absque verbis iniuriosis, dergleichen in meinem Corollario keines enthalten, vielweniger erwiesen ist, geschiehet. Ferner sey quoad (2.) ein öffentlicher Ungrund, daß mein Corollarium nebenst denen andern nicht censiret sey, und wird die Censuram der Herr Decanus in Ewigkeit mit gutem Gewissen nicht können negiren. (3.) Ich noch etzlich Exemplaria, von meiner Disputation habe. (4.) Der Studiosus Peucer, nur gestern geschrieben, er wolle auf instehende Messe wieder kommen. (5.) Ich allerdings der Autor des Corollarii sey, welches ich mit gutem Bedacht dahin setzen lassen. Indem das censirte Buch so wohl hier, als auch in Dreßden, unter sehr vornehmen Personen bekannt, und mein weniges Judicium darüber erfordert, ja auch mir, wenn ich das Contrarium statuiret, diese Censura Publica opponiret worden. Wann aber das officium obstetricis keines Weges, wie abermahls notorium, für geringe zu achten, sondern allen denen, die damit quocunque modo zu thun haben, allerdings oblieget, Fleiß anzuwenden, daß es best-möglichst verrichtet werde: Als habe ich erachtet, es komme denen Facultatibus Medicis, und folglich auch der Facultät zu Franckfurt zu, daß die von diesem Officio geschriebene Bücher mit solcher Behutsamkeit censiret würden, damit nicht nur

Oo etwas,

etwas, oder auch viel nützliches darinne enthalten sey, sondern auch alles Schädliche aussen bleibe. Sintemahl auf diese Censur, die in schon gedachtem Buche befindliche Kayserliche und Chur-Fürstl. Priuilegia sich gründen, auch hernacher iniudiciis nach solchen Büchern gesprochen, und die andere Wehe-Mütter darauf zur Nachfolge gewiesen werden. Allermassen Facultas Medica zu Franckfurt, in ihrer Censur, wie es aus der Beylage sub A. zur Gnüge erhellet, eben solches gethan. Nun denn in mehr erwehntem Buche, über die Absurdas, auch allerdings höchstgefährliche Enchirises, enthalten seynd, welche Autor niemahls practiciret, noch practiciren wird, dieweil allbereit die Contradictiones im Buche selbst zu finden, andere Wehe-Mütter aber zu höchstgefährlichen Griffen veranlasset. Als habe ich mich nicht unbillig über diese Censuram verwundert, und revocire mir mit Recht ad animum, die harten gegen mich ausgestossenen Iniurias, da die Facultas Medica mich beschuldiget, eines ohne Censur edirten Corollarii, und dessen Confiscationem, wie nichts weniger mich deßwegen in Judicio Publico, zu beschimpffen bittet.

Gelanget dahero an E. Magnificenz, und meine Hochgeehrte Herren, mein dienstl. Bitten, Sie belieben Hochgeneigt diesen Bericht ad Acta zu bringen, die Facultatem Medicam zu Franckfurt mit Ihrem unförmlichen und unglimpfflichen Petito abzuweisen, und dahin zu bescheiden, daß, im Fall Sie ferner was suchen wolle, hierüber ordentliche Klage, cum præuia cautione pro reconuentione & expensis, wider mich anstellen solle. Wobey ich mir die Vindicationem der erlittenen Iniurien vorbehalte, und glaube gewiß, es werde Chur-Fürstliche Hoheit zu Brandenburg, als Der und Dero Durchl. Frau Gemahlin hohes Interesse euentualiter in diesem Negotio versiret, mich eben, als Ihre Facultät, allergnädigst hören. Indessen verbleibe ich, nebenst Anerwünschung GOttes Gnade

Ew. Magnificenz und meinen Hochgeehrten
Herren Patronen

Leipzig, am 13. Nov. 1691.

Dienstfertiger
D. Andreas Petermann, P.P.

Wider

Wider
Herrn D. Andreæ Petermann,
Anatom. & Chirurg. Profess. Publ. Ordinarii,
auf der Universität zu Leipzig,
von ihm also genannte
Gründliche
DEDUCTION
vieler Hand-Griffe,
Die Er aus dem Buche,
die Chur-Brandenb. Hof-Wehe-Mutter
genannt,
Als Speculationes und ungereimt, ja gefährlich
zu seyn, vermeynet zu erweisen,
Nöthiger Bericht
An den geneigten Leser,

Justinä Sigismundin,
Chur-Fürstl. Hof-Wehe-Mutter.

Bey diesem folgenden Berichte habe dem geneigten Leser etwas vorstellen wollen, aus dem Vorberichte meines Buches, desto besser meinen Grund und Zweck zu sehen.

Nemlich zu entschuldigen, warum dieses Buch so einfältig geschrieben, und ein Ding so offt wiederhohlet, damit es auch die Allereinfältigsten (verstehe solche, die zwar keine Gelahrtheit, doch aber guten Verstand haben,) begreiffen mögen. Worauf dann folget: Was dem geneigten Leser zu diesem Bericht dienen kan:

Gelahrte Dinge gehören für die Gelahrte, die aus meinem Unterricht nur dieses können sehen: wie ein vorsichtiger Angriff die Gefahr ergründen, und ein sorgfältiger Handgriff durch GOttes Gnade in der Gefahr dienen und helffen kan.

Dafern nicht alles nach der Gelahrten Sinn geschrieben, will mich gerne weisen lassen, und solte eins und das andere noch besser müssen erkläret werden, auch allezeit darzu mich willig stellen, so weit, als ich aus dem Begriff und Erfahrung davon reden kan. Wo ich geirret habe, will ich dem dancken, der mich besser mit Grund unterweiset. Im Fall auch noch einige Fälle, die hier nicht berichtet, mir an die Hand gegeben werden, wird es mir lieb seyn, dieselbe zu wissen, zu mehrerm Grunde: weil in der Erfahrung wir täglich klüger werden können und müssen.

Wann also mein Zweck und meine Person recht betrachtet wird, da ich als eine Wehe-Mutter andere zu unterrichten suchen, wird niemand eine andere Art von schreiben, als diese deutliche und einfältige, von mir erwarten, und also deßwegen nicht die drunter vorgestellete nöthige und nützliche Dinge verachten.

Dem

Dem geneigten Leser wünsche GOttes Gnade und Friede!

Was mich zu der Zusammenlesung des Buchs: **die Chur-Brandenburgische Wehe-Mutter;** veranlasset, und hernach zu dem öffentlichen Druck bewogen, habe ich in dem damaligen **nöthigen Vorbericht**, wie er dem Buche vorgedrucket, an den geneigten Leser deutlich angewiesen; nemlich, wie mein Zweck sey; das, was ich in so vieler Jahre Erfahrung angemercket und gefasset, meinem Nächsten mitzutheilen, ohne iemand dadurch zu nahe zu treten, habe auch biß hieher noch nicht gehöret, daß dieser mein Vorsatz wäre öffentlich getadelt, unnöthig oder schädlich gehalten worden; biß nach langer Zeit das Corollarium D. Petermanns mir zugeschicket ward von einem Medico, mit dem ich sonst nicht bekannt.

Weil ich denn sahe, daß in diesem Corollario so bloß hin ohne eintzige Anweisung und Uberzeugung **viele Handgriffe** in meinem Buche, **(das ich doch nicht aus Fürwitz, nicht ohne Einrathen und Beyfall fürnehmer Medicorum geschrieben, sondern auch der hochlöblichen Medicinischen Facultät zu Franckfurt an der Oder zu ihrem Consens und Gutachten dargestellet, auch dieselbe mich zum Druck angemahnet,)** als nur auf blosses Speculiren sich gründend, und in der Praxi ungereimt, erkläret oder genennet werden, habe nicht weniger für mir thun können, als wegen dieses Corollarii Grund zu haben.

Und weil ich erfuhr, (wie denn nun aus der gedruckten Deduction bekannt,) daß Herr D. Petermann Autor des Corollarii wäre, habe an ihn deßwegen geschrieben, (warum aber den Brief drucken lassen, ist in dem Briefe angedeutet,) und ihm zu Gemüthe geführet, daß er unbillig gethan, dieses Corollarium so bloß hin zu setzen; sonderlich, weil ich Grund hatte, daß es bey der Disputation nicht gewesen, wie dieselbe anfänglich censiret.

Ich konnte in demselben Briefe die gemeynten Handgriffe nicht verthätigen, weil er nicht von allen, sondern von vielen sagte; unwissend, welche er meynete; stellete also nach meinem Begriff ihm vor, daß das Corollarium nicht könnte bestehen, wie aus dem Briefe zu sehen; dessen eigentlicher Zweck war, von ihm schließlich zu bitten; Er wolle mir doch fein deutlich und gründlich **die viele ungewöhnliche gepriesene Handgriffe** in meinem Buche, die nach seinem Corollario auf Speculation sich gründen, und in Praxi ungereimt seyn, benennen.

1. **Welche sie seyn.**
2. **An welchem Orte sie in meinem Buche stehen.**
3. **Auf was Grund sie eitele Speculationes seyn.**
4. **Woher er wisse daß sie in der Praxi ungereimt seyn.**

Zu dem Ende, daß mich darüber gründlich, ordentlich, und wie es andern zu mehrerm Lichte dienete, erklären möchte. Denn weil ich keine andere Handgriffe in meinem Buche anweise, als die ich weiß, daß sie in der Praxi mit Grund, mit Nutzen und vieler Besten geübet worden und noch werden, war ich begierig, ein anders von D. Petermann zu sehen. Darum ich auch diesen Brief mit einem andern Corollario beschloß, dadurch ich denn seines aufhebe, und noch des gewissen Wissens bin, und darinn fest stehe, nemlich:

Corollarium wider das Seine.

Alle die Handgriffe, ob sie gleich ungewöhnlich, die ich in meinem Buche, die Chur-Brandenburgische Hof-Wehe-Mutter genannt, anweise, (oder denen Wehe-Müttern rathe,) gründen sich auf keine eitele Speculation; dann sie seyn in der Praxi an so vielen bewährt, und also nicht ungereimt. Darum man sich nicht zu wundern habe: wie dieses Buch in der Censur eines gantzen Collegii Medici habe bestehen können.

Auf diesen Brief habe ich mit Schmertzen erwartet, was D. Petermann aus meinen Handgriffen würde aussuchen, mir ordentlich vorstellen, worinnen sie in meinem Buche befindlich, anweisen, und worinnen dieselbe als Speculationes und zur Praxi ungereimt zu verwerffen wären.

Sehe aber: daß, an Statt dergleichen Antwort auf meinen Brief, Herr D. Petermann eine Schrifft, die doch ohne Ort, und wie man saget, ohne Censur, heraus giebet.

Nun hätte ich mich dieser nicht dürffen annehmen, weil er meines Briefes darinn nur gedencket; übrigens aber sein Corollarium, sonderlich, daß er sich mit Recht über die Censur der Medicinischen Facultät zu Franckfurt an der Oder verwundere, wie mein Buch habe in derselben bestehen können, zu vertheydigen meynet. Ich wuste auch nicht, daß gedachte Medicinische Facultät sich schon vorher auch über dieses Corollarium beschwehret, und was deßwegen an ihn gelanget, wie er in denen Beylagen der Deduction hinzu füget; indem mein Zweck damals war, und noch ist, mein Buch von dieser Aufflage zu befreyen: daß die Handgriffe keine Speculationes seyn ꝛc.

Und dieses zu behaupten finde mich destomehr verbunden, weil er noch einen Grad weiter gehet, als in dem Corollario, in dieser Deduction, und bald auf dem Titul-Blate sie denen Wehe-Müttern und Kreissenden gefährlich nennet; Sehe also: ie länger er über diesem meinem Buche oder einigen Handgriffen darinnen speculiret, ie weniger werden sie ihm gefallen, weil er sie nicht anders ansiehet, als Speculationes, und sie niemahlen in Praxi gesehen, noch geübet haben muß, und darum, was doch in dem Corollario nicht befindlich war, Wehe-Müttern und Kreissenden gefährlich urtheilet.

Und dieses ist denn, geneigter Leser, mein Augenmerck bey dieser Deduction, nemlich zu erweisen: daß in Ansehung meiner Handgriffe, wie er vermeynet es zu erhalten, seine Deduction gantz unergründlich sey. Er suchet zwar Contradictiones aus meinem Buche an das Tages-Licht zu legen; was Vortheil aber für ihm oder mir dabey, wenn alles genau untersuchet wird, stehe, wolle der geneigte Leser urtheilen.

Suche also das nur heraus, was Herr D. Petermann wider mein Buch zusammen ziehet: zwar nicht, als ob es wider mich in dieser Deduction; sondern sein unzeitiges und ungegründetes Urtheil über die Censur zu streiten, anbringet. Weil es aber mein Buch anführet, und meynet: daß darüber controvertiret wird, muß ich es annehmen, als wider mich, und eine Gegenschrifft, ob gleich keine Antwort auf meinem Brief, um dessen Autor er nicht darff inquiriren, ich nenne mich ja, und verlange eine Antwort. Ob aber ich in dieser Deduction, wie er §. 3. verspricht, völlige, und vielleicht mehr, als mir lieb, bekommen, stelle dem Leser auch anheim.

Komme

Komme also zur Sache. Herr D. Petermann verspricht §. 6. Frage und Antwort aus meinem Buche zu nehmen, allezeit das Blat anzuziehen, und daraus zu erweisen, daß die Antwort (1) eine vergebliche Speculation; (2) in der Praxi ungereimt; (3) denen Kreissenden höchst gefährlich; (4) und dannenhero mit Recht sich verwundert über die Censur rc.

Der geneigte Leser wird aber finden: 1. daß in der Ausführung nicht erfolget, was hier wird vorgestellet.

2. Daß man nicht allezeit bey meinen Fragen bleibet, sondern einige selbst machet, und darüber dann eine Antwort seines Gefallens suchet, und nicht alles, was zur Sache und Erklärung dienet, ja offt, was gantz einen andern Zweck hat, und von ungleichen Dingen handelt, beybringet.

3. Also in Ewigkeit nicht erweisen wird, daß dasselbe, was ich in denen An- oder Handgriffen zur Anleitung gebe, Speculiren, ungereimt, weniger aber denen Wehe-Müttern und Kreissenden schädlich sey.

Ich will hier seiner Capacität nicht zu nahe geredet haben, indem er über 20. Jahre hoch-graduirter Doctor, und neuntzig Kinder, theils lebendig, theils todt genommen, wie er §. 4. anbringet.

Nur kan doch dasselbe darum nicht glauben, wird er es auch andern nicht einreden, die mich kennen, als die nun, durch GOttes Gnade, bey fünff tausend Kinder in meinem Beruffe zehlen kan, so ich auch theils tod, theils lebendig genommen, und dieses, GOtt zu Ehren, als seine Gnade rühme, der in den gefährlichsten Fällen die Handgriffe geseegnet, daß noch nie eine Kreissende, obgleich einige hernach gestorben, mit dem Kinde zugleich, ohne dasselbe von ihr zu bringen, untergangen. Welches, wie mein GOtt weiß, zu keinem andern Zwecke anführe, als zu weisen, daß meine Handgriffe nicht blosse Speculationes, in Praxi ungereimt, und höchstgefährlich seyn.

Damit ich aber auf die Fragen selbst komme, und man sehe, wie er sein Corollarium daraus zu behaupten, und nicht mein gantzes Buch, (dann zu Ende der Deduction §. 33. ist er nicht in Abrede, daß hin und her gar feine, nöthige, practicable Handgriff in demselben mit enthalten

seyn

seyn 2c.) sondern **einige Handgriffe** darinnen zu verwerffen suchet, so stellet er § 7.

3. Die **erste Frage** vor: **Ob eine Wehe-Mutter durch einen Handgriff etliche Wochen, ja zwey drey Monath vor der schwangern Frauen Kreissen wissen könne, daß das Kind wohl gewandt, und natürlich zur Geburt stehe?** Bringet darauf **eine Antwort** aus meinem Buche pag. 195.

Nun möchte ich gerne gesehen haben: daß Herr D. Petermann **diese Frage** auch angewiesen mit Anziehung des Blats, wo diese stehet; ich habe sie nirgend gesetzet. Siehet also der geneigte Leser: daß er bald im Anfange seinen Vorsatz nicht nachkommet; sondern aus meiner Antwort Fragen machet, und mich also lehret: ich hätte diese Frage setzen sollen, die ich dann mit gutem Grunde behaupte, und das in dem **gründlichen Unterricht** pag. 195. **ohne diese Frage** ausgeführet habe, auf eine **solche Frage**, die ich zum Unterricht vorstelle, von denen subtilen Umständen, welche sich die letzte Monden zeigen, die Wehe-Mutter zu lehren, **wie sie wissen könne, daß eine Frau schwanger; ob die Frucht recht oder unrecht stehe?** Wie der geneigte Leser aus dem Buche selbst ersehen kan; aber nicht eine solche Frage wird finden, wie sie Herr D. Petermann vorstellet.

Meine Zeugen weiß ich nicht, warum sie angeführet werden; weil sie wegen des nöthigen Wassersprengens, in dem Verdruß, den mir auch zu der Zeit ein gewisser Medicus erregete, mit dem nun schon dieser Streit ruhet, zuvor aber zur Steur der Wahrheit glücklich gehoben ward, angeführet werden.

Daß ich aber die Zeugen zu dieser Aussage sollte beredet haben, könnten die Liegnitzischen Stadt-Gerichte, derer Assessores noch leben, ihnen zu nahe geredet, nehmen, und gehöret nicht zu dieser Frage, die Hr. D. Petermann vorstellet ausser meinem Buche; doch ist sie nöthig, und kan, was er zur Antwort annimmt, bestehen.

Aber daß dieses eine **vergeblich Speculation** sey, wird er mich nimmer überreden. Ich halte es nöthig zur Praxi, und dienlich zur Abwendung besorgenden Unfalls: daß eine Wehe-Mutter dieses lasse ihre Sorge seyn, zu erkundigen durch einen vorsichtigen und vernünfftigen Angriff **vor der Geburt**; sonderlich, wenn die heran nahet, das Lager des Kindes zu ergründen, um desto sorgfältiger zu seyn bey der Geburt. Und ist ja hierinn einer **erfahrnen Wehe-Mutter**, die täglich diese **Handgriffe** oder vielmehr **Angriffe** übet, mehr zu glauben, als einem Medico, dem diese Handgriffe nicht **vor**, sondern **in der Geburt**, und zwar bey der **Gefahr** angemuthet werden.

Was also Herr D. Petermann anführet, ist mir bekannt, und weiß schon die **Wasser-Haut** und den **innern Mutter-Mund** zu unterscheiden, und eben durch meinen **viel-geübten Angriff**, darff derowegen nicht speculiren, ob ich den **Mutter-Mund** oder die **Wasser-Haut** antreffe; sondern ich muß es durch den **Angriff** haben, und weiß auch zu urtheilen von dem, was dabey vorfället, weil **diese Dinge täglich** bey denen meisten sich zeigen.

Urtheile demnach der geneigte Leser: was Herr D. Petermann hiemit beweise; **ob mein Angriff, zu ergründen das Lager vor der Geburt, sey eine blosse Speculation?**

D. Petermann meynet aber aus meinen eigenen Worten zu erweisen: **Es könne eine Wehe-Mutter durch den Angriff es nicht wissen.** Wenn der geneigte Leser auch hier will Grund haben, so wird er sehen bey Lesung dieses Orts p. 80. sq. woselbst ja nicht gelehret wird: **Daß das Lager des Kindes durch einen Angriff nicht könne ergründet werden;** sondern wie **der Oeffnung zu helffen** bey unrecht-liegender Frucht, die in der Mutter Mund nicht eindringen kan. Der Leser lese es doch pag. 80. sq. so wird er finden; daß hier nicht auf die vorige **Frage** wird geantwortet; denn die **Antwort** ist auf eine **Frage** pag. 79. **Wie eine Wehe-Mutter wissen kan, ob das Kind recht stehe bey dem Wassersprengen**, und ist darauf eine Lehre, die ich hier zu wiederhohlen zu weitläufftig halte. Der Leser beliebe es anzumercken am 79. sq. Blat, und wird finden: wie übel es auf die erste Frage sich reime, und wird darinn kein Speculiren, sondern Praxin finden, wie eine vernünfftige Hülffe viel thue p. 80. sq. Und ich gestehe, ich weiß nicht, was er mit denen Worten wolle, viel weniger, wie er mit der LXXIV. Frage pag. 219. mein Bejahen auf seine **vorgesetzte Frage** im Anfange dieses § 7. zur Speculation mache. In der gedachten

LXXIV

LXXIV. Frage rede ich vom Wassersprengen ꝛc. und wie wird dadurch die Frage, die D. Petermann ihm selbst machet, zur Speculation: nehmlich, **man könne vorher nicht wissen durch einen Angriff des Kindes Lager.** Ich mercke wohl, was er will; aber ich will es ihm nicht ehender deutlich erklären, biß ers deutlicher vorstelle; denn wann ich alles sollte erklären, müste ich ein neu Buch schreiben, und das wäre ungereimt, weil es genugsam ist erkläret.

Wie aber drey unterschiedliche Dinge, **der Angriff, die Oeffnung und das Wasser zu sprengen**, hier in einander gemenget werden, wird der geneigte Leser bey Durchlesung derer angeführten Blätter finden, von dem Grunde, den ich gebe, bey dem **Angriff** zu wissen wie die **Geburt stehet**; fället Herr D. Petermann auf das Wassersprengen. In beyden erkläret mein Buch meine Meynung. Hierauf will ich erweisen, wie ich den **Hand- oder Angrift** ausgeübet habe § 8. Der Leser bedencke die Frage: ob, da ich sage, daß man des Kindes Lager wissen kan durch den Angriff; mein Bejahen mit Recht Speculation genennet werde? Hier soll es heissen: es dienet nicht in Praxi, und hat die Wehe-Mutter selbst offt darinn gefehlet; das soll erweisen pag. 135 = = 141. Es seyn Exempel und Zeugnisse, und beweisen ja nicht, **daß ich gefehlet**, sondern in der Praxi denen angeführten Kreissenden (wie sie mit Danck erkennen und rühmen,) gedienet. Der Leser wird im Lesen die Wahrheit finden, wie ich vorher ihnen gesaget, **wie es stünde**, und desto sorgfältiger ihnen dadurch genutzet.

Eben des Schlages ist das Exempel aus pag. 141. sqq. denn ich kan wohl sagen, **wie ein Kind stehe** bey dem Angriff; aber nicht, **ob es so bleiben werde**; es sey denn bey der Letzte, wenn **das Wasser gesprungen**, oder muß gesprenget werden. Wird also die Frage verkehret, welche nicht ist: **Ob eine Wehe-Mutter sagen kan, das Kind werde stehen bleiben**; sondern in dem Angriffe kan sie sagen, wenn sie verständig ist zum **Angriffe, wie das Kind stehe.** Ob es aber sich werde ändern nach dem Unterscheide derer Leiber, die zu denen Geburten nicht so geschickt und tüchtig seyn, davor kan keine Wehe-Mutter gut sagen; weil offt, wie das Exempel p. 141. sq. zeuget, in einer Viertel-Stunde das Kind sich auswenden kan. Und bey **diesem Verkehren**, weßwegen

gen ich das gantze Buch geschrieben, bin ich nicht so einfältig, wie Herr D. Petermann meynet: daß ich glaube, ein solches Kind sey schon in den Mutter-Mand gedrungen, und könne sich wieder zurücke werffen. Denn ob ich es gleich mit denen Fingern kan erreichen, welches ich lange vorher thun kan, wie ich bejahe, so folget nicht, daß es deswegen schon müsse eingedrungen seyn. **Wenn ein Kind einst eingedrungen, wird es wohl stehen bleiben.**

Woher ich diese Verkehrung wisse, wird zuletzt gefraget, am Ende des 8 §. nicht aus Speculiren; sondern aus Ergründen und Anrühren, ob gleich Herr D. Petermann meynet aus keiner Ursache, daß es kan seyn; dennoch weiß ich, daß es geschehe, weil ich es durchs Fühlen habe; das heißt ja Praxis und nicht Speculiren.

Was im § 9. als ungereimt will erwiesen werden: weil, ob man gleich das **Lager vorher wisse, man doch bey der Geburt müsse seyn,** auch bey dem natürlichen Stande; so kan ich nicht begreiffen: wie dieses die Frage und Antwort ungereimt mache, weil der Stand sich ändert, und **allerhand zu verhüten bey der Geburt eine Wehe-Mutter muß zugegen seyn.**

Man sehe, was hierwieder angeführet aus meinem Buche p. 121. sq. woselbst ein Unterricht: wie durch **Wassersprengen die Geburt könne glücklich gefördert werden,** und was für Vorsichtigkeit anzuwenden. Dazu ist der Angriff nöthig, sowohl **vor** als **bey der Geburt;** weil, was vorhin **recht stehet,** sich, wie oben gemeldet, offters **verkehren** kan. Kan dahero der geneigte Leser urtheilen: daß mein Bejahen nicht auf Speculiren; sondern auf Erfahrung und Unterricht von dem nöthigen Angriff bestehet.

Destoweniger kan ich leiden, daß dieses höchst gefährlich sey: nehmlich, denen zur Geburt nahen Schwangern zu sagen, **wie die Frucht stehe;** dem Leibe geschiehet hierdurch kein Schade; nur meinet Hr. D. Petermann, die Kreissende werde dadurch schwehrmüthig. Ich weiß noch von keiner Frau unter allen, die sich meiner bedienet, die deswegen über mich klagen; vielweniger Gefahr genommen: daß ihnen zeitig vorher gesaget, **wie die Frucht gestanden.** Es ist natürlich, daß man den Tod fürchtet; Soll aber darum niemand vorher sagen vom Sterben, da

es

es doch nöthig, sich dazu zu bereiten? Und ob man gleich mit Vernunfft Gefahr anweiset, so stehet es doch bey GOtt, dieselbe zu verhüten, und dienet denen Müttern darzu, desto fleißiger zu beten, und die Hülffe desto zeitiger zu suchen und anzunehmen.

Siehet also abermahl der geneigte Leser, ob mein Bejahen so gefährlich: da es von der Stellung vorher spricht; indem bey denen Wenigsten unnatürliche Lager, und sich verändern können; bey denen Meisten aber die **Frucht sich natürlich gelagert zur Geburt anlässet.**

Ob nun bey so gestalten Sachen Herr D. Petermann sich zu wundern habe über der Censur bey diesem Angriff, wird der geneigte Leser ohne Erinnern urtheilen. Ich weiß, daß ich der Hochlöblichen Facultät zu Franckfurt nichts vorgeleget, wovon ich nicht Grund und Erfahrung habe, und worüber ihre Censur, sie möge auf viele oder auf alle Handgriffe gemeynet seyn, nie werde fehlschlagen.

Komme also zur **andern Frage**, die § 12. gesetzet wird: **Wie man eine Wehe-Mutter prüffen könne, ob sie rechte gründliche Wissenschafft habe?**

Dieses ist meine Frage, und ich antworte darauf auch mit Grund, wie in dem angewiesenen 190. sq. Blate zu lesen; und wie kan ich anders: weil dieses **der Grund** meines gantzen Buches; nehmlich: **Es kan keine Wehe-Mutter dieses Amt mit gutem Gewissen führen,** (sonderlich in Ansehung derer schwehren Geburten,) **sie könne denn nach dem Angriff urtheilen, und durch den Handgriff helffen.** Und weiter soll mein Buch denen Gelehrten nicht dienen, als aus diesem Unterricht zu sehen: wie ich auch andern Wehe-Müttern, die dieses noch nicht wissen, gründlich und deutlich vorstelle, und, wenn sie mir an der Hand, anweise: wie ein **vorsichtiger Angriff die Gefahr ergründe,** und ein **sorgfältiger Handgriff durch GOttes Gnade in der Gefahr dienen und helffen kan;** wie solches schon in dem **nöthigen Vorbericht** meines Buches zu meiner **Schutz-Rede,** (ehe ich noch wuste, ob und wer Herr D. Petermann wäre, vielweniger, daß ihm mein Buch zu seinem Corollario und dieser **ungründlichen** Deduction Anlaß geben würde,) geschrieben; doch mit dem Vorsatz, mich gerne weisen zu lassen, wo mir was besser, als ich es noch bißhero durch GOttes Gnade aus dem Begriff und der Erfahrung (denn ein mehrers masse ich mir nicht an,) weiß, erkläret und dienlicher angewiesen würde: Muß aber dem geneigten Leser die Wahrheit bekennen, daß dergleichen bey Herr D. Petermann noch nicht finde, ob gleich seine Deduction mehr als einmahl durchgelesen, so kan doch nicht anders daraus lesen: als daß Er sein gesetztes Corollarium will verthätigen, dadurch aber meine An- und **Handgriffe** keinesweges zu Speculationen, die ungereimt in der Ubung, ja höchst-schädlich machen kan. Und dieses kan ich mit Grund auf diese **andere Frage** ziehen.

Er will erweisen: Es sey meine Antwort im Unterricht nur eine eitele Speculation, weil er § 13. setzet: **Eine Wehe-Mutter könne auch aus vieler Ubung durch den Handgriff (Angriff) nicht genug Nachricht geben**, welche Geburt glücklich oder unglücklich erfolgen werde. In meiner Antwort sage p. 190. die der Leser wolle betrachten: Sie muß wissen durch den Angriff, welches glückliche oder unglückliche Geburten seyn werden; verstehe nicht dadurch, wie sie nothwendig erfolgen müssen. Suchet mich also Herr D. Petermann in einigen übel genommenen Worten zu fangen, die ich aber hier und anderswo (man betrachte das III. Capitel,) genugsam erkläre. Wenn ich es so genau suchen wollte, wie denn doch hier nöthig zu erinnern; so muß der geneigte Leser wissen, daß ich nicht einen **Handgriff**, wie Hr. D. Petermann es nennet, sondern **Angriff** verstehe. Der geneigte Leser sehe an **das Capitel**, da ich ja die Wehe-Mutter zum **Grund alles Wissens** und fernerer Ubung Anfangs, so lange noch keine Gefahr, auf den **Angriff**, und wie sie müsse den **Mutter-Mund recht erkeñen, unterscheiden und ergründen**, weise; daß sie, wo es nöthig, auch den Handgriff möge zeitig und vorsichtig anwenden, und zwar bey denen **rechten Geburten**, die, ob sie gleich in dem **natürlichen Stande stehen**, doch **bedenckliche Zufälle** mit sich führen, wie weitläufftig mit Worten und Kupffern angewiesen.

Also ist meine Meynung, die sich gründet auf die Erfahrung: eine **Wehe-Mutter müsse daraus examiniret werden**; nicht, daß sie könne sagen, es wird **glücklich** oder **unglücklich**, **nothwendig** und

und **unveränderlich** erfolgen; denn das stehet allein bey dem lieben GOtt; sondern, daß sie durch den **Angriff** wisse die Stellung, und wenn sie etwa bey der **Geburt** sollte drücken, **ergründen möge, woran es fehle.** Und ist offt ein solcher **Angriff das Mittel**, das der allweise GOtt gebrauchet, manches zu retten; weil er mit uns durch Mittel handelt, ohne welche sonst, wie die Erfahrung lehret, manche Kreisserin in den dritten Tag sich qvälet, und endlich die Seele ihr drüber ausfähret, sie das Leben verliehret, und ihres eigenen Kindes Grab wird; aus der Ursache: weil die Wehe-Mutter durch den Mangel des Angriffs nicht hat ergründen können, wie das Kind auch bey rechter Geburt sey gehemmet, und ohngeachtet aller Wehen gehindert worden.

Bitte derowegen, der geneigte Leser urtheile: was in dieser Frage und Antwort Speculation, ungereimt und schädlich heisse; **Die Chur-Brandenburgische Hof-Wehe-Mutter** hält dafür aus der Erfahrung: man soll einer Wehe-Mutter recht **gründliche Wissenschafft** prüfen aus dem, wie sie von dem **Angriff** Rede und Antwort könne geben; ja, wie sie auch ihr in schwehren **Geburten** könne rathen durch einen **geschickten Handgriff**, (dieses heisset Handgriff,) und **nöthige Wendung.**

Wer derhalben hievon rechten Grund will wissen, blättere, nachdem er das dritte Capitel mit denen Kupffern betrachtet, auch durch das vierdte Capitel, und überlege die unterschiedliche Stellungen, und wie ich anweise die Hand dabey **vorsichtig und ohne Schaden** zu führen; so wird er sich wundern: warum Herr D. Petermann alles Speculation nenne, da doch nichts von Speculiren halte; sondern auf **Angriff und Handgriff** meinen gantzen Unterricht einrichte, und zwar, wie hiermit vor GOtt bezeuge, und darüber Menschen zu Zeugen habe, die es theils gesehen, theils an sich empfunden: daß nichts in diesem Buche geschrieben, was nicht durch viele **Erfahrung, gründlich, deutlich, ja höchst nöthig befunden.**

Woraus denn der Leser urtheilen mag: Ob auch dieser meiner Frage und Antwort mit Grund abgeholffen worden? Ich weiß nicht: wie sonst eine Wehe-Mutter, weder zum Unterweisen, noch zum Examiniren könne gebracht werden. Sie kan aus dem äusserlichen Ansehen einer schwangern Frau keinen Grund fassen, vielweniger aus dem gelehrtesten Unterrichte, indem sich die Zufälle täglich, ja stündlich ändern. Also muß sie fleißig ergründen, und wenn sie davon wohl unterrichtet, und darinn erfahren, kan sie davon Nachricht geben, darüber geprüfet, und also geschickt erkläret werden.

Wenn Herr D. Petermann meynet: Es sey dieses nicht die rechte Art, eine Wehe-Mutter zu examiniren, da ich doch keine andere so dienlich und gründlich mir einbilden kan, so würde er, meines Erachtens, seiner Deduction mehr Grund gegeben haben, den geneigten Leser zu informiren, durch was andere Mittel eine Wehe-Mutter zu prüfen sey? Denn ich glaube, daß, denen ich bekannt, und dieser mein Vorschlag beliebet, werden mir so lange Recht geben, biß sie ein Gründlichers sehen.

Was derohalben § 13. Herr D. Petermann anführet zu erweisen: daß eine Wehe-Mutter durch den **An- oder Handgriff nicht genug Nachricht geben könne, 2c.** kommet hier nicht zu erwegen; denn er hat droben es kürtzlich, und in meinem Buche Cap. III. IV. weitläufftig zu finden, was ich hiemit meyne Nicht: daß eine Wehe-Mutter könne weissagen aus dem Angriffe, wie es nothwendig erfolgen müsse; sondern bey **zeitigen** und **verständigen Angriff** ergründen: **wie das Kind stehe?** und daraus, nachdem es Zeit und Stunde erfordert, zu rathen und zu helffen wisse.

Doch dieses muß noch erinnern, daß, was ich **Angriff** nenne, Herr D. Petermann **Handgriffe** setze. Bey der Erkundigung vor der Geburt: **wie das Kind stehe;** ist kein Handgriff nöthig, mit der Hand hinein zu fahren: dieses wäre schmertzlich und schädlich, und kan mir dieses niemand nachreden; aber mit zwey Fingern nenne ich einen **Angriff;** und dieses kan lange zuvor ohne Schmertzen und ohne Schaden, iedoch zu **grossem Vortheil,** geschehen. Also siehet der Leser: daß ich wohl Acht geben muß, welches Wort Herr D. Petermann gebrauche, damit ich durch **Handgriff** meinen **Angriff** nicht in Verdacht bringe.

Doch die Gründe, wodurch er meynet zu ermessen: **Eine Wehe-Mutter könne nicht aus dem Angriff examiniret werden, weil sie durch den Handgriff** (so lautet sein Wort,) **nicht genug Nachricht geben kan: was erfolgen werde.**

1. Well

1. Weil sie **nicht wissen kan**: ob bey noch stehendem Wasser sich das Kind werde wenden, (wie es denn geschehen kan, und meiner eigenen Geständniß nach erfahren,) hebt aber dieses die Frage auf: **Eine Wehe-Mutter kan nicht examiniret werden nach dem Angriff**? Ist dieses wider meine Antwort und obige Erklärung, die ich hier nicht wiederhole?

2. Was von dem Zufall bey **gesprungenem Wasser** ꝛc. angeführet, gründet mich, daß nicht allein **vor der Geburt ein Angriff nöthig**, sondern auch **in der Geburt ein Handgriff dienlich**, und stehet also mehr für meine Frage und Antwort, als wider dieselbe; denn ohne diesen Handgriff könnte eine Wehe-Mutter diesen Zufall nicht wissen. Ich setze aber zum Grunde: daß **durch diesen tieffern Eingriff eine geschickte und vernünfftige Hand**, und zwar bey gefährlicher Geburt, **erleichtern kan**. Und so muß der geneigte Leser verstehen das angeführte Exempel pag. 129. und ist im geringsten nicht wider meine Frage und Antwort. Ich hatte ja vorhin die Kreissende bey dieser Geburt nicht durch den Angriff ergründen können, und kam dazu, und sahe das Versehen, suchte aber durch Handgriff, wie der geneigte Leser in dem Exempel findet, zu helffen: und GOtt halff zwar vom Kinde; aber weil die Kräffte durch das Kreissen bey versäumter Hülffe der Wehe-Mutter verlohren, muste die Kreissende etliche Stunden hernach sterben.

Ich mache kein Wunder aus diesem Handgriff, sondern schreibe es nur denen unwissenden Wehe-Müttern zum Unterricht, und bleibet also meine Frage und Antwort stehen: das beste Mittel sey dergestalt Wehe-Mütter zu prüfen, ob sie Red und Antwort können geben von dem **Angriff** ꝛc. wie im Cap. III. IV. zu sehen. Hätte diese Wehe-Mutter in obigem Exempel es gewust, hätte sie können die Gefahr vorher wissen und nach GOttes Willen verhüten.

3. Was hier von dem Kopffe des Kindes ꝛc. angeführet, läugne ich ja nicht; sondern meine **Kupffer und Anweisung** reden vielmehr davon im III. Capitel vom **An- und Hangriff**, und eben darum muß eine Wehe-Mutter daraus geprüfet werden. Und was

4. Angeführet wird, erfahre ich ja täglich, wie bey eingetretenem Kopffe es sich mit denen Schulter-Blättern durch Ansetzen hemmet, und

eben dieser Gefahr suche ich durch eine **geschickte Hand zwischen dem Halse zu helffen**, und zwar darum, weil ich es **als ein geseegnetes Mittel von GOtt in der Praxi nöthig und dienlich gefunden**, lehre ich in diesem Unterricht die unwissende Wehe-Mütter diese Praxin: nicht als eine Speculation, sondern einen Grund, daraus sie sich selbst prüfen müssen, wollen sie sich als geschickte Wehe-Mütter bey solchen Fällen erweisen.

Was Herr D. Petermann aber aus meinem Buche pag. 73. 74. 75. anführet, **gehöret gar nicht hieher**; denn was schadet das der Frage: **Ein Kind stecket, ist tod**, und muß vorher der **Kopff in Scherbel** gebrochen, und hernach dem **Leibe geschickt** nachgeholffen werden? Wie gehöret das zu der §. 12. vorgestellten Frage, **eine Wehe-Mutter zu prüfen** 2c. Ich stelle es ja hier auch in dem Buche vor, davon Unterricht zu geben. Ich habe durch GOttes Gnade davon nicht eintzelne, sondern wohl **fünff hundert Exempel**, mehrentheils, wenn ich zu andern, die ihnen nicht zu rathen gewust, zu Hülffe bin geruffen worden. Und was Herr D. Petermann hier leicht findet, habe ich niemahl sitzen lassen, weil durch GOttes Gnade, der ferner mir wolle seinen Seegen geben, noch nie ein Kind bey der Mutter, bey fleißiger und sorgfältiger Hand-Hülffe hat bleiben dürffen. Und lehret mich ein Exempel nach dem andern, **in was Stellung die Frau zu bringen, ihr zu helffen.**

Was die andern Exempel der bey der Nabel-Schnur stecken gebliebenen Kinder angehet, dancke ich meinem GOtt, daß unter meine Hand dergleichen noch nie gefallen; ohngeachtet ich viele von der Nabel-Schnur **geschlungene Kinder glücklich zur Geburt durch GOttes Seegen und geschickte Hand geholffen.** Was also hierinn unwissende Wehe-Mütter versehen, bestätiget abermahl meine Frage und Antwort; daß, wenn sie bessern Grund vom An- und **Handgriff** hätten, Rede und Antwort zu geben, würden sie auch diese Gefahr verhütet, oder glücklicher geholffen haben.

Woraus der geneigte Leser abermal siehet: daß es nicht unbillig gewesen, zu fragen und zu antworten: Es müsse **eine Wehe-Mutter aus dem Angriff und Handgriff geprüfet werden**, und daß ich darüber nicht vergebliche Speculation, wie er diesen §. 13. schliesset, mache.

che. Und nicht mehr verspreche, als ich durch GOttes Gnade und Erfahrung weiß dienlich und nöthig zu seyn.

§. 14. Meynet endlich auch Herr D. Petermann, die Wehe-Mutter werde Verdruß und übeles Nachreden von dergleichen vorher sagen: **das Kind stehe recht**, und von stetigen **Anmahnen zur Arbeit**, auf sich laden; und erweiset dieses aus seiner Erfahrung zu reden. Ich will ihm beydes zustehen; denn eben darum kan es wahr seyn: weil diese Wehe-Mütter nicht genugsamen Grund vom **Angriffe** ꝛc. haben gehabt, und durch andere Mittel, als wie ich in der Frage und Antwort setze, examiniret seyn. Dann ob diese Wehe-Mütter gleich Anfangs auch einigen Grund gewust: **Das Kind stünde recht**; hätten sie auch zugleich durch geschickten Angriff wissen sollen: ob sichs auch woran hemmete; damit die Kreissende nicht hernach umsonst so lange gekreisset zu haben hätten klagen dürffen.

Ich fand diesen Irrthum einer lange geübten und bejahreten Wehe-Mutter bald im Anfange meines Beruffes in Schlesien in einer gewissen Stadt, allwo ich noch vielen bekannt und lieb: wie man eine gewisse Frau (die noch lebet,) bey ihrem ersten Kinde auf ungewissen Grund, indem gedachte Wehe-Mutter den Angriff und dadurch des Kindes Stand nicht wuste: ob es zur Geburt schon geschickt; auch wolte zur Arbeit anstrengen; und hätte nicht ein erfahrner Medicus, dessen vernünfftiger Anführung ich viel zu dancken, ein anders, und zwar mir den **Angriff** gerathen, hätte man die Frau zur unzeitigen Arbeit mit grosser Gefahr ihrer und des Kindes gebracht: Indem ich erfuhr, eben durch **geschickten Angriff**, daß noch über 2. Monath die Geburt, nach aller Beschaffenheit, Anstand haben könnte; da doch die Wehe-Mutter, so älter, und also mehr Kinder zu der Zeit ausgebadet hatte, als ich, es nach ihrem vermeynten Angriffe recht und zur Geburt stehend hielt.

Also läugne ich nicht: daß Verdruß und übel Nachreden die Wehe-Mütter auf sich laden, die entweder den **Angriff** nicht verstehen, oder nur auf einigen eingebildeten Grund es dürffen wagen, und mehr versprechen, als sie wissen. Und eben darum, daß dergleichen mögen weniger, verständiger aber mehr werden, habe ich **diesen Weg**, sich selbst zu prüfen, denen Wehe-Müttern vorgeschrieben: damit sie alles wissen, (so weit es hieher gehöret, und mir durch GOttes Gnade bekannt,) und nicht mehr versprechen dürffen, als sie Grund haben und finden. Und dieses habe auch bey der **andern Frage** zwar etwas weitläufftiger, weil es **der Grund ist meines gantzen Buches**, sonderlich der im III. und IV. Capitel angeführten Unterweisung und beygefügten Bilder, wollen dem geneigten Leser vorstellen: damit er sehe, wie **ungründlich** sey Herrn D. Petermanns Deductio, in so weit es mich und mein Buch angehet; Wird Er also wohl sich zu verwundern haben: **warum es in der Facultät zu Franckfurt habe bestehen und durchkommen können.**

Folget nun **die dritte Frage** §. 16. Der geneigte Leser würde es nicht fremde finden, wenn hier nichts antworte; weil ja in dem Vorigen schon alles angebracht, was hier möchte erfordert werden: Denn, bejahe ich, wie es auf der ersten Frage gnug erwiesen: daß man Monathe vorher, nicht durch einen **Hand**-sondern **Angriff**, wie es unterschiedlich angewiesen mit **zwey Fingern**, und in dem Buche Cap. II. gelehret, hernach in der Erforschung **des Mutter-Mundes deutlich erkläret ist**, pag. 188--191. und folgends: bey denen **meisten die Frucht erreichen kan**, pag 189. sq. In der **Geburts-Stunde** aber bey allen **möglich und nöthig ist** zu erreichen; ob gleich bey einigen, die ich dort benenne, schwehrlich, wenn sie noch schwehr gehen; so hat ja meine **Frage** und **Antwort** ihre Richtigkeit. Nichts desto weniger beliebet nach seinem Gefallen Herr D. Petermann diesen Handgriff (Er verkehrets abermahl, es soll seyn ein Angriff,) eine vergebliche Speculation zu nennen. Ob Er aber bey dem geneigten Leser Glauben finde, stelle ich dahin.

Er meynet zwar es zu erweisen aus meiner vorigen LIII. Antwort, und ziehet an die pag 112. richtig; an der Zeile ist ein Druck-Fehler, denn es ist die 12. Zeile, da meine Worte hier angeführet sich angefangen, und zwar dergestalt: **Ja es geschiehet, daß die Kinder recht stehen, oder aber scheeff;** (hier ist abermahl ein Versehen; in meinem Buche heisset es (aber doch;) nemlich: **die Kinder stehen zwar recht, aber dabey angesetzet an das Schooß-Bein** rc. Nun weise ich, daß eine Wehe-Mutter (die keinen Grund vom Angrif-

fe

se hat,) irren kan; die Ursache ist, **weil sie das Kind nicht ehender erreichet, biß es todt** ꝛc. Auf diese meine Worte fänget Herr D. Petermann an zu seufftzen, **daß man diese Contradiction nicht gesehen** ꝛc. Als wenn ich hier was gesetzet, das eine ausdrückliche Contradiction wäre, und also zu beseufftzen sey; Ich muß aber dem Leser aufrichtig bekennen: daß ich nicht sehe, was ich hier gesetzet, würdig solches Seufftzens; und der Leser wird mir beyfallen, wenn er bedencket:

1. Die Frage, nemlich LIV. **Ob bey angehender Geburt ein Kind kan erreichet werden?** Ich habe schon vorher angewiesen aus meinem Buche: **Es kan, ja es muß erreichet werden,** und zwar durch den so offt angewiesenen Angriff: wodurch alle Wehe-Mütter bey Ergründung des **Mutter-Mundes** deutlich anführe. Und dieses ist mein Unterricht auf LIV. Frage pag. 112.

2. Ob die **Worte**, die an selbigem Blate bey der LIII. **Frage** von Herr D. Petermann angeführet werden, in dem §. 17. weisen: **daß dieser Handgriff, (besser Angriff,)** nemlich, **ein Kind kan und muß bey der Geburt erreichet werden, eine vergebliche Speculation sey;** weil sie also lauten: (daß die unrechtstehende, an das Schooß-Bein angesetzte Kinder insgemein hoch stehen bey angehender Geburt, und dabey sich die Wehe-Mutter irren kan, weil sie das Kind nicht erreichet;) Dem geneigten Leser sey genug zu wissen: Ich rede hier von einer unwissenden Wehe-Mutter, die meinen Angriff nicht weiß und gelernet hat, die kan irren, und irren bey solchem Stande zu grossem Leidwesen mancher kreissenden Frauen, die darüber ihr Leben muß lassen. Darum, eine iede Wehe-Mutter hierüber zu warnen, habe ich es angeführet: nicht nur zu untersuchen; sondern nach dem, was möglich und nöthig ist, zu practiciren und anzuweisen. Heisset denn das eine vergebliche Speculation, oder eines so grossen Seufftzers würdige Contradiction?

Daß aber diese Lehre gefährlich sey, meynet er §. 19. daß es ein ieder erachten könne: **weil eine Wehe-Mutter müsse mit der gantzen Hand hinein fahren, wenn sie mit denen Fingern nichts erreichen kan, und zwar bey angehender Oeffnung, das Wasser mag gesprungen seyn oder nicht.** Wenn dieses mit

Anziehung des Blats aus meinem Buche angewiesen würde, so wolte ich **umständlich** darauf antworten. Hier aber kan der geneigte Leser urtheilen, daß es nicht zu dieser Sache nöthig: Denn obgleich in gewisser Stellung das Kind ziemlich hoch oder abseits mit dem Haupte stehet: daß es manche unverständige Wehe-Mutter nicht weiß zu erreichen; so rathe ich doch nicht bey angehender Oeffnung mit der gantzen Hand hinein zu fahren; es sey denn, daß die **Frucht so hoch stünde bey völliger Oeffnung**, daß Raum genug, mit der Hand sich hinein zu lassen, ohne der Frucht und dem Netze zu schaden. Dieses ist aber nur in **einigen Leibern**, da entweder die Frucht mit dem Netze bey der Zwischen-Zeit der Wehe, wann eine vorbey, ehe die andere wieder anstrenget, den **Mutter-Mund** noch nicht berühret, oder also an der einen oder andern Seite angesetzet, daß die Hand weder Schmertzen, vielweniger kalten Brand verursachen kan; doch muß es vorsichtig gebrauchet werden. Was in diesem Fall, wo ich allezeit vorsichtig den **Handgriff** rathe, und vielmahl glücklich practiciret habe, vorwitzige Wehe-Mütter ohne genugsamen Grund versuchet, und dadurch geschadet haben, gehet weder mein Buch, noch mich an. Ich habe nie deßwegen eine Inquisition erfahren dürffen, indem, GOtt sey Lob! noch keine Frau, und wenn man sie nach der gantzen Liste alle examiniren solte, weiß, die sich beklagen könnte, einigen Schaden durch meinen **An-** oder **Handgriff** empfangen zu haben; ob gleich nicht allenthalben lebendige Kinder nach ihrem Wunsche und mit wenigern Schmertzen habe bringen können.

Uber dieses sehe nicht, wie alle meine Cautelen, nach §. 20. die bey dem Wassersprengen anweise, auf einmahl über einen Hauffen werden geworffen; und hätte ich lieber gesehen, daß Herr D. Petermann dieses deutlicher dargestellet; daß durch mein Bejahen (**das Kind könne und müsse allemahl bey angehender Geburt erreichet werden, sonderlich bey schon eröffneten Mutter-Munde, von einer verständigen Wehe-Mutter,**) alle Cautelen vom Wassersprengen über einen Hauffen geworffen wären; ich kan dieses nicht begreiffen, und lasse dem geneigten Leser darüber seine Gedancken, ob dieses gründlich folge, wann ich sage: **das Kind kan und muß erreichet werden** rc. so werden alle meine Cautelen vom

Wasser-

Wassersprengen über einen Hauffen geworffen, da ich doch dafür halte und mit Grund weiß und erweise, daß sie wohl dabey bestehen. Denn ich rathe ja nicht, daß man **mit Ungestüm hinein fahre, ohne genugsam eröffneten Mutter-Mund**, das Kind zu erreichen, und also das Wasser-Netze zu zerreissen; sondern mein Rath und Unterricht ist, bey angehender **Geburt** das Kind zu erreichen mit **Vernunfft**, und so weit es **ohne Schaden geschehen kan**, welches denn in meiner Ubung so viel tausendmahl befunden, daß es geschehen kan, und geschiehet täglich durch einen Angriff; ausser wenigen Leibern, da man offt mehr als einen Angriff, durch die Hand, iedoch so weit, als es nicht schädlich seyn kan, und zwischen denen Wehen, gebrauchen muß. Wie vorsichtig ich denen Wehe-Müttern rathe, auf der **Mutter Oeffnung** acht zu geben, und durch **zwey Finger** zu helffen, kan der Leser finden pag. 80. 81. mit der Hand aber hinein zu fahren, ohne **genugsamer Oeffnung**, wie es unmöglich, also wird es niemand finden, daß dieses in meinem Buche denen Wehe-Müttern rathe, obgleich darüber meine gewisse Erfahrung bey genugsamer Oeffnung habe; und hieher gehöret das Exempel, pag. 133. sq. welches dem Herrn D. Petermann zur Speculation dienen kan: **Ob nicht bey stehendem Wasser-Netze ohne Gefahr, bey gantz eröffnetem Mutter-Munde und Nachlassung derer Wehen, und also zwischen denen Wehen, die Hand ohne Schaden könne hinein gebracht werden?** Vielleicht werde hiervon deutlichern Unterricht geben zu seiner Zeit, wenn es nöthig. Genug ist es, daß man hieraus urtheilen kan, wie **ungründlich** auch hier die Deduction sey, indem eines in das andere gezogen, und mein Unterricht entweder nicht recht verstanden, oder übel gedeutet wird.

Wie aber dadurch die **dritte Frage** abermahl zur Speculation gemacht, und schädlich müsse genennet werden, und daraus eine **gefährliche Lehre** folge? wolle der geneigte Leser aus **Uberlesung meines Buches**, und was hier aus demselben mit Anweisung auf die sonderbare Blätter oder Seiten angeführet wird, erwegen. Auf mein Verlangen des vorher ergangenen **Send-Schreibens** ist noch kein Genügen geschehen, obgleich **drey General-Fragen** vorgestellet werden, die nur auf eine General auslauffen, nemlich: **nach dem**

An-

Angriffe den Mutter-Mund zu ergründen, und durch den Handgriff zu rathen.

Daß dieses **möglich, nöthig, ja nützlich sey**, erweise ich in meinem **Buche**, und in der täglichen **Erfahrung**. Herr D. Petermann nennet es eine Speculation, ungereimt in Praxi, in seinem Corollario, und in der Deduction denen Kreissenden und Wehe-Müttern gefährlich. Daß dieselbe aber biß hieher **ungründlich** sey, ist genugsam dem Leser vor die Augen geleget.

Folgen also noch **vier Special-Handgriffe** mit ihren **Fragen**. Die er darüber machet, und als Speculationes &c. auch zu erweisen meynet.

Die **Erste** ist §. 21. **Ob bey einer todten Frucht**, wenn der Kopff so feste anstehet, **füglich ein Haken könne gebrauchet werden**, wie pag. 73. 74. 75. **die Chur-Brandenburgische Hof-Wehe-Mutter** lehret.

Hierüber machet D. Petermann seine Deduction, und zwar: **daß ein Haken sehr nützlich sey**, Er sich auch desselben in vielerley Gestalt insgemein bediene; nur will er nicht zulassen, **daß er könne in den Kopff füglich gesetzet werden**, wie in gedachtem §. zu lesen; hält also dienlicher, **den Kopff zu öffnen**, die Scherbel heraus zu nehmen, beruffet sich, dieses 15. biß 16mahl practiciret zu haben, und meynet abermahl eine vergebliche Speculation, die in der Praxi Gefahr bringe, gefunden zu haben.

Der geneigte Leser aber wolle hiervon lesen meine **Frage** und **Antwort**, wie sie stehet an pag. 70. seqq. da ich deutlich anweise, was mich zu dem **Gebrauch des Hakens** bringe, nehmlich: wenn das Kind sonst nicht zu haben, und die erste Sorgfalt versäumet; wie ich erfahren: daß, wenn vorher mehr **geschickte Regierung und Handgriffe** wären geschehen, des **Hakens** nicht nöthig wäre. Ob das nun verdiene, eine vergebliche Speculation, und in der Praxi gefährlich zu seyn, kan ich nicht sehen.

Er

Er führet zwar an statt der vorigen Seiten pag. 72. 73. rc. die hieher gehören auf seine Frage, was pag. 73. 74. 75. als ein Exempel zur Erklärung meiner Lehre vom **Haken** angeführet wird, und ich bald zu was Ende und mit was Erfolg es geschehen, werde anweisen.

Bey der **Frage** die Herr D. Petermann stellet, muß noch dieses erinnern: daß sie nicht in meinem Buche; sondern ich gebe davon einen Unterricht pag. 30. 31. 32. da alles deutlich zu finden, was hier Herr D. Petermann meynet, schwehr, ja unnöthig und zur Speculation zu machen.

Nur dieses finde ich in der Frage, so er aus meinem Exempel machet, zu bemercken: **daß hier nicht die Frage, wenn der Kopff anstehet, und auf dem Schooß-Beine noch hoch stehet,** da ich keinen Haken anzubringen begehre, noch iemahlen dieses lehre; sondern so muß die Frage seyn: **Wann das Kind sehr groß-köpffigt, und in,** das ist, **in der Mutter-Scheide einstehet mit dem Haupte, und also keines Wegs zu gewinnen;** in solchem Fall gebrauche ich und rathe vorsichtig den Haken, wie am 31. und 32. Bläte zu sehen, und habe nicht allein dergleichen Haken in ihrer Bildung pag. 186. vorgestellet; sondern mit aller Vorsichtigkeit, als das **äusserste Mittel**, denen Wehe-Müttern bey dergleichen Geburt vorgeschrieben: und brauche ich auch denselben in keiner andern Art schwehrer Geburten, auch hie nicht anders, als wenn das Kind todt, und die Kreissende dem Tode nahe seyn, und mit Vorbewust derer Angehörigen, sonderlich bey Vornehmen mit Gutbefinden eines Medici.

Ist denn dieses eine **vergebliche Speculation**, und was Gefahr hat es in der Praxi? Ich habe, GOTT Lob! noch keiner Frauen geschadet; sondern weiß viele noch gesund und im Leben, denen ich mit diesem Mittel unter GOttes Seegen, das Leben und Gesundheit habe retten können.

Herr D. Petermann gestehet ja: daß ein **beqvemer Haken** bey Ausziehung einer todten Frucht sehr **nützlich sey.**

Nun kan ich nicht wissen, wie seine Haken gestaltet, meine liegen am Tage in meinem Buche, und muß wissen, ob und worinnen sie getadelt werden, als eine Speculation? Ich brauche sie bey der **äussersten Noth** vorsichtig in der Praxi; aber weder an die Beine oder an den Leib zu schlagen, weniger die Affter-Geburt mit heraus zu holen: denn da gebrauche ich mich **Handgriffs** und **Finger**; bediene mich also des Hakens nur, wenn ich sonst das Haupt, wie es schon inne stehet, **nach obiger Beschreibung**, nicht weiter zu bringen, und die Kreissenden zu retten sehe. Ist dieses eine Speculation, die vergeblich, wann die Frucht, wenn sie todt, und es die höchste Noth, dadurch heraus gebracht wird.

Herr D. Petermann glaubet aber, **er könne nicht füglich in den Kopff gesetzet werden, weil er es versuchet.** Wo er dadurch meynet, daß es ihm nicht hat wollen angehen, so muß ich sagen: daß es mir so vielmahl angegangen, als es nöthig gewesen. **Und wenn ich die Ehre hätte, ihm nahe zu seyn, und dergleichen Fall vorkäme, wollte ich es ihm, in der Praxi geschickt und gereimt zu seyn, weisen, daß er aus dem Augenschein würde glauben, es sey keine vergebliche Speculation.**

Aus diesem kan der geneigte Leser sehen: wie hieher die von Herrn D. Petermann angezogene pag. 73. 74. 75. gehören. Es wird ja weit deutlicher die **Nothwendigkeit des Hakens** pag. 70. 71. 72. und pag. 31. 32. in was für **Gefahr**, und mit was **Vorsichtigkeit** er zu gebrauchen angewiesen. In denen 73. 74 und 75. Blättern aber wird nur erzehlet, wie ich einsmahls einen Frantzösischen Balbierer ruffen lassen, um zu sehen? **ob er ohne Haken helffen könte?** Aber er saß und saß in Gegenwart eines hiesigen Medici und Chirurgi so lange, daß er sich gerne des Hakens bedienet, und es wolte ihm auch nicht angehen; daß er zufrieden war, mich an seine Stelle zu setzen, und der Herr Medicus und Chirurgus mich dazu bereden musten. Ich fand nichts die Geburt, seit der Zeit, daß er gesessen, da es doch bey 7 Stunden war, avanciret; doch den Hirnschädel gantz eingedruckt, daß ich also auf die Art, wie Herr D. Petermann, ohne Haken helffen kunte. Doch verlange ich dieses nicht bey allen zu versuchen, indem die Kräffte nicht bey allen gleich.

Was Herr D. Petermann mit in denen Unter-Beinen anzuhencken verstehet, ist mir unbekannt. Meynet er den Kinn-Backen, so darff ich keinen Haken mehr, und brauche Hände und Finger; denn wenn so weit der Kopff heraus, und der Hirnschädel in Scherbel heraus genommen, wie mir auch nicht unbekannt, und es **in meinem Buche auch anweise** p. 31. 32.

31. 32. kan ich den Kopff hin und her lencken. Aber **wenn der Kopff noch innen stecket**, mag einer mit denen Fingern sich bemühen, wie er wolle, er wird den Kopff nicht hin und her lencken. Könnte man so viel Raum gewinnen, den Kopff zu lencken, so dürffte man keines Hakens, und also wegen dieses **ersten specialen Handgriffs**, den Herr D. Petermann vorstellet, nichts zu fragen, noch zu antworten.

Der **andere Special-Handgriff**, den ich auch in der Deduction verworffen, oder aus welcher, daß eine **vergebliche Speculation**, **Gefahr** derer Kreissenden, und **Ursache** fernerer Verwandeɾung Herr D. Petermann erweisen will, lesen muß, wird §. 22. 23. enthalten. Ob aber dieses **mit Grund** oder **ohne Grund** geschehe, wird sich weisen, und der geneigte Leser mag darüber urtheilen.

Diser Handgriff wird genommen aus den 17. Kupffer-Blat, und das ist richtig, wo er aber erkläret werde, hat Herr D. Petermann, (ohngeachtet er es Anfangs verheissen,) nachzuschlagen nicht gefallen. Damit aber der geneigte Leser wissen möge desto besser von dem Kupffer meiner Meynung, und ob Herr D. Petermanns **Satz: daß sie eine Speculation und gefährlich sey**, daraus folge, zu urtheilen; weise es ihm hier an. Es gehöret mit zu denen fünff Kupffern der ersten **gantzen Wendung** bey todten und schon verwahrloseten Geburten, wie sie erkläret werden pag. 55. 56. 57. auch berühret 59. und darüber ein lebendiges Exempel, nach gerichtlicher Aussage pag. 155. Nun geruhe der Leser mein **Bild**, meine **Anweisung**, das **Exempel** mit Herr D. Petermanns seiner Deduction zusammen zu halten, und dann zu urtheilen, was er recht finde.

Herr D. Petermann meynet: **Ich müsse mit der gantz geballeten Hand** (warum nicht mit Stock-Schlinge zugleich) **hinein fahren.** Dieses halte ich **unmöglich.** Es lässet sich wohl speculiren, aber in meiner Praxi finde ich es **ungereimt.** Im **Bilde** habe ich es ja nicht vorgestellet, in dem **Unterrichte** nicht gelehret, in dem **Exempel** nicht geübet. Also, wenn ich soll Schuld tragen, mit gantz-geballeter Hand hinein zu fahren, so muß es ja irgend in meinem Buche gemeldet stehen, weil es daraus mir will aufgebürdet werden.

Was ich noch Aussage **dieses Kupffers** Num. XVII. **durch GOttes Gnade** versuchet, und glücklich practiciret, könnte ich mit Zeugen, an denen es geschehen, und die es gesehen, erweisen.

Herr D. Petermann meynet aber hier, wenn es geschehen könnte, eine **Gefahr** anzuweisen nach **meinem eigenen Geständniß: daß durch starckes Anziehen der Schure der Fuß möchte abgesondert werden.** Nun weiß ich nicht, wie dieses hieher gehöret. **Der Handgriff**, den Herr D. Petermann hier anweiset aus dem XVII. Kupffer, ist von einer schon **todten Frucht**, die ja wohl andere **Stückweise** heraus nehmen. Und was ich bey solcher **Wendung** der **todten Frucht** bey dem **Schlingen** anweise, ist aus obangezogener pag. 54. 55. 56. zu sehen. Ein anderes lehre ich bey der **Wendung** einer noch **lebendigen** und geraum-stehenden **Frucht**, davon das Kupffer No. IV. und V. in specie. Ob gleich das **Anschlingen gleich**, so ist doch **das Ziehen ungleich.** Bey Todten mag ich scharff ziehen, bey Lebendigen aber vorsichtiger, und ist auch besser zu ziehen, wie meine Unterrichtung lehret pag. 39. Die hie Herr D. Petermann zwar anführet, aber von einem **lebendigen Kinde** zum **todten** ziehet, und also nichts gründlich wider mich deduciret.

Was sonsten **wegen der Krümme des Leibes, und daß dazu das Holtz sich nicht schicke**, erinnert wird, löset das **Kupffer** auf in der **Hand-Ubung;** daß aber **nöthig** dazu **ein Stock**, weise ich an in der Beschreibung, und habe davon meine **gründliche Erfahrung.** Was von Pelvi stehet, kan ich auf meine Tafeln nicht ziehen, sonst würde es berühren. Stehen die Kinder in denen Tafeln ungleich nach dem Raume gebildet, hebet die Sache nicht. Ich habe es angegeben, wie ich es begreiffe, ob sie gleich höher oder niedriger gezeichnet stehen, werde ich sie oder eine iede kluge Wehe-Mutter in der Praxi doch schon finden.

Siehet demnach der geneigte Leser, daß auch hier in der Deduction **nichts Gründliches** erwiesen wird wider diesen **andern Special-Handgriff**, den man anders begreiffet, als ich ihm übe, und das **Anschlingen einer todten und lebendigen Frucht confundi-**

diret. Ich weiß, daß durch diesen Handgriff, wie ich denselben vorsichtig, und wann es höchstnöthig, übe, bey denen Kreissenden wegen verursachter Schmertzen Gefahr zuwachse; sondern ich vielmehr Danck verdiene, wie das Zeugniß der also geretteten Hütterin, und zum Beschluß ihre erkenntliche Dancksagung ausweiset. pag. 155.

Hat also Herr D. Petermann wohl eine schlechte Ursache sich zu **wundern**, daß ich mit dieser **Schlinge** durch die Censur gekommen sey.

Die **dritte Special-Frage** wird vorgestellet § 25. **Ob eine Wehe-Mutter bey angehender Geburt und noch stehendem Wasser die Hand des Kindes, hinter dessen Rücken liegend, könne fühlen ꝛc. und mit einem eingelassenen Finger drucken? ꝛc.** Daß ich dieses bejahe, weiset er an aus pag. 47. meines Buches. Da ich den geneigten Leser muß erinnern: daß er **diese Frage** nicht finden werde; sondern einen **Unterricht**, wie bey vorschiessender Hand mit **Kneipen** dieselbe zurücke bringen, fast auf gleiche Art, wie das Kupffer No. II. Nun sehe der geneigte Leser das **Kupffer** an in der **Bildung**, und lese die Worte meiner **Unterrichtung**, so wird er finden: daß in der von Herr D. Petermann gesetzten **Frage** nicht kan stehen: mit NB. **einem eingelassenen Finger**, (denn wer kan mit einem Finger kneipen? ein grosser Nagel kan kratzen;) sondern ich erzehle einen gewissen Zufall, wie ich gedrucket mit **meinen eingelassenen Fingern**, und so übe ich diesen **Handgriff** in der Praxi. Weil aber dieses nur ein Druckfehler seyn kan, betrachte der Leser die Frage, und ob ich derselben an einem andern Orte widerspreche?

Herr D. Petermann machet eine Frage aus pag. 47. Wenn aber der Leser meine Worte lieset, so seyn sie eine Erzehlung, wie mir in Praxi dergleichen vorkommen, und weiset die Stellung im 9ten Kupffer, was ich meyne, und in solchem Fall mit Kneipen fast auf die Art, wie im Kupffer No. II. zu sehen: **um das Kind, wo es angehen will, in ein ander Lager, und geschickter zur Geburt**, weil es noch im Wasser schwebend und beweglicher ist, zu bringen.

Nun lasse ich es so weit gelten, aus meiner Unterrichtung diese Frage zu machen, nehmlich: **Ob es möglich sey, eines Kindes**

Hand zu fühlen, wenn sie hinter dem Rücken, das ist, **die Hand der Schooß nahe lieget?** Dieses alles, was angeführet wird pag. 47. bejahe ich aus der Erfahrung. Ob nun dieses mir contradicire, nehmlich: **eine solche Hand zu ergründen?** was er aus pag. 209. auf die XLVII. Frage anziehet, wird der geneigte Leser sich wundern, warum es hier angeführet werde; denn ja gantz ein **ander Lager, eine andere Stellung des Kindes**, in der XLVII. Frage betrachtet wird. Denn in dem vorigen stelle ich den Fall pag 47. **wenn die Hand gegen die Geburth, und also unter sich hinter des Kindleins Rücken lieget, die ist ja leicht zu erreichen, wenn ich sie kneipen kan.** In dem 209ten Blate handele ich von **solcher Stellung**, wenn es schwehre Geburten, da sich von dem Leibe des Kindes nichts, und also **keine Hand** hervor, es sey hinter dem Rücken oder Steußlein zeiget, nehmlich: **wenn das Kind qvär mit dem Rücken über der Geburth, oder qvär über mit der Seite lieget.** Der Leser lese doch die Worte, wie sie Herr D. Petermann anweiset aus meinem Buche, und nicht die **eintzige** XLVII. sondern die vorhergehende XLVI. Frage, und urtheile dann, wie hier die Deduction mir eine Contradiction mache, und was hierüber bey der Censur zu bedencken gewesen?

Die vorgestellte Frage bejahe ich mit Kupffer und Augenschein p. 47. Was man meynet, mir zu contradiciren, handelt gantz von **andern Stellungen**, wie vorhin gemeldet; nicht allein wie sie seyn, sondern wie auch ihnen, aber gantz auf andere Art, zu helffen, nach Antwort auf die XLVIII. Frage.

Was also hierüber angeführet, und **schwehr, bedencklich, ja gefährlich**, und abermahl zum Grunde meiner vergeblichen Speculation geleget wird, siehet der Leser: daß es gantz ungründlich. Und also lasse ich die § 26. 27. ohnberühret, weil der 26ste schon vorhin abhülffliche Antwort findet, der 27ste aber von Rühren oder von Ziehen derer Hände und Füsse derer Kinder hieher zu beantworten nicht so nöthig, als auf eine beqvemere Gelegenheit fället. Auf den 28sten §. ist so offt geantwortet, und dem Leser in diesem **Gegen-Bericht mit Grund** ein anderes erwiesen aus meinem Buche nach der Praxi, die ich lieber bey dergleisgleichen **Handgriffen** in dem Augenschein wolte erweisen, als daß ich ein Ding so offt muß aus dem Buche wiederholen; doch nöthig finde, dem geneigten Leser desto besser zu urtheilen, ob wider mein Buch oder die daraus gezogene Handgriffe die Deduction gründlich sey.

Endlich wird noch erwogen § 29. **der Handgriff** nach dem 21sten Kupffer; und ist dieses also **der vierdte Special-Handgriff.** Was ich hier erweise, muß nicht aus dem **Kupffer**, in so weit, wie die Stellung in dem Raum zwischen der Brust und Kinn dem Augenschein nach weiset, angenommen werden; sondern wie ich es erkläre, daß ich in dieser **Wendung den Handgriff** an dem Kinde nicht meyne, er könne geschehen mit der Hand über die Brust zu fahren, und also ein paar (nicht den dritten) Finger an das **Kinn** zu halten. vid. pag. 55. sq. Daß die Zeichnung also in der **Entfernung** stehet, hat nicht können geändert werden, weil sonsten hätte mehr Kupffer bey dieser Stellung machen müssen: anzuzeigen, wie von Gleiten zu Gleiten das Kind zu gewinnen, und dann, **wenn es mit dem Kinne an dem Ausgange hemmet, durch geschickte Hand zu helffen**; also erkläre ich ja in meinem Buche dieses XXIste Kupffer in vorbenannten p. 55. sq. Was also Herr D. Petermann unmöglich hält, habe ich ja niemal gelehret; indem durch GOttes Gnade **wohl weiß, wie weit die Geburt, sowohl äusser- als innerlich sich ausdehnen kan.**

Ob nun das Bild darum müsse eine **vergebliche Speculation** seyn, laß ich mich nicht anfechten; kan aber nicht sehen, wie es ihm andere Speculationes, über noch mehr Hangriffe in diesem Buche enthalten, habe machen können, wie er bezeuget § 31. Es wäre mir lieb, auch zu Verhütung dieser Schrifft (die dem unpartheyischen Leser heimgestellet bleibet: ob Herr D. Petermann sie mit Recht könne gründlich, oder ich durch meinen Gegen-Bericht ungründlich nennen möge.) dienlich gewesen. Wenn Herr D. Petermann auf mein **schrifftliches Ansuchen** fein ordentlich auf meine Fragen, wie dieselbe deutlich vorgestellet seyn, geantwortet hätte; so hätte der geneigte Leser dieselbe alle gesehen, die unterdessen, ohne daß es mit Grund erwiesen wird, doch Speculationes und ungereimt, ja endlich gefährlich müssen heissen, und hätte nicht dürffen speculiren, welche doch dann dieselbe seyn mögen.

Wo sie nicht anders, als nach diesen drey **General-Fragen** und

vier

vier **Special-Handgriffen** angeführet werden, so bin ich des Vertrauens: Es werde mein zu Anfang gesetztes Corollarium, welches auch der Schluß meines Send-Schreibens war, wohl des geneigten Lesers Beyfall finden, das ich hier nicht wiederhole; der geneigte Leser wird aber finden: daß, was ich da setze, auch in diesem Bericht erweise. **Meine Handgriffe seyn keine Speculationes, sondern in der Praxi an so vielen bewährt, und also nicht ungereimt, vielweniger höchst schädlich.** Dieses weiß ich mit Grund, und lasse den geneigten Leser urtheilen von der Deduction: ob sie gründlich heissen könne? Wider mich wird nichts erwiesen; also ist sie wider mich nur eine ungründliche Deduction.

Daß aber noch zum **Schluß** etwas Gutes Herr D. Petermann erkennet, und zwar hin und her **gar feine nöthige practicable Handgriffe** in meinem Buche § 23. zu seyn, nicht in Abrede ist, (wäre gut gewesen, daß er es damals auch mit hätte in seinem Corollario gesetzet,) kan der geneigte Leser annehmen, als ein gutes **Zeugniß**, und ich nehme daraus die Hoffnung: Herr D. Petermann werde von denen An- und **Handgriffen**, die er iezt noch nicht will pasiren lassen, mit der Zeit anders urtheilen; indem alle meine An- und Handgriffe auf einem Grunde bestehen, an einander hängen; und also, wenn einige den Beyfall finden, er auch die andern mit der Zeit wird gütiger ansehen; sonderlich, wenn ich möchte die Ehre haben, mit ihm besser bekannt, gründlicher gehöret, und in schwehren Fällen zugleich gebrauchet werden.

Unterdessen ergebe den Leser GOttes Gnade, mein Buch und diesen abgenöthigten **Gegen-Bericht** seinen unpartheyischen Urtheil. Giebt mir GOtt länger das Leben, wird dieses ein Anlaß seyn, dieses Buch in eine deutlichere Ordnung zusammen zu ziehen, und wie alles auf einem Grunde stehe, und an einander hange, zu zeigen; damit denen, die es nur obenhin lesen, es nicht scheinen möge, eines wider das andere zu streiten.

GOtt wende alles zum Besten, und regiere dergleichen Vorhaben, wie es zu seiner Ehre, denen Kreissenden zu Nutzen, und denen unerfahrnen und unwissenden Wehe-Müttern zur Anleitung dienen möge!

Der

Der Medicinischen Facultät auf Der Chur-Fürstl. Brandenburgischen Universität zu Franckfurt an der Oder Völlige INFORMATION Des G. L. von D. Andreas Petermanns, P. P. zu Leipzig, Beginnen wider Sie.

Fried- und Wahrheit- liebender, geneigter Leser!

Wie wir Uns iederzeit bester Massen gehütet, daß in öffentlichen, von oder unter Uns ausgegebenen Schrifften, niemand von gelehrten, und insonderheit anderswo noch lebendigen Leuten, durch einige Anzüglichkeiten offendiret werden möchte: Also haben wir auch bißhero keine Ursache gefunden, uns über dergleichen zu beschwehren. Es wird uns aber, wieder Verhoffen, selbige ietziger Zeit gegeben, durch Importunität und Zunöthigung des Leipziger P. P. D. Andreas Petermanns. Welcher, wie er sich hiebevor in einer öffentlichen Disputation unternommen: Uns mit einer höhnischen Verwundewunderung, über einige unsere Censur, anzustechen; also hat er durch eine neulichst heraus gegebene Charteque gründliche DEDUCTION &c. genannt, noch mehr Wunderns wider uns gemacht, und uns mit harten Iniurien angegriffen.

Nun könnten wir ja wohl, und hätten schon gekonnt, uns gleichmässig gegen ihn verhalten, und durch spitzige Theses oder Corollaria und derer Erörterungen ihm Vergeltung zukommen lassen; (denn, ob wir wohl für uns darzu nicht geneiget sind, möchte sich doch leichtlich iemand gefunden haben, der ihn an unserer Statt mit gleicher Müntze reichlich bezahlete.) Jedoch, weil wir mercken, daß er, nach Art derjenigen, qui aliorum Famam atterendo grassantur ad Famam, nur gerne sehen möchte, wenn wir uns dergestalt mit ihm einliessen, seinem Exempel folgeten, und ihm durch gedruckte, hefftige, und mit harten Formalien angefüllete Schrifften, ferner Gelegenheit zu Iniurien gäben: So wollen wir ihm die Lust nicht machen, noch uns seinetwegen prostituiren; sondern eine andere und rechtmäßigere Weise uns an ihn zu vindiciren noch ferner, wie bißher, erwehlen.

Indessen, damit der geneigte Leser, welchem seine Deduction etwa zu Händen kommt, so wohl die gründliche Beschaffenheit der gantzen Sache wissen, als die Ursache, warum wir solch Scriptum unserer Beantwortung unwürdig halten, erkönnen möge: So wollen wir ihn hiemit von allem, was pasiret, kürtzlich, iedoch völlig informiren.

Als Anno 1681. die ietzige Chur-Brandenburgische Hof-Wehe-Mutter, Frau Justina Sigismund, allhier zu Franckfurt an der Oder, einer gewissen Matrone wegen, welcher sehr kranckes Söhnlein wir etliche Wochen lang in der Cur hatten, eine Zeit lang subsistirete, sind wir ihr und sie uns bekannt worden. Demnach nun selbige ihren Unterricht von schwehren und unrechtstehenden Geburten, aus denen von ihr selbst darinnen angeführten Ursachen, durch den Druck heraus zu geben beschlossen hatte, ist sie Anno 1689. in der Woche vor Ostern selbst zu uns wieder nach Franckfurt kommen, und hat das MSS. ihres Buches, nebst einigen Abrissen der Kupffer, (dann die meisten waren noch nicht fertig,) uns überreichet: mit Bitte, selbiges, so bald möglich, weil sie ihrer Amts-Verrichtungen wegen nach Berlin zurück

zurück eilen müste, durchzulesen, und ihr unsere Meynung davon zu entdecken. Dieser zu Folge sind wir das MSS. durchgegangen, und haben eines und anderes mit ihr davon geredet. Weil sie aber etwas Schrifftliches von uns begehrete, ist ihr mit folgender Schrifft gewillfahret worden:

Wir Decanus, Senior, Doctores und Professores Ordinarii, der Medicinischen Facultät, auf der Chur-Fürstl. Brandenburgischen Universität zu Franckfurt an der Oder, geben hiermit zu vernehmen, daß Frau Justina Sigismundin bey uns eingegeben, und zu verlesen gebeten, ein Buch, bestehend in zweyen Theilen, deren Titel sind: (1.) ein Gespräch zweyer Fried-liebenden Wehe-Mütter, welche, wegen ihres Beruffs oder Amts sich treuhertzig mit einander unterreden, wegen schwehrer Geburten, wie auch wegen Wendung derer unrechten Geburten, darinnen die unterredenden Personen seynd: Christina, Justina. (2.) Ein ander Gespräch, worinnen hinwieder Justina von Christinen durch viele Fragen vernimmet: Ob sie auch ihren Unterricht verstanden und gefasset? Mit angehängten Bericht: daß wir den darinn befindlichen einfältigen Stylum uns nicht befremden lassen möchten, massen sie selbsten, ohne andere Hülffe, es also zusammen geschrieben, vornehmlich zu dem Ende, daß einfältige Wehe-Mütter desto leichter die darinne enthaltene Dinge begreiffen, und sich daraus zum gemeinen Nutzen derer Schwangern und Gebährenden erbauen könnten.

Wir wir nun diese ihre gute Intention allerdinges approbiren, also haben wir auch bey Durchlesung desselben befunden, daß unter solcher Schreibens-Art viele gute und nützliche Dinge, geschickliche Handgriffe und Wendungen, so vielen, ja, leider! denen meisten Wehe-Müttern, zum nicht geringen Nachtheil vieler geseegneten Frauen, bißher wenig bekannt seyn, angegeben, und nach eigener Erfahrung deutlich beschrieben seynd. Dannenhero Wir denn der Meynung und Hoffnung leben, daß es mit gutem Nutzen in öffentlichen Druck gegeben, und von denen Wehe-Müttern werde gelesen, auch von dem sämmtlichen Frauenzimmer mit grossem Danck angenommen werden. Solche unsere Hoffnung wolle der Höchste erfüllen, und ihren Beruff, wie bißher, also ferner nach ihrem eigenen Wunsche geseegnen. Gegeben unter Unserer Facultät Insiegel, Franckfurt an der Oder, den 28. Martii Anno 1689.

Decanus, Senior, Doctores und Professores Ordinarii, der Medicinischen Facultät auf der Chur-Fürstl. Brandenburgischen Universität zu Franckfurt an der Oder.

(L. S.)

Selbige nun hat sie, bey der erfolgten Edition ihres Buches, welches sie mit Permission der gnädigsten Chur-Fürstl. Herrschafft in der Chur-Fürstl. Hof-Buchdruckerey drucken lassen, nebst der Censur derer HHrn. Hof-Prediger auch mit in den Druck gegeben, wie wir nachmahls gesehen haben.

Nun hätten wir wohl nicht gemeynet, daß uns deßhalb iemand anfechten sollte; Musten aber dennoch im verwichenen 1691sten Jahre erfahren, und zwar durch Notification der Frau Justinen, daß wir nebst ihr durch ein Corollarium einer Disputation, *de Gonorrhaea*, am 5. Decembr. 1690. zu Leipzig unter D. Petermanns Præsidio von einem Studioso, Nahmens PEUCER, gehalten, angegriffen wären. Solches befunden wir auch in der That also, als im Monath Sept. die Disputation zu Händen kam, und sahen aus dem Titul, daß sich der Respondens Tobias Peucer, Görlicio-Hexapolitanus, einen Autorem derselben nennete.

Demnach wir dann nicht anders dafür halten kunnten, als daß er auch Autor solches Corollarii wäre, und in der Meynung waren, daß er ex iuuenili feruore dergestalt unbedachtsam gegen uns verfahren hätte, non attendentibus adeo tum Dnn. Censoribus Facultatis, tum Præside: So wurden wir genöthiget, darauf bedacht zu seyn, daß wir solches

ches seines ungebührlichen Facti wegen Satisfaction von ihm bekämen. Wiewohl uns nun zu solchem Zweck sich unterschiedliche Wege zeigeten, wolten wir doch denienigen, der uns der Rechtmäßigste zu seyn schiene, erwehlen: Und wandten uns derowegen an die Löbliche Medicinische Facultät zu Leipzig, an welche wir folgendes Schreiben abgehen liessen:

Hoch-Edle, Veste und Hochgelahrte, insonders Hochgeehrte Herren.

Es hat Frau **Justina Sigmundin**, Chur-Fürstl. Brandenb. Hof-Wehe-Mutter uns ohnlängst berichtet, welcher Gestalt am 5. Decembr. verwichenen Jahres einer, Peucer, unter dem Præsidio des Herrn D. Petermanns de Gonorrhæa disputiret, und derselben Disputation folgendes Corollarium angehänget: Multæ hactenus insolitæ laudatæ enchirises in Libro, cui titulus est, die Chur-Brandenburgische Hof-Wehe-Mutter, nituntur vana speculatione: In praxi enim sunt absurdæ. Hinc jure miramur, quomodo liber sustinere potuerit censuram totius Collegii Medici. Uns darnebenst, ihr mit Rath beyzustehen, ersuchet. Wann dann dieses Corollarium zwey Theile hat, deren eins die Frau **Sigmundin** allein touchirt, in dem andern aber dieser junge Mensch sich über unsere Censur, als welche vorher gedruckt, verwundert; als lassen wir das erste der Frau **Sigmundin** über, welche darüber Rede und Antwort schon fordern und geben wird. Das andere aber ist so beschaffen, daß wir uns genöthiget befunden, unsern Hochgeehrten Herren zu remonstriren, wie ungütig, daß man mit uns verfahren, indem man einem jungen Menschen verstattet, dergleichen Corollarium zu setzen und publice zu ventiliren, als wenn wir unser gegebenes Judicium so gar absurd, daß sich auch ein junger Studente billig und mit allem Rechte darüber verwundern müsse. Da doch, wann unsere Hochgeehrte Herren die Mühe nehmen, und unser Judicium, welches vor ebenbesagtes Buch gedrucket, durchlesen, alsofort sehen werden, wie zu frühzeitig sich dieser junge Mensch verwundert, die wir nichts anders gesetzet, als daß wir bey Durchlesung befunden, daß unter solcher Schreibens-Art viele gute und nützliche Dinge, geschickliche Handgriffe &c. angegeben seynd. Unsere Hochgeehrten Herren können leicht ermessen, daß, wann man jungen Leuten mit gantzen Collegiis so zu verfahren zulässet, es uns auch niemahls an dergleichen Gelegenheit mangeln werde; leben also des Vertrauens, daß wie wir bißhero solches mit allem Fleisse verhütet, dieses Ihnen nicht alleine mißfallen, sondern auch auf unser dienstliches Ersuchen besagte Disputation publice confisciren, oder den Respondenten dahin anhalten werden, daß er in einem publico Corollario seine Fehler erkennen, und Uns gebührende Satisfaction geben möge. Die Sache ist an sich selbsten billig, und darum getrösten wir uns geneigter Willfahrung, sind auch erböthig, solches zu erwiedern, und bleiben

Unserer Hochgeehrten Herren

Dienst-geflissenste
Decan. Sen. Doct. &c.

Auf dieses erhielten wir am 17. Octobr. 1691. solche Antwort:

Hoch-Edle, Veste und Hochgelahrte, insonders Hochgeehrte Herren.

Aus deroselben an uns am 26. Septembr. abgelassenen Schreiben haben wir ersehen, was Sie wegen eines gewissen Corollarii, so ein Studiosus Medicinæ, Nahmens Peucer, seiner am 5. Decembr. vorigen Jahres de Gonorrhæa unter Herrn D. Petermanns Præsidio allhier gehaltenen Disputation annectiret, und wodurch dieselben ziemlich angegriffen zu seyn vermeynet, an uns begehret. Nun tragen wir zwar über dieses des Concipienten erwehntes Corollarii Verfahren billig einen Mißfallen, hätten auch unsers Ortes lieber gesehen, daß solches besser menagiret worden wäre. Alldieweil aber (1) die Censura derer Disputationum publicarum und anderer Scriptorum, so zum Drucke befördert werden, bey uns nicht Actus Facultatis, sondern Decani ist; (2) dieser vorgiebt, daß, als ihm gedachte Disputation zur Censur im MSto überreichet worden, gedachtes Corollarium nicht dabey gewesen, sondern erst hernach bey dem Drucke darzu gebracht worden; (3) von der Disputation selbst keine Exemplaria, ohne

ohne vielleicht bey einigen Priuatis, mehr verhanden; dieser Peucer (4) sich schon långst von uns hinweg begeben; auch (5) nicht er so wohl, als der Præses, sich dieser Tage noch pro Autore dieses Corollarii gegen unsern Herrn Decanum frey bekennet; und endlich (6) öffentliche Scripta zu confisciren uns nicht zustehet: So haben unsern Hochgeehrten Herren wir wegen dieser Sache unser behöriges Desplaisir eröffnen, zugleich aber Dieselbe dienstfreundlich ersuchen wollen, uns, daß wir ihnen zur verlangten Satisfaction nicht helffen können, bestens entschuldiget zu achten, die wir bey allen andern Begebenheiten Ihnen gefällig zu leben uns hiermit willigst erklären, iederzeit verharrende

Unserer Hochgeehrten Herren

Leipzig, den 9. Octobr. 1691.

Dienst-ergebenste

Senior und andere Doctores und Assessores
der Medicinischen Facultät allhier.

Als wir nun aus denen sub No. 2. 5. und 6. darinnen befindlichen Worten vermahnen, daß der Præses, D. Petermann, selbst Autor des Corollarii, und selbiges mit dem MSto der Disputation dem Herrn Decano Facultatis nicht zur Censur übergeben, sondern erst hernach bey dem Druck darzu gebracht worden; die Confiscation aber desselben nicht res Facultatis wäre: So konnten wir unmöglich anders, als diese uns von D. Petermannen vorsätzlicher Weise angethane öffentliche Iniurien ad animum revociren, und uns an gehörigen Orten darüber beschwehren. Ob wir nun zwar gerade an unsere und seine Hohe Obrigkeit zu gehen Ursache und Gelegenheit hatten, wollten wir dennoch die Obseruanz derer gewöhnlichen Graduum nicht aus denen Augen setzen, sondern implorirten die Hülffe und Justiz der Löblichen Universitæt zu Leipzig, mit demienigen Schreiben, welches er selbst in denen Beylagen seiner Deduction sub lit. A. vulgiret; weil es aber vitiose copyret, allhier correcter zu lesen ist.

Magni-

Magnifice Domine Rector,

Hochwürdige, Hoch-Edle, Veste und Hochgelahrte, insonders Hochgeehrte Herren.

Denenselben werden wir hiermit dienstlich zu berichten genöthiget, welcher Gestalt wir in einer Disputatione Publica de Gonorrhæa, welche am 5. Decembr. voriges Jahres unter Herrn D. Petermanns Præsidio, auf ihrer Universität, von einem Studioso, Nahmens Peucer, gehalten worden, durch ein Corollarium, so derselben sub No. XII. annectiret ist, folgendes Innhalts: Multæ hactenus insolitæ laudatæ enchirises in libro, cui titulus est, die Chur-Brandenburgische Hof-Wehe-Mutter, nituntur vana speculatione: In praxi enim sunt absurdæ: Hinc jure miramur, quomodo liber sustinere potuerit Censuram totius Collegii Medici; offenbahr angestochen worden. Nachdem wir nun deßwegen, als uns solches ohnlängst kund worden, bey einer Löblichen Medicinischen Facultät ihres Ortes Satisfaction gesuchet; und selbige uns in freundlicher Antwort vom 9. Octobr. nebst Bezeugung ihres behörigen Desplaisirs, oder billigen Mißfallens, über dieses des Concipienten erwehntes Corollarii Verfahren, welches sie ihres Ortes lieber gesehen hätten, daß solches besser wäre menagiret worden, zu wissen gethan: daß 1. die Censura derer Disputationum publicarum und anderer Scriptorum, so zum Drucke befördert werden, bey ihnen nicht Actus Facultatis, sondern Decani sey. Dieser aber 2. vorgebe, daß, als ihm gedachte Disputation zur Censur im Manuscripto überreichet worden, gedachtes Corollarium nicht dabey gewesen, sondern erst hernach bey dem Drucke dazu gebracht worden. 3. Von der Disputation selbst keine Exemplaria, ohne vielleicht bey einigen Privatis, mehr verhanden. 4. Der Studiosus Peucer, sich schon längst von Leipzig hinweg begeben; auch 5. nicht er sowohl, als der Præses sich noch ohnlängst pro Autore dieses Corollarii gegen ihren Herrn Decanum frey bekennet; und endlich öffentliche Scripta zu confisciren ihnen nicht zustehe: So können wir nicht umhin, nunmehr an Ew. Magnificenz und gesammten Hochlöblichen Senatum Academicum uns zu wenden. Und demnach (1) wir wohl versichert seyn, daß unser über obgedachtes Buch, (die

Chur-Brandenburgische Hof-Wehe-Mutter genannt,) begehrtes und gegebenes Judicium also behutsam abgefasset, daß niemand, der selbiges bedachtsam lieset, auch Herr D. Petermann selbst, ob er gleich in der Meynung ist, daß viel darinnen enthaltene Enchirises absurdæ seyn, uns mit Rechte eines Versehens oder Fehlers deßhalb wird überweisen können; Gestalt, wie er nicht alles in solchem Buche improbiren könne, also wir nicht simpliciter alles, sondern nur viel darinnen approbiret haben: Vt nemo iure mirari possit, quomodo Liber ille eiusmodi Censuram Collegii nostri impetrare potuerit; (2) Herr D. Petermann aber uns zur Ungebühr deßhalb öffentlich, und zwar (3) in einem zur Censur nicht übergebenen Corollario, traduciret. Als gelanget an Ew. Magnificenz und gesammten Hochlöblichen Senatum Academicum unser dienstfreundlich Bitten, Sie geruhen, obgedachten Herrn D. Petermann für sich zu bescheiden, ihm sein unbefugtes Beginnen ernstlich zu verweisen, und daß er uns so wohl für ietzo gebührende Satisfaction, durch öffentliche Declaration, geben, als inskünfftige von dergleichen sich enthalten möge, anzuhalten. Daneben aber auch von denen Buchdruckern und Disputations-Händlern die noch etwan verhandene Exemplaria erstgemeldter Disputation, oder zum wenigsten die Corollaria davon, abfordern, und, wie es mit denen ohne Censur gedruckten Schrifften von Rechts wegen geschiehet, confisciren zu lassen. Welches, wie es zu Beförderung der heilsamen Gerechtigkeit gereichen wird, also werden wir es mit gebührendem Danck iederzeit erkennen, und bey hiesiger Universität, in etwan vorfallenden Fällen, wiederum cooperiren, daß denenselben alles zu Gefallen und Willen best-möglichst geschehen möge. Gestalt wir iederzeit verbleiben

Ew. Magnificenz und unserer
Hochgeehrten Herrn

den 26. Octobr. 1691.

Dienst-geflissenste
Decan. Sen. Doct. und Professores Ordin. der Med. Facultät der Chur-Fürstl. Br. Universität zu Fado.

Indessen, weil wir vernommen hatten, daß die Frau Justina parat wäre, wider den Respondenten offtgedachter Disputation etwas heraus zu geben, so haben wir ihr von demienigen, was uns vorstehendes Antworts-Schreiben der Löbl. Medic. Facult. zu Leipzig sub num. 2. 4. und 5. berichtet, Nachricht geben lassen.

Hierauf kam an uns am 24. Novembr. 1691. durch die Post von Leipzig folgendes:

Unsern freundl. Dienst zuvor ꝛc.

Tit.

Insonders günstige Herren und Freunde.

Dererselben an uns abgelassenes und Herrn D. Andräen Petermannen, Prof. Publ. allhier, betreffendes Schreiben vom 30. Octobr. jüngsthin haben wir zurecht erhalten, und gedachten Herrn D. Petermannen, daß er, was es um die Sache vor eigentliche Beschaffenheit habe, berichten sollte, Andeutung gethan. Worauf er auch bey uns mit dem in Abschrifft beygehenden Schreiben einkommen, und darinnen seine Verantwortung angeführet, wie daraus mit mehrern zu ersehen. Welches wir hiermit übersenden wollen, und seynd denenselben angenehme Freundschafft zu erweisen iederzeit bereit. Sign. Leipzig den 18. Novembr. 1691.

Derer Herren

Freund-willige
Rector, Magistri und Doctores der
Universität daselbst.

Das in Abschrifft dabey kommende Schreiben war eben dasienige, welches er sub Lit. B. seiner Deduction angehänget hat. Was aber daselbst sub num. 2. enthalten ist, war gäntzlich ausgelassen, und stund nur: Ferner ꝛc.

Wiewohl nun die damahls allhier grassirenden Kranckheiten, so uns selbst einiges Theils sehr mitgenommen, und andere Impedimenta uns wenig Zeit vergönneten, an solche Sachen zu gedencken, so waren wir doch im Januario, dieses 1692sten Jahres, mit einer ausführlichen Beantantwortung des Petermannischen Berichts fertig Als wir aber vor derselben Absendung Gelegenheit hatten, mit einigen unsern Herren JCtis der von uns geforderten Caution wegen zu reden, und selbige nebst uns den Defect in der Abschrifft quoad num. 2. beobachteten: Haben wir, auf ihr Einrathen, uns zuvor um völlige Copey bemühet, und deßwegen an die Löbliche Universität zu Leipzig am 9. Februar. dieses Jahres abermahls also geschrieben:

Magnifice Domine Rector,

Hochwürdige, Hoch-Edle, Veste und Hochgelahrte, insonders Hochgeehrte Herren.

Ew. Magnificenz und unsere Hochgeehrte Herren haben uns die Abschrifft desienigen, was Herr D. Andreas Petermann, Profess. Publ. Medic. auf unser an Sie seinetwegen, am 30. Octobr. dieses Jahres, ergangenes und ihm communicirtes Schreiben eingebracht hat, am 18. Novembr. gedachten Jahres zu übersenden beliebet. Wenn wir aber wegen darinnen befindlichen mercklichen Defects unsere Nothdurfft dagegen nicht verhandeln können; Als gelanget an Ew. Magnificenz und Hochlöblichen Senatum Academicum unser dienstfreundliches Bitten: Sie wollen uns förderlichst die vollkommene Copiam der von D. Petermannen eingebrachten Schrifft zukommen, und dasienige, was in der empfangenen Schrifft ante num. 3. da das Wort ferner mit &c. stehet, ausgelassen ist, ungeändert hinein rücken lassen. Da hingegen wir iederzeit verbleiben

Ew. Magnificenz und unserer Hochgeehrten Herren.

Franckfurt an der Oder, den 9. Febr. 1692.

Dienst-geflissenste

Decanus, Senior, Doctores und Professores Ordinarii, der Medicinischen Facultät auf der Chur-Fürstl. Brandenburgischen Universität daselbst.

Die Brandenburgische Hof-Wehe-Mutter hatte unterdessen sich ihre Sache angelegen seyn lassen, und, ohne einigen unsern Beystand oder Hülffe, (welches wir mit Grund der Wahrheit hoch betheuren können,) zu Berlin ein Send-Schreiben an D. Petermannen drucken lassen; von welchem uns, erstlich nach unserer Reminiscere-Messe, einige Exemplaria zu Augen und Händen kommen. Dessen Innhalt und Beschaffenheit wollen wir allhier nicht anführen, weil es öffentlich am Tage lieget, und so wohl der Ort, wo es, als die Zeit, wann es, wie auch der Buchdrucker, von dem es gedrucket worden, darinnen bezeichnet ist.

Uns aber ist auf letzt-gedachtes unser Schreiben nicht eher eine Antwort worden, als am 9ten dieses Monats Aprilis, da wir erstlich (wie der Post-Zettel in hiesiger Chur-Fürstl. Post bezeugen wird,) folgende, so am 15. Martii allbereit, wie das Datum anzeiget, von Leipzig abgegangen seyn soll, erhalten.

Unsere freundliche Dienste zuvor, rc.

Tit.

Insonders günstige Herren und Freunde.

Es haben uns dieselben, daß wir Ihnen dasienige, was Herr D. Andreas Petermannen, P. P. allhier, auf ihr, seinetwegen an uns abgelassenes und ihme communicirtes Schreiben eingewendet, complet zukommen lassen wollten, sub dato den 9. Februar. jüngsthin anderweit ersuchet. Nun haben wir damals denen Herren das, was gedachter Herr D. Petermann in angezogenen seinem Schreiben sub num. 2. angeführet, zukommen zu lassen, daher vor unnöthig geachtet, weil dasselbige nicht Sie, sondern hiesige Medicinische Facultät betrifft und angehet; Nachdem Sie aber solches ebenfalls verlangen;

Als haben Wir Ihnen die vollständige Abschrifft von mehr erwehnwehnten Herrn D. Petermanns Schreiben hiermit übersenden wollen, und verbleiben

Derer Herren

Leipzig den 15. Martii Anno 1692.

Freund-willige
Rector, Magistri und Doctores der Universität daselbst.

Die dabey gefügte vollständige Abschrifft haben wir nachhero quoad num. 2. mit der vorgedachten Petermannischen Beylage B. gäntzlich übereinstimmend gefunden.

Wir waren hierauf bereit, unsäumig dawider einzukommen: Erhielten aber mit nachfolgender Post Nachricht, daß D. Petermann auf das an Jhn von der Frau Justina abgelassenes Send-Schreiben wieder etwas in den Druck gegeben, und uns darinnen abermahls hefftig angegriffen hätte. Deßhalb gaben wir der Sache etwas Anstand, biß wir solches gesehen hätten. Als es uns nun nähster Tagen zu Händen kam, war es die Anfangs gedachte Charteque, die er also intituliret: D. Andreas Petermanns, Anat. & Chirurg. P. P. Ordinarii auf der Universität Leipzig, **Gründliche Deduction vieler Hand-Griffe**, die in dem Buche, **die Chur-Brandenburgische Hof-Wehe-Mutter genannt**, gerühmet werden, und doch auf blosser vergeblicher Speculation beruhen, über dieses aber in der Praxi ungereimt, auch denen Wehe-Müttern und Kreissenden gefährlich seynd, 2c. Was nun in derselben enthalten, und wie Er darinnen gegen Uns verfahren, ist notorisch.

Wann dann solcher Gestalt wahrhafftig alles passiret, so leben wir der guten Zuversicht, der vernünfftige Leser werde leichtlich für sich selbst justitiam Causæ nostræ, præ Petermanniana agnosciren.

Damit er aber desto besser von dem Haupt-Wercke judiciren möge, so beliebe er zu erwegen:

1. **Ob in unserer**, so genannten, Censur (wiewohl wir sie eigentlich dafür nicht ausgeben; denn ratione officii haben wir das Buch, weil es allhier nicht gedruckt, nicht censiren dürffen; so haben wir auch von Sr. Chur-Fürstl. Durchl. keinen specialen Befehl dazu gehabt; deßhalb erstgesetzte Schrifft bloß als ein Gutachten von uns anzunehmen ist;) **ichtwas enthalten, das zu iemandes Verdruß oder Nachtheil gereichen könnte?** Wir hoffen gäntzlich, daß sich nicht das Geringsten finden werde.

2. **Ob D. Petermann nicht selbst derselben Beyfall gebe?** Wann er durch die Wahrheit genöthiget, seine Deduction also beschleußt: **Ich bin nicht in Abrede, daß hin und her gar feine, nöthige, practicable Hand-Griffe in der Hof-Wehe-Mutter mit enthalten seyn.** Denn was ist das anders, als wir gesaget haben? **Es sind viel gute und nützliche Dinge, geschickliche Hand-Griffe und Wendungen darinnen angegeben.**

3. **Ob er wohl genugsame Raisons gehabt, dieselbe in seinem** Corollario, **wie geschehen, zu traduciren? weil selbige ihm, wenn er zu Leipzig und Dreßden wider der Hof-Wehe-Mutter Buch etwas statuiret hat, opponiret worden?** Wir können es noch nicht absehen. Denn, wann er sonst seine Meynung bey Leuten, die der Sachen Verstand haben, genugsam behauptet hat, lässet es sich schwehrlich glauben, daß ihn unsere Censur des Beyfalls werde beraubet haben; zumahlen er dieselbe vielmehr für sich gebrauchen können, wann er, wie es der Wahrheit gemäß ist, eingewendet hätte: Es würde ja nicht alles simpliciter dadurch approbiret, was in dem Buche stünde.

4. **Ob die** Assertion, worauf er sich im Corollario gegründet hat, daß nehmlich **viel Hand-Griffe, die in der Hof-Wehe-Mutter ihrem Buche gerühmet werden, auf blosse vergebli-**

gebliche Speculationes beruhen, denn sie in der Praxi absurd seyn; Oder, wie er in dem Berichte setzet: daß über die absurdas und in Vanis Speculationibus bestehende, auch allerdings höchstgefährliche Enchirises darinnen enthalten, welche die Hof-Heb-Amme niemahls practiciret, noch practiciren werde: Für eine Ration, unsere Censur also publice durchzuziehen, passiren könne? Denn, zu geschweigen, daß sothane Assertion damahls nicht mit dem geringsten erwiesen, und also Victoria ante Triumphum cantata war, auch noch ietziger Zeit (wie es Frau Justina leichtlich darthun kan, und zweiffels ohne darthun wird,) durch die Deduction nicht gründlich erwiesen ist; Ist es nimmermehr erweißlich zu machen: daß wir dergleichen in Speculationen beruhende, zu practiciren unmögliche und höchstgefährliche Enchirises, durch unser Gutachten, approbiret haben. Sondern die klaren Worte unsers Gutachtens bezeugen: daß wir auf dieienige Handgriffe, so sie nach eigener Erfahrung deutlich beschrieben, und andere viele gute und nützliche Dinge reflectiret haben. Und dann so ist noch die Hypothesis wahr zu machen: daß ein Censor Librorum Medicorum nichts von einigen Operationibus und also auch Enchirisibus Obstetricum, die etwas gefährlich, oder nach eines und andern Meynung schädlich seyn, in öffentlichen Schrifften müsse schreiben lassen. Wie nicht weniger die andere, worauf sein Bericht und Deduction sich beziehen: Daß ein Censor alles dasienige zu defendiren gehalten sey, was in denen Büchern stehet, die er censiret. Wir haltens nicht dafür, und hoffen auch nicht, daß es iemand dafür halten werde, der da weiß, was Censiren ist; und daß dessen Scopus zuförderst Orthodoxia, honestas und communis tranquillitas sey: welche von unruhigen Köpffen, durch unzeitiges Schreiben, öffters turbiret würde, wann die Censur nicht wäre. Ob D. Petermann, der nie kein Buch censiret, solches wisse, haben wir Ursache zu zweiffeln aus seiner Zumuthung an uns in der Deduction. Denn, was will er anders: Als daß wir alles, was Frau Justina geschrieben hat, in ihrem Buche defendiren sollen? wenn er erfordert, daß wir für unsere Censur stehen müßten. Sintemahl ja notorisch ist, daß wir dafür stehen, was wir geschrieben; werdens auch noch

noch ferner thun. Zu geschweigen, daß seine eigene Confession, wie schon angezeiget ist, sattsam dafür stehet. Warum er aber auf letzterwehnte Hypothesin bestehe, kan der G. Leser unschwehr colligiren. Denn, wofern es gewiß ist, (wie es doch noch nicht ausgemachet ist,) daß sein Corollarium vom Herrn Decano Facult. Medic. Lipſ. censiret worden, so wolte er wohl gerne wohlgedachte Facultät mit ins Spiel ziehen: Von derer billigen Displicenz wir dennoch, wie aus Obigen erhellet, sattsam versichert seyn.

5. **Ob nicht** (wie er im Berichte das Löbliche Concilium Academicum bereden wollen,) **in seinem** Corollario verba iniuriosa **enthalten seyn?** Allermassen die Admiration über unsere Censur, indem sie, vi connexionis cum Verbis antecedentibus, uns entweder approbationem multarum vanarum & absurdarum speculationum, oder eine Nachlässigkeit und Unachtsamkeit aufbürdet, und also officii (quod supponit) male gesti beschuldiget, in keinem Requisito derer Iniurien deficiret.

6. **Ob wir demnach nicht Ursache gehabt die Injurie zu ahnden?** Denn da die Leipzigsche Facultas Medica selbst ihr gehöriges Desplaisir oder billiges Mißfallen darüber bezeugete, wie solten wir selbige nicht ad animum revociren, und unsere Famam so contemptim halten? Zumahlen wir von seiner Ruhmräthigkeit, die er auch im Berichte und Deduction, in specie §. 4. genugsam bewiesen hat, allbereit berichtet waren.

7. **Ob die** libertas dissentiendi, quibusuis eruditis concessa, **ihm zur Entschuldigung dienen könne?** Denn ob er zwar, gleich andern Literatis und Graduirten, die Freyheit hat, von anderer Leute, auch gantzer Collegiorum Meynung zu dissentiren, so hat er selbiger sich nicht gebührend gebrauchet; Sondern an Statt der libertatis dissentiendi, ihm potestatem genommen Unser Collegium publice traducendi: welche ihm weder als einem Literato, noch als einem Nieder- oder Hoch-graduirten, noch auch als

einem

einem Professori (der nicht einmahl ein Membrum Facultatis ist,) zukommet.

8. **Ob unser Petitum wider den Respondenten iniuriosum zu nennen?** Da wir nichts anders gewust, noch, ehe wirs anders erfahren, wissen können, als daß er der Autor Corollarii wäre. Quo supposito, wir, unserer Meynung nach, kaum was gelinders bitten können, als wir gethan haben. Zu geschweigen, daß daraus insonderheit erhellet, wie wir uns keines Weges, noch weniger iniuriose, zu D. Petermannen genöthiget haben, wie er zu uns.

9. **Ob unsere Relation an die Löbliche Leipziger Universität, daß er sein Corollarium ohne Censur drucken lassen; und Bitte, um dessen Confiscation, wie auch, was wir seinetwegen gebeten, für harte Injurien zu halten seyn?** Sintemahl quoad primum, wir nichts anders gethan, als relata a Nob. Facultate Medica Lipsiensi referiret; quoad secundum aber Grund und Ursache genug gehabt, unser Petitum also einzurichten, suppositis tum supra dictis, tum Relationis modo dictæ veritate. Welche, daß sie annoch bestehe, (obgleich D. Petermann in seinem **Berichte** es einen **öffentlichen Ungrund nennet, daß sein** Corollarium **nebst denen andern nicht censiret sey, und würde die** Censuram **der Herr** Decanus **in Ewigkeit mit gutem Gewissen nicht können negiren;** Und in seiner Deduction schreibet: **Dafern künfftig iemand solches ihm objiciren würde, wider den werde er sich des in Rechten verstatteten** Iuris Retorsionis **gebrauchen, und sagen:** (NB. die artige Retorsion;) **Es rede ihm einer als ein Lügner und böser Mensch nach, daß dieses sein** Corollarium **nicht censiret sey;**) hat der G. L. nicht zu zweiffeln. Denn wir wissen gar wohl, daß, obgleich bißhero in der Druckerey des Zettels wegen, auf welchem die Corollaria geschrieben gewesen seyn, unterschiedlichemahl Nachfrage gehalten worden, derselbe doch weder von D. Petermannen, noch von dem Buchdrucker, zu ihrem Beweiß der ergangenen Censur, produciret werden können. So

lange nun dieser nicht gefunden oder neuer Beweiß geführet wird, bleibet des Herrn Decani Verneinung wahr; dann derselbe bey männiglich, bey uns, und eigener Bekänntniß nach, auch bey D. Petermannen den Ruhm eines recht ehrlichen und gewissenhafften Mannes vor sich hat. Daß er aber sich sonst nicht scheuet, etwas ohne, ja wider Censur und Verboth seiner Obrigkeit drucken zu lassen, zeuget seine eigene Deduction, als vor welcher er weder den Ort noch Drucker deßhalb setzen dürffen, weil es ihm verbothen worden, selbige dergestalt mit unserer Beschimpffung, weder zu Leipzig, noch anderswo drucken zu lassen. Daß solches erhelle, wollen wir dem G. L. nicht verhalten, was wir unlängst gewiß erfahren haben: Nehmlich, daß D. Petermann das MS. seiner Deduction dem Herrn Decano zur Censur übergeben, damit sie möchte gedruckt werden; da denn der Herr Decanus, weil in derselben lauter Anzüglichkeiten und empfindliche Schlüsse, die Facultät beruffen, und dieselbe verlesen lassen: Worauf einmüthig beschlossen worden, ihm nicht allein das Exemplar wieder zurücke zu geben, und die Censur abzuschlagen; sondern auch einem ihres Mittels aufgetragen, daß er nomine Facultatis bey dem Herrn Rectore Magnifico eine Aufflage begehret, daß er es auch anderer Orten nicht solte drucken lassen; welches dann würcklich, und zwar, ihrer Gewohnheit nach, schrifftlich geschehen. Ob er sich nun zwar nach der Zeit bemühet, von denen Herren Leib-Medicis in Dreßden die Censur zu erhalten; so haben sie ihm doch nicht allein die Censur abgeschlagen, sondern man hat ihm gleichfalls in Torgau, dem Verlaut nach, den Druck geweigert. Bey so gestalten Sachen nun, wo bleibt der schwehre Eyd, durch welchen der Buchdrucker nebst seinen andern Collegen verbunden ist, nichts ohne Censur zu drucken, und im widrigen Fall in 50. Rheinische Gold-Gülden Straffe verfallen zu seyn? Oder seynd dieselben allbereits an ihnen oder D. Petermann exequiret, weil sie nicht allein die Censur nicht verificiren können, sondern auch seine Deduction wider alles Verboth gedrucket worden ist? Und wie nun hieraus leichtlich abzunehmen, daß er nicht aus Liebe der Wahrheit und des Nechsten Besten, als er vorgiebt, sondern vielmehr aus lauter hefftigen Passionen und eiteler Begierde, eine Gloriolam an uns zu erjagen, sein Corollarium gesetzet und dergestalt deduciret habe: Also ist es eben die Ursache, warum wir solche, heimlicher Weise, und wider der Obrigkeit Verbots gedruckte Charteque, welche einem Pasquill gleich zu achten ist, öffent-

öffentlich zu beantworten nicht würdigen; wie wirs auch nicht schuldig sind. Wissen auch nicht, ob Frau **Justina**, bey so gestalten Sachen, ihm eine Antwort zu geben schuldig sey, wann er ihr Schreiben nicht anders beantwortet. Denn, daß man uns in Verdacht zeucht, als wären wir desselben Autores, daran geschicht Uns unrecht. Und könnten wir wohl mit besserm Fug uns der Petermannischen Formul, daß wir demienigen, der uns künfftig mit solcher Aufflage beschwehren möchte, sagen würden: Es rede oder schreibe es uns als ein Lügner und böser Mensch nach, daß wir das Send-Schreiben unter dem Nahmen der Justinen gemacht hätten, gebrauchen; Wollen es aber bey oben geschehener Betheurung bewenden lassen.

10. **Ob nicht D. Petermann den Proceß, darzu er uns nöthigen wollen, selbst unzeitig turbiret und abrumpiret habe?** Zumahlen aus unserm letzten Schreiben an die Löbliche Universität zu Leipzig genugsam zu ersehen, daß wir unsere Nothdurfft gegen seinen Bericht verhandlen wolten.

11. **Ob er nicht** Iniuriam, Corollario suo nobis illatam, iniuriis, **in seinem Berichte und Deduction, cumulire?** Wann er vorerwehnte Inculpation nicht nur deutlich exprimiret, sondern uns auch des aus Augen gesetzten hohen Interesse **Sr. Chur-Fürstl. Durchl. zu Brandenburg**, unsers gnädigsten Herrn, und **Dero Durchl. Frau Gemahlin**, beschuldigen will. Wir zweiffeln nicht, daß solches augenscheinlich und zugleich offenbahr sey, daß er unrechtmäßig, unglimpfflich und unbescheiden gegen uns verfahre. Wir aber wollen uns rechtmäßig an ihm vindiciren, und ausserhalb Judicii ihm kein einiges Wort antworten, er calumniire wie er wolle. Der unterthänigsten gewissen Hoffnung lebende, es werden beyderseits **Churfl. Durchlauchtigkeiten zu Brandenburg und Sachsen** uns wegen seiner injuriösen Zunöthigungen und Bezüchtigungen, worüber wir uns nicht nur mit Recht verwundern, sondern auch hertz-inniglich seuffzen, und wider sein Vermuthen (als der in seiner Deduction förderlichst durch Chur-Fürstl. Hoheit zu Brandenburg sich aller NB. **unterthänigst-**

gnädigster Satisfaction getröstet,) höchst-gnädigst alle Vergnügung schaffen und geben: Und der höchste GOTT, der wohl weiß, quo animo, so wohl wir über der Hof-Wehe-Mutter ihrem Buche unser Gutachten gegeben, als D. Petermann solches und uns angefochten hat, werde unser Recht fördern. Dessen Schutz wir den geneigten Leser schließlich empfehlen.

Decanus, Senior, Doctores und Professores Ordinarii der Medicinischen Facultät auf der Chur-Fürstl. Brandenburgischen Universität zu Franckfurt an der Oder.

P. S.

Eben da dieses unter der Presse ist, erfahren wir, daß D. Petermann seine Deduction an unsern Chur-Fürstlichen Hof nebst einem absonderlichen Memorial geschicket. Wann wir dann nicht zweiffein, Se. Chur-Fürstl. Durchl. Unser Gnädigster Herr, werde uns davon benachrichtigen lassen; so wollen wir, iedoch mit Sr. Chur-Fürstl. Durchl. gnädigster Bewilligung, von Demselben durch einen Anhang künfftig den G. L. informiren.

D. An-

D. Andreas Petermanns,

Anatom. & Chirurg. Prof. Publ Ordinarii,
auf der Universität zu Leipzig,

Fernere
DEDUCTION

Wider

Die INFORMATION der
Medicinischen Facultät zu Franck-
furt an der Oder,

An den

G. L.

Das Buch, die Chur-Brandenburgische
Hof-Wehe-Mutter genannt,

betreffende.

Es hat auf meine jüngste gründliche Deduction wider das Buch, die Chur-Brandenburgische Hof-Wehe-Mutter genannt, die Medicinische Facultät zu Franckfurt eine Charteque unter dem Nahmen der völligen Information des G. L. &c. heraus gegeben. Ob nun wohl alles, was darbey aufs neue vorgebracht, kaum Lesens, geschweige Widerlegens werth: So will ich doch, wegen etlicher Falsorum narratorum, dem geneigten Leser folgendes nach denen Zahlen der Charteque zu erkennen geben;

§. 1. Fraget die Facultät: ob in ihrer so genannten Censur ichtwas enthalten, das zu iemandes Verdruß oder Nachtheil gereichen könne? und hoffet es nicht. Allein es ist in meiner Deduction und dem sub B. gedruckten Schreiben sattsam erwiesen, wie allerdings in dem Buche höchstgefährliche Handgriffe enthalten seyn, welche vielen Menschen zum Nachtheil gereichen können. Und ist der Sache damit nicht abgeholffen, daß die Facultät gestehet, sie hätte nicht alles simpliciter approbiret, was in dem Buche stünde. Denn weil der Wehe-Mutter ihr eintziger Zweck in dieser Arbeit und bey diesen Unkosten gewesen, dem allgemeinen Wesen zu dienen, und denen Wehe-Müttern ein Licht zu geben, wie in der Vorrede zum III. zu sehen: Das Buch auch der Facultät Censur und Gutachten überreichet worden; diese, nach Durchlesung des Buches, die Wehe-Mutter zum Drucke ermahnet hat. So urtheile ein ieder vernünfftiger unpartheyischer Leser: ob nicht der Facultät zugekommen sey, nicht nur das Gute stehen zu lassen, sondern auch das Schädliche auszustreichen? Und da gleich die Facultät Num. 4. vermeynet, daß diese meine Assertion wegen der schädlichen Handgriffe durch die gründliche Deduction noch nicht erwiesen: So bedencke man doch, daß durch der Facultät blosses negiren meine Deduction eines Theils nicht widerleget sey; andern Theils aber Sie, die Facultät, selbst gestehe, daß Sie nicht alles approbiret, und folglich Fehler gefunden habe. Kürtzlich, es gemahnet mich die Sache gleich, als wenn einer sechs Artzeneyen (darunter vier köstlich, und zwo gifftige höchstschädliche wären,) denen Menschen zu Nutze verkauffen wollte, und mehrerer Gewißheit halber die Artzeneyen einer Facultät Gutachten über-

übergäbe, mit Bitte: Sie möchte erkennen, ob die Artzeneyen dem gemeinen Wesen zum Besten also könnten angewendet werden? Die Facultät aber ein Gutachten ertheilete: weil viel gute Artzeneyen unter denen sechsen, obschon nicht alle, so wären sie gantz sicher unter die Leute zu bringen. Hier frage ich: ob man nicht guten Fug und genugsame Ursache habe, sich über dieses Gutachten zu verwundern? indem ja niemand hernacher wüste, ob er Gifft oder Bezoar gebrauchete. Ferner will in eben diesem Paragropho die Facultät ihre Censuram nicht für eine Censur, sondern nur für ein bloß Gutachten ausgeben. Das aber kein Gutachten über eine Sache ohne vorhergegangene Censur und genaue Untersuchung derselben könne ertheilet werden, lehret die Vernunfft selbst. Stelle derowegen des geneigten Lesers Urtheil anheim, wie viel die Facultät durch diese Distinction sich geholffen habe. Daß ich auch dieses Gutachten nicht zur Ungebühr Censuram genennet, erscheinet abermahl aus der Vorrede der Wehe-Mutter, da sie schreibet: Sie wäre deßwegen nach Franckfurt an der Oder gereiset, dieses ihr Vorhaben und Buch der Medicinischen Facultät hochverständigen Censur zu untergeben; die denn darzu sich willfährig erwiesen, und nach Durchlesung des Buchs sie zum Drucke ermahnet hätten. Ja es nennet die Facultät selbst dieses ihr Gutachten ihre Censur Num. 4. und 5. der Charteque, und ihr Judicium, im ersten Schreiben.

§. 2. Wird gefraget: ob ich der Facultät nicht Beyfall gebe im §. 33. meiner Deduction, daß viel gute und nützliche Dinge, geschickliche Handgriffe und Wendungen darinnen angegeben? Hierauf antworte ich allerdinges nochmahls mit Ja; daß aber, deß ungeachtet, der Facultät Censur oder Gutachten nicht bestehe, sondern unvollkommen sey, ist theils aus Erwiesenen, theits aus Folgendem zu sehen.

§. 3. Daß ich genugsame Raisons gehabt, die Mängel des Buchs in meinem Corollario zu erinnern, ist allbereit in der Beylage sub B. dargethan. Ja ich kan eben dieses ferner erweisen dahero; weil, als An. 1691. eine Inquisition wegen zwoer Wehe-Mütter, derer eine eine kreissende Frau in perinæo auffgerissen, den kalten Brandt verursachet, und also zugerichtet hat, daß das gute Weib ihr Lebetage nichts

mehr

mehr verrichten kan, auch hinten und vorne ungesund ist, angestellet wurde, pag. 50. Act. d. 2. Jul. der Advocatus mit Umständen dieses Buch und der Facultät Approbation oder Censur angeführte, und der Wehe-Mutter gefährliche Hand-Griffe daraus defendiren wollte.

§. 4. Ob meine Assertion im Corollario für eine Ration, der Facultät Censur publice durchzuziehen, passiren könne? Daß ich die Censur iniuriose durchgezogen, wird niemand erweisen. Daß ich aber Ursache gehabt, im Corollario eine Erinnerung wegen der Censur zu thun, ist sattsam dargethan. Und da die Facultät vermeynet, es sey durch die Deduction nicht erwiesen; so kan sie diese refutiren. Da sie ferner vorgiebt: Sie hätte in blosser Speculation beruhend, zu practiciren unmögliche und höchstgefährliche Enchirises durch ihr Gutachten nicht approbiret, sondern nur auf diejenigen Handgriffe, so sie, die Wehe-Mutter, nach eigener Erfahrung deutlich beschrieben, und andere viel gute und nützliche Dinge reflectiret: So siehet ein ieder bald aus dem Titul-Blatte des Buches, daß die Wehe-Mutter das in dem Buche Enthaltene durch vieler Jahre Ubung selbst erfahren und wahr befunden haben will. Derowegen kan die Facultät auch durch diese Limitation nichts aufschliessen. Daß ein Censor librorum Medicorum nichts von Enchirisibus obstetricum, die schädlich seyn, in öffentlichen Schrifften schreiben lassen, und daß er auf den erfolgten Fall hiervon Rede geben müsse, wird ein ieder Christe mir beyfallen: theils wegen der Wichtigkeit des Wercks, theils wegen des unwiederbringlichen Schadens, der daraus entstehet. Denn wie könnte pia honestas honestaque pietas, die doch der gantze Effectus orthodoxiæ ist, mehr verletzet werden? Welcher unter uns, die Facultät oder ich, das Buch am besten untersuchet habe, überlasse ich dem billigen Urtheil des unpartheyischen Lesers. Hiesige Medicinische Facultät mit ins Spiel zu ziehen, ist nicht nöthig; dieweil ich keinen Nutzen davon sehe: Sintemahl ich mich selbst genug defendiret habe. Die Censur meines Corollarii leugnet dahero Decanus nicht; sondern saget, er könne sich nicht besinnen, wenn er sterben solte.

§. 5. Daß

§. 5. Daß keine verba iniuriosa im Corollario auch der Deduction enthalten, kan ein ieder Gelehrter sehen. Denn niti vana speculatione heisset etwas nach einer Theoria aussinnen, welches sich hernacher in Praxi nicht schicket, dergleichen nicht nur in Medicina, sondern auch in allen Künsten täglich vorkommen. Absurdum oder ἄτοπον, wie es Hippocrates nennet, ist kein terminos iniuriosus, und dannenhero denen Disputantibus gewöhnlich, dessen Synonimum ist impossibile, von anderer Leute Responsis abtreten, und eine andere Meynung haben. Man mag sie gleich durch eine Verwunderung oder ausdrückliche Negation von sich geben, ist gleichfalls nichts Iniurioses: Gestalt die Franckfurter Facultät in dieser Censur es selbst practiciret hat.

§. 6. Dannenhero sie weder Ursache noch Recht gehabt, den Respontem im ersten, mich aber in dem andern Schreiben iniuriose mit Confiscation und Verweisen zu belangen. Ja es urtheile der geneigte Leser, ob der Franckfurter Facultät (da sie damals nichts von der falschen Exception der nicht ergangenen Censur gewust,) nicht besser angestanden hätte, in ihrem ersten Schreiben sich zu erkundigen: was man für Ursache zu dem Corollario gehabt? als daß sie alsbald hiesiger Facultät mit Repressalien gedräuet habe. Da noch weiter in diesem §. der Leipziger Dilplicenz und meine Ruhmräthigkeit urgiret wird, ist auf die erste in meinem Schreiben sub B. schon geantwortet. Die andere anlangend, ermesse ein ieder vernünfftiger Leser, ob ich derselben wegen des §. 4. meiner Deduction zu beschuldigen sey, wenn er zuvor aus dem Berlinischen Send-Schreiben sich wird erinnert haben: man hat Num. 4. in mich gedrungen, zu erweisen, woher ich wisse, daß viel Enchirises in Praxi ungereimt wären. Und da alle dieienige Ruhm-Redner seynd, die auf ihre Obseruationes und Experienz sich beziehen, was will denn die Facultät vor ein Judicium über Ihr censirtes Buch fällen? Wer Ihr sonst diese Ruhmräthigkeit von mir berichtet, will ich nicht erforschen; sondern dencke mit dem Comico: quid si me asinus calcitret.

§. 7. Ob ich die libertatem dissentiendi von anderer Gelehrten Meynung in meinem Corollario nicht gebührend gebrauchet habe? Urtheile gleichfalls der vernünfftige Leser. Denn, was ist der Facultät ver-

vermeyntes Gutachten anders, als ein Responsum, welches über das gantze Buch, und folglich auch über alle Contenta, ertheilet worden. Da ich nun in meiner Deduction §. 12. und 14. erwiesen habe: daß die Franckfurter Facultät von hiesiger Löblichen Medicinischen Facultät Responso abgewichen sey, und das Contrarium statuiret habe, ohngeachtet hiesige Facultät den klaren Augenschein vor sich hatte, wie Cas. 87. Medic. Crit. Ammanni zu lesen; So erkenne doch ein ieder, ob man mehr an Ihnen, als Sie an andern Leuten gethan habe?

Auf den §. 8. ist allbereit hier'im sechsten Paragrapho sattsam geantwortet.

§. 9. Daß ich meine Deduction dem Herrn Decano allhier zur Censur überreichet, hernacher aber von der gantzen Facultät ins Concilium ein Schreiben, darinne sie protestiret wider den §. 5. gedachter Deduction, und sich nicht in die Controversiam zu mengen vorgegeben, eingewendet werden. Daß dieses Schreiben von dem Herrn Rectore mir communiciret, auch erlanget sey, ich solle mit meiner Nothdurfft binnen 8. Tagen einkommen, daß solches auch geschehen, und ich remonstriret, es stünde in angeregtem §. nicht ein Jota von der Facultät, und könne dieses das, worein Sie sich nicht mengen wolte, an andern Orten drucken lassen, nicht verbiethen. Daß ferner beyde, der Herr Rector nebenst dem Concilio und die Facultät hierinne acquiesciret haben, bezeugen die Acta publica. Daß mir aber deßwegen was verboten sey, daß meine Deduction nach Dreßden kommen, und ich vor dem Drucke mit denen Herren Leib-Medicis communiciret, vielweniger Sie um ihre Censur ersuchet, diese aber selbige mir abgeschlagen hätten, solches alles seynd öffentliche Unwahrheiten des falschen Narrantis, der mit der Franckfurter Facultät correspondiret, und welche die Facultät diesem nachgethan hat. Retorquire derowegen die Lügen in ihre eigene Hälse. Daß ich anfänglich in Torgau den Druck gesuchet, ist wahr; weil aber der Drucker lange Zeit nicht zu Hause und kein Papier vorhanden gewesen, habe ich das Exemplar zurücke bekommen. Die 50. Rheinische Gold-Gülden, die, der Facultät Meynung nach, ich habe Straffe gegeben, kan Sie Ihrem Correspondenten pro labore & studio ausbitten. Was mich wider die Facultät zu einer hefftigen Passion verleiten,

leiten, und wie ich an Ihr eine Gloriolam erjagen solle, kan ich nicht sehen. Ob meine Deduction ein Pasquill sey, urtheile derienige, der verstehet, was ein Pasquill ist. Ja, wenn alle Schrifften, die unter derer Autorum vorgedruckten Nahmen ohne gemeldeter Censur einer Facultät gedruckt seynd, für Pasquille zu achten; so frage ich: was denn der Facultät ihre Charteque sey, als welche keine Facultas Medica, als sie selbst, in propria causa censiret hat? Daß ich geschrieben, Facultas Medica zu Franckfurt sey Autor des Send-Schreibens, ist ein Ungrund, und nicht aus meiner Deduction §. 2. zu erhärten. Derowegen auch die attentirte Retorsion in ihren eigenen Busen zurücke prallet. Daß aber die Formula retorsionis, der ich mich gebrauchet, artig sey, muß die Facultät gläuben: Weil dergleichen uns in unserm Lande von unserm Durchlauchtigsten Chur-Fürsten, mit Genehmhaltung derer sämtlichen Herren Land-Stände (derer Actiones zu censiren die Franckfurter Facultät viel zu wenig ist,) vorgeschrieben worden, Decis. novis. LXXXV.

§. 10. Daß ich den Proceß durch meine Deduction abrumpiret, darwider protestire ich solennissime, und erwarte die Klage gar gerne, sie werde angestellet, wo es wolle.

§. 11. Daß ich die Facultät niemahls injuriret, vielweniger iniuriam iniuriis cumuliret, am wenigsten des hohen Chur-Fürstl. aus Augen gesetzten Interesse beschuldiget, bezeugen alle Acta. Daß aber wichtige Consequentien aus der also vorgenommenen Censur oder Gutachten entstehen, dafür kan ich nicht; vielmehr erscheinet hieraus die Wichtigkeit der Materia, mit welcher das Buch zu thun hat. Ob dargegen die Facultät nicht in ihrer Charteque alle Occasiones beym Haaren herzu gezogen mich zu schmähen, und mit Calumniis an Statt der Responsorum ad merita das Pappier gefüllet, ermesse der geneigte Leser, absonderlich aus dem abgeschmackten NB. derer das erste ihre Unwissenheit, das andere aber an Tag giebet einen Druck-Fehler, dergleichen mehr in der Deduction, weil sie nicht in Leipzig hat können gedruckt und wohl corrigiret werden, anzutreffen seynd. Und darff dahero niemand fragen: wo derer Leipziger Buchdrucker ihr schwehrer Eyd bleibe? An der Facultät gutem Gemüthe, mit welchem sie die Censur vorgenommen habe, zweiffle ich gar nicht. Nachdem aber die Mängel daran klar dargethan seynd, ob gleich von einem Professore, der nach ihrer Art kein Facultist ist, werden Sie dieses Gemüthe annoch zu bezeigen, und dem Publico zum Besten künfftig der schnöden Calumnien enthalten, und auf fälschliche Nachricht nicht mehr trauen. Widrigen Falls wird dahin stehen, ob ich Sie werde fernerer Antwort würdigen. Daß dem geneigten Leser mein unterthänigst Memorial an Chur-Fürstl. Hoheit von Brandenburg communiciret werde, kan ich wohl geschehen lassen. Denn die Barmhertzigkeit GOttes wird mich auf der Welt dafür behüten, daß an einen solchen grossen Potentaten ich was schriebe, das ich nicht männiglich in dergleichen Materia dürffte sehen lassen.

I. Register,

Uber die Capitel des Ersten Theils.

Welcher

In höchst-nöthigem Unterricht von schwehren Geburten, und wo möglich, Verhütung dererselben, auch von geschickter Wendung derer unrecht-stehenden Geburten bestehet.

Vorbericht an den geneigten Leser.

Eingangs-Unterredung zweyer Fried-liebender Wehe-Mütter, Christina und Justina. 1. biß 4

Das I. Capitel.

Von der Mutter, wie sie zu ergründen; was der Mutter-Mund sey, und ob dann nöthig, hiervon Wissenschafft zu haben. 4. biß 9

Worbey eine Erklärung derer Buchstaben, so im Kupffer-Blatte zu finden. 9. biß 12

Das II. Capitel.

Von denen Geburts-Schlössern, ob es gewiß sey, daß sie sich in währendem Kreisten von einander geben müssen; und wann dieses langsam geschehe, auch schwehre Geburt folgete. 13. biß 18

Das III. Capitel.

Von Angriff bey rechter Geburt, oder Stellung des Kindes. Wie zu wissen, ob ein Kind mit dem Kopffe recht stehe, oder auf dem Schooß-Beine angesetzet, oder obs zu sehr gegen den Affter, oder mit dem Kopffe nach der Seiten lieget, oder ob es zu groß-köpffigt ist, oder zu breite Schultern hat. 18. biß 33

Das IV. Capitel.

Von denen unrechten Stellungen derer Kinder, wie dieselben zu erkennen, wie einem ieden zu helffen, oder ein iedes anzuführen, samt der Wendung 33. biß 69

Das V. Capitel.

Von denen verharreten Geburten, wo die Kinder recht stehen, und doch im Mutter-Leibe bereits schon verschieden; wie solche, wenn sie sehr angetrieben und eingedränget worden, durch einen Haken auszuführen sind. 69. biß 97

Das VI. Capitel.

Von der Nach-Geburt, ob diese dem Kinde vorlieget, und vorliegen kan? Ob sie auch angewachsen, oder ob man sie allemahl fördern könne? 97. biß 121

Das VII. Capitel.

Von dem Wassersprengen, wie es bey gefährlichen Geburten verantwortlich sey, solches zu sprengen? 121. biß 131

Worbey etliche Zeugnisse, von 131. biß 162. item 169. biß 180

Das VIII. Capitel.

Von Haus-Mitteln. 163 biß 180

Worbey das darzu gehörige Universität-Urtheil. 169. 170

Das IX. Capitel.

Von Stürtzung derer Frauen bey schweren Geburten, und Vorstellung eines beqvemen Kreiß-Stuhls und Kreiß-Bettes. 181. biß 186

Der Andere Theil.

Hält in sich eine Erforschung: Ob nemlich Christina der Justinen Unterricht wohl verstanden und gefasset habe? 187. biß 224

II. Re-

II. Register,

Derer vornehmsten Sachen, wovon in dem Ersten und Andern Theile dieses Buchs Unterredung geschiehet.

Aberglauben vieler Leute, von Knoten aufflösen, Haar-Bänder ausflechten, Schürtz-Strümpff-Bänder bey gebährenden Frauen hinweg zu thun 184. seq.
Ablenckung der Geburt, wenn sie sich angesetzt 27. seq.
was sie nütze 28
ist schwehrer als Wenden 5. 97
Ablösung des Armes eines todten Kindes ist offt nöthig 94
iedoch nicht allezeit gut 45. seq.
Ablösung der Nabel-Schnure, suche Nabel-Schnure.
Abschälung der Nach-Geburt, ob es möglich 175. seq.
Exempel 105. seq.
Achseln des Kindes, siehe Schultern des Kindes.
Adern Oeffnung, die Geburt zu beschleunigen 176
ob solches möglich 173. seq.
Affter-Bürde Vorfall vors Kind, was es zu sagen habe 98
Angriff einer geübten Wehe-Mutter, zeitlich gethan, kan viel verhüten 85. 107
worzu er denn nöthig 22. sq. 189. sq.
wenn er am nöthigsten 191
wie er bey Zwillingen zu leisten, damit er die Wehe-Mutter nicht irrig mache 106. sq.
An- oder Eingriff biß an den Ellebogen, ist zwar entsetzlich, iedoch möglich und höchstnöthig 87
Angriff bey rechter Geburt 18
wie bey harter Geburt 14. seq. 22. seq.
Angesetztes Kind soll nicht getrieben, sondern zeitlich durch den Angriff eingelencket werden 90

wie solche Ansetzung zu verhüten 204
Ansetzung des Kindes mit dem Haupte, ob es Schaden bringe 199 seq.
ob es sich auch auf andere Weise ansetzen könne 200. seq.
Ansetzung des Kindes Haupt an das Schooß-Bein der Frauen, wie zu erkennen 23
und wie zu helffen 24
Anschlingung des Kindes Füsse oder Hände bey unrecht-stehenden Geburten, wie zu verhüten 38. seq. 55. seq.
Ausdehnung der Frauen Leib, machet und bringet Schwulst, ehe das Kind hervor kommt 15. 203
Auswendung derer Kinder, was für Geburten folgen. 205

B.

Bähr-Mutter, wann sie sich soll vorgelegt haben 7
wie solches geschiehet ibid.
Beruff derer Wehe-Mütter, siehe **Wehe-Mutter.**
Bindung der Nabel-Schnure, wie vorsichtig zu leisten, siehe **Nabel-bel-Schnure.**
Blut-Stürtzung, nahe vor und bey der Geburt, ist nicht allezeit zu stillen durch Artzeney-Mittel 98. seq.
findet sich gleich, wann die Geburt übel gehandelt wird 70. seq.
verursachet schwehre Noth und Ohnmachten 69. seq.
Ursache der Blut-Stürtzung vor der Geburt, wie ihr zu helffen. 216

E.

Einlenckung des Kindes, wie sie geschehen solle 27. 28. 29. 32.
ist sehr nützlich und nöthig, wann sie in Zeiten geschiehet 70
Erstlinge, so dennoch bey Jahren, haben gemeiniglich schweres Kreisten. 15. seq.

F.

Frauen, warum sie eine Mutter haben 187. seq.
warum eine härter als die andere gebähre 73. 198. seq.
seynd öffters verwegen zur Geburt, Exempel hiervon 107
sollen nicht allzubald auf das Marter-Bette von denen Wehe-Müttern genommen werden 32

warum sie offt bey der Geburt die schwere Noth haben 118. sq.
Exempel 120
was daraus entstehen kan 120
wie diesen zugeredet, und sie wohl in acht genommen werden sollen. 119

G.

Geburten, welche schwehr oder hart, und doch Zufällen unterworffen seyn 66. 67. 68
Exempel dererselben 19. 20. 21
Geburten, als rechte, und doch Gefahr dabey, wie sie zu bedienen seynd 202
Geburt, wenn sie nahe ist, ob sich Anmerckungen zeigen 193
ob den letzten Monath kein Unterscheid zu mercken 195
Geburten derer Händlein, siehe Händlein-Geburten.
Geburten, so unrecht, siehe unrechte Stellungen derer Kinder.
Geburts-Zeit, ob selbte gewiß sey 192. 195
ob sie möglich auf den Tag oder Stunde zu treffen 194
Geburts-Schlösser, ob sie sich vonsammen geben 13
widerlegende Ursachen 14
Gefahr derer Geburten, wie sie zu verhüten 22
Groß-köpffigte Kinder seynd vorsichtig zu handeln 30
wie solche zeitlich im Angriffe nöthig zu erkennen und zu handeln. 30

H.

Haken, wann solcher zu gebrauchen, nehmlich in äusserster Noth 70. 71. 72. 100
dessen Einsetzung ist wohl in acht zu nehmen, bey groß-köpffigten Kindern 30. 31
Haken einzusetzen bey schwehrer Geburt, ob es verantwortlich 71
Vorstellung, welche Erfindung die beqvemste und beste 186
Händlein-Geburten seynd unterschiedlich, ihre Vorstellung 34
und wie bey jeder Vorstellung zu verfahren 36. 37. 41. 206. sq.
ob sie leichter zu handeln, als Kinder mit dem Steußgen oder Füßgen 208
Harte Geburten, iedoch rechte, woher sie entstehen 19. 20
denenselben zu helffen 15

Haupt des Kindes, wann es angesetzet, wie zu erkennen 26. 27
wann es zu groß ist 199
wann er nach der Seite oder scheeff lieget, wie einzulencken 199
Haus-Mittel, wie weit sich eine verständige Wehe-Mutter dererselben bedienen solle 162. biß 170
Exempel und Universitäts-Urtheil 169. 170
Heb-Amme, siehe Wehe-Mutter.

J.

Innere Mutter-Mund, was er sey, wie er zu suchen, oder zu ergründen, samt dessen Vorstellung im Kupffer A. 189
Siehe ein mehrers vom Mutter-Munde.
Irrthümer vieler Wehe-Mütter 2. 3. 4. 77. 78

K.

Kind, wie es lieget in der Mutter 48
wie lange es pfleget recht gewendet zu stehen 201
wann es unrecht stehet, wie es ablauffe 198. seq.
Kind, wann es gebohren, wie zu verhalten 115. 118
wann es im Durchbruche stecken bleibet, wie zu helffen 15. 16. 90
wann es zu sehr gegen den Mast-Darm eingedrungen, wie zu helffen 16
Kind, wann es mit den Händlein zuvor kommt, ob Mutter und Kind bleiben müssen 206
wann es sich mit dem Haupte angesetzt oder scheeff lieget, wie es zu mercken und zu verhüten 27. 28. 29
wann Händ- und Füßlein zugleich gegen die Geburt kommen, doch aber die Hände denen Füßlein vorgleiten 41
wie zu helffen 42
Kind, was es für Vortheil, wann es mit dem Steußgen gebohren wird, für dem, mit denen Füßgen 208
Kind kan sich aus- und einwenden wie es will 205
ob sonst keines unrecht komme, als wann es sich auswendet 120
ob es recht zur Geburt komme, wie zu erfahren 26

Kinder,

Kinder, so groß-köpffigt, müssen wohl beobachtet und nicht übertrieben werden 30. 199
wie sie im Angriffe zu erkennen und zu handeln 31
Ein mehrers, siehe Stellung derer Kinder.
Kopff des Kindes, siehe Haupt des Kindes.
Krampff kommt offt in der Mutter Mund, wann solches geschehe 10. 11. 117. 118
wie solchem abzuhelffen 111
Kreisten derer Frauen, bey verschlossenem Mutter-Munde, heißt nicht kreisten, bey Anfang derer Wehen 6
wie zu verhüten 6
Kreisterinnen, wo ihnen am besten, im Gehen, Sitzen oder Liegen 214
Kreiß-Stuhl und Bette Vorstellung 185
wenn er unter der Frauen bricht, ist gefährlich 28

M.

Mutter, ob selbe bey allen Frauen. 4. 187
wo sie liege 8. 187. 188
ob ausser derselben mehr Geburts-Glieder 5
Mutter-Bände Vorstellung 8
Mutter-Mund, was er sey, nebst Vorstellung desselben im Kupffer A. 5. 9.
warum er nöthig zu wissen 5. 25. 188
ob er in einem Leibe, wie im andern liege 188
ist bey rechtem Kreissen niemahls verschlossen 6
wenn er gefunden, wie damit zu verfahren 26
dessen Zurückhaltung, was sie nütze 6. 7
dessen Vorfall zu erkennen, und wie zu helffen 8
soll billig von allen Wehe-Müttern recht verstanden werden 25. 188
durch denselben ist zu wissen, wie die Frucht stehet 26
ob er in einem Leibe, wie im andern, stärcker und härter geschlossen, was für Unterscheid 188. 189
ob er allemahl möglich zu erreichen 189
wie er sich im letzten Monath ändere bey leichter und schwerer Geburt 193. 194

warum er sich bey einer Frauen eher als bey der andern ergiebet 198
wenn er zu sehr gegen der Affter lieget, was vor Gefahr dabey, und wie zu helffen. 7
Mutter-Scheide Aussenckung fördert die Geburt 7
Mutter-Senckung findet sich bey harter Geburt, wie sie zu verhüten 6.7.8
Mutter-Spiegel, ob er zulässig 92. 93
ist eine unnöthige Marter 92. 93
besser eine gelinde Hand an statt des harten Eisens 93

N.

Nabel-Schnure, wenn die mit dem Kinde, bald bey angehender Geburt, mit über des Kindes Haupt kömmt, ist gefährlich für das Leben des Kindes 123. 124
wenn sie, ehe das Wasser springet, hervor kömmt, was zu thun? 218
ob sie bey allen Lagern derer Kinder vorschieben könne? 125.126
daß sie nicht hervor komme, wie zu verhüten? ob es möglich 226.218
bey welchen Lagern sie am besten zurück zu bringen oder zu erhalten? 218
Nabel-Schnure machet die Nachgeburt leicht zu erkennen 101
soll so bald, wenn das Kind gebohren, gelöset werden, daß man nicht auf die Nach-Geburth warte 115
wie sie am füglichsten zu lösen 112
wie zu verbinden 114
wenn sie zu kurtz, wie zu helffen, daß sie nicht in dem Leib fahre 102
Nabel-Schnure, wenn sie mit Gewalt abreisset im Entfallen derer Kinder 113
Exempel daselbst, wie zu helffen.
Nach-Geburt, wie sie beschaffen, und ob sie auch gefährlich 97. 98
warum sie bey dem Gebähren so langsam fort wolle, auch wohl gar nicht, und wie zu helffen 100. 101
wenn sie vorgefallen, wie zu helffen 98. 214. sq.
ist schwehr im weichen Leibe zu erkennen 101
Nach-Geburt bleibet offt zurück bey Zwillingen, wegen der sehr langen Nabel-Schnure, wie zu helffen 106. 107.
ob sie folge von sich selbst, wenn es natürlich zugehet, oder wie ihr zu helffen 221

wenn sie zurück bleibet, ob sie angewachsen sey? 221. 222
wenn sie angewachsen, ob denn keine Hülffe? 103. 104
wie sie angewachsen, ob alle Frauen sterben müssen? 222
ob sie könte abgeschälet werden? Siehe Abschälung.
glückliches Exempel einer abgeschäleten Nach-Geburt 104
Natur, ob sie eine gewisse Zeit zu gebähren habe? 192
ob sie könne übereilet werden, vor rechter Zeit zu gebähren? 196
ob sie könne verabsäumet werden 197
welche Geburten sie bißweilen zwingen könne 212
Netze des Kindes ist wohl in acht zu nehmen. Wie es beschaffen, wenn die Wehen kommen, und wenn sie nachlassen. 26. 27. 191

O.

Oeffnung des Mutter-Mundes ist allezeit bey rechtem Kreisten 6
wie zu helffen, daß sie sich mehr und mehr ergeben kan 198. 80. 203

R.

Rechtstehende Kinder, welche doch Gefahr haben 20. 21. 21

S.

Schultern, des Kindes, daß sie möchten grösser seyn als des Kindes Kopff, wie zu mercken 204. 205
Schwehre Geburten, siehe Stellungen unrechter Kinder.
wie sie zu verhüten 15
wie bey jeder zu helffen 205. sqq.
Schwehre Noth vom Anwachsen der Nach-Geburt 103. 104
Stellungen, welche gewendet heissen, oder müssen gewendet werden 58
Stellungen, unrechte derer Kinder, dererselben Ursache 19. 20. 21
Siehe Händlein-Geburten.
Ubele Stellungen derer Kinder, ob selbte bey noch stehendem Wasser so übelstehend seyn, und welche es seyn 62. 63. 64
Stuhl beqvem zum Kreissen. 185. 186. 223. 224.
Stürtzung derer Frauen, ob es billig oder nützlich 183. 184. 223.
Suchung des Mutter-Mundes machet die Wehe-Mutter gewiß, ob das Kind recht stehe 25. 26
was dadurch zu verstehen 25. 26

T.

Todte Frucht hilfft sich nicht 95
wie heraus zu ziehen 31
Treiben der Geburt ist gefährlich 28.29. 90
Treiben und Helffen bey schwehren Geburten und groß-köpffigen Kindern ist unterschieden 66, 67. 90

V.

Verharrete Geburten, wo die Kinder rech stehen und doch im Mutter-Leibe schon todt seynd 69. 70
dabey muß zeitlich geholffen werden, dergleichen seynd nicht viel 69. 70
Verschlossenen Mutter-Mundes zu verhüten 6
Unrecht stehender Geburt, wie zu helffen 79
Unterscheid, was rechte oder unrechte Wehen, siehe Wehen.
Unzeitig Treiben ist unverantwortlich 28. 29
Unwissenheit vieler Wehe-Mütter 77. 78. 110
siehe Wehe-Mütter Irrthum.
Vorfall des Mutter-Mundes, wie ihm zu helffen 6. 7. 8
wie und wenn er entstehe 6, 8
wie zu helffen 7
Ursachen, warum eine Frau härter als die andere gebähre 18. 19. 197 198
Ursachen, daß ein Kind nicht kan gebohren werden 202
Ursache, daß offt die Nachgeburth nicht fort will 100, 111, sqq.
Ubele Geburten, wie zu spühren. 90, 91

W.

Wasser bricht offt zwey Tage vor der Geburt, was zu thun 111. 112
wann es noch stehet, dabey ist am besten zu helffen 61
Wasser-Blase des andern Kindes, wo Zwillinge seynd, folget bald, wann das erste Kind gebohren 105. 106
wie dabey zu helffen 106. 107
Wassersprengen bey recht zeitiger Geburt ist nicht zu verwerffen 121. 122
aber bey unrecht stehenden Geburten unverantwortlich 128. 129
wann es zu rechter Zeit und Stunde geschiehet, was für Zufälle verhütet werden 123. 124

Wassersprengen, wann es geschehen könne 123. 124
wann es schädlich, Exempel 128. 129
wann es von Natur geschiehet in einer übeln Stellung des Kindes 130. 131
warum es Gefahr bringe 128
was es für Gefahr bringe 128
bey Zwillingen, oder wo mehr Kinder vorhanden, wie zu thun 220
ob es von einer unverständigen Wehe-Mutter zu frühe, ehe die Geburts-Stunde verhanden, geschehen könne 219. 220
Wassersprengen kan nicht unzeitig geschehen 219
auch nicht ohne Vorwissen derer Frauen 123
Zeugnisse vom Wassersprengen 131 biß 162
Wehen, rechte von denen wilden zu unterscheiden 5. 196
seynd nicht vor der Zeit zu treiben und zu stärcken 28. 213
Wehen, ob sie nicht zu stärcken, wann das Kind übel zur Geburt lieget? 28. 213. 214
durchdringende Wehen 82
seynd offters vorhanden, dennoch verzeucht sich die Geburt, daß todte Kinder kommen, ob etwas dabey versehen worden 112
Wehe-Mütter Beruff ist Göttlich 16
werden durch GOttes Gnade geschützet 110
ob sie helffen können 2
sollen ihren Beruff wohl in acht nehmen 110
nicht auf ihre Wissenschafft trotzen 16. 17
seynd Verleumdungen unterworffen 73
sollen bey Zeiten zur Bedienung erfordert werden 25
wann dann die rechte Zeit 72. 73
ob sie rechten Grund haben, wie zu prüfen 190. 191
sollen geschickte Hände haben 2
und bey mancherley Geburten zugegen gewesen seyn 2
sollen sich ungedultige Frauen nicht abschrecken lassen 79. 87
sollen den Mutter-Mund recht verstehen und zu suchen wissen 8
können durch den Angriff die Wehen unterscheiden 22. 23. 24. 25
sollen die Auswendung derer Kinder bey Zeiten fleißig wahrnehmen 92
sollen den Angriff zeitlich thun, dadurch viel verhütet werden kan 85. 86. 87.

sollen in Zeiten um den Zustand des Kindes sorgen 79
können keiner Frauen gut dafür seyn, wenn GOtt über sie, oder ihr Kind den Tod verhänge 17
ob sie auch helffen dürffe, wo kein Mangel zur Geburt verhanden? 195. 196
wie übel sie bißweilen handeln, und ihre Irrthümer 2. 3. 4. 8. 28
Wehe-Mütter wissen offters wohl Wehen zu treiben, aber nicht zu wenden 60
Wissenschafft der Wehe-Mütter kan viel nützen 78
Wendung, wo sie nöthig 55. 56. 57. 58. 59. 214
ob Wendung zu verhüten möglich 6. bis 65
wann sie zu verhüten möglich 61. 62. 63. 64. 65. 214

Z.

Zeit zum Gebähren, ob sie gewiß bestimmet sey 192
Zufall von gewaltsamen Rücken oder Fahren 20. 21
Zufälle derer Kreistenden seynd mancherley 15
Zwillinge, ob sie in einer Nachgeburth liegen 105. 220
ob das Wasser bey Zwillingen zweymahl springe 105
wie es zugehe, wann ein jedes Kind in seiner eigenen Nach-Geburt lieget 106
wie sie in acht zu nehmen 106

Bericht an den Buchbinder.

1. Die drey Kupffer auf einem Blatte in die Vorrede hinter das 4te Blat des ersten Bogens.
2. Das grosse Kind, auch in der Vorrede, hinter das 4te Blat des 2ten Bogens.
3. Lit. A. hinter pag. 10.
4. Lit. B. C. D. E. F. G. H. I. hinter pag. 20.
5. No. 1. 2. 3. 4. 5. 6. 7. 8. 9. 10. 11. 12. 13. 14. 15. 16. 17. 18. 19. 20. 21. 22. 23. 24. 25. alle hinter pag. 36. Wegen No. 14. ist zu erinnern daß es gar weggeblieben.
6. Noch 7. Kupffer, welche auch mit No. 1. 2. 3. 4. 5. 6. 7. gezeichnet seynd; seynd aber zu erkennen an dem Stich, welcher etwas anders als die ersten, und folgen hinter pag. 82.
7. Das Kreiß-Bette hinter pag. 186.

* * *

Nützliche Gartengeräte

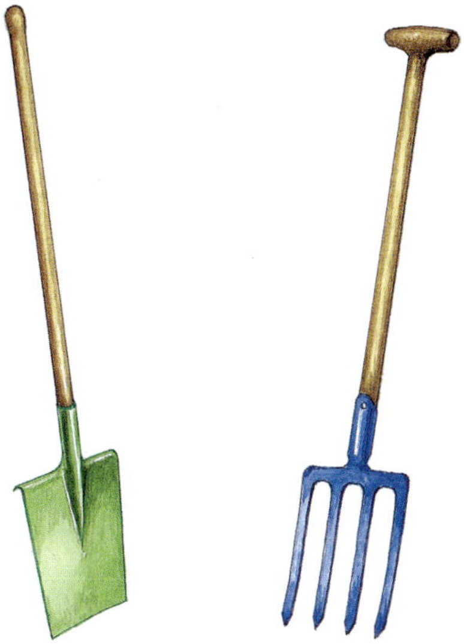

● *Spaten und Grabegabel zum Umbrechen des Bodens im Herbst.*

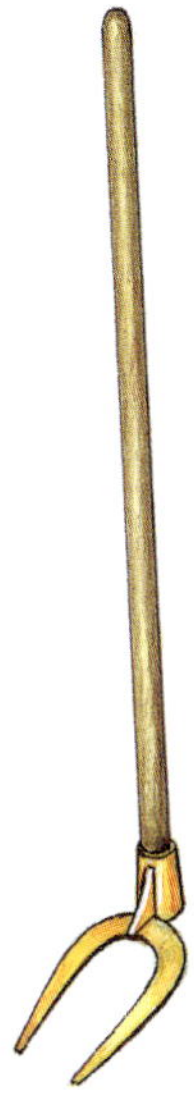

● *Karst zur Bearbeitung besonders harter, verkarsteter Böden.*

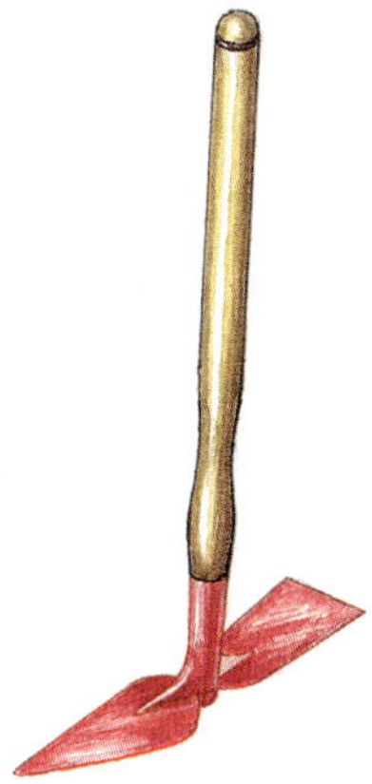

● *Doppelhacke oder Jäthacke zum Jäten von Unkraut (besonders praktisch für Jungpflanzen).*

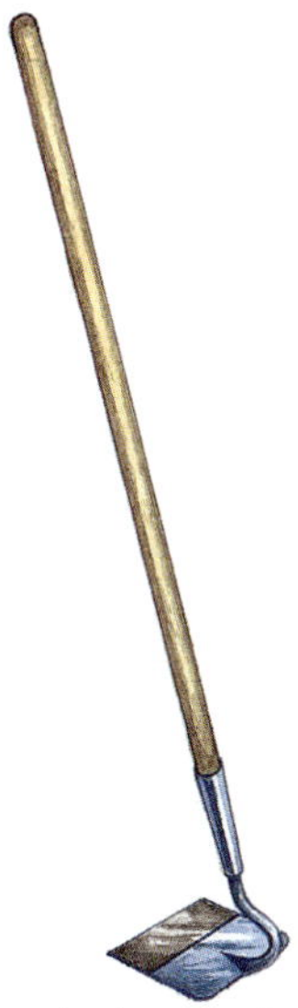

● *Gartenhacke zum Aufbrechen der Erdkruste an der Oberfläche, damit Regen- oder Gießwasser leichter eindringen kann.*

● *Gießkanne mit feiner Brause für die Jungpflanzen im Anzuchtbeet.*

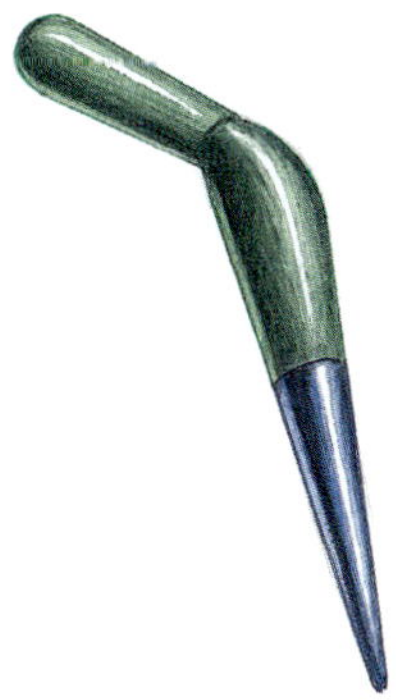

● *Konisches Setzholz zum Umpflanzen junger Setzlinge.*

● *Gartenschlauch.*

● *Erntekorb.*

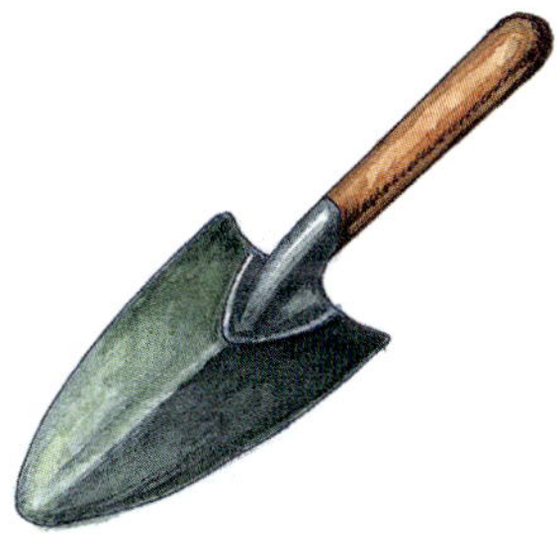

● *Pflanzkelle zum Ausheben kleinerer Pflanzlöcher oder zum Schaufeln kleinerer Mengen Erde.*

● *Schubkarren zum Transportieren von Abfall, Kompost…*

● *Gartenschere.*

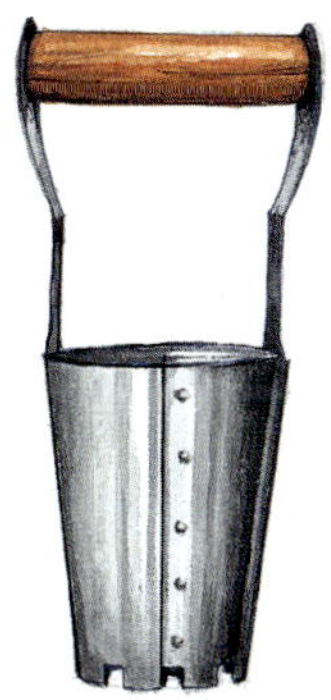

● *Blumenzwiebelpflanzer erleichtert das Setzen von Blumenzwiebeln.*

● *Blumenspritze zur Krankheits- und Schädlingsbekämpfung.*

Die Fruchtfolge: warum und wie?

Um die Fruchtbarkeit des Gemüsegartens zu erhalten, sollten Sie nicht jedes Jahr die gleichen Gemüse an der gleichen Stelle anbauen, sondern ein rotierendes System einführen.

Teilen Sie die Anbaufläche grob in drei Teile auf:

– Dem ersten Teil geben Sie im Herbst eine ordentliche Menge Kompost oder Mist (etwa 2 Schubkarren voll je 10 m^2). Im folgenden Frühjahr pflanzen Sie hier die anspruchsvollsten Gemüse (Starkzehrer): z.B. Tomaten, Zucchini, Kürbis, Aubergine, Kohlgemüse.

– Auf der zweiten Teilfläche pflanzen Sie weniger anspruchsvolle Gemüse (Mittelzehrer) wie Karotten, Fenchel, Rote Bete, Kohlrabi, Spinat. Im ersten Jahr der Bewirtschaftung Ihres Gemüsegartens geben Sie in diesem Teil 1 Schubkarre Kompost auf 10 m^2.

– Die dritte Teilfläche ist den genügsamen Gemüsearten (Schwachzehrer) vorbehalten, z.B. den Leguminosen – Erbsen, Bohnen, Saubohnen – Radieschen, Salat.

Im folgenden Jahr düngen Sie die Anbaufläche, auf der die genügsamen Gemüse wuchsen. Die weniger anspruchsvollen werden auf den Teil gepflanzt, der im Vorjahr für die anspruchsvollen Gemüse reserviert war. Und so rotieren Sie jedes Jahr.

geschützt. Vor allem Asche und Guano enthalten Phophor.

– **Kalium (K)** ist unerlässlich für das Gedeihen der Früchte und Samen. Früchte und Samen bildende Gemüse, sind stark kaliumbedürftig, z.B. Tomaten, Auberginen, Kürbisse und Zucchini. Die Asche von Grünpflanzen (Überreste von verbrannten Gartenabfällen) ist ein wertvoller Kaliumlieferant.

Der Gehalt dieser drei Elemente muss auf den Verpackungen der mineralischen Dünger in folgender Reihenfolge angegeben sein: Stickstoff, Phosphor, Kalium. Für spezielle Pflanzengruppen werden mittlerweile organische sowie mineralische Volldünger angeboten, die bereits alle wichtigen Nährstoffe enthalten.

– **Eine dauerhafte Verbesserung** aller Gemüse wird durch die Anwendung von Depot-Volldünger erreicht, der die drei Elemente in ausgewogenen Mengen enthält und diese nach und nach freisetzt. Dieser Dünger wird im Herbst in den Boden eingearbeitet.

– Im Frühjahr empfiehlt sich eine auf das Gemüse abgestimmte **Einzelgabe von schnell löslichem Dünger**, der sofort von den Wurzeln aufgenommen wird. Die Zusammensetzung entspricht den Bedürfnissen der angebauten Gemüsearten: z.B. stickstoffbetont für Salat, kaliumbetont für Tomaten.

Die Vorzüge des Gründüngers

Als Gründünger bezeichnet man Pflanzen, die zum Anreichern des Bodens mit Nährstoffen, zur Bodenlockerung und zur Unterdrückung des Unkrautwachstums auf vegetationsfreien Flächen ausgesät werden. Entweder arbeitet man diese Pflanzen nach einigen Wochen wieder in den Boden ein oder man lässt sie über Winter abfrieren. Im darauf folgenden Frühjahr wird die Pflanzenmasse falls nötig zerkleinert und ebenfalls mit dem Boden vermischt. Die pflanzlichen Stoffe verrotten und düngen so Ihre Gemüsefläche.

Im Übrigen bewirken manche Gründünger wie Rüben, Raps oder Senf eine gründliche Durchlüftung des Bodens durch ihre in die Tiefe wachsenden, stark verzweigten Wurzeln.

Andere Gründüngungspflanzen wie Lupinen, Weißer oder Roter Klee, Wicken oder Luzernen können den im Boden vorhandenen Luftstickstoff binden, der bei der Verrottung wieder freigesetzt wird und das Wachstum von Blättern und Stängeln fördert.

Das Land bestellen

Sie haben zwei Möglichkeiten: säen oder pflanzen. Wie Sie sich entscheiden, hängt ab von der Gemüseart, Ihrer Zeit und der verfügbaren Anbaufläche. Viele Gemüsearten können sowohl gesät als auch direkt gepflanzt werden (siehe Tabelle Seite 229).

Allerdings ist die Auswahl an Gemüsesetzlingen häufig geringer als bei Samen, die außerdem günstiger sind. Dafür erfordern sie eine frühere Anzucht in Töpfchen oder Pflanzschalen im Haus sowie sorgfältige und regelmäßige Pflege, bis die ersten Blätter erscheinen, was manchmal drei Wochen dauert (z.B. bei Sellerie oder Petersilie).

Junge Setzlinge werden direkt im Gemüsegarten ausgepflanzt.

Aussaat

Je nach Art werden Gemüse im Garten direkt an Ort und Stelle gesät, in das Anzuchtbeet oder in spezielle Anzuchttöpfe bzw. Aussaatschalen, wenn sie reichlich Wärme brauchen, um zu keimen. Arten, die das Umpflanzen schlecht vertragen, also eine Pfahlwurzel bildende Gemüse (z.B. Rote Bete, Sellerie, Steckrübe, Karotte, Rettich), müssen **am vorgesehenen Standort** ausgesät werden. Für die Aussaat im **Anzuchtbeet** eignen sich am besten nicht ganz so kälteempfindliche Gemüse, deren Bewurzelung durch ein Umpflanzen gefördert wird: Kohl, Lauch … Im **Anzuchttopf** im Haus müssen alle kälteempfindlichen Gemüse ausgesät werden: Tomate, Aubergine, Kürbis, Peperoni, Paprika … Für winzige Samenkörner (z.B. Tomate, Peperoni, Paprika, Aubergine) nehmen Sie am besten **Pflanzschalen**, größere Samen (z.B. Kürbis, Zucchini, Melone) können gleich in **Anzuchttöpfe** (3–5 Samen je Topf) gelegt werden.

Für eine erfolgreiche Keimung sind enger Kontakt zwischen Boden und Samenkorn, viel Feuchtigkeit, Wärme sowie eine gleichmäßige Verteilung des Samens erforderlich. Bei der Direktsaat im Gemüsegarten ist das Säen in einer geraden Furche am einfachsten. Hilfreich ist dabei eine **Handsämaschine**. Das ist ein kleiner Plastikbehälter mit einer Tülle, deren Öffnung sich entsprechend der Größe des Samenkorns regulieren lässt.

Große Samenkörner (z.B. Bohnen, Erbsen, Saubohnen) kann man einfach in Gruppen von 3–4 in vorbereitete Löcher mit gleichem Abstand legen.

Das **breitwürfige Säen** ist ideal für die oberflächliche Aussaat feiner Samen. Mit den Samen in der hohlen Hand beschreiben Sie aus dem Handgelenk einen halbkreisförmigen Bogen über der Anbaufläche

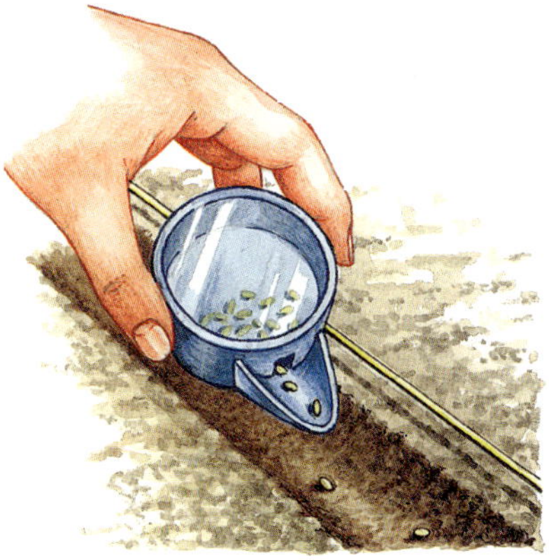

Handsämaschine

Geballte Informationen

Auf den Samentütchen gibt es einige nützliche Hinweise über das jeweilige Gemüse: Name und Abbildung der Art bzw. Sorte, Aussaatzeitpunkt, Anleitung zum Säen und Erntezeitpunkt. Das Mindestverwendbarkeitsdatum bezieht sich auf die ungeöffnete Packung. Nach dem Öffnen hängt die Keimfähigkeit unter anderem davon ab, wie Sie die Samen aufbewahren. Am besten verwahren Sie sie in dicht schließenden Behältnissen, in die Sie ein paar Deckel von Brausetablettenröhrchen legen: Ihre wasserbindenden Eigenschaften gewährleisten, dass die Samen trocken liegen, eine Voraussetzung für die Keimruhe.

Wenn Sie die Preise der einzelnen Marken miteinander vergleichen, berücksichtigen Sie die Zahl der Samenkörner oder ihr Gewicht je Samentütchen. Einige dieser Informationen müssen auf der Packung stehen. Die Preisunterschiede für diesselbe Menge der gleichen Sorte können gewaltig sein. Tatsächlich sind neuere Sorten häufig teurer, aber sie sind auch ergiebiger und mitunter viel weniger anfällig gegen Krankheitserreger.

Saatpille oder Saatband?

Manche schwer keimenden Arten werden einer speziellen Behandlung unterzogen, damit sie besser keimen. Die Samen sind von einer wachstumsfördernden Schicht umhüllt, die die jungen Pflanzen zusätzlich vor Krankheitserregern und Parasiten schützt, die im Boden lauern.

Die handelsüblichen Saatbänder oder -matten sorgen für einen idealen Abstand zwischen den Samenkörnern.

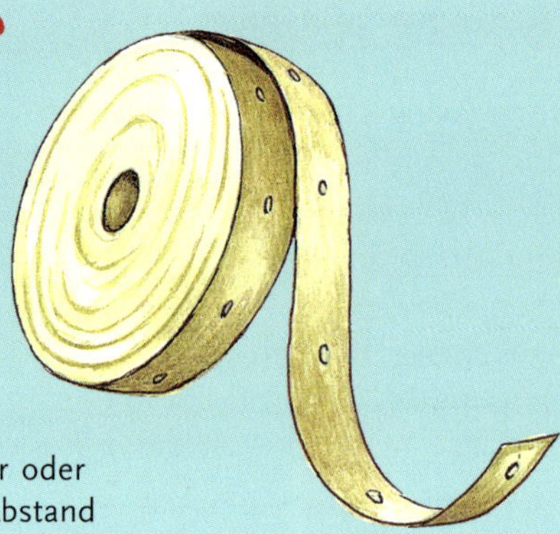

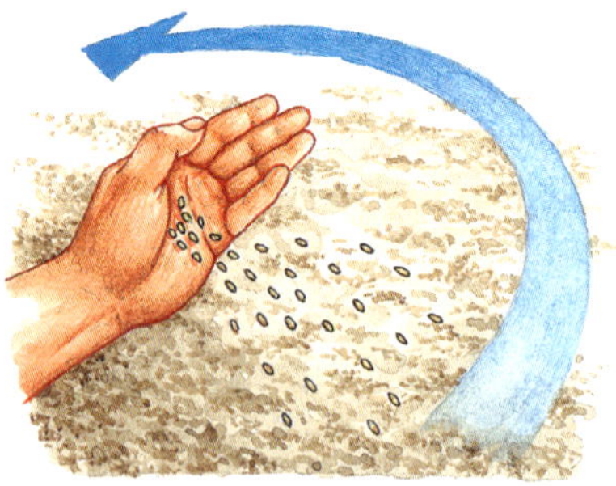

Breitwürfiges Säen

und verstreuen dabei gleichmäßig die Samen. Die Breitwurftechnik wird am häufigsten angewandt: im Anzuchtbeet, in der Pflanzschale oder im Frühbeet.

Das Umtopfen

Das Umtopfen, auch Pikieren genannt, geschieht, nachdem die Samen aufgegangen sind und sich je nach Art 3–5 Blätter (außer den Keimblättern) gebildet haben. Dazu werden die jungen Pflanzen vorsichtig mit einem Holzstäbchen oder Spatel so herausgehoben, dass möglichst viel Erde an den Wurzeln hängen bleibt. Das Einpflanzen in einen größeren Topf, ins Anzuchtbeet oder Frühbeet muss sofort danach geschehen, damit die jungen Wurzeln nicht austrocknen.

Das Auspflanzen

Die in Töpfen vorgezogenen jungen Pflanzen oder aber in der Gärtnerei erworbenen Setzlinge werden, je nach Art, vorwiegend im Frühjahr ins Freiland ausgepflanzt.

Damit das Pflanzen gelingt, muss der Wurzelballen der jungen Pflanzen gut nass sein: Am besten legen Sie ihn vor dem Einpflanzen für ein paar Minuten in einen Behälter mit Wasser. Auch die frisch gesetzten jungen Pflanzen müssen regelmäßig

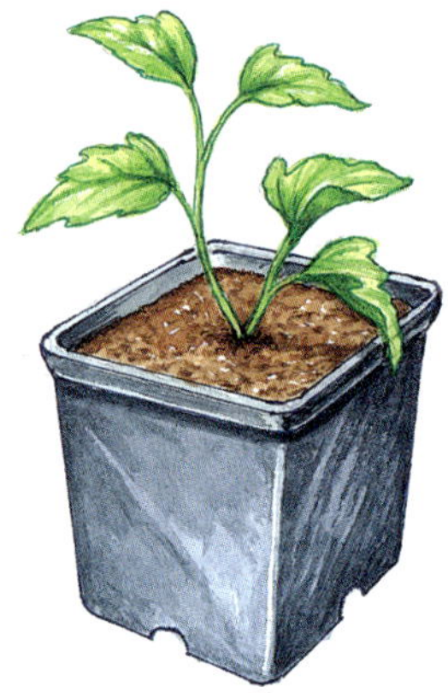

Jungpflanze im Plastikanzuchttopf

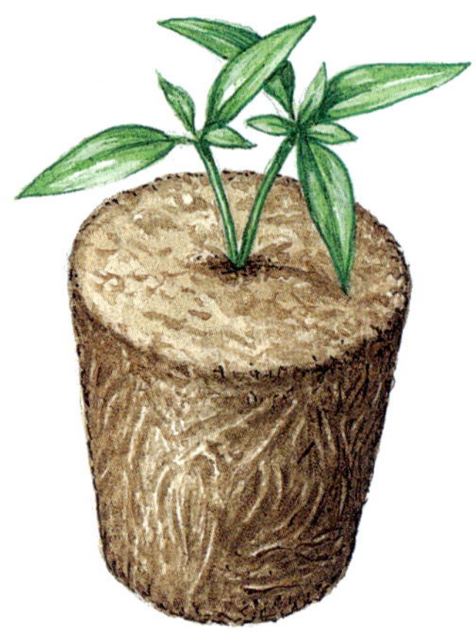

Jungpflanze im Anzuchttopf aus gepresster Erde

mit Wasser versorgt werden: Ihre Wurzeln haben noch nicht richig Fuß gefasst, weshalb in den ersten Tagen eine ausreichende Wasserversorgung nicht gesichert ist. Pflanzen Sie im Frühjahr bei milderen Temperaturen in der Mittagszeit. Im Sommer ist die beste Pflanzzeit am Morgen oder Abend, wenn es noch kühl ist.

Das Jäten

Konkurrenz für Ihr Gemüse gibt es vor allem durch Unkräuter, die den Pflanzen Wasser und Nährstoffe entziehen.

Je früher Sie deshalb das Unkraut entfernen, umso besser. Sobald das Gemüse im Frühjahr gesät oder gepflanzt ist, sollte die Unkrautbekämpfung beginnen. Harken Sie regelmäßig zwischen den Gemüsereihen: So wird neben der Unkrautbekämpfung die feste Erdoberfläche gelockert und die Wasserdurchlässigkeit verbessert.

Lassen Sie das Unkraut auf keinen Fall bis zur Blüte gedeihen; dann nämlich bilden sich unzählige Samen, die keimen und Ihre Gemüsereihen regelrecht überwuchern können.

Das Gießen

Der Wasserbedarf von Gemüse ist je nach Entwicklungsstadium recht verschieden. **Zum Keimen** der Samen muss der Boden ständig feucht sein. Gießen Sie sehr vorsichtig, damit die Lage der Samen nicht verändert wird. Benutzen Sie für das fast täglich erforderliche Bewässern der Sämlinge eine Gießkanne mit feiner Brause oder eine Sprühlanze mit Brause. Damit im Sommer keine Wasserverluste durch Verdunstung auftreten, sollten die Sämlinge im Anzuchtbeet etwas schattiert werden.

Wenn die jungen Blätter erscheinen, gießen Sie weiterhin mit Brause, denn die Pflänzchen sind empfindlich. Lassen Sie jedoch nach und nach den Boden an der Oberfläche trocken werden, bevor Sie erneut gießen. Auf diese Weise wird eine tiefe Verwurzelung angeregt. Neu gesetzte Pflanzen brauchen ebenfalls reichlich Wasser. Sie können regelrecht eingeschlämmt werden, denn dadurch wird der gute Kontakt zwischen den Wurzeln der jungen Pflanze und dem Boden gefördert.

Sobald die Gemüse sich eingewöhnt haben, brauchen sie weniger Wasser. Die durstigsten, wie z.B. Tomaten, müssen vor allem in trockenen Sommern regelmäßig gegossen werden. Gießen Sie lieber ausgiebiger aber nicht zu häufig, am besten gegen Abend, wenn die Sonne untergeht. Sie haben dann die ganze Nacht, um ihren Wasservorrat für den folgenden Tag wider aufzustocken. Außerdem verringern Sie so die Wasserverluste durch Verdunstung.

Gießen Sie nur den Fuß der Pflanze und nicht die Blätter: Dabei gelangt nur wenig Wasser bis an die Wurzeln und außerdem sind feuchte Blätter anfälliger für Pilzkrankheiten.

Benutzen Sie also zum Bewässern einen einfachen Schlauch mit oder ohne Lanze. Diese etwas mühselige Bewässerungsmethode kostet allerdings viel Zeit. Sie können sich die Sache erheblich erleichtern, indem

Ausgetrickst

Seit langem wenden Bauern eine listige Methode an, mit der ein gehöriger Anteil von Unkraut ausgerottet werden kann. Jeder Boden enthält einen beachtlichen Vorrat an Unkrautsamen. Wenn Sie den Garten für das Einsäen vorbereiten, fördern Sie gleichzeitig die Keimung dieser „Unkräuter".

Bearbeiten Sie den Boden im Frühjahr – etwas eher als gewöhnlich – wie für die Aussaat, ohne jedoch zu säen und warten Sie 10–14 Tage ab. Das junge Unkraut beginnt zu sprießen, hat es doch ein keimfreundliches Milieu vorgefunden. Jetzt harken Sie die Anbaufläche erneut: Die noch empfindlichen jungen Unkrautpflänzchen werden entwurzelt und in die Erde untergeharkt, wo sie verrotten. Nun können Sie den Boden glattrechen und mit der Aussaat beginnen!

Das Mulchen

Unter Mulchen verstehen Gärtner das Abdecken der Erdoberfläche rund um die Pflanzen mit organischem Material. Es handelt sich dabei um eine mindestens 6–7 cm dicke isolierende Schicht aus Stroh, Rindenmulch, Grasschnitt oder Kompost. Der Mulch ist luftdurchlässig und lässt das Wasser tief einsickern, schützt aber den Boden vor der brennenden Sonne und hemmt so die Verdunstung. Der Boden um die Füße der Pflanzen bleibt länger feucht. Verwenden Sie Mulch, der im Lauf des Jahres rasch verrottet und dann bei den Arbeiten im Herbst in den Boden eingearbeitet werden kann.

Eine Mulchschicht hemmt außerdem das Unkrautwachstum und schützt mehrjährige Arten vor der Winterkälte. Verteilen Sie den Mulch auf gut gejätetem, feuchtem Boden. Sie können auch spezielle Abdeckfolie aus Plastik verwenden, die Sie nach dem Bepflanzen des Gartens auslegen. Vergessen Sie nicht, für jede Pflanze ein Loch einzuschneiden. Die Folien eignen sich vor allem für Erdbeeren und besonders kälteempfindliche Arten (z.B. Melonen, Auberginen, Gurken). Die reifenden Früchte liegen sauber auf der Folie und werden nicht mit feuchter Erde verunreinigt. Da die Folien schwarz sind, absorbieren sie Wärme, die das Wachstum der empfindlichen Gemüse unterstützt.

Sie an den Gemüsereihen perforierte Schläuche verlegen: Über diese Verlängerungen Ihres Gartenschlauchs wird das Wasser am Fuß der Pflanzen verteilt, ohne dass die Blätter nass werden.

Krankheits- und Schädlingsbekämpfung

Um eine gute Qualität Ihres Gemüses zu gewährleisten, sollten Sie auf den Einsatz von Pflanzenschutzmitteln möglichst verzichten. Sollte er dennoch nötig sein, halten Sie vor allem die auf den Packungen vorgegebenen Wartezeiten zwischen Behandlung und Ernte ein. In zahlreichen Fällen ist eine Behandlung jedoch überflüssig. Tritt ein Parasit oder eine Krankheit zu Beginn der Ernte auf, begnügen Sie sich damit, die Pflanzen früher als vorgesehen zu ernten. Verbrennen Sie die übrigen Pflanzenreste sofort, damit jede weitere Kontamination vermieden wird.

Falls der Befall sehr früh erfolgt, können Sie die Jungpflanzen ausreißen und erneut säen oder pflanzen. Um jeglichen Kontakt mit noch vorhandenen Erregern zu vermeiden, wählen Sie am besten einen anderen Platz. Ist das Jahr jedoch schon zu weit fortgeschritten und eine neue Aussaat oder Bepflanzung nicht mehr sinnvoll, gedulden Sie sich mit dem neuen Versuch bis zum nächsten Jahr.

Manchmal ist eine Behandlung mit Pestiziden allerdings unumgänglich. Schnecken, die Ihre schutzlosen jungen Pflanzen ruinieren, können z.B. mithilfe von Ferramol oder Mesurol Schneckenkorn bekämpft werden. Die Mittel verlieren ihre Wirksamkeit sobald sie nass werden und müssen gegebenenfalls neu ausgestreut werden. Echter und Falscher Mehltau, Läuse, Raupen, hauptsächlich die des Kohlweißlings, die sich im Herzen der Kohlköpfe breitmachen, müssen gezielt und frühzeitig bekämpft werden (in den jeweiligen Pflanzenporträts sind spezielle Schädlinge vermerkt). Bei Befall mit Echtem Mehltau müssen Sie gleich zu Beginn die befallenen Blätter entfernen und Präparate auf Lecithin- oder Azoxystrobinbasis versprühen. Falscher Mehltau kann mit Kupferkalkbrühe oder Bordeauxbrühe, die vor allem im Weinbau angewendet wird, bekämpft werden. Gegen Läuse sollten Sie zunächst biologische Insektizide einsetzen und die Anwendung nach 10 Tagen wiederholen. Einige Schädlinge und auch Krankheiten lassen sich durch Nützlinge reduzieren. So vernichtet die Schlupfwespe *Encarsia formosa* die Weiße Fliege.

Schutz:
Glasglocke oder Frühbeet?

Den einfachsten Schutz gewährt über den Boden ausgebreitetes Laub: Es schützt den Boden vor Frost, der im Winter die Ernte von Freilandgemüse, wie z.B. Lauch, unmöglich machen würde. Mit Glocken aus Glas oder durchsichtigem Kunststoff lassen sich Pflanzen schützen. Sie eignen sich gut, um die Erntezeit von Blättern (z.B. Petersilie, Kerbel, Sauerampfer) in den Winter hinein während Kälteperioden zu verlängern, um frostempfindliche junge Pflanzen vor Kälte zu schützen oder um die Reifung wärmebedürftiger Früchte wie Melonen zu beschleunigen.

Das Frühbeet ist ein halb in die Erde eingelassener Kasten aus Holz oder Zement mit einer Glasabdeckung. Setzen Sie ihn an eine geschützte und sonnige Stelle im Gemüsegarten vor eine Mauer in Richtung Süden oder Westen. Wegen seiner Leichtbauweise kann das Frühbeet bei Bedarf auch umgesetzt werden. Es sollte nicht zu groß sein, ein Kasten mit 1 m^2 Fläche ist völlig ausreichend.

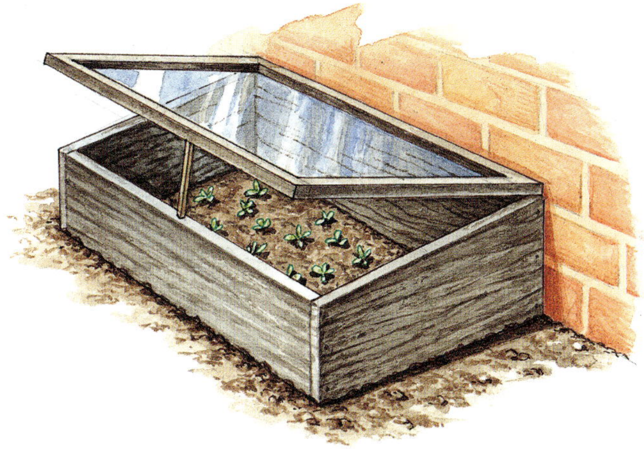

Frühbeet

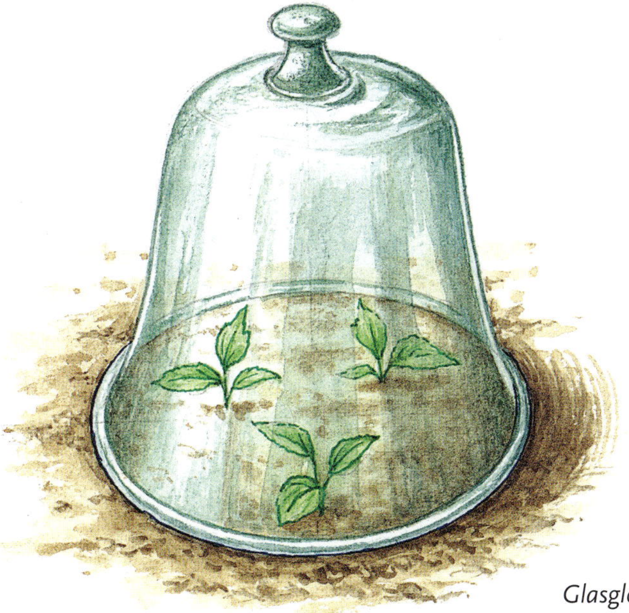

Glasglocke

Leitfaden zu den Pflanzenporträts

Schwierigkeit der Kultivierung:

★ einfach

★★ schwierig

★★★ sehr schwierig

Name der Pflanze

Pflanzenfamilie

Foto der Pflanze

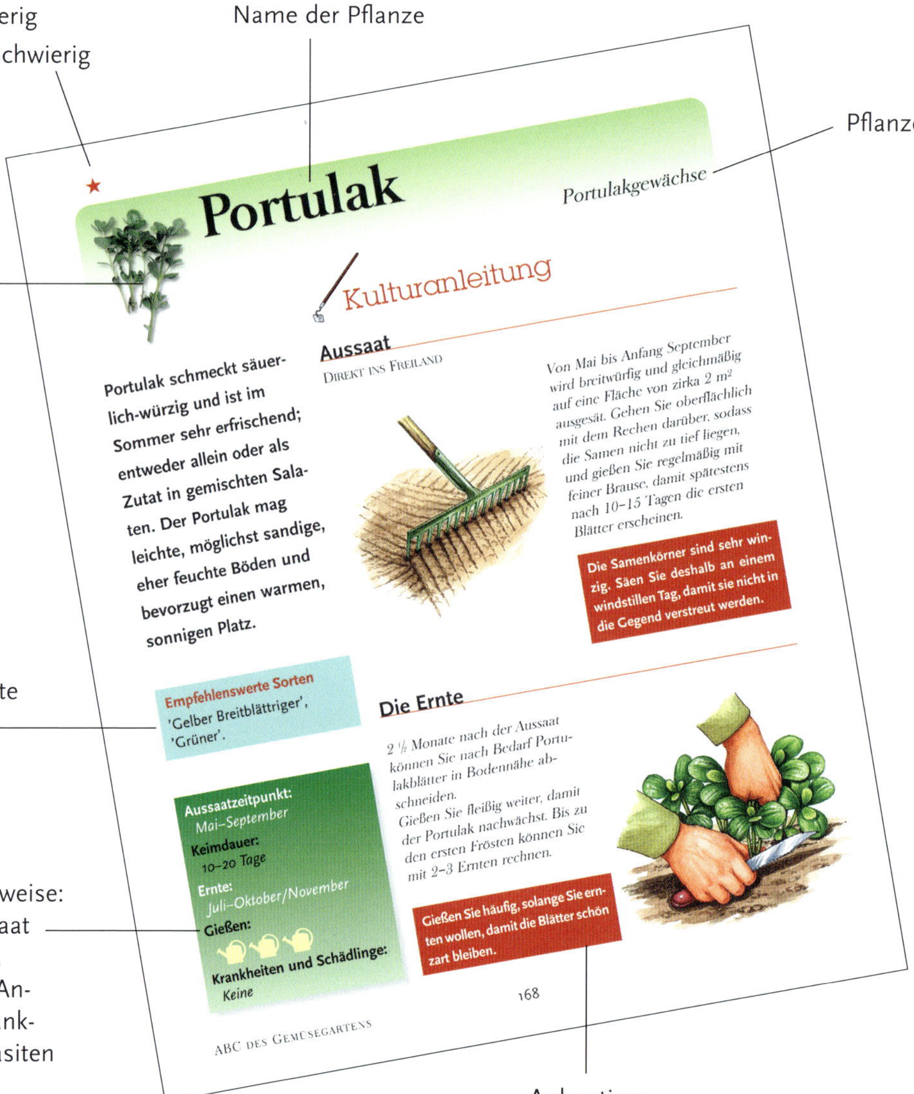

★

Portulak

Portulakgewächse

Kulturanleitung

Portulak schmeckt säuerlich-würzig und ist im Sommer sehr erfrischend; entweder allein oder als Zutat in gemischten Salaten. Der Portulak mag leichte, möglichst sandige, eher feuchte Böden und bevorzugt einen warmen, sonnigen Platz.

Aussaat

Direkt ins Freiland

Von Mai bis Anfang September wird breitwürfig und gleichmäßig auf eine Fläche von zirka 2 m² ausgesät. Gehen Sie oberflächlich mit dem Rechen darüber, sodass die Samen nicht zu tief liegen, und gießen Sie regelmäßig mit feiner Brause, damit spätestens nach 10–15 Tagen die ersten Blätter erscheinen.

Die Samenkörner sind sehr winzig. Säen Sie deshalb an einem windstillen Tag, damit sie nicht in die Gegend verstreut werden.

Empfehlenswerte Sorten
'Gelber Breitblättriger', 'Grüner'.

Die Ernte

2 ½ Monate nach der Aussaat können Sie nach Bedarf Portulakblätter in Bodennähe abschneiden.
Gießen Sie fleißig weiter, damit der Portulak nachwächst. Bis zu den ersten Frösten können Sie mit 2–3 Ernten rechnen.

Aussaatzeitpunkt: *Mai–September*
Keimdauer: *10–20 Tage*
Ernte: *Juli–Oktober/November*
Gießen:
Krankheiten und Schädlinge: *Keine*

Gießen Sie häufig, solange Sie ernten wollen, damit die Blätter schön zart bleiben.

168

ABC des Gemüsegartens

Empfehlenswerte Sorten

Technische Hinweise: Zeiten für Aussaat oder Pflanzung, Ernte, Gießen, Anfälligkeit für Krankheiten und Parasiten

Anbautipps

Rosenn Le Page
Gérard Meudec

Abc des Gemüsegartens

Richtig säen, pikieren, pflanzen und ernten

Illustrationen von
Joël Bordier

Bassermann

Originaltitel: L'abc du potager

ISBN 978-3-8094-2838-1

Umschlaggestaltung: Atelier Versen, Bad Aibling
Illustrationen: Joël Bordier
Übersetzung: Ulla Schuler, Frankfurt
Layout: Hugues Cornière, Graphic Garage
Bearbeitung und Redaktion: Christine Weidenweber, Weibersbrunn
Redaktion für diese Ausgabe: Herta Winkler
Herstellung für diese Ausgabe: Sonja Storz
Satz: Simone Redlich

Verlagsgruppe Random House, FSC®-DEU-0100
Das für dieses Buch verwendete FSC®-zertifizierte Papier Profimatt liefert Sappi, Ehingen.

Druck: Neografia, Martin, Slovakia

Printed in Slovakia

817 2635 4453 6271

Inhaltsverzeichnis

VORWORT 7

EINLEITUNG 9

Wie viel Platz braucht Gemüse? 9
- Die passenden Abmessungen für Ihre Bedürfnisse 9
- Welcher Standort eignet sich? 10
- Der richtige Boden 10

Das Anlegen des Gemüsegartens 11
- Gartenwege anlegen 12
- Vorbereiten der Wege 12
- Der Komposthaufen – die Recycling-Anlage 13
- Das Anzuchtbeet – Kinderstube für Sämlinge . 14

Die Pflege des Gemüsegartens . 14
- Die Düngung 14
- Das Land bestellen 17

LEITFADEN ZU DEN PORTRÄTS . . . 22

GEMÜSE VON A BIS Z 23

Artischocke 24
Aubergine 28
Blumenkohl 32
Bohnen 36
Brokkoli 42
Chicorée 46
Chinakohl 49
Einmachgurke 51
Endivie 54
Erbsen 58
Erdbeere 61
Feldsalat 65
Garten-Kresse 67
Grünkohl 68
Japanknolle 71
Karde 73
Karotte 77
Kartoffel 81
Knoblauch 85
Knollenfenchel 88
Knollensellerie 92
Kohlrabi 96
Kohlrübe 98
Kopfkohlarten 100
Lauch 103
Löwenzahn 107
Mangold 109
Melone 112
Neuseeländischer Spinat 117
Pastinake 118
Peperoni und Paprika 120
Portulak 123
Rettich 124
Rhabarber 127
Rosenkohl 130
Rote Bete 133
Rucola 136
Salat 137
Salatgurke 141
Saubohne 144
Sauerampfer 146
Schalotten 148
Schwarzwurzel 151
Spargel 154
Speisekürbis 158
Spinat 162
Stangensellerie 165
Tomate 169
Topinambur 175
Zucchini 177
Zuckermais 181
Zwiebel 184

KÜCHENKRÄUTER UND GEWÜRZPFLANZEN VON A BIS Z . 189

Basilikum 190
Bohnenkraut 193
Chinesische Lauchzwiebel 195
Dill 196
Engelwurz 198
Estragon 200
Kerbel 201
Koriander 203
Lauchzwiebel und Schnittlauch 205
Liebstöckel 206
Lorbeer 208
Majoran 210
Meerrettich 212
Melisse 214
Minze 216
Petersilie 218
Rosmarin 220
Salbei 222
Thymian 224
Ysop 226

SÄEN ODER PFLANZEN? 229

GUTE UND SCHLECHTE PFLANZENGEMEINSCHAFTEN 230

KRANKHEITEN UND SCHÄDLINGE 232

GLOSSAR 234

REGISTER 236

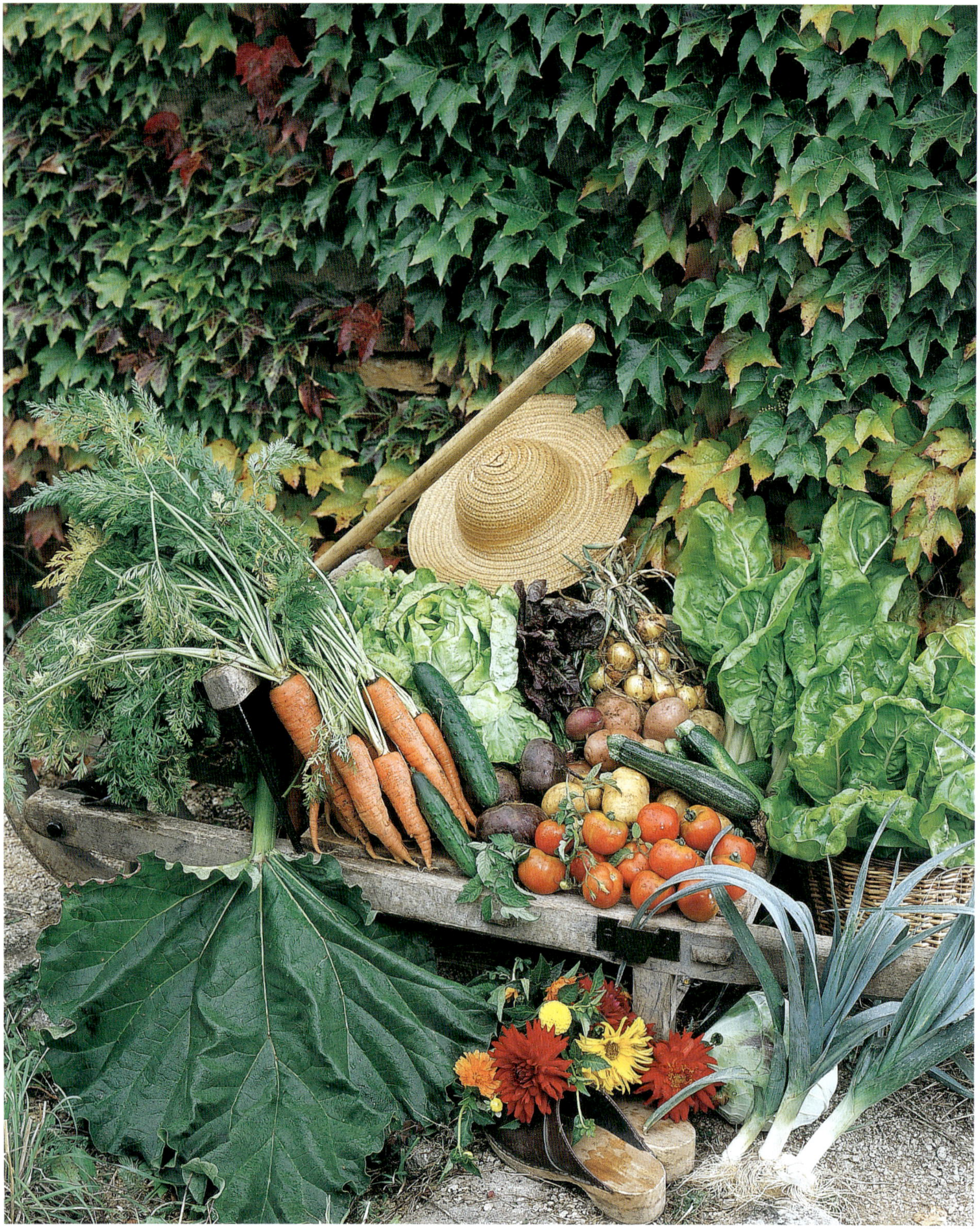

Vorwort

Immer mehr Hobbygärtner entdecken wieder die genießerische Freude, zu beobachten, wie in ihrem Garten die Tomaten reifen. Doch wo ist der Großvater, der Vater oder der erfahrene Gärtner, der wie früher sein Wissen an die Nachkommen weitergeben könnte?

Dieses Buch möchte allen Interessierten die Tipps geben, die den Anbau von Gemüse leicht machen.

Da jedes Gemüse einzigartig ist, wird es jeweils in einem eigenen Porträt abgehandelt, wobei das Vorgehen Schritt für Schritt in Bild und Text dargestellt wird: Wann gesät und gepflanzt, zu welcher Jahreszeit geerntet wird, die geeigneten Sorten ... Und damit Sie nicht in einer für den Neuling unverständlichen Fachsprache ertrinken, sind Fachbegriffe wo nötig erklärt.

Ein Gemüsegarten besteht nicht einfach aus aneinander gereihten Pflanzen; deshalb erklären wir Ihnen, wie Sie ihn planen, anlegen, pflegen und die zueinander passenden Arten anordnen, damit er Ihnen Jahr für Jahr sein Bestes gibt und Sie köstliche und reiche Ernte halten können.

Entdecken Sie erstmals oder erneut die Freude, schöne und leckere Gemüse und Gewürzkräuter wachsen zu sehen und sie frisch geerntet zu genießen oder zu verschenken.

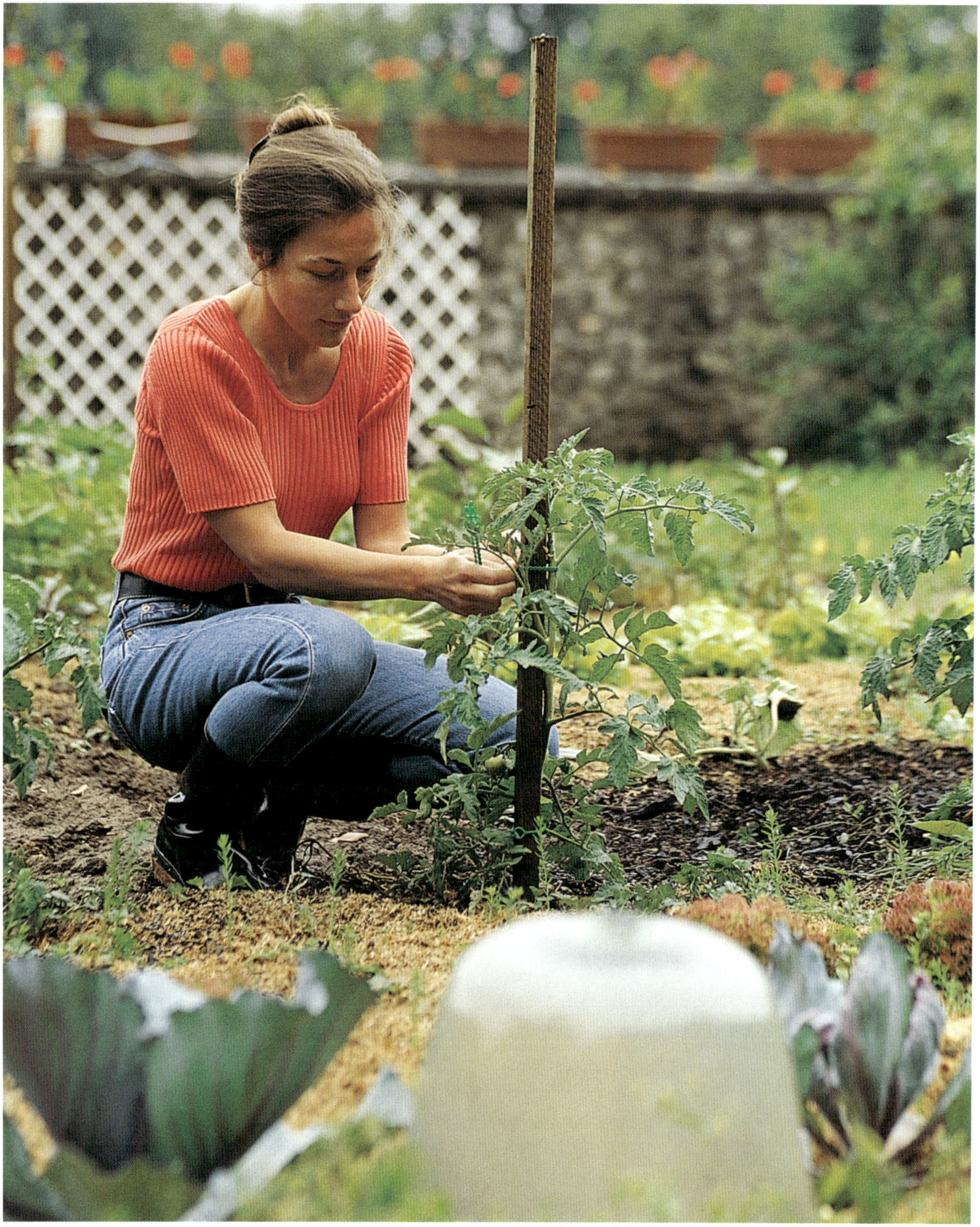

Einleitung

Wie viel Platz braucht Gemüse?

Sie müssen sich nicht sofort auf einen endgültigen Platz für den Anbau von Gemüse, also einen richtigen Gemüsegarten, festlegen. Versuchen Sie zunächst, ein paar Gemüse zwischen Ihre bereits vorhandenen Blumenbeete zu pflanzen. Außer Gewürzkräutern, die heute oft in Blumenrabatten wachsen, können dort auch einige recht dekorative Gemüse gepflanzt werden, die keineswegs stören. Manche Mangoldsorten mit farbigen Blättern oder Stielen, rote oder gelbe Tomaten bilden einen hübschen Rahmen für Ihre Blumen. Die Erdbeerpflanzen mit ihren rosafarbenen Blüten machen sich gut als Umfassung von Beeten. Ein riesiger Kürbis passt zu herbstlichen Astern und Margeriten, wenn der Sommer zu Ende geht. Achten Sie aber darauf, dass sie in Reichweite stehen, damit Sie beim Ernten keine akrobatischen Verrenkungen machen müssen!

Wenn Sie Ihre Familie einen Teil des Jahres mit eigenem Gemüse versorgen wollen und größere Mengen benötigen, lohnt sich jedoch ein richtiger Gemüsegarten. Aber Vorsicht: Planen Sie die Fläche genau nach Ihren Bedürfnissen und der zur Verfügung stehenden Zeit, sonst wird die Gartenarbeit schnell zur Last. Die Hauptarbeitszeit und die Pflege Ihres Gemüsegartens fällt in zwei längere Zeitabschnitte:

- **ins Frühjahr** mit der Zeit der Bodenvorbereitung und des Säens im März/April und der Pflanzzeit im Mai/Juni;
- **in den Herbst**, wenn im Oktober-November die restliche Ernte eingebracht und der Boden bearbeitet wird.

Ernten und Bewässern finden hauptsächlich im Sommer statt.

Die passenden Abmessungen für Ihre Bedürfnisse

Ihren Gemüsegarten können Sie sehr gut auf einer Fläche von etwa **80–100 m²** anlegen. Ein größerer Garten ist schwerer zu bewirtschaften, wenn Sie ihn nicht regelmäßig aufsuchen können. Bei dieser Größe können Sie bereits eine ganze Reihe verschiedener Arten anbauen und übers ganze Jahr verteilt ernten, sogar noch im Winter. An Arbeitszeit fallen für den Gemüsegarten je nach Gemüseart etwa 30 Minuten/m² im Jahr an.

Ist ein eigener Gemüsegarten schon immer Ihr Traum gewesen und lässt es Ihre Zeit zu, dann benötigen Sie zur ausreichenden Versorgung mit Gemüse für eine vierköpfige

Der Wunsch, gesund zu essen, sein eigenes Gemüse zu ernten, in den Kindern den Spaß an der Gartenarbeit zu wecken ... Da stehen Sie also mit Ihrer Lust, im eigenen Garten Gemüse zu ziehen: Krempeln Sie die Ärmel hoch und stürzen Sie sich ins Vergnügen!

Sicher werden Sie nicht gleich zum Selbstversorger werden. Am Anfang sollen Sie vor allem Spaß haben: am Säen und am Pflanzen und daran zu beobachten, wie Ihr Gemüse wächst, gedeiht und Sie es schließlich ernten und verzehren können.

Familie pro Person eine Anbaufläche von 50 m^2, d.h. insgesamt **200 m^2**. Rechnen Sie für die Pflege mindestens einen halben Tag pro Woche in der Zeit von März bis Juni und etwas mehr als ein Wochenende im Herbst. Falls Sie Ihre Familie praktisch das ganze Jahr über mit Produkten Ihres Gartens ernähren und außerdem einen Vorrat an Eingemachtem und Konfitüren herstellen wollen, benötigen Sie ungefähr 80 m^2 pro Person, das sind für einen Vier-Personen-Haushalt etwa **350 m^2**. Bedenken Sie jedoch, dass Sie dafür viel Zeit und Mut brauchen! Sie müssen dann nämlich für Ihren Gemüsegarten von März bis Juni einen vollen Tag in der Woche und im Herbst 2 oder 3 Wochenenden opfern.

Welcher Standort eignet sich?

Gemüse gedeiht am besten auf einer freien, sonnigen Fläche. Diese sollte möglichst eben sein, damit Regen- und Gießwasser dort bleiben, wo sie erwünscht sind, nämlich beim Gemüse. Bäume sollten allenfalls am Rand und möglichst an der Südseite stehen, damit ihr Schatten das Wachstum der Pflanzen nicht beeinträchtigt.

Was ist mit der Umweltbelastung?

Darüber müssen Sie sich Gedanken machen, wenn es um einen Garten im Stadtgebiet geht. Legen Sie den Gemüsegarten, wenn irgend möglich, hinter dem Haus abseits der Straße an, um ihn vor belastenden Stäuben zu schützen. Falls das nicht möglich ist, pflanzen Sie zwischen Ihrem Garten und der Verkehrsstraße eine dichte Hecke; sie sollte sehr dicht und recht hoch (etwa 2 m) sein.

Auch auf dem Land ist der Garten nicht vor Umweltverschmutzung geschützt. Wenn ringsum bebaute Ackerflächen liegen, können Pflanzenschutzmittel und Dünger leicht herübergeweht werden. Dies können Sie reduzieren, indem Sie gegen die Hauptwindrichtung am Rand Ihres Gartens eine dichte Hecke pflanzen.

Dürfen Sie überhaupt einen Gemüsegarten anlegen?

Sie finden diese Frage merkwürdig? In Neubaugebieten gibt es teilweise sehr strenge Regelungen, die festlegen, was Sie in Ihrem Garten anpflanzen dürfen. Es kann deshalb sein, dass Sie ausschließlich Zierpflanzen anbauen dürfen. Mit ein paar Tomatenstöcken werden Sie sich wohl kaum den Zorn Ihrer Nachbarn zuziehen. Allerdings sollten Sie Ihren Vertrag nochmals genau durchlesen und die Meinung der Miteigentümer einholen, bevor Sie Ihr ganzes Grundstück in einen Gemüsegarten verwandeln.

Gemüse brauchen **Wasser**. Das Bewässern, das im Frühjahr und im Sommer unerlässlich ist, wird erleichtert, wenn Sie den Garten nahe bei einer Wasserstelle anlegen. Falls dies nicht möglich ist, brauchen Sie einen genügend langen Gartenschlauch, mit dem Sie bis in die Ecken des Gartens gelangen können.

Der richtige Boden

Zwar können Sie den vorhandenen Boden nicht austauschen, aber wenn Sie ihn kennen, können Sie die Pflanzen anbauen, die am besten in ihm gedeihen.

So stellen Sie fest, ob Sie schweren oder leichten Boden haben: Klebt die Scholle an den Gartengeräten und verwandelt sich das Gelände bei Regen in Schlamm, dann haben Sie **schweren** Boden. Dieser erwärmt sich im Frühjahr nur langsam und wird bei sommerlicher Trockenheit sehr hart. Er ist aber sehr **fruchtbar**, weil er Wasser und

einem **Karst** oder einem **Rechen** sorgfältig ein.

Führen Sie diese Arbeiten im **Herbst** durch. Dann wird der Frost im Winter zusammen mit dem Dünger den Boden auf natürliche Weise

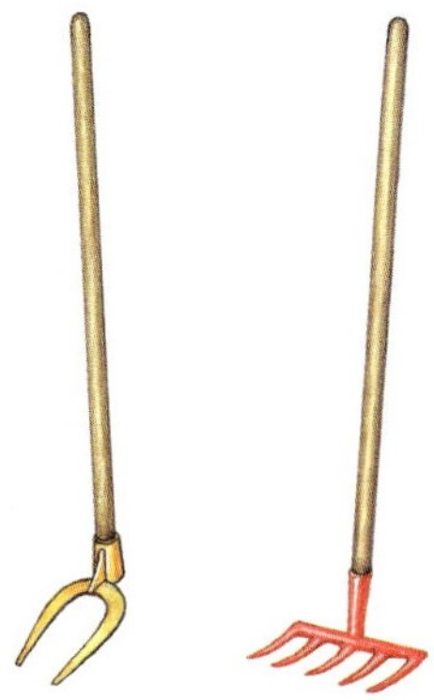

verbessern. Im folgenden Frühjahr genügt eine Bodenbearbeitung mit Sauzahn, Kultivator oder Grubber. Zum Schluss glätten Sie die Oberfläche mit einem Rechen.

Bei einer Anlage im Frühjahr werden alle Arbeiten nacheinander durchgeführt. Verwenden Sie jetzt unbedingt sehr reifen Kompost oder Stallmist.

Der Komposthaufen – die „Recycling"-Anlage

Der Gemüsegarten benötigt regelmäßige Gaben organischer Stoffe, die bei der Zersetzung pflanzlichen und tierischen Materials entstehen. Richten Sie deshalb nahe beim Gemüsegarten einen Komposthaufen ein, in dem Sie sämtliche anfallenden Gartenabfälle recyceln können.

Hierzu müssen Sie zunächst in einer Ecke des Gartens eine Fläche von 2 m^2 freilegen. Entfernen Sie sorgfältig alles Unkraut und klopfen Sie die Erde fest. Auf 1 m^2 installieren Sie jetzt die Anlage, die den Abfallhaufen aufnehmen soll: Verschlag aus Holzlatten, Plastikfolie zum Schattieren, im Handel erhältliche Kompostierer-Bausätze ... Die Höhe von 1 m sollte nicht überschritten werden. Den Boden der Anlage bedecken Sie mit ein paar stark verzweigten Ästen, darauf kommen abwechselnd Ihre Abfälle und Lagen feinkörniger Erde, um die Verrottung zu fördern.

Merke: Der Komposthaufen ist keine Müllkippe! Nur Abfälle, die frei von Krankheiten sind, kommen auf den Kompost, alle anderen werden verbrannt, bevor ihre Asche dort landet, und vor allem keine tierischen Abfälle. Äste werden zerkleinert, bevor Sie sie in den Kompost geben.

Halten Sie den Komposthaufen bei trockenem Wetter feucht (einmal in der Woche 10 l Wasser) und schichten Sie ihn ein- bis zweimal im Jahr auf den zweiten Quadratmeter frei gehaltener Fläche um.

Jeweils einmal im Juli und im August geben Sie Brennesseljauche oder einen Kompostaktivator in das Gießwasser, um die Verrottung zu beschleunigen. In 8–10 Monaten ist der Kompost meistens gebrauchsfertig: Er gleicht feinkrümeliger Erde, ist dunkelbraun und darf keinen der Ausgangsstoffe mehr enthalten.

Was gehört in den Kompost?

- Reste vom Gemüseanbau im Garten (direkt oder je nach Gesundheitszustand in Form von Asche);
- Unkraut vor der Blüte, mit Ausnahme von Winde, Quecke, Karde, Ranunkel;
- Schalen von Gartenfrüchten und -gemüsen;
- Grasschnitt, sofern der Rasen im Lauf des Jahres nicht mit einem selektiven Unkrautvernichtungsmittel behandelt wurde;
- abgestorbenes Laub;
- Schnittabfälle (zerkleinert oder als Asche).

Das Anzuchtbeet: Kinderstube für Sämlinge

Ein Anzuchtbeet ist besonders für **empfindliche Sämlinge** geeignet, für Samenkörner, die zum Keimen besondere Bedingungen brauchen: mehr Wärme, feinere und feuchtere Erde, mehr Schatten und mehr Kühle ...

Suchen Sie einen Platz, der im Sommer Schatten hat und sehr geschützt ist, etwa am Fuß einer Mauer in Richtung Osten, nicht unbedingt im Gemüsegarten, aber doch hinreichend nahe, denn die jungen Sämlinge brauchen ausgiebige Pflege. Trennen Sie einen 1 m breiten und 2–3 m langen Bereich ab, graben Sie den Boden tief um und entfernen Sie alles Unkraut, Steine und Wurzeln. Unter die vorhandene Erde wird zu gleichen Teilen Sand und Komposterde gemischt. Verfeinern Sie die Erde sorgfältig, denn je feiner sie ist, desto besser ist der Kontakt zwischen den Erdkrumen und dem Samen und das fördert den Keimprozess beträchtlich.

Nach der Aussaat muss das Beet regelmäßig von Unkraut befreit werden. Gießen Sie es vorsichtig (mit feiner Brause), um günstige Bedingungen für das Aufgehen der Saat zu schaffen; lockern Sie nach dem Aufgang ab und zu die Erde zwischen den Reihen.

Die Pflege des Gemüsegartens

Die Düngung

Die Gemüsearten verbrauchen jährlich einen großen Teil der im Boden vorhandenen Nährstoffe. Deshalb sind alljährliche **Düngergaben** unbedingt erforderlich, um die Reserven wieder aufzufüllen und reiche Ernten zu erzielen.

Es gibt zwei große Düngerfamilien: **organische Düngemittel** (aus der Verrottung natürlicher Stoffe) und **mineralische Düngemittel** (Kunstdünger). Für welche Art der Düngung Sie sich entscheiden, ist Einstellungssache, denn richtig angewandt, nützen beide Ihrem Gemüse. Im Übermaß angewandt, können beide allerdings nicht nur für die Pflanzen, sondern auch für das Grundwasser schädlich sein.

Düngemittel führen den Pflanzen hauptsächlich drei Nährstoffe zu:

– **Stickstoff** (chemisches Symbol: **N**) fördert das rasche Wachstum von Stängeln und Blättern. Stickstoffreicher Dünger ist günstig für Blattgemüse, z.B. Kohl, verschiedene Salate, Sauerampfer. Da er sehr gut wasserlöslich ist, verbreitet er sich rasch im Boden. Zu viel davon schwächt jedoch die Pflanzen, die zu stark wachsen und anfällig für Krankheiten und Schädlinge werden. Hornspäne, Guano und Brennnesseljauche haben einen hohen Stickstoffanteil.

– **Phosphor (P)** fördert das Blüten- und Fruchtwachstum.

Dieses Element ist schwer wasserlöslich. Es bleibt im Boden und ist weitgehend vor Auswaschung

Nährstoffe gut zurückhält. Zur Verbesserung können Sie in den Oberboden Sand einarbeiten und / oder verrotteten Kompost und mit gut verrottetem Stallmist düngen.

Falls Sie dagegen **leichten** Boden haben, ist die Erde leicht umzubrechen. Wasser wird rasch aufgenommen, jedoch leiden die Pflanzen im Sommer unter Trockenheit. Hier schaffen Sie mit 150g/m² Tonmehl ein besseres Wasserhaltevermögen, genauso wie mit dem Ausbringen von Kompost. Vor zu rascher Austrocknung schützt eine Mulchdecke.

Bestimmen Sie den **Säuregrad** Ihrer Gartenerde mithilfe von Test-Kits, die in Gärtnereien erhältlich sind, denn manche Arten gedeihen schlecht in saurem Boden.

Das Anlegen des Gemüsegartens

Ein Gemüsegarten muss zweckmäßig angelegt sein, da Sie praktisch zu jeder Jahreszeit darin wirtschaften werden, um zu säen, zu pflanzen, zu pflegen und zu ernten. Er sollte also bequem zugänglich sein.

Sobald der allgemeine Umriss und die Größe feststehen, **bereiten Sie Ihren Gemüsegarten vor**, bei schweren Böden im Herbst, bei leichten Böden zu Beginn des Frühjahrs.

Zuerst graben Sie die für Gemüse vorgesehene Fläche tief um, entfernen vorhandene Steine, Unkraut und Wurzelstöcke. Arbeiten Sie in parallelen Reihen, quer zur Längsrichtung der Bebauungsfläche: Sie kommen dann schneller ans Ende einer Reihe, was nicht so entmutigend ist. Stechen Sie den Spaten vertikal mit der gesamten Metallfläche ein, heben Sie die Scholle, indem Sie den Griff wie einen Hebel bewegen, und geben Sie mit einer Drehung des Spatenblatts die Erde in das Loch zurück. Arbeiten Sie nach rückwärts weiter, damit Sie den umgegrabenen Teil nicht festtreten **(Zeichnung 1)**.

Sie können auch die Erde der ersten Reihe auf einen Schubkarren schmeißen, sodass eine Furche entsteht. Werfen Sie dann die Schollen der zweiten Reihe, ohne sie zu heben, mit einer Drehung des Spatenblatts in die Furche. Arbeiten Sie sich so bis zur letzten Reihe vor, die Sie dann mit der Erde aus dem Schubkarren füllen. Dieses Vorgehen **(Zeichnung 2)**, bei dem die Schollen nicht gehoben werden, ist zweckmäßig bei schwerer Erde. Ist die umzugrabende Fläche über 250 m² groß, mieten Sie sich am besten eine Motorfräse. Das ist für den Anfang nicht nur billiger, Sie können auf diese Weise auch testen, welches Gerät für Ihre Anbaufläche am besten geeignet ist.

1

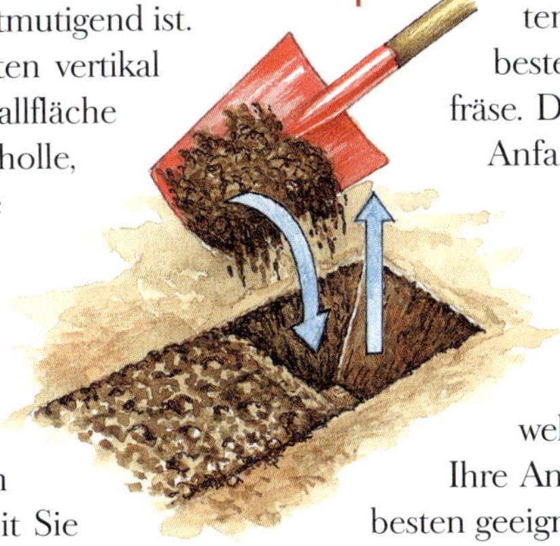

2

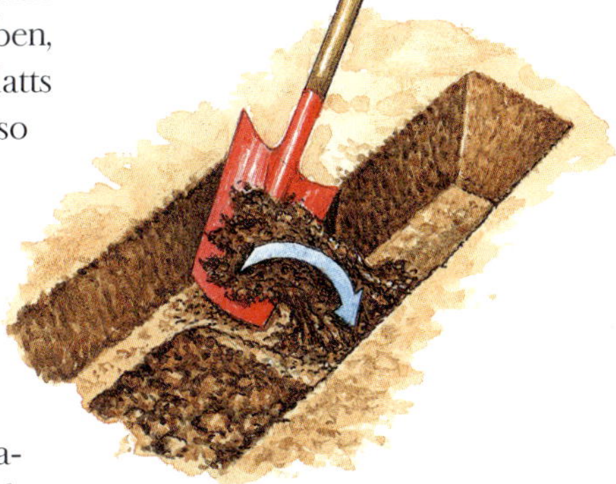

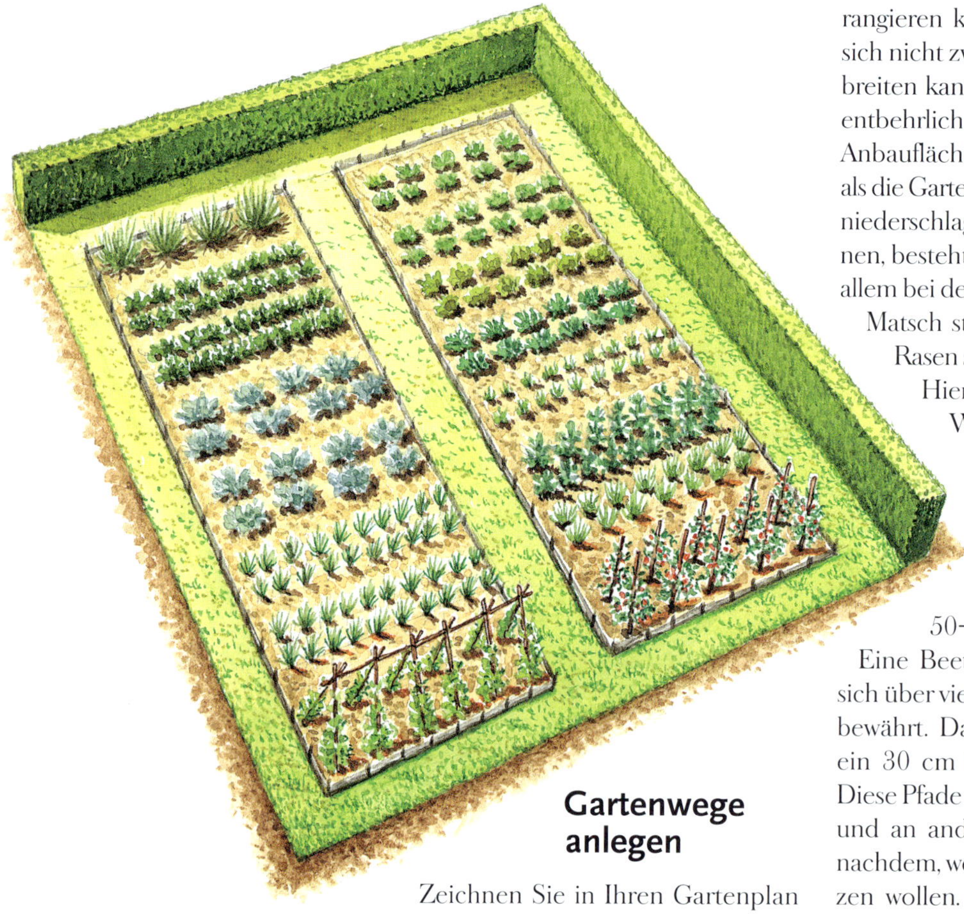

Gartenwege anlegen

Zeichnen Sie in Ihren Gartenplan die erforderlichen Wege ein. Die Hauptwege sollten möglichst gerade sein und müssen sicherstellen, dass Sie mit allen für die Bewirtschaftung Ihres Gartens nötigen Gerätschaften (z.B. Schubkarren) problemlos überall hinkommen. Empfehlenswert ist eine Wegbreite von 80 cm, für größere Geräte bis 1 m. Ideal sind ein **Hauptweg in der Mitte** und ein **Weg am Rand**, sodass die gesamte Fläche mit den Gartengeräten erreicht werden kann (zum Harken, Rechen, Jäten ...).

Als Naturfreund möchten Sie vielleicht begrünte Gartenwege anlegen; diese müssen so breit sein, dass Sie ungehindert mit dem Rasenmäher rangieren können. Damit das Gras sich nicht zwischen Ihrem Kohl ausbreiten kann, sind freie Ränder unentbehrlich. Außerdem müssen die Anbauflächen 5–6 cm höher liegen als die Gartenwege. Wenn Sie in einer niederschlagsreichen Gegend wohnen, besteht die Gefahr, dass Sie vor allem bei den Arbeiten im Herbst im Matsch stecken bleiben, weil der Rasen sich mit Wasser vollsaugt. Hier sind Platten die bessere Wahl, dann laufen Sie das ganze Jahr über auf dem Trocknen.

Bei einem großen Garten lohnen sich auch Nebenwege, die etwa 50–75 cm breit sein sollten. Eine Beetbreite von 1,20 m hat sich über viele Gärtnergenerationen bewährt. Dazwischen sollte jeweils ein 30 cm breiter Pfad verlaufen. Diese Pfade werden im Frühjahr neu und an anderer Stelle angelegt, je nachdem, welche Gemüse Sie pflanzen wollen. Decken Sie die Pfade mit Stroh, Flachshäcksel oder anderem geeigneten Mulch ab, um das Unkrautwachstum zu unterdrücken.

Vorbereiten der Beete

Beim Anlegen des Gemüsegartens sollten Sie vorab die **gesamte Anbaufläche düngen**. Rechnen Sie je 10 m² Fläche ungefähr 1–2 Schubkarren voll Kompost oder gut verrotteten Stallmist, oder verwenden Sie einen Spezialdünger für Gemüse, wobei Sie die Dosierempfehlungen auf der Packung genau befolgen müssen. Verteilen Sie den Dünger gleichmäßig auf der Anbaufläche und arbeiten Sie ihn mit einer **Hacke**,

Gemüse
von A bis Z

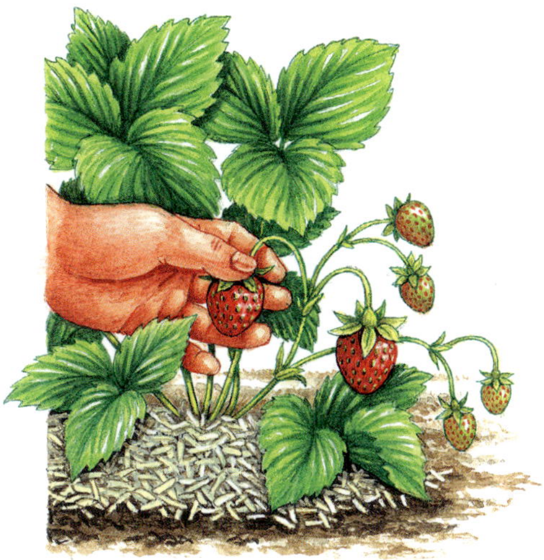

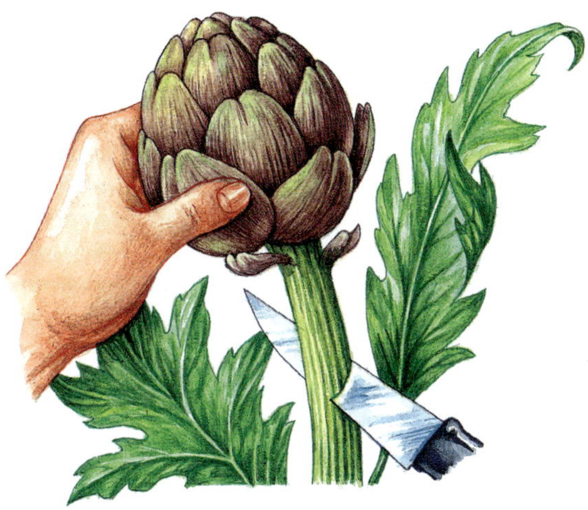

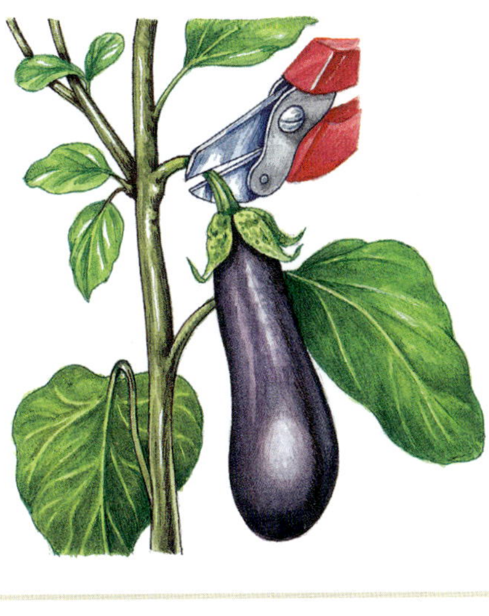

★★

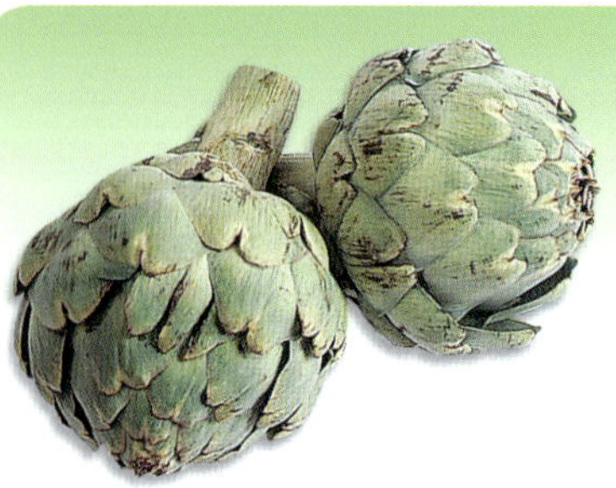

Artischocke

Korbblütler

Kulturanleitung

Die bis zu 2 m große, sich kräftig verzweigende Artischocke ist ein mehrjähriges Gemüse: Nach dem Pflanzen können sie 4–5 Jahre davon ernten. Sie liebt tiefe sommerfrische Böden, die reichlich organische Substanzen enthalten.

Pflanzzeitpunkt:
Mitte Mai
Ernte:
Solange die Blütenschuppen noch eng und geschlossen sind (Juli–September)
Ertrag:
2–3 Artischocken je Pflanze im ersten Jahr. Etwa 12 Artischocken je Pflanze in den folgenden Jahren
Gießen:

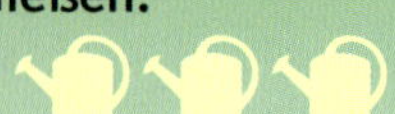

Krankheiten und Schädlinge:
Mehltau, Blattläuse, Weiße Fliege, Spinnmilben

Pflanzen

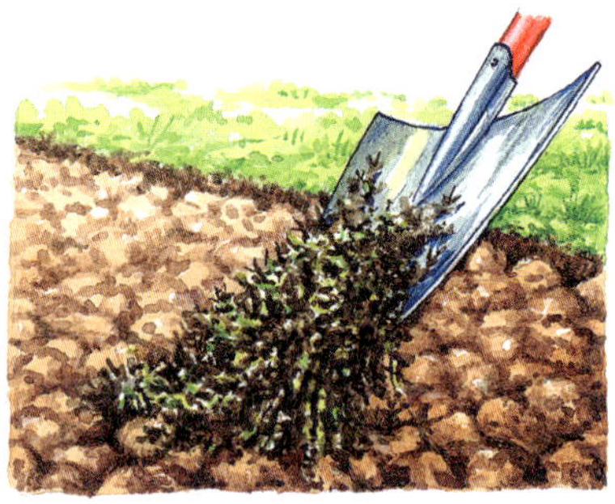

Zunächst im März ins Gewächshaus oder Frühbeet säen, ab Mitte Mai an Ort und Stelle pflanzen. Graben Sie den Boden tief um und arbeiten Sie 20 kg/m² durchgereiften Kompost ein.

Stutzen Sie vor dem Pflanzen die Blätter auf die Hälfte und kappen Sie die längsten Nebenwurzeln. Um das Wachstum der Wurzeln nach dem Pflanzen zu fördern, können Sie diese in ein Bewurzelungspulver tauchen.

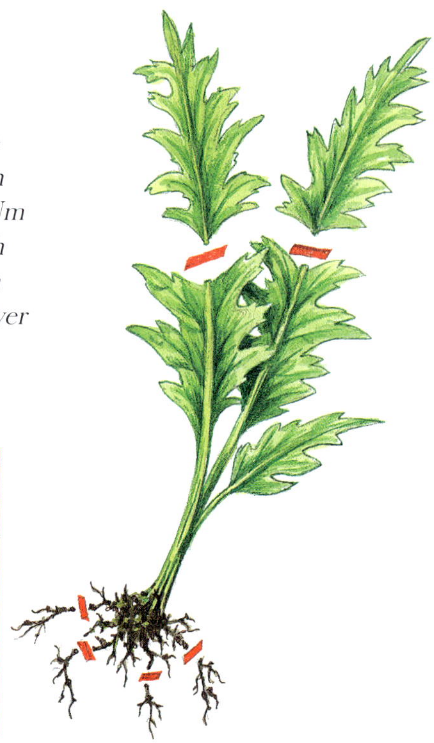

Artischocken mit dicken Köpfen sind ziemlich frosthart und können in nördlicheren Regionen angebaut werden, wohingegen die kleineren kälteempfindlich sind und besser in wärmeren Gebieten gedeihen.

Empfehlenswerte Sorten:

Kultursorten bilden meistens größere, unbestachelte Blütenköpfe aus, wie z.B. 'Große von Laon','Grenn Globe'.

Artischocken sind nicht in jedem Klima winterhart. In rauhen Lagen müssen die Pflanzen ausgegraben und im Keller oder Frühbeet überwintert werden. In wärmeren Gegenden brauchen sie ausreichenden Winterschutz.

Pflanzen Sie im Abstand von 80–100 x 100 cm in Reihen jeweils 2 Setzlinge wenige Zentimeter auseinander in große Pflanzlöcher, die Sie mit gut verrottetem Stallmist oder Kompost anreichern. Gießen Sie großzügig, bis der Boden kein Wasser mehr aufnehmen kann. Ab Juni, bei trockenem Wetter mindestens einmal in der Woche reichlich gießen.

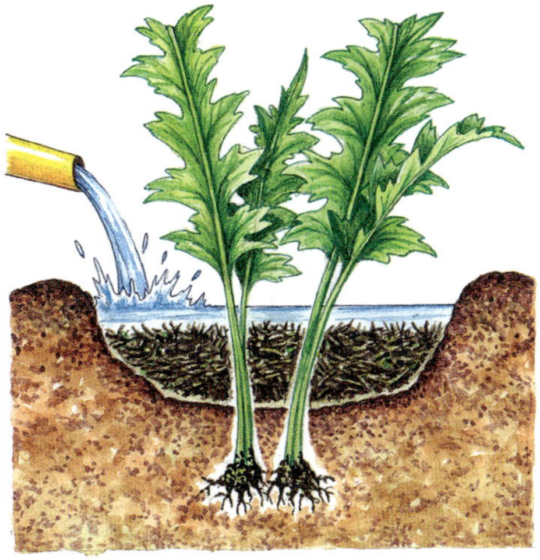

Artischockenpflanzen sind kaum erhältlich, sodass man zunächst auf eine Aussaat angewiesen ist. Später können Sie durch bewurzelte Seitentriebe, so genannte Kindel, oder durch Teilung der Mutterpflanze vermehren.

Die Ernte

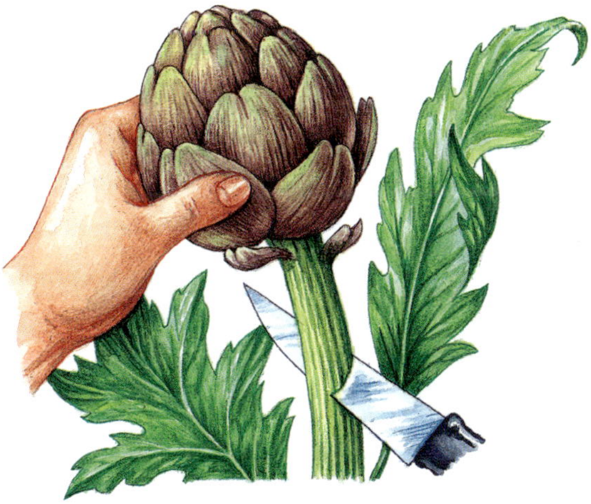

Ernten Sie, solange die schuppenförmigen Blätter in der Mitte der Frucht noch geschlossen sind, indem Sie die Artischocke 10 cm unterhalb des Kopfes abschneiden.

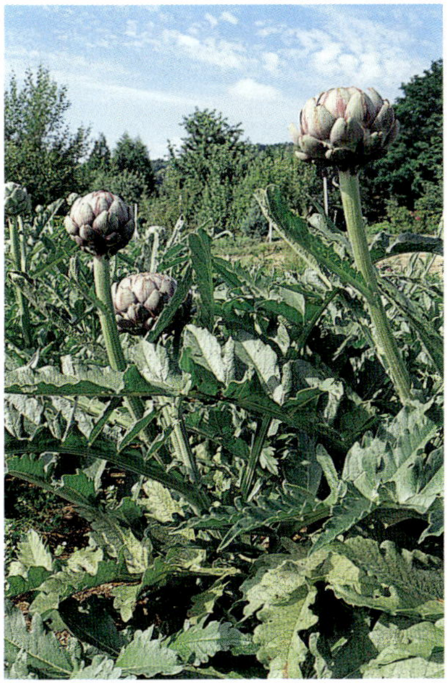

Ab dem zweiten Jahr tragen die im Frühjahr gesetzten Pflanzen zweimal Früchte: eine Ernte im Frühjahr und eine weitere Ende August–Anfang September. Dazu müssen nach der ersten Ernte die Frucht tragenden Stängel bis auf den Boden zurückgeschnitten werden. Gießen Sie regelmäßig!

Vor den ersten Frösten

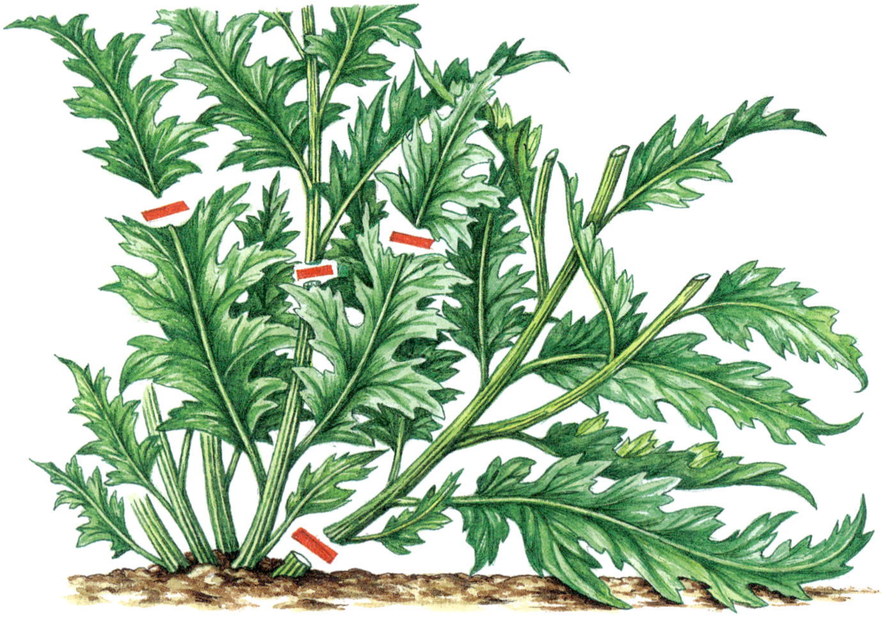

Ende Oktober schneiden Sie an einem trockenen Tag um die Mittagszeit die Artischockenstiele, die in diesem Jahr Früchte getragen haben, bis auf den Boden zurück. Die größten Blätter werden auf die Hälfte eingekürzt und zusammengebunden.

Häufeln Sie einen etwa 20 cm hohen Erdhügel um die Pflanze an und achten Sie darauf, dass keine Erde in das Herz der Pflanze gelangt.

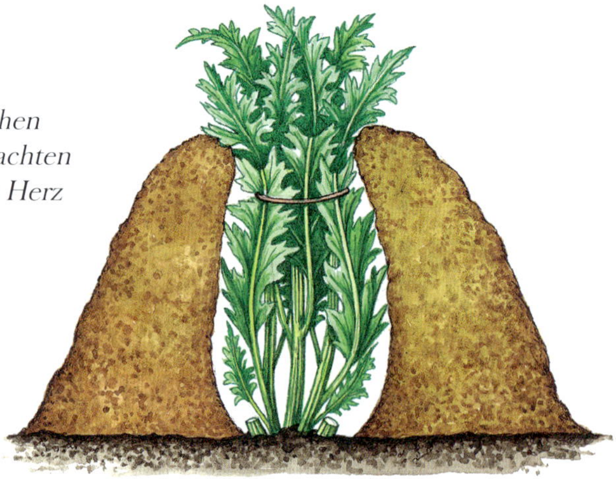

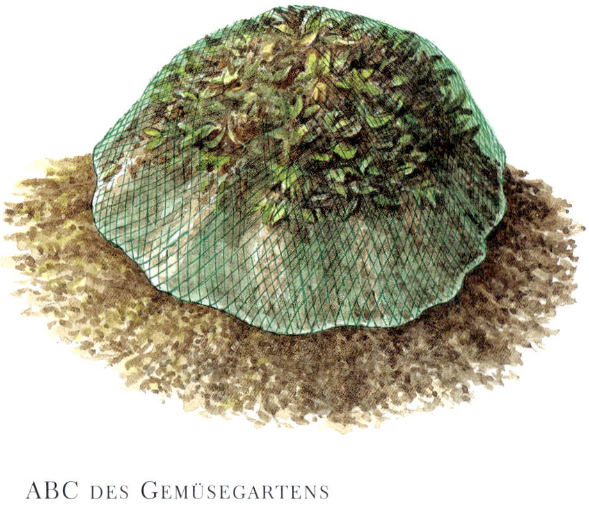

Bedecken Sie das Ganze mit Wachstumsfolie oder mit altem Laub, das Sie mit einem Netz aus Plastik fixieren.

Die Pflege der Artischocke

Die Artischocke bleibt mehrere Jahre an ihrem Standort. Pflegemaßnahmen fallen hauptsächlich im Frühling an.

1

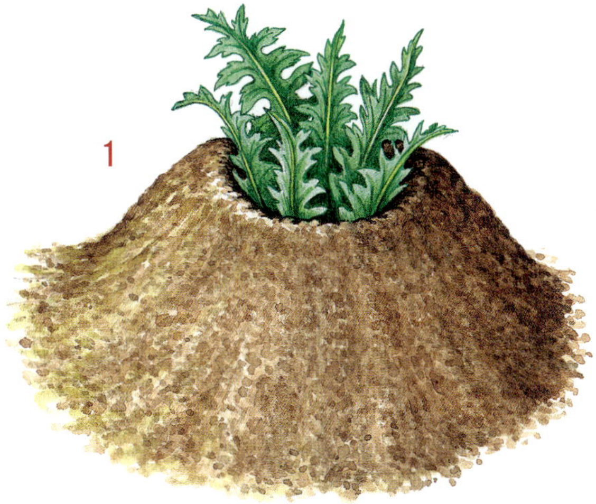

Ab Februar entfernen Sie die Abdeckfolie oder die alten Blätter mitsamt dem Netz, lassen aber den Erdwall unberührt.

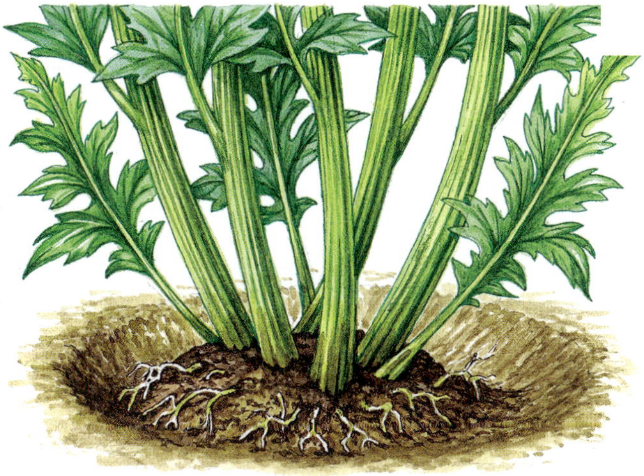

2

Im März oder April wird der Erdwall um die Artischocke abgetragen. Legen Sie die Basis der Pflanze vorsichtig frei.

Schneiden Sie mit einem scharfen Messer die Kindel ab, sodass von jedem Horst nur die 2 kräftigsten Stiele stehen bleiben. Mit dem Grubber arbeiten Sie pro Artischocke eine gute Handvoll Kompost ein.

Im dritten oder vierten Jahr können die gewonnenen Ableger dann die alten Artischocken ersetzen.

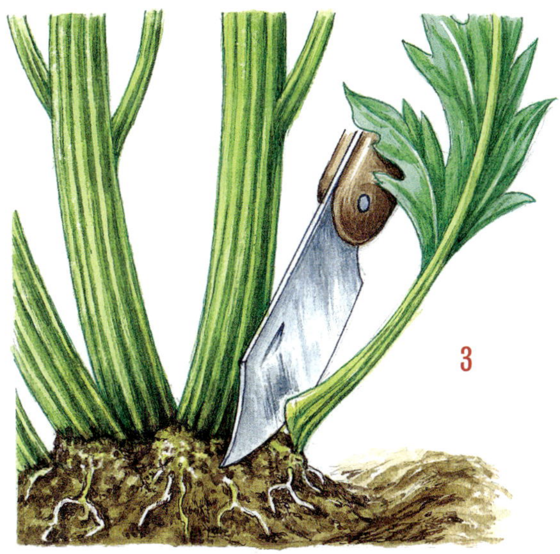

3

★★★

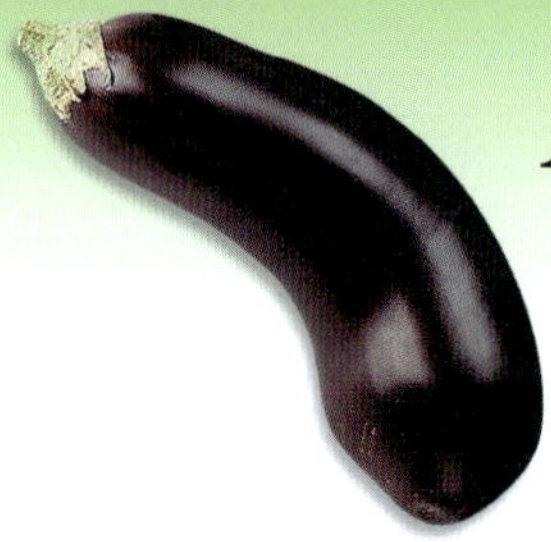

Aubergine, Eierfrucht

Nachtschattengewächse

Kulturanleitung

Die einjährige Aubergine ist kälteempfindlich und gedeiht nur in warmen Regionen im Freiland. In kühleren Gebieten reifen die Früchte nicht aus. Pflanzen Sie sie in tiefen Boden, der im Herbst zuvor gut gedüngt wurde, an einen sonnigen, nicht zu trockenen Standort.

Pflanzzeitpunkt: *Mai*
Keimdauer:
7–10 Tage
Ernte:
Von Ende Juli–Oktober/November
Ertrag:
10–30 Auberginen pro Pflanze je nach Region
Gießen:

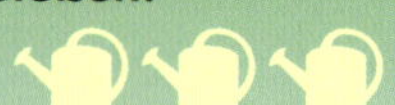

Krankheiten und Schädlinge:
Mehltau, Weiße Fliege, Welkekrankheit

Aussaat

In einer Pflanzschale ★

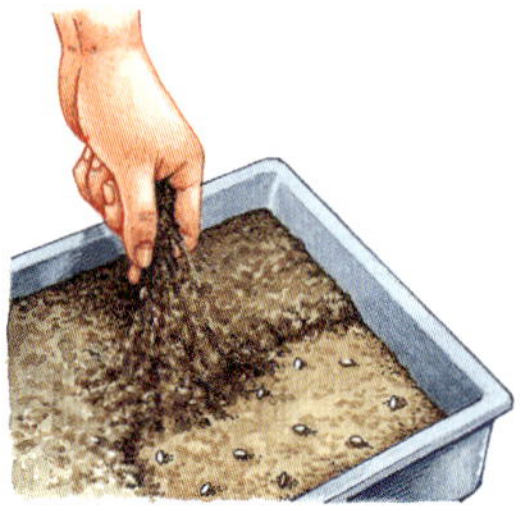

Samen im März möglichst gleichmäßig in eine Pflanzschale säen und mit 0,5 cm Anzuchterde bedecken.

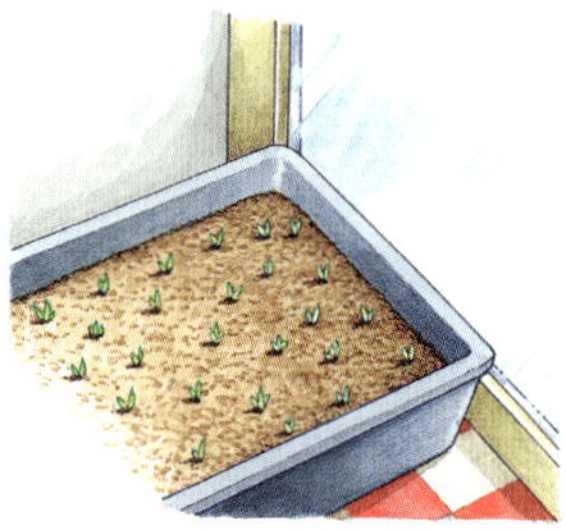

Die Saat mit einem Holzbrettchen andrücken und mit dem Zerstäuber befeuchten. Decken Sie die Schale ab, bis nach 10–15 Tagen die ersten Blättchen erscheinen, und stellen Sie sie an einen warmen Platz (optimale Temperatur: 25 °C).
Sorgen Sie für genügend Licht, sobald die Blätter erscheinen.

Um das Keimen der Saat zu beschleunigen, können Sie die Pflanzschale auf die Fensterbank über einem Heizkörper stellen.

Umtopfen

Nach etwa einem Monat zeigen die Pflanzen 5–6 gut entwickelte Blätter. Pflanzen Sie sie in Anzuchttöpfe, die zu gleichen Teilen mit Erde und Torf gefüllt sind, und verfrachten Sie diese in den Frühbeetkasten. Öffnen Sie den Kasten in den wärmsten Stunden des Tages. Ab Mitte Mai können Sie die Fenster abnehmen.

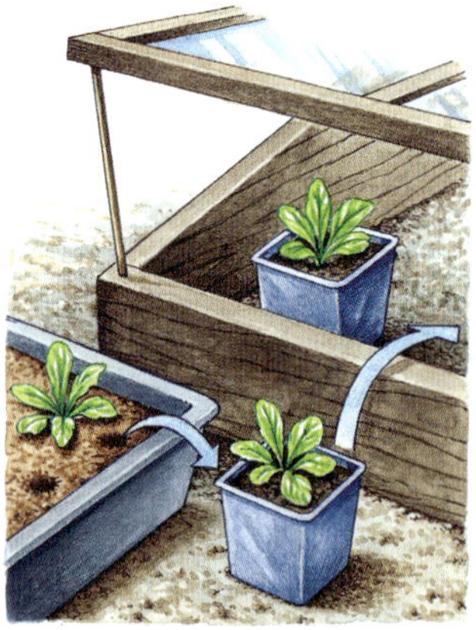

Empfehlenswerte Sorten

F1-Hybride 'Bonica', zeitig reif, eiförmige Früchte.
F1-Hybride 'Baluroi', 25 cm lange Früchte.
'Lange Violette'.
F1-Hybride 'Bambino' für Eintopfgerichte, kann auf dem Balkon oder der Terrasse gezogen werden.

Pflanzen

Nach den Eisheiligen werden die jungen Auberginenpflanzen im Abstand von 40–50 cm in vorbereitete Pflanzlöcher gesetzt, die Sie mit Kompost oder Komposterde gefüllt haben (Reihenabstand 70 cm). Großzügig gießen.

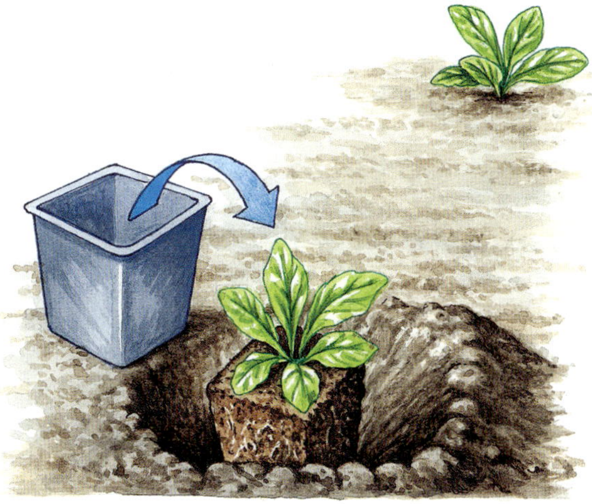

Gießen Sie die Auberginen im Sommer an der Basis und geben Sie acht, dass die Blätter nicht nass werden. Es empfiehlt sich, gut mit Mulch abzudecken.

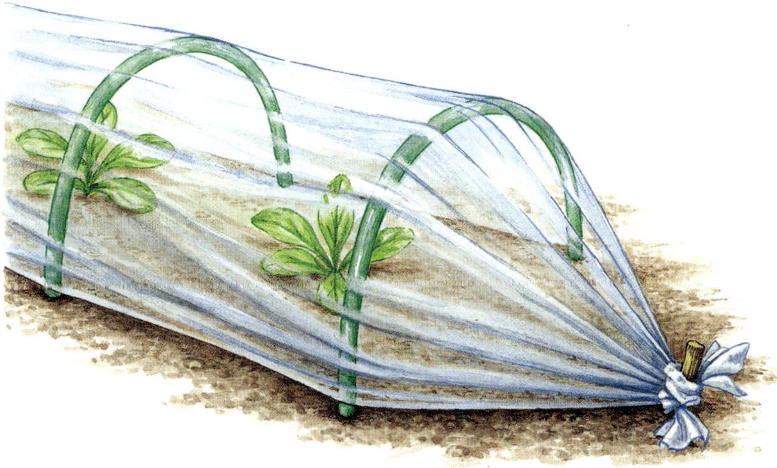

Im Norden sollten Sie die Pflanzen unter einem Folientunnel halten, den Sie erst gegen Anfang Juli entfernen, wenn die Früchte etwa so groß sind wie ein Ei.

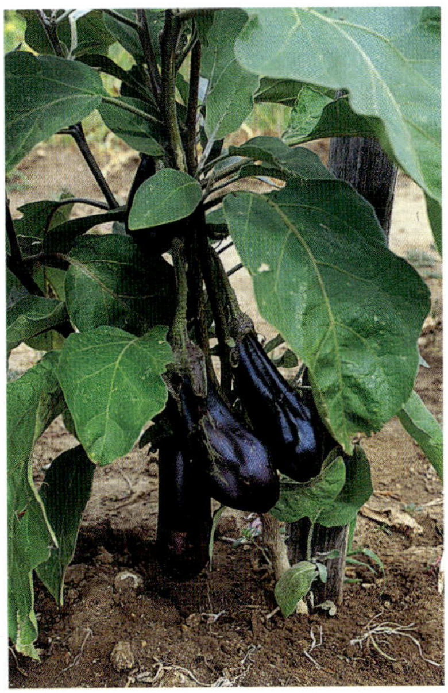

Anstatt die Auberginen zu säen, können Sie in Gärtnereien auch Setzlinge in Anzuchttöpfen kaufen. Es gibt sogar veredelte, etwas teurere Pflanzen, die ertragreicher und vor allem früher reif sind. Die Ausgabe lohnt sich besonders in nördlichen Gebieten.
Genauso wie die selbst gezogenen Sämlinge pflanzen Sie die gekauften Setzlinge je nach Region zwischen Mai und Juni aus.

Rückschnitt der Aubergine

Da Auberginen sehr kälteempfindlich sind, können sie erst spät ins Freiland ausgepflanzt werden. Das verkürzt die Anbauperiode und schmälert den Ertrag. Im Süden kann eine Pflanze bestenfalls 20–30 Früchte hervorbringen, in nördlichen Regionen höchstens 10 Früchte. Durch einen Rückschnitt wächst die Pflanze buschiger, und die Fruchtbildung wird gefördert.

Im Juni, wenn die Aubergine 2 Blüten hervorgebracht hat, schneiden Sie den Zweig direkt oberhalb der zweiten Blüte ab. Binden Sie die Pflanze an einem Stab an.

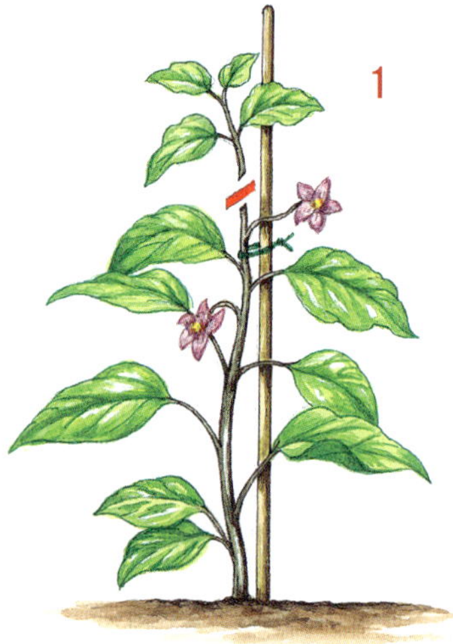

1

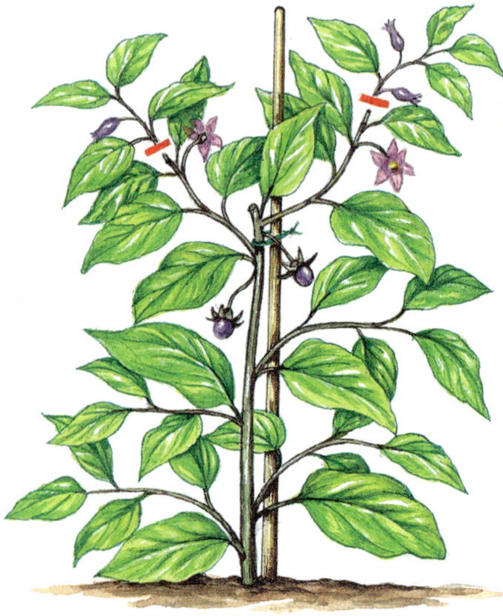

2

Im Juli hat sich der Hauptstamm der Auberginenpflanze mehrfach verzweigt. In nördlichen Gegenden lassen Sie nur 2–3 Zweige stehen, die Sie bis zu 1–2 Blättern oberhalb der ersten offenen Blüte zurückschneiden.

3

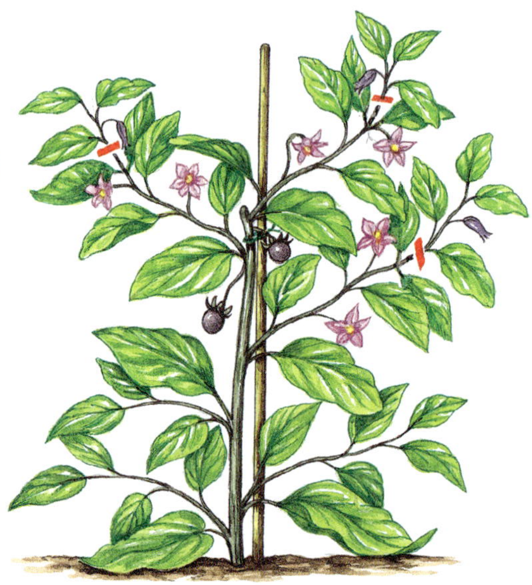

Im Süden und im Südwesten verbleiben 3–4 Verzweigungen. Schneiden Sie jede von der Basis aus gesehen bis oberhalb der zweiten Blüte zurück.

Die Ernte

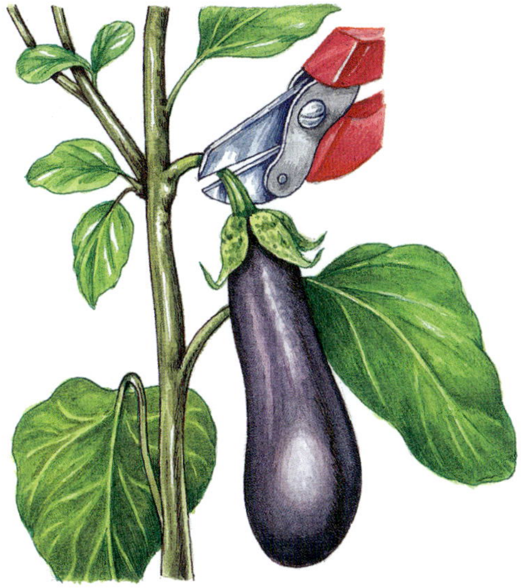

Von Ende Juli bis zum ersten Nachtfrost wird nach Bedarf geentet, wenn die Auberginen eine kräftige Farbe haben und auf Fingerdruck ein wenig nachgeben, aber noch nicht weich sind.

Vor dem ersten Frost

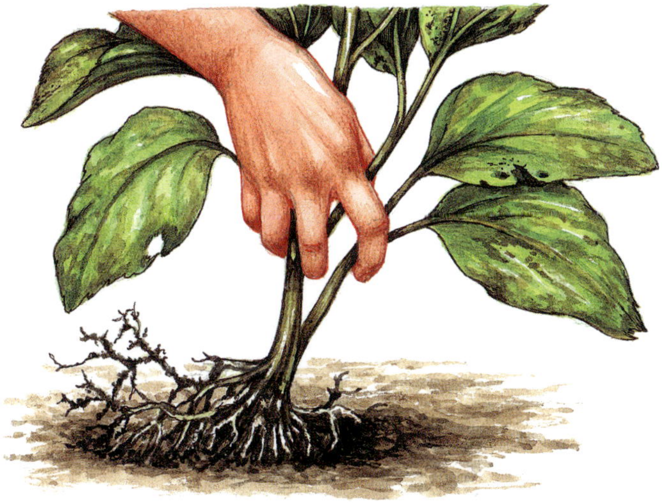

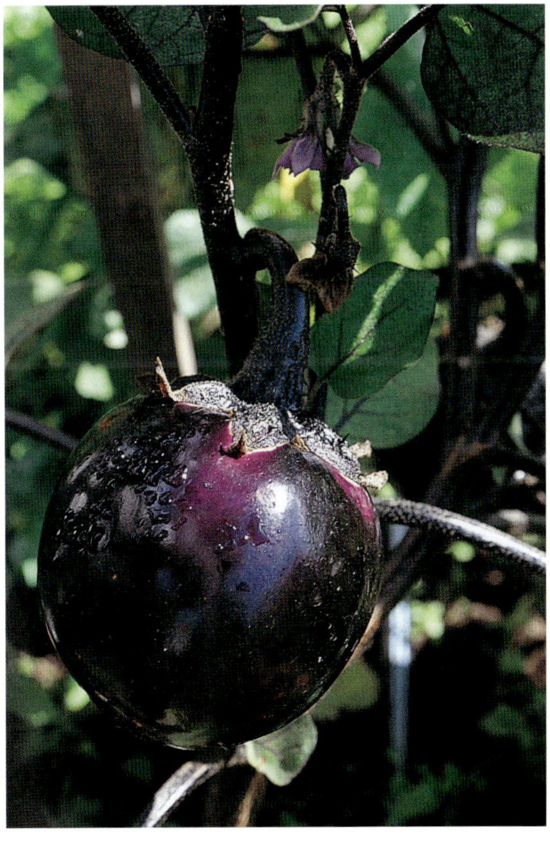

Reißen Sie die Pflanzen aus und verbrennen oder entsorgen Sie sie. Die Pflanzen gehören nicht in den Komposthaufen, denn häufig sind sie am Ende der Saison von Krankheiten und Schädlingen befallen.

★★

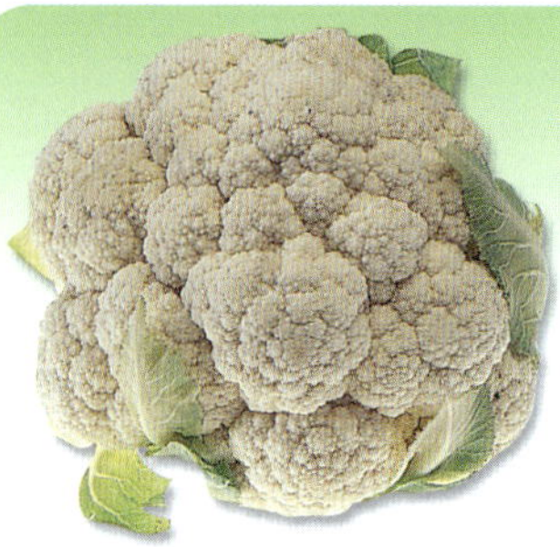

Blumenkohl

Kreuzblütler

Kulturanleitung

Wie alle Kohlarten liebt der Blumenkohl humusreiche, tiefgründige Böden; Trockenheit beeinträchtigt sein Wachstum. Gute Düngung im Frühjahr, Mulchen mit Kompost und fleißiges Gießen sind der Einsatz für eine reiche Ernte!

Aussaat

INS ANZUCHTBEET ★

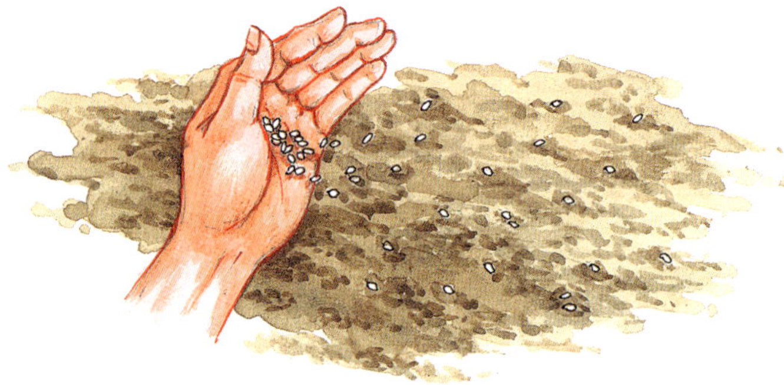

Setzlinge von frühen Sorten kaufen Sie am besten in einer Gärtnerei. Sie können ab Mitte April ins Freiland gesetzt werden. Sommersorten ab Mai, Herbstsorten ab Juni breitwürfig aussäen und dünn mit Erde bedecken. Festdrücken und mit feiner Brause gießen.

Aussaatzeitpunkt:
Mai–Juni
Keimdauer:
6–8 Tage
Ernte:
Juli–November
Ertrag:
1 Blumenkohl von 800 g–1 kg pro Setzling
Gießen:

Krankheiten und Schädlinge:
Blattläuse, Kohlfliege, Großer Kohlweißling, Kohlhernie

Umpflanzen

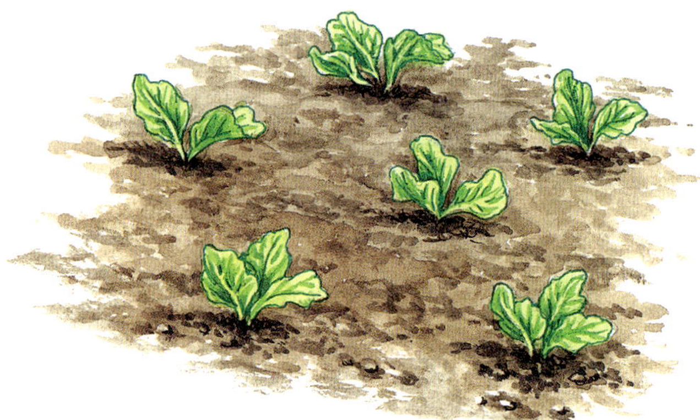

Einen Monat nach der Aussaat werden die jungen Pflanzen mit 2–3 Blättern vorsichtig aufgenommen und im Anzuchtbeet so umgepflanzt, dass sie allseitig 10 cm freien Platz haben. Die Pflänzchen werden bis an die ersten Blätter in die Erde gesetzt.

Pflanzen

Ungefähr anderthalb Monate nach der Aussaat, wenn die jungen Pflanzen 4–6 Blätter haben, gräbt man sie mit der Pflanzkelle aus. Wählen Sie die kräftigsten Pflanzen, deren terminale Knospe unversehrt ist.

Empfehlenswerte Sorten

Frühanbau: 'Erfurter Zwerg', 'Danova', 'Montano'.

Sommeranbau: 'Neckarperle', 'Exponent', 'Celesta'.

Herbstanbau: 'Alverda' (grüner Kopf), 'Romanesco precoce' (gelbgrün).

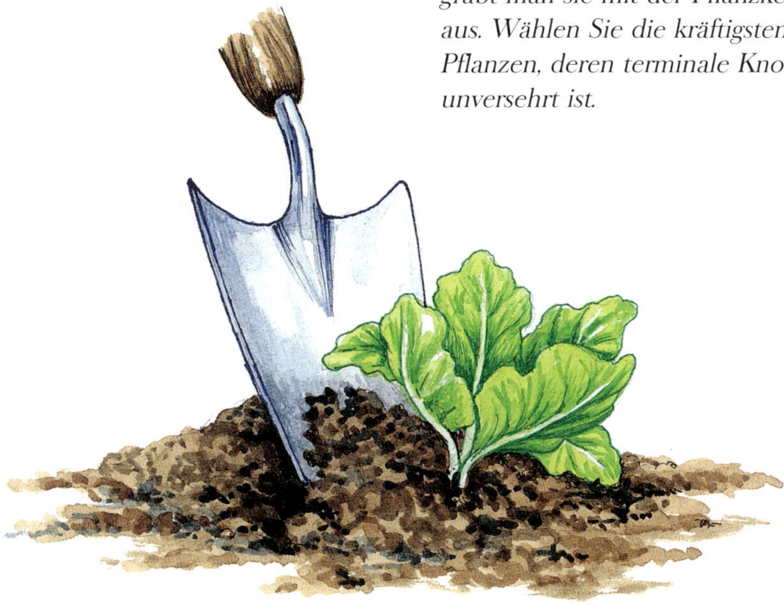

Wollen Sie auch frühe Sorten selbst ziehen, müssen die Samen im Februar in Schalen mit Anzuchterde im Gewächshaus oder auf der Fensterbank vorgezogen werden (Temperatur 18 °C).

Im Gemüsegarten setzen Sie in der Reihe alle 60 cm eine Pflanze. Zwischen den Pflanzreihen soll ein Abstand von 60–70 cm eingehalten werden. Pflanzen Sie tief bis an die Basis der Blätter, drücken Sie die Erde rund um die Pflanze ordentlich fest und gießen Sie reichlich.

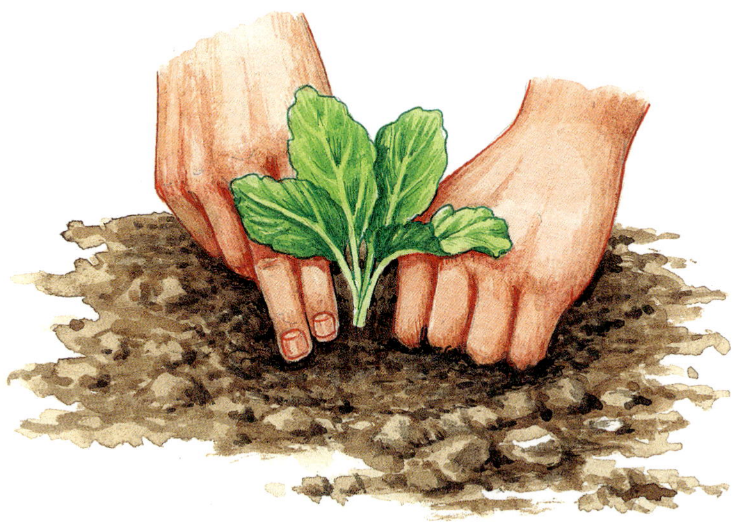

Einen Monat nach dem Pflanzen

Wenn die jungen Blumenkohlköpfe einen Durchmesser von 10 cm erreicht haben, wird die Hauptrippe an den Blättern, die den Blumenkohlkopf umgeben, umgebrochen, um ihn vor Sonne zu schützen.

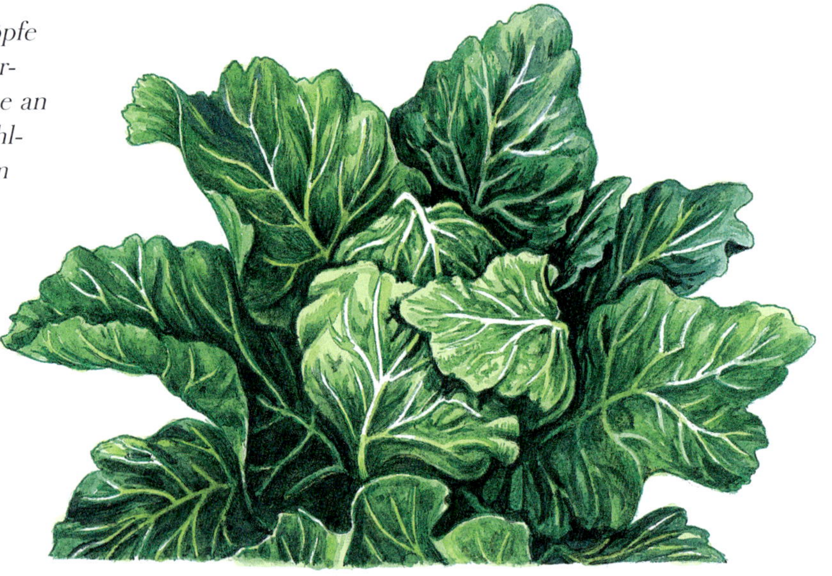

Gießen Sie den ganzen Sommer über regelmäßig: Der Blumenkohl verträgt keine Bewässerung nach Lust und Laune. Um die Feuchtigkeit länger im Boden zu halten mulchen Sie mit einer dicken Schicht von reifem Kompost.

Die Ernte

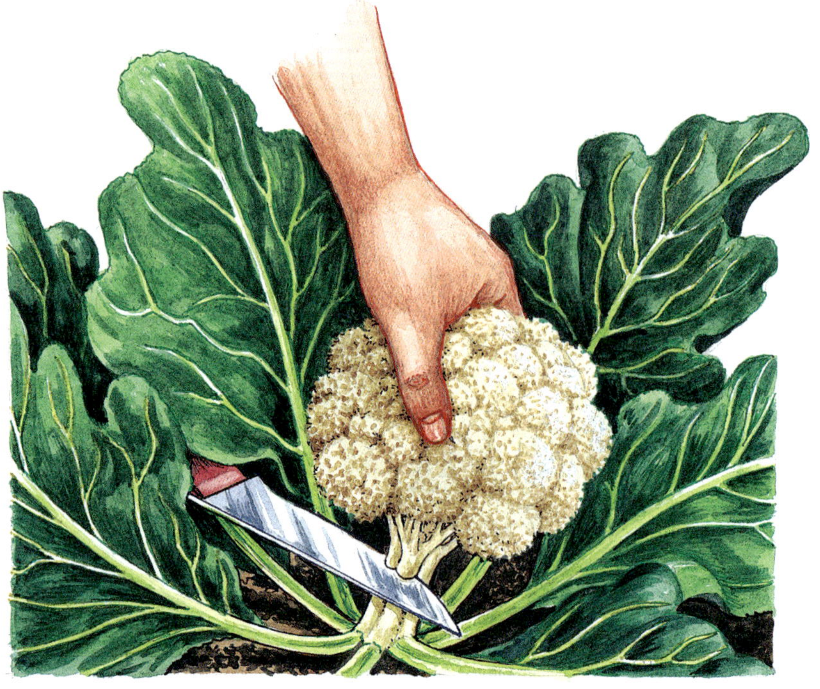

Etwa drei Monate nach dem Pflanzen können Sie ernten. Schneiden Sie den Kopf mit den dicht an dicht liegenden Blumenkohlröschen ab, wobei sie einige Zentimeter des Stiels mit abschneiden.

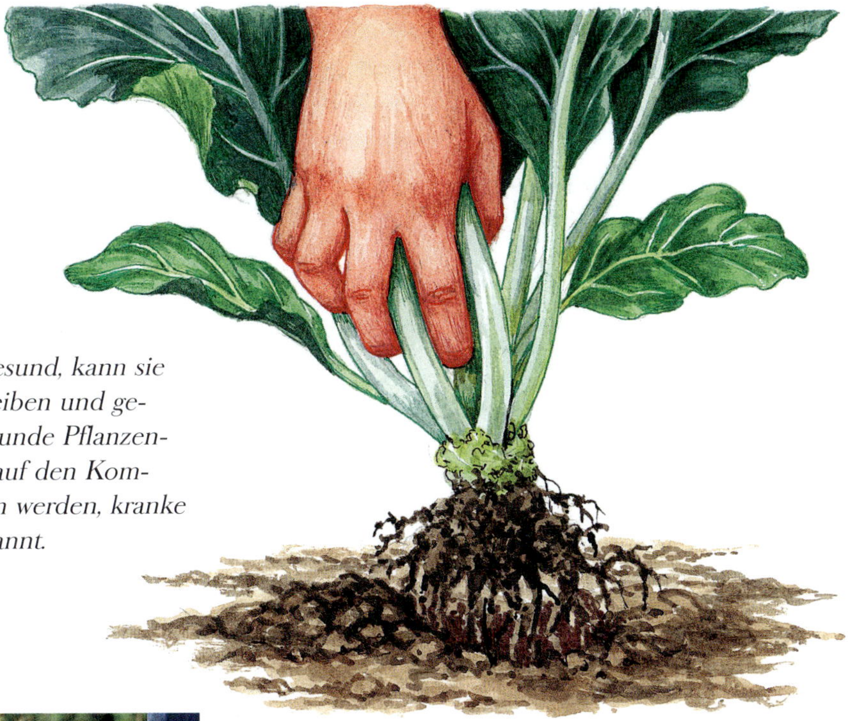

Ist die Blattmasse gesund, kann sie auf dem Beet verbleiben und gemulcht werden. Gesunde Pflanzenreste können auch auf den Komposthaufen geworfen werden, kranke Reste werden verbrannt.

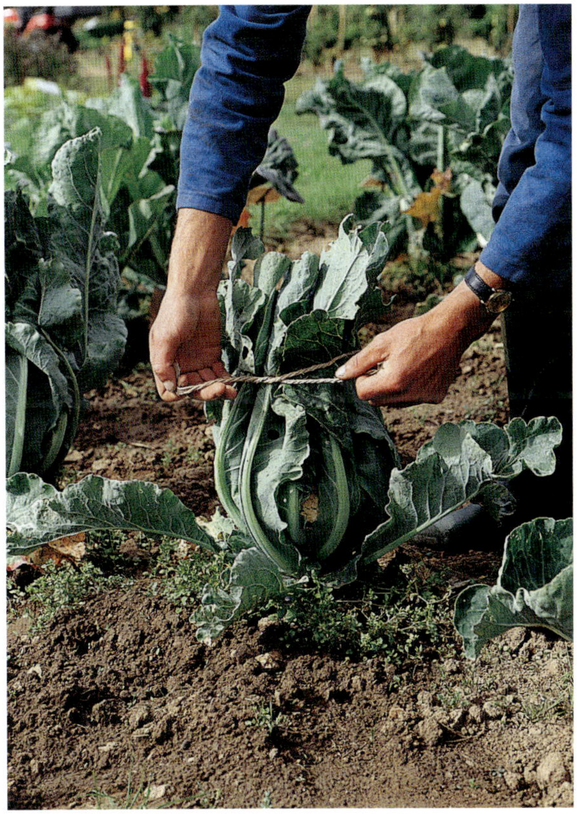

Im Sommer gedeiht der Blumenkohl besser in feuchten Regionen. In südlichen Ländern verschiebt man den Anbau um einige Monate: Aussaat im Mai/Juni, pflanzen im Juli oder August. Geerntet wird dann im folgenden Frühjahr. In Gegenden mit mildem Klima können Sie diese Zeitvorgaben für den Anbau übernehmen, wenn Sie Blumenkohl im Frühjahr essen wollen.

Um den weißen Kopf des Blumenkohls zu schützen, binden Sie die äußeren großen Blätter oben zusammen. Dies muss bei trockenem Wetter geschehen.

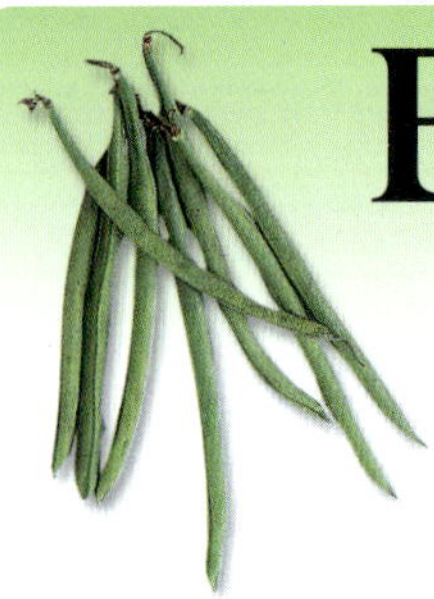

Bohnen

Leguminosen

Kulturanleitung

Bohnen lieben leichten Boden, der weder zu kalkhaltig noch zu feucht sein darf. Sie können den Stickstoff binden und dem Boden als organische Masse zuführen. Bei der Aussaat sind Düngergaben nicht erforderlich.

Aussaatzeitpunkt:
Mai–Juli (grüne Bohnen)
Mai–Juni (Auskernbohnen)
Keimdauer: *5–8 Tage*
Ernte:
Von Juli–September (grüne Bohnen); von August–Oktober (halbtrockene Bohnenkerne); im September/Oktober (trockene Bohnenkerne)
Ertrag:
Sehr unterschiedlich je nach Sorte und Erntezeit
Gießen:

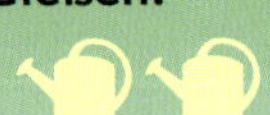

Krankheiten und Schädlinge:
Brennfleckenkrankheit, Schwarze Bohnenlaus, Bohnensaatkäfer

Aussaat

BUSCHBOHNEN

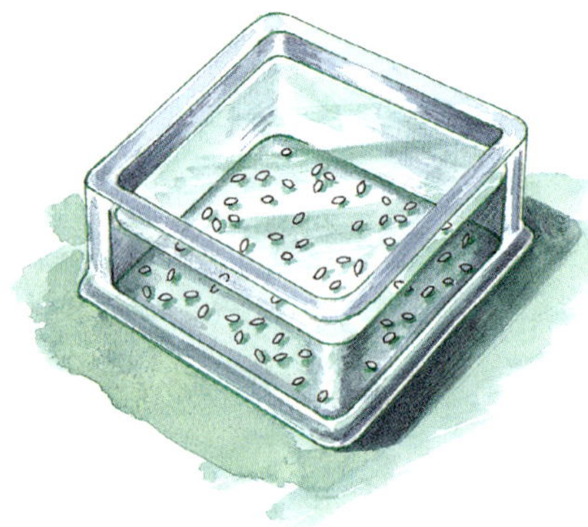

Im Süden werden Buschbohnen von Anfang April bis Ende August, im Westen von Ende April bis Ende Juli und in den anderen Regionen von Mitte Mai bis Mitte Juli ausgesät. Weichen Sie am Abend vor der Aussaat die Bohnenkerne in Wasser mit Zimmertemperatur ein.

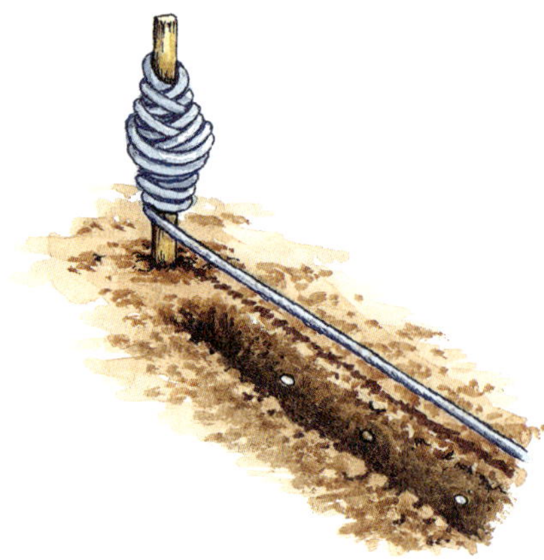

Entlang einer gespannten Schnur ziehen Sie 2–3 cm tiefe Furchen, in die Sie alle 3–4 cm einen Samen legen (Reihenabstand 40–50 cm). Die Furchen mit dem Rechen schließen, die Erde mit dem Rücken des Rechens festdrücken und mit feiner Brause gießen.

STANGENBOHNEN

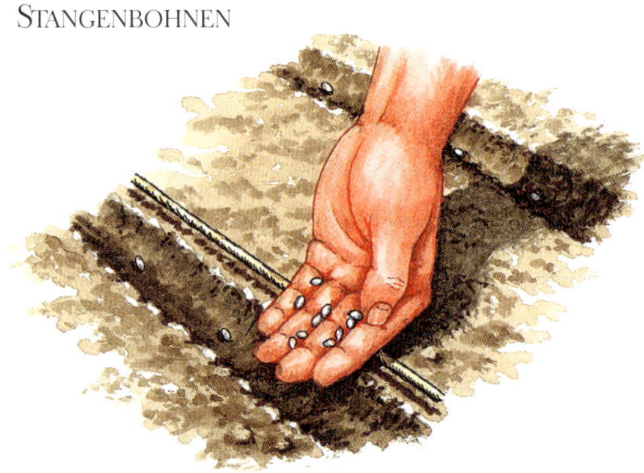

Die Stangenbohnen (grüne oder Auskernbohnen) säen Sie in parallelen Doppelreihen, die 70–80 cm Abstand haben.

Etwa 10 Wochen nach der Aussaat können Stangenbohnen bis zum Herbst laufend geerntet werden. Häufiges Pflücken erhöht den Ertrag. Beschädigen Sie beim Abpflücken keinesfalls die Ranken, die Pflanzen werden daurch nachhaltig geschädigt.

Empfehlenswerte Sorten

Dünne Buschbohnen: 'Belna', 'Triomphe de Farcy', 'Delinel', 'Oxinel', 'Marbel'.

Grüne Buschbohnen: 'Améthyst', 'Contender', 'Pfälzer Juni', 'Safran'.

Buschige Auskernbohnen: 'Ariel', 'Graindor', 'Vernel', 'Phénomène'.

Grüne Stangenbohnen: 'Esmeralda', 'Trebona', 'Markant'.

Stangenbohnen zum Auskernen: 'Coco de Prague'.

15 Tage nach dem Keimen

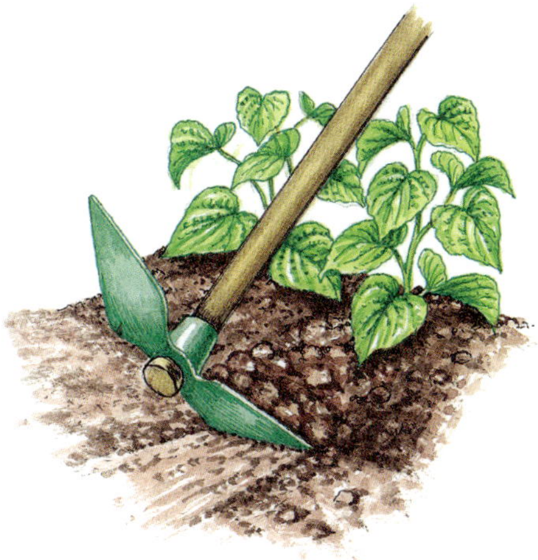

Sind die Buschbohnen- oder die Stangenbohnenpflanzen 15 cm groß, jäten Sie und häufeln Sie allseitig Erde an bis an die ersten beiden Blätter.

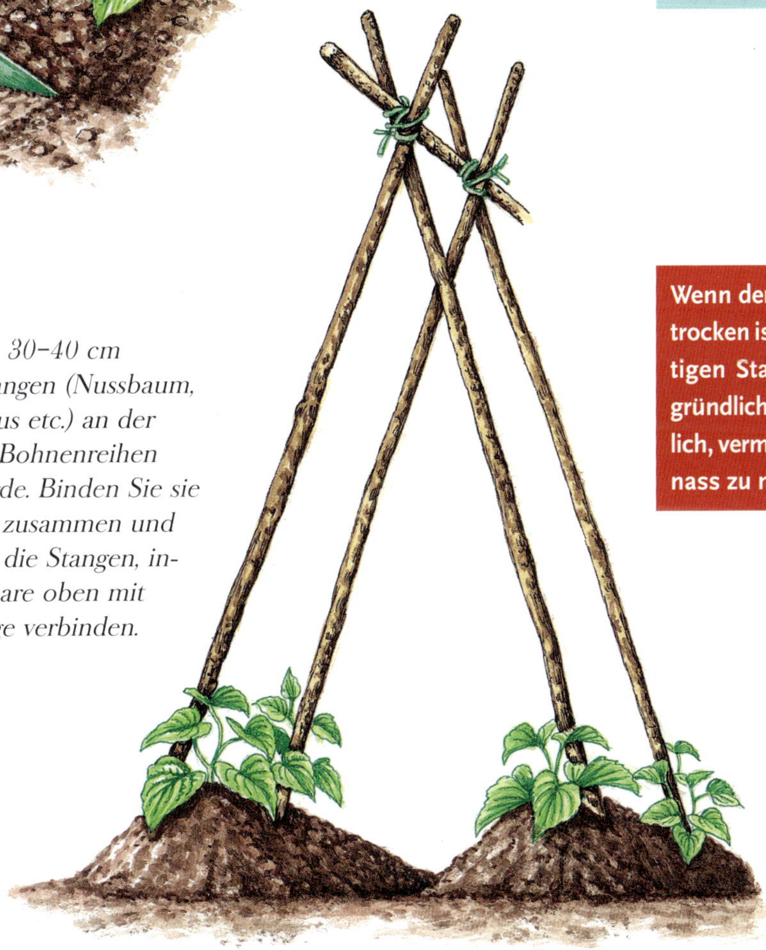

Stecken Sie alle 30–40 cm 2–3 m hohe Stangen (Nussbaum, Kastanie, Bambus etc.) an der Außenseite der Bohnenreihen schräg in die Erde. Binden Sie sie paarweise oben zusammen und stabilisieren Sie die Stangen, indem Sie je 2 Paare oben mit einer Querstange verbinden.

Wenn der Boden bei der Aussaat trocken ist, wässern Sie den künftigen Standort für Ihre Bohnen gründlich. Später gießen Sie reichlich, vermeiden Sie aber die Blätter nass zu machen.

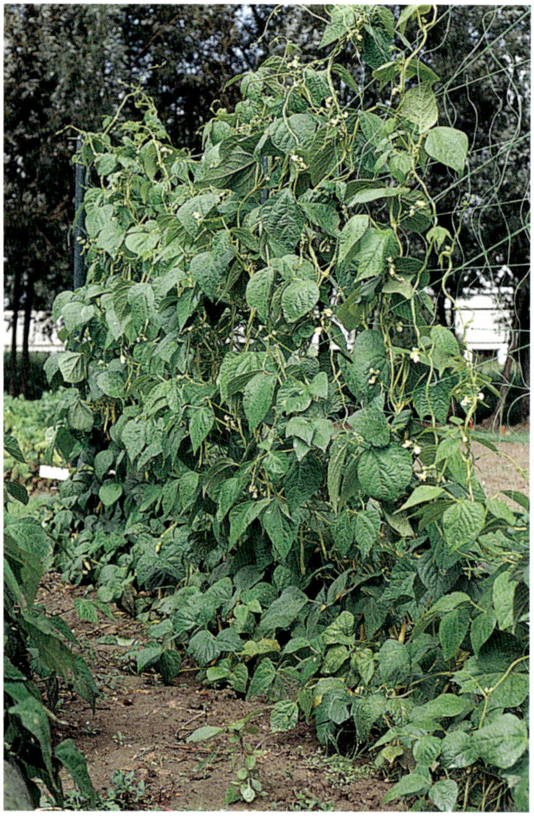

Die Ernte

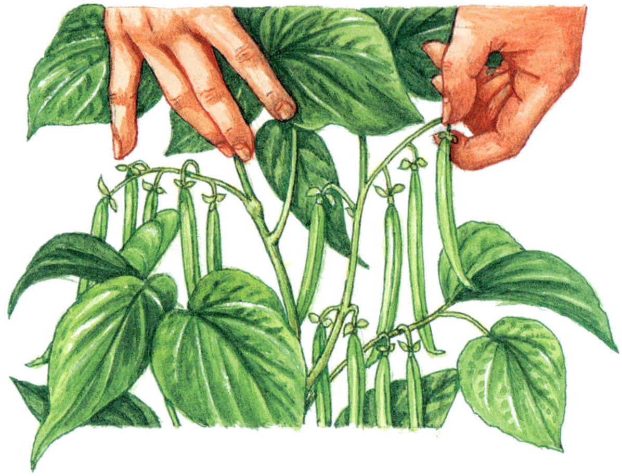

2 ½ Monate nach der Aussaat beginnt die Ernte der grünen Bohnen. Die Fadenbohnen werden geerntet, wenn sie ungefähr 12–15 cm lang sind, bevor sie Kerne bekommen (die Schoten sind nicht knubbelig). Kontrollieren Sie ab Erntebeginn alle 2–3 Tage die Bohnenreihen, um rechtzeitig zu pflücken. Rechnen Sie für die Haupterntezeit 2–3 Wochen.

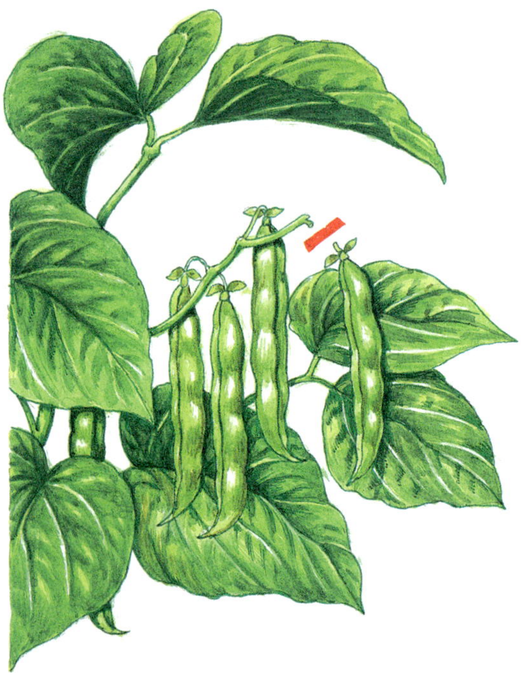

Damit Sie beim Ernten der Buschbohnen keine Pflanzen ausreißen, sollten Sie beidhändig arbeiten: Mit einer Hand halten Sie die Pflanze, mit der anderen knipsen Sie den Stiel der Schote ab und ziehen sie nach unten.

Pflücken Sie die Wachsbohnen, sobald sie 12–15 cm lang sind. Bis sich die Kerne bilden, behalten die Bohnen ihre geschmacklichen Qualitäten (die knubbeligen Schoten). Rechnen Sie mit einem Monat Ernetezeit.

Ernten Sie etwa drei Monate nach der Aussaat die Stangenbohnen, wenn sich pralle Kerne gebildet haben und die noch grünen Schoten sich leicht öffnen. Diese Bohnenkerne müssen Sie rasch verbrauchen.

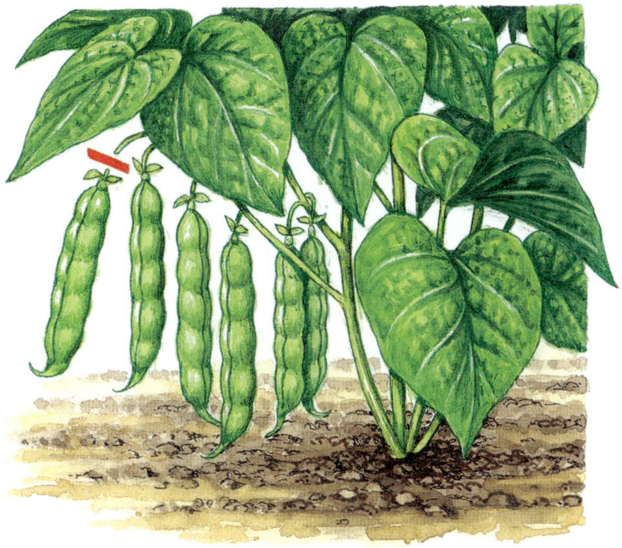

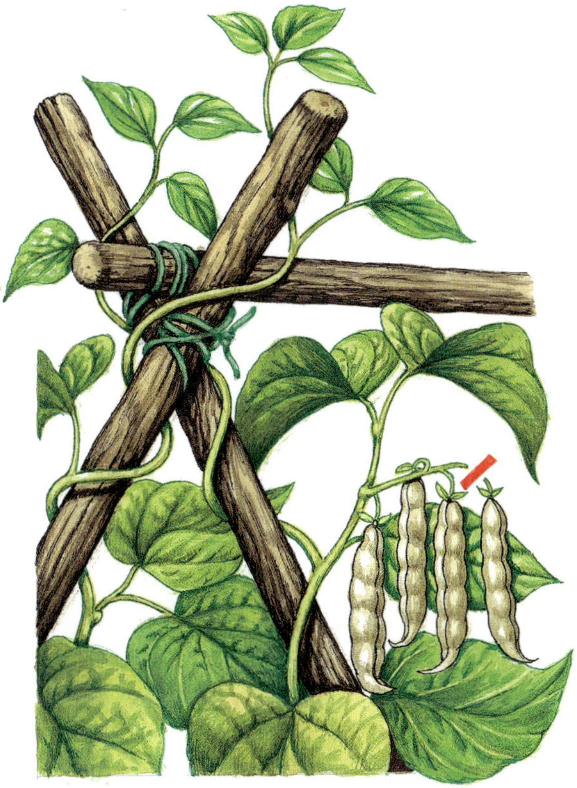

Bei trockenem Wetter pflückt man nacheinander die Schoten der Stangenbohnen, sobald sie trocken sind.

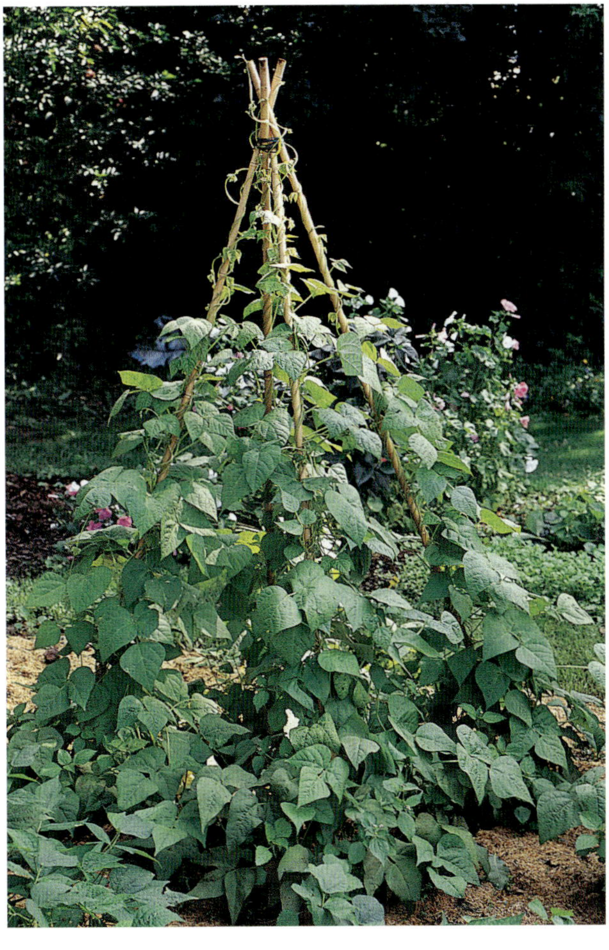

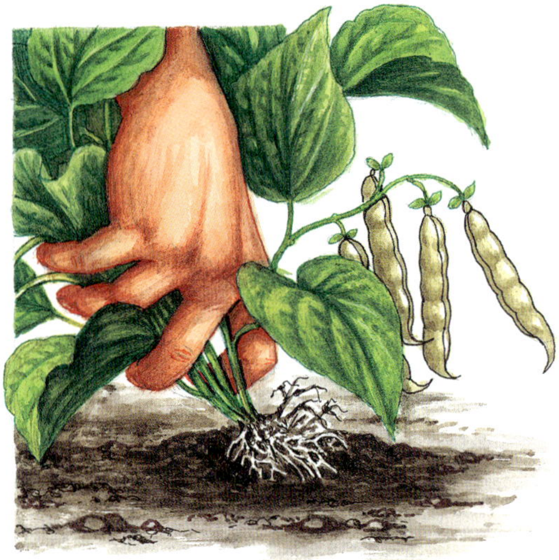

Ebenfalls bei trockenem Wetter werden die buschig wachsenden Auskernbohnen geerntet, wenn die Schoten trocken sind, dabei reißen Sie die ganze Pflanze aus.

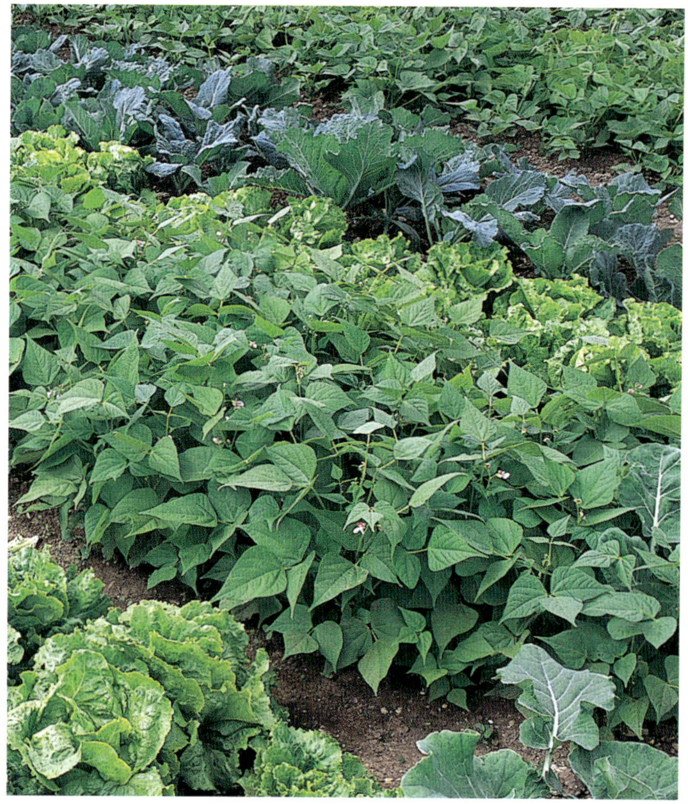

Nach der Ernte

Ist die Ernte beendet, verbrennen Sie die Pflanzenreste, die meist mit Schädlingen und Krankheiten behaftet sind.

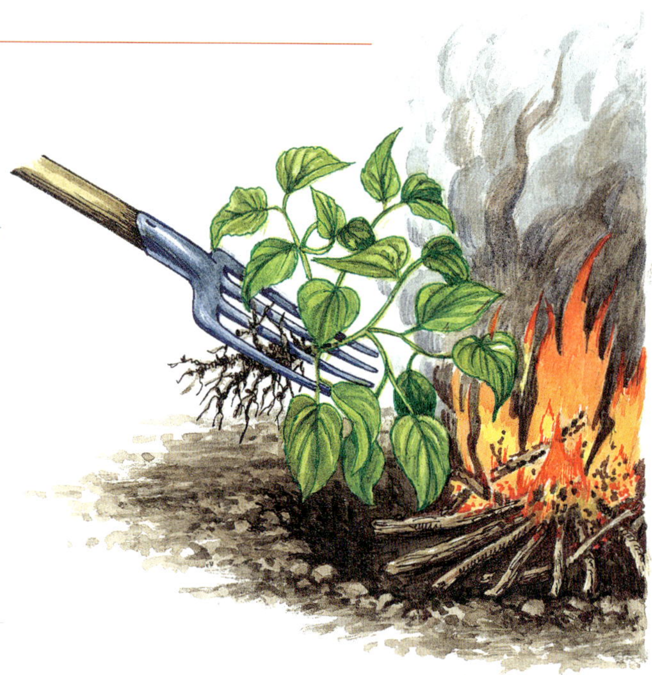

Der Ausdruck „zum Einfrieren geeignet", der auf manchen Packungen von Bohnensamen steht, besagt, dass es sich um Sorten handelt, die im gefrorenen Zustand gut haltbar sind und nach dem Auftauen nicht matschig werden.

Die Lagerung trockener Bohnen

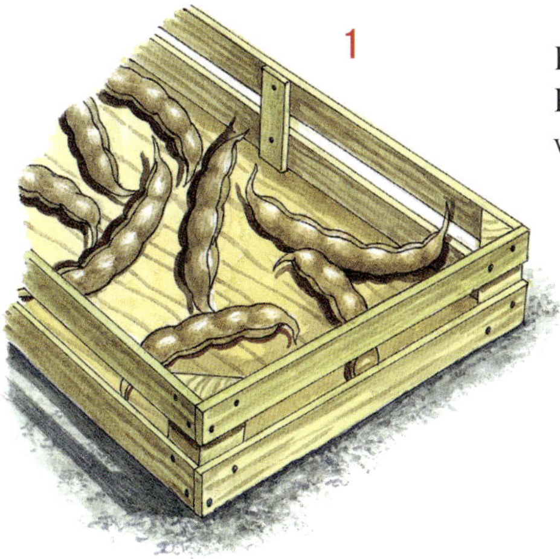

1

Breiten Sie die Schoten, ohne sie zu knacken, in Kistchen aus. Sie werden zum Trocknen an einen warmen Platz gestellt.

2

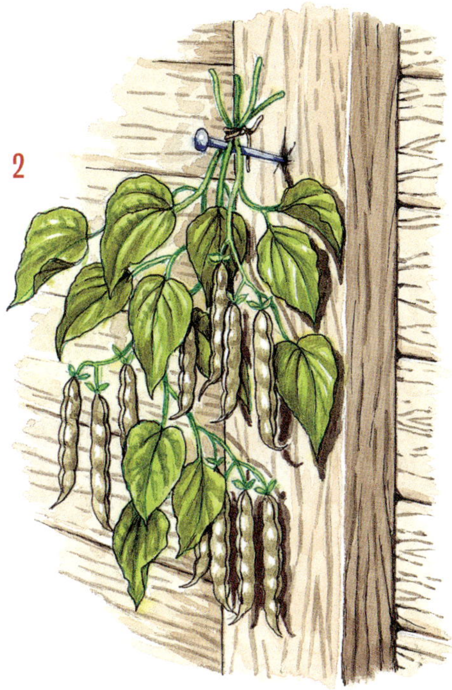

Bündeln Sie die Bohnenschoten und hängen Sie sie an einen trockenen Platz, damit sie sich gut halten.

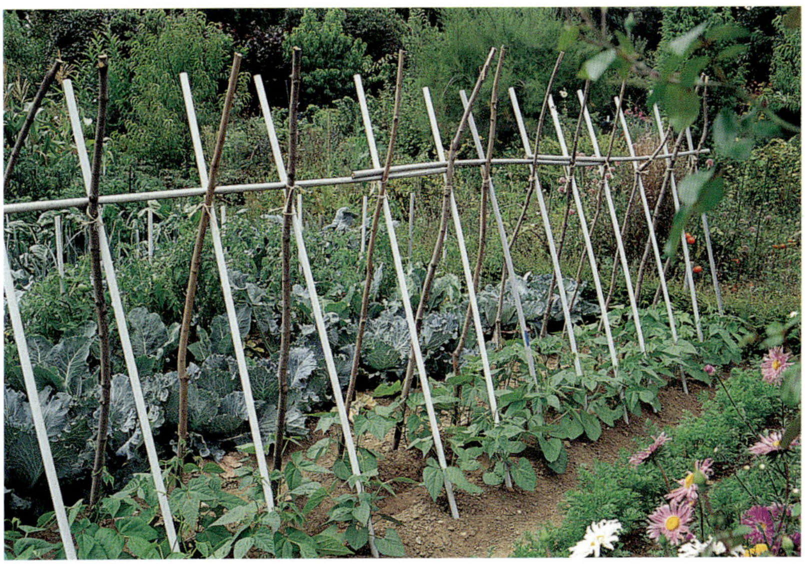

Man kann Buschbohnen oder Stangenbohnen anbauen. Bei grünen Bohnen isst man die grünen Schoten, bevor die Kerne reif werden, von den Auskernbohnen werden die Kerne verzehrt.

★★

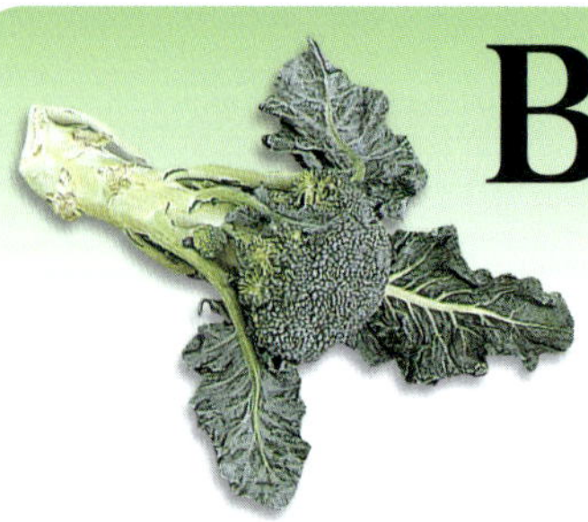

Brokkoli

Kreuzblütler

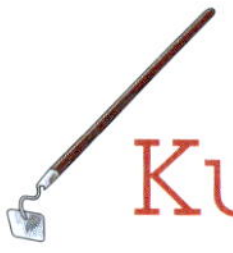

Kulturanleitung

Brokkoli schätzt humusreiche, kalkhaltige Gartenböden, einen sonnigen Platz und eine gute Wasserversorgung. Arbeiten Sie einen Monat vor dem Pflanzen 5 kg/m² gut verrotteten Stallmist und einen Volldünger in den Boden ein.

Aussaat

INS ANZUCHTBEET ★

Im Mai/Juni gräbt man eine Fläche von 1 m² um und zerkrümelt die Schollen gründlich. Säen Sie gleichmäßig breitwürfig aus der hohlen Hand. Bedecken Sie die Samen dünn mit Erde.

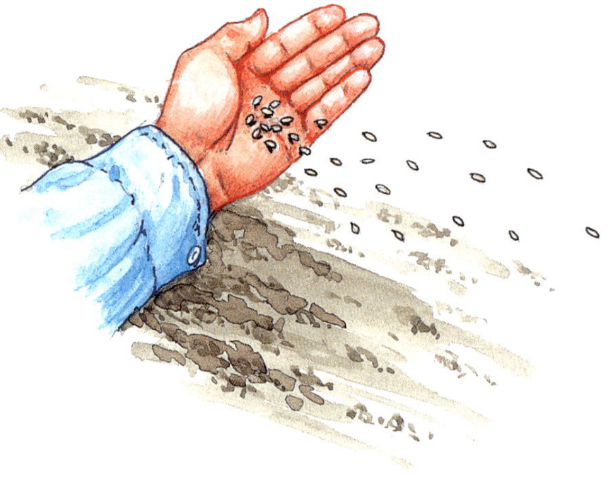

Drücken Sie alles mit dem Rücken des Rechens fest und gießen Sie mit feiner Brause. Gut feucht halten, bis etwa 15 Tage später die ersten Blätter erscheinen.

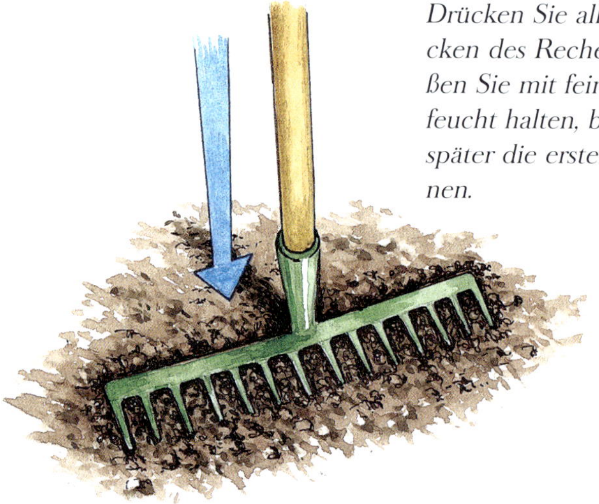

Aussaatzeitpunkt:
April–Mai
Keimdauer:
6–10 Tage
Ernte:
Oktober–November
Ertrag:
1 Pflanze ergibt 1 Kopf von 300–400 g Gewicht.
Gießen:

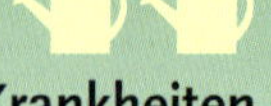

Krankheiten und Schädlinge:
Kohlfliege, Kohlhernie, Großer Kohlweißling

Vereinzeln

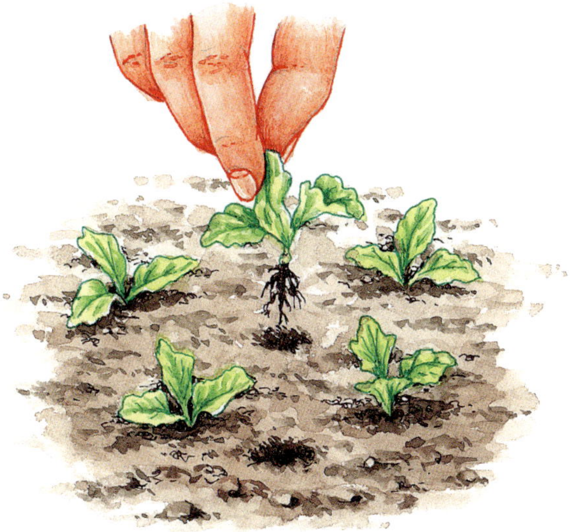

Etwa vier Wochen nach der Aussaat wird auf 10 cm vereinzelt. Ziehen Sie vorsichtig die jungen Pflänzchen aus der Erde und pflanzen Sie die kräftigsten an einen neuen Platz. Setzen Sie sie bis an die ersten Blätter in die Erde.

Auspflanzen

Im Juni–Juli bekommen die jungen Brokkolipflanzen, die 4–6 Blätter haben, ihren endgültigen Standort. Nehmen Sie ein Setzholz, um die kräftigsten Pflanzen mit unversehrtem Herz auszugraben. Diese werden im Gemüsegarten mit einem Abstand von 50 x 50 cm so gesetzt, dass sie bis zu den ersten Blättern in der Erde stecken. Drücken Sie die Erde um die einzelnen Pflanzen fest an und gießen Sie reichlich.

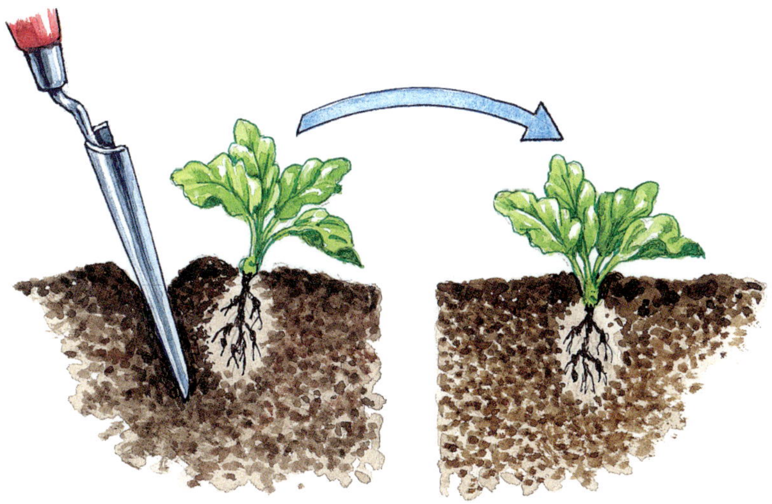

Junge Brokkolisetzlinge bekommen Sie auch in Gärtnereien oder einem Fachmarkt. Pflanzen Sie, wie oben beschrieben, den Brokkoli Mitte Juni an Ort und Stelle.

Gießen Sie nach dem Pflanzen regelmäßig, bis der junge Kohl heranzuwachsen beginnt.

Vor dem ersten Frost

Rund um die nicht geernteten Pflanzen Ende Oktober senkrecht mit dem Spaten die Erde abstechen. Anschließend mit Hebelwirkung die Pflanze herausheben.

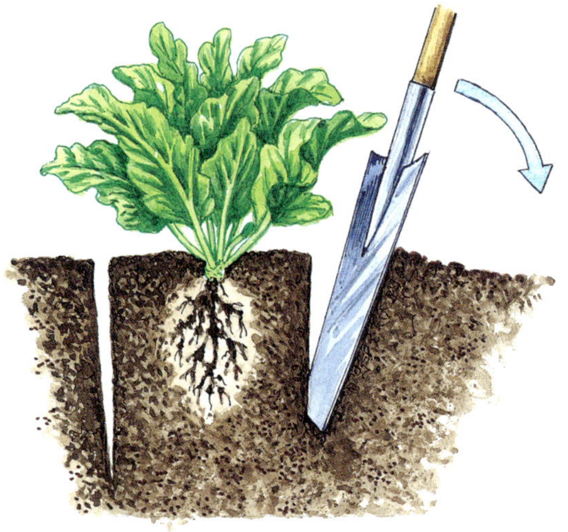

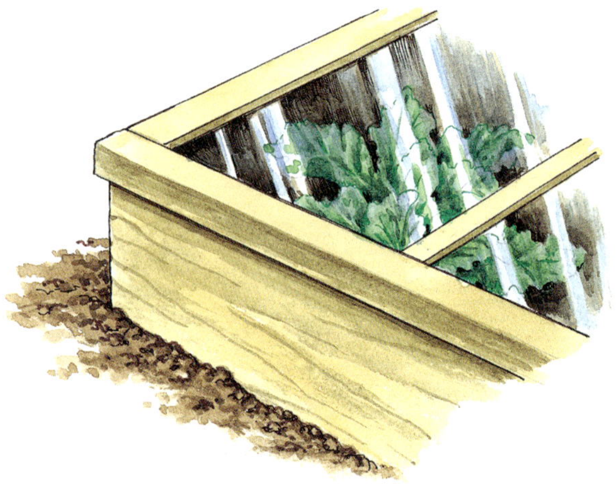

Setzen Sie sie für den Winter in den Frühbeetkasten. Das Frühbeetfenster bei klirrender Kälte mit Strohmatten abdecken.

Nur in Regionen mit mildem Klima können Brokkoli im Freiland überwintern. Meistens ist jedoch nur eine Ernte vor dem einbrechenden Winter möglich.

Ende Februar nehmen Sie die Brokkolipflanzen mit dem Erdballen heraus und pflanzen sie in Abstand von 60–70 cm erneut im Freiland aus.

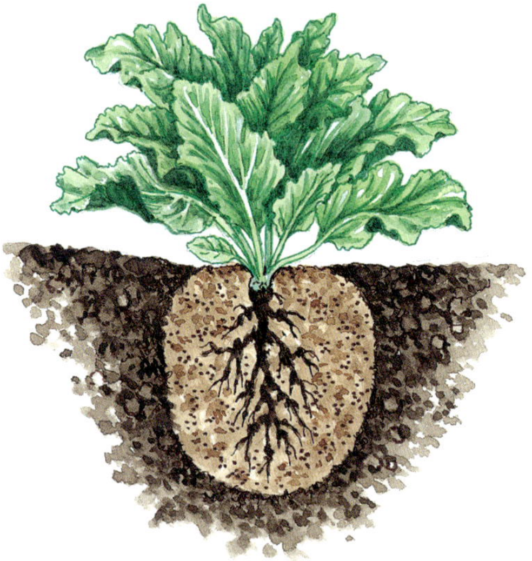

Empfehlenswerte Sorten

'Emperor', roh und gekocht genießbar.

'Rosalind', rot violett, grünkochend, intensiver Geschmack.

'Green Valiant'.

Die Ernte

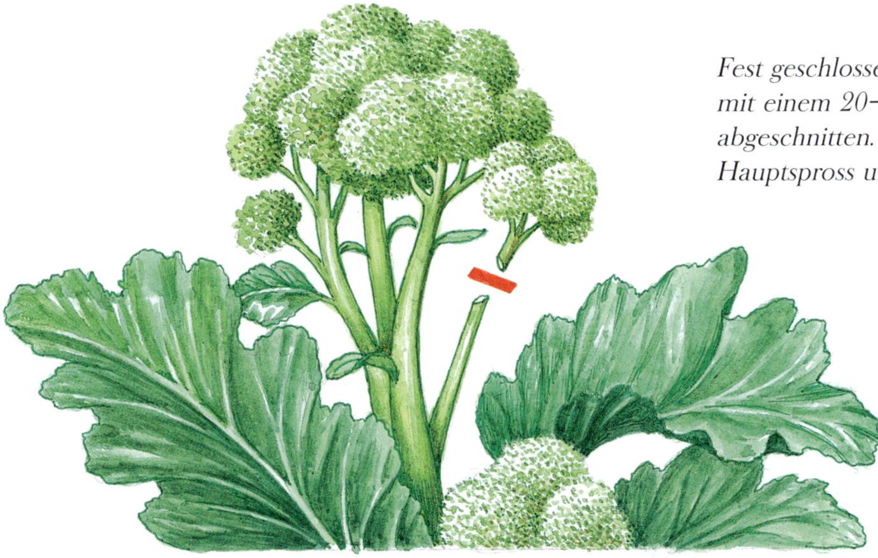

Fest geschlossene Brokkoliknospen werden mit einem 20–25 cm langen Stängelstück abgeschnitten. Schneiden Sie zuerst den Hauptspross und dann die Nebensprosse.

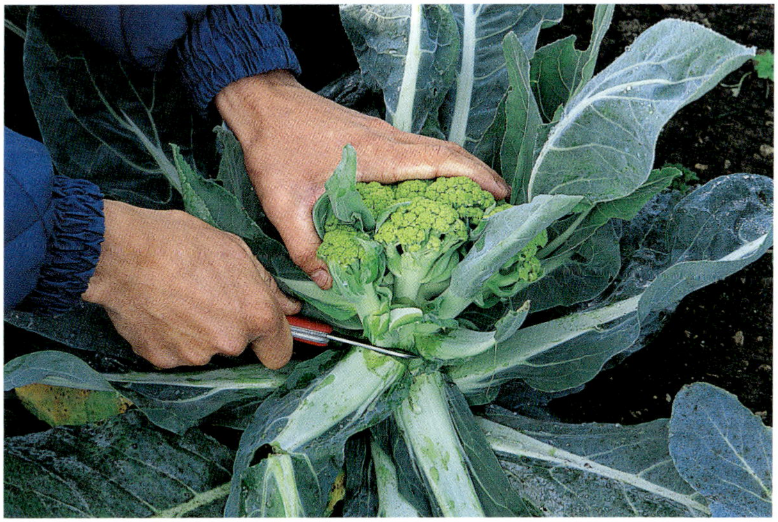

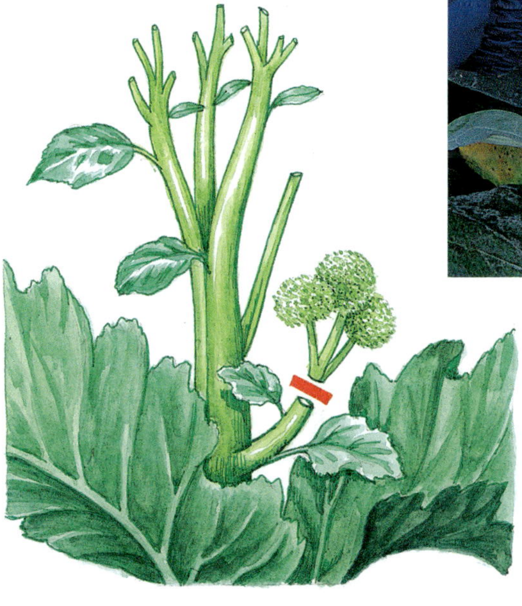

Belassen Sie die Brokkolipflanze an Ort und Stelle: Nachdem der Hauptstiel abgeschnitten ist, wachsen deutlich kleiner Sekundärblüten nach. Sie werden genauso verwendet wie die der ersten Ernte. Eine Lagerung ist allenfalls im Kühlschrank für 1–2 Tage möglich. Ansonsten: verzehren oder einfrieren.

★★★

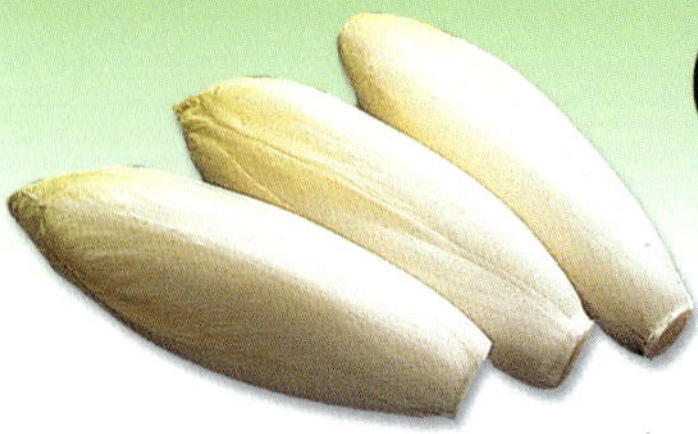

Chicorée

Korbblütler

Der Chicorée zählt zu den Zichorien. Die Salat-Zichorie bildet eine fleischige Wurzel, die im Winter in künstliche Dunkelheit versetzt wird, wo sie einen langen weißen Kopf, den Chicorée, treibt. Die Pflanze liebt etwas schwerere fruchtbare Böden.

Kulturanleitung

Aussaat

Direkt ins Freiland

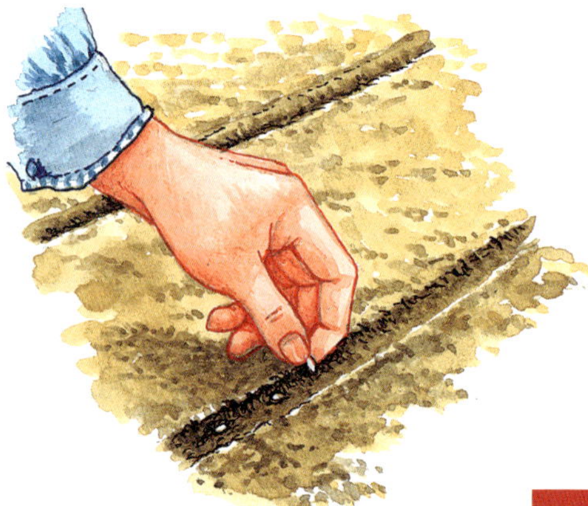

Im Mai oder Juni ziehen Sie in dem sorgfältig vorbereiteten Boden im Abstand von 30 cm flache Saatfurchen. In diese legen Sie in gleichen Abständen die Samen. Gehen Sie mit dem Rechen leicht über die Furchen und gießen Sie mit feiner Brause. Feucht halten, bis sich die ersten Blätter zeigen.

Gießen Sie regelmäßig von der Aussaat an und während der gesamten Anbauzeit.

Aussaatzeitpunkt:
Mai–Juni
Keimdauer:
6 Tage
Ernte:
Oktober–März
Ertrag:
Etwa 200 Chicorée-Köpfe je m²
Gießen:
Krankheiten und Schädlinge:
Echter Mehltau, Rost, Erdraupen

Ausdünnen

15–20 Tage später haben die jungen Pflanzen 2–3 Blätter. Entfernen Sie die schwächsten und die degenerierten Exemplare (rote Blattstiele, stark ausgezackte Blätter) und lassen Sie alle 12–15 cm nur eine Pflanze stehen.

Nach dem Vereinzeln mit einem Volldünger düngen, um das Wachstum anzuregen. Achten Sie auf die Dosierung.

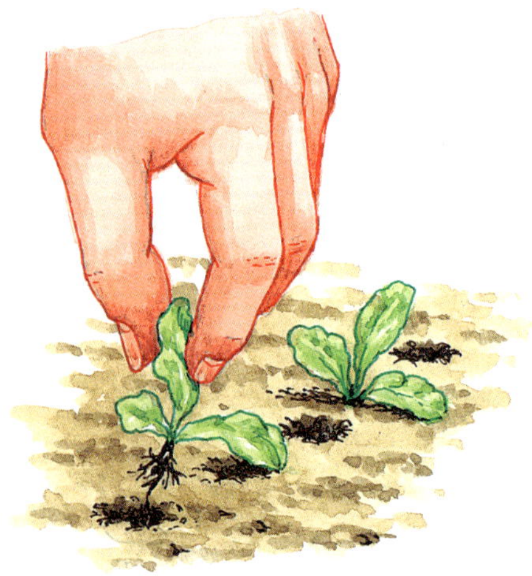

Vor dem ersten Frost

Empfehlenswerte Sorten

'Béa', 'Zoom', zum Treiben mit oder ohne Eingraben in Erde.

'Alba' und 'Vilmorin 5' für die traditionelle Kultur, d.h. mit Eingraben in Erde.

'Carla', eine rot gefärbte Sorte.

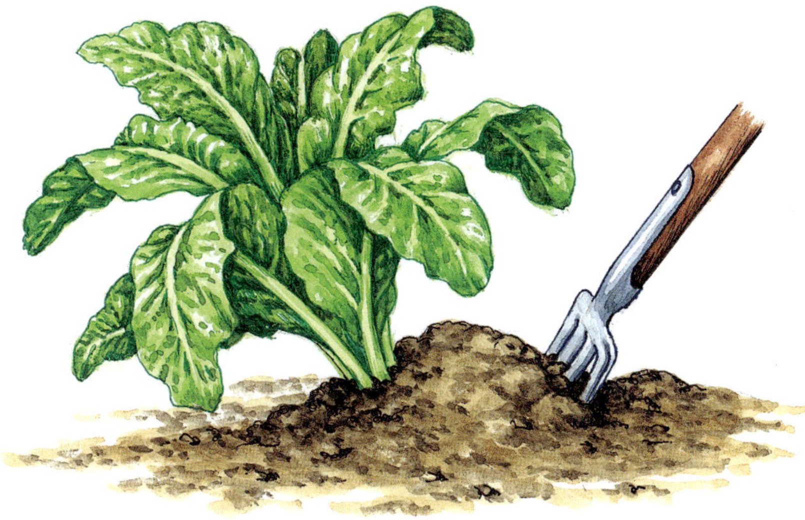

Von Oktober bis Mitte Dezember graben Sie bei Bedarf mithilfe einer Grabegabel, die Sie 15–20 cm vor der Pflanze parallel zur Reihe einstechen, die Wurzeln aus der Erde.

Lassen Sie die Wurzeln auch bei Kälte im Freien trocknen. Dies ist unerlässlich für die Reifung der Knospe, aus der sich der Chicorée-Kopf bilden wird. Zu kleine Wurzeln mit einem Durchmesser von weniger als 4 cm oder gespaltene Wurzeln werden weggeworfen.

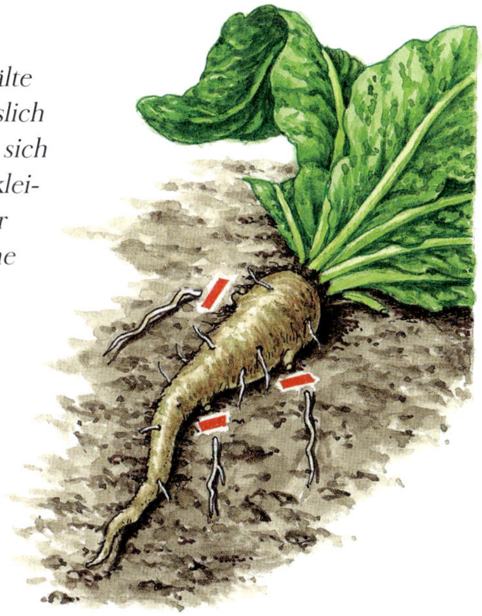

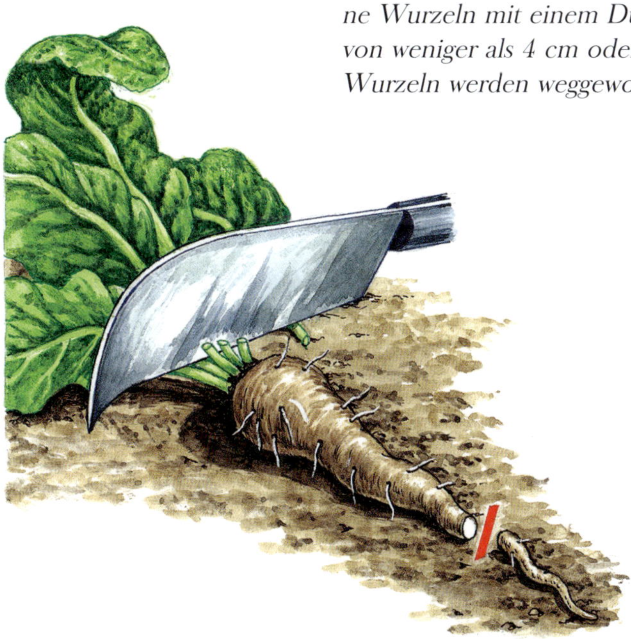

Eine Woche später werden die Wurzeln zugerichtet: Mit dem Gartenmesser schneidet man die Blätter 2–3 cm über dem Wurzelhals kegelförmig ab und die Wurzelspitze schräg 18–20 cm unterhalb des Austrittspunkts der Blätter.

Treiben der Chicorée-Köpfe

Um die langen weißen Köpfe zu bilden, werden die Zichorienwurzeln nach dem Zurichten im Dunkeln kultiviert. Zwei Verfahren sind möglich: die traditionelle Kultur im Garten oder die Kultur im Keller. Im Keller kann man nur die Sorten treiben, die nicht in Erde eingegraben werden müssen. Die entsprechenden Angaben stehen auf den Samentüten.

Treiben im Garten ★★★

Ziehen Sie einen 50 cm tiefen und 1 m breiten Graben, der so lang sein sollte, dass er alle Wurzeln aufnehmen kann. Lockern Sie den Boden des Grabens gründlich auf.
Setzen Sie die Wurzeln senkrecht und gegeneinander versetzt so in den Boden, dass die oberen Enden auf gleicher Höhe sind. Schichten Sie 20 cm hoch Erde darüber. Zum Einschlämmen Wasser darübergießen. Decken Sie das Ganze mit einer 25–30 cm dicken Strohschicht ab und legen Sie Bretter darüber.

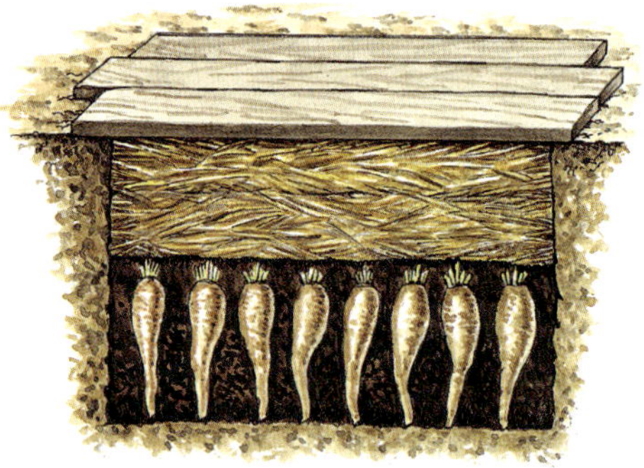

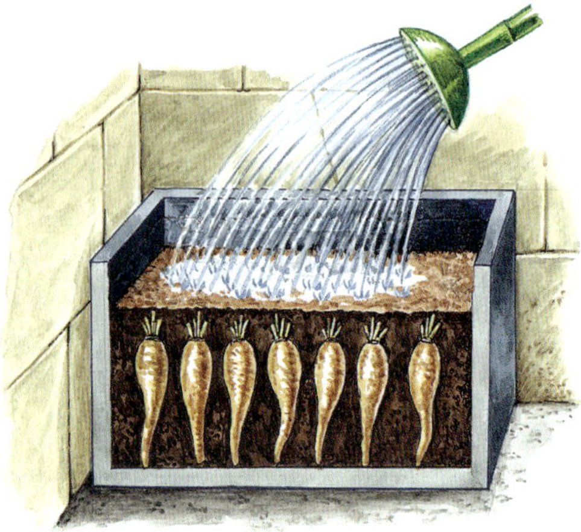

Treiben im Keller ★★

Die Temperatur im Keller sollte 10–12 °C betragen. Stellen Sie die Wurzeln senkrecht und gegeneinander versetzt in 20 cm hohe wasserdichte Kästen.

Die Wurzeln mit Torf bedecken und anschließend großzügig gießen. Halten Sie den Torf während der gesamten Treibdauer schön feucht.

Die Ernte

Nach sechs Wochen Treibdauer haben sich 15–20 cm lange Chicorée-Köpfe gebildet. Sie können mit einem scharfen Knick nach unten vom Wurzelhals gebrochen werden.

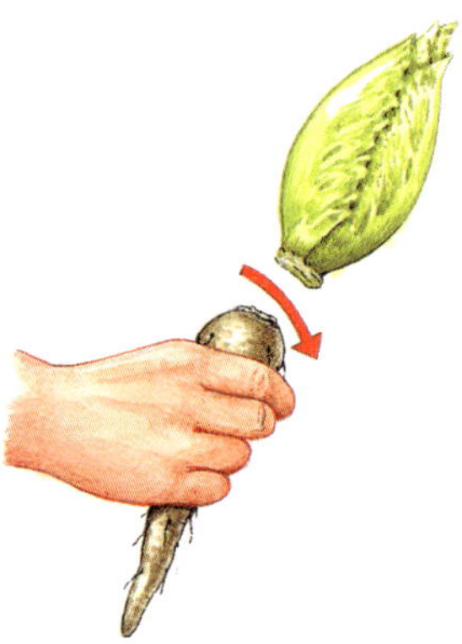

Wenn alle Chicorée-Köpfe aus einem Graben geerntet sind, entfernt man das Stroh und wirft die Reste der Wurzeln auf den Komposthaufen. Füllen Sie den frei gewordenen Graben wieder auf.

Chinakohl

Kreuzblütler

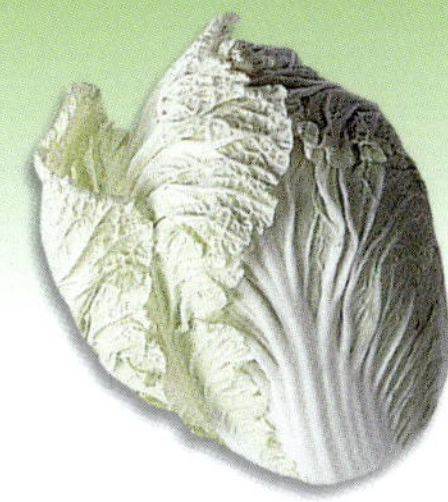

Kulturanleitung

Aussaat

DIREKT INS FREILAND

Vermeiden Sie unbedingt Trockenheit; sie beeinträchtigt den Geschmack der Blätter.

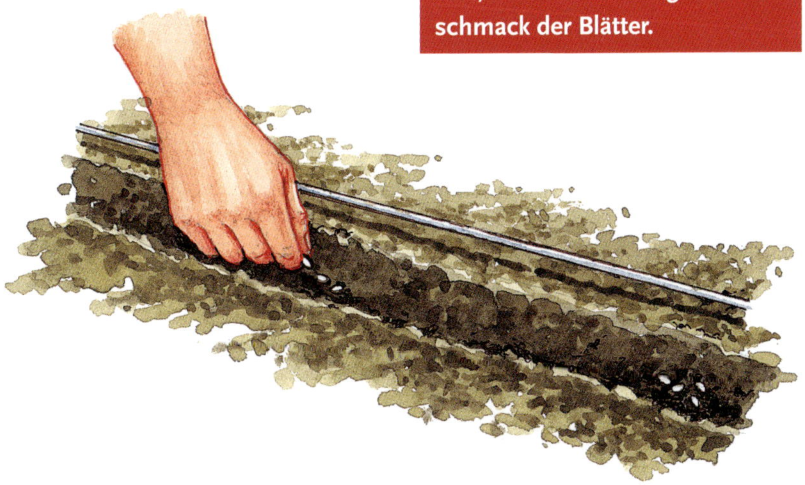

Zwischen Mitte Juli und Mitte August werden Saatfurchen im Abstand von 30–35 cm gezogen. Platzieren Sie alle 25–30 cm jeweils 3–4 Samen in die Furche. Mit Erde bedecken und vorsichtig gießen. Halten Sie die Erde feucht, bis etwa eine Woche später die ersten Blätter erscheinen.

Schützen Sie die jungen Pflanzen mindestens 3–4 Wochen nach der Aussaat gegen direkte Sonne, damit sie nicht ins Kraut schießen (die Bildung von Blüten hemmt die Bildung der Kohlkopfblätter).

Der anspruchslose Chinakohl bildet ovale Köpfe aus stark gekrausten hellgrünen bis weißlichen Blättern. Nahe verwandt ist der Pak Choi, der mit seinen glatten Blättern an Mangold erinnert. Beide bevorzugen lockeren, fruchtbaren Boden mit guter Wasserversorgung.

Aussaatzeitpunkt:
Mitte Juli–Mitte August.

Keimdauer:
5–10 Tage

Ernte:
Oktober–November

Ertrag:
3–4 Kohlköpfe (die bis zu 2 kg wiegen können) pro Reihenmeter

Gießen:

Krankheiten und Schädlinge:
Kohlfliege, Großer Kohlweißling, Kohlhernie

Ausdünnen

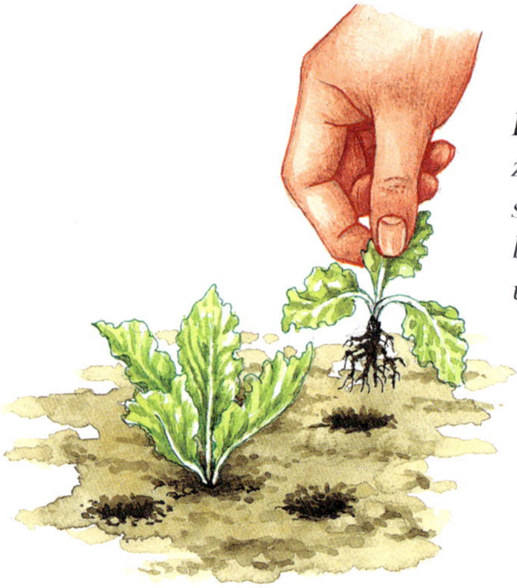

Etwa 10 Tage nach der Aussaat ziehen Sie aus jeder Gruppe die schwächsten Pflanzen heraus und belassen nur jeweils eine an Ort und Stelle.

Empfehlenswerte Sorten

Chinakohl: 'Chorus', 'Parkin', resistent gegen Kohlhernie.

Pak Choi: 'Hypro', 'Japro', 'Joi Choi', schossfeste F1-Hybriden.

Chinakohl hat im Gegensatz zu anderen Kohlarten einen geringen Nährstoffbedarf. Eine gute Kompostversorgung ist ausreichend.

Die Ernte

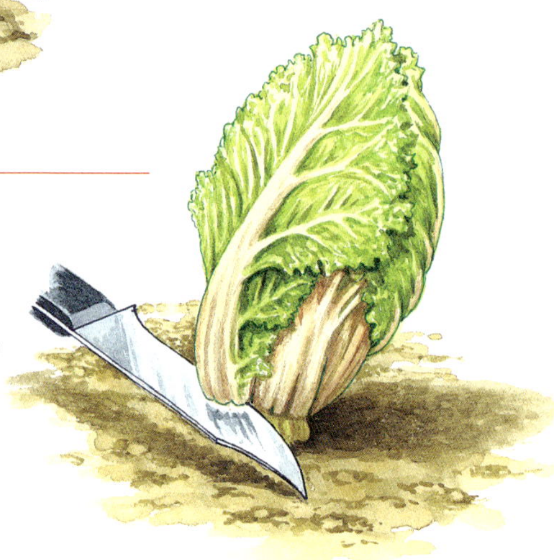

Ab Ende September bis zu den Frösten erntet man den Chinakohl nach Bedarf: Schneiden Sie ihn dicht über dem Boden ab.

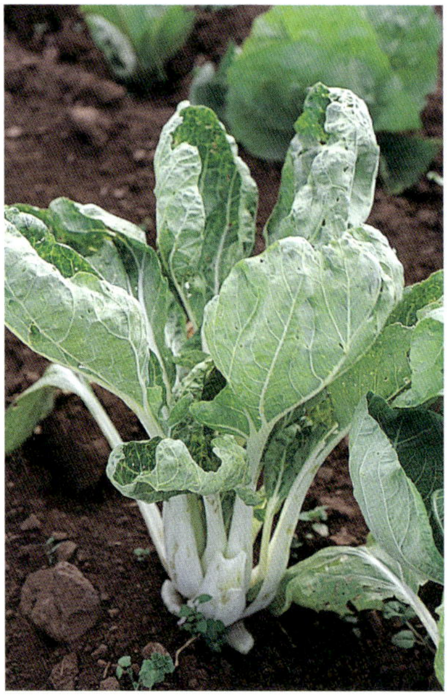

Pak Choi

Vor dem ersten Frost

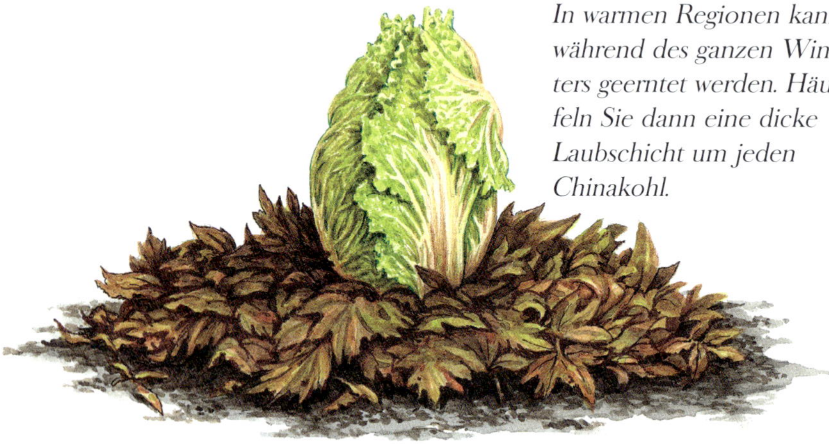

In warmen Regionen kann während des ganzen Winters geerntet werden. Häufeln Sie dann eine dicke Laubschicht um jeden Chinakohl.

Einmachgurke

Kürbisgewächse

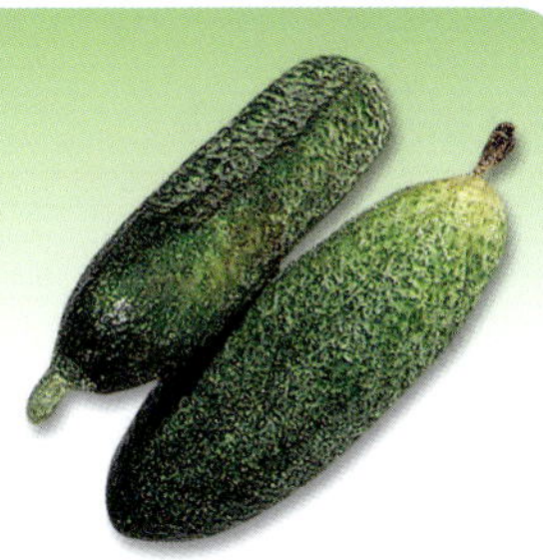

Kulturanleitung

Aussaat

DIREKT INS FREILAND

Ab Mitte Mai bis Anfang Juni bereiten Sie im Abstand von 50 cm Saatlöcher von 40 cm Durchmesser und 30 cm Tiefe vor. Geben Sie eine Schicht gut verrotteten Stallmist hinein und darüber Gartenerde.

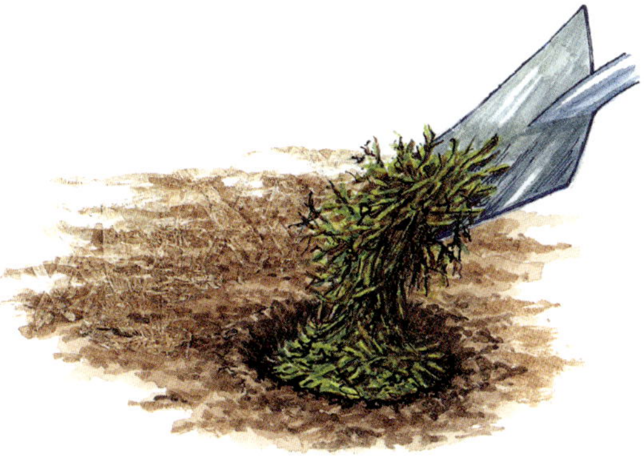

Einmachgurken oder Cornichons werden in Essig eingelegt genossen. Diese Gurken lieben fruchtbare und lockere Böden, die ausreichend feucht sein müssen. Kälte schätzen sie gar nicht, aber regelmäßiges Gießen während der Sommerzeit.

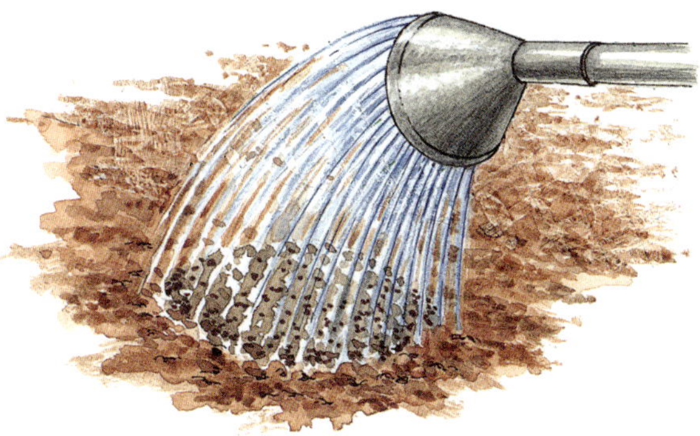

Legen Sie in jedes derart vorbereitete Saatloch 2–3 Samen und bedecken Sie diese mit feinkörniger Erde. Festdrücken und mit feiner Brause gießen. Um zu keimen, brauchen die Samen eine Mindesttemperatur von 18 °C.

Gießen Sie die Gurken stets mit leicht warmen Wasser, auf kaltes Leitungswasser reagieren sie empfindlich. Die Blätter dürfen nicht benetzt werden.

Aussaatzeitpunkt:
Mai–Juni

Keimdauer:
6 Tage

Ernte:
Juli–Oktober

Ertrag:
Um den Bedarf eines Jahres zu decken, genügen 4 Pflanzen.

Gießen:

Krankheiten und Schädlinge:
Gurkenmosaik-Virus, Gurkenmehltau, Weiße Fliege

Ausdünnen

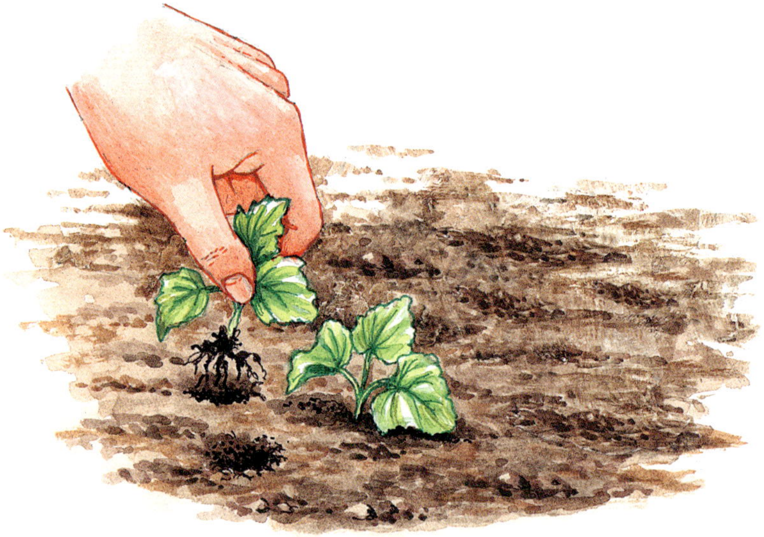

Wenn die jungen Pflanzen 2–3 schöne Blätter gebildet haben, etwa nach zwei Wochen, entfernt man aus jeder Gruppe die schwächsten Pflanzen und lässt nur 1–2 stehen.

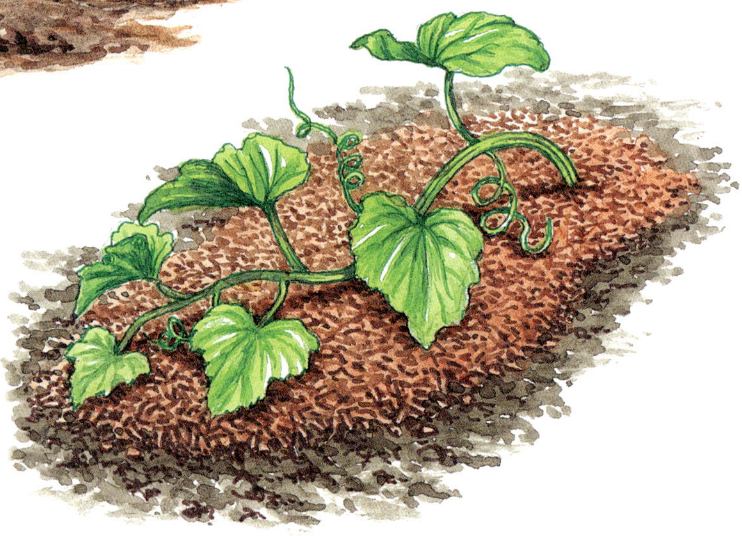

Bedecken Sie den Boden mit einer geeigneten Mulchschicht (z.B. Grasschnitt, Stroh), damit der Boden nach dem Gießen länger feucht bleibt und damit die Cornichons nicht verunreinigt werden.

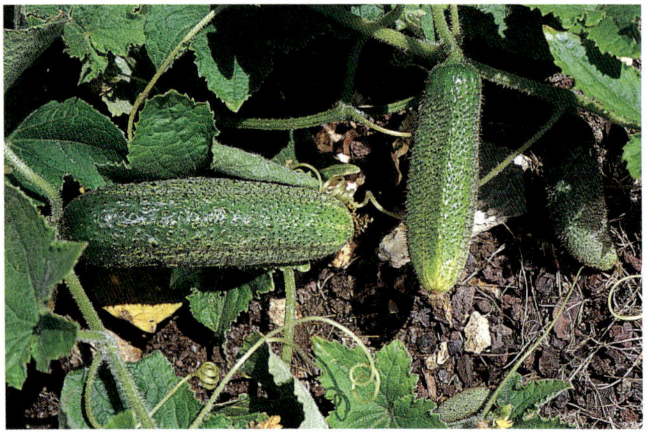

Während des Sommers müssen die Pflanzen reichlich gegossen werden.

Die Ernte

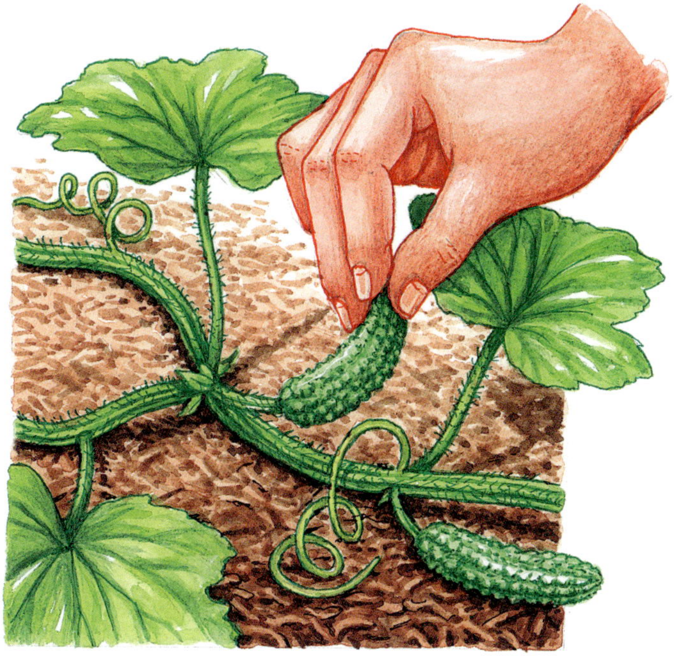

Drei Monate später, Anfang Juli, können Sie mit dem Ernten beginnen, wenn die Cornichons fingerdick und je nach Sorte 5–10 cm lang sind. Kontrollieren Sie die Pflanzreihen täglich, denn die Gurken wachsen sehr schnell.

Vor dem ersten Frost

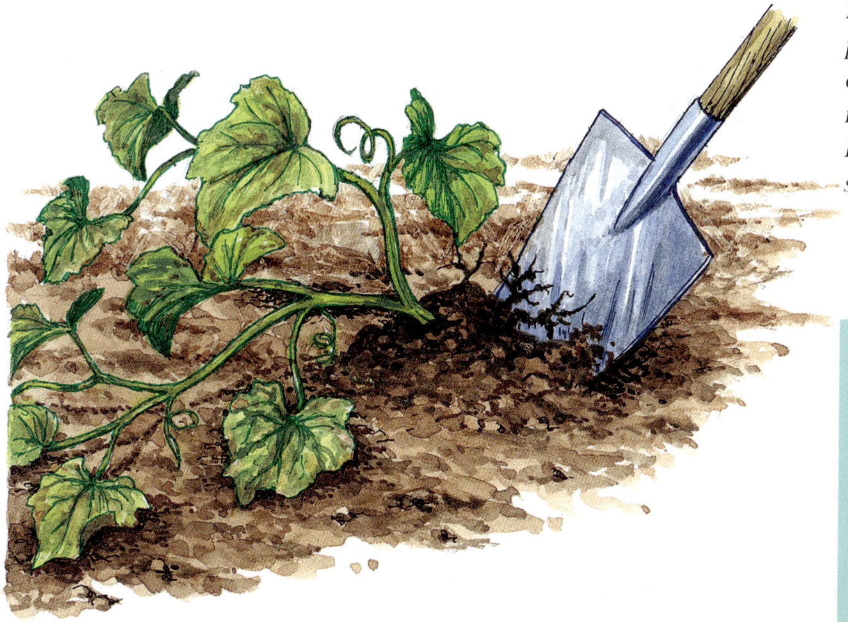

Im Oktober werden die Gurkenpflanzen ausgerissen, verbrannt oder weggeworfen. Geben Sie sie nicht auf den Kompost, denn am Ende der Saison sind sie nur selten ganz frei von Krankheiten.

Empfehlenswerte Sorten

F1-Hybriden:
'Ceto', kaum krankheitsanfällig.
'Parigyno', sehr ertragreich und krankheitsresistent.
'Accordia', 'Melani', 'Passion'.

★

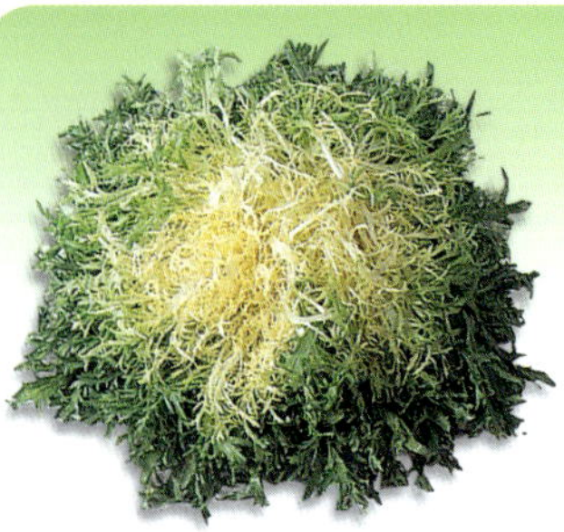

Endivie

Korbblütler

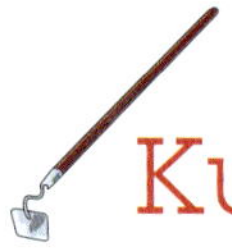

Kulturanleitung

Die genügsamen Endivien zählen zu den Salaten der Nachsaison bis zur Winterversorgung. Von Bedeutung sind zwei Varietäten: Die Breitblättrige Endivie oder Escariol mit glatten, gezähnten Blättern und die Krause Winterendivie oder Frisée-Endivie mit zerschlitzten Blättern.

Aussaat

DIREKT INS FREILAND

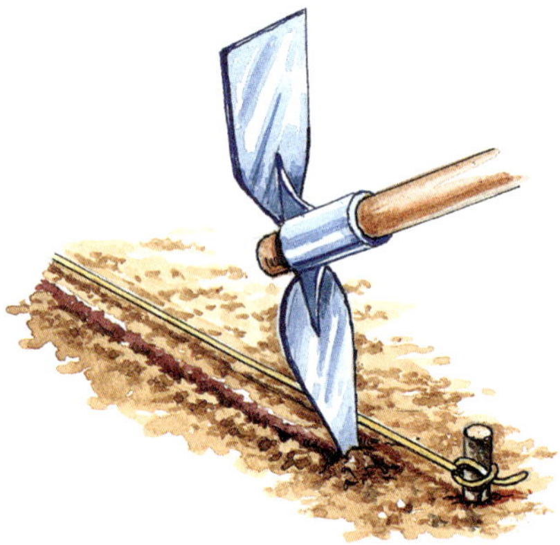

Im Juni/Juli flache Furchen ziehen, z.B. mit einer Jäthacke, und den Endiviensamen darin gleichmäßig verteilen.

Rechen Sie leicht etwas Erde auf die Samen. Die Erde mit dem Rücken des Rechens festdrücken und mit feiner Brause gießen. Gut feucht halten, bei einer Temperatur von 18–20 °C, bis die Blätter erscheinen.

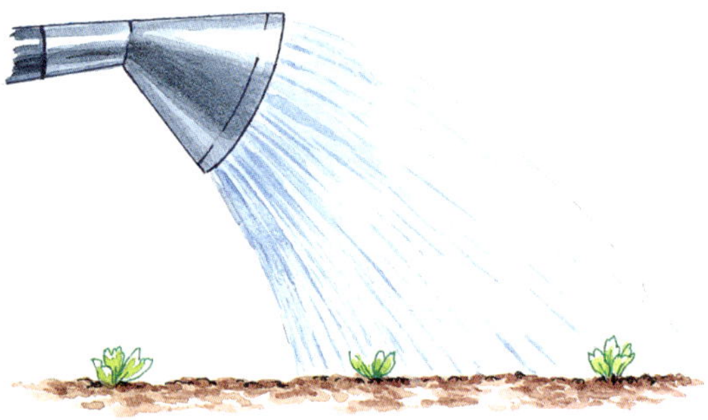

Aussaatzeitpunkt: *Juni–Juli*
Keimdauer: *2–3 Tage*
Ernte:
Ab Ende September
Ertrag:
3 Endivienköpfe pro Reihenmeter
Gießen:

Krankheiten und Schädlinge:
Schnecken, Echter und Falscher Mehltau

Je schneller der Endiviensamen aufgeht umso besser, am besten in 2–3 Tagen. Dadurch sinkt das Risiko, dass die Pflanzen schossen (d.h. sehr rasch eintretende Blüte zu Lasten der Blattbildung) und die Blätter zu fest werden.

Vereinzeln

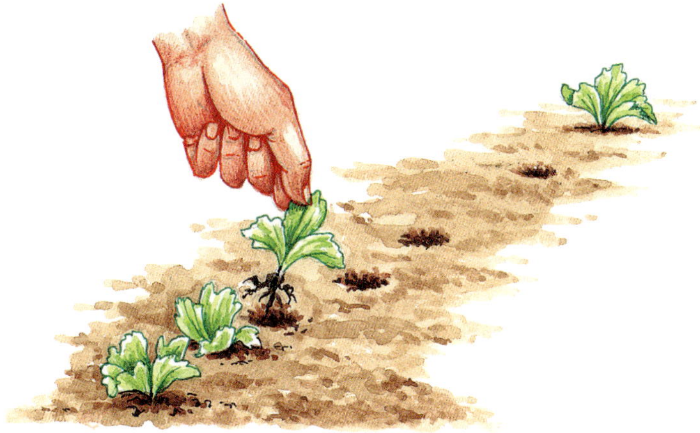

Nach etwa 15 Tagen, wenn die Pflanzen 5–6 cm hoch sind, ziehen Sie die schwächsten heraus, sodass nur alle 25–30 cm eine Pflanze stehen bleibt.

Pflanzen

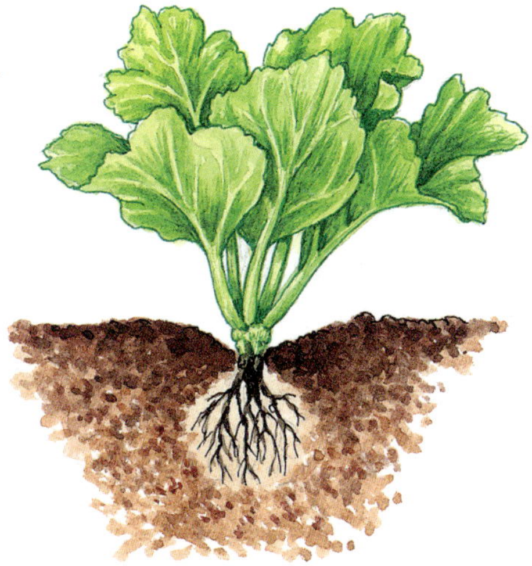

Falls nötig, im Juli die noch wenig entwickelten (6–8 cm hohen) jungen Endivien in Reihen mit einem Abstand von 25–30 cm umpflanzen. Die Blattbasis muss über dem Boden liegen: Man spricht dann von freier oder flottierender Blattbasis.

Junge Endiviensetzlinge erhalten Sie auch in Gärtnereien oder im Fachhandel. Sie werden im Juli gesetzt.

Die Ernte

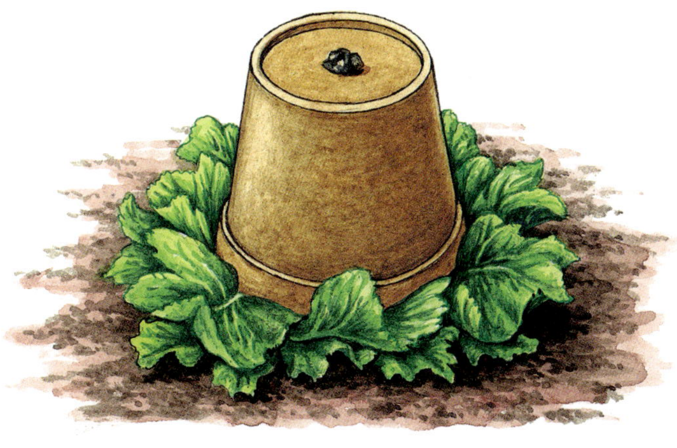

Etwa 10 Tage vor der Ernte, an einem sonnigen Tag, wird auf das Herz der kräfig entwickelten Endivien eine undurchsichtige Glocke oder ein umgekehrter großer Blumentopf aus Ton gesetzt (das Drainageloch vorher verstopfen).

Wenn die Herzblätter der Endivie gebleicht sind, schneiden Sie den Salatkopf mit einem Messer über dem Boden ab. Entfernen Sie die äußeren Blätter und werfen Sie sie auf den Komposthaufen.

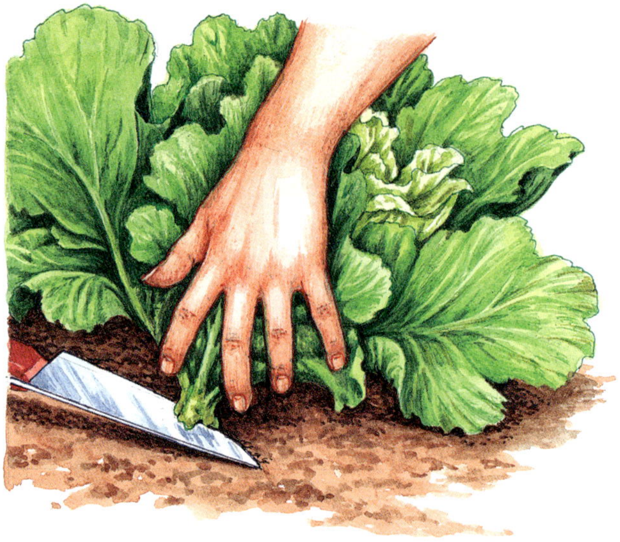

Im Sommer muss regelmäßig gegossen werden, sonst werden die Blätter hart und bitter.

Vor dem ersten Frost

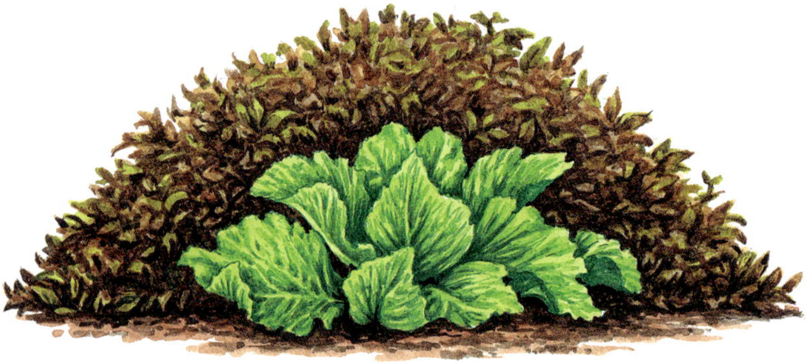

Wenn Sie Endivien stehen lassen, können Sie bis in den Winter hinein ernten. Bedecken Sie die Köpfe mit einer dicken Laubschicht, um das Bleichen zu fördern.

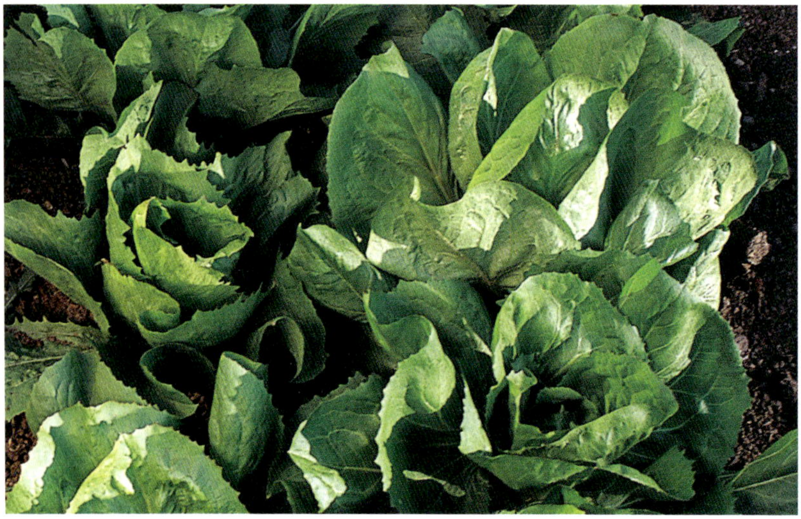

Empfehlenswerte Sorten

Escariol-Endivien: 'Grüne Große Krause'; 'Bubikopf', 'Golda', 'Jeti', selbstbleichend.

Frisée-Endivien: 'Wallonne', 'Elodie', 'Sally'.

Anbau von wilden Zichorien

Wilde Zichorien gehören ebenfalls zur Familie der Korbblüter und sind mit den Endivien verwandt. Sie sind bis -7 °C frosthart und können den ganzen Winter über Suppen bereichern. Zweimal kann geerntet werden: im Herbst und im Winter.

1

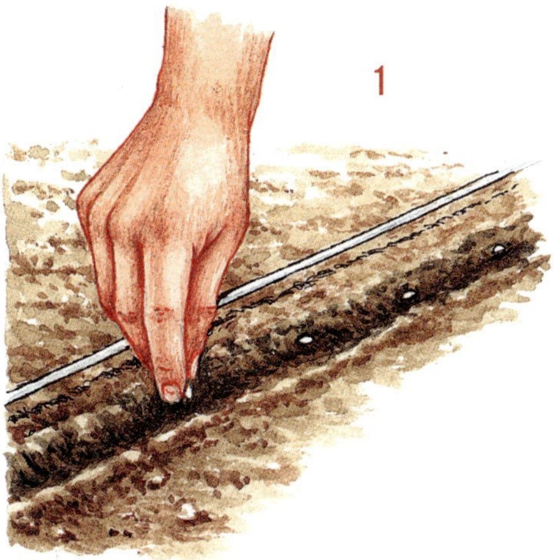

Von Mai bis August den Samen gleichmäßig in 35 cm auseinander liegenden flachen Saatfurchen verteilen, leicht mit Erde bedecken und mit dem Rücken eines Rechens festdrücken. Mit feiner Brause gießen und gut feucht halten, bis die ersten Blätter erscheinen.

2

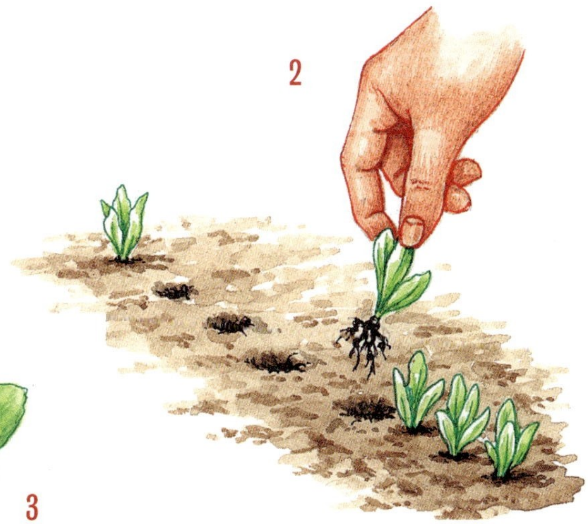

8–10 Tage später entfernen Sie die schwächsten Pflanzen und belassen nur alle 15 cm eine wilde Zichorie.

3

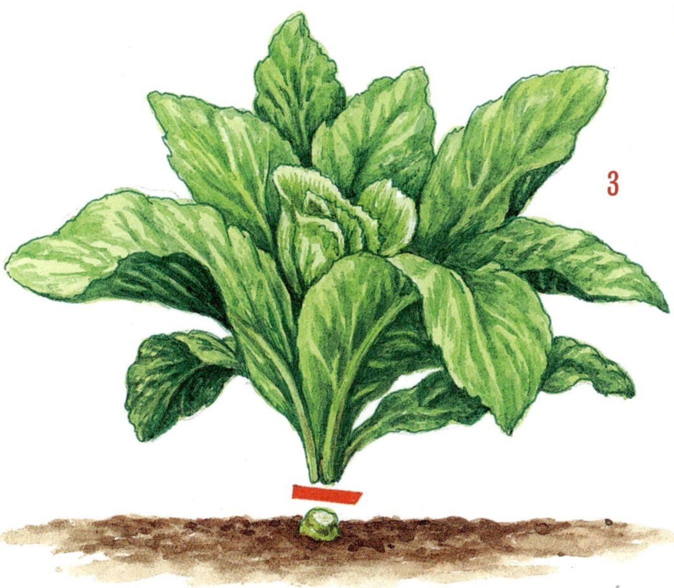

Im September/Oktober wird geerntet. Schneiden Sie die Zichorie dicht über dem Boden ab. Eine zweite Ernte im Winter (Februar bis März) bringt kleinere, etwas bittere rötliche Köpfe.

★★

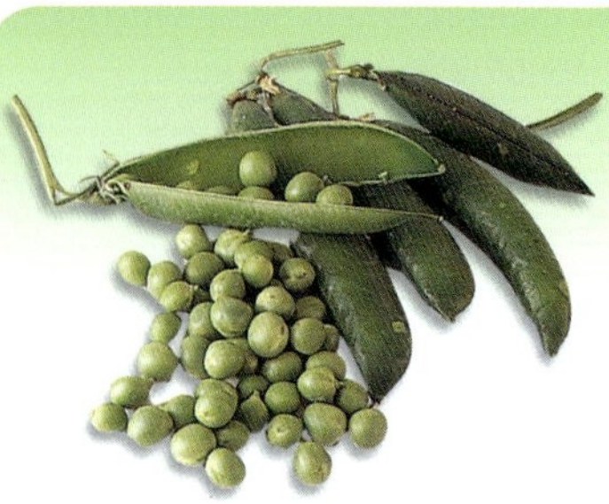

Erbsen

Leguminosen

Kulturanleitung

Erbsen mögen leichte, gut durchgearbeitete und im Sommer nicht zu feuchte Böden. Stark kalkhaltige oder sehr saure Böden sollten Sie meiden. Erbsen lieben es sonnig.

Aussaatzeitpunkt:
März–Juni; Oktober/November (bei mildem Klima)
Keimdauer:
10 Tage
Ernte:
Juni–Oktober (Aussaat im Frühjahr); März (Aussaat im Herbst)
Ertrag:
etwa 10 Schoten pro Pflanze
Gießen:

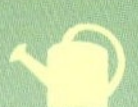

Krankheiten und Schädlinge:
Echter Mehltau, Erbsenmosaikvirus, Blattläuse

Aussaat

DIREKT INS FREILAND ★

Saatzeit ist in allen Regionen vom März bis Juni und in Gegenden mit milden Wintern im Oktober/November. Ziehen Sie mit der Doppelhacke 5 cm tiefe Furchen im Abstand von 40 cm.

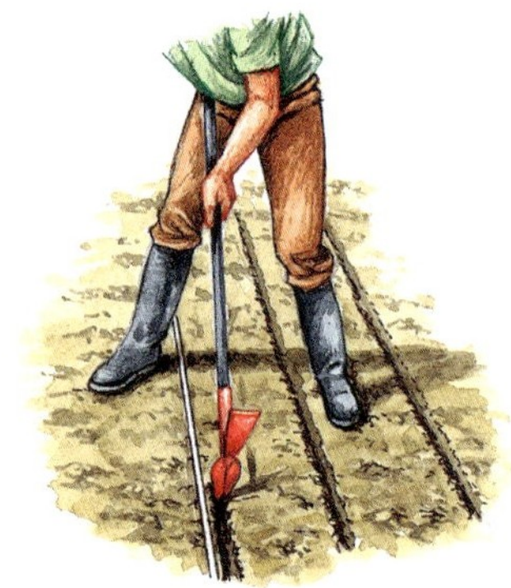

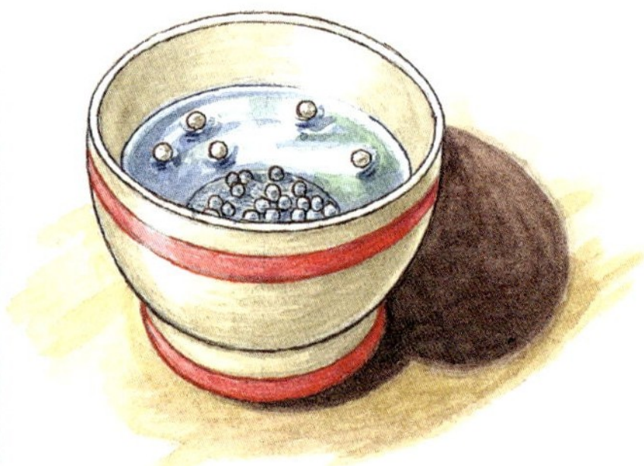

Um das Keimen zu beschleunigen, am Vorabend oder am Tag der Saat die Samen einige Stunden in lauwarmem Wasser einweichen. Alle Samen, die oben schwimmen, werfen Sie weg, denn sie werden nicht aufgehen.

Legen Sie alle 5 cm einen Samen auf den Boden der Furche. Mit Erde zudecken und mit dem Rechen gut festdrücken.

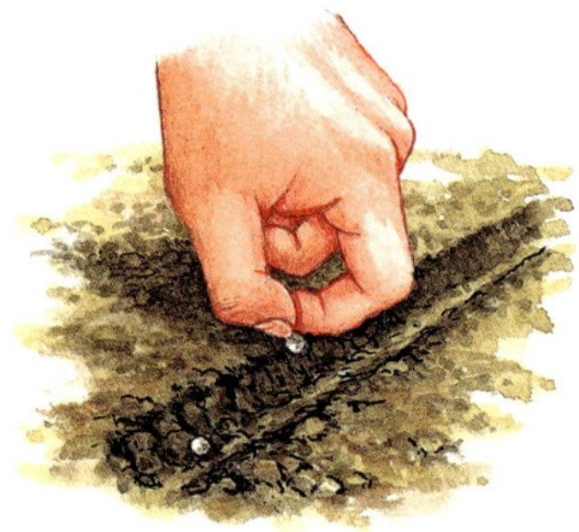

Achtung: Frühe Saaten werden gerne von Vögeln verspeist, die um diese Jahreszeit in der freien Natur noch wenig Nahrung finden. Schützen Sie die Saat, indem Sie kreuz und quer Äste darüber legen oder ein Netz spannen.

Anderthalb Monate nach der Aussaat

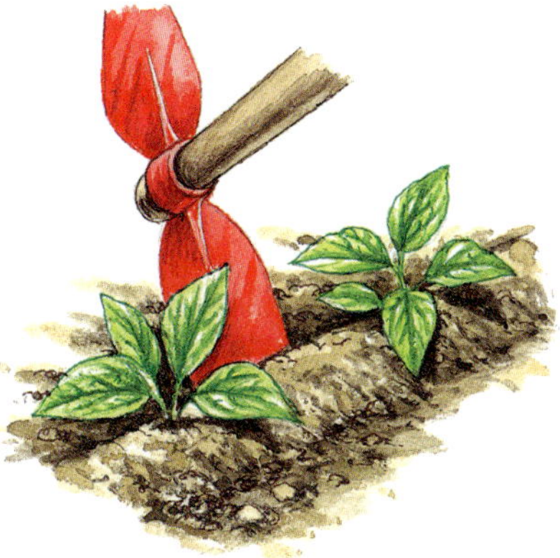

Wenn die jungen Erbsen 5 Blätter haben, d.h. etwa 20 cm hoch sind, häufeln Sie längs der ganzen Reihe die Erde an, sodass ein 10 cm hohe Wall entsteht.

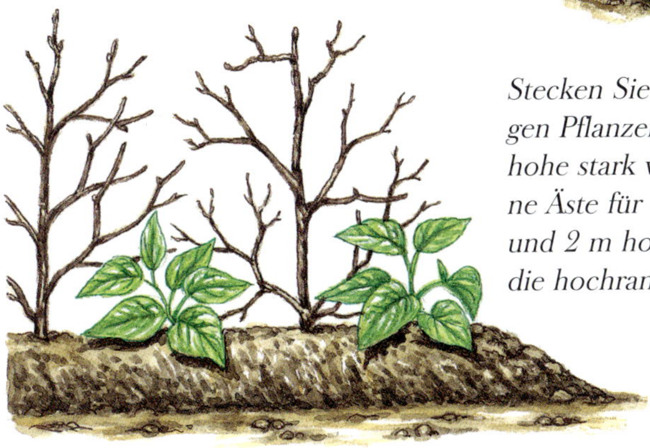

Stecken Sie zwischen die jungen Pflanzen 0,80 cm bis 1 m hohe stark verzweigte trockene Äste für die Buscherbsen und 2 m hohe Stangen für die hochrankenden Sorten.

Die Ernte

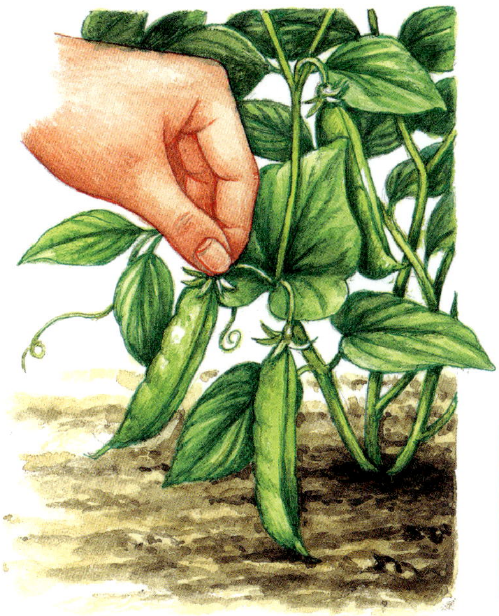

3 ½ –4 Monate nach der Aussaat sind die noch grünen, prallen Erbsenschoten erntereif. Zwicken Sie sie am Stiel mit den Nägeln von Daumen und Zeigefinger ab. Zuerst werden die bodennahen Schoten reif. Die Ernte erfolgt in 2–3 Phasen hintereinander für die gleiche Saat, alle 2–4 Tage.

Empfehlenswerte Sorten

Markerbsen haben runzelige Samenkörner, die sehr zuckerhaltig sind und lange zart bleiben. Palerbsen besitzen glatte Samenkörner, die schnell reifen und sich gut trocknen lassen. Zuckererbsen ist man mit Schale.

Markerbsen:
'Exzellenz', 'Markana', 'Salut'.

Palerbsen:
'Allerfrüheste Mai', 'Feltham First'.

Zuckererbsen:
'Normand', 'Delikata', 'Bamby'.

Um früher ernten zu können, schneiden Sie die Enden der Erbsenzweige über der 5. oder 7. Blütengruppe ab.

Gießen Sie im Sommer häufig und decken Sie den Boden (um die Pflanzen) mit getrocknetem Rasenschnitt oder Stroh ab.

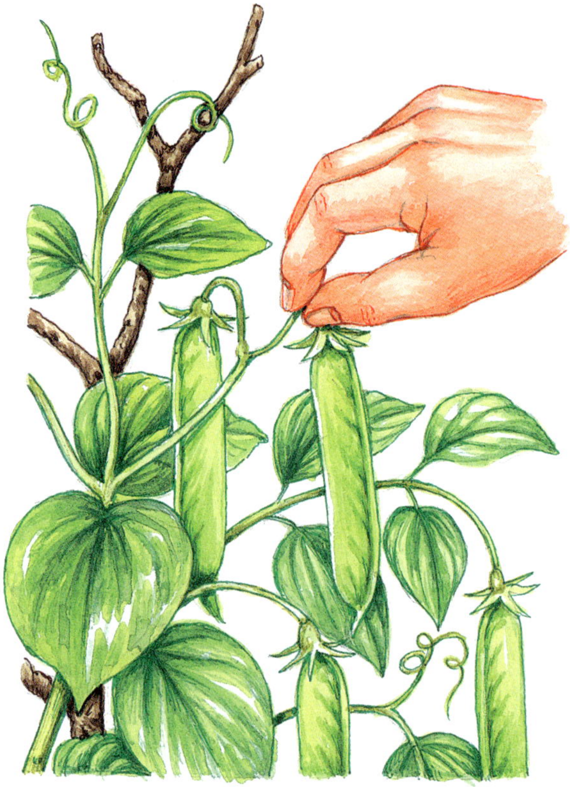

Pflücken Sie Zuckererbsen, von denen man die (5 cm langen) Schoten isst, bevor sich die Samen bilden. Diese Schoten sind flach und saftig grün. Das Pflücken geht genauso vor sich, wie bei den Mark- und Palerbsen beschrieben.

Nach der Ernte

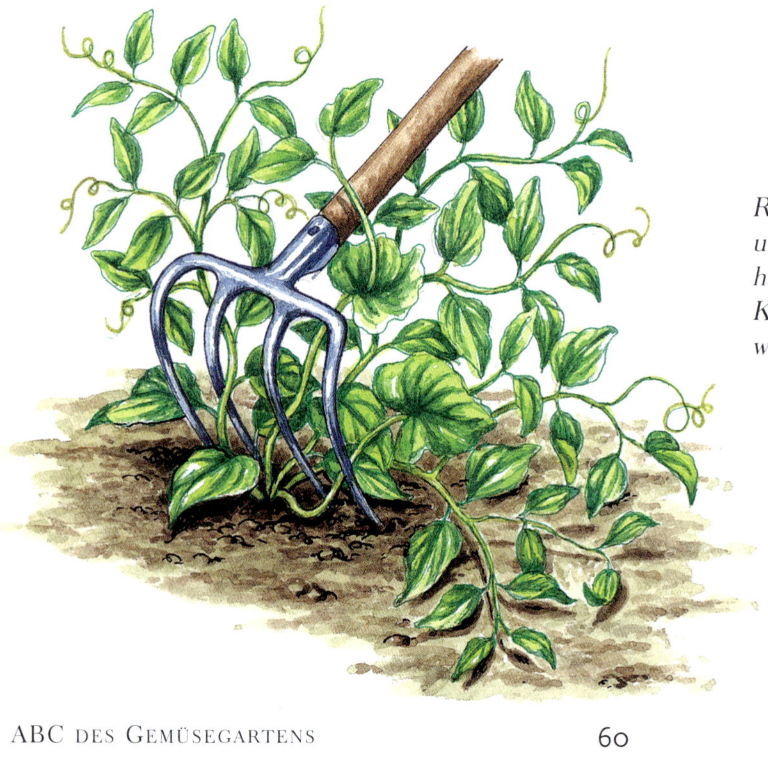

Reißen Sie die Reste der Pflanzen aus und werfen Sie sie auf den Komposthaufen, sofern sie keine Anzeichen von Krankheiten aufweisen. Andernfalls werden sie verbrannt.

Markerbsen sind sehr zuckerhaltig und bleiben lange zart. Sie eignen sich gut zum Einkochen und Einfrieren, man kann sie aber auch frisch verwenden.

Erdbeere

Rosengewächse

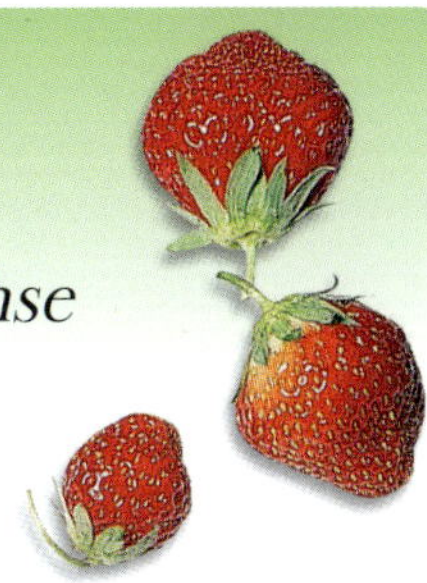

Kulturanleitung

Pflanzen

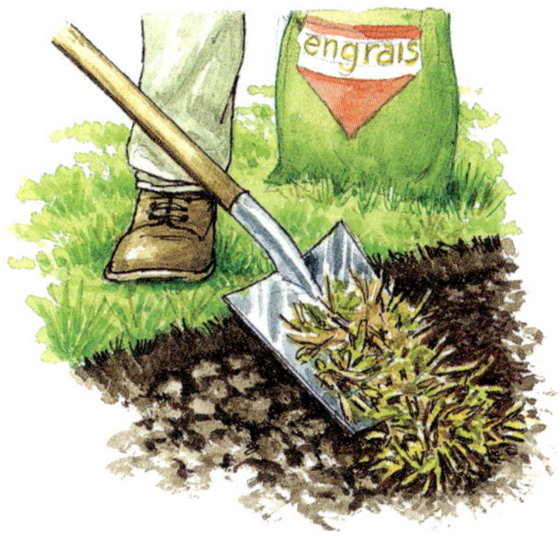

Graben Sie etwa 15 Tage vor dem Pflanzen im September das Beet tief um, entfernen alles Unkraut und arbeiten 8–10 kg reifen Kompost/m². In Reihen, die 35–40 cm auseinander liegen, werden Pflanzlöcher im Abstand von 25 cm gegraben.

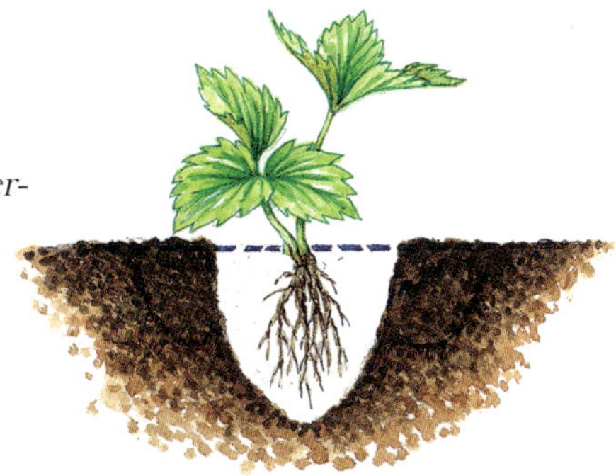

In jedes Loch kommt eine Erdbeerpflanze. Achten Sie darauf, dass die Wurzeln senkrecht nach unten ragen. Die Sprossbasis muss gleichauf mit der Erdoberfläche liegen.

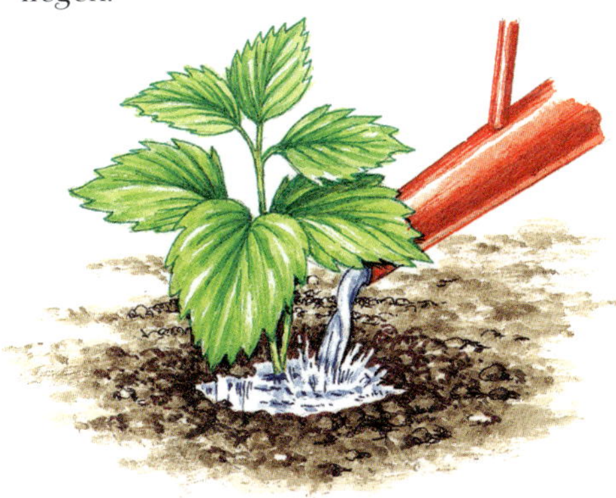

Breiten Sie die Wurzeln in alle Richtungen aus. Füllen Sie das Pflanzloch mit der vorhandenen Erde, die Sie gut festdrücken, und gießen Sie, sobald alle Erdbeerstauden gepflanzt sind.

Sie können Erdbeeren auch etwas später, im Herbst (Oktober), pflanzen oder im zeitigen Frühjahr (März). Die Pflanzen sind dann in Anzuchttöpfen erhältlich. Abgesehen davon, dass der Erdballen um die Wurzeln verbleibt, erfolgt das Pflanzen genauso wie oben beschrieben.

Am häufigsten werden bei uns die kleinfrüchtigen Monatserdbeeren oder Walderdbeeren und die großfrüchtigen Gartenerdbeeren angebaut. Sie lieben fruchtbare, tiefe Böden, die nicht zu kalkhaltig sein dürfen.

Pflanzzeitpunkt:
Mitte Juli–Anfang September; März

Einwurzelungszeit:
15–20 Tagen

Ernte:
Mai–Juni (einmaltragende); Juni–September (zweimaltragende)

Ertrag:
20 Stauden reichen für 4 Personen

Gießen:

Krankheiten und Schädlinge:
Echter Mehltau, Falscher Mehltau, Botrytis (Grauschimmel)

Empfehlenswerte Sorten

Frühe bis mittelfrühe Sorten: 'Senga Sengana', 'Kimberley', 'Polka'.

Mittelspäte Sorten: 'Asieta', 'Rapella'.

Walderdbeeren: 'Alexandria'.

Im folgenden Frühjahr

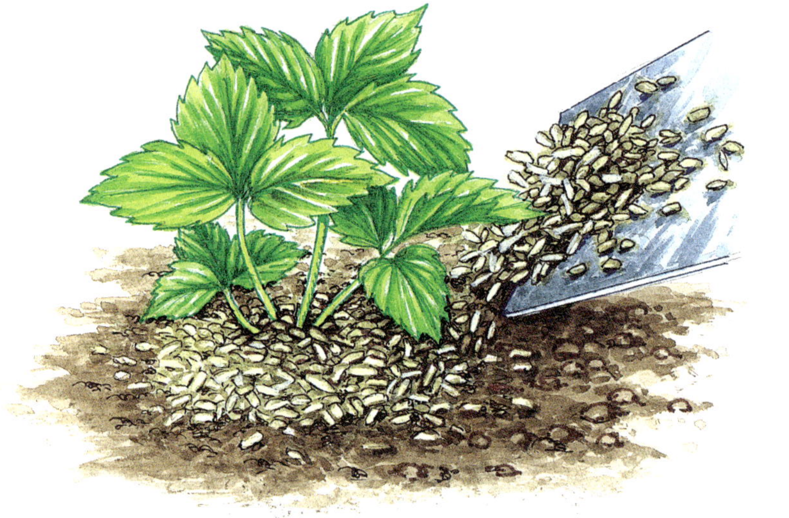

Im März/April Unkraut jäten. Harken Sie den Boden vorsichtig, ohne die Ausläufer zu verletzen und mischen Sie pro Staude eine gute Hand voll Kompost unter die Erde. Mulchen Sie den Boden mit einer 6–8 cm dicken Schicht aus Stroh oder Tannennadeln, um Schnecken fernzuhalten und die Bodenfeuchte zu bewahren.

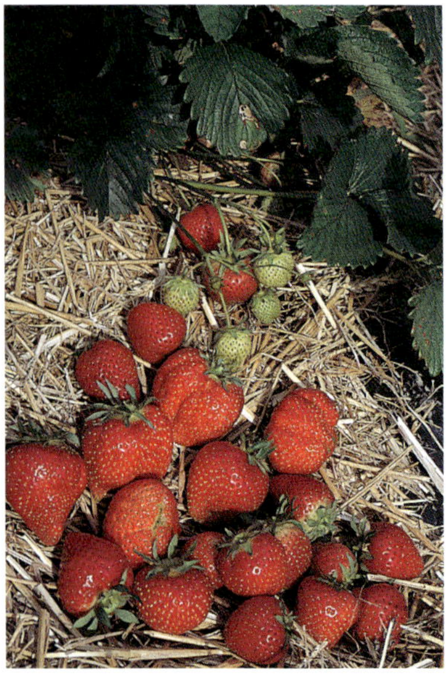

Auf einer Stroh-Mulchschicht liegen die Erdbeeren trocken und sauber.

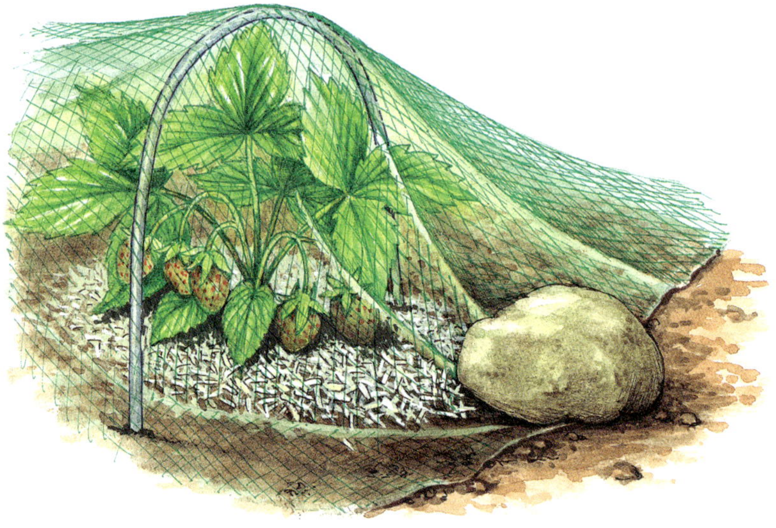

Bevor im Mai die ersten Erdbeeren reifen, wird ein Vogelnetz über die Stauden gelegt. Befestigen Sie es an den Rändern mit Steinen.

Gießen Sie im Sommer nur bei großer Trockenheit. Zu viel Wasser um die Erntezeit fördert eine Befall mit Botrytis (Grauschimmel).

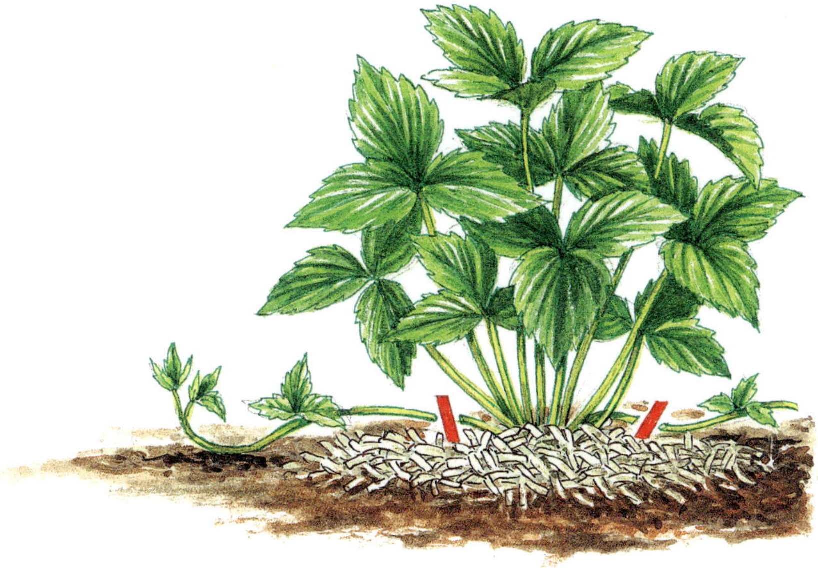

Schneiden Sie im Juni die langen stark kriechenden Ausläufer, an deren Ende ein Büschel von Blättern sitzt ab. Starke Ausläufer können zur Vermehrung verwendet werden.

Nach drei guten Erntejahren müssen die Erdbeerstauden ausgerissen und neue an einer anderen Stelle im Garten gepflanzt werden. Warten Sie 3–4 Jahre, bevor Sie die alte Stelle wieder mit Erdbeeren bepflanzen.

Die Ernte

Die Erdbeeren werden geerntet, wenn sie schön rot sind, je nach Sorte von Mai bis Oktober. Die in der Frühe gepflückten Erdbeeren schmecken süßer. Knipsen Sie den Stiel mit den Nägeln von Daumen und Zeigefinger ab.

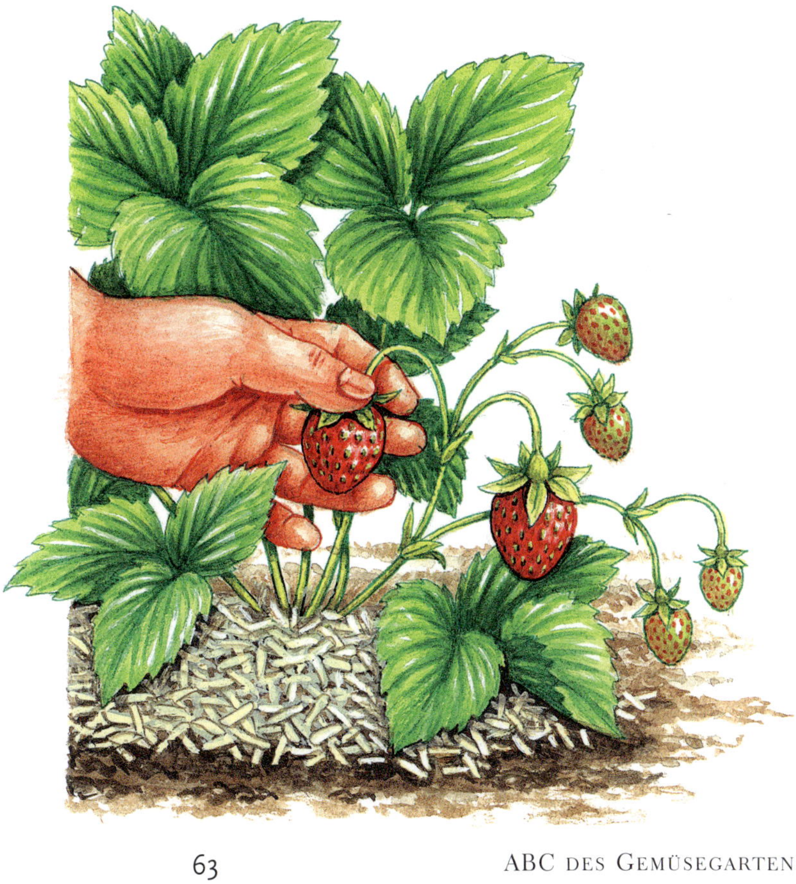

Je nach Sorte ernten Sie Erdbeeren nur etwa drei Wochen: im Mai/Juni (großfrüchtige nicht klimmende Pflanzen); im Juni/Juli sowie von Ende August bis Anfang Oktober (großfrüchtige klimmende); von Juni bis Oktober (Monatserdbeeren).

Der Anbau von Monatserdbeeren

1

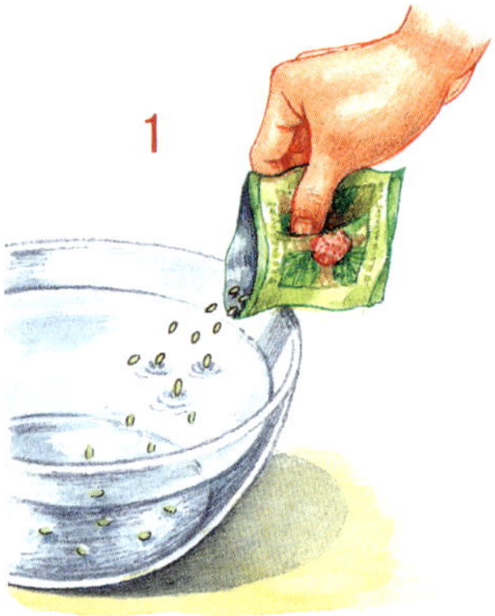

Zwischen Ende Juli und Anfang August weicht man die Samen 48 Stunden lang in lauwarmem Wasser ein.

2

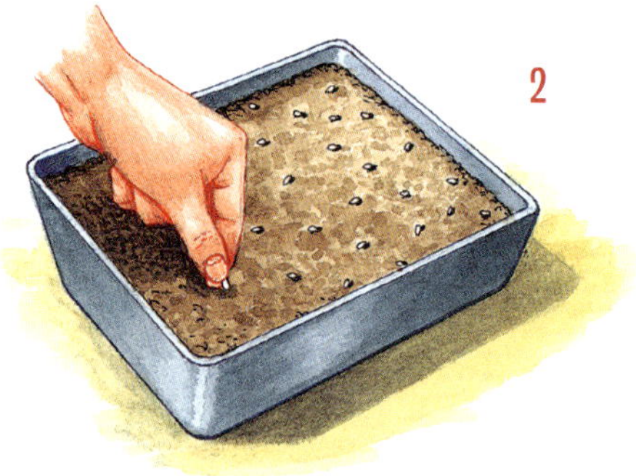

In einer mit Aussaaterde gefüllten Pflanzschale werden die eingeweichten Samen gleichmäßig verteilt.

3

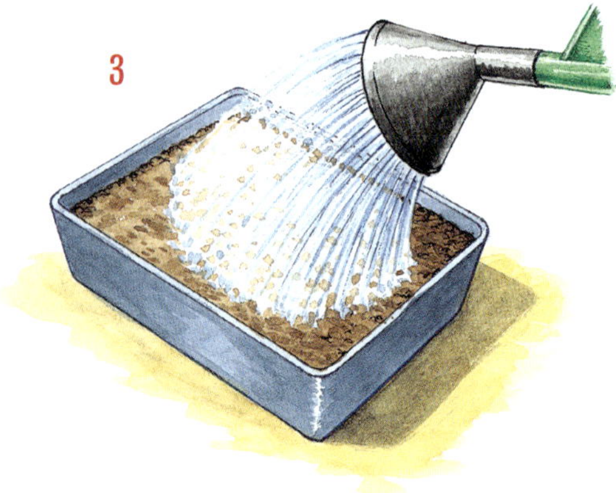

Bedecken Sie die Saat mit einer dünnen Schicht feinkörniger Erde, drücken Sie sie mit einem Brettchen fest und gießen Sie mit feiner Brause. Stellen Sie die Pflanzschale an einen schattigen, geschützten Platz. Halten Sie die Erde 15 Tage lang recht feucht, bis die ersten Blätter erscheinen.

4

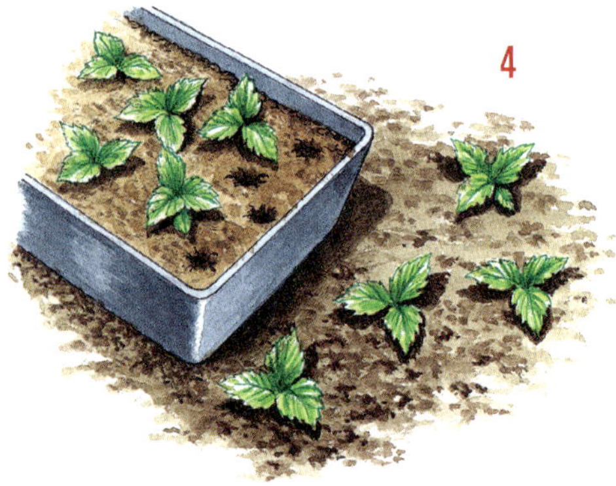

Wenn die jungen Pflanzen anderthalb Monate später 3–4 Blätter gebildet haben, topfen Sie sie im Abstand von 15 cm ins Anzuchtbeet um.

5

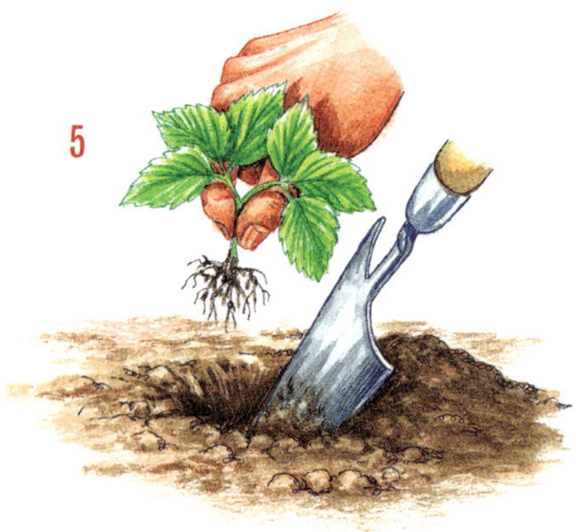

Gegen Ende September/Anfang Oktober haben die jungen Pflanzen 6–8 Blätter. Pflanzen Sie sie im Abstand von 30 cm an ihren endgültigen Platz. Sie können mit dem Umpflanzen auch bis zum nächsten Frühjahr warten.

Von da an können Sie Ihre Monatserdbeeren genauso behandeln wie die großfrüchtigen Pflanzen.

Feldsalat, Rapunzelsalat

Baldriangewächse

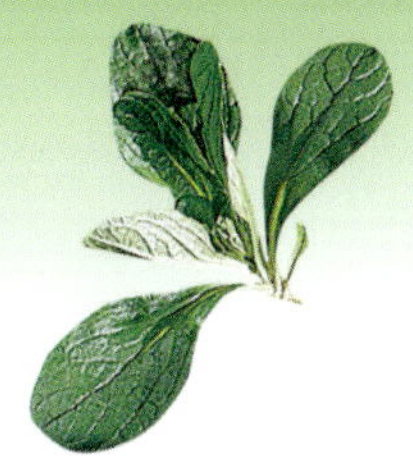

Kulturanleitung

Aussaat

REIHENSAAT ★

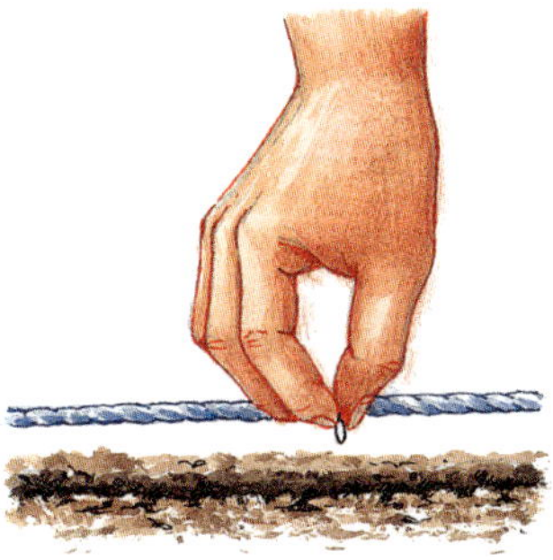

Von Mitte August bis Ende September verteilen Sie den Samen gleichmäßig in flache Furchen. Die Furchen mit Erde verschließen und mit dem Rücken des Rechens festdrücken. Gießen Sie mit feiner Brause. Halten Sie das Beet feucht, bis nach etwa 7–20 Tage die ersten Blätter erscheinen.

BREITWÜRFIGE SAAT ★★

Streuen Sie den Samen gleichmäßig mit einer halbkreisförmigen Bewegung aus der hohlen Hand auf das vorgesehene Beet.

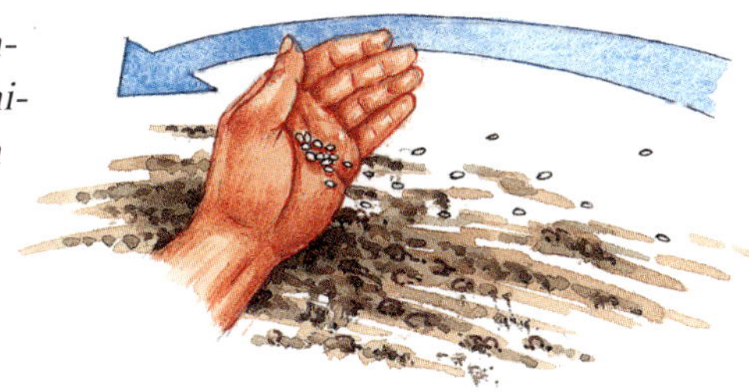

Ziehen Sie den Rechen locker über das Beet. Drücken Sie den Boden mit dem Rücken des Rechens fest und gießen Sie mit feiner Brause.

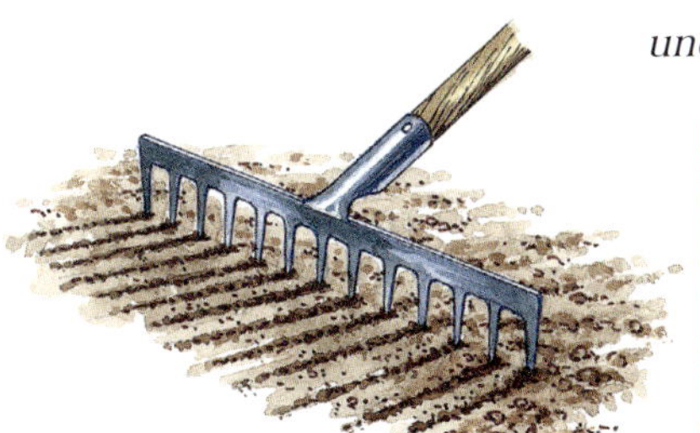

Schützen Sie Ihre Pflanzen vorsorglich, indem Sie Schnecken-Granulat (auf Metaldehyd- oder Methiocarb-Basis) streuen. Nach jedem Regen wiederholen.

Feldsalat kann vom Herbst bis zum Frühling durchgängig geerntet werden. Er liebt festen Boden: Graben Sie daher das vorgesehene Beet nicht um, sondern lockern Sie die Erde nur oberflächlich und treten Sie nach dem Säen den Boden mit den Füßen fest.

Aussaatzeitpunkt:
Mitte August–September

Keimdauer:
8 Tage

Ernte:
September–März

Ertrag:
Ein Samentütchen ergibt genug Salat für eine vierköpfige Familie.

Gießen:

Krankheiten und Schädlinge:
Mehltau (bei anhaltend warmem Wetter), Schnecken

Ausdünnen

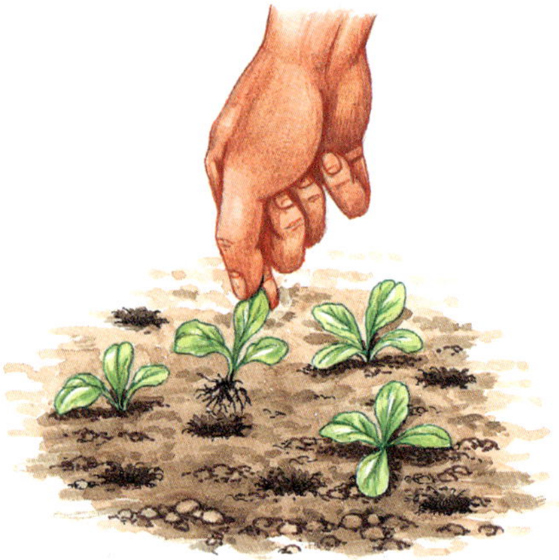

Einen Monat nach der Aussaat haben die jungen Rapunzelpflanzen 3–4 Blätter. Rupfen Sie die schwächsten Pflanzen aus und lassen Sie nur alle 10 cm eine stehen.

Gießen Sie im Sommer häufig. Um den Boden während der Keimdauer recht feucht zu halten, können Sie ihn z.B. mit Stroh, Rasenschnitt oder Kohlblättern abdecken.

Empfehlenswerte Sorten

Für die Herbsternte: 'Holländischer Breitblättriger', 'Jade', 'Gala', 'Dante'.

Für die Winterernte: 'Topaze', 'Trophy', 'Elan', 'Dunkelgrüner Vollherziger'.

Die Ernte

Je nach Zeitpunkt der Aussaat werden von September bis März bei Bedarf Feldsalatrosetten über dem Boden abgeschnitten.

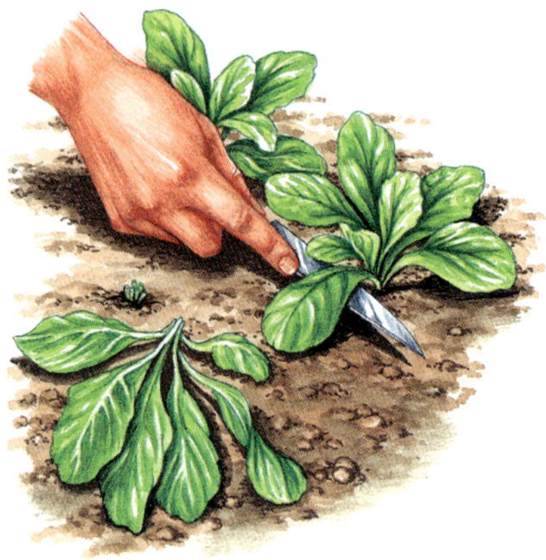

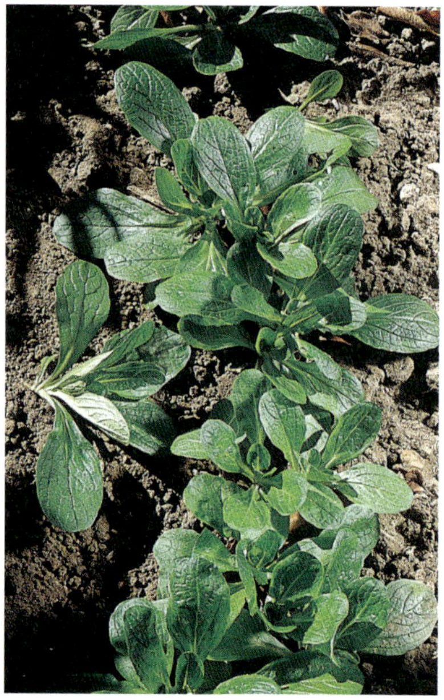

Vor dem ersten Frost

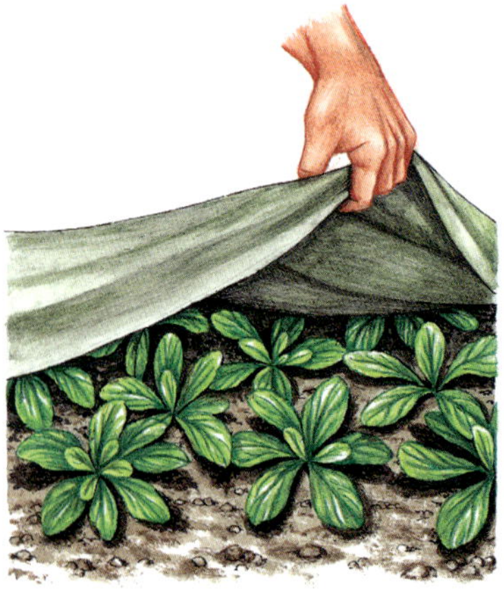

In kalten Gegenden bedeckt man die Pflänzchen mit einer Laubschicht oder mit einem Stück Wachstumsfolie.

Im folgenden Frühjahr arbeiten Sie eventuell übrig gebliebenen Feldsalat als organische Substanz beim Umgraben des Beetes in den Boden ein.

Gartenkresse

Kreuzblütler

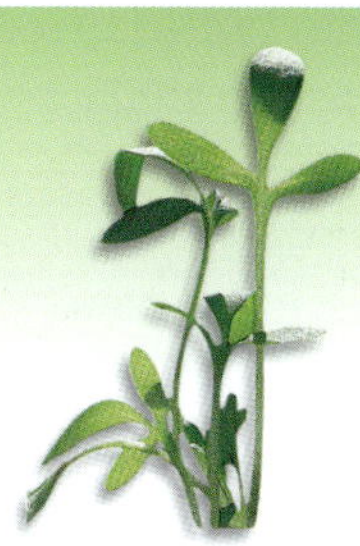

Kulturanleitung

Aussaat

DIREKT INS FREILAND

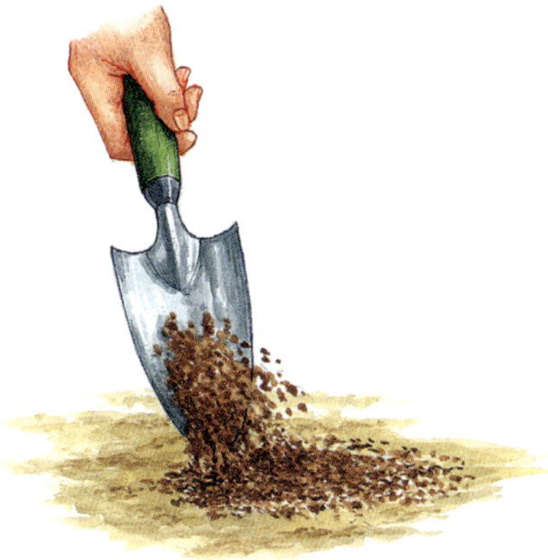

Streuen Sie von März bis Oktober alle zwei Wochen ein wenig Komposterde auf ca. 1 m² Gartenfläche. Darauf säen Sie breitwürfig und gleichmäßig verteilt den Samen. Gehen Sie oberflächlich mit dem Rechen darüber und gießen Sie mit feiner Brause. Die ersten Kresseblättchen sprießen innerhalb von 24 Stunden.

Gartenkresse hat einen scharfen pfeffrigen Geschmack. Sie liebt ständig feuchten Boden mit viel organischen Substanzen. Am Anfang und am Ende der Saison braucht sie Sonne, im Sommer aber muss sie im Schatten stehen!

Gießen Sie ganz regelmäßig, damit der Boden während der gesamten Anbauzeit feucht bleibt. So vermeiden Sie eine vorzeitige Blüte (bevor die Blätter geerntet werden) und eine Invasion von Blattkäfern.

Empfehlenswerte Sorten

Im Handel gibt es unzählige Sorten. Wählen Sie ganz nach Belieben aus.

Die Ernte

Etwa 3–4 Wochen nach der Aussaat schneiden Sie die Kressestängel über dem Boden ab.

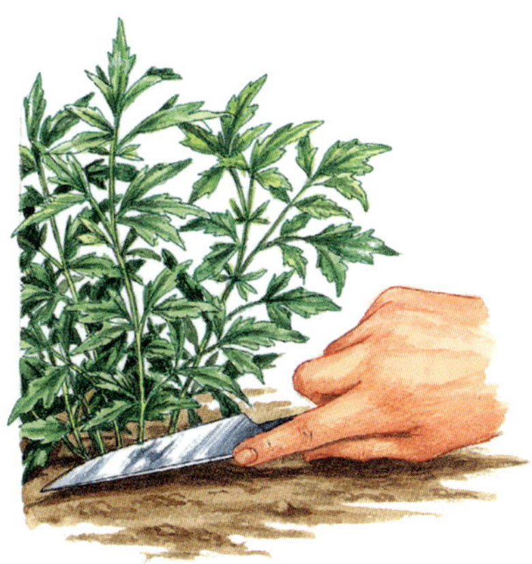

Aussaatzeitpunkt:
März–September

Keimdauer:
24 Stunden

Ernte:
April–November

Gießen:

Krankheiten und Schädlinge:
Blattkäfer

★★

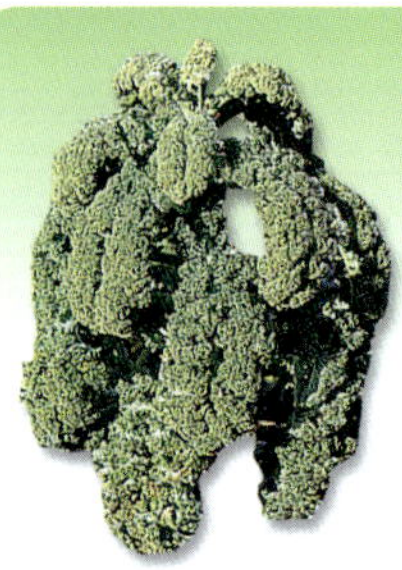

Grünkohl, Braunkohl

Kreuzblütler

Kulturanleitung

Grünkohl bildet keine Köpfe; vielmehr verzehrt man seine großen krausen Blätter. Weil sie sehr kälteresistent ist, wird diese Pflanze viel im Norden angebaut. Wie jeder Kohl mag der Grünkohl tiefen, fruchtbaren Boden. Er fürchtet die Trockenheit im Sommer und verträgt leichten Schatten.

Aussaatzeitpunkt: *Mai–Juni*
Keimdauer: *5 Tage*
Ernte: *Nicht vor dem ersten Frost bis März*
Ertrag: *3 Grünkohlpflanzen pro Reihenmeter*
Gießen:
Krankheiten und Schädlinge: *Großer Kohlweißling, Kohlfliege, Weiße Fliege*

Aussaat

Ins Anzuchtbeet ★

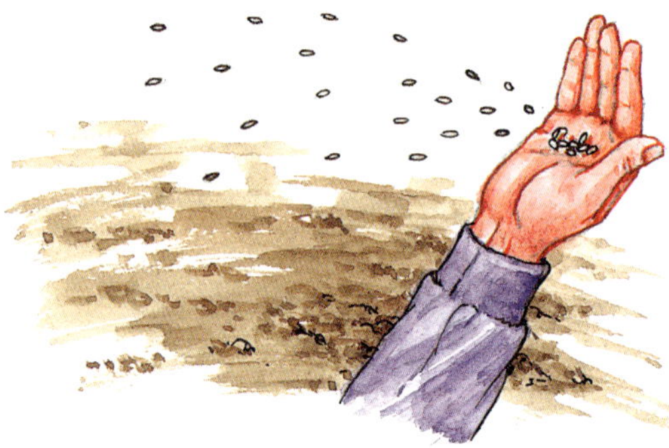

Zwischen Mai und Juni breitwürfig aus der hohlen Hand säen; ein Tütchen Samen reicht für 1 m². Verteilen Sie die Samenkörner gleichmäßig. Eine dünne Schicht Erde darüberrechen, mit dem Rücken des Rechens festdrücken und mit feiner Brause gießen.

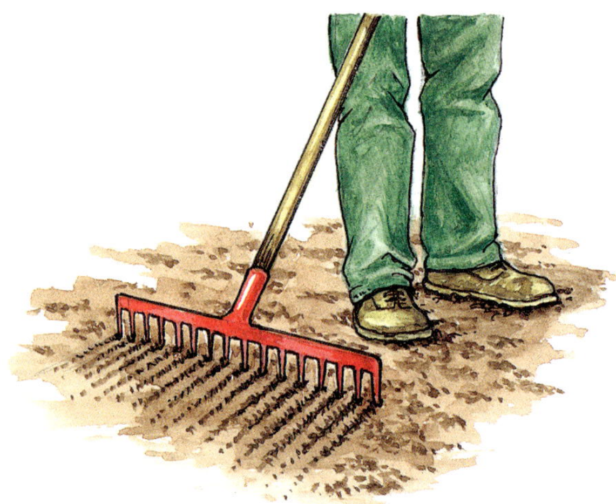

Vereinzeln

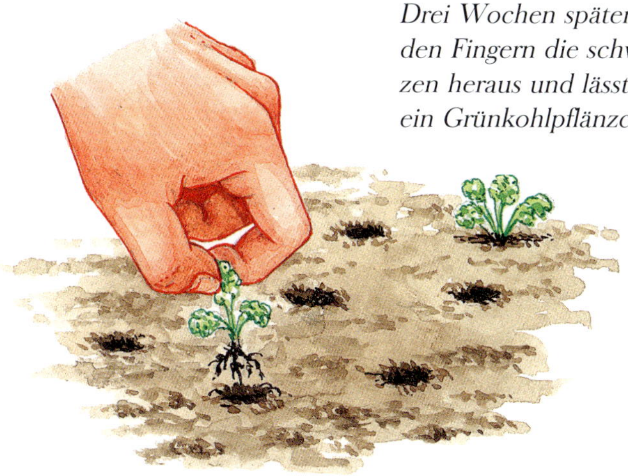

Drei Wochen später zieht man mit den Fingern die schwächsten Pflanzen heraus und lässt alle 5 cm nur ein Grünkohlpflänzchen stehen.

Empfehlenswerte Sorten

'Fribor'; 'Niedriger Grüner Krauser'; 'Winterbor' (sehr frosthart).

Pflanzen

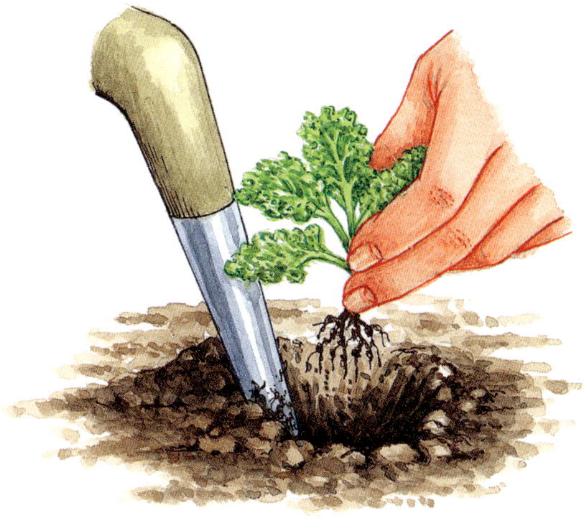

Zupfen Sie anderthalb Monate nach der Aussaat die gut entwickelten Pflanzen, die 4–6 Blätter haben, vorsichtig aus der Erde und pflanzen Sie sie sofort in den Gemüsegarten. Sie sollen bis an die Basis der Blätter in der Erde stecken.

In manchen Gärtnereien können Sie vorgezogene Grünkohlpflanzen in Anzuchttöpfen kaufen. Diese werden zwischen Mitte Juni und Mitte Juli wie selbst gezogene Setzlinge gepflanzt.

Die jungen Grünkohlpflanzen setzen Sie 40–50 cm auseinander in Reihen, die einen Abstand von 50 cm haben. Setzen Sie die Pflanzen bis zur Basis der Blätter in die Erde. Die Erde rundherum gut festdrücken und reichlich angießen.

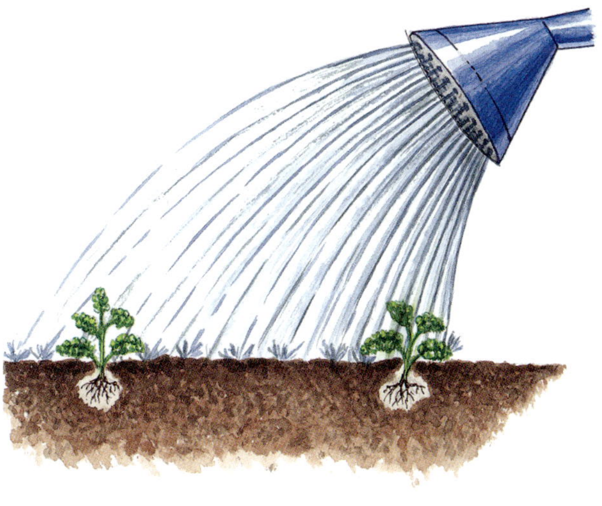

Die Ernte

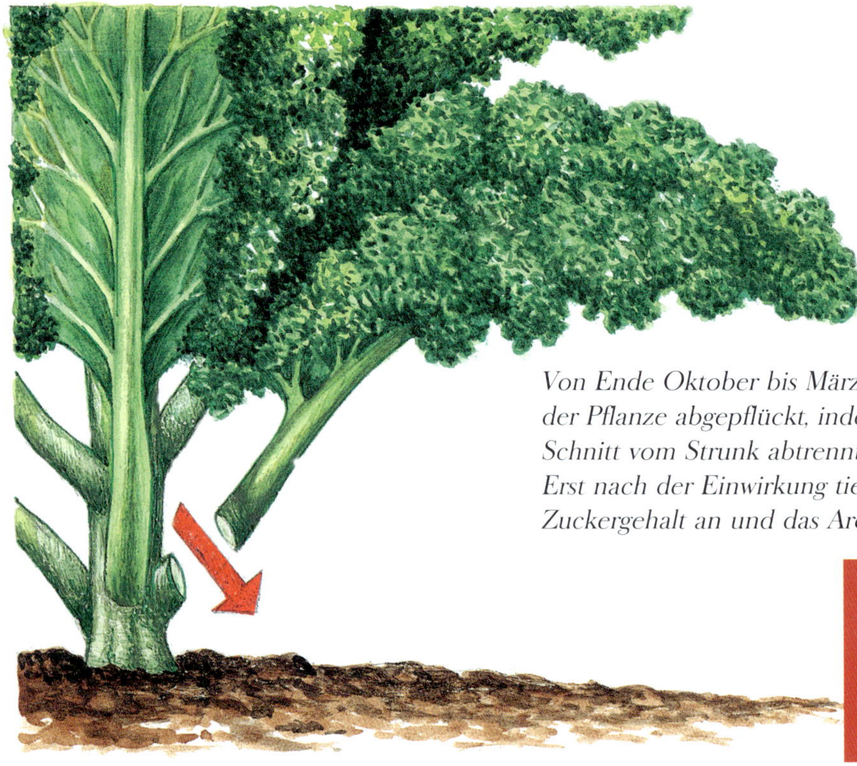

Von Ende Oktober bis März werden die Blätter an der Basis der Pflanze abgepflückt, indem man sie mit einem glatten Schnitt vom Strunk abtrennt.
Erst nach der Einwirkung tieferer Temperaturen steigt der Zuckergehalt an und das Aroma entfaltet sich.

Gießen Sie den Fuß des Grünkohls im Sommer regelmäßig und mulchen Sie den Boden mit Stroh oder Flachshäcksel, um die Feuchtigkeit länger im Boden zu halten.

Im kommenden Frühjahr

Grünkohl ist zweijährig und kommt im März oder April des folgenden Jahres zur Blüte. Die geschlossenen Blütenknospen schneiden Sie ab, um sie zu essen. Der Rest der Pflanze wird weggworfen.

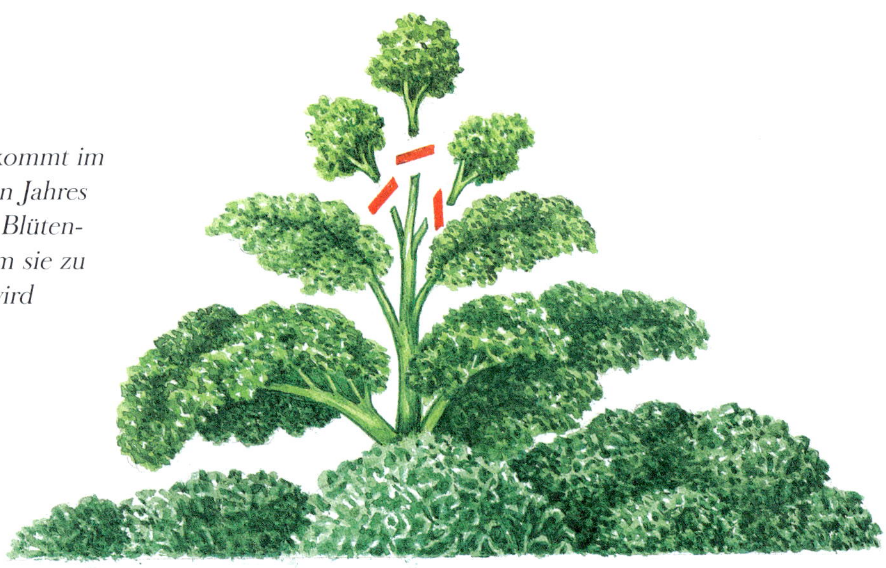

Japanknolle

Lippenblütler

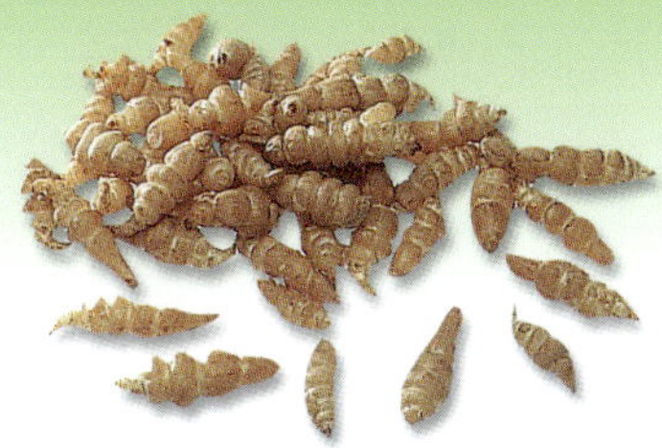

Kulturanleitung

Pflanzen

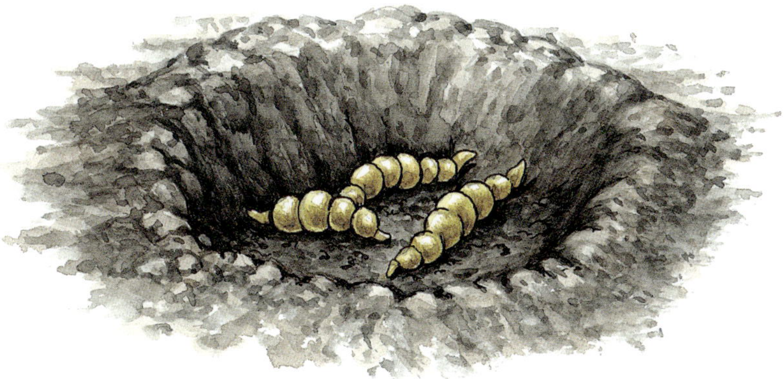

Ende Februar oder im März pflanzt man im Gemüsegarten jeweils 3–4 Knollen etwa 15 cm tief in Saatlöcher mit einem Abstand von 40 cm.

Häufeln Sie Ende August um die jungen Pflanzen einen kleinen Erdwall.

Die Japanknolle oder Japanische Artischocke ist eine kleine unregelmäßig geformte, längliche blassgelbe Knolle. Sie bevorzugt leichte, nicht zu feuchte Böden, verträgt aber keine Trockenheit. Geben Sie ihr einen sonnigen Standort. Die Knollen sind nicht frostempfindlich, können also im Boden verbleiben.

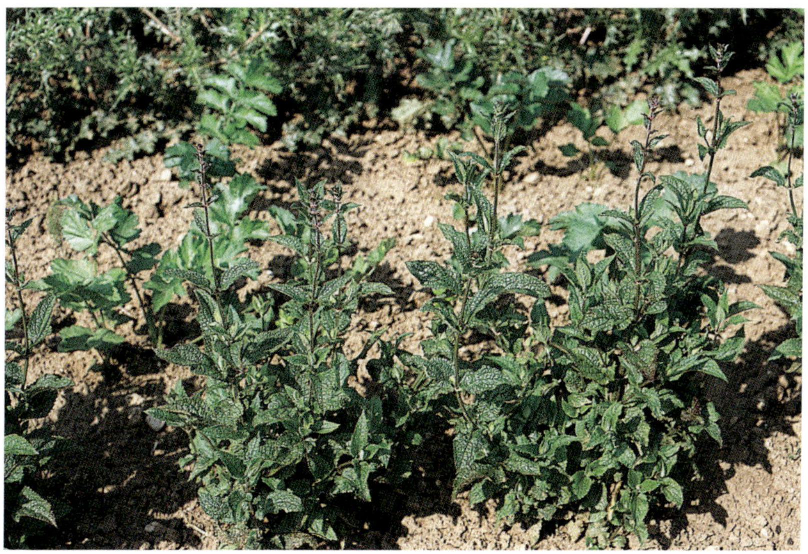

Pflanzzeitpunkt:
Ende Februar–März

Keimdauer:
3 Wochen

Ernte:
Ab November

Ertrag:
1 kg/m²

Gießen:

Krankheiten und Schädlinge:
Keine bekannt

Die Ernte

Anfang November, wenn die Blätter der Pflanze trocken werden, zieht man die Knollen bei Bedarf aus dem Boden, indem man längs der Reihe eine Grabegabel einsticht und wie mit einem Hebel die Knollen herausbefördert. Sie sollten sofort verbraucht werden, da sie nach dem Ernten sehr schnell vertrocknen. Um zu vermeiden, dass sie an der Luft welken, können Sie sie in Sand einschlagen.

Empfehlenswerte Sorten

Besorgen Sie sich verjüngte Pflanzen aus dem Handel, die garantiert keine Viruskrankheiten haben.

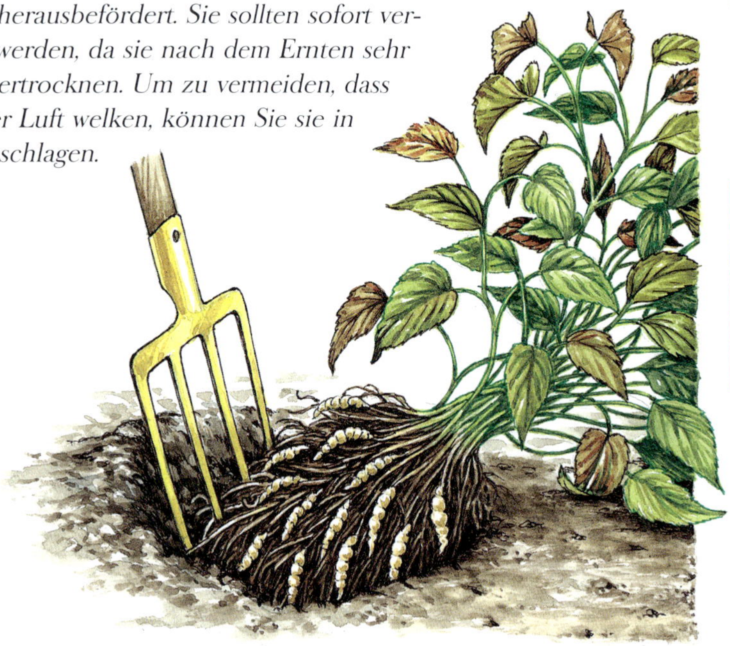

Lassen Sie ein paar Pflanzen in der Erde stehen, die später verpflanzt werden können. Ab März, unmittelbar vor dem Pflanzen, aus dem Boden nehmen.

Vor dem ersten Frost

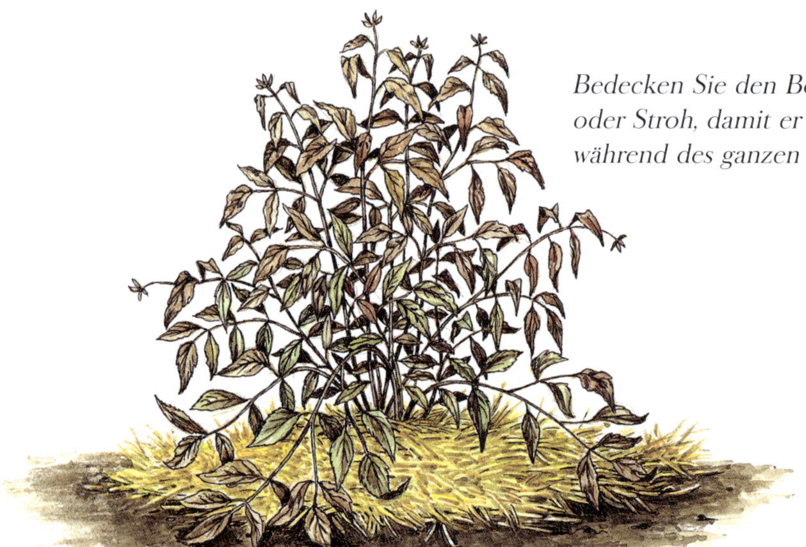

Bedecken Sie den Boden um die Pflanzen mit Laub oder Stroh, damit er nicht gefriert. Sie können dann während des ganzen Winters ernten.

Säubern Sie die Knollen vor dem Zubereiten, indem Sie sie in einem Küchentuch mit grobem Salz abreiben. Sie können sie aber auch bürsten.

★★★

Karde, Spanische Artischocke

Korbblütler

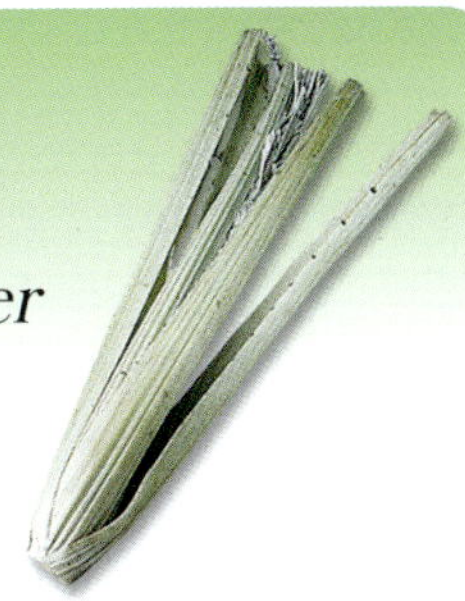

Kulturanleitung

Zwar ist die Karde eine mehrjährige Pflanze, doch wird sie meist als einjähriges Gemüse kultiviert. Sie mag fruchtbare, tiefe und im Sommer kühle Böden. Geben Sie ihr einen sehr sonnigen Standort.

Aussaat

In Anzuchttöpfen ★★★

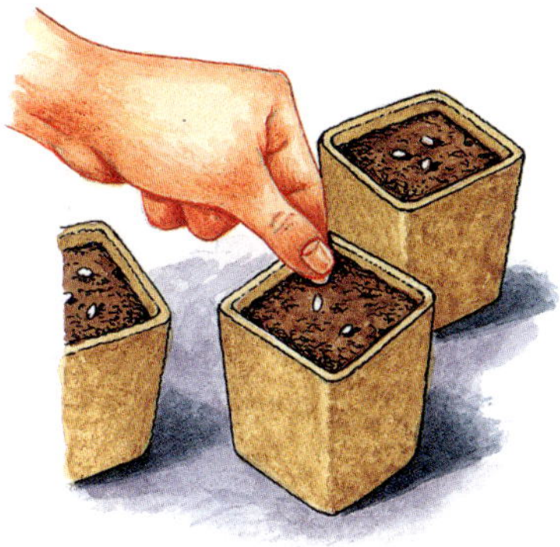

Säen Sie im April je 2–3 Samenkörner in Anzuchttöpfe und bedecken Sie sie etwa 1 cm dick mit Anzuchterde. Drücken Sie die Erde mit den Fingern fest und gießen Sie reichlich, bis die ersten Blätter erscheinen.

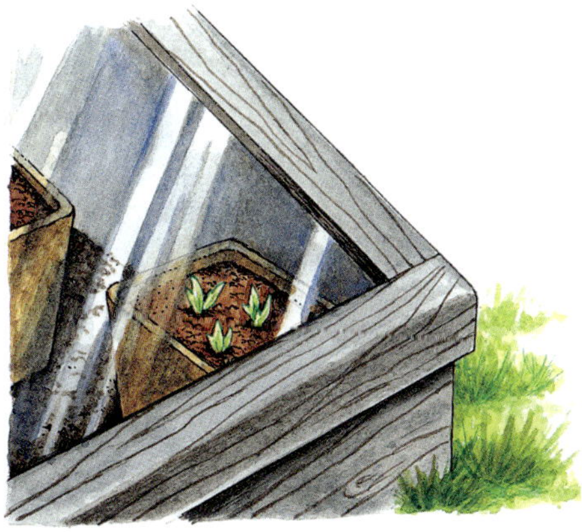

Stellen Sie die Anzuchttöpfchen am besten in den Frühbeetkasten.

Aussaat ins Freiland ★★

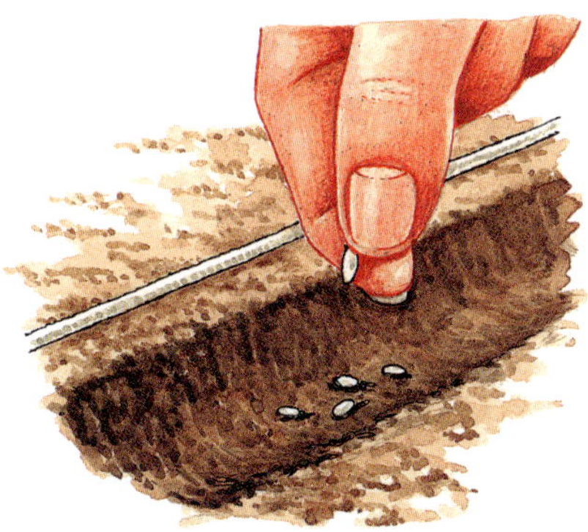

Ziehen Sie im Mai 1–2 cm tiefe Furchen im Abstand von 1,50 m. Legen Sie je 4–5 Samen im Abstand von 80–100 cm in die Furche. Erde darüberschichten und großzügig mit feiner Brause gießen.

Aussaatzeitpunkt:
Im April (Frühbeet); im Mai (Freiland)

Keimdauer:
2 Wochen

Ernte:
September–März

Ertrag:
Für eine vierköpfige Familie sind 2–3 Karden ausreichend.

Gießen:

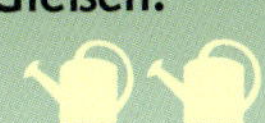

Krankheiten und Schädlinge:
Falscher Mehltau

Empfehlenswerte Sorten

'Plein blanc inerme' mit leicht bleichenden Stielen ohne Dornen.

'Vert de Vaulx-en-Velin', kratzig, aber gut lagerfähig.

'Blanco' mit Stielen, die auf natürliche Weise bleichen.

Ausdünnen

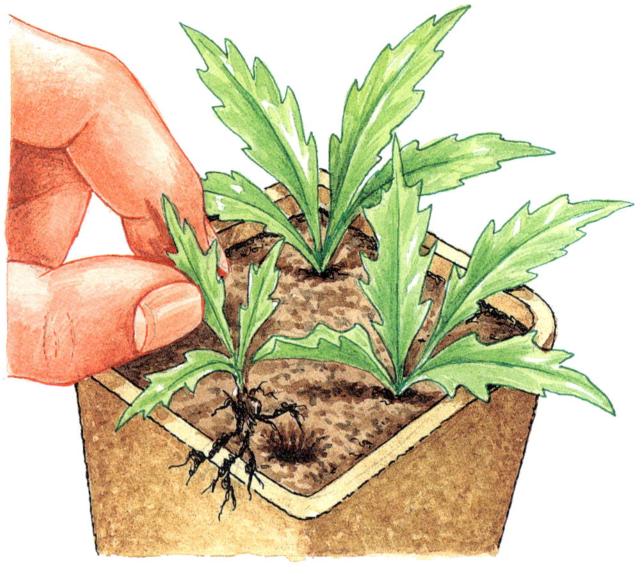

3–4 Wochen nach der Aussaat belassen Sie nur die kräftigste Pflanze in den Anzuchttöpfchen. Halten Sie sie weiter im offenen Frühbeetkasten.

Wie die Artischocke ist die Karde ein sehr anspruchsvolles Gemüse. Geben Sie in jedes Pflanzloch eine Schaufel gut verrotteten Stallmist.

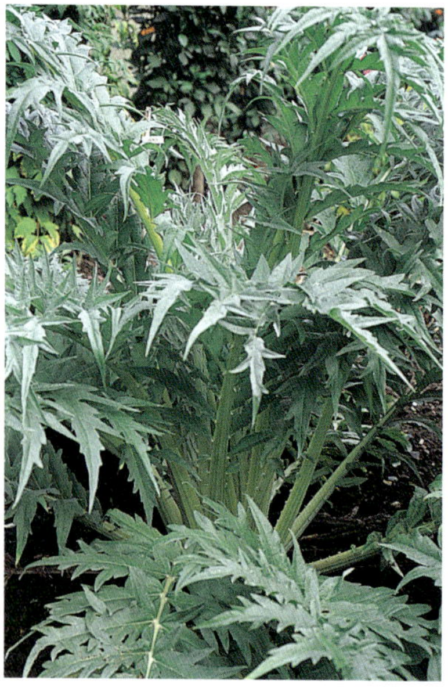

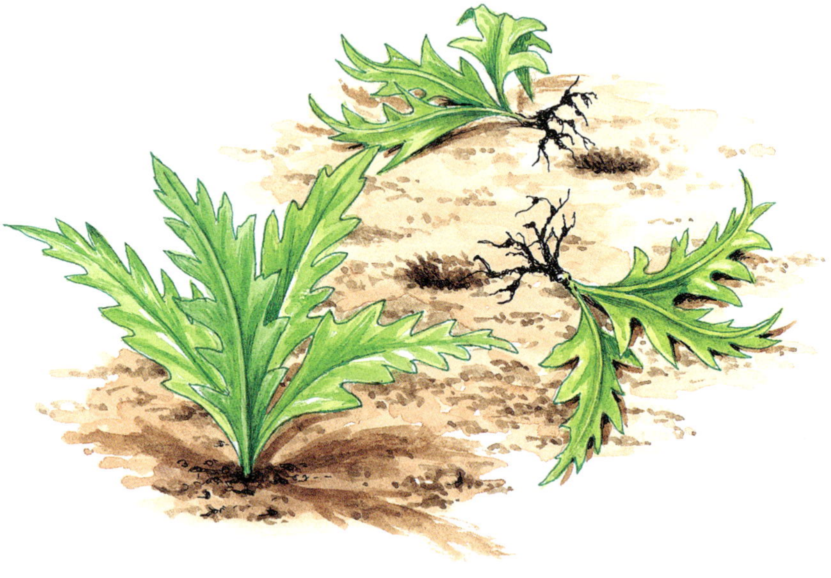

Ebenso bei der Aussaat im Freiland die schwächsten Sämlinge entfernen und auf 1 m vereinzeln.

Pflanzen

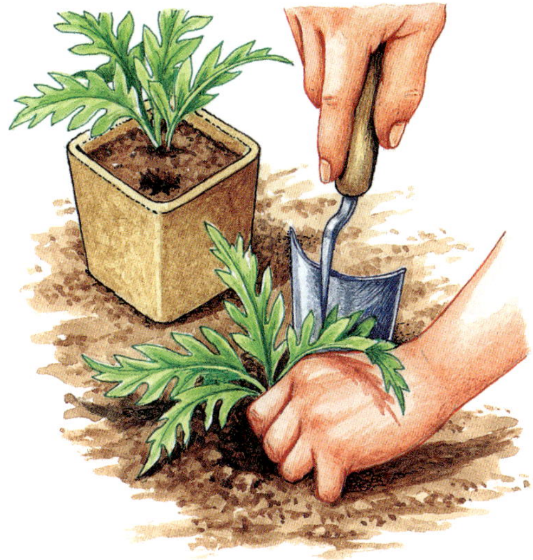

Anfang Mai die jungen Karden aus den Anzuchttöpfen mit einem Reihenabstand von 1,50 m und einem Abstand in der Reihe von 1 m ins Beet pflanzen. In kalten Regionen bis Mitte Mai die Jungpflanzen mit einem Folientunnel schützen.

Wenn Sie weder die Zeit noch den nötigen Platz haben, um Karden zu säen, besorgen Sie sich Setzlinge aus einer Gärtnerei. Diese werden, wie die selbst gezogenen Pflänzchen, ab Mitte Mai gesetzt.

So werden Karden gebleicht

Um zarte Stiele zu erhalten ist ratsam, die Karden zu bleichen. Rechnen Sie 15 Tage bis 3 Wochen für eine verzehrsfertige Karde. Bleichen Sie die Karden nur nach Bedarf, denn mit dem Bleichen nimmt auch die Haltbarkeit ab.

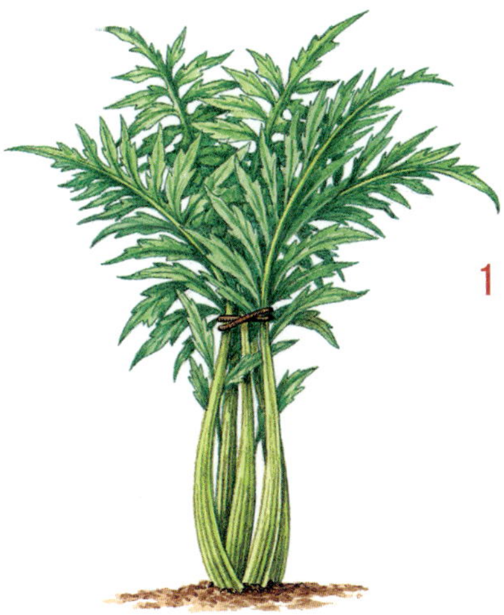

1

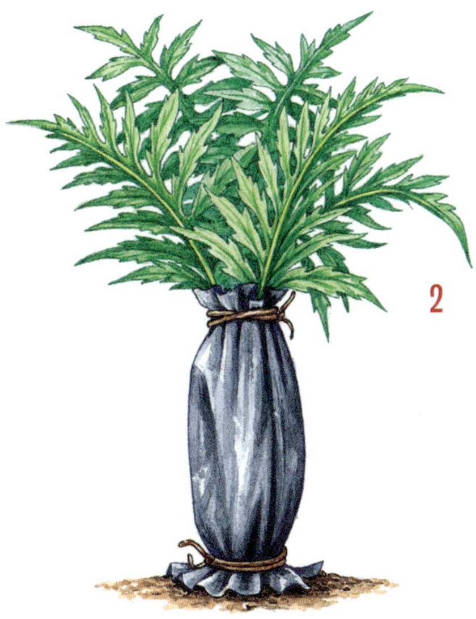

2

An einem sonnigen Tag Ende September, wenn die Blätter schön trocken sind, die Stiele oben rohrförmig zusammenbinden.

Die Stiele mit einer Strohmatte oder einem Stück schwarzer Plastikfolie umwickeln und zusammenbinden. Wenn Sie die Blätter auseinander schieben, können Sie feststellen, ob sie gebleicht sind.

Die Ernte

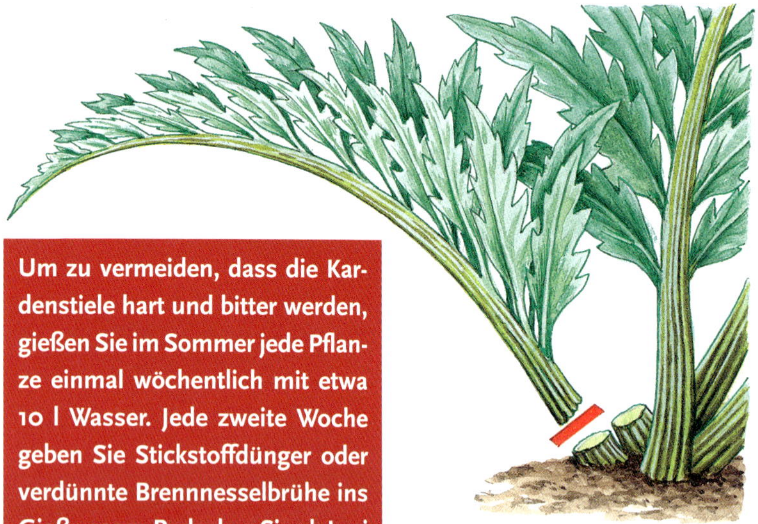

Wenn im Spätsommer (Anfang September) die Stiele schön fleischig sind, schneiden Sie bei Bedarf die (je nach Geschmack) gebleichten oder naturbelassenen Karden kurz über dem Boden an der Basis der Blätter ab.

Um zu vermeiden, dass die Kardenstiele hart und bitter werden, gießen Sie im Sommer jede Pflanze einmal wöchentlich mit etwa 10 l Wasser. Jede zweite Woche geben Sie Stickstoffdünger oder verdünnte Brennnesselbrühe ins Gießwasser. Bedecken Sie ab Juni den Boden mit Mulch, das mindert die Verdunstung und hemmt das Sprießen von Unkraut.

Vor dem ersten Frost

Reißen Sie alle Karden mit den Wurzeln aus und setzen Sie sie im Keller in eine Kiste mit Sand. Auf diese Weise können Sie das Gemüse lagern und über den Winter verzehren.

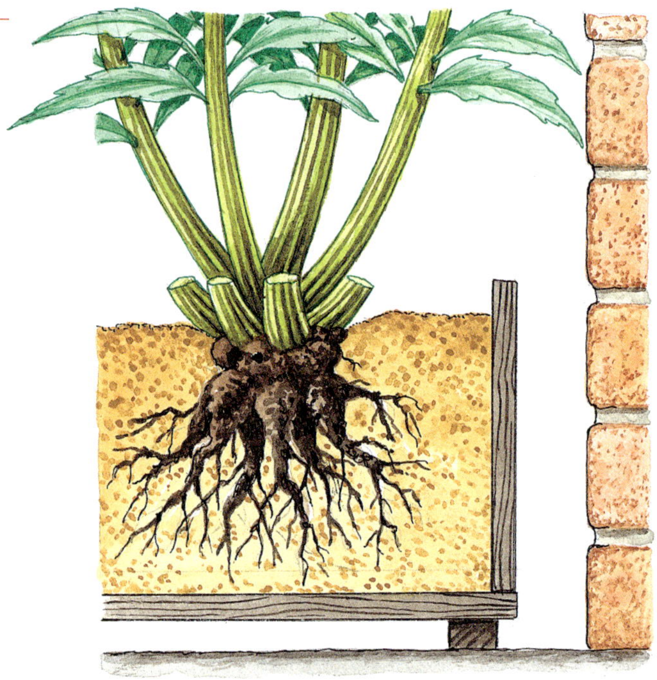

Karotte, Möhre

Doldengewächse

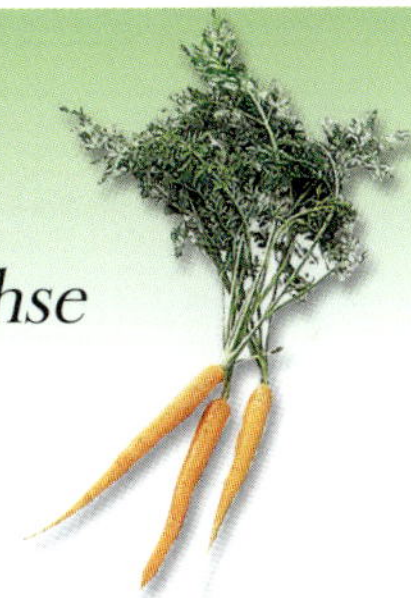

Kulturanleitung

Aussaat

In Reihen ★

Zwischen März und Juli (in sehr mildem Klima ab Februar oder im Oktober/November), nachdem Sie den Boden gut durchgearbeitet haben, ziehen Sie entlang einer gespannten Schnur flache Furchen im Abstand von 25–30 cm. Mithilfe einer Handsämaschine verteilen Sie die feinen Samen gleichmäßig in der Saatrille.

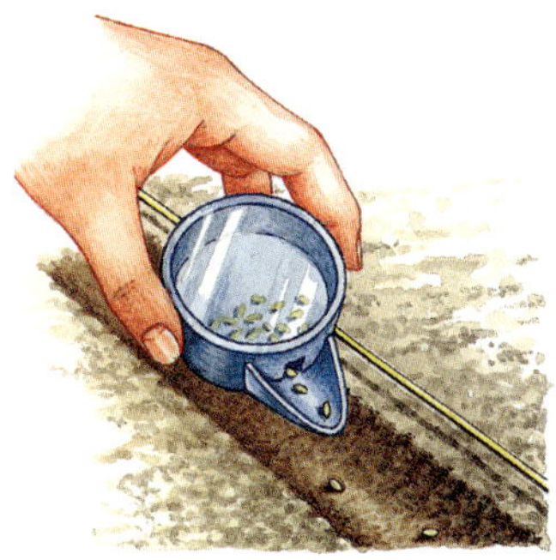

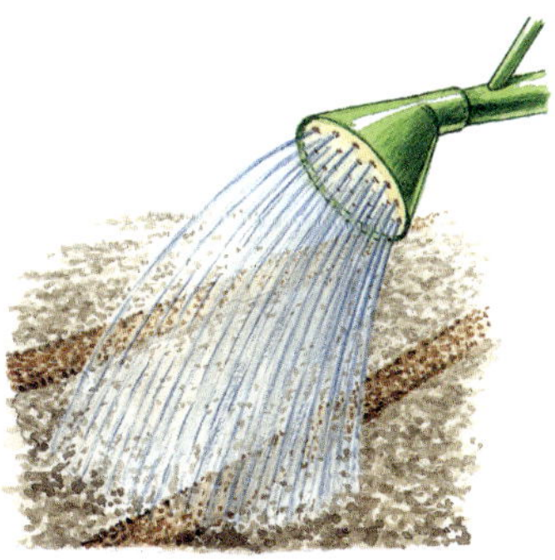

Die Furchen mit Erde bedecken und sacht mit dem Rücken des Rechens andrücken. Befeuchten Sie den Boden mit sanftem Regen aus einer Gießkanne oder einem Gartenschlauch mit Brause.

Karottensamen gibt es auch als Saatband, in das die Samenkörner in regelmäßigen Abständen eingelassen sind. Das Saatband braucht nur wie die gewohnten Samen in die Saatfurche gelegt und mit Erde bedeckt zu werden.

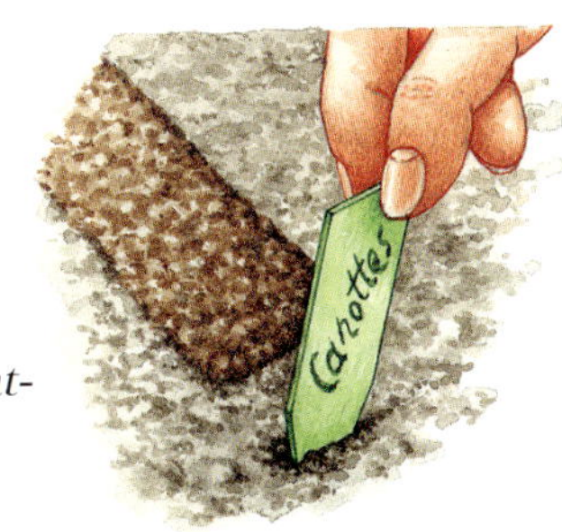

Denken Sie daran, an einem Ende der Saatreihe ein Schildchen mit der Bezeichnung des Saatguts in den Boden zu stecken.

Karotten lieben feuchtes, gemäßigtes Klima und bis in die Tiefe lockere, kühle Böden, die reich an organischen Stoffen sind. Im Herbst vor der Aussaat graben Sie den Boden um, entfernen gründlich das Unkraut und arbeiten Kompost oder gut verrotteten Stallmist ein.

Aussaatzeitpunkt:
März–Juli; Oktober/November oder Februar (im Süden)

Keimdauer:
10–20 Tage

Ernte:
Juli–November;
April und Mai (im Süden)

Ertrag:
1–5 kg pro Reihenmeter (je nach Sorte)

Gießen:

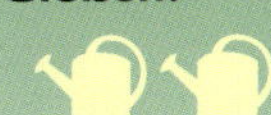

Krankheiten und Schädlinge:
Möhrenfliege, Nematoden, Schnecken

Empfehlenswerte Sorten

Aussaat im Herbst: 'Amsterdam' kurz; 'Carentan' mittelgroß; 'Touchon' mittelgroß.

Aussaat im Frühjahr: 'Pariser Markt' rund; 'Nantaise 2' mittelgroß ; 'Gonsenheimer Treib' schnellwüchsig.

Aussaat im Sommer (Karotten zum Lagern): 'Lange Rote Stumpfe ohne Herz', 'Juwarot', 'Rothild'.

Breitwürfige Aussaat ★★★

Zwischen April und Juli, nachdem Sie den Boden sorgfältig vorbereitet und eingeebnet haben, nehmen Sie die Samen in die hohle Hand und werfen sie halbkreisförmig in das Beet.

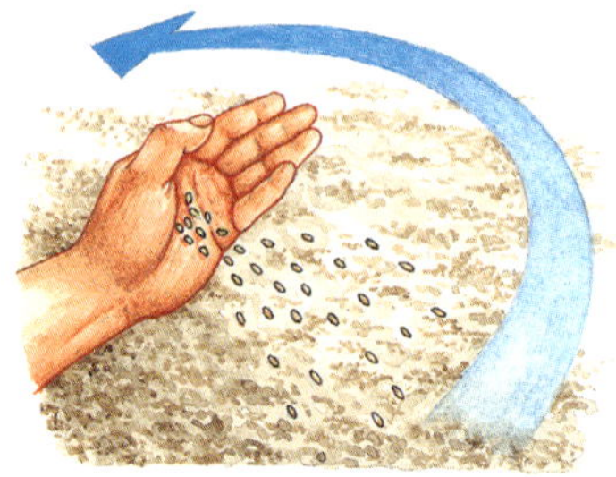

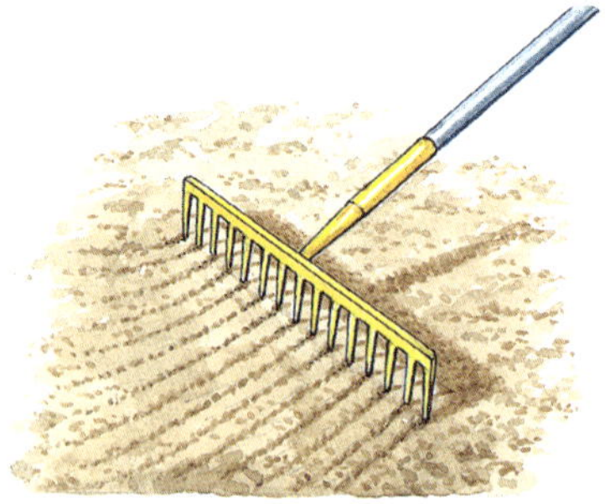

Dann verteilen Sie mit dem Rechen eine dünne Erdschicht über den Samen und gießen mit feiner Brause.

Um Schäden durch Möhrenfliegen auszuschließen, kann über das Möhrenbeet ein feinmaschiges Netz gespannt werden, das die Fliegen am Ablegen ihrer Eier hindert.

Mischen Sie Karottensamen mit Radieschensamen, so erreichen Sie eine gleichmäßigere Verteilung. Letztere gehen schneller auf und markieren dadurch die Saatreihe. Außerdem halten Radieschen Spinnmilben fern.

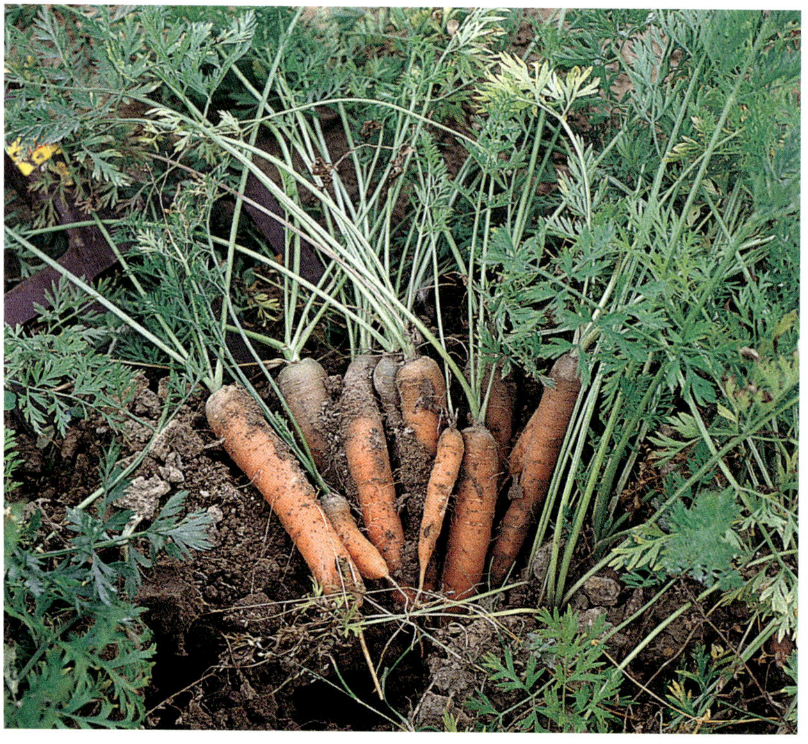

Ausdünnen

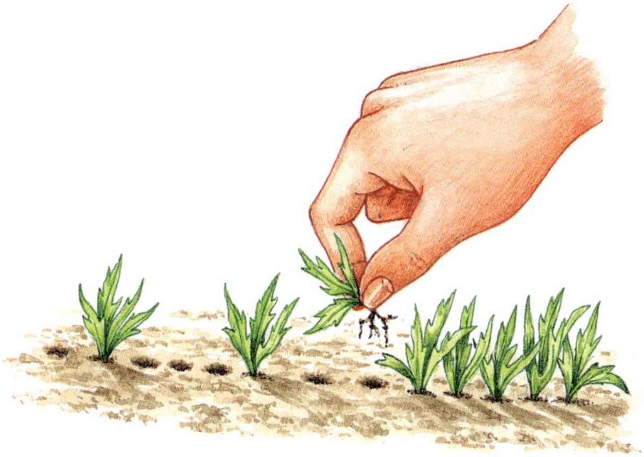

Etwa 3–4 Wochen nach der Aussaat sind die jungen Karotten 3–4 cm hoch. Reißen Sie die schwächsten Pflänzchen aus, sodass je nach Sorte und Größe nur alle 5–10 cm eine Karotte steht.

Die Ernte

Frühe, mittelfrühe und späte Möhren werden von Juni–Oktober stets frisch und nach Bedarf geerntet. Heben Sie die Erde mit der Grabegabel etwa 15–20 cm von der Pflanzreihe entfernt locker an. Dabei kann das begehrte Gemüse herausgehoben werden. Fassen Sie das Kraut an der Basis und ziehen Sie.

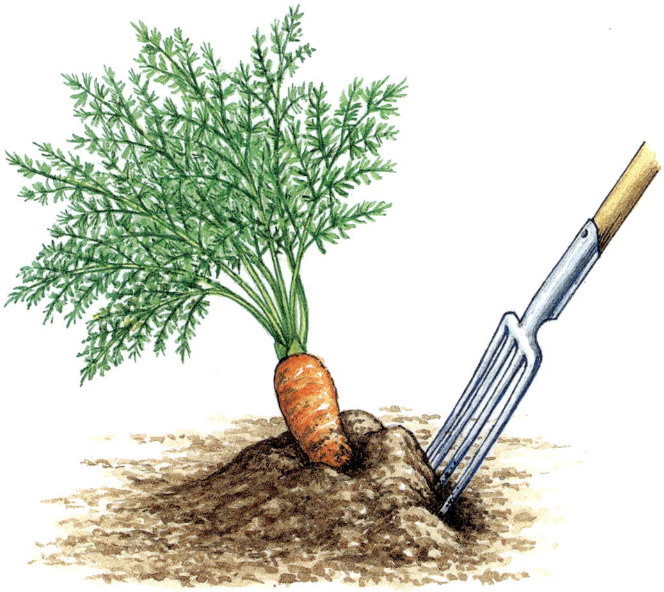

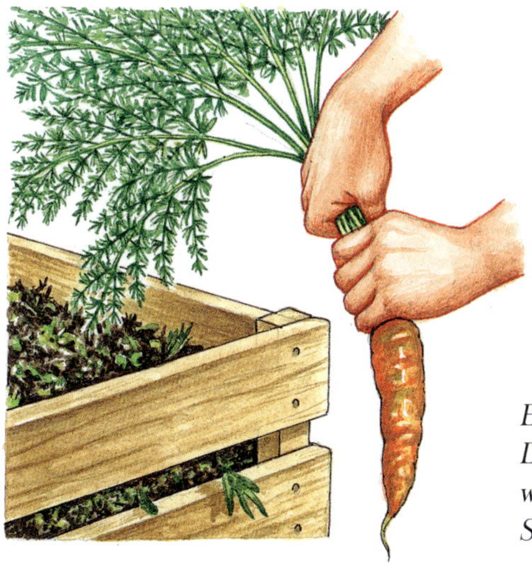

Brechen Sie das Kraut sofort durch eine Drehung der Hände gegeneinander ab, und werfen Sie es auf den Kompost. Als Zutat in Suppen ist es aber auch sehr schmackhaft.

Vor dem ersten Frost

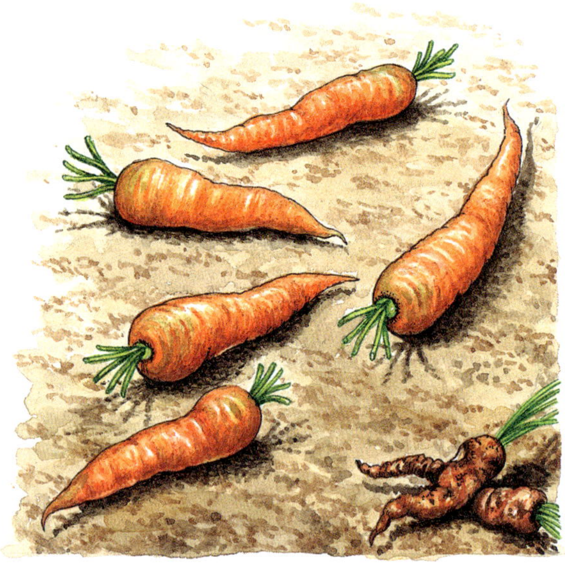

An einem sonnigen Tag alle übrig gebliebenen Karotten ausreißen und vor der Einlagerung am Boden trocknen lassen. Alle beschädigten, angefressenen oder kleinen Exemplare aussortieren und rasch verbrauchen.

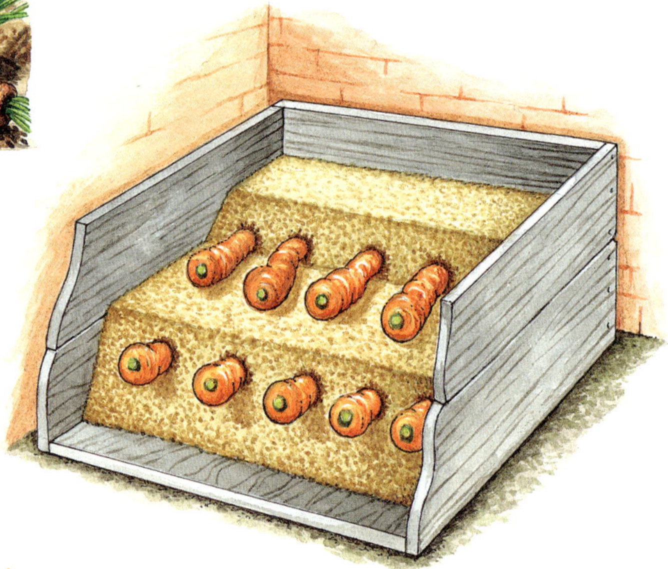

Das Kraut knapp über dem Wurzelgrund abschneiden und die Möhren in eine Kiste abwechselnd mit einer Schicht Sand einbetten. An einem kühlen Ort im Dunkeln lagern.

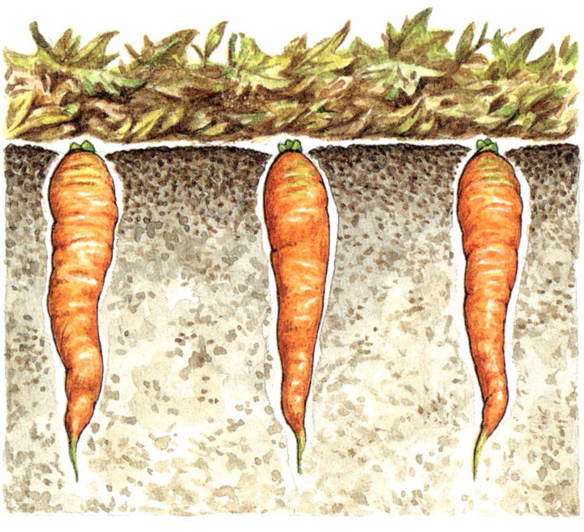

In Gegenden mit mildem Klima und eher trockenen Böden im Winter können die Karotten im Boden überwintern. Schneiden Sie das Kraut über dem Boden ab und bedecken Sie das Beet mit einer mindestens 10 cm dicken Laubschicht.

Kartoffel

Nachtschattengewächse

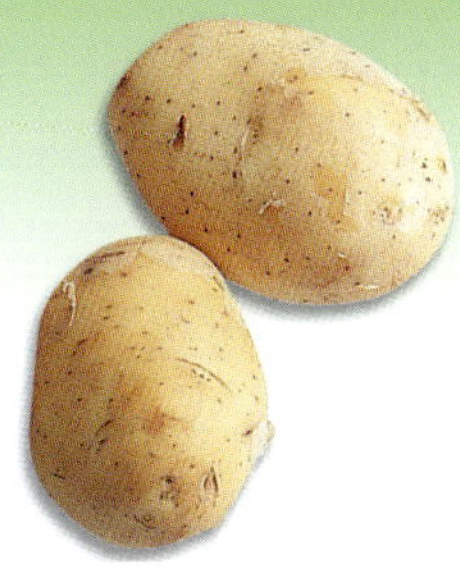

Kulturanleitung

Pflanzen

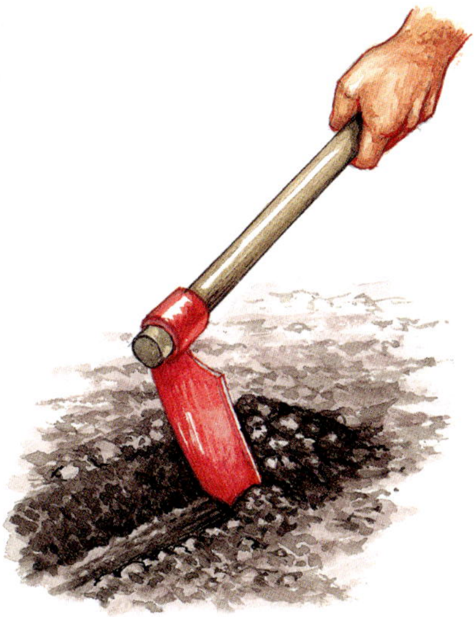

Pflanzzeit ist ab April, sobald die Bodentemperatur 10 °C beträgt. Ziehen Sie mit der Hacke oder dem Spaten 10 cm tiefe Furchen im Abstand von 40–50 cm je nach Erntezeit der Sorten (Frühkartoffeln werden enger gepflanzt).

Legen Sie die gekeimten Knollen im Abstand von 35–40 cm mit den Keimen nach oben auf den Boden der Furche, bei frühen Sorten etwas enger als bei den späteren. Schieben Sie mit dem Rechen vorsichtig Erde in die Furchen, ohne sie festzudrücken.

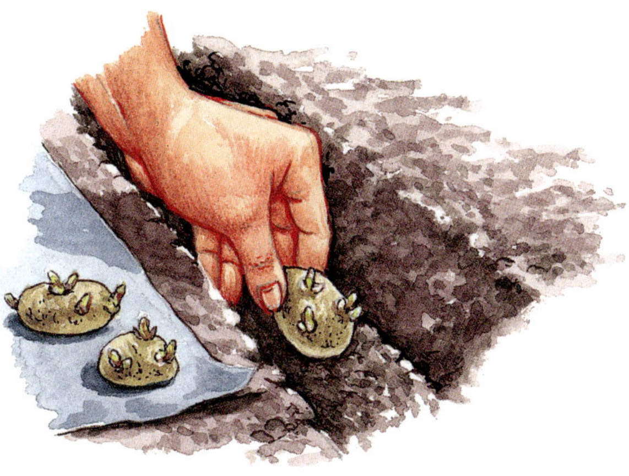

In südlichen Ländern werden Kartoffeln im August an gut geschützte und sonnige Stellen gepflanzt. Im Winter kann man sie dann ernten.

Die Kartoffel ist recht anspruchslos, wächst aber besser in etwas saueren, gut aufgelockerten und fruchtbaren Böden. Arbeiten Sie im Herbst vor dem Pflanzen 3 kg/m² reifen Mist (oder Kompost) und einen kaliumbetonten Volldünger ein. Sie hinterlässt einen lockeren Boden und eignet sich gut als Vorfrucht.

Pflanzzeitpunkt:
April

Ernte:
Mai–Oktober, je nach Sorte und Pflanzzeit

Ertrag:
1–2 kg pro Pflanze

Gießen:
nicht nötig

Krankheiten und Schädlinge:
Kraut- und Knollenfäule, Kartoffelkäfer

Drei Wochen nach dem Pflanzen

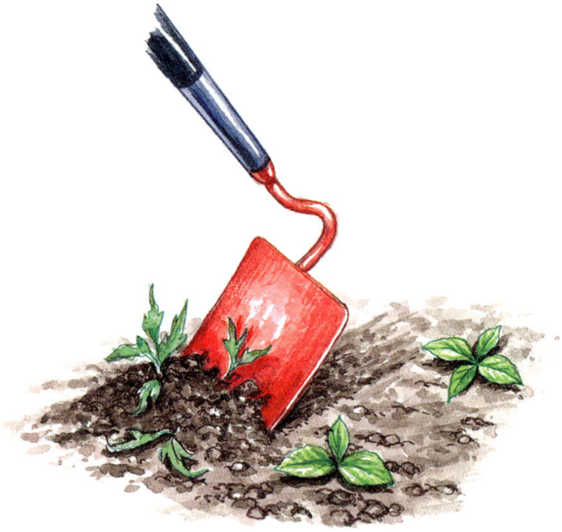

Harken Sie die Kartoffeln und jäten Sie das Unkraut, das sich in den Reihen ausgebreitet hat.

Empfehlenswerte Sorten

Frühe Sorten:
'Rosabelle', 'Lola', 'Sieglinde', 'Christa'.

Mittelfrühe Sorten:
'Bintje', 'Claustar', 'Granola', 'Grata', 'Hansa'.

Späte Sorten:
'Kerpondy', 'Astrid', 'Datura'.

Anhäufeln

Ungefähr sechs Wochen nach dem Setzen sind die Kartoffelpflanzen etwa 15 cm hoch geworden. Harken Sie erneut und häufeln Sie die Erde um die Pflanzen an.

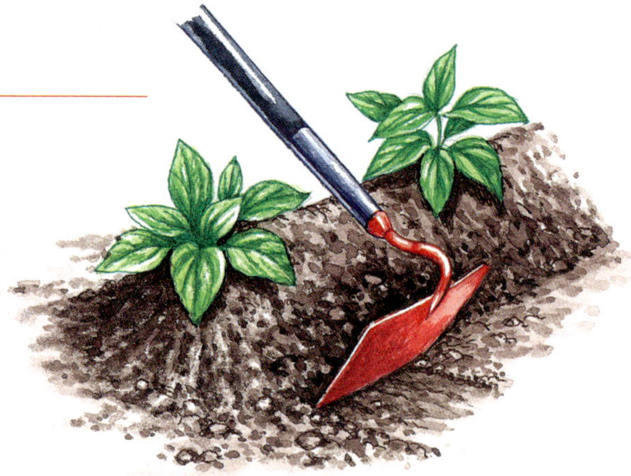

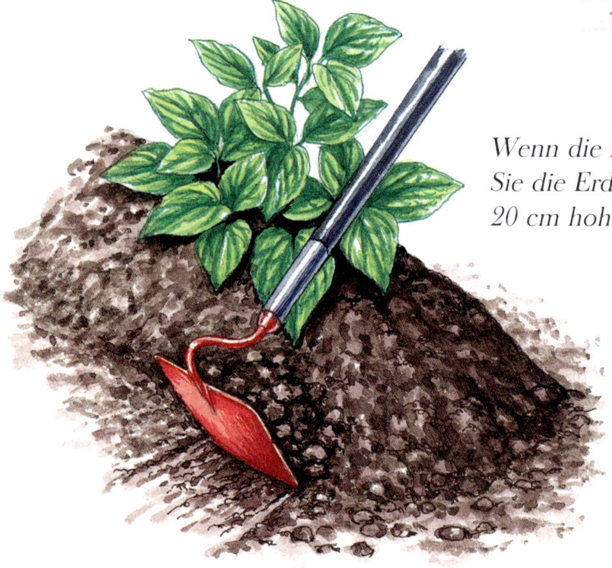

Wenn die Kartoffelpflanzen 25 cm hoch sind, harken Sie die Erde so an die Pflanzen heran, dass sich ein etwa 20 cm hoher Wall bildet.

Alte Kartoffelsorten kommen heute wieder in Mode: Es gibt rote und blaue oder hörnchenförmige ('Bamberger Hörnchen'). Sie sind nicht so ertragreich, schmecken aber oft viel intensiver als herkömmliche Züchtungen.

Wie man Saatkartoffeln zum Keimen bringt

Kartoffeln werden aus kleinen Knollen, den so genannten Saatkartoffeln, kultiviert, die entweder aus der vorhergehenden Ernte ausgewählt oder gekauft werden (achten Sie auf den Hinweis: virusfrei!). Sie können so wie sie sind gepflanzt werden, für eine frühere Ernte ist es ratsam, die Knollen vorzukeimen. Natürlich können Sie auch vorgekeimte Saatkartoffeln kaufen, das Vorkeimen geht aber auch problemlos zuhause.

1

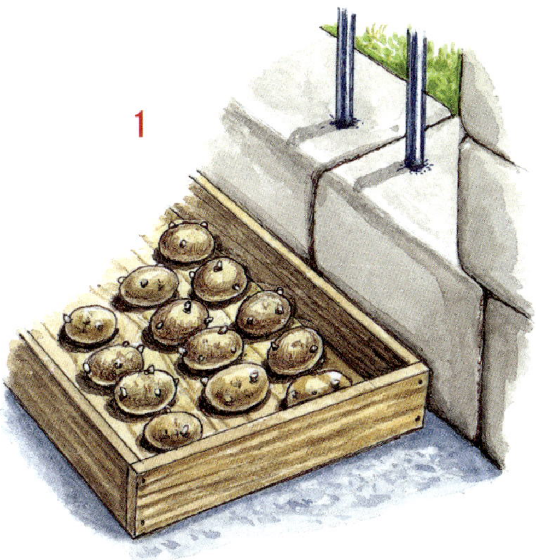

Einen Monat vor dem vorgesehenen Pflanzdatum legen Sie die Saatkartoffeln in einer Schicht reihenweise in Kisten. Diese stellen Sie an einem kühlen Platz bei etwa 10 °C ins Helle.

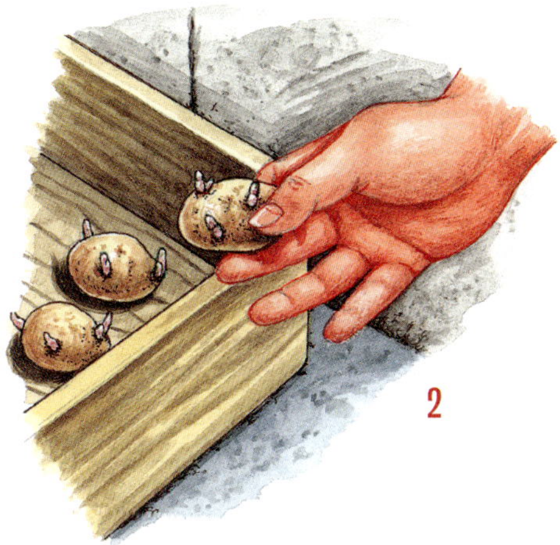

2

Einen Monat später suchen Sie zum Pflanzen die festen Knollen heraus, die nicht schrumpelig sind und kurze, aufrecht stehende Keime (nicht länger als 1 cm) tragen.

Die Ernte

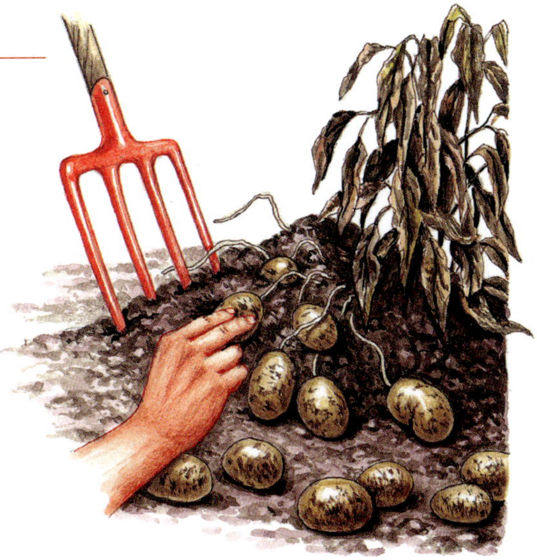

Sobald Blätter und Stängel gelb werden, können die Kartoffeln geerntet werden. An einem sonnigen, trockenen Tag lockern Sie mit der Hacke oder der Grabegabel vorsichtig quer zur Reihe die Erde um jede Kartoffelpflanze. Streifen Sie die Erdklumpen von den ausgehobenen Knollen und lassen Sie diese neben der Pflanzreihe einen Tag lang trocknen.

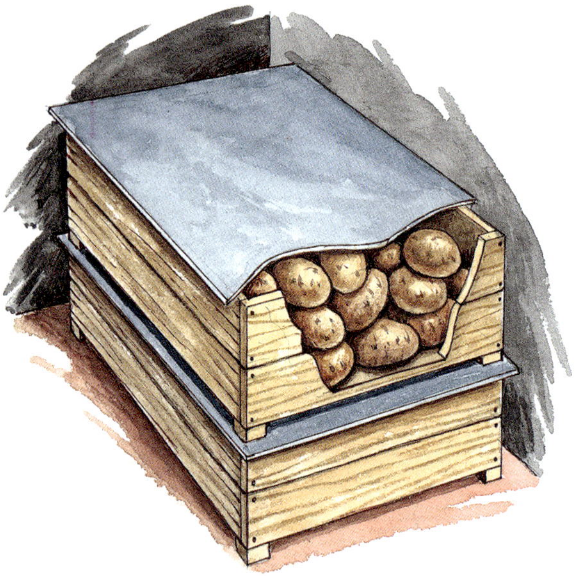

Nachdem die Kartoffeln trocken sind, entfernen Sie die anhaftende Erde. Sortieren Sie die grünen Knollen aus und verbrauchen Sie die beim Ernten mit der Hacke beschädigten möglichst schnell.

Schichten Sie die gesunden Knollen in mehreren Lagen in Kisten, die Sie abdecken. Die Kisten stapelt man übereinander an einem dunklen, kühlen und sehr luftigen Ort, dessen Temperatur nicht mehr als 5–8 °C beträgt.

Das Überwintern

Kontrollieren Sie die eingelagerten Kartoffeln regelmäßig und brechen Sie Keime ab, sobald Sie welche entdecken. Sortieren Sie die Knollen aus, die grün werden.

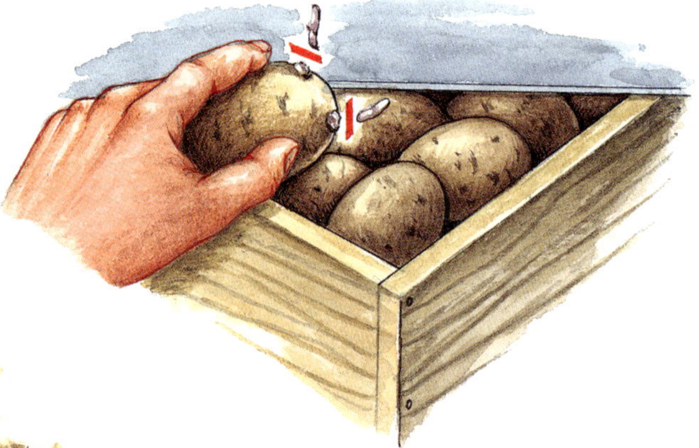

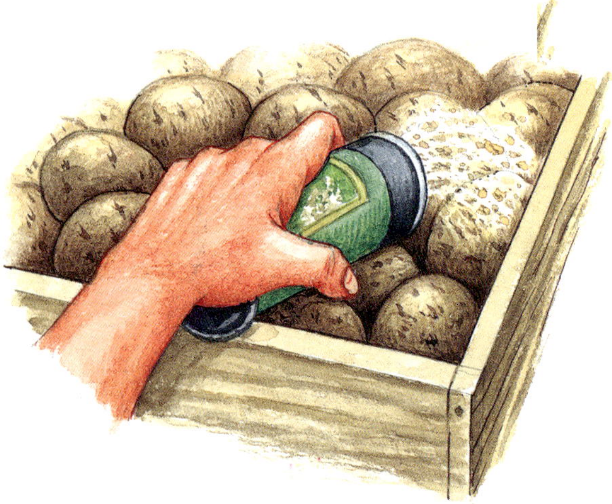

Gegen Mitte Dezember kann man ein Keimhemmungsmittel auf der Basis von Chlorpropham über die Kartoffeln stäuben, um frühzeitiges Keimen zu verhindern. Achten Sie darauf, dass alle Kartoffeln bestäubt werden.

Vor dieser Behandlung sortieren Sie gegebenenfalls die Knollen aus, die Sie im kommenden Frühjahr als Saatkartoffeln verwenden wollen.

Knoblauch

Liliengewächse

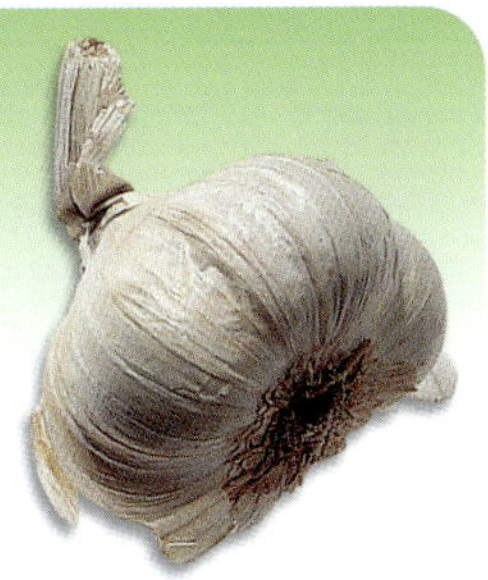

Kulturanleitung

Stecken

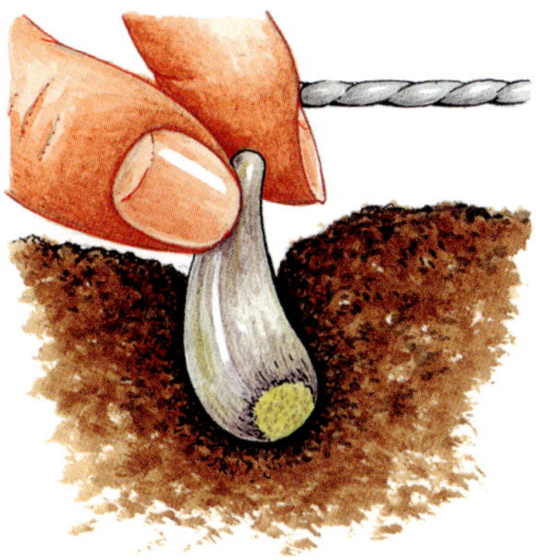

Im Oktober–November wird der weiße und der violette Knoblauch gesteckt, der rosafarbene im Februar–März. Legen Sie die Zehen in Reihen mit einem Abstand von 20–25 cm. Eine gerade Reihe bekommen Sie, indem Sie eine Schnur spannen. Mit den Fingern drücken Sie alle 10–15 cm eine Knoblauchzehe mit der Spitze nach oben 1–2 cm tief in die Erde.

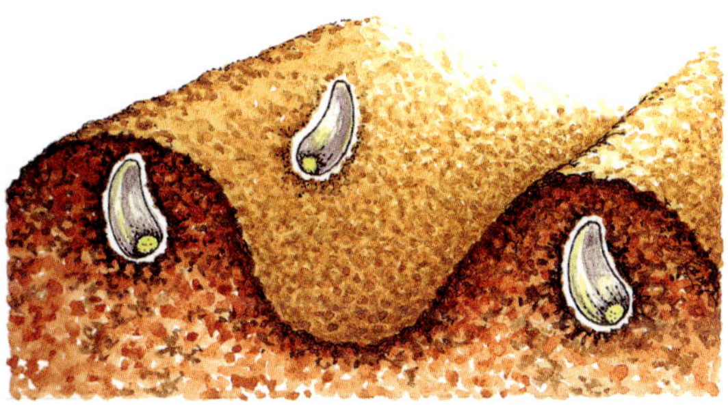

Zum Pflanzen können Sie normalen Küchen-Knoblauch verwenden, besser kaufen Sie aber spezielle Steckzwiebeln: Auf der Packung befindet sich nämlich ein Hinweis auf Virenfreiheit. Pflanzen Sie stets die fleischigsten Zehen, die sich am äußeren Rand der Knolle befinden.

Bei schwerem Boden pflanzen Sie ausschließlich im Frühjahr. Ziehen Sie parallele Furchen und setzen Sie die Zehen in die aufgeworfene Erdreihe.

Knoblauch liebt Sonne und humose Böden, die aber nicht zu nährstoffreich sein sollten. Ständige Feuchtigkeit lassen die Zehen im Boden verfaulen. Weißer Knoblauch reift zuerst, hält sich aber nur bis Dezember, während der rosafarbene besser lagerfähig ist. Der lila Knoblauch hat das kräftigste Aroma.

Pflanzzeitpunkt:
Im Oktober–November (weißer und violetter Knoblauch); im Februar–März

Ernte:
Ab Juni

Ertrag:
1 Knoblauchzehe = 1 Knolle

Gießen:
nicht erforderlich

Krankheiten und Schädlinge:
Zwiebelfliege, Rost

Einen Monat nach dem Stecken

Lockern Sie mit einer Gartenhacke trockene Erde, die sich um die jungen Pflanzen gebildet hat. Bei dieser Arbeit, die zwei- bis dreimal wiederholt werden muss, können Sie gleichzeitig das Unkraut jäten.

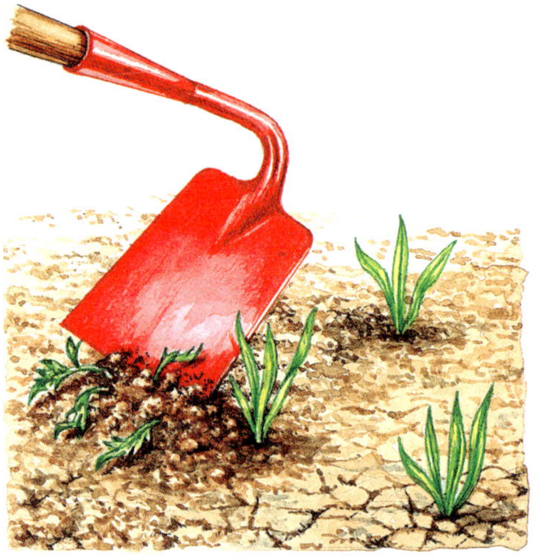

Empfehlenswerte Sorten:

Knoblauch kann bis jetzt nur vegetativ vermehrt werden, sodass Sorten eigentlich eher Herkünfte sind:

Thüringer, Echo: Deutschland.

Laaer: Österreich.

Messidrome: Frankreich.

Knoblauch verträgt sich gut mit z.B. Tomaten, Gurken, Möhren, nicht dagegen mit Kohlgemüse und Erbsen.

Im Süden wird Knoblauch, ob weiß, rosa oder violett, generell im Herbst gepflanzt und ab Juni geerntet.

Im Juni

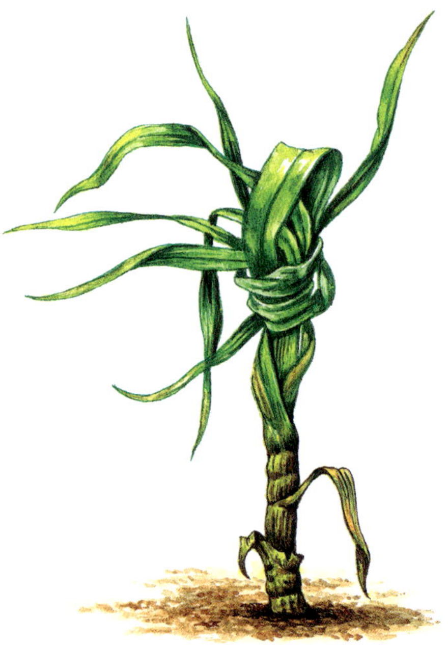

Meist liegen die Blätter des Knoblauchs von Natur aus auf dem Boden und verfärben sich gelb. Falls sie fest bleiben, drücken Sie sie mit dem Fuß gegen ihren Grund. Sie können die Blätter auch zu einem Knoten schlingen. Dadurch konzentriert sich der Saft in der Knolle.

Ein paar Tage nach dieser Prozedur können Sie bei feuchtem Boden vorsichtig an der Basis der Blätter ziehen, um den oberen Teil der Knolle ein wenig freizulegen. Danach hebt der Knoblauch sich besser auf.

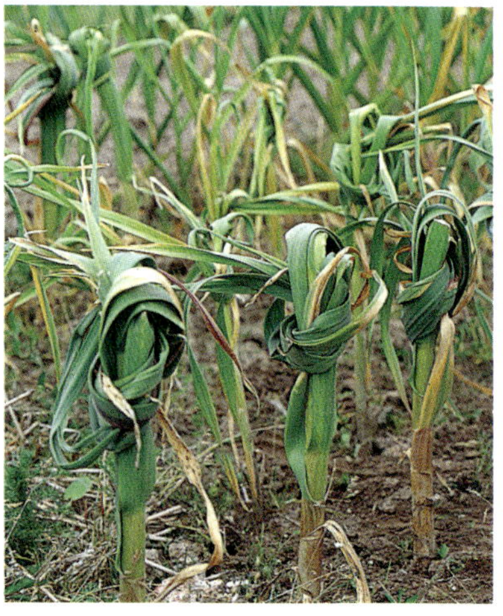

Die Ernte

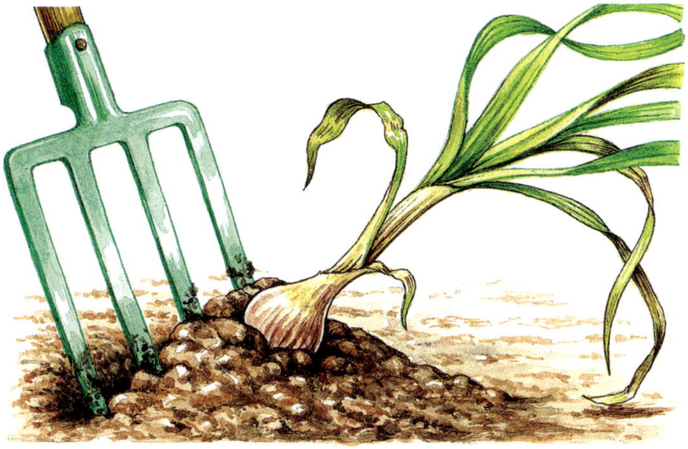

Zum Ernten wählen Sie einen sonnigen Tag. Wenn die Blätter trocken sind, im Süden ab Juni beim weißen und violetten Knoblauch, ansonsten im Juli oder Anfang August bei der rosa Knolle, heben Sie die Knollen mit der Grabegabel aus der Erde, ohne sie zu beschädigen.

Lassen Sie sie einen ganzen Tag oder auch 2–3 Tage an Ort und Stelle trocknen.

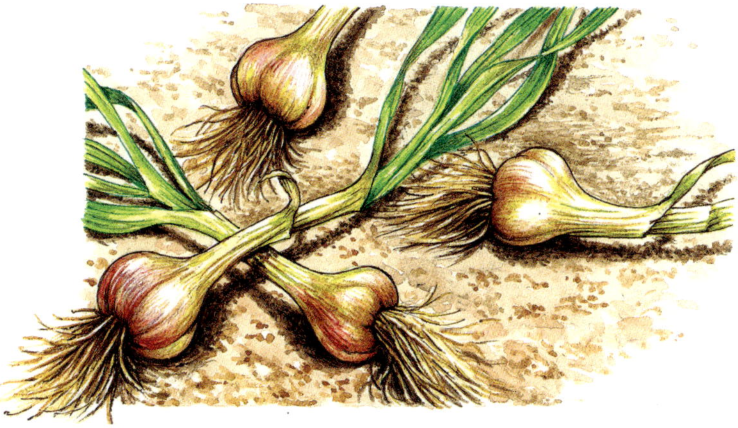

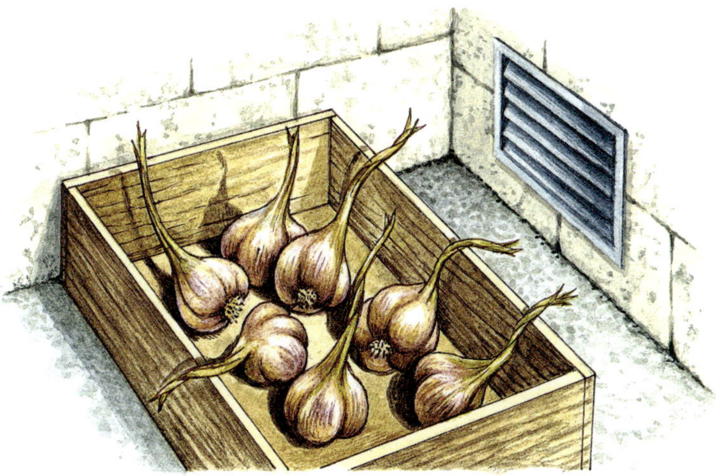

Legen Sie die Knoblauchknollen in Kisten, jeweils in nur einer Schicht. Sie können sie auch bündeln oder mit den Blättern zum Zopf flechten. Lagern Sie ihre Ernte an einem luftigen, trockenen, kühlen Ort bei möglichst konstanter Temperatur.

★★

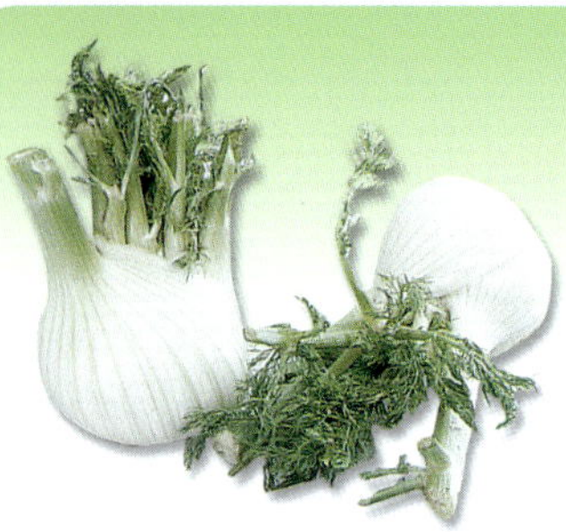

Knollenfenchel

Doldengewächse

Kulturanleitung

Der Knollenfenchel ähnelt im Aussehen dem Dill. Man verwendet in der Küche die dachziegelartig übereinander liegenden fleischigen Verdickungen der Blattstiele. Der Fenchel liebt humosen, feuchten, aber durchlässigen Boden, der eher kalkhaltig ist.

Aussaatzeitpunkt:
April–Mitte Juli

Keimdauer:
10 Tage

Ernte:
Juli–Oktober

Ertrag:
4–5 Fenchelknollen pro Reihenmeter

Gießen:

Krankheiten und Schädlinge:
Schnecken, Falscher Mehltau

Aussaat

INS ANZUCHTBEET ★★

Nachdem Sie im März/April den Boden sorgfältig vorbereitet haben, kann ins Anzuchtbeet gesät werden. Verteilen Sie den Samen mit halbkreisförmigen Bewegungen der Hand auf dem Beet.

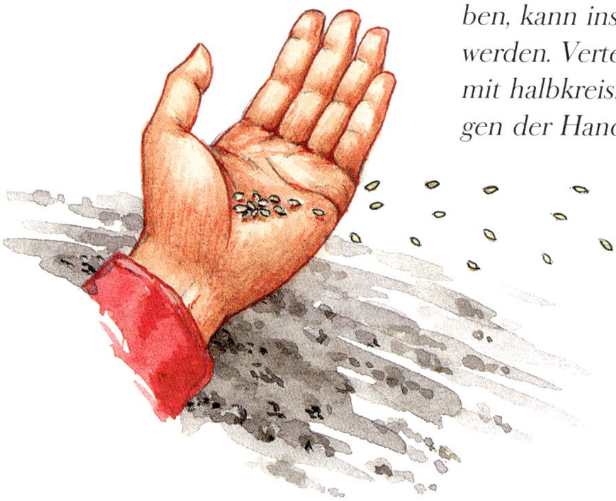

Bedecken Sie die Samen etwa 1 cm dick mit feinkörniger Erde, die Sie anschließend mit dem Rücken des Rechens festdrücken. Mit feiner Brause gießen und die Erde feucht halten, bis etwa 15 Tage später die ersten Blätter sprießen.

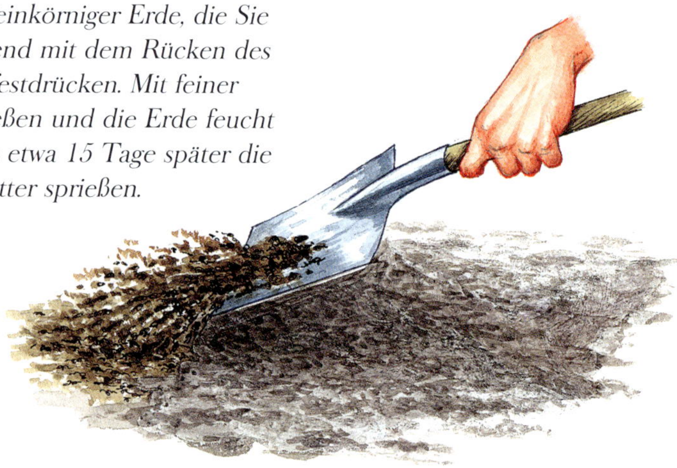

AUSSAAT DIREKT INS FREILAND ★

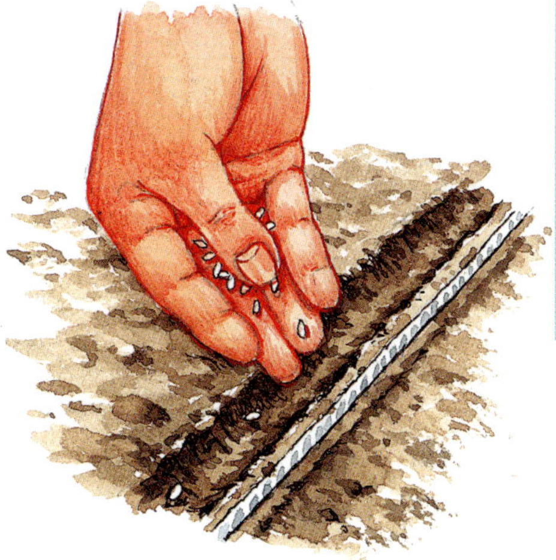

An einer warmen, windgeschützten Stelle ziehen Sie zwischen April und Anfang August 1 cm tiefe Furchen im Abstand von 35–40 cm. Darin verteilen Sie gleichmäßig die Samen.

Empfehlenswerte Sorten

'Latina', Aussaat ab Anfang Juli.

'Zefa fino', schossfest, für die frühe Aussaat.

'Cantino', Aussaat April-Ende Juni.

'Zefa Tardo', Aussaat ab Juni.

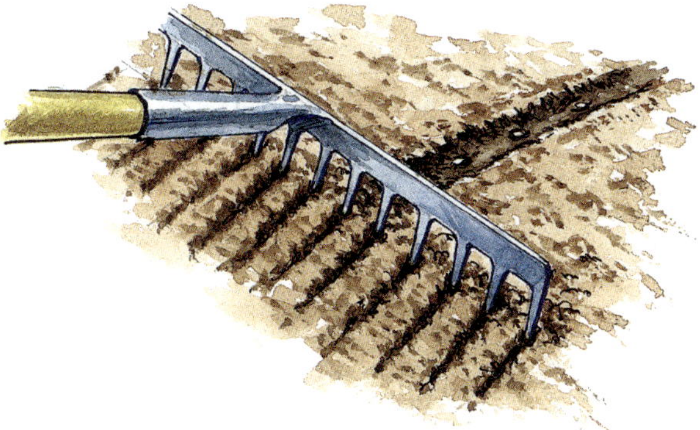

Schließen Sie die Furchen mit dem Rechen, drücken Sie die Erde fest und gießen Sie mit feiner Brause, bis die ersten Blätter erscheinen, was mitunter 10 Tage dauert.

Im südlichen Gegenden erfolgt die Aussaat von Mitte Juli bis Ende August. Der Fenchel wird dann im Winter geerntet, von Dezember bis März.

Pflanzen

Ungefähr sechs Wochen nach der Aussaat ins Anzuchtbeet, wenn die Pflanzen 10 cm hoch sind, werden sie vorsichtig aus der Erde genommen und sofort ins Gemüsebeet gesetzt. Lassen Sie zwischen den Pflanzen 30 cm, zwischen den Reihen 35 cm Abstand.

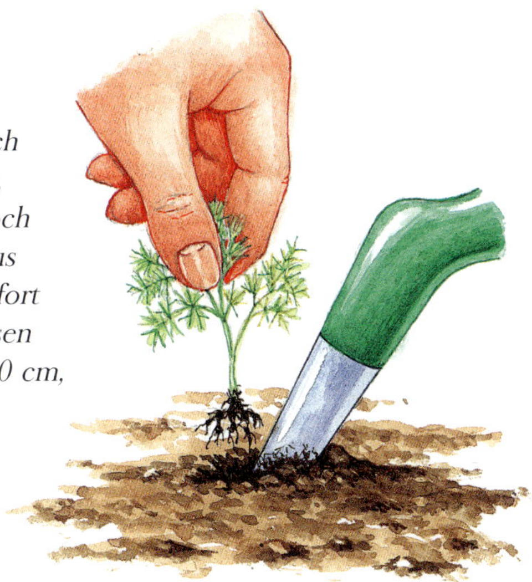

In Gärtnereien können Sie Fenchelpflanzen kaufen, die bereits in Anzuchttöpfen vorgezogen sind. Diese pflanzen Sie im Mai/ Juni an Ort und Stelle.

Ausdünnen

Etwa 6–7 Wochen nach der Aussaat im Gemüsebeet sind die jungen Fenchelpflanzen ungefähr 12–15 cm hoch. Entfernen Sie die schwächsten und lassen Sie alle 25 cm nur eine Pflanze stehen.

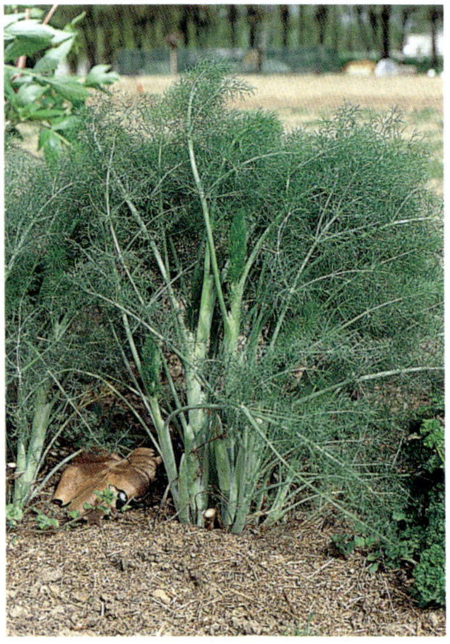

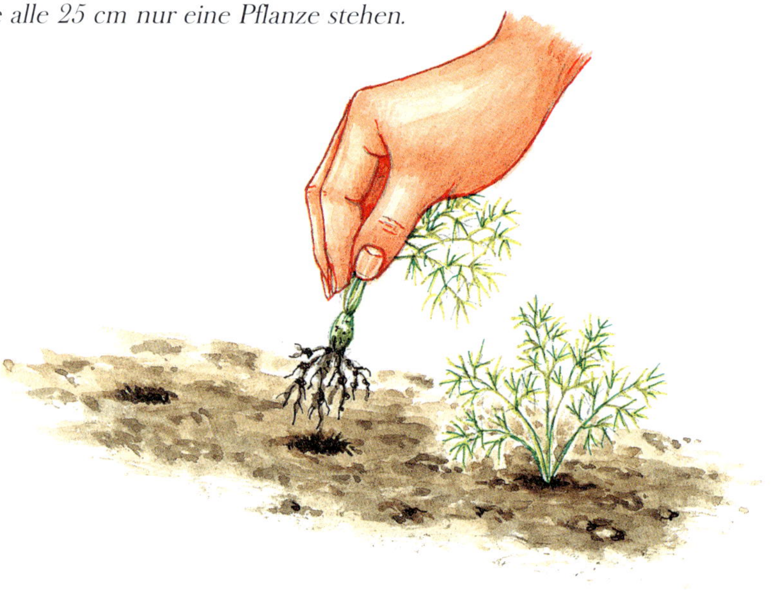

15 Tage vor der Ernte

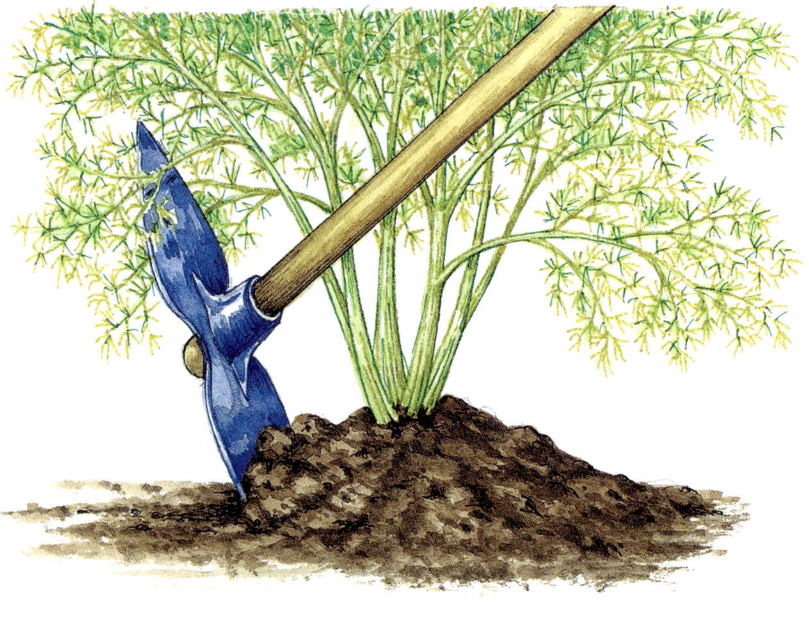

Wenn die Blattbasis sich zu verdicken beginnt, häufeln Sie mit einer Jäthacke Erde um die Pflanzen an, um die Knollen zu bleichen: der kleine Wall soll doppelt so hoch wie die Blattbasis, also etwa 15–20 cm hoch sein.

Gießen Sie während des Sommers reichlich, damit der Fenchel nicht ins Kraut schießt; dann bildet er nämlich Blüten zu Lasten des genießbaren Teils, der Knolle.

Die Ernte

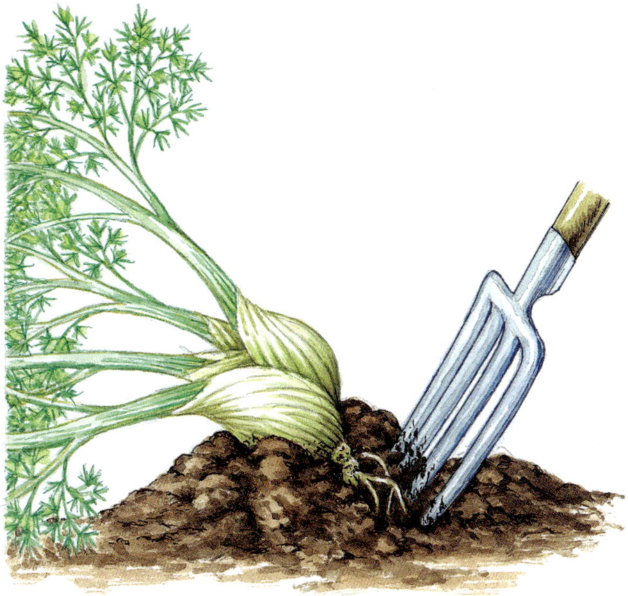

Ab Mitte Juni, 3 ½ Monate nach der Aussaat, ernten Sie die Knollen nach Bedarf. Heben Sie den Fenchel vorsichtig mit der Spatengabel an und ziehen Sie an den Blättern, um die Knolle auszureißen.

Vor dem ersten Frost

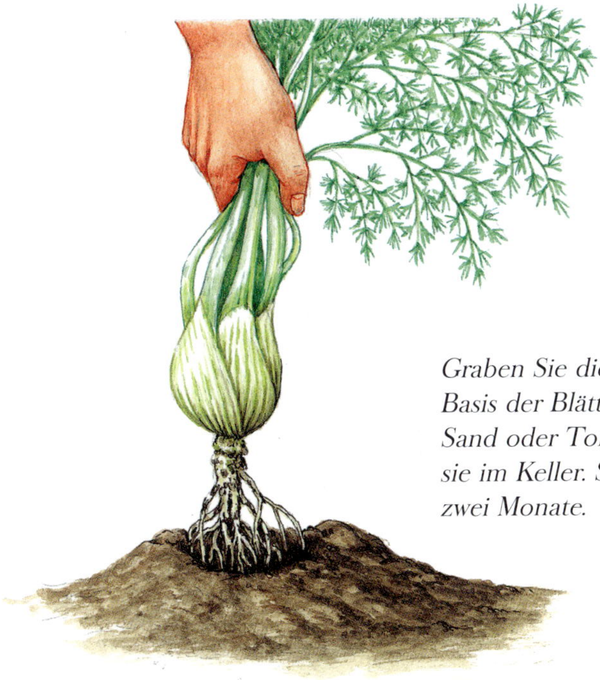

Die restlichen Fenchel ziehen Sie mit dem Wurzelballen heraus, bevor die ersten Fröste auftreten.

Graben Sie die Knollen bis an die Basis der Blätter in eine Kiste mit Sand oder Torf ein und lagern Sie sie im Keller. So halten sie sich zwei Monate.

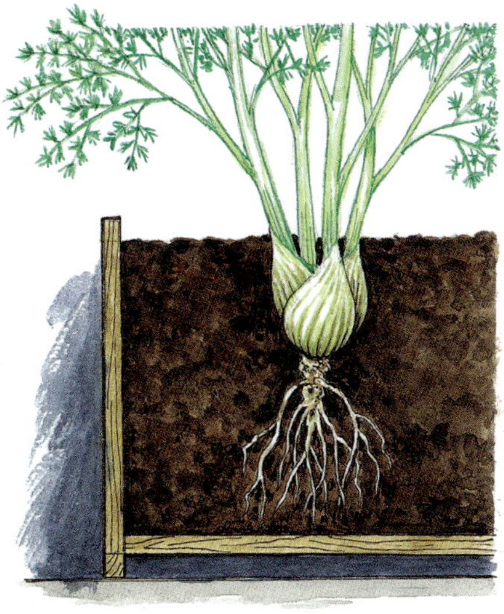

★★★

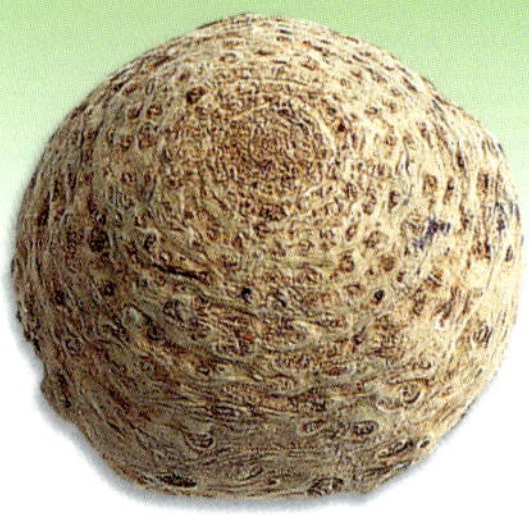

Knollensellerie

Doldengewächse

Kulturanleitung

Der Knollensellerie ist nahe verwandt mit dem Stangensellerie und liebt einen sonnigen Standort mit fruchtbarem, tiefgründigen Boden. Eine gute Wasserversorgung, vor allem im Sommer, ist wichtig. Die runden Wurzelknollen werden im Herbst und während des ganzen Winters verzehrt.

Aussaatzeitpunkt:
Mitte März–Mitte Mai
Keimdauer:
10–20 Tage
Ernte:
ab Oktober
Ertrag:
3–4 Sellerieknollen pro Reihenmeter
Gießen:

Krankheiten und Schädlinge:
Möhrenfliege

Aussaat

In der Pflanzschale ★

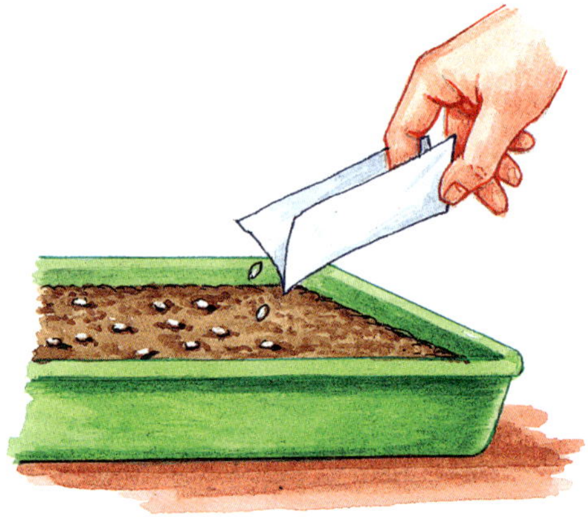

Mitte März Knollenselleriesamen gleichmäßig in einer Pflanzschale verteilen, die mit recht feuchter Aussaaterde gefüllt ist.

Drücken Sie die Erde mit einem Holzbrettchen fest und decken Sie mit einer Glasscheibe ab. Geben Sie der Pflanzschale eine warmen (18–20 °C), sonnigen Standort. Die Erde feucht halten, bis die ersten Blätter erscheinen.

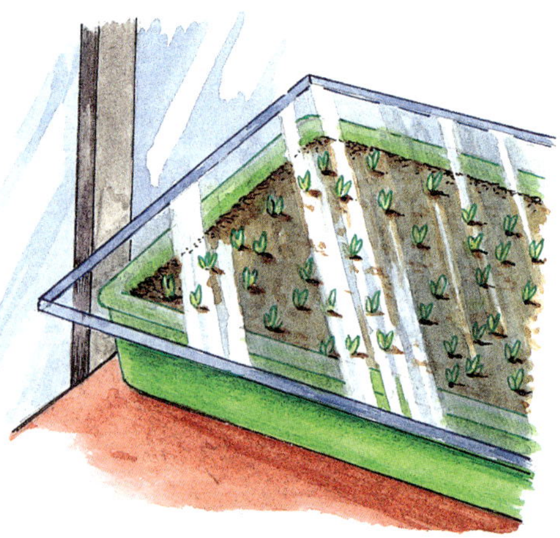

Empfehlenswerte Sorten:

'Niva', winterhart und kräftig.

'Bergers weiße Kugel', 'Mars', 'Regent', weißkochende Knollen, widerstandsfähig gegen Blattflecken.

'Monarch', resistent gegen Septoria.

AUSSAAT IM ANZUCHTBEET ★

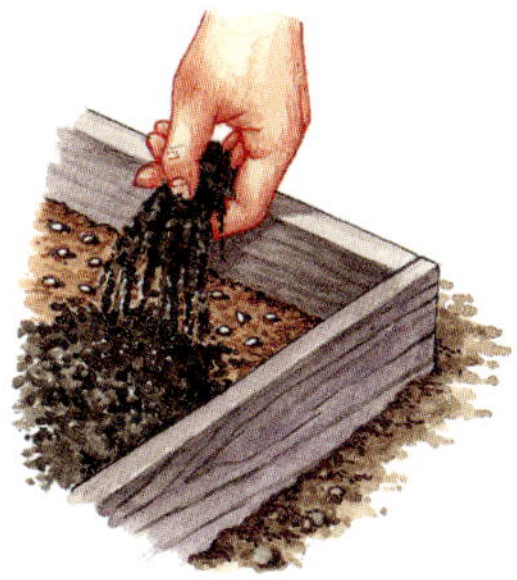

Wählen Sie für die Aussaat von Mitte April bis Mitte Mai eine geschützte Stelle, die Sie zuvor bearbeiten, einebnen und gut durchfeuchten. Die optimale Temperatur beträgt 15 °C. Holzbretter, halb in die Erde versenkt, begrenzen das Anzuchtbeet, das nur wenig größer ist als die Pflanzschale.
Samen gleichmäßig verteilen und mit wenig feinkörniger dünn Erde bedecken.

Drücken Sie die Oberfläche mit dem Rücken eines Rechens oder mit einem kleinen Brett fest und gießen Sie mit feiner Brause. Gut feucht halten, bis die ersten Blätter erscheinen.

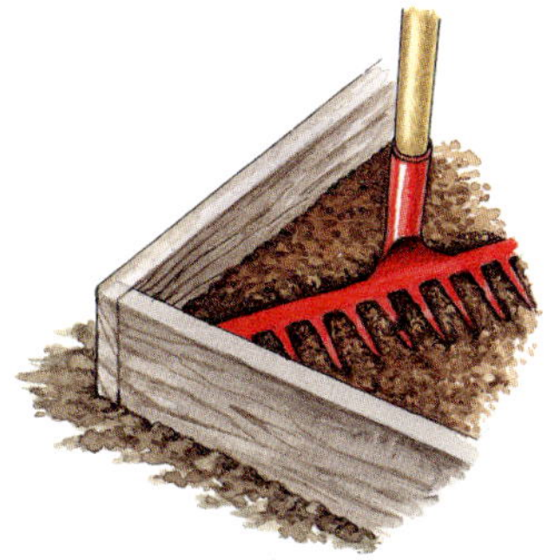

Umpflanzen

Anderthalb Monate nach der Aussaat Pflänzchen mit 2 Blättern ins Anzuchtbeet umsetzen, bzw. im Anzuchtbeet auf 10 cm vereinzeln. Zuvor die Nebenwurzeln einkürzen. Nach dem Einpflanzen großzügig gießen.

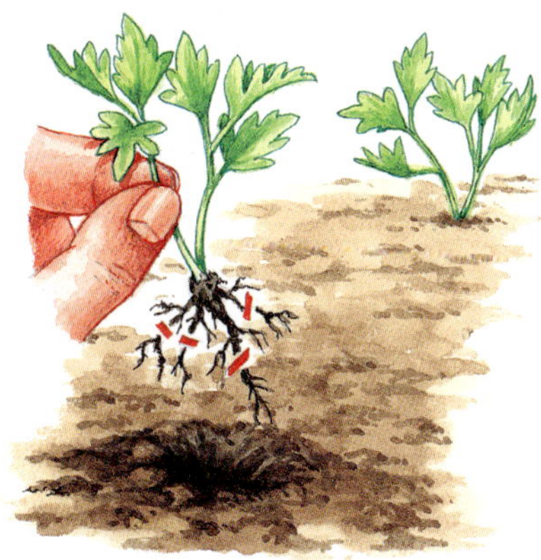

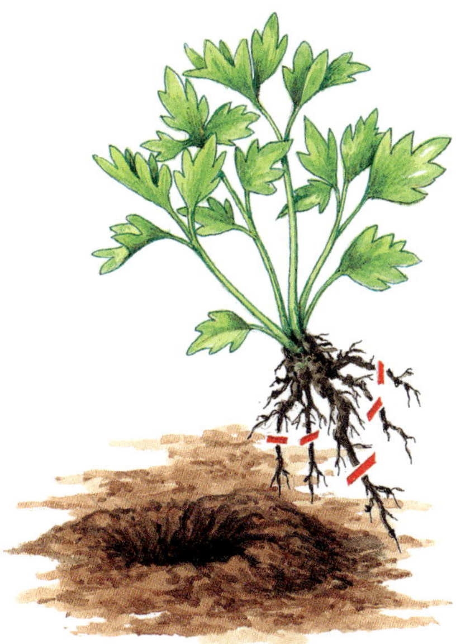

Vereinzeln Sie einen Monat später, wenn sich 4–5 Blätter gebildet haben, erneut auf etwa 20 cm Abstand, nachdem Sie zuvor die Wurzeln beschnitten haben. Nach dem Umpflanzen reichlich gießen.

Sie können auch in Gärtnereien vorgezogene Setzlinge in Anzuchttöpfen kaufen. Diese pflanzen Sie dann im Mai genauso wie die aus Samen selbst gezogenen Pflanzen.

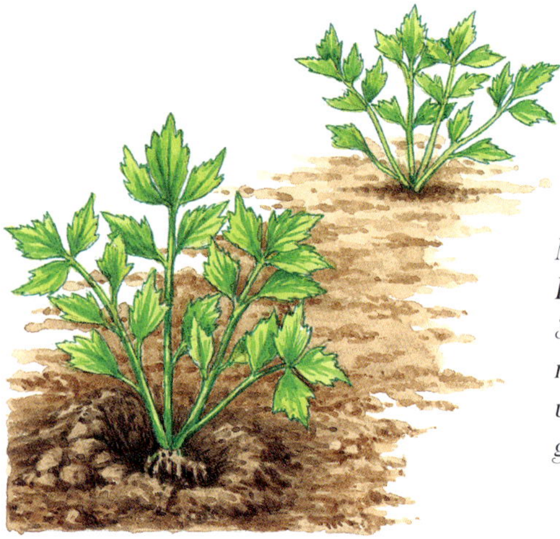

Pflanzen

Nach den Eisheiligen pflanzt man den Knollensellerie im Abstand von 35 x 40 cm. Füllen Sie zuvor gut verrotteten Kompost in die Pflanzlöcher und gießen Sie nach dem Pflanzen großzügig.

Die Ernte

Ab Oktober sind die Knollen reif, wenn die äußeren Blätter zu welken beginnen. Nehmen Sie beim Herausziehen die Grabegabel zu Hilfe. Packen Sie den Sellerie an der Basis der Blätter und ziehen Sie sacht.

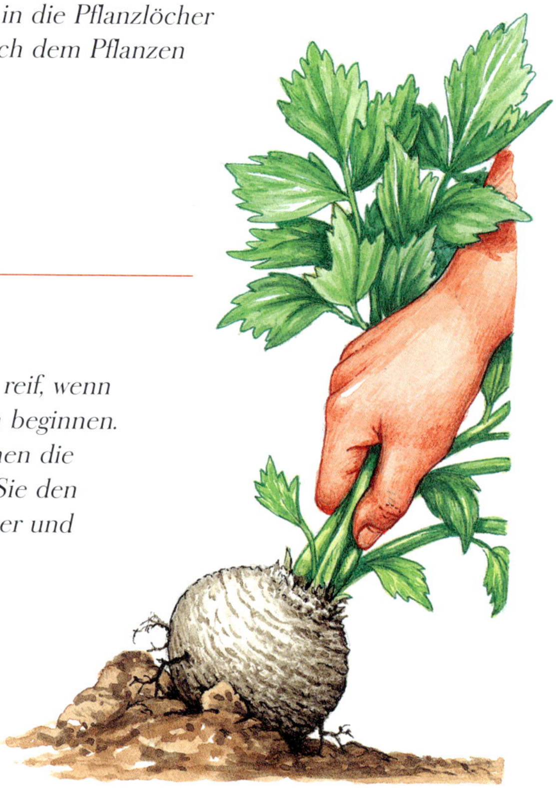

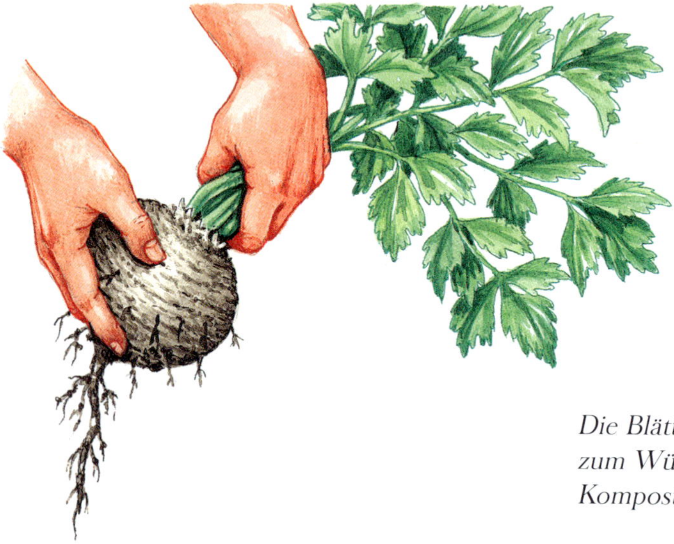

Gießen Sie die Sellerieknollen den ganzen Sommer über direkt am Wurzelballen.

Die Blätter durch eine Gegendrehung entfernen und zum Würzen von Suppen verwenden oder auf den Kompost werfen.

Vor dem ersten Frost

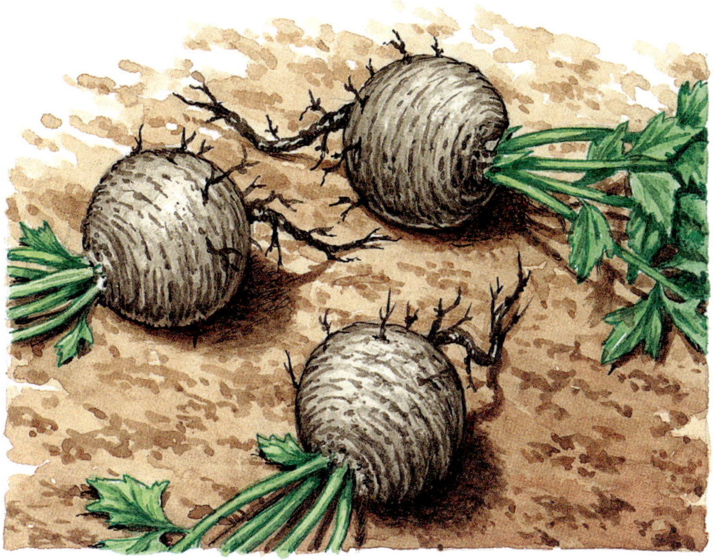

Vor dem ersten Frost an einem sonnigen Tag sämtliche Knollen wie oben beschrieben aus der Erde nehmen und einen Tag lang an Ort und Stelle trocknen lassen.

Die Sellerieknollen halten sich bei guter Lagerung bis zum Frühjahr.

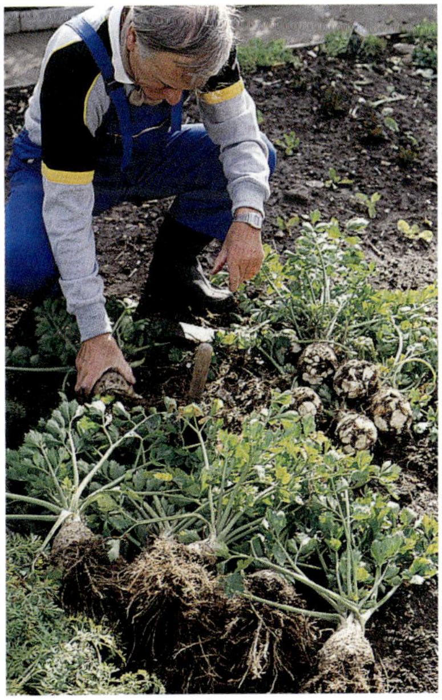

Ernte der Sellerieknollen

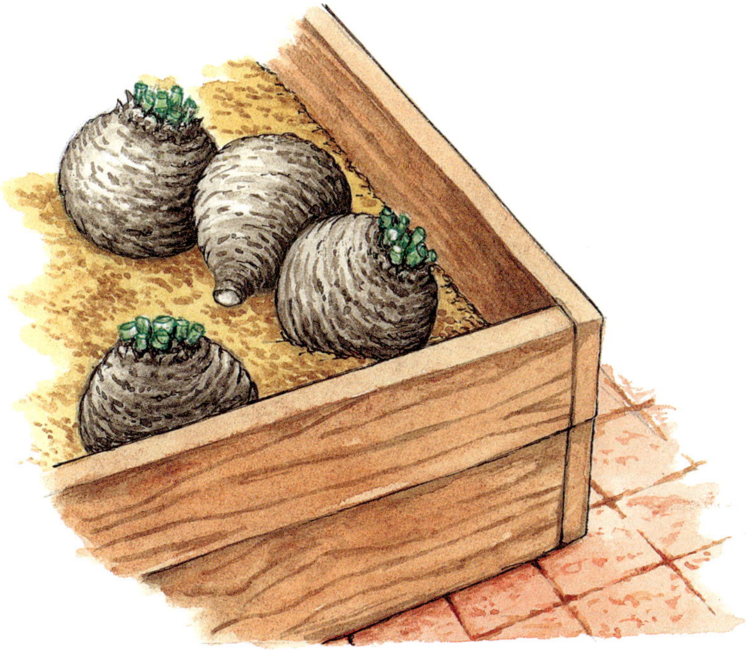

Entfernen Sie die Blätter, aber lassen Sie den Ansatz in der Mitte stehen. Die Knollen in einer Kiste mit feuchtem Sand kühl aufbewahren.

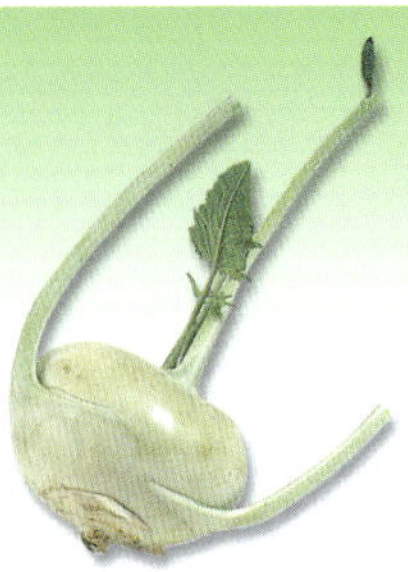

Kohlrabi

Kreuzblütler

Kulturanleitung

Von Kohlrabi isst man gewöhnlich die aus der Verdickung des Stängels gebildete Knolle. Die Blätter schmecken feingeschnitten und gedünstet.
Als Mittelzehrer braucht Kohlrabi einen warmen, humusreichen und gleichmäßig feuchten Boden.

Aussaatzeitpunkt:
April–Juni
Keimdauer:
6–10 Tage
Ernte:
Juni–September
Ertrag:
1 Kohlrabiknolle von etwa 500 g pro Setzling
Gießen:
Krankheiten und Schädlinge:
Großer Kohlweißling, Kohlfliege, bakterielle Erkrankungen

Aussaat

DIREKT INS FREILAND

Für eine lange Ernte werden ab April bis Juni jeden Monat einige Samen ausgesät. Säen Sie gleichmäßig in 1 cm tiefe Saatfurchen (Reihenabstand 25–30 cm) im Abstand von 30–40 cm. Die Saatfurche mit dem Rechen schließen, die Erde andrücken und mit feiner Brause gießen.

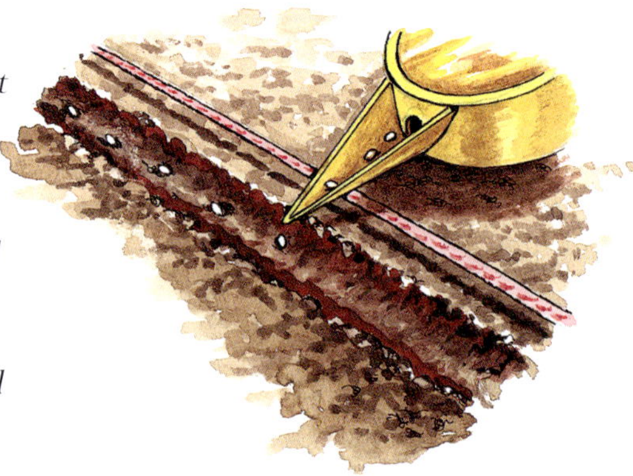

In Gegenden mit mildem Herbstwetter können die früh reifenden Sorten bis Mitte Juli gesät werden.

Ausdünnen

Nach ungefähr 4–5 Wochen, wenn die Kohlrabi 3–4 Blätter haben, entfernen Sie die schwächsten Pflanzen und belassen alle 25–30 cm nur eine Pflanze.

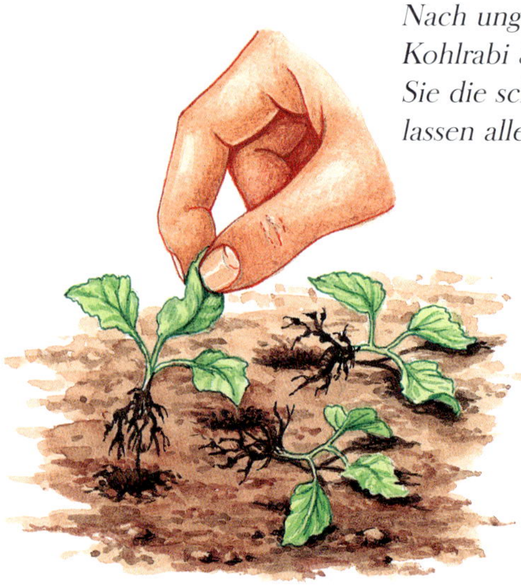

Gießen Sie im Sommer regelmäßig, damit die Kohlrabi nicht faserig werden. Mulchen Sie den Boden um die Pflanzen mit Flachshäcksel, um die Verdunstung zu begrenzen und die Feuchtigkeit länger im Boden zu halten.

Zwei Monate nach der Aussaat

Häufeln Sie um die Basis des Stängels, der sich zu verdicken beginnt, etwas Erde an, um dem Kohlrabi eine Stütze zu geben.

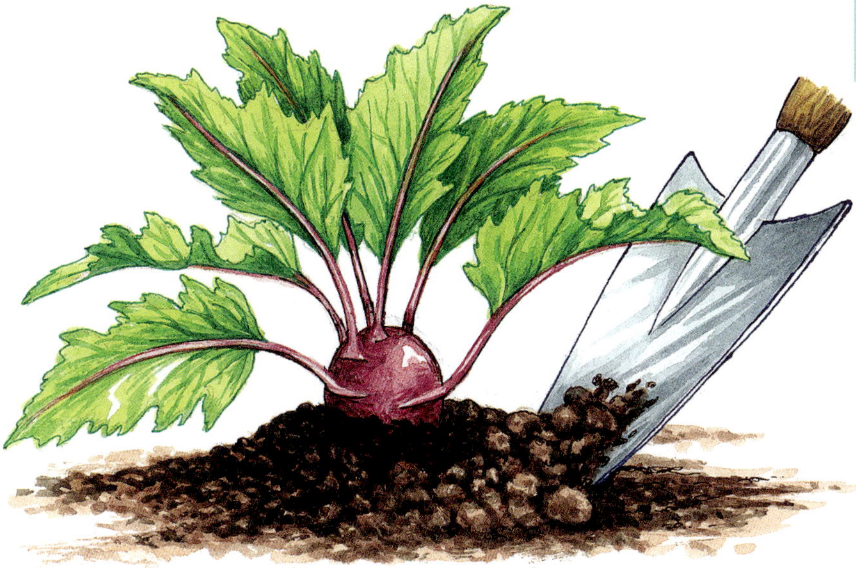

Empfehlenswerte Sorten

Frühe Sorten: 'Azur Star' (blau); 'Lanro' (weiß).

Sommersorten: 'Genta', 'Noriko' (weiß); 'Blauer Delikatess' (blau).

Herbstsorten: 'Superschmelz' (weiß).

Die Ernte

Je nach Sorte findet die Ernte 3–4 Monate nach der Aussaat statt. Ab Juni ziehen Sie die Kohlrabi je nach Bedarf aus dem Boden, wenn sie einen Durchmesser von etwa 10 cm haben.

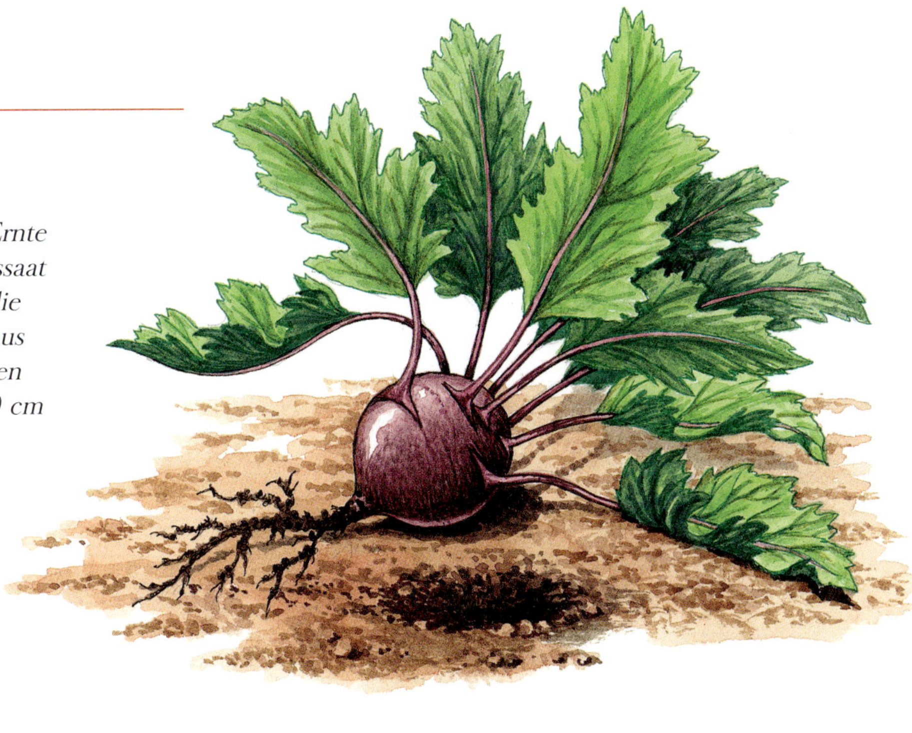

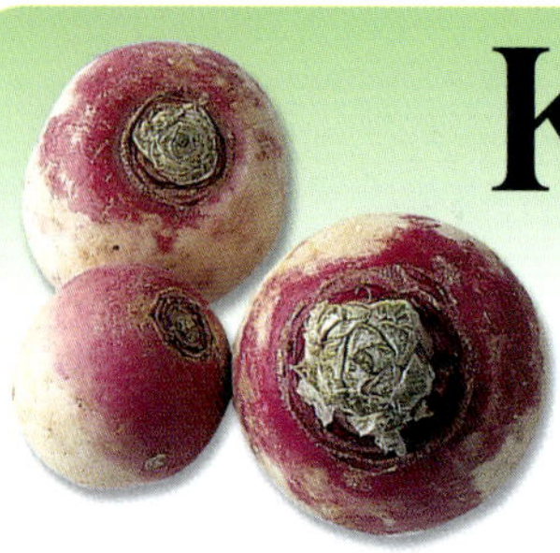

Kohlrübe, Steckrübe

Kreuzblütler

Kulturanleitung

Die Kohlrübe wird von Frühjahr bis Herbst angebaut und kann praktisch das ganze Jahr über auf dem Speisezettel stehen. Jeder Boden ist ihr recht, sie bevorzugt aber tiefgründige, feuchte Böden, an sonnigen bis halbschattigen, eher kühlen Standorten.

Aussaatzeitpunkt:
Mitte März–Ende April; August
Keimdauer:
5–6 Tage
Ernte:
Mai–Juni (Aussaat im Frühjahr); November (Aussaat im Sommer)
Ertrag:
1 kg pro Reihenmeter
Gießen:

Krankheiten und Schädlinge:
Kohlhernie, Falscher Mehltau, Kohlweißlingsraupe

Aussaat

DIREKT INS FREILAND

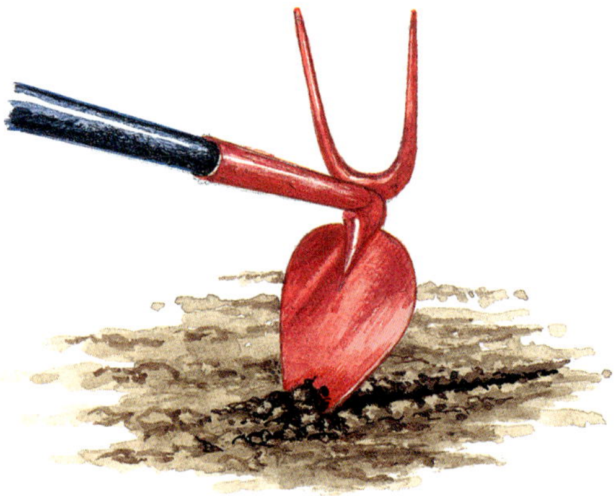

Von Mitte März bis Ende April (Frühjahrsernte) und im August (Winterernte) ziehen Sie mit der Jäthacke im Abstand von 25 cm 2–3 cm tiefe Reihen. Darin verteilt man mit einer Handsämaschine die Samen.

Bedecken Sie die Samen mit einer 1 cm hohen körnigen Schicht aus Komposterde, schließen Sie die Furchen mit dem Rechen, klopfen Sie die Erde fest und gießen Sie mit feiner Brause.

Große Hitze mag die Kohlrübe überhaupt nicht. Säen Sie nicht zwischen Mai und Juli; dann bekommen Sie nämlich harte und faserige Wurzeln.

Ausdünnen

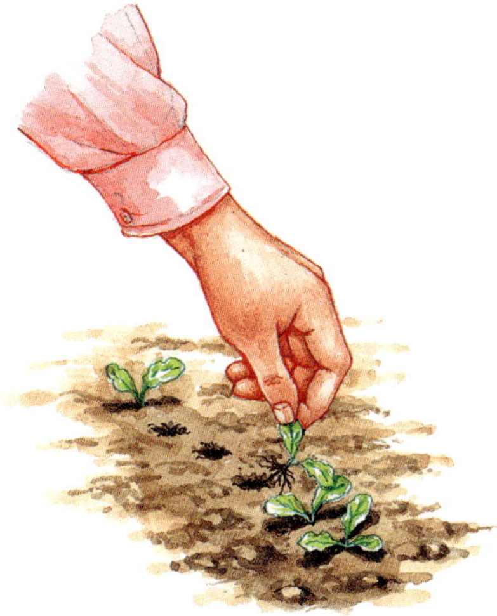

20 Tage nach der Aussaat, wenn die jungen Pflanzen 2 Blätter haben, werden die schwächsten Pflanzen entfernt. Lassen Sie je nach Größe der angebauten Sorte nur alle 10–20 cm eine Pflanze stehen.

Gießen Sie regelmäßig dicht an die Wurzeln, damit die Pflanzen kühl bleiben und Raupen ferngehalten werden.

Empfehlenswerte Sorten

Frühe Sorten: 'De Milan rouge', 'Demi-long de Croissy'.

Herbstsorten: 'Blanc dur d' hiver', 'Jaune boule d'or'.

Jahreszeitenunabhängig: 'Oestgoeta'.

Die Ernte

Im Mai/Juni erntet man die Steckrüben, wenn sie 3–6 cm Durchmesser haben. Heben Sie die Rüben mit der Grabegabel an und ziehen Sie sie dann sacht an der Basis der Blätter aus der Erde.

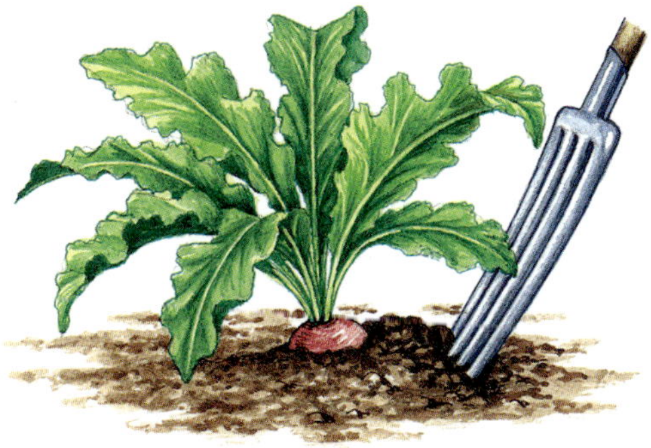

Vor dem ersten Frost

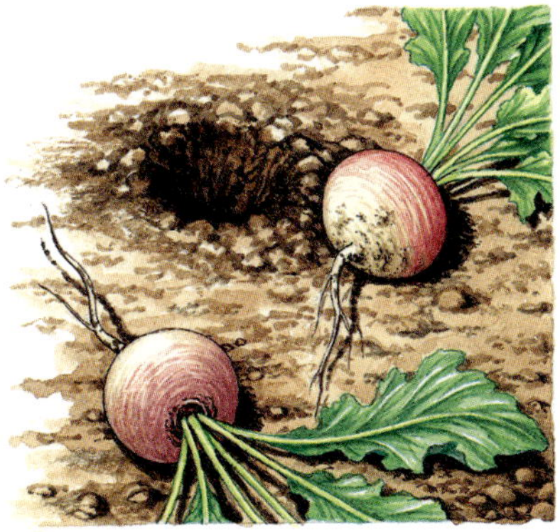

Anfang November sind die Kohlrüben 8–10 cm dick. Ziehen Sie sämtliche Rüben an einem sonnigen Tag, wie oben beschrieben, aus der Erde. Lassen Sie sie einen Tag lang im Freien trocknen.

Streifen Sie die Erde weitgehend ab und schneiden Sie die Blätter 0,5 cm über der Wurzel ab. Setzen Sie die Rüben, mit der Spitze nach unten, versetzt in eine Kiste mit Sand. Kühl und luftig lagern.

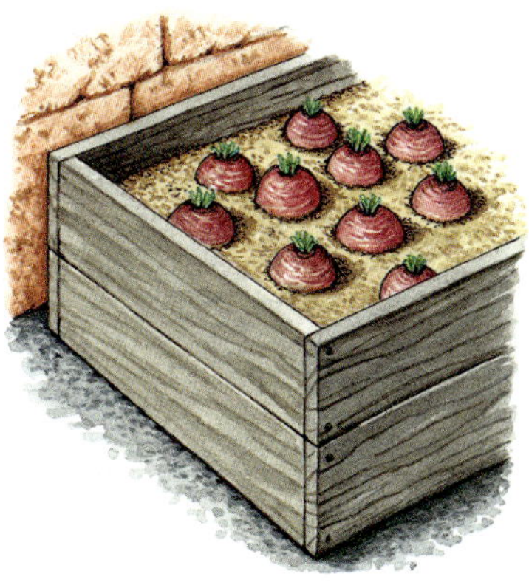

★★

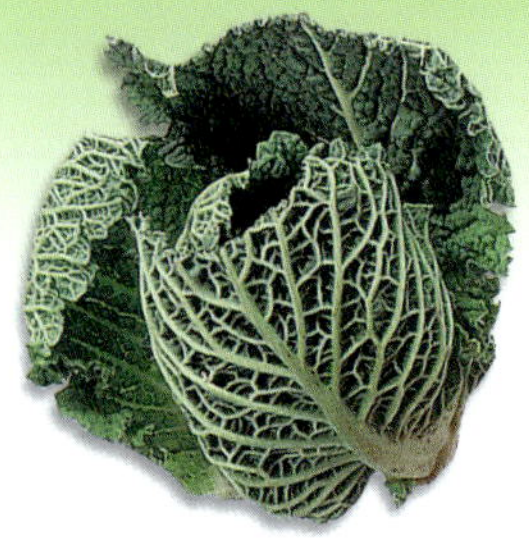

Kopfkohlarten

Kreuzblütler

Kulturanleitung

Der stets grüne Savoyerkohl oder Wirsing mit blasigen oder krausen Blättern oder der glattblättrige weiße, grüne oder rote Kohl je nach Sorte – jeder Kopfkohl liebt fruchtbare, tiefe Böden, die im Sommer nicht zu trocken sind.

Aussaatzeitpunkt:
Mitte–Ende April
Mitte Mai–Mitte Juni
Anfang Juli–August

Keimdauer:
5 Tage

Ernte:
Je nach Zeitpunkt der Aussaat

Ertrag:
1 Kopfkohl von 1–1,5 kg pro Setzling

Gießen:

Krankheiten und Schädlinge:
Großer Kohlweißling, Kohlfliege, Kohlraupe, bakterielle Erkrankungen

Aussaat

Ins Anzuchtbeet ★

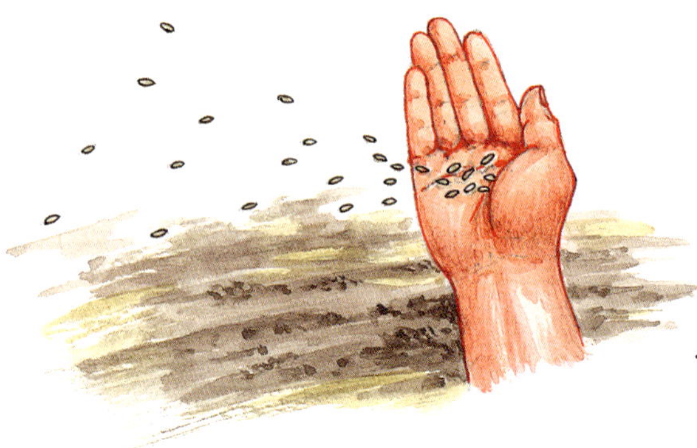

Setzlinge für die erste Pflanzung sollten Sie beim Gärtner kaufen. Für Herbst- und Lagerkohl je nach Sorte und gewünschter Erntezeit den Samen von April bis Mitte Juni und von Mitte August bis Mitte September gleichmäßig ausstreuen. 1 Tütchen pro m² ist ausreichend.

Drücken Sie die Erde mit dem Rücken des Rechens fest und gießen Sie mit feiner Brause. Halten Sie die Saat gut feucht, bis in der Woche danach die ersten Blätter erscheinen.

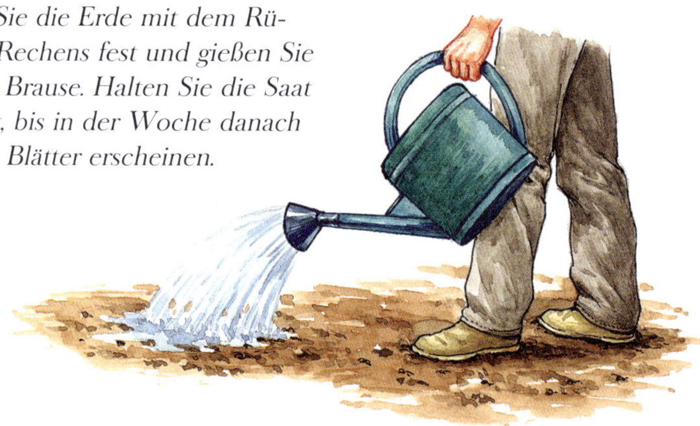

Für eine Ernte zum Beginn des Sommers und im Herbst säen bzw. pflanzen Sie im Frühjahr (April), für eine Ernte im Winter zwischen Mai und Juni. Wollen Sie noch im März ernten wird im August ausgesät. Die Pflanzen müssen unbedingt mit einem Vlies abgedeckt werden.

Aussaat im Frühbeetkasten ★★

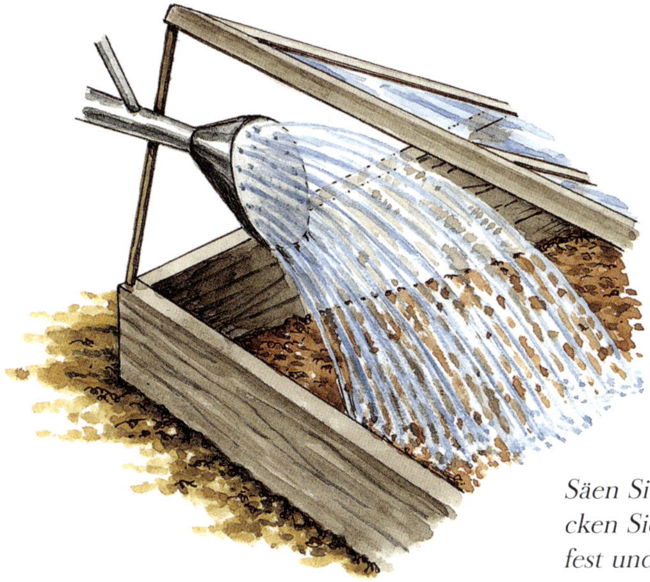

Empfehlenswerte Sorten

Frühe Sorten
Weißkraut: 'Marner Allfrüh'; Blaukraut: 'Intro'; Wirsing: 'Promasa'.

Mittelfrühe Sorten
Weißkraut: 'Castello'; Blaukraut: 'Rondy'; Wirsing: 'Eisenkopf'.

Herbstsorten
Weißkraut: 'Hidena'; Blaukraut: 'Marner Lagerrot'; Wirsing: 'Arisma'.

Säen Sie Kopfkohlsamen gleichmäßig Anfang April. Bedecken Sie die Samen 1–2 cm dick mit Erde, drücken Sie sie fest und gießen Sie mit feiner Brause. Bis die ersten Blätter erscheinen, muss der Frühbeetkasten geschlossen bleiben.

Umpflanzen

Etwa einen Monat nach der Aussaat zieht man die Pflänzchen, die 2–3 Blätter haben, mithilfe eines kleinen Spatels vorsichtig heraus und pflanzt sie im Anzuchtbeet so ein, dass um jede Pflanze allseitig etwa 10 cm Platz ist. Die Pflanzen werden bis an die Basis der Blätter in Erde gesetzt.

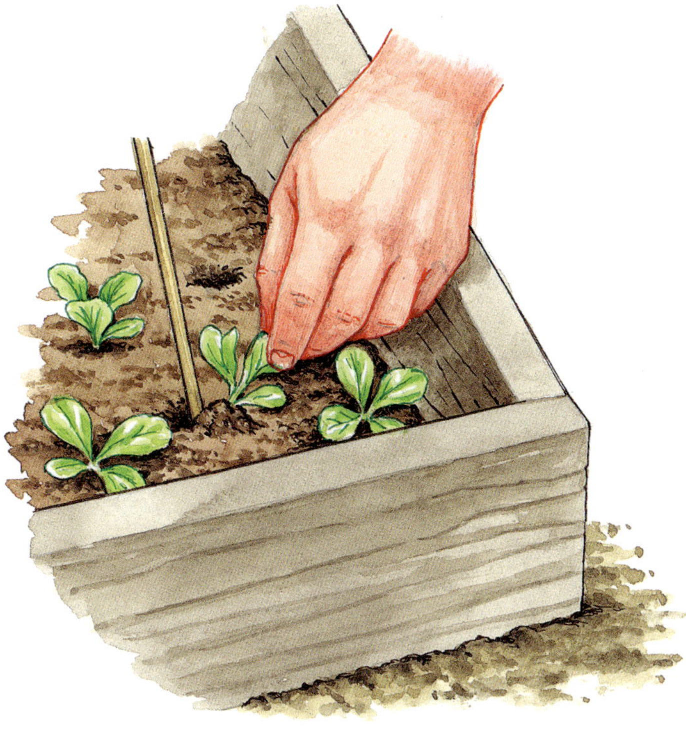

Bei der Aussaat zwischen Mitte Mai und Mitte Juni (Winterernte) kann das Umpflanzen auch entfallen. Allerdings fördert es die Bewurzelung der Pflanze: Der Kohl nimmt dann mehr Nährstoffe auf und ist besser im Boden verankert.

Pflanzen

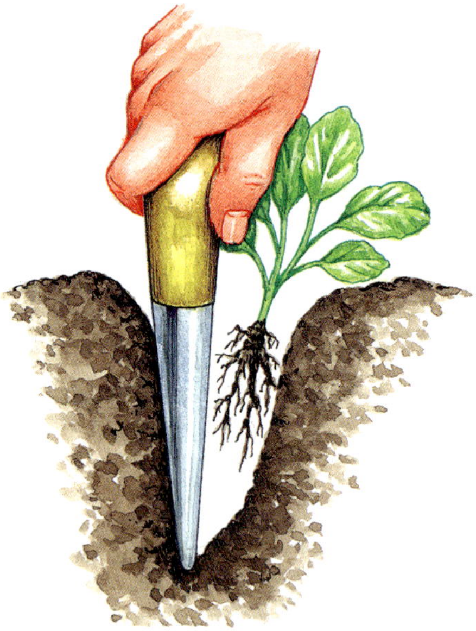

Haben die Pflanzen 4–6 Blätter ausgebildet, zieht man die jungen Kohlpflanzen vorsichtig aus dem Boden. Mit einem konischen Setzholz werden sie sofort in den Gemüsegarten gesetzt, und zwar alle 40–50 cm je Reihe, mit einem Reihenabstand von 50–60 cm. Setzen Sie die Pflanzen bis an den Grund der Blätter in den Boden, drücken Sie die Erde rundherum fest an und gießen Sie reichlich.

Viele Gärtnereien bieten vorgezogene Kopfkohlpflanzen im Anzuchttopf an. Kaufen Sie nur Pflanzen, deren zentrale Knospe im Herzen der Blätter in gutem Zustand ist. Diese pflanzen Sie je nach Sorte wie oben angegeben.

Gießen Sie den ganzen Sommer über regelmäßig an den Fuß der Pflanzen und decken Sie den Boden mit Stroh oder Flachshäcksel, um die Feuchtigkeit zu halten.

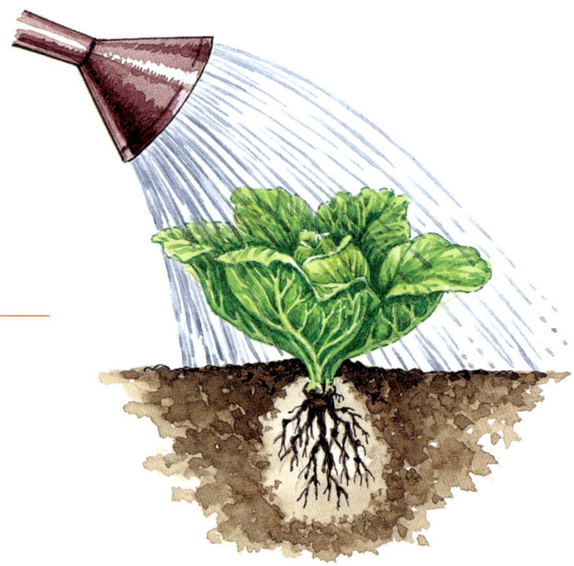

Die Ernte

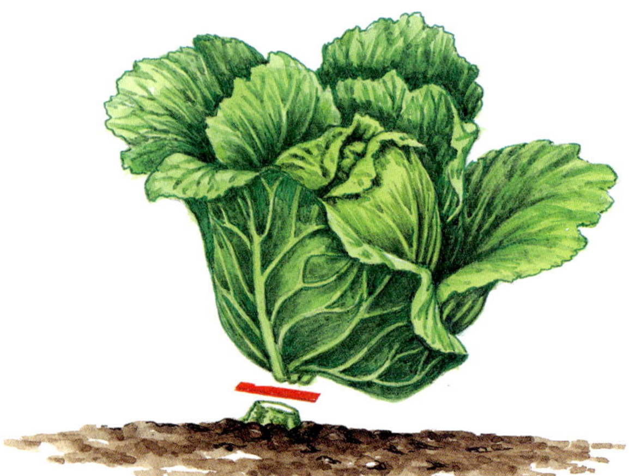

Die Erntezeit wechselt je nach Zeit der Aussaat. 2–6 Monate nach der Aussaat können Sie entsprechend Ihrem Bedarf ernten, indem Sie den kurzen Stiel des Kopfkohls knapp über dem Boden durchschneiden.

Lauch, Porree

Liliengewächse

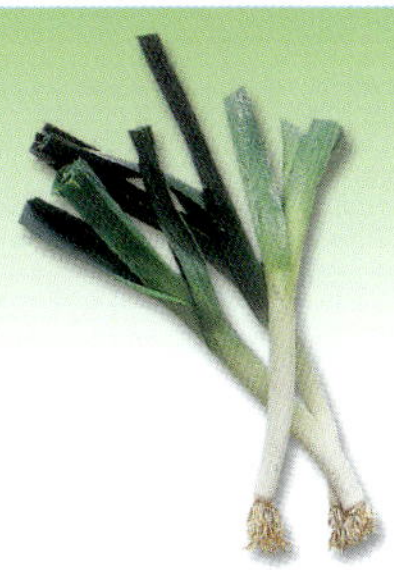

Kulturanleitung

Aussaat

IM WARMEN KASTEN ★

Lauch wird ganzjährig angebaut und geerntet. Er gedeiht am besten in fruchtbaren Böden, die reich an organischen Substanzen, bis in die Tiefe locker und im Sommer ein wenig feucht sind. Arbeiten Sie vor dem Pflanzen Kompost oder einen Volldünger ein.

Für die Aussaat von Mitte Januar bis Mitte Februar brauchen Sie Anzuchttöpfe oder eine Pflanzschale mit Gartenerde, Kompost und Torf zu gleichen Teilen. Bedecken Sie die Samen dünn mit feinkörniger Komposterde und befeuchten Sie gleichmäßig. Stellen Sie die Behältnisse warm (optimal sind 18 °C).

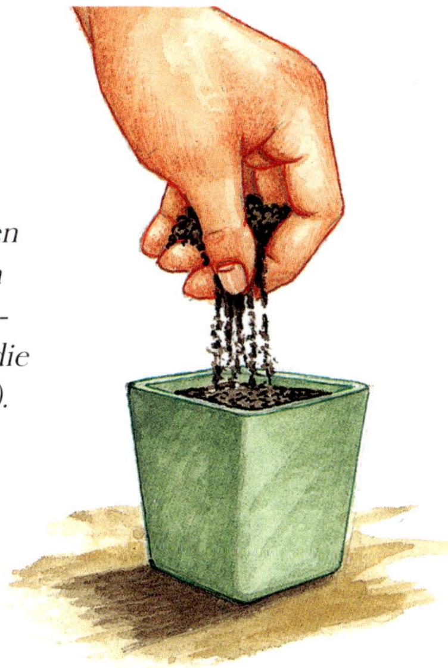

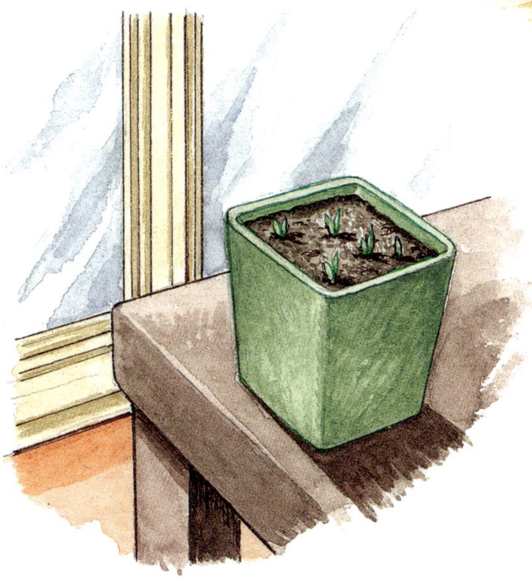

Halten Sie die Erde feucht, bis gut drei Wochen später die ersten fadenförmigen Blätter erscheinen. Ab jetzt stellen Sie die Pflanzen hell, z.B. an ein Fenster.

Aussaatzeitpunkt:
Mitte Januar–Mitte September

Keimdauer:
15–20 Tage

Ernte:
Je nach Aussaatzeitpunkt

Ertrag:
6–10 Lauchstangen pro Reihenmeter

Gießen:

Krankheiten und Schädlinge:
Lauchmotte, Zwiebelfliege, Nematoden

Empfehlenswerte Sorten

Sommerporree: 'Arca', 'Atal', 'Albana', 'Hilari'.

Herbstporree: 'Furor', 'Carentan', 'Ducal', 'Ténor', 'Elefant'.

Winterporree: 'Blaugrüner Winter Alaska', 'Méridor', 'Siegfried', 'Porrilux', 'Flipper'.

AUSSAAT INS FRÜHBEET ★

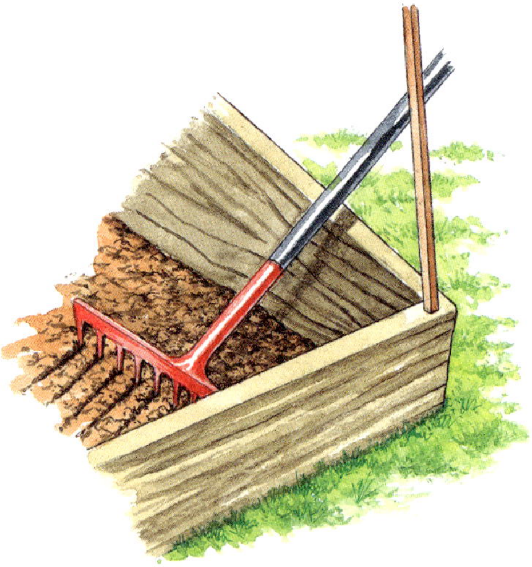

Um Mitte September säen Sie ins Frühbeet in die bereits oben genannte Erdmischung. Verteilen Sie die Samen gleichmäßig, bedecken Sie sie dünn mit Erde, drücken Sie sie fest und gießen Sie mit der Brause.

AUSSAAT INS ANZUCHTBEET ★

Von Mitte Februar bis Juli verteilen Sie den Lauchsamen gleichmäßig mithilfe einer Handsämaschine. Decken Sie mit dem Rechen ganz dünn Erde über die Samen und gießen Sie mit Brause. Ab Mai sät man frostharte Sorten; sie werden ja den Winter im Garten verbringen.

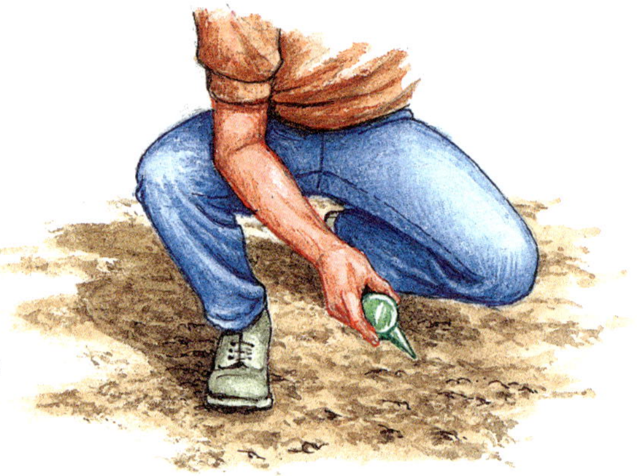

Gehen Sie behutsam mit dem Samen um! Bedenken Sie, dass Sie aus 10 g Samen 600–700 Pflanzen bekommen können. Wie wollen Sie da die Ernte bewältigen?

AUSSAAT DIREKT INS FREILAND ★

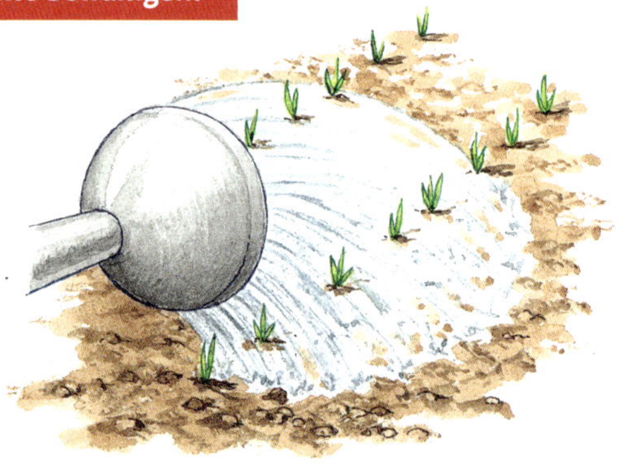

Säen Sie im August in Reihen mit einem Abstand von 40 cm. Verteilen Sie die Samen gleichmäßig. Mit Erde bedecken, festdrücken und mit feiner Brause gießen. Sorgen Sie dafür, dass der Boden feucht bleibt, bis nach etwa 20 Tagen die ersten Blätter erscheinen. Geerntet wird im nächsten Frühjahr (so genannte Lauchstäbchen oder -stifte).

Ausdünnen

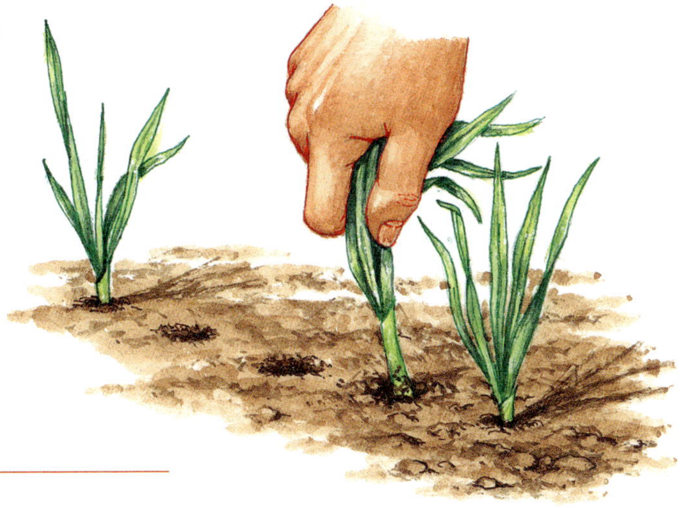

Anfang Oktober ist der junge Lauch, der im August direkt ins Freiland gesät wurde, 10 cm hoch gewachsen. Ziehen Sie die schwächsten Pflanzen heraus und lassen Sie nur alle 15 cm eine stehen.

Pflanzen

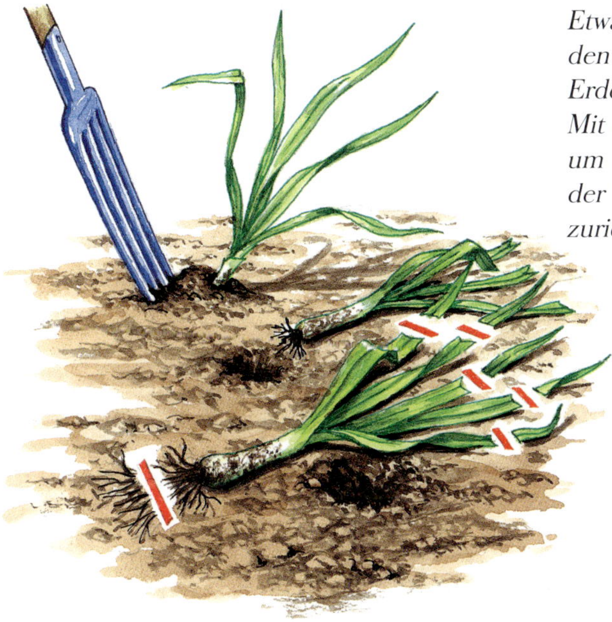

Etwa drei Monate nach der Aussaat ziehen Sie den Lauch, den Sie in das Anzuchtbeet gesät hatten, vorsichtig aus der Erde: Lockern Sie zuvor mit der Grabegabel den Boden. Mit einem scharfen Gartenmesser kürzt man die Wurzeln um die Hälfte und die Blätter um das obere Drittel ein. In der Sprache der Gärtner nennt man dies: den Lauch zurichten.

Statt zu säen können Sie auch frisch zugerichtete junge Lauchpflanzen kaufen. Sie werden in Gärtnereien und auf Märkten oft in größeren Mengen angeboten. Sie werden wie die aus Samen vermehrten Pflanzen gesetzt.

Bereiten Sie nun an Ort und Stelle Pflanzlöcher vor, in die Sie den „zugerichteten" Lauch setzen, bis er neue grüne Blätter bekommt. (Abstand in der Reihe: 15 cm, Abstand zwischen den Reihen: 30–40 cm).
Drücken Sie die Erde um die Pflanzen ordentlich fest. Wenn Sie mit dem Pflanzen fertig sind, gießen Sie jede Pflanze an der Basis, aber ohne Brause.

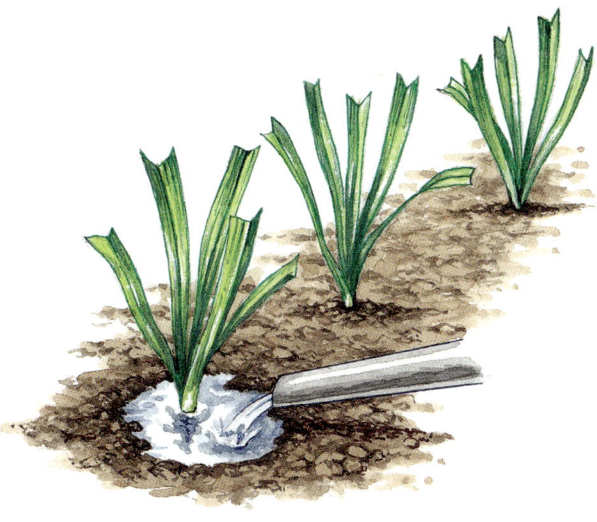

Die Ernte

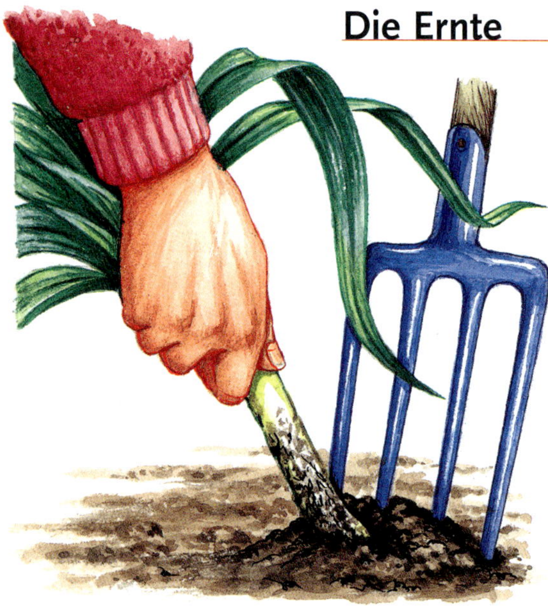

Etwa 5–8 Monate nach der Aussaat kann der Lauch bei Bedarf geerntet werden. Schieben Sie die Grabegabel 15 cm vor der Pflanze senkrecht in den Boden. Drücken Sie den Griff herunter und ziehen Sie dabei den Lauch an der Blattbasis heraus.

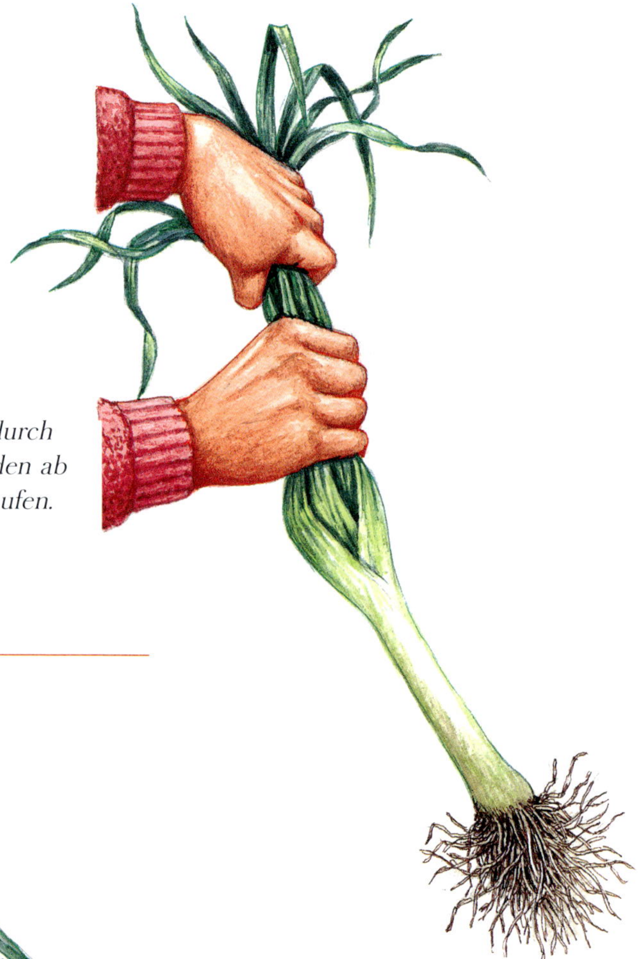

Brechen Sie die Enden der grünen Blätter durch eine gegenläufige Drehung mit beiden Händen ab und legen Sie sie gleich auf den Komposthaufen.

Vor dem ersten Frost

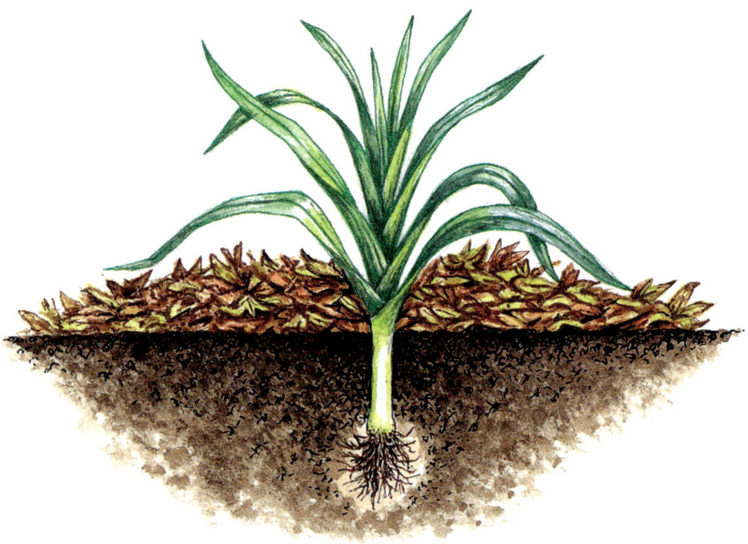

Ende Oktober häufeln Sie um die verbliebenen Lauchstangen eine 15–20 cm dicke Laubschicht an, oder lagern Sie den Lauch im Frühbeetkasten oder an einer geschützten Stelle im Garten. Ernten Sie während des ganzen Winters jeweils nach Bedarf.

Löwenzahn

Korbblütler

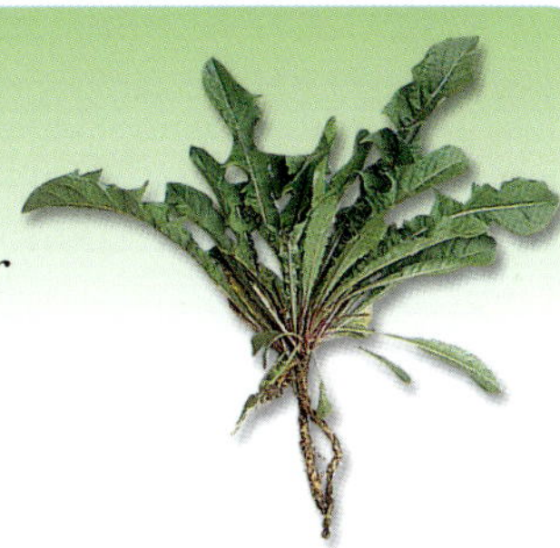

Kulturanleitung

Aussaat

Ins Anzuchtbeet

Von April bis Juni sät man breitwürfig und verteilt dabei den Samen gleichmäßig. Geben Sie darüber eine 1 cm dicke Schicht Komposterde und drücken Sie diese mit dem Rücken des Rechens an. mit feiner Brause gießen und den Boden recht feucht halten, bis nach etwa 15 Tagen die ersten Blätter sprießen.

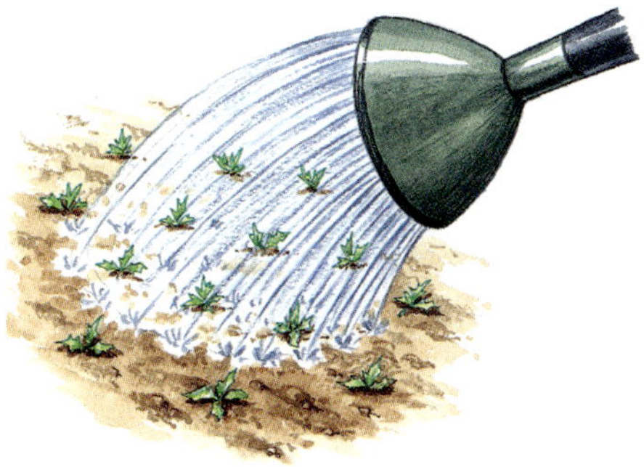

Umpflanzen

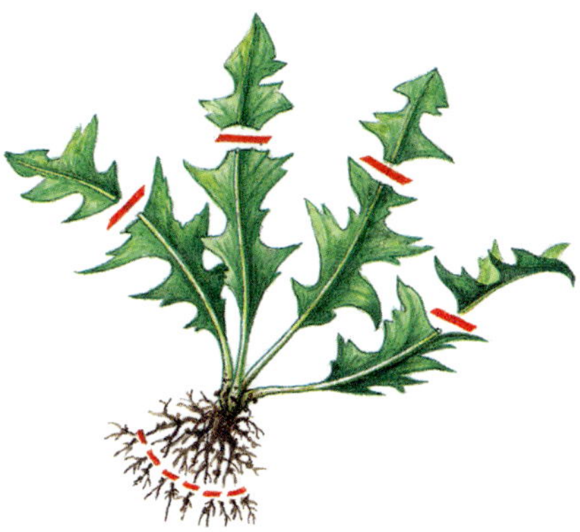

Wenn die Löwenzahnpflanzen 8–10 Wochen später 4–5 Blätter haben, ziehen Sie sie vorsichtig aus der Erde und kürzen die Blätter und die Wurzeln um ein Drittel ihrer Länge.

Setzen Sie diese Pflänzchen im Abstand von 20 cm in Reihen (Reihenabstand 30 cm) an den endgültigen Platz. Um den 15. August die Blätter am Boden abschneiden, jäten und düngen.

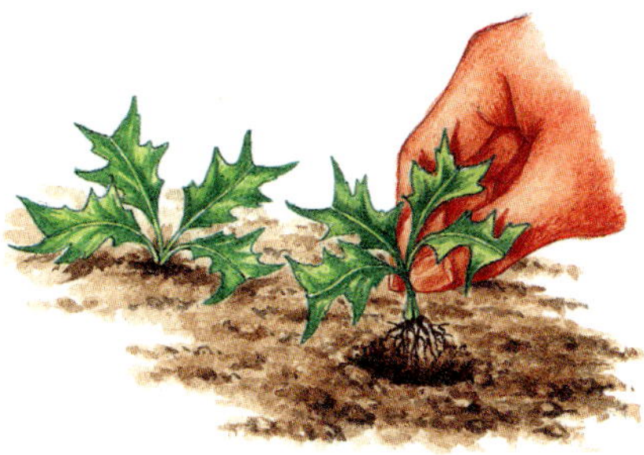

Die Blätter des Löwenzahns werden gegen Ende des Winters gebleicht verzehrt. Die Pflanze liebt Sonne und Böden, die weder zu kalkhaltig noch zu trocken sein dürfen.

Empfehlenswerte Sorten
'Vollherziger'; 'Lyonel', breitblättrig.

Aussaatzeitpunkt:
April–Juni
Keimdauer:
15 Tage
Ernte:
Februar–März
Ertrag:
10 Löwenzahnköpfe pro Reihenmeter
Gießen:
nicht nötig
Krankheiten und Schädlinge:
Echter Mehltau

Sie können Löwenzahn auch bleichen, indem Sie, bei trockenem Wetter und wenn die Blätter trocken sind, eine Glocke oder einen umgekehrten Blumentopf daüber stülpen.

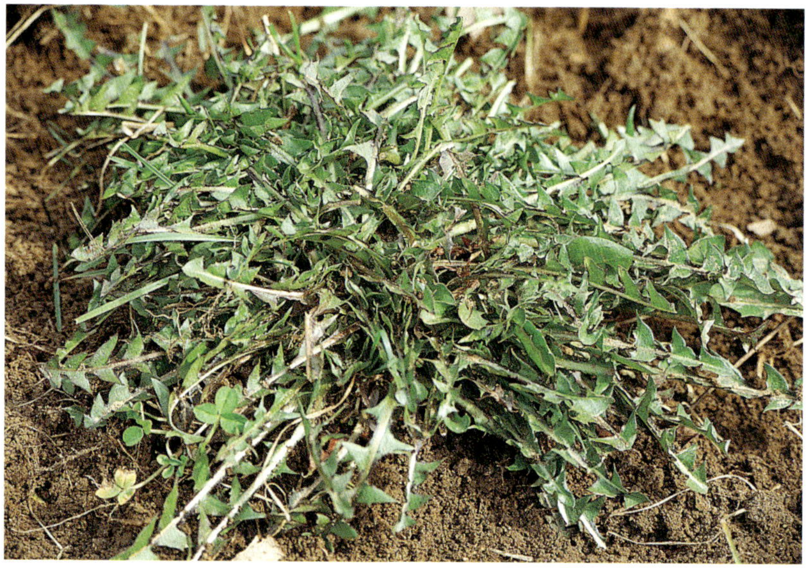

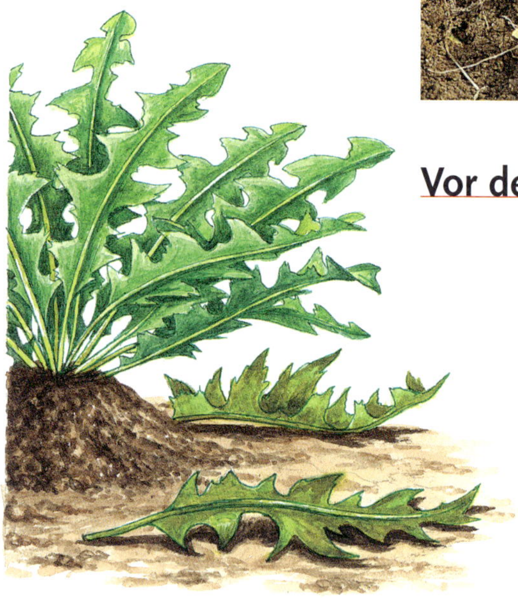

Vor dem ersten Frost

Entfernen Sie unansehnliche, gelbe oder zu große (länger als 20 cm) Blätter. Häufeln Sie um die Löwnzahnpflanzen 10 cm hoch Erde an, um sie zu bleichen.

Die Ernte

Im Februar oder März des folgenden Jahres können Sie die Pflanzen bei Bedarf freilegen und die Blätter mit einem Messer am Boden abschneiden.

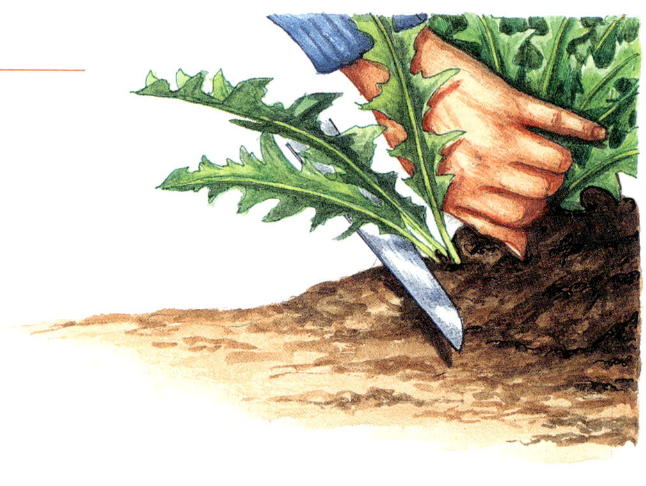

Mangold

Gänsefußgewächse

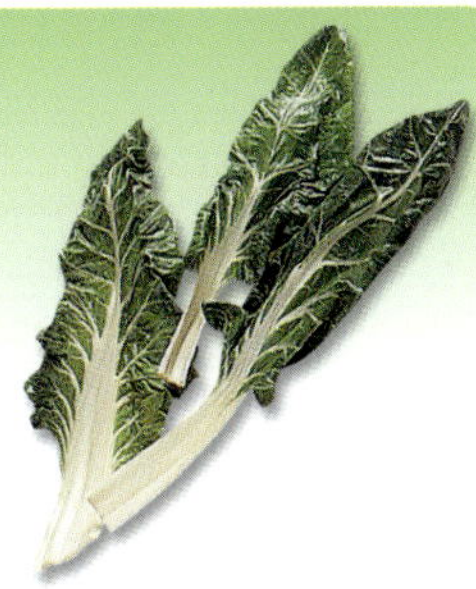

Kulturanleitung

Aussaat

Im Anzuchtbeet ★

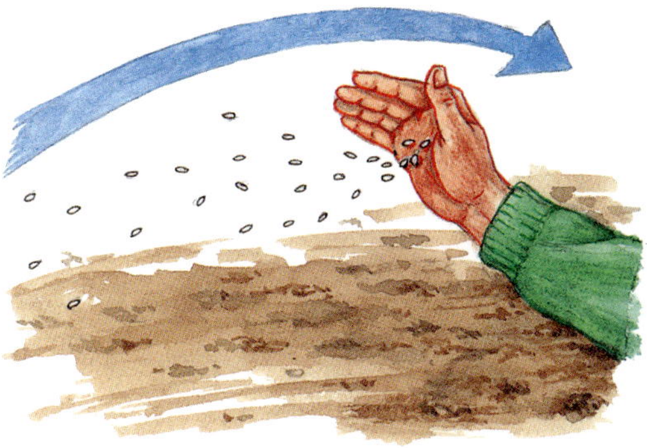

Im April–Mai den Mangoldsamen breitwürfig auf 1–2 m² aussäen. Mit dem Rechen eine 2–3 cm dicke Erdschicht auf dieser Fläche verteilen.

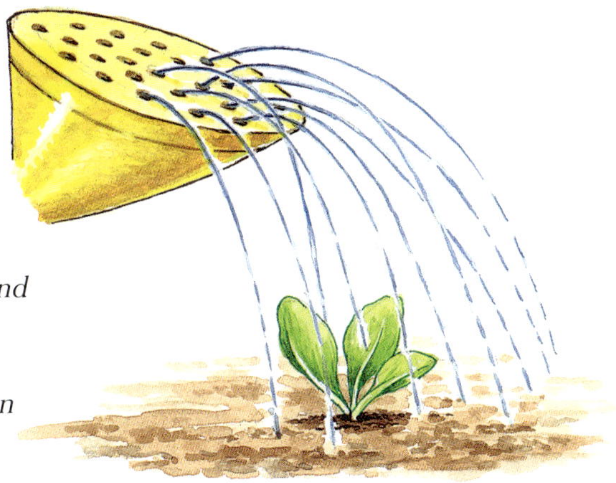

Gießen Sie reichlich und regelmäßig mit feiner Brause, bis nach etwa 10–15 Tagen die ersten Blätter erscheinen. Danach die Wassergaben reduzieren.

Schützen Sie die Pflanzen mit Granulat auf Eisen-III-Phosphat-Basis gegen Schneckenfraß. Streuen Sie nach jedem Regen nach.

Von dem mit Rote Bete und Spinat verwandten Mangold gibt es zwei Varietäten: Stielmangold und Blattmangold. Die Pflanze passt sich allen Bodenbedingungen an, gedeiht aber am besten in tiefen, fruchtbaren Böden. Eine ausreichende Wasserversorgung muss gewährleistet sein.

Aussaatzeitpunkt:
April/Mai
Keimdauer:
10–15 Tage
Ernte:
Juni–Oktober/November
Ertrag:
Auf 1 Reihenmeter 4 Pflanzen
Gießen:
Krankheiten und Schädlinge:
Schnecken

AUSSAAT DIREKT INS FREILAND ★

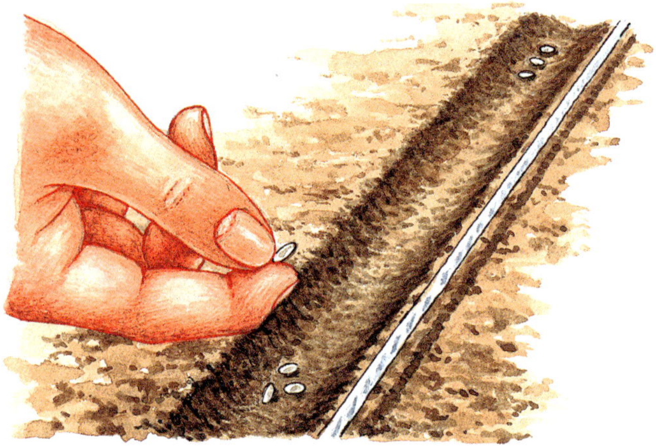

Ziehen Sie im April/Mai im Abstand von 40–50 cm 2–3 cm tiefe Furchen. Alle 30–40 cm legen Sie 2–3 Samenknäuel in die Furche. Furche schließen und mit dem Rücken des Rechens andrücken. Reichlich gießen.

Wenn beim Ausdünnen ein paar kräftige Pflänzchen anfallen, können Sie diese in den Gemüsegarten oder in Ihre Blumenbeete umsetzen. Setzen Sie die Pflänzchen aber gleich nach dem Ausreißen, damit sie nicht vertrocknen.

Umtopfen

Sobald die Sämlinge im Anzuchtbeet 4–5 Blättchen haben, setzen Sie sie, am besten abends, an Ort und Stelle. Pflanzen Sie in 40 cm auseinander liegenden Reihen alle 30–40 cm und gießen Sie anschließend großzügig.

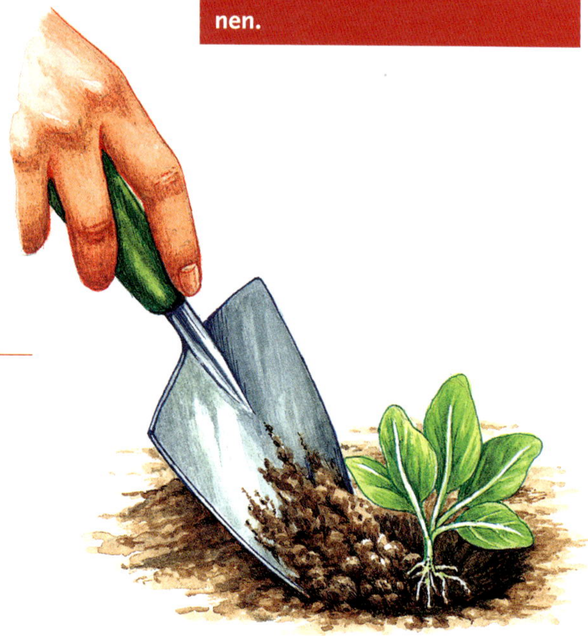

Ausdünnen

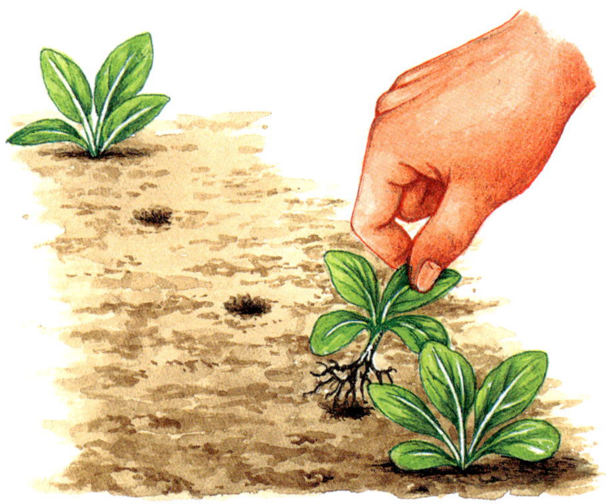

Wenn die direkt ins Freiland gesäten Pflanzen 4–5 Blättchen haben, zupfen Sie aus jeder Gruppe die schwächsten aus, sodass alle 30–35 cm nur eine Pflanze stehen bleibt.

Die Ernte

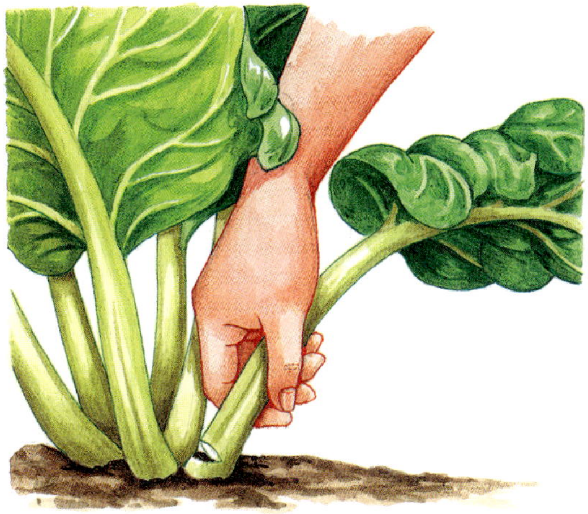

Ab Juli werden immer nur die äußeren Blätter bzw. Blattstiele (oder Karden) geerntet: Trennen Sie mit der Hand von innen nach außen ab. Ernten Sie je nach Bedarf bis zum ersten Frost.

Empfehlenswerte Sorten

Blattmangold: 'Grüner Schnitt', dunkelgrünes Blatt.

Stielmangold: 'Feurio', rotstielig mit rötlich grünem Blatt; 'Vulkan', rotstielig; 'Bright Lights', bunte Stiele in rot bis gelb; 'Stielmangold Walliser', frosthart.

Ab Juni regelmäßig gießen, damit die Stiele schön zart bleiben. Eine Mulchschicht aus Grasschnitt verringert die Verdunstung.

Vor dem ersten Frost

Häufeln Sie um die Pflanzen einen kleinen Erdwall an, der ein Drittel so hoch ist wie das Blattwerk, und decken sie mit Laub oder einem Stück Wachstumsfolie ab. Nach milden Wintern können Sie im nächsten Frühjahr erneut ernten.

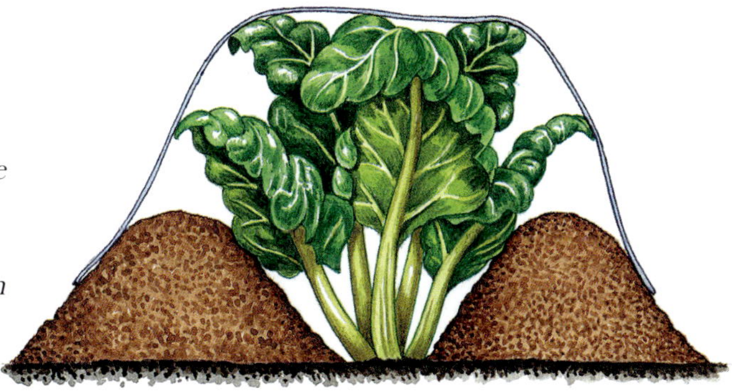

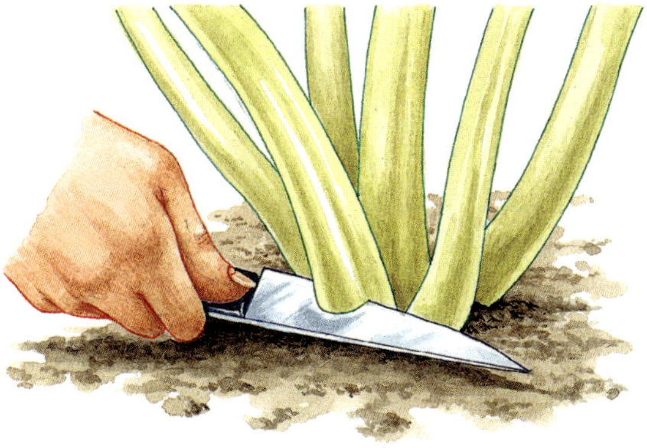

In frostfreien Gegenden kann die Ernte während des ganzen Winters erfolgen. Schneiden Sie dann den Mangold an der Basis ab.

Die wüchsige Mangoldsorte 'Lukullus' kann sowohl als Blattmangold, wie auch durch die breiten Blattstiele als Stielmangold verwendet werden. Seine gelbgrünen, stark gekrausten Blätter sind besonders zart.

★★★

Melone

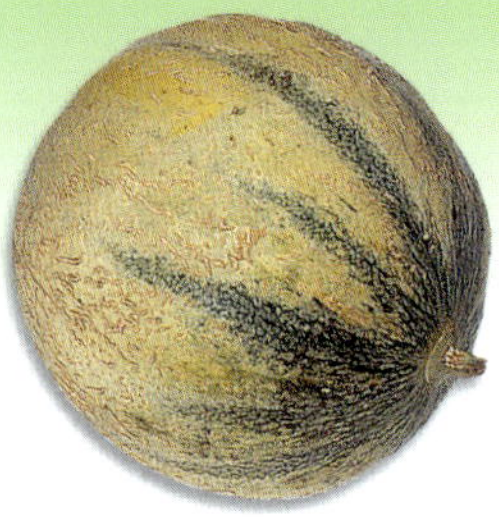

Kürbisgewächse

Kulturanleitung

Melonen brauchen viel Wärme und werden hauptsächlich im Mittelmeerraum angebaut. Dank neuester Züchtungen gedeihen sie aber auch bei uns, jedoch nur an sonnigen und geschützten Plätzen. Zuvor muss die Erde tief aufgelockert und mit Kompost angereichert werden.

Aussaatzeitpunkt:
April–Mai
Keimdauer:
6–8 Tage
Ernte:
August–Oktober
Ertrag:
4–6 Früchte pro Pflanze
Gießen:

Krankheiten und Schädlinge:
Brennfleckenkrankheit, Echter Mehltau, Läuse, Spinnmilbe, Grauschimmel

Aussaat

IM ANZUCHTTOPF ★★

Füllen Sie Anzuchttöpfe von 8 cm Kantenlänge mit einer Mischung aus Gartenerde und Komposterde zu gleichen Teilen. Mit dem Finger 3–4 Samen 1–2 cm tief in jeden Topf drücken. Klopfen Sie die Erde fest und gießen Sie mit feiner Brause.

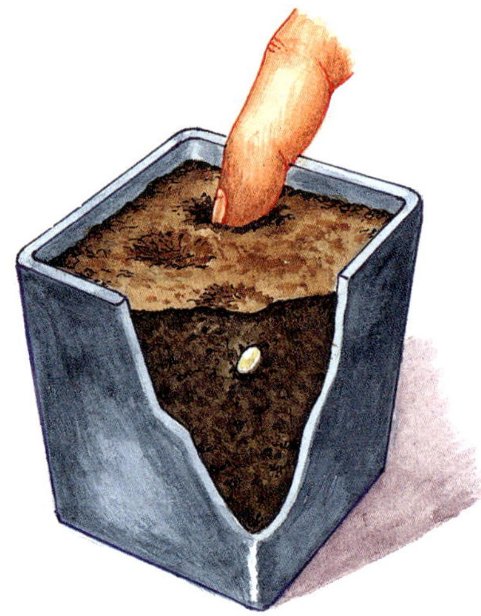

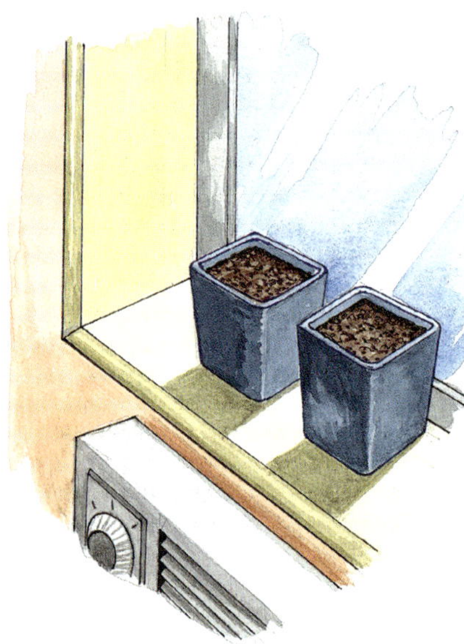

Stellen Sie die Anzuchttöpfe an einen hellen Platz ins Fenster, in ein Gewächshaus oder auf die Veranda. Die optimale Temperatur für rasches Keimen beträgt 20 °C. Halten Sie die Erde recht feucht, bis nach etwa einer Woche die ersten Blätter erscheinen.

Empfehlenswerte Sorten

'César', 'Santon', 'Cantaloup', 'Charentais', 'Doublon'.

F1-Hybriden: 'Cézanne', 'Jérac', 'Fidelio', 'Carson'.

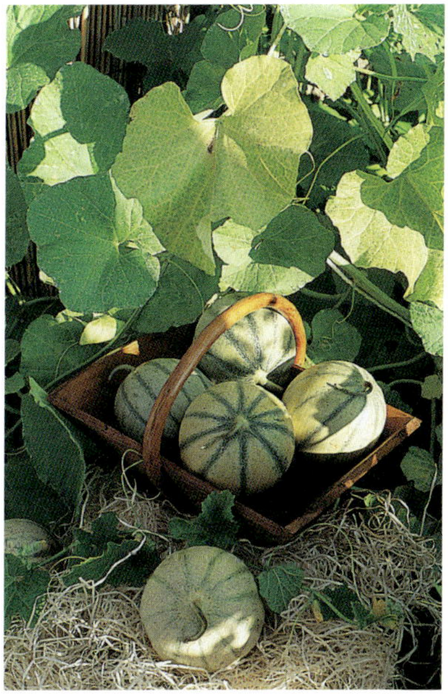

In nördlichen Regionen können Sie das Aussaat- oder Pflanzdatum folgendermaßen vorverlegen: Ab März jäten und die Erde sorgfältig vorbereiten. Dann decken Sie die für die Melonen vorgesehene Fläche mit schwarzer Abdeckfolie ab. In regelmäßigen Abständen die Folie einschneiden und hier die Melonensamen oder -pflanzen platzieren.

AUSSAAT DIREKT INS FREILAND ★★

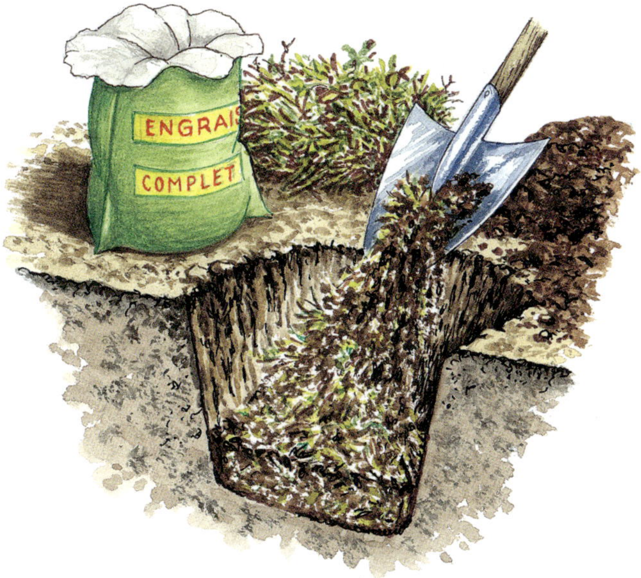

Nur in sehr warmen Gegenden ist eine Aussaat ins Freiland sinnvoll. Man gräbt im Mai Löcher von 40 cm Kantenlänge und 40 cm Tiefe, die allseitig 80 cm Freiraum haben. In die Löcher geben Sie eine Mischung aus verrottetem Mist und Komposterde zu gleichen Teilen, ergänzt durch einen Volldünger.

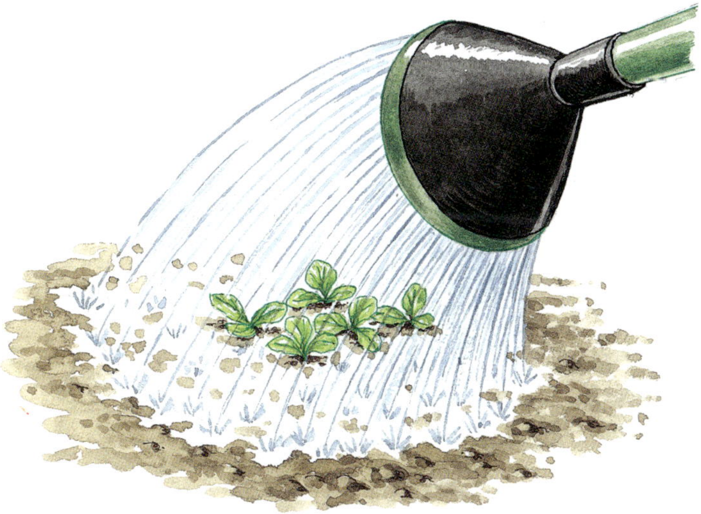

Setzen Sie in jedes Pflanzloch 1–2 cm tief 5–6 Samen. Die Erde festdrücken und reichlich mit feiner Brause gießen. Halten Sie die Erde recht feucht, bis nach gut 10 Tagen die ersten Blätter erscheinen.

Ausdünnen

Etwa zwei Wochen nach der Aussaat haben sich die ersten Keimblätter in den warm gehaltenen Anzuchttöpfen oder der Erde gebildet. Entfernen Sie die schwächsten Pflanzen und belassen Sie nur ein Melonenpflänzchen je Gruppe (im Freiland) oder Topf.
Die Anzuchttöpfe sollen stets warm und sehr hell stehen.

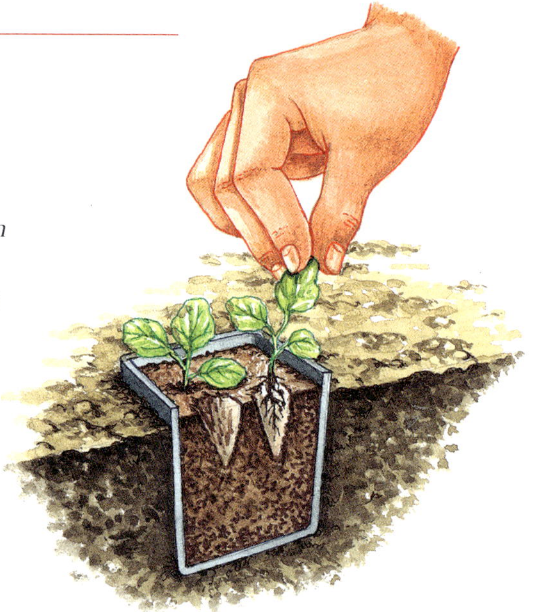

Pflanzen

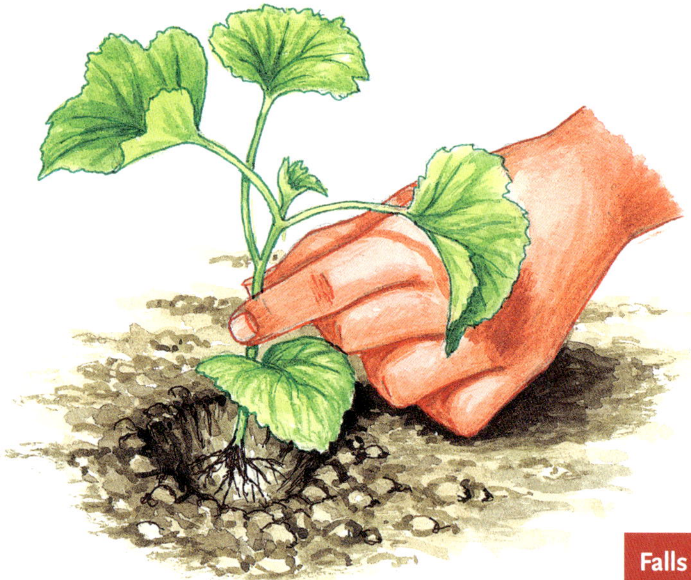

Ungefähr nach einem Monat haben die Pflanzen im Anzuchttopf 4–5 schöne Blätter entwickelt. Pflanzen Sie sie jetzt mit einem Abstand von 80 cm an ihren endgültigen Platz in Pflanzlöcher, die mit gleichen Teilen Gartenerde und Komposterde gefüllt sind.

Gießen Sie im Sommer mindestens einmal wöchentlich. zwei Wochen bevor die Früchte reif sind, das Gießen einstellen.

Falls Sie zu wenig Zeit haben, um Ihre Melonen aus Samen zu ziehen, können Sie in Gärtnereien junge Pflanzen in Anzuchttöpfen kaufen. Wie oben beschrieben können Sie diese je nach Region im Mai–Juni ausplanzen.

Rückschnitt der Melonen

Vor allem in nördlichen Gebieten kann die Melone wegen ihrer großen Kälteempfindlichkeit nur spät im Garten ausgepflanzt werden. Nur die Verzweigungen dritter Ordnung tragen weibliche Blüten, aus denen sich Früchte entwickeln können. Der Rückschnitt kann das Erscheinen dieser Blüten beschleunigen und damit auch die Bildung von Früchten, die in der Folge gute Bedingungen für die Reife vorfinden.

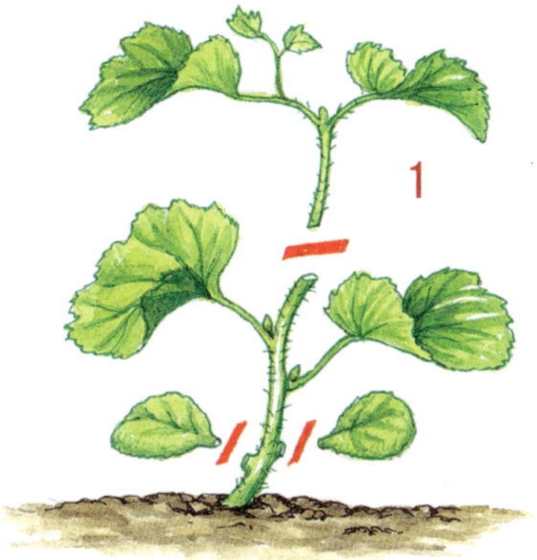

Im Lauf des Juni, wenn die Pflanze 3–4 Blätter gebildet hat, schneiden Sie diese über dem 2. Blatt ab. Entfernen Sie auch die Keimblätter (die fleischigen runden Blätter, die zuerst erschienen sind).

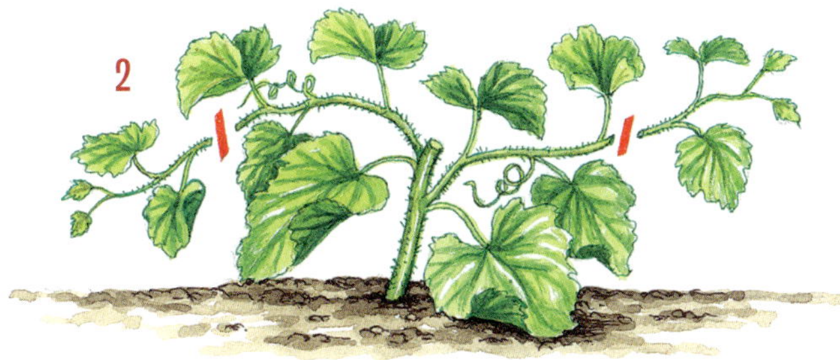

Zwei Wochen später sind seitlich 2 Zweige herausgewachsen. Schneiden Sie die Spitzen dieser Zweige (1. Ordnung) oberhalb des 3. Blatts ab.

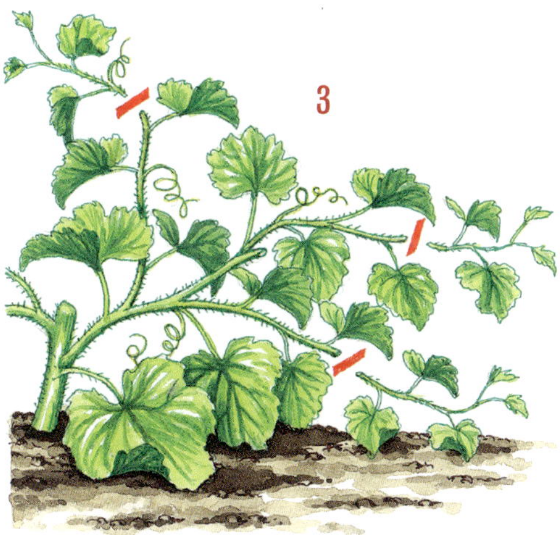

In der Folge schneiden Sie alle seitlichen Verzweigungen (2. Ordnung) über dem 3. oder 4. Blatt ab.

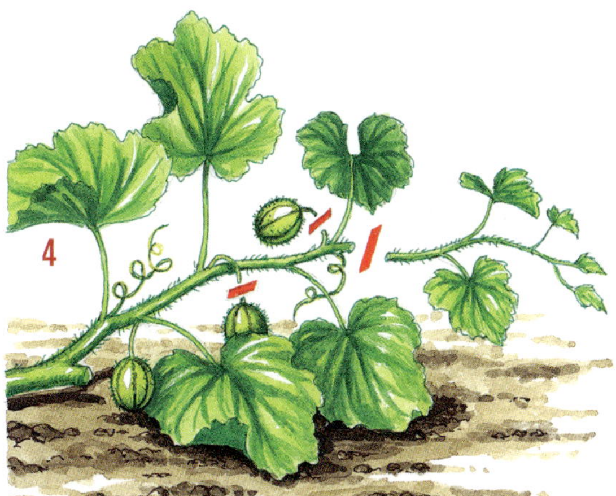

Sobald die ersten Früchte walnussgroß sind, lassen Sie 1 Melone je Zweig (3. Ordnung) stehen und schneiden diese Zweige jeweils 1–3 Blätter oberhalb der Frucht ab.

Lassen Sie nur 4–6 Melonen an einer Pflanze.

Die Ernte

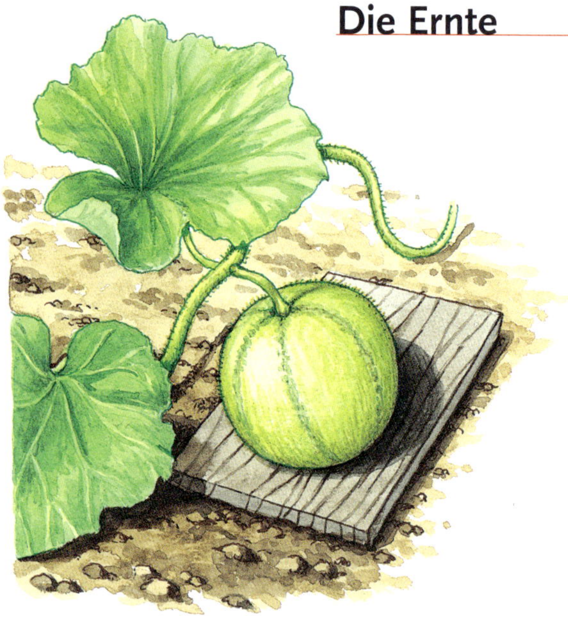

Ende August werden die Melonen reif. Legen Sie unter jede Frucht ein Brettchen oder ein Körbchen, damit sie nicht auf der feuchten Erde liegen. Drehen Sie die Früchte regelmäßig, damit sie von allen Seiten möglichst viel Sonne bekommen.

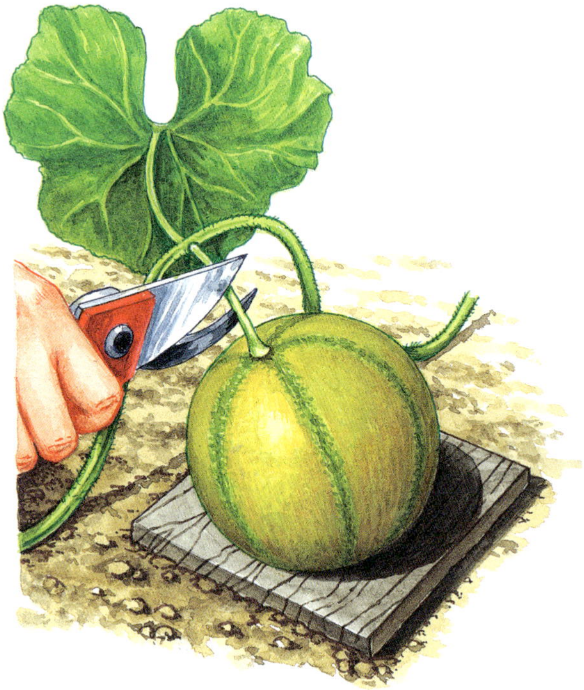

Ernten Sie die Melone, sobald sie gelb wird, ihre Behaarung verliert und einen süßlichen Duft verströmt. Die Blätter nahe dem Stiel der Frucht werden welk und an der Stelle, wo der Stiel mit der Melone verbunden ist, entsteht ein Riss. Jetzt kann der Stiel abgeschnitten werden.

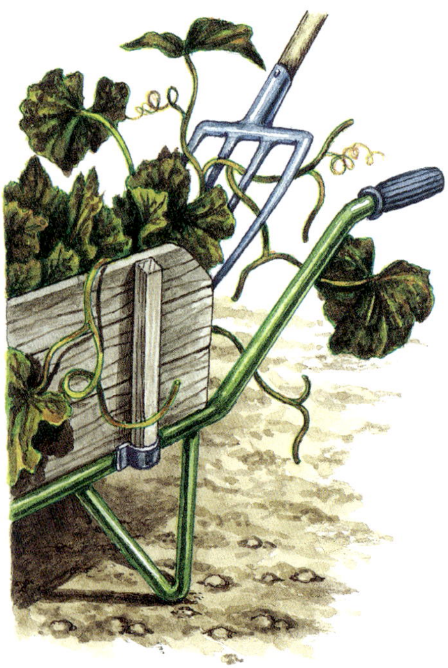

Vor dem ersten Frost

Reißen Sie alle Reste der Pflanzen aus, um sie zu verbrennen. Sie können sie auch wegwerfen, aber nicht auf den Komposthaufen; denn diese Reste sind am Ende der Saison oft von Krankheiten befallen (Echter Mehltau).

Neuseeländischer Spinat

Eiskrautgewächse

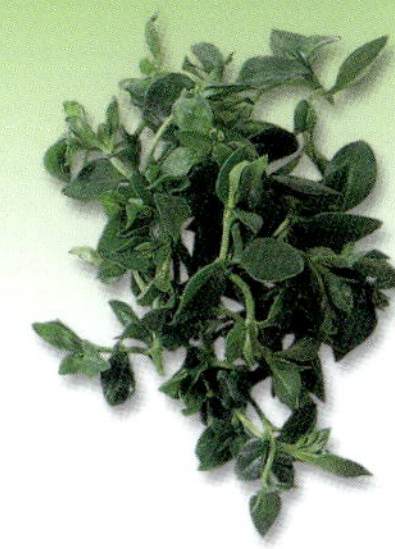

Kulturanleitung

Aussaat

DIREKT INS FREILAND

Im April oder Mai hebt man 10–15 cm tiefe und breite Löcher im Abstand von 80 cm aus. Füllen Sie die Löcher zu gleichen Teilen mit Kompost und Gartenerde. In die Mitte drücken Sie 1 cm tief 3–4 Samen, klopfen sie fest und gießen mit feiner Brause. Halten Sie den Boden feucht, bis die ersten Blätter erscheinen.

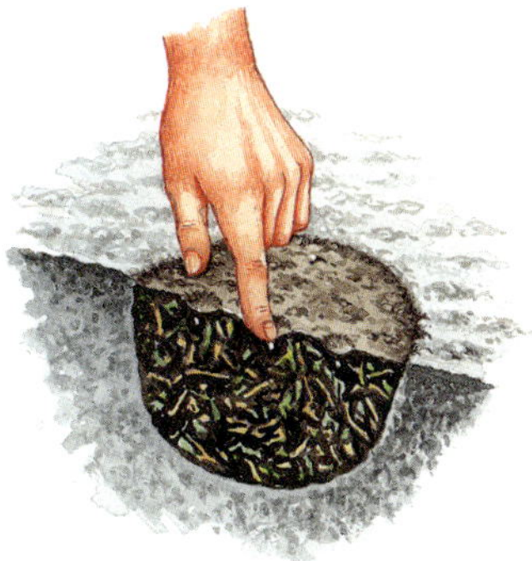

Ausdünnen

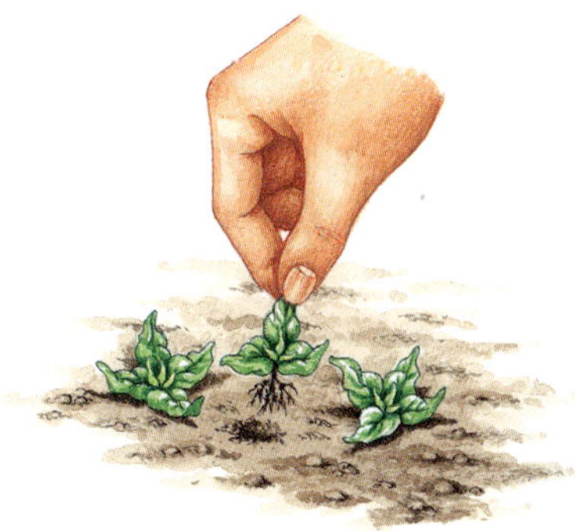

Wenn die jungen Pflanzen 3–4 gut entwickelte Blätter haben, entfernen Sie die schwächsten Pflanzen und lassen nur die beiden kräftigsten einer Gruppe stehen. Im Sommer bei trockenem Wetter muss regelmäßig gegossen werden: die Blätter werden dadurch zarter.

Die Ernte

Ab Juli können Sie je nach Bedarf die größten Blätter abpflücken. Von Zeit zu Zeit können auch die Spitzen der Stängel geerntet werden. Sie werden genauso zubereitet wie die Blätter. Wenn der Herbst beginnt, reißen Sie die Pflanzen aus.

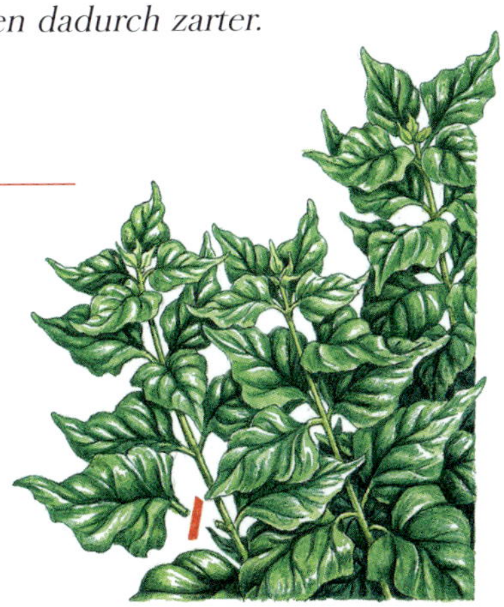

Neuseeländischer Spinat wird im Sommer anstelle von Spinat angebaut, denn die Pflanze schießt bei Hitze nicht. Wärme, Sonne und einen Boden, der reich ist an organischem Material werden bevorzugt.

Empfehlenswerte Sorten

Es gibt noch keine Züchtungen.

Aussaatzeitpunkt:
April–Mai

Keimdauer:
8–10 Tage

Ernte:
Juli–August

Gießen:

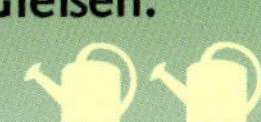

Krankheiten und Schädlinge:
Keine

Pastinake

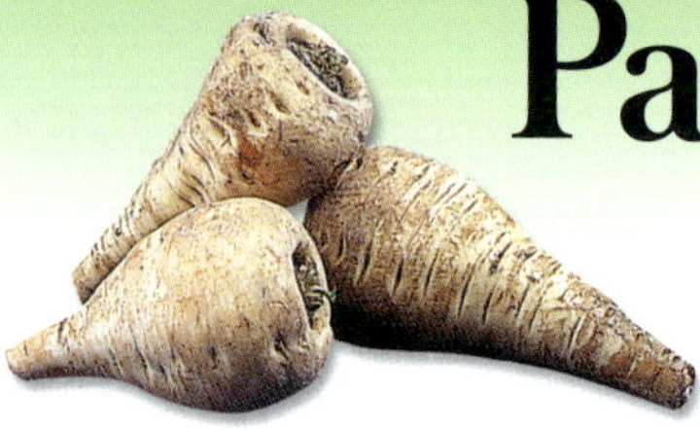

Doldengewächse

Kulturanleitung

Die Pastinake zählt zu den wieder entdeckten Gemüsen. Sie wird überwiegend zum Würzen von Eintopf verwendet, eignet sich aber auch als Rohkost. Sie mag lockere, nährstoffreiche und kühle Erde und Sonne.

Aussaatzeitpunkt:
März–Juni;
September (im Süden)

Keimdauer:
12–15 Tage

Ernte:
Juli–Oktober (Frühjahrssaat)
März–April (Herbstsaat)

Ertrag:
6–7 Pastinaken je Reihenmeter

Gießen:
nicht nötig

Krankheiten und Schädlinge:
Falscher und Echter Mehltau

Aussaat

DIREKT INS FREILAND

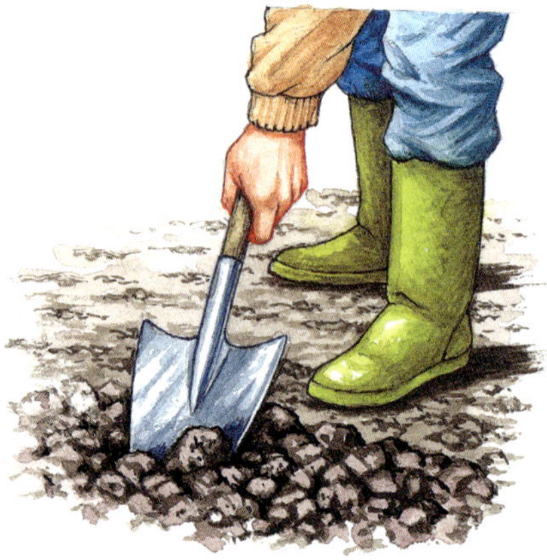

Zwischen März und Juni, in südlichen Gegenden gegen Ende September, gräbt man den vorgesehenen Platz im Gemüsegarten tief um und lockert gründlich auf. Ziehen Sie 1 cm tiefe Furchen im Abstand von 30–40 cm und säen Sie gleichmäßig aus.

Die Samen mit feinkörniger Erde bedecken, mit dem Rücken des Rechens festdrücken und vorsichtig angießen.
Halten Sie die Erde feucht, bis nach etwa 15 Tagen die ersten Blätter erscheinen.

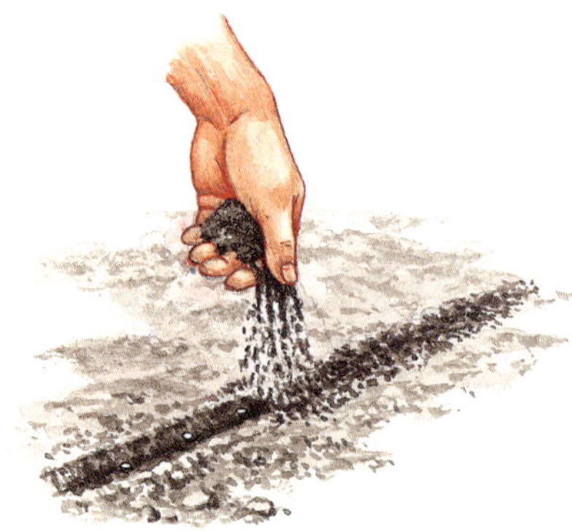

Ausdünnen

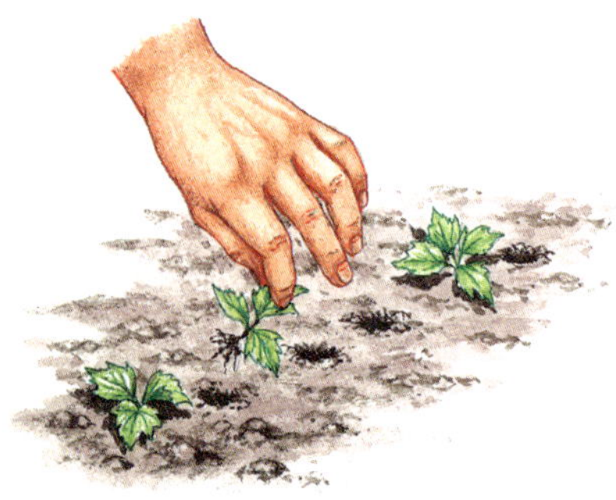

Nach einem Monat, wenn die Pflanzen 3–4 Blätter haben, entfernen Sie die schwächsten: Lassen Sie alle 15 cm eine kräftige Pastinake stehen.

Die Ernte

Empfehlenswerte Sorten

'Halblange Weiße', 'Aromata', 'Whitespear'.

F1-Hybride: 'Gladiator', kräftig, resistent gegen Fäule der Sprossbasis.

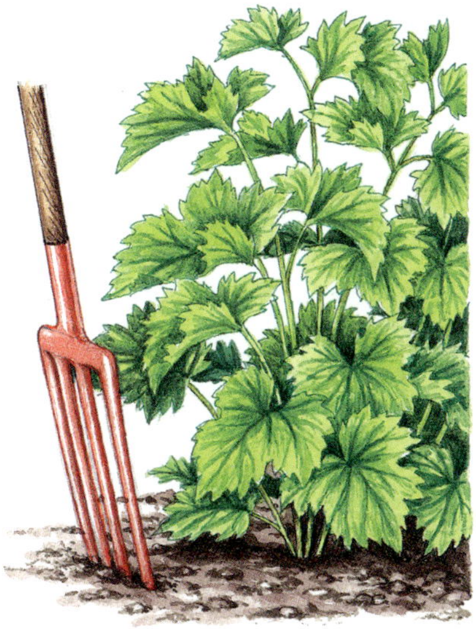

Von Juli bis Oktober oder im März/April erntet man die Pastinaken je nach Bedarf. Stechen Sie die Grabegabel 20 cm vor der Reihe senkrecht in den Boden und heben Sie die Pastinake vorsichtig heraus.

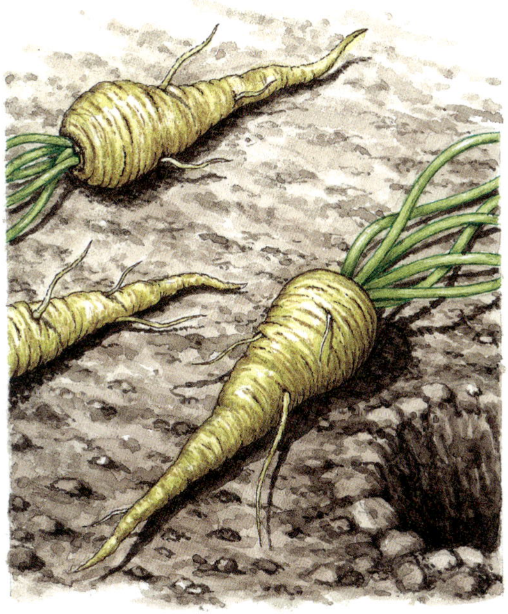

An einem sonnigen Tag im November können Sie sämtliche Pastinaken ausgraben. Lassen Sie sie an Ort und Stelle einen Tag zum Trocknen liegen.

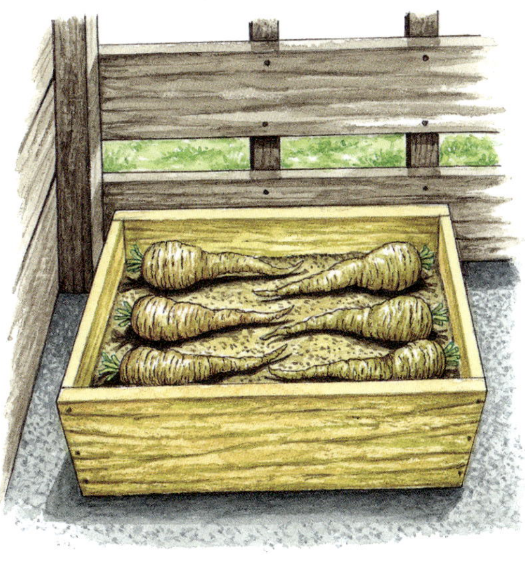

Streifen Sie die Erde ab, entfernen Sie die Blätter und legen Sie die Pastinaken versetzt in eine Kiste mit Sand, die Sie an einem kühlen und luftigen Platz aufbewahren.

★★★

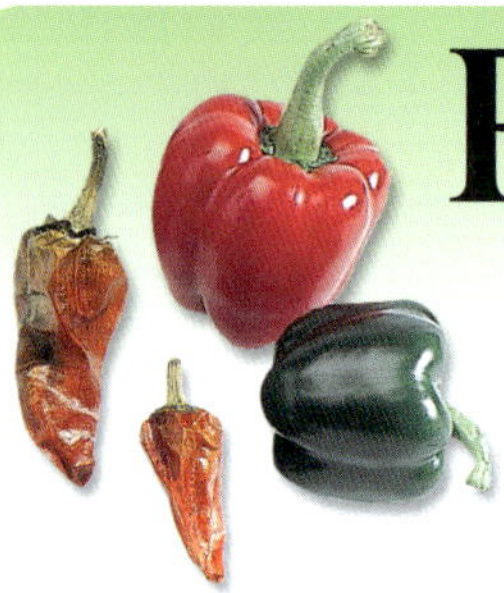

Peperoni und Paprika

Nachtschattengewächse

Kulturanleitung

Der Freiland-Anbau der kältempfindlichen Peperoni- und Paprikapflanzen lohnt sich nur in sehr warmen Gegenden. Im Folientunnel oder Gewächshaus gedeihen sie aber auch bei uns. Nährstoffreiche Böden ohne Staunässe werden bevorzugt. Ein Platz an der Sonne wäre ideal!

Aussaatzeitpunkt:
März
Keimdauer:
8–15 Tage
Ernte:
Juli–Oktober
Ertrag:
10–12 Peperoni bzw. Paprika je Pflanze
Gießen:
Krankheiten und Schädlinge:
Falscher Mehltau, Blattläuse

Aussaat

In der Pflanzschale ★

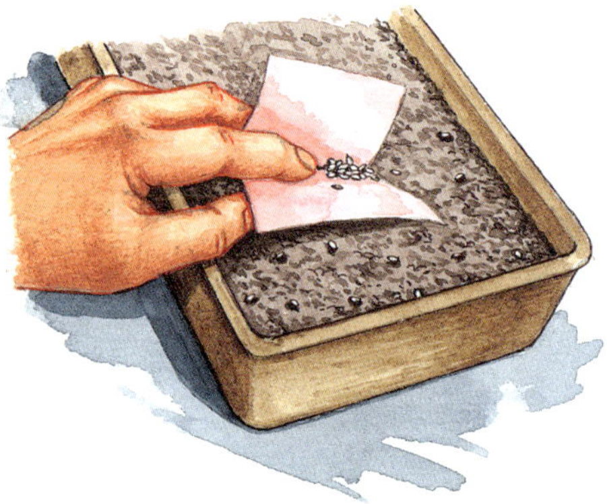

Verteilen Sie die Samen im März gleichmäßig in einer Pflanzschale. Als Lichtkeimer dürfen sie nur wenig mit Erde bedeckt werden.

Die Samen mit einem Brettchen festdrücken und mit feiner Brause gießen. Die Pflanzschale an einen warmen Platz (25 °C) stellen und abdecken, bis nach 10–15 Tagen die ersten Blätter erscheinen. Stellen Sie die Pflänzchen ins Licht, sobald die Blätter zu sehen sind.

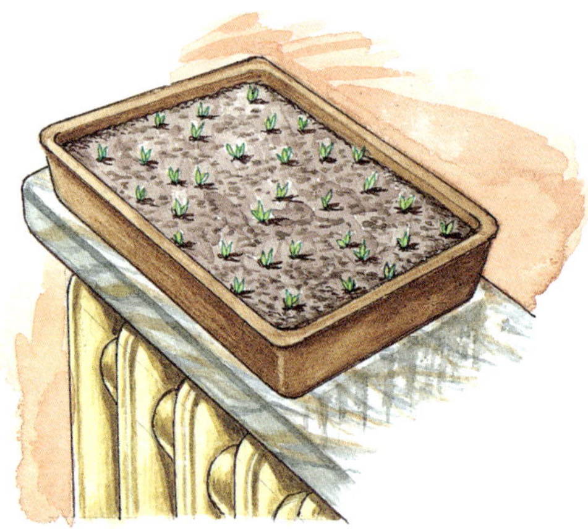

Im Süden können Sie im März/April direkt Saatreihen im Gemüsegarten anlegen. Gut einen Monat später entfernen Sie die schwächsten Pflanzen und lassen nur alle 15–20 cm eine Peperoni- oder Paprikapflanze stehen.

Umtopfen

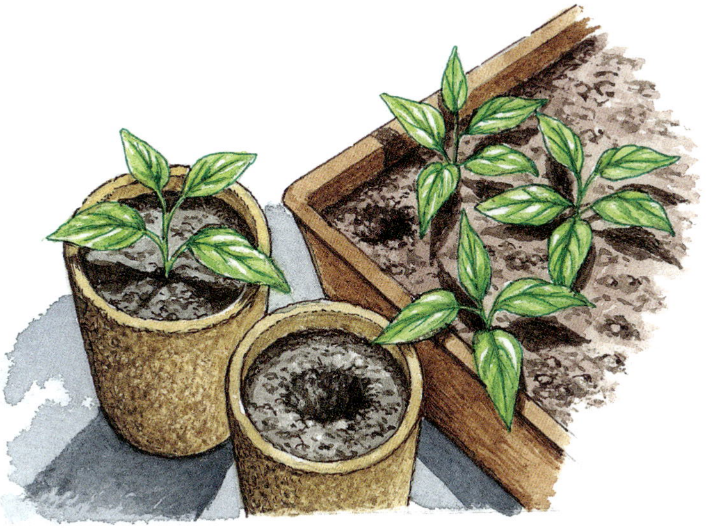

Nach etwa anderthalb Monaten, wenn die Pflanzen 5–6 gut ausgebildete Blätter haben, werden sie einzeln in Anzuchttöpfe mit einer Mischung aus gleichen Teilen Torf und Kompost versetzt. Stellen Sie die Töpfe ins Frühbeet. Achten Sie darauf, sobald die Temperatur über 15 °C ansteigt, das Glasfenster während der wärmsten Stunden des Tages zu öffnen. Ab Mitte Mai können die Töpfe dann aus dem Frühbeet ins Freie gebracht werden.

Empfehlenswerte Sorten

Peperoni: 'De Cayenne'; F1-Hybride: 'Nour '.

Paprika: F1-Hybriden: 'Sonar', 'Lamuyo', 'Cesario'. 'Merit', 'Topedo Rosso', 'Westlandia'.

In Gärtnereien können Sie bereits gut entwickelte Peperoni- und Paprikapflanzen in Anzuchttöpfen kaufen. Diese pflanzen Sie im Juni, wie die aus Samen selbst gezogenen Pflanzen.

Pflanzen

Im Juni pflanzen Sie die jungen Peperoni oder Paprika an die sonnigste Stelle in Ihrem Garten im Abstand von 50 x 50 cm. Füllen Sie die Pflanzlöcher vor dem Setzen mit Kompost oder Komposterde. Reichlich gießen.

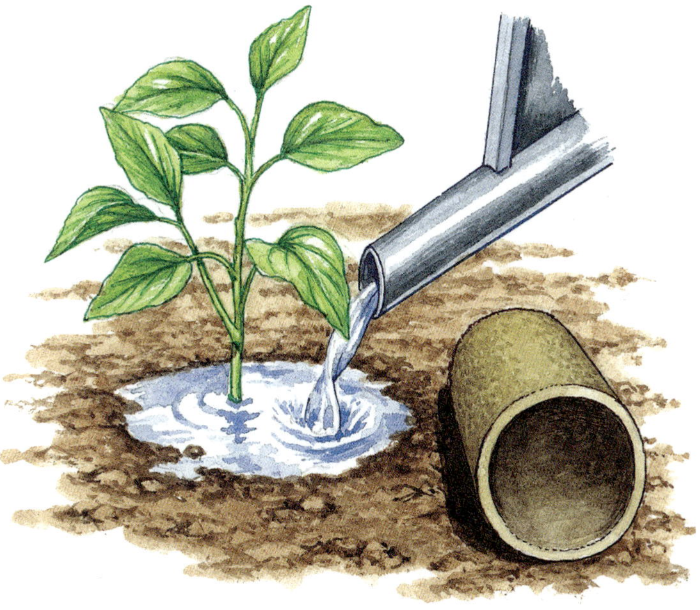

Gießen Sie im Sommer regelmäßig an den Fuß der Peperoni und Paprika, ohne die Blätter nass zu machen. Auch sorgfältiges Mulchen ist ratsam.

Der Rückschnitt bei Peperoni und Paprika

Da Peperoni und Paprika sehr frostempfindlich sind, können sie außer im Süden nur zeitlich begrenzt angebaut werden. Durch das Zurückschneiden können Sie die Zahl der Früchte auf die Menge beschränken, die innerhalb dieser kurzen Zeit im Garten reifen können.
Im Süden ist ein solcher Rückschnitt nicht erforderlich.

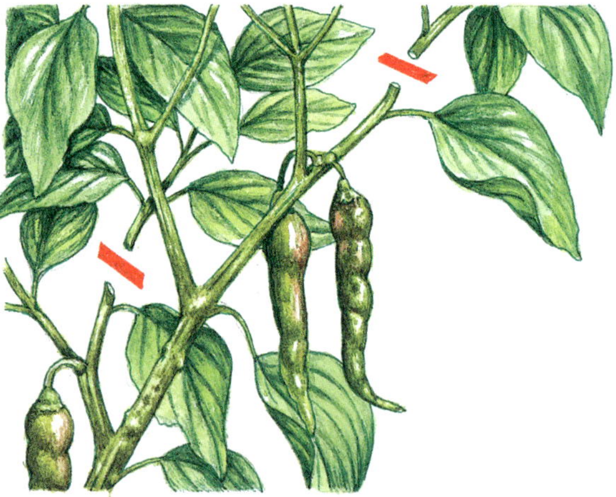

Wenn sich im Lauf des Sommers gut ein Dutzend Früchte gebildet haben, schneidet man die Zweige 1 Blatt oberhalb jeder Frucht ab. Dann werden keine neuen Früchte mehr gebildet, sondern die bereist vorhanden Früchte reifen aus.

Die Ernte

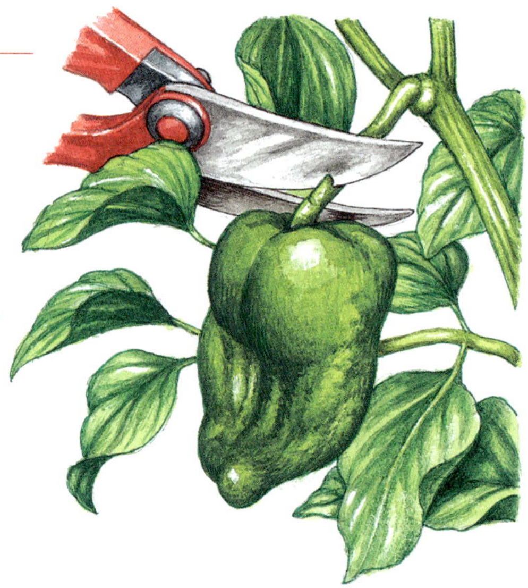

Ab Juli werden Peperoni geerntet, wenn sie schön Farbe angenommen haben. Die Paprika können geerntet werden, sobald sie ihre endgültige Größe erreicht haben, d.h. unabhängig von der Farbe.

Vor dem ersten Frost

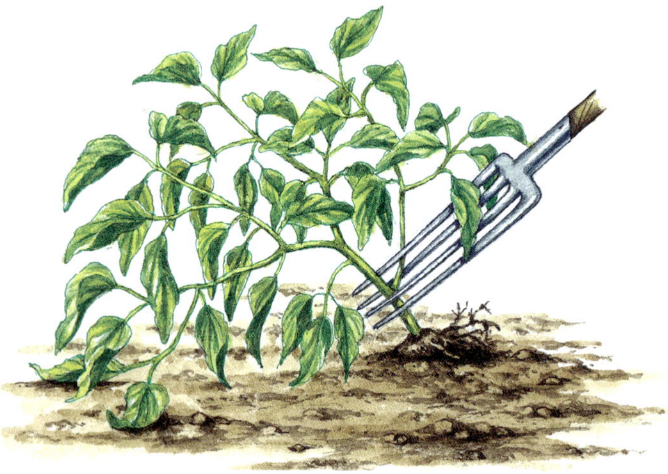

Reißen Sie alles aus, ernten Sie die letzten Früchte und verbrennen Sie die Pflanzenreste. Werfen Sie diese Reste nicht auf den Kompost, denn gegen Ende der Saison sind sie oft von Krankheiten befallen (Echter Mehltau).

Portulak

Portulakgewächse

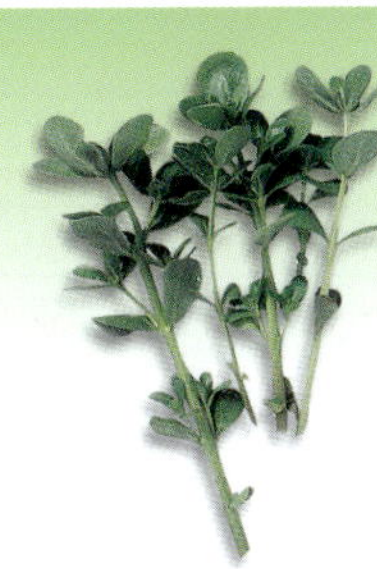

Kulturanleitung

Aussaat

DIREKT INS FREILAND

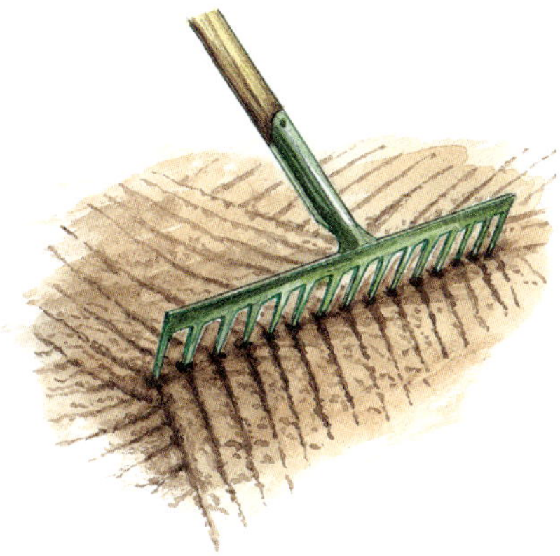

Von Mai bis Anfang September wird breitwürfig und gleichmäßig auf eine Fläche von zirka 2 m² ausgesät. Gehen Sie oberflächlich mit dem Rechen darüber, sodass die Samen nicht zu tief liegen, und gießen Sie regelmäßig mit feiner Brause, damit spätestens nach 10–15 Tagen die ersten Blätter erscheinen.

Die Samenkörner sind sehr winzig. Säen Sie deshalb an einem windstillen Tag, damit sie nicht in die Gegend verstreut werden.

Die Ernte

2 ½ Monate nach der Aussaat können Sie nach Bedarf Portulakblätter in Bodennähe abschneiden.
Gießen Sie fleißig weiter, damit der Portulak nachwächst. Bis zu den ersten Frösten können Sie mit 2–3 Ernten rechnen.

Gießen Sie häufig, solange Sie ernten wollen, damit die Blätter schön zart bleiben.

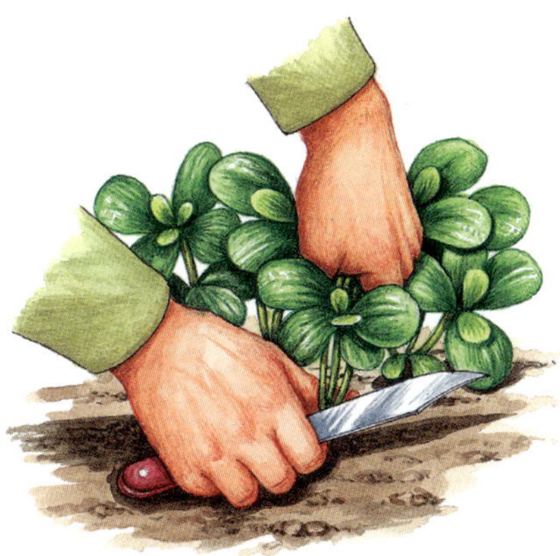

Portulak schmeckt säuerlich-würzig und ist im Sommer sehr erfrischend; entweder allein oder als Zutat in gemischten Salaten. Der Portulak mag leichte, möglichst sandige, eher feuchte Böden und bevorzugt einen warmen, sonnigen Platz.

Empfehlenswerte Sorten
'Gelber Breitblättriger', 'Grüner'.

Aussaatzeitpunkt:
Mai–September
Keimdauer:
10–20 Tage
Ernte:
Juli–Oktober/November
Gießen:
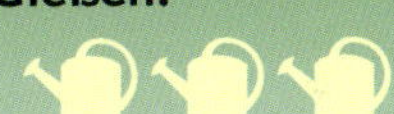
Krankheiten und Schädlinge:
Keine

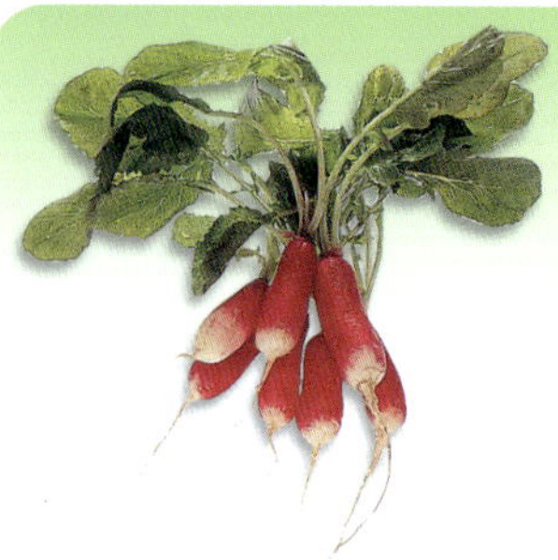

Rettich, Radieschen

Kreuzblütler

Kulturanleitung

Dieses Gemüse ist am einfachsten und am schnellsten zu produzieren. Es ist zwar anspruchslos, braucht jedoch einen kühlen, feuchten Boden, der weder leicht noch schwer ist. Außer den roten Radieschen gibt es größere, verschiedenfarbige Sorten, die oft schärfer sind.

Aussaatzeitpunkt:
März–September
Keimdauer:
3–4 Tage
Ernte:
April–Oktober, je nach Sorte Aussaat
Ertrag:
Je Samentütchen ungefähr 3–4 Kisten voll
Gießen:

Krankheiten und Schädlinge:
Umfallkrankheit, Erdflöhe, Schnecken

Aussaat

REIHENSAAT ★

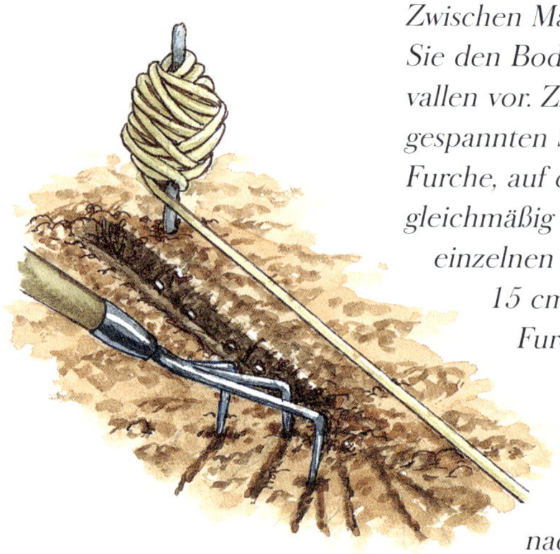

Zwischen März und September bereiten Sie den Boden in zweiwöchigen Intervallen vor. Ziehen Sie entlang einer gespannten Schnur eine 2–3 cm tiefe Furche, auf deren Grund Sie die Samen gleichmäßig verteilen. Zwischen den einzelnen Radieschenreihen sollte 15 cm Abstand bleiben. Die Furche mit dem Grubber schließen, die Erde andrücken und mit feiner Brause gießen. Halten Sie den Boden feucht, bis nach 4–5 Tagen die ersten Blätter erscheinen.

Gießen Sie reichlich während der gesamten Anbauzeit, vor allem im Sommer, damit die Radieschen und Rettiche nicht zu scharf oder faserig werden und um sie gegen Blattkäfer zu schützen.

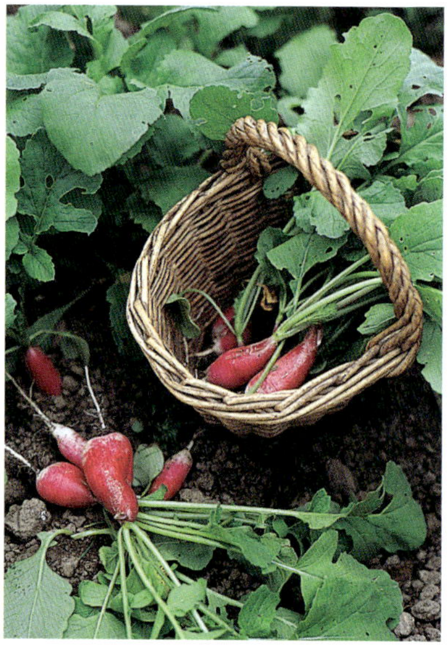

Empfehlenswerte Sorten

Frühe Sorten (für Frühbeet oder Gewächshaus):
'Boy', Cyros', 'Fanal', 'French Breakfast', 'Karissma', 'Saxa'.

Frühe Freilandsorten:
'Eiszapfen', 'Juwasprint', 'Rota', 'Cherry Belle'.

Sommersorten:
'Parat', 'Würzburger', 'Prinz Rotin', 'Sora'.

Breitwürfige Aussaat ★

Bereiten Sie den Boden wie beschrieben zur gleichen Zeit vor und verteilen die Samen aus der hohlen Hand breitwürfig und gleichmäßig.

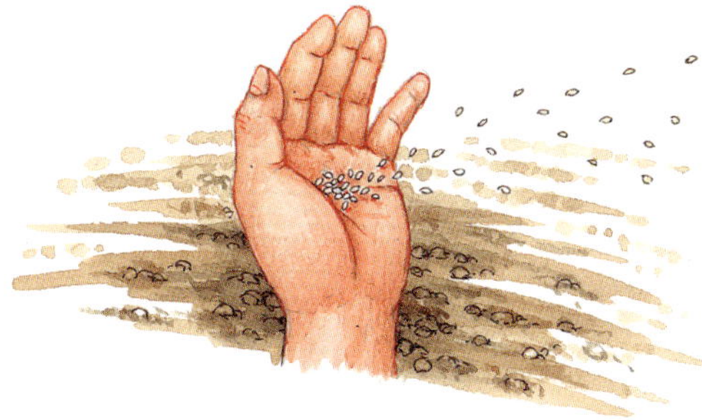

Danach die Samen mit dem Grubber einigermaßen tief in den Boden einarbeiten. Wenn die Samen zu sehr an der Oberfläche liegen, wachsen die Rettiche über dem Boden. Streuen Sie nach dem Säen ein bisschen Komposterde über die Samen, drücken Sie alles mit dem Rücken des Rechens fest und gießen Sie mit feiner Brause.

Die Ernte

Etwa 3–4 Wochen nach dem Säen der Radieschen, bei den Sommersorten nach zwei Monaten, zieht man die je nach Sorte 1 cm (Radieschen) bis maximal 5 cm (asiatische Rettiche) dicken Wurzeln an der Blattbasis heraus.
Falls Sie etwas zu dicht gesät haben, bewirkt der durch die erste Ernte frei gewordene Platz, dass die verbleibenden Radieschen/Rettiche sich gut entwickeln.

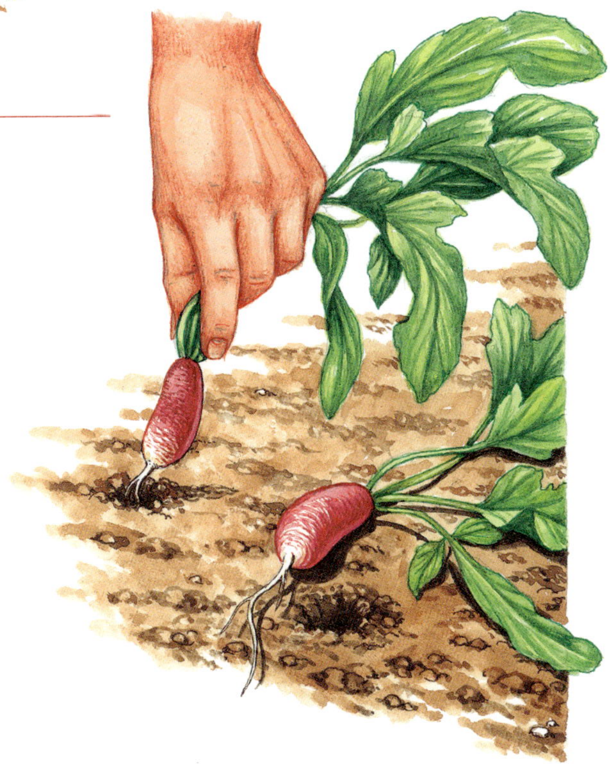

Werfen Sie die Blätter der Rettiche nicht auf den Kompost, sondern bereiten Sie Suppen daraus.

Anbau von Winterrettich

1

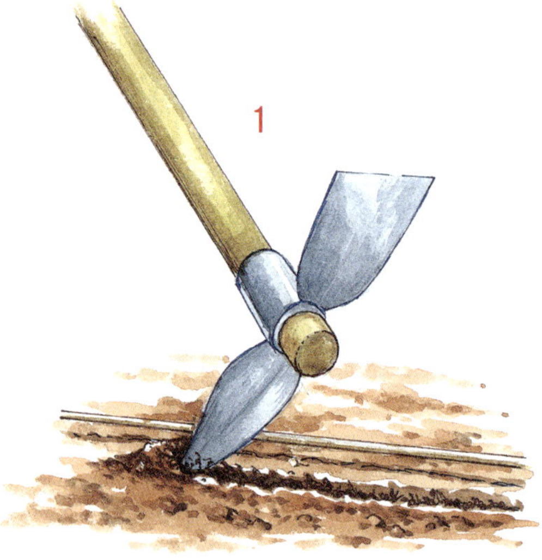

Ziehen Sie zwischen Juni und August 2–3 cm tiefe Furchen im Abstand von 30 cm. Verteilen Sie darin gleichmäßig alle 12–15 cm die Samen. Etwas Komposterde darüberstreuen und alles mit dem Rücken des Rechens festdrücken. Gießen Sie mit feiner Brause.

2

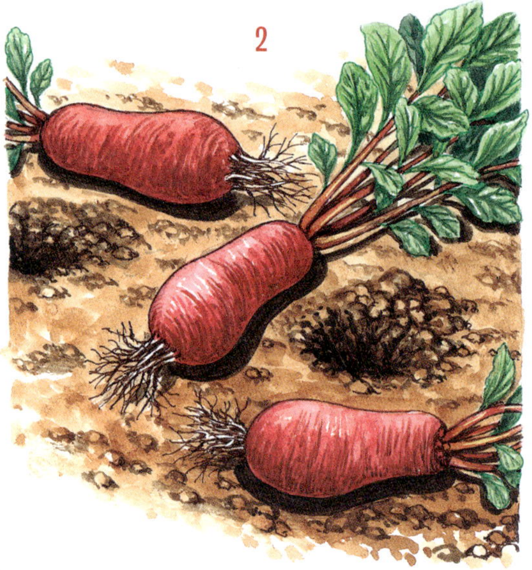

Vor dem ersten Frost, etwa vier Monate nach der Aussaat, an einem sonnigen trockenen Tag, werden die Rettiche ausgerissen, indem man sie mit der Grabegabel lockert und dann an der Blattbasis herauszieht. Lassen Sie sie einen Tag lang trocknen.

3

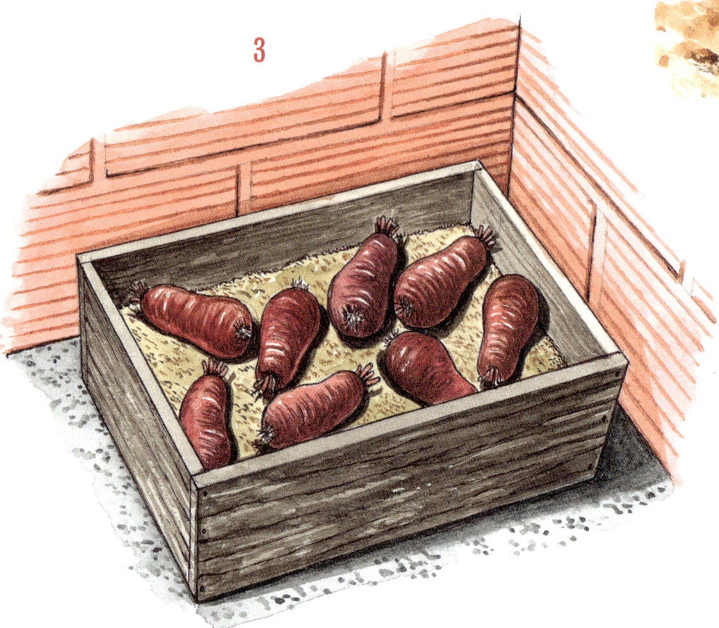

Entfernen Sie grob die Erde von den Früchten, schneiden Sie die Blätter ab (verarbeiten Sie diese lieber in Suppen statt sie auf den Kompost zu werfen) und lagern Sie die Rettiche versetzt in sandgefüllten Kisten an einem frostfreien, kühlen (8–10 °C) und luftigen Ort.

Rhabarber

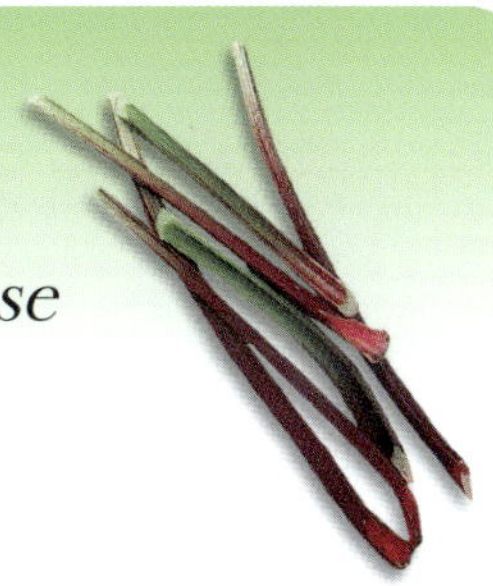

Knöterichgewächse

Kulturanleitung

Pflanzen

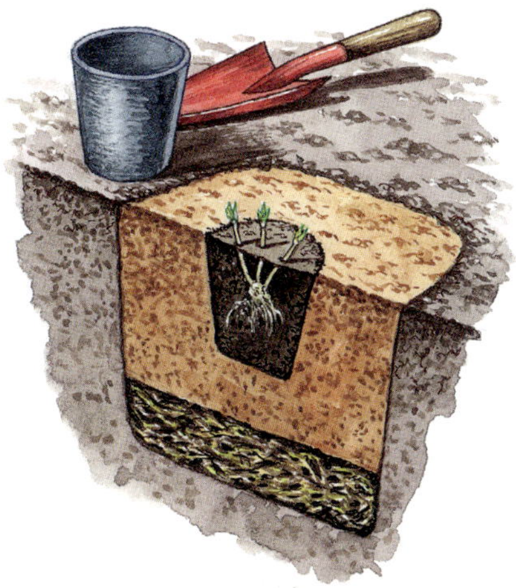

Im März/April oder September/Oktober gräbt man 20–30 cm breite und ebenso tiefe Löcher im Abstand von 1 m. Geben Sie auf den Grund des Lochs 8–10 cm hoch Kompost oder gut verrotteten Stallmist. Setzen Sie Ihre im Topf gekaufte Rhabarberpflanze so in die Erde, dass die Knospen, die aufzubrechen beginnen, aus dem Boden herausschauen.

Der Rhabarber ist eine Staude, deren – sauer schmeckende – fleischige Stiele auf Kuchen, als Kompott, Gemüsebeilage oder als Dessert gegessen werden. Die Pflanze gedeiht vor allem in der Sonne, auf fruchtbaren, nicht zu kalkhaltigen, leicht feuchten Böden.

Anstelle von kleineren Wurzelstöcken in Anzuchttöpfen (die sehr langsam wachsen) kaufen Sie besser gut entwickelte Rhabarberpflanzen, die in Töpfen von 12–15 cm Durchmesser angeboten werden.

Alle Jahre wieder

Arbeiten Sie im April pro m² Fläche 50 g Volldünger als Granulat in den Boden ein oder streuen Sie, nachdem Sie sorgfältig das Unkraut gejätet haben, 6–8 cm dick sehr reifen Kompost.

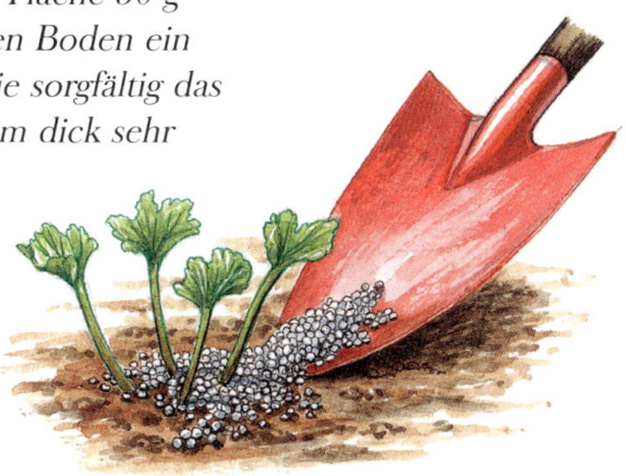

Pflanzzeitpunkt:
März–April
September–Oktober

Ernte:
Mai–Juni

Ertrag:
Eine einzige Pflanze deckt den Bedarf einer vierköpfigen Familie. Für Konfitüre brauchen Sie 3–4 Stauden.

Gießen:

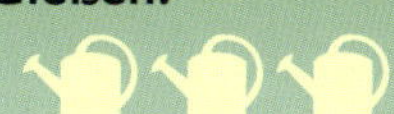

Krankheiten und Schädlinge:
Schnecken

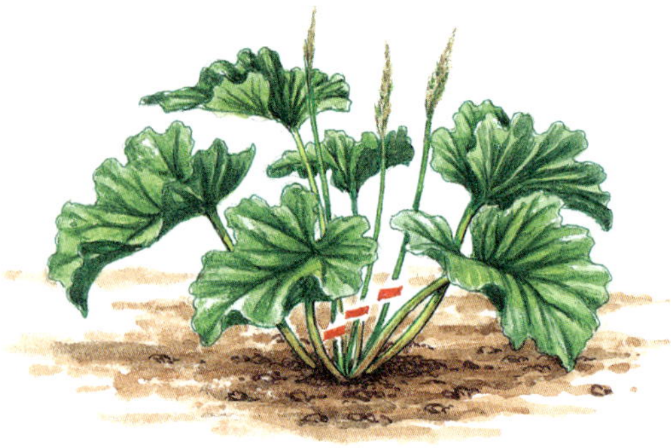

Im Juni die Blütenstiele bis auf den Grund herausschneiden, die im Herz der Blätter zu erscheinen beginnen. Entfernen Sie sie rechtzeitig vor der Blüte, denn sie verkürzen das Leben der Rhabarberstaude.

Empfehlenswerte Sorten

'Holsteiner Blut', 'Vierländer', 'The Sutton'.

Teilen von Rhabarberstauden

Bei einem Minimum an Pflege bringt die Rhabarberstaude viele Jahre lang gute Erträge. Teilen Sie die Pflanze alle 4–5 Jahre, damit sie kräftig bleibt.

1

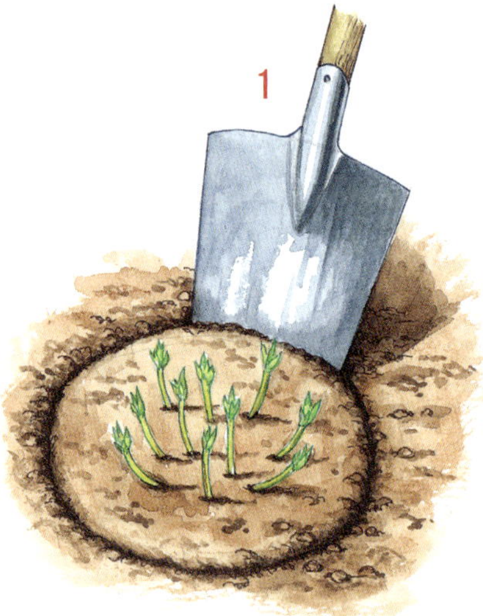

Im März oder April sprießen die Rhabarberknospen aus der Erde. Stechen Sie 15 cm um die Pflanze senkrecht mit dem Spaten die Erde ab.

2

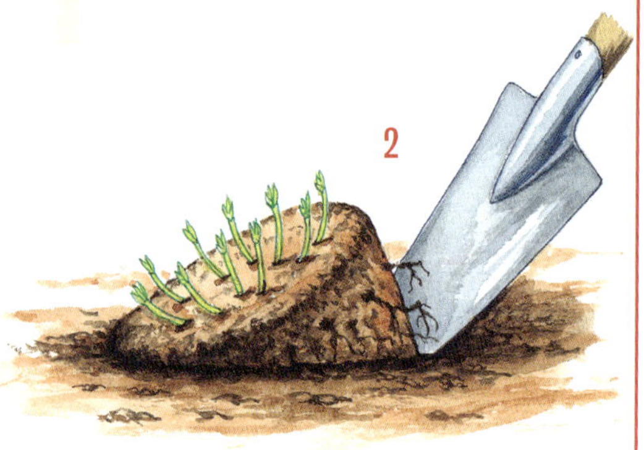

Heben Sie mit dem Spaten oder der Grabegabel die Scholle mit der Rhabarberstaude heraus.

3

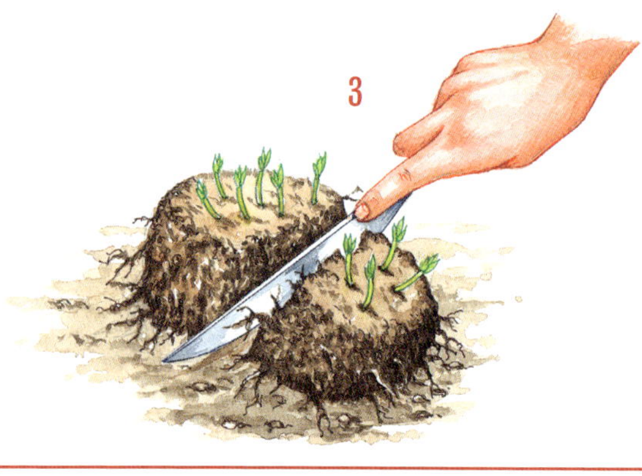

Schneiden Sie den Wurzelballen mit einem starken Messer in Stücke. Jedes Teilstück muss mindestens 3 sichtbare Knospen aufweisen. Pflanzen Sie ein Teilstück wie oben beschrieben sofort an die vorgesehene Stelle und verschenken Sie die überzähligen.

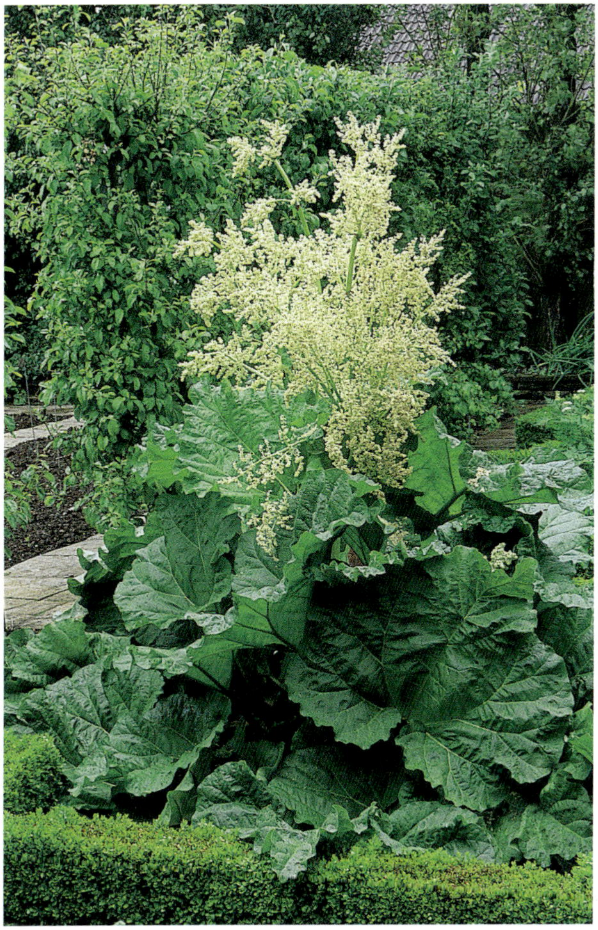

Die Ernte

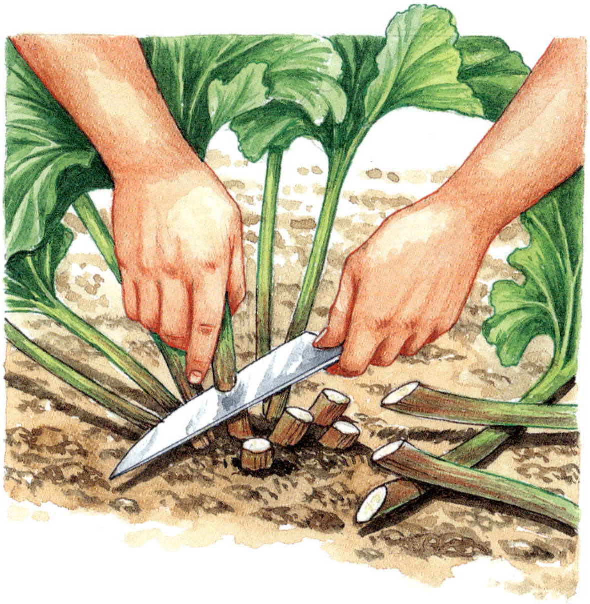

Von Mai bis Juni schneidet man die Blattstiele über dem Boden ab. Lassen Sie die kleinsten Blätter in der Mitte der Staude stehen.

Bringen Sie nur den essbaren Teil, die Stiele, in die Küche. Das Blatt wird abgeschnitten und auf den Kompost geworfen.

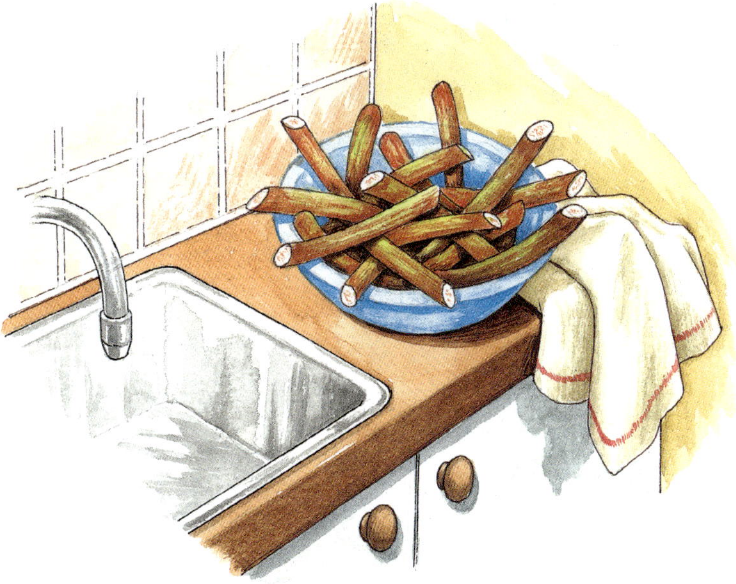

Sie können Rhabarber auch im April/Mai oder August/September im Anzuchtbeet aussäen (und im Frühjahr bzw. Herbst des folgenden Jahres auspflanzen). Mit der ersten Ernte können Sie dann in zwei bis drei Jahren rechnen.

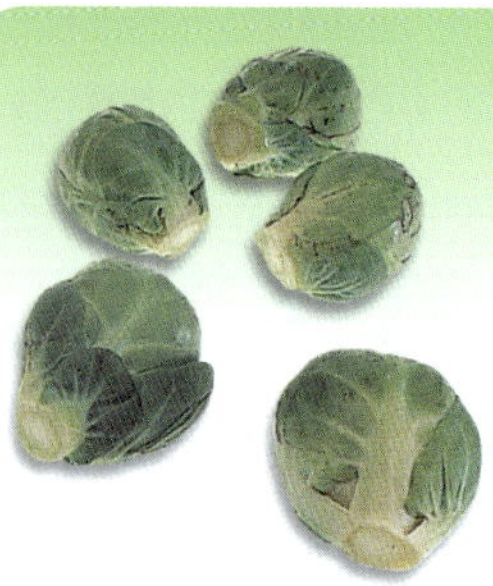

Rosenkohl

Kreuzblütler

Kulturanleitung

Rosenkohl mag leichte, tiefe Böden, die im Sommer nicht zu trocken sind und – im Gegensatz zu den anderen Kohlarten – nicht zu viel Stickstoff enthalten. Große Hitze bekommt ihm nicht, dagegen verträgt er Kälte (bis -15 °C) gut.

Aussaatzeitpunkt:
April–Mai; im Süden Anfang September

Keimdauer:
6–10 Tage

Ernte:
September–Oktober bis Februar; April (Süden)

Ertrag:
Etwa 40 Rosenkohlköpfchen pro Pflanze

Gießen:

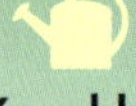

Krankheiten und Schädlinge:
Erdflöhe, Kohlfliege, Kohlhernie

Aussaat

INS ANZUCHTBEET

Im April/Mai locker aus der hohlen Hand säen, sodass die Samen etwa 3–4 cm auseinander zu liegen kommen. In südlichen Regionen verschiebt sich die Aussaat auf Anfang September, sodass im März/April des Folgejahres geerntet wird.

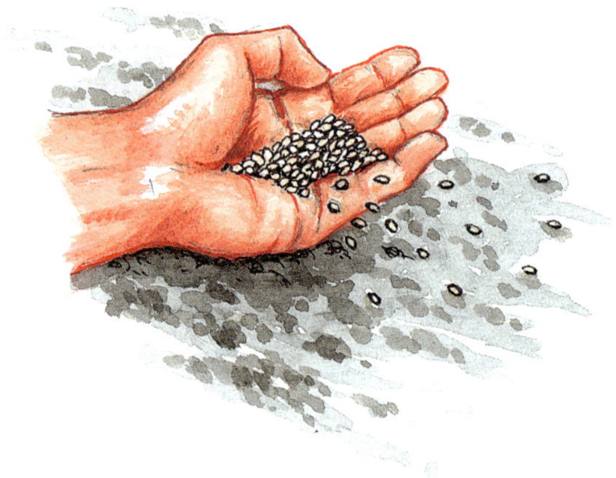

Streuen Sie etwas feinkörnige Erde über die Samen und drücken Sie diese mit dem Rücken des Rechens fest. Halten Sie den Boden ordentlich feucht, bis – etwa nach einer Woche – die ersten Blätter erscheinen.

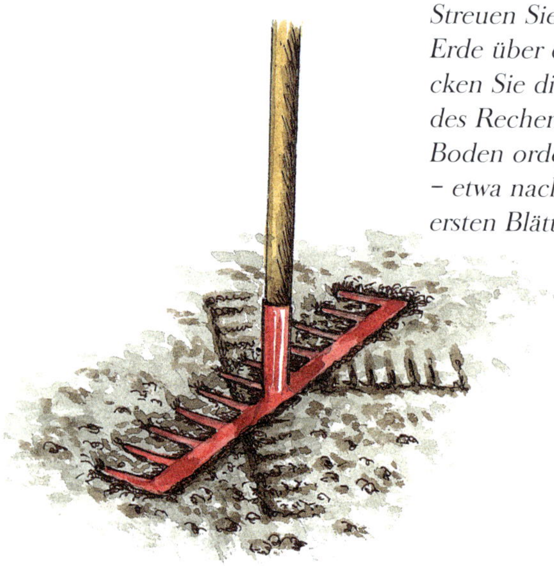

Vereinzeln

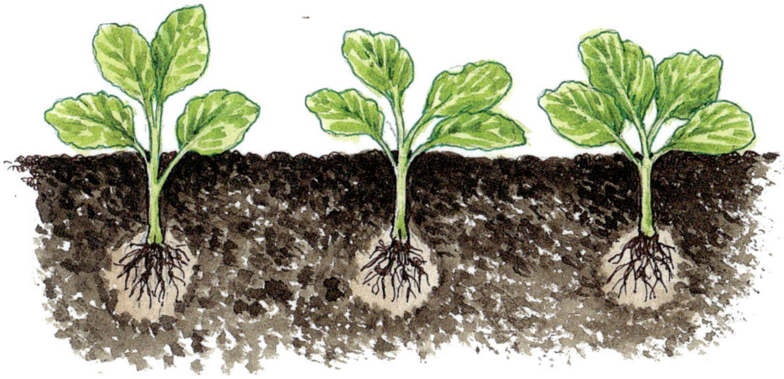

Drei Wochen nach der Aussaat, wenn die jungen Kohlpflanzen 2–3 Blätter haben, ziehen Sie sie heraus und setzen sie noch im Anzuchtbeet um, sodass sie einige Zentimeter tief im Boden sitzen mit einem Abstand von 10 cm. Dieses Vorgehen ist ratsam in Gegenden mit viel Wind, denn es kräftigt die Wurzeln der jungen Kohlpflanzen.

Blattkäfer können ganze Pflanzen fressen. Bei Befall häufig gießen und die Pflanzen richtig nass machen; dann fallen die Käfer herab.

Pflanzen

Ungefähr anderthalb Monate nach der Aussaat (Mitte Mai–Ende Juni) haben die Kohlpflanzen 5–6 kräftige Blätter gebildet. Herausnehmen und Pflanzen mit deformiertem oder beschädigtem Stiel entfernen. Pflanzen Sie in Reihen mit 50–60 cm Abstand und lassen Sie zwischen den jungen Pflanzen etwa 40 cm Platz. Den Stängel der Pflänzchen bis an die Achsel der ersten Blätter in die Erde setzen, damit sie sich kräftig bewurzeln.

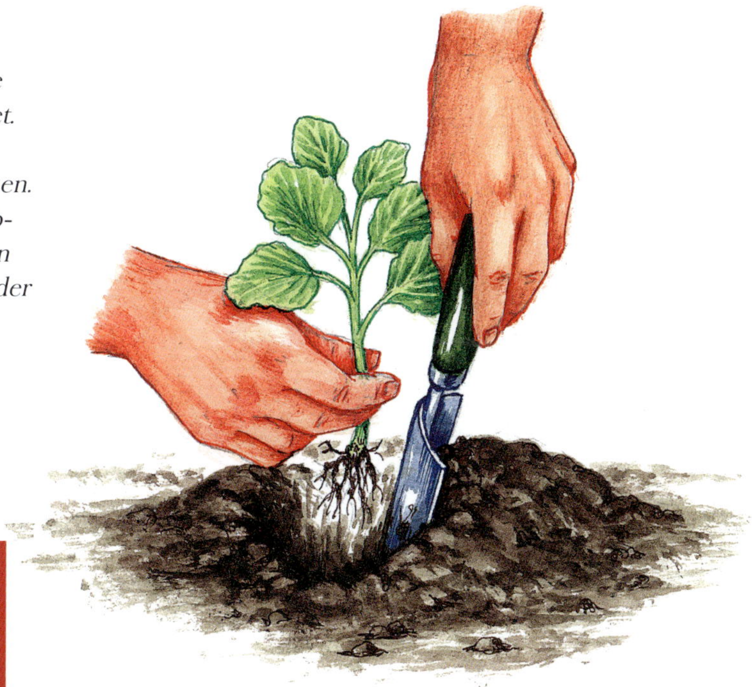

Sollten Sie keine Möglichkeit haben, Ihren Rosenkohl selbst zu säen, dann können Sie junge Pflanzen in einer Gärtnerei kaufen. Diese pflanzen Sie dann zwischen Mai–Juli genauso ins Freiland wie selbst gezogene Sämlinge.

Die Ernte

Zwischen Oktober (bei Aussaat im April) und März (bzw. bis April im Süden) die Köpfchen regelmäßig kontrollieren. Wenn sie ungefähr 3 cm Durchmesser haben, packen Sie sie zwischen Daumen und Zeigefinger und knicken sie ruckartig nach der Seite, um sie abzubrechen.

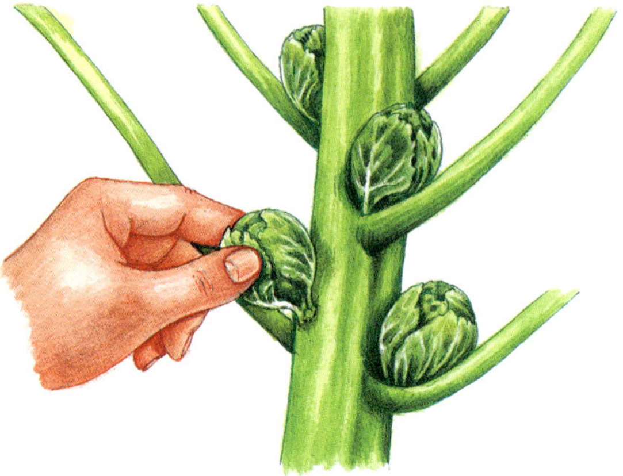

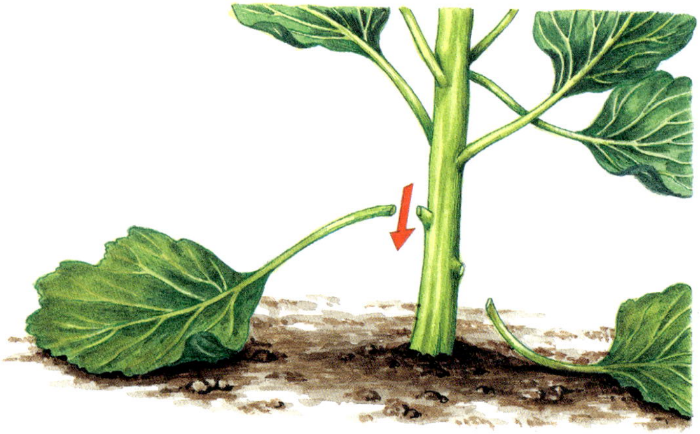

Gleichzeitig entfernen Sie die welken Blätter mit einem Zug nach unten.

Empfehlenswerte Sorten

'Hilds Ideal', 'Roodnerf', 'Harald 51' für die Ernte im Spätherbst bis Februar.

'Sanda', 'Content' für die Ernte während des Winters bis in den März.

Am Ende des Winters

Wenn alle kleinen Köpfchen von einer Pflanze abgeerntet sind, wird sie ausgerissen und verbrannt. Sie können sie auch in den Kompost geben, sofern sie frei von Krankheiten und Schädlingen ist.

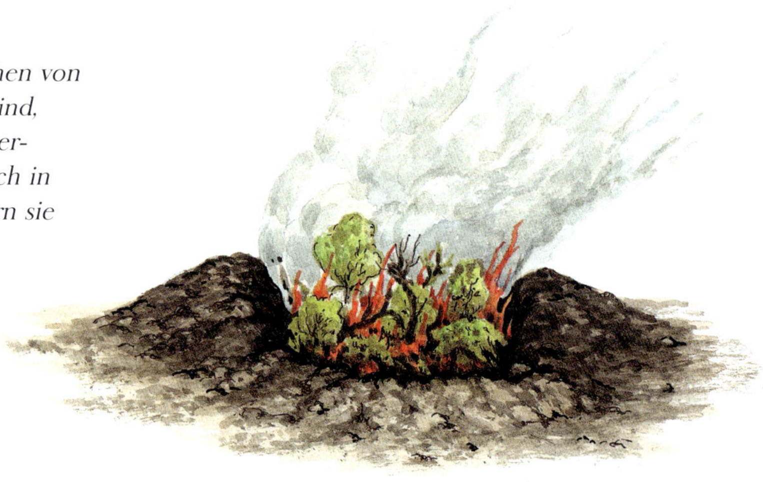

Rote Bete, Rande

Gänsefußgewächse

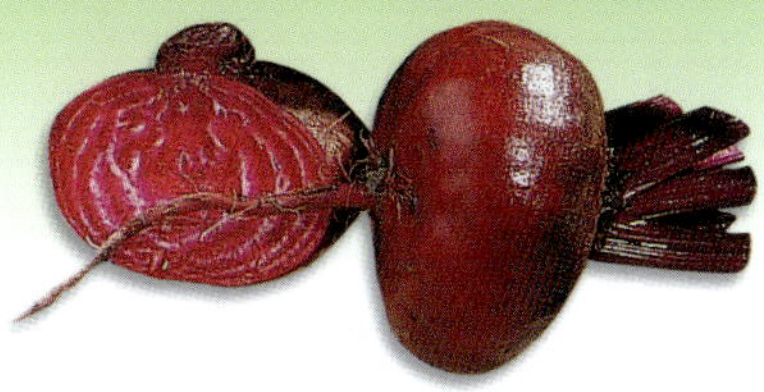

Kulturanleitung

Aussaat

DIREKT INS FREILAND

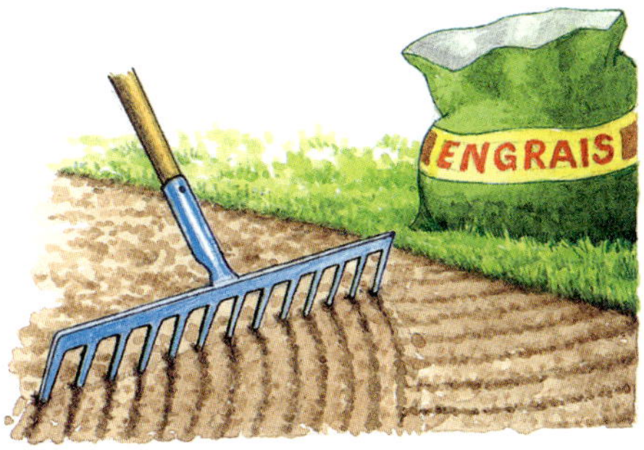

Arbeiten Sie im April zwei Wochen vor der Aussaat einen phosphat- und kaliumreichen Dünger in den Boden ein (ungefähr 100 g/m²).

Ende April Boden glätten und leicht mit dem Rücken des Rechens andrücken. Ziehen Sie 2–3 cm tiefe Furchen im Abstand von 25–30 cm. Alle 20 cm werden 2–3 Samenkörner in die Furchen gelegt. Spätere Saaten bis Ende Juni eignen sich gut zur Einlagerung.

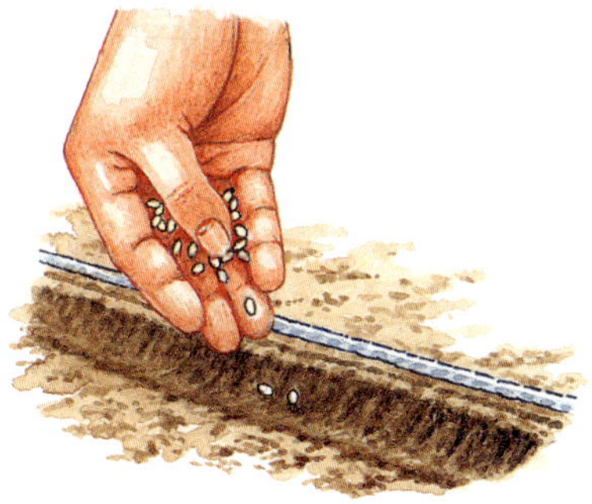

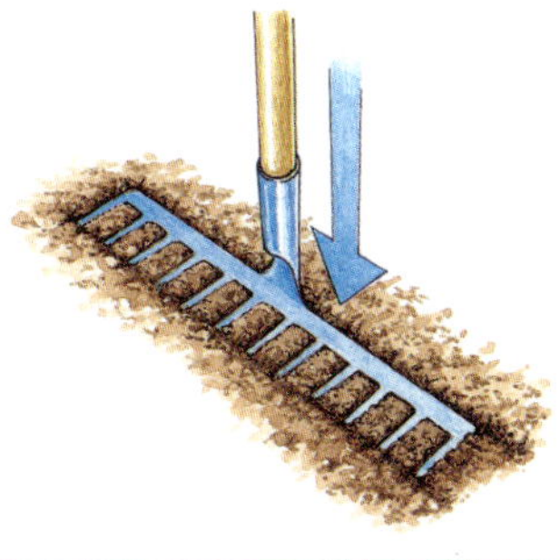

Samen mit Erde bedecken und mit dem Rücken des Rechens ordentlich festdrücken, um einen guten Bodenschluss zu erreichen. Anschließend reichlich gießen.

Säen Sie nicht vor Ende April: Junge Rote Bete sind frostempfindlich. Wenn zu Beginn der Kultur zu niedrige Temperaturen herrschen, kommen die Pflanzen im Übrigen noch im Jahr der Aussaat vorzeitig zum Blühen, auf Kosten der fleischigen Früchte, die man ja verzehren will.

Die Rote Bete hat nur geringe Bodenansprüche. Am liebsten sind ihr allerdings tiefe und im Sommer kühle Böden. Säen Sie direkt ins Freiland an eine sonnige Stelle.

Aussaatzeitpunkt:
Ende April–Mitte Juni

Keimdauer: *10–12 Tage*

Ernte:
Juli–November

Ertrag:
5 Pflanzen pro Reihenmeter

Gießen:

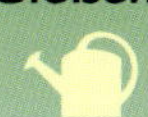

Krankheiten und Schädlinge:
Schnellkäfer, Blattläuse, Erdraupen

Rote-Bete-Samen sind auch als Saatband im Handel. Das Band muss lediglich am Boden der Saatfurche in der gewünschten Länge ausgelegt werden. Achten Sie auf ausreichende Wasserversorgung.

Empfehlenswerte Sorten

'Rote Kugel 2': glatte Haut, geringe Ringbildung, für Sommer- und Lagerernte.

'Ägyptische Plattrunde': dunkelrot mit heller Ringelung.

'Forono': zylindrische Form, gut lagerfähig.

'Rouge Globe': gut lagerfähig.

Ausdünnen

Anderhalb Monate später, wenn die Pflanzen etwa 5 Blätter haben, entfernen Sie die schwächsten aus jeder Gruppe, sodass alle 25–30 cm nur eine Pflanze stehen bleibt.

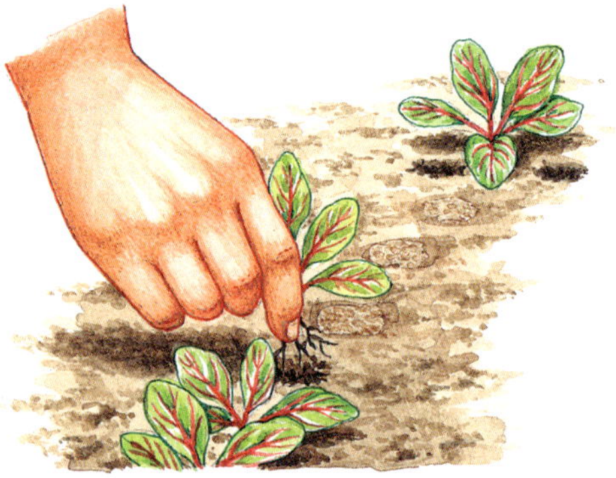

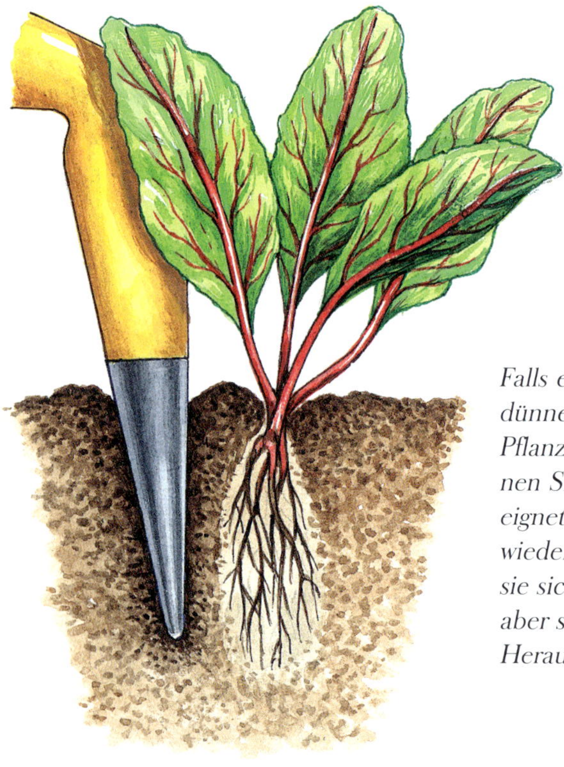

Falls einige der beim Ausdünnen herausgezogenen Pflanzen kräftig sind, können Sie diese an einer geeigneten Stelle im Freiland wieder einpflanzen. Damit sie sich erholen, muss dies aber sofort nach dem Herausziehen geschehen.

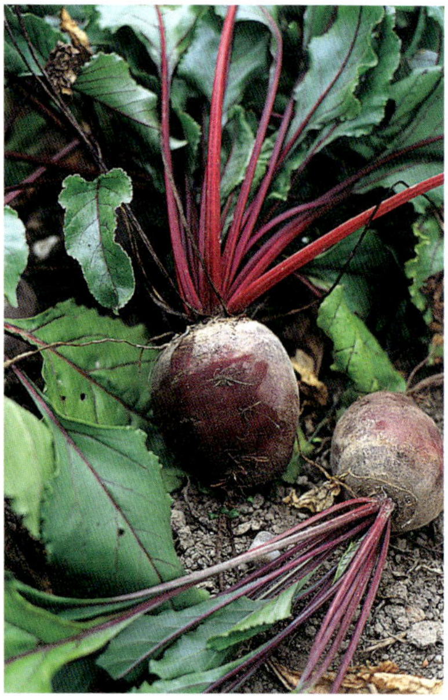

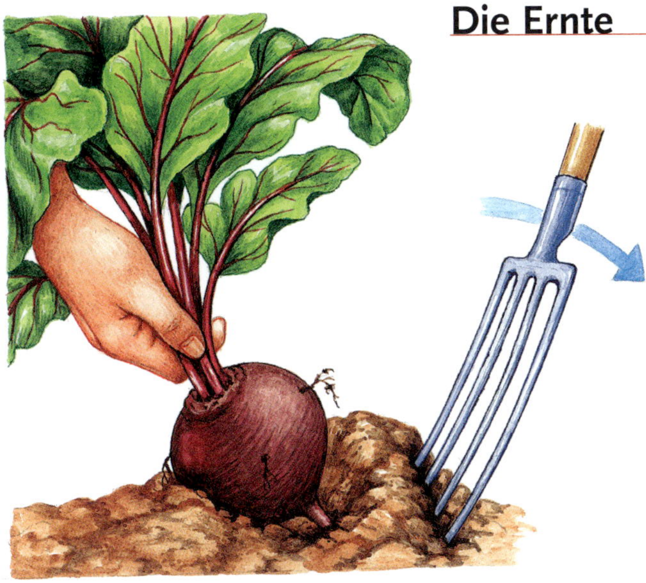

Die Ernte

Ab Juli können Sie nach Bedarf ernten. Heben Sie die Pflanzen vorsichtig mit einer Grabegabel an und ziehen Sie, indem Sie die Basis der Blätter mit den Fingern umfassen. Die Blätter werden abgeschnitten und, sofern sie gesund sind, auf den Kompost gegeben.

In heißen Sommen müssen Sie Rote Bete fleißig gießen, damit die Früchte nicht hart und faserig werden und ihren süßen Geschmack einbüßen. Wenn Sie den Boden mulchen, brauchen Sie nicht ganz so oft zu gießen.

Vor dem ersten Frost

An einem schönen sonnigen Tag im Oktober werden die letzten verbliebenen Früchte ausgerissen und bis zum Abend an Ort und Stelle getrocknet. Den größten Teil der Erde abschütteln, die dünnen Wurzeln und die Blätter 0,5 cm oberhalb der Knolle abschneiden.

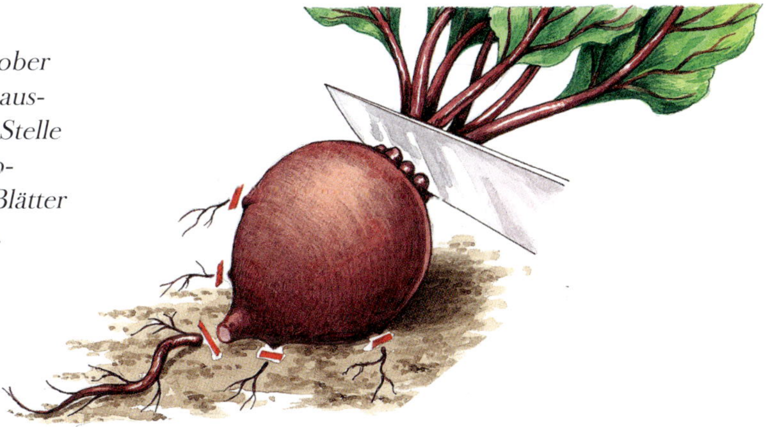

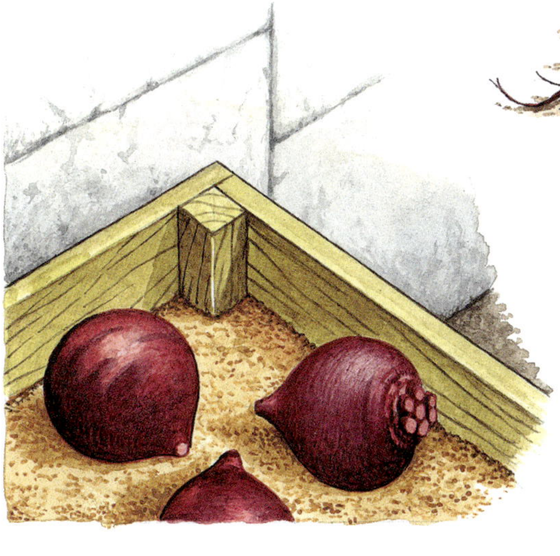

Nach dem Säubern lose in eine mit Sand gefüllte flache Kiste legen und an einen kühlen und luftigen Platz stellen. Sie halten sich gut und können bis zum kommenden Frühjahr verzehrt werden.

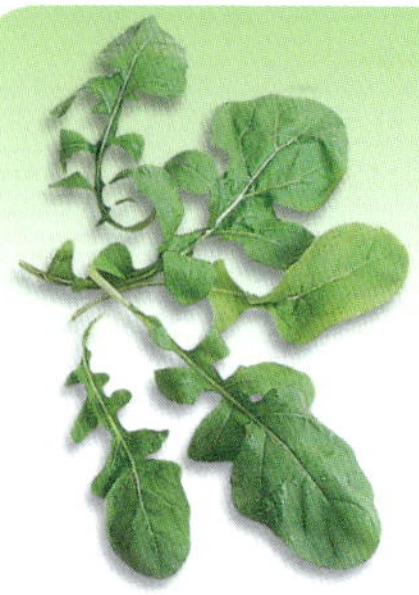

Rucola, Rauke

Kreuzblütler

Kulturanleitung

Rucola kann von April bis zum ersten Frost geerntet werden, in milden Gebieten sogar im Winter. Oft wird Rucola mit anderen Salaten gemischt, zeichnet sich aber durch ausgeprägten und scharfen Geschmack aus. Die Pflanze mag kühlen, tiefen Boden.

Empfehlenswerte Sorten
Gezüchteter und wildwachsender (frostharter) Rucola.

Aussaatzeitpunkt:
April–September
Keimdauer:
10–15 Tage
Ernte:
April–Oktober/November
Gießen:

Krankheiten und Schädlinge:
Keine

Aussaat

DIREKT INS FREILAND

Zwischen April und September werden 1 cm tiefe Furchen im Abstand von 20 cm gezogen, in denen Sie die Samen gleichmäßig verteilen. Füllen Sie die Furchen auf und drücken Sie die Erde mit dem Rücken des Rechens fest. Mit feiner Brause gießen und die Erde ständig feucht halten. Rechnen Sie 10–15 Tage, bis die ersten Blätter sprießen.

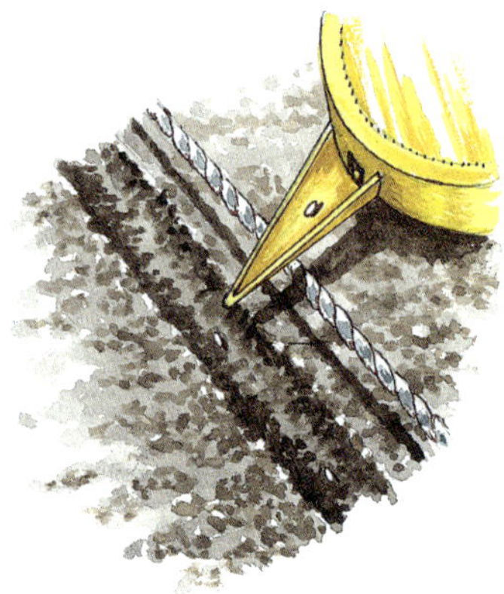

Die Ernte

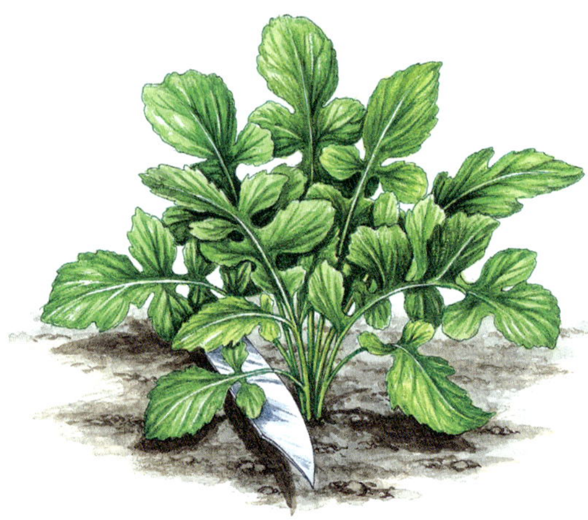

Wenn die Blätter 15 cm hoch sind, also etwa sechs Wochen nach der ersten Aussaat (von April bis September) schneiden Sie bei Bedarf über dem Boden ab. Schneiden Sie entweder die ganze Pflanze ab oder pflücken Sie einzelne Blätter.

Salat, Lattich

Korbblütler

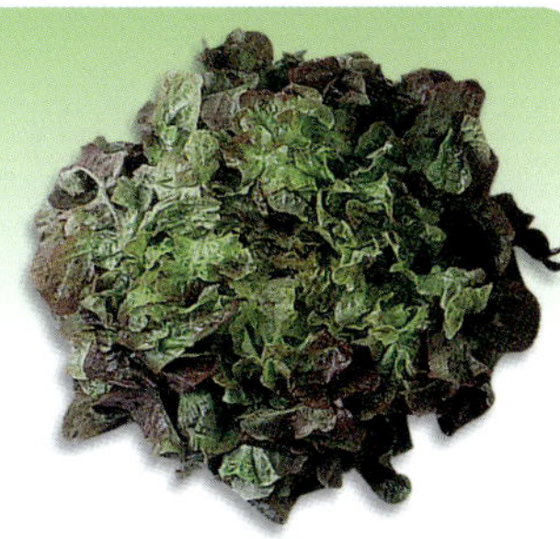

Kulturanleitung

Aussaat

In eine Saatkiste ★★

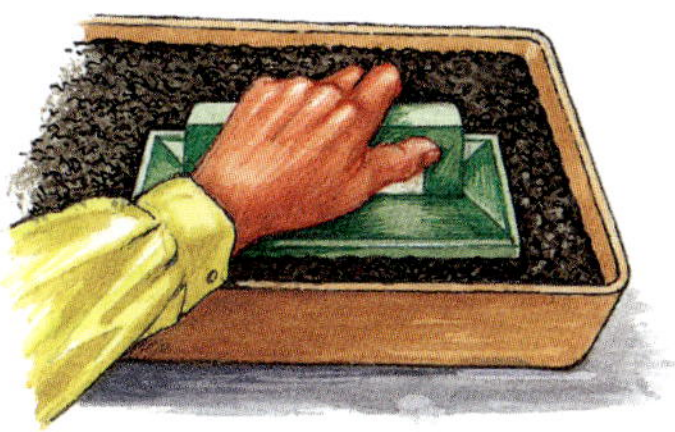

Füllen Sie im Januar bzw. Februar eine Pflanzschale bis 1 cm unter den Rand mit Aussaaterde. Verteilen Sie darin gleichmäßig Salatsamen für die Frühjahrskultur. Bedecken Sie ihn dünn mit feinkörniger Erde, die Sie mit einem Brettchen festdrücken. Mit feiner Brause gießen. (Optimale Temperatur 15 °C)

Aussaat ins Anzuchtbeet ★

Von Anfang April bis Anfang September säen Sie breitwürfig und gleichmäßig in eine geschützte Ecke. Schütten Sie die Samen auf die hohle Hand, beschreiben Sie einen Halbkreis und lassen Sie dabei die Samen in das vorbereitete Beet fallen.

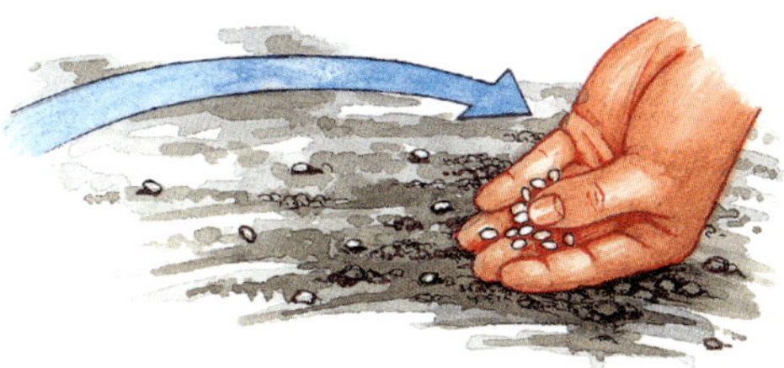

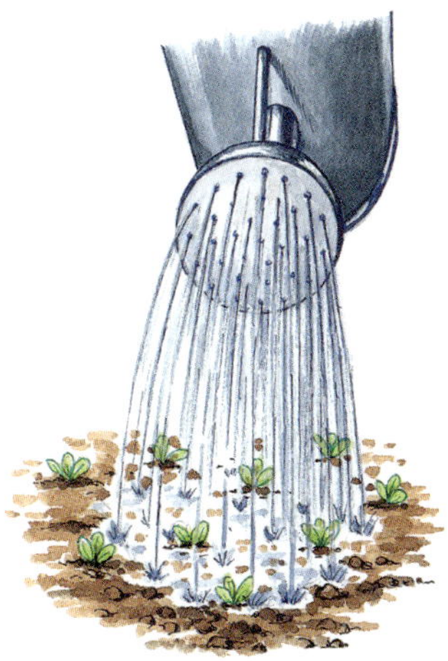

Geben Sie feinkörnige Erde darauf, drücken Sie diese fest und gießen Sie mit feiner Brause. Halten Sie die Fläche gut feucht, bis die ersten Blätter erscheinen, was möglichst schnell geschehen sollte (innerhalb 6–8 Tagen).

Bei keinem anderen Gemüse gibt es so viele Varietäten wie beim Salat. Besonders beliebt sind: Der Kopfsalat, dessen dicht gepackte Herzblätter einen Kopf bilden, und der Pflücksalat, dessen einzelne Blätter geerntet werden. Beide bevorzugen humusreiche Böden.

Aussaatzeitpunkt:
Januar–Anfang September (Temperatur über 10 °C)

Keimdauer:
6–8 Tage

Ernte:
8–10 Wochen (Kopfsalat); 6–7 Wochen nach der Aussaat (Pflücksalat)

Ertrag:
5 Köpfe pro Reihenmeter

Gießen:

Krankheiten und Schädlinge:
Viruskrankheiten, Blattläuse, Schnecken

Aussaat direkt ins Freiland ★★

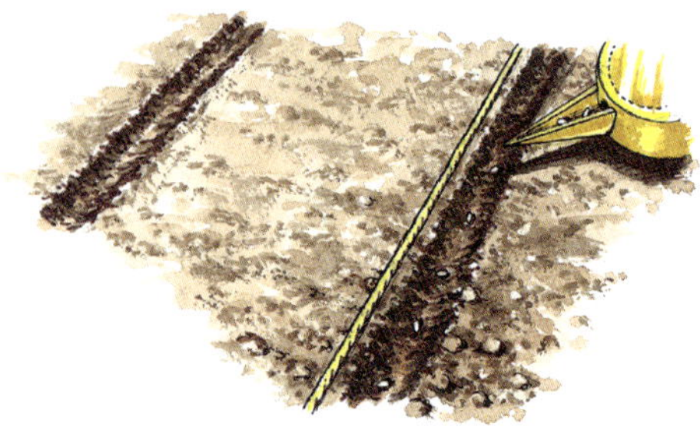

Von Mitte April bis Anfang September sät man alle 3–5 cm ein Samenkorn in flache Furchen, die 25 cm auseinander liegen. Rechen Sie die Furchen zu, drücken Sie die Erde mit dem Rücken des Rechens fest und gießen Sie reichlich mit feiner Brause. Halten Sie die Fläche gut feucht, bis die ersten Blätter erscheinen (innerhalb von 8 Tagen).

Lattich kann das ganze Jahr über geerntet werden. Wichtig ist, dass je nach Jahreszeit die passende Sorte gewählt wird. Von Januar bis März sollten frühe Sorten gewählt werden, die es kühl und feucht mögen. Ab April entscheiden Sie sich für die Sommer-Sorten, die Wärme gut vertragen, und von Mitte Juli bis Anfang September für Wintersorten, die gegen Kälte resistent sind.

Empfehlenswerte Sorten

Aussaat von Januar bis März: 'Laura', 'Marsala ', 'Blonde de Paris' (Bataviasalate), 'Divina ' (Kopfsalate), 'Red Salad Bowl' und 'Green Salad Bowl' (Eichblattsalate).

Aussaat von April bis Mai: 'Lollo rossa', 'Lollo bionda' (Bataviasalate), 'Divina', 'Prima' (Romanasalate), 'Attraktion ', 'Charan' (Blattsalate), 'Brunia' (Schnittsalat).

Aussaat von Juni bis Juli: 'Great Lakes 118', 'Marsala' (Bataviasalate), 'Kinemontepas', 'Appia', 'Kraganer Sommer' (Kopfsalate).

Aussaat von August bis September: 'Grand Rapids' sehr ertragreich (Pflücksalat).

Ausdünnen

Ob die Aussaat in ein Saatkistchen, im Anzuchtbeet oder im Freiland erfolgte: Entfernen Sie, wenn die Latiche 2–3 Blätter haben (d.h. 3 cm hoch sind), die schwächsten Exemplare, und lassen Sie im Freiland alle 25 cm, im Saatkistchen und im Anzuchtbeet alle 5 cm nur eine einzige Pflanze stehen.

Schützen Sie die jungen Pflanzen mit Schneckenkorn (auf Basis von Metaldehyd oder Methiocarb). Die Behandlung muss nach jedem Regen wiederholt werden.

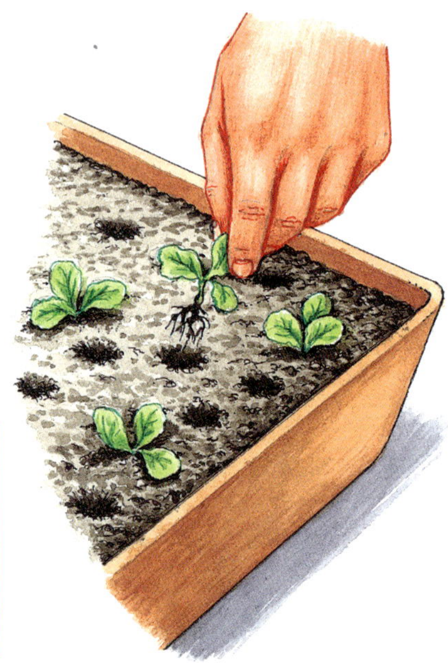

Umpflanzen

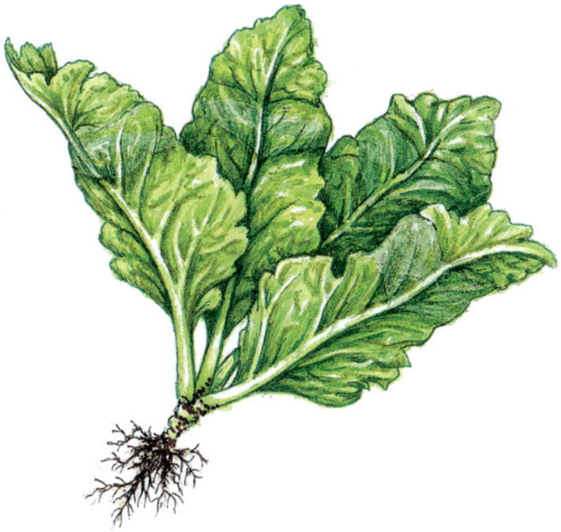

3–4 Wochen nach der Aussaat haben die Salatpflanzen im Saatkistchen oder im Anzuchtbeet 4–5 Blätter gebildet. Ziehen Sie sie vorsichtig aus der Erde.
Pflanzen Sie an einer gespannten Schnur entlang mit einem kegelförmig zugespitzten Setzholz die Sämlinge aus und achten Sie darauf, die Basis der Blätter nicht einzugraben. Die Pflanzen sollten 25 cm, die Reihen 30 cm Abstand voneinander haben.

Falls Sie zum Säen keine Zeit haben, können Sie ab März/April Salatpflanzen in Gärtnereien oder bei Gemüsebauern auf dem Markt kaufen. Bis Mitte September können Sie die Setzlinge in 25 cm Abstand in Reihen pflanzen.

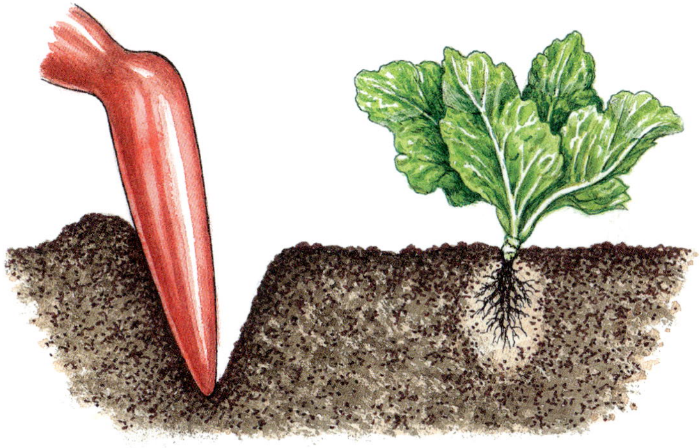

Die Ernte

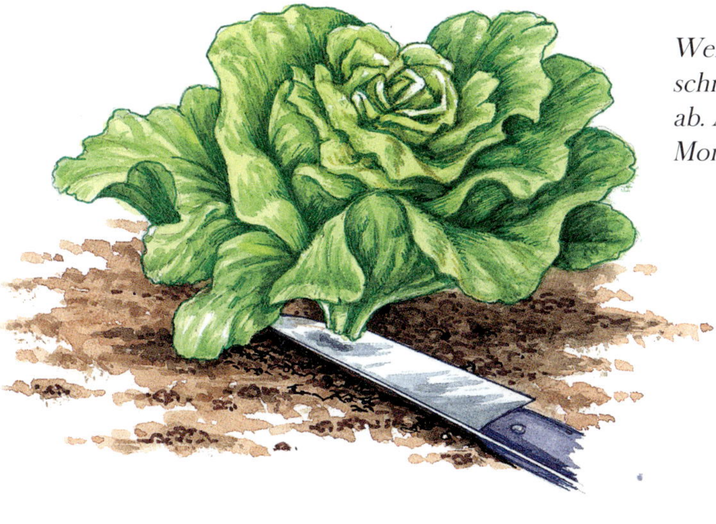

Wenn sich ein schöner Kopf gebildet hat, schneiden Sie den Kopfsalat über dem Boden ab. Am besten ernten Sie in der Kühle des Morgens, dann sind die Blätter fester.

Gießen Sie regelmäßig und reichlich. So verhindern Sie, dass der Salat welk wird oder ins Kraut schießt (Blüte im Jahr der Aussaat auf Kosten der Blattbildung).

Der Anbau von Schnitt- oder Pflücksalat

Im Gegensatz zu den anderen Latticharten bildet Schnittsalat (Pflücksalat) keine Köpfe. Man isst ihn, wenn die Blätter noch sehr jung sind oder Blatt für Blatt. Schnittsalat bringt den Frühling in den Herbst.

1

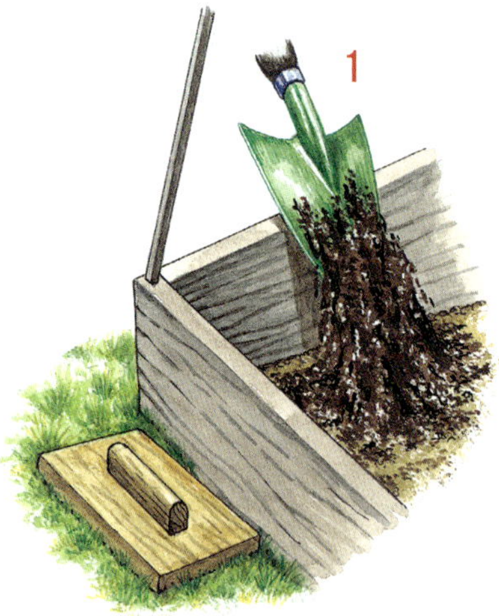

Füllen Sie im Februar das Frühbeet mit Aussaaterde. Verteilen Sie die Samen mit Schwung an den vorgesehenen Platz. Ein wenig Erde darüberstreuen und alles mit einem Brettchen festdrücken. Gießen Sie mit feiner Brause.

2

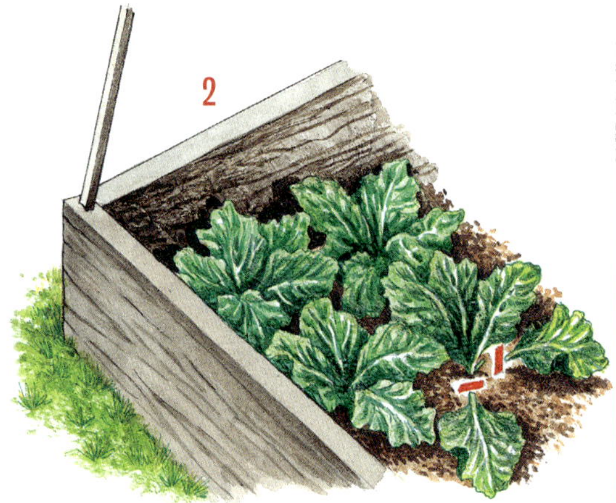

Einen Monat später ernten Sie nach Bedarf, indem Sie die jungen Blätter über dem Boden abschneiden.

3

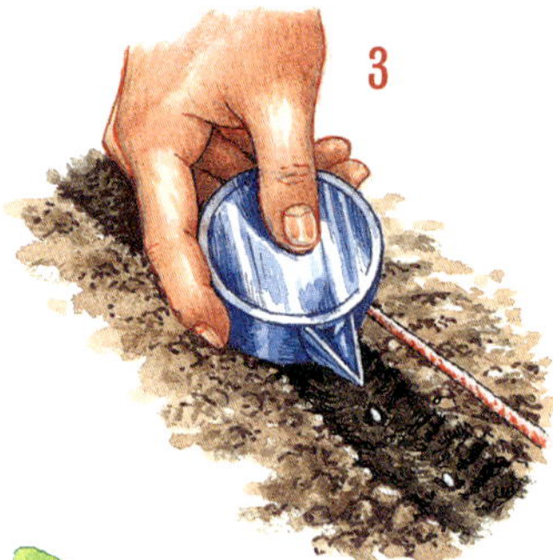

Von April bis Mitte August sät man in flache Furchen mit 25 cm Abstand ins Freiland. Bedecken Sie die Saatfurchen mit körniger Erde, drücken Sie sie mit dem Rücken des Rechens fest und gießen Sie mit feiner Brause.

4

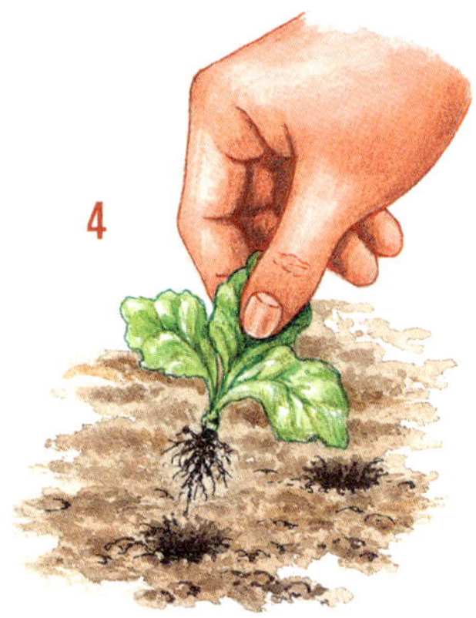

Nach zwei Wochen zupfen Sie die schwächsten Pflanzen aus und bereiten Salat daraus. Vereinzeln Sie auf 20 cm.

5

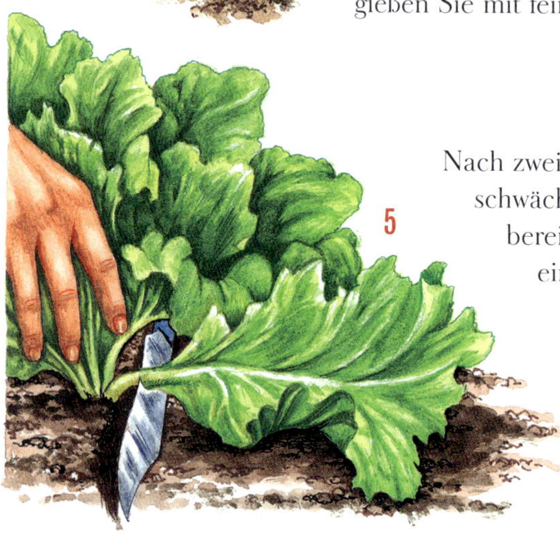

Einen Monat nach der Aussaat beginnen Sie zu ernten, indem Sie jeweils die kräftigsten Blätter am Stielansatz abschneiden.

Salatgurke

Kürbisgewächse

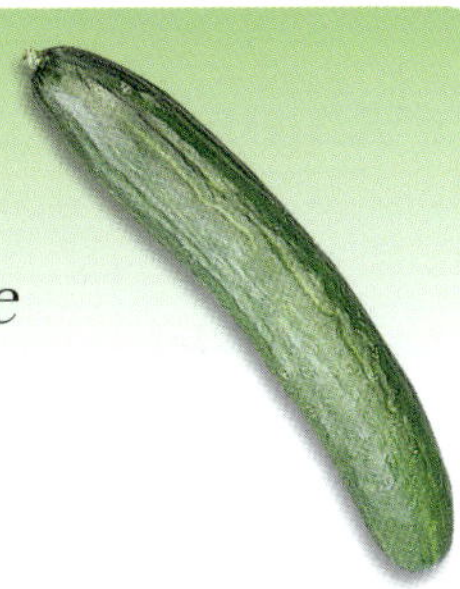

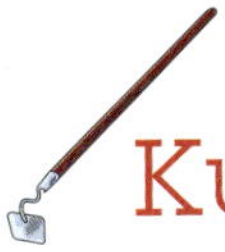

Kulturanleitung

Wie alle Kürbisgewächse mag die Salatgurke fruchtbare und lockere Böden. Sie ist kälteempfindlich und verträgt Nässe schlecht. Dennoch muss sie im Sommer regelmäßig gegossen werden. Gönnen Sie ihr eine sonnige, warme Lage.

Aussaat

DIREKT INS FREILAND

Mitte Mai in kühlen Regionen, im April dort, wo es milder ist, in 2 m Abstand 1,50 m hohe Pfähle in den Boden einschlagen, zwischen denen ein Plastiknetz (Maschengröße 10 cm) ausgespannt wird. Falls Sie mehrere Reihen anlegen, halten Sie dazwischen jeweils 1 m Abstand.

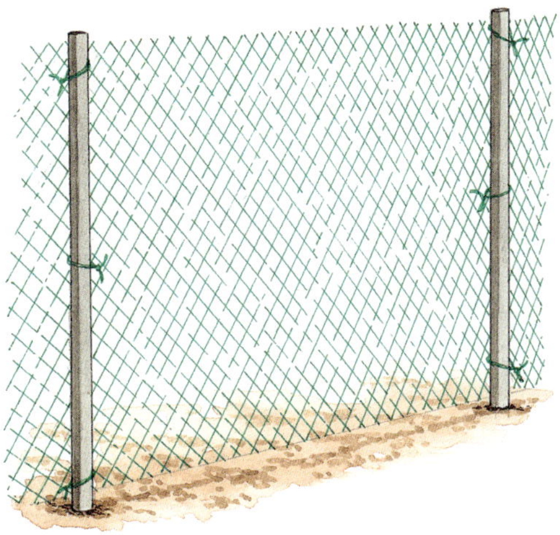

Graben Sie alle 100 cm Saatlöcher von 15–20 cm Durchmesser und Tiefe, die Sie mit gut verrottetem Kompost füllen. In jedes derart vorbereitete Saatloch legen Sie 3–5 Samen, bedecken sie mit feinkörniger Erde, drücken sie fest und gießen mit feiner Brause. Bedenken Sie: Unter 20 °C können die Samen nicht keimen.

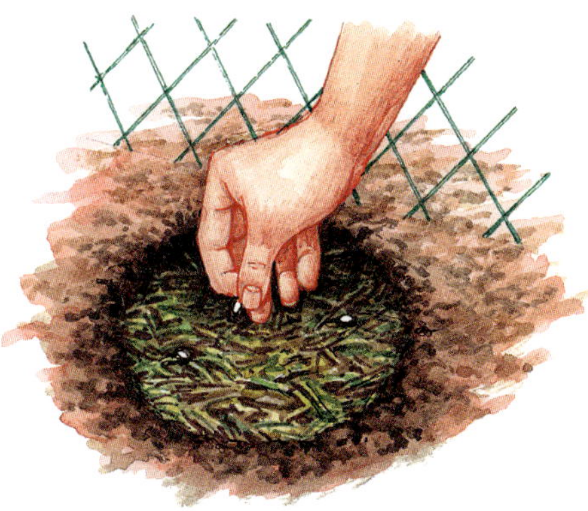

Ziehen Sie die jungen Gurkenpflanzen anfangs an eine Rankhilfe. An dieser ranken sie sich dann ohne weiteres Zutun empor.

Aussaatzeitpunkt:
April–Juni

Keimdauer:
6 Tage

Ernte:
Juli–September

Ertrag:
etwa 8 Salatgurken pro Pflanze

Gießen:

Krankheiten und Schädlinge:
Gurkenmosaik-Virus, Gurkenmehltau, Weiße Fliege

Ausdünnen

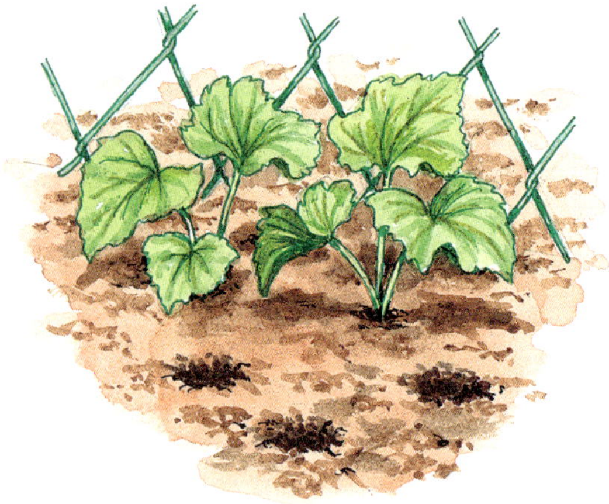

2–3 Wochen nach der Aussaat, wenn die jungen Pflanzen 2–3 schöne Blätter gebildet haben, entfernen Sie aus jeder Gruppe die schwächeren Pflanzen und lassen nur 1–2 stehen.

Empfehlenswerte Sorten

F1-Hybriden:

'Gynial', nicht bitter, sehr unempfindlich gegen Krankheiten.

'Breso', sehr fruchtbar, nicht krankheitsanfällig.

'Raider', ertragreiche frühe Sorte.

Gießen Sie während des ganzen Sommers reichlich und regelmäßig, mulchen Sie mit Grasschnitt oder Kompost, damit der Boden nach dem Gießen länger feucht bleibt und die Gurken nicht verschmutzt werden.

Rückschnitt der Gurkenpflanzen

Durch den Schnitt können Sie die Gurken auf Kosten des Ertrags schneller zur Reife bringen. Im Norden ist das unerlässlich.

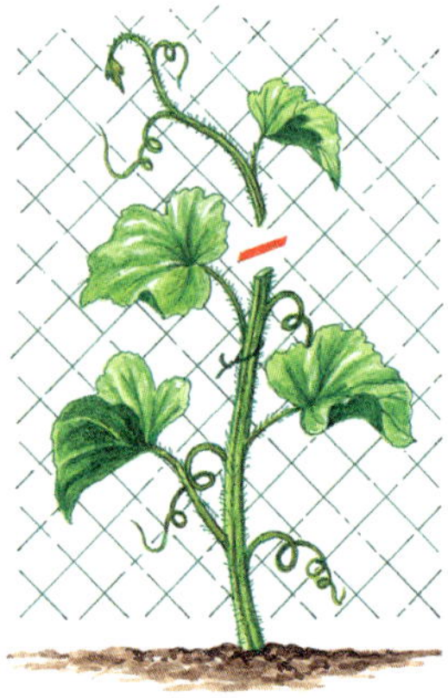

1

Kappen Sie den Haupttrieb oberhalb des 3. oder 4. Blattes.

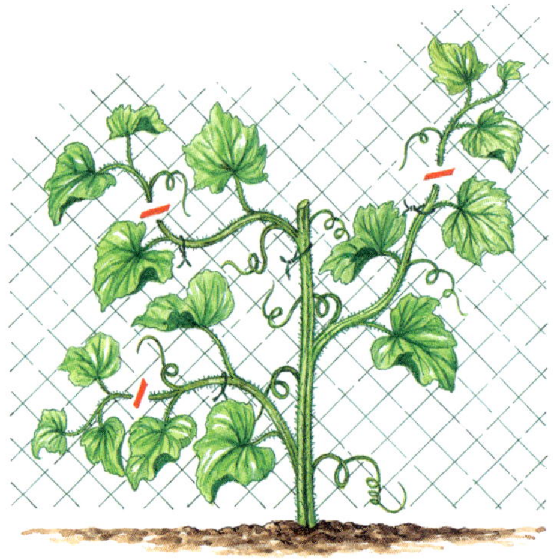

2

Nach diesem ersten Schnitt treiben 3–4 Zweige aus. Schneiden Sie diese über dem 2. oder 3. Blatt ab.

Auf die gleiche Art schneiden Sie alle Verzweigungen zurück, die sich im Lauf der Saison bilden.

Die Ernte

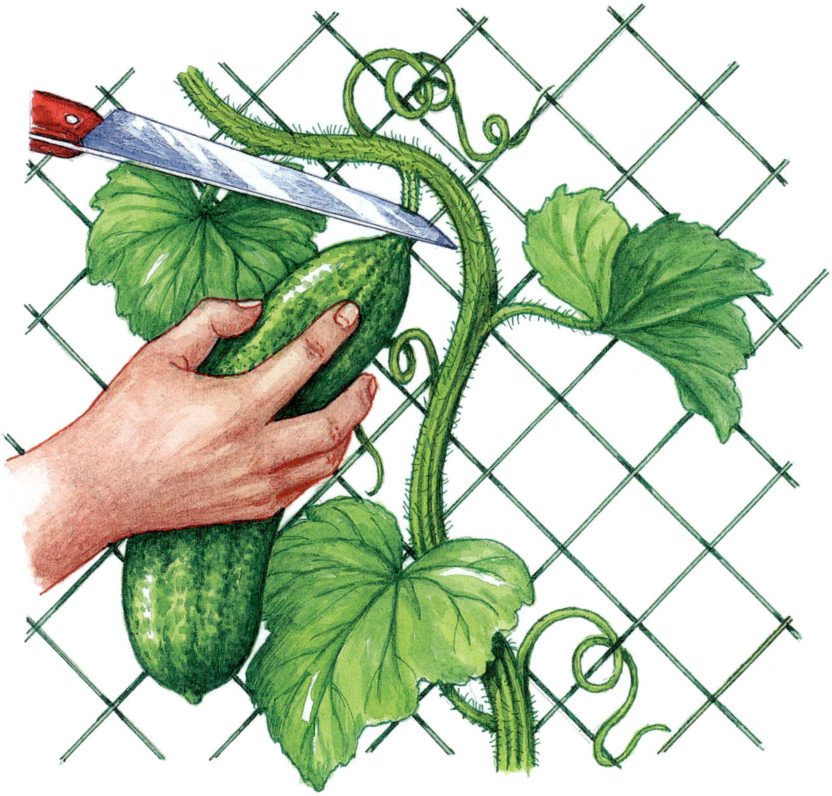

3–4 Monate später, etwa ab Juli pflückt man die Gurken, sobald sich das Ende der Frucht rundet und diese blass wird. Warten Sie nicht, bis die Gurken gelb werden, dann schmecken sie nämlich bitter.

Salatgurken und Einlegegurken stammen von derselben Pflanze ab. Im Lauf der Jahre wurden sie jedoch nach unterschiedlichen Kriterien weitergezüchtet, bis man geschmacklich ganz verschiedene Sorten erhielt.

Vor dem ersten Frost

Im Oktober reißen Sie die Pflanzen aus und verbrennen sie oder werfen sie weg, aber nicht auf den Komposthaufen; denn gegen Ende der Saison sind die Pflanzen oft von Krankheiten befallen.

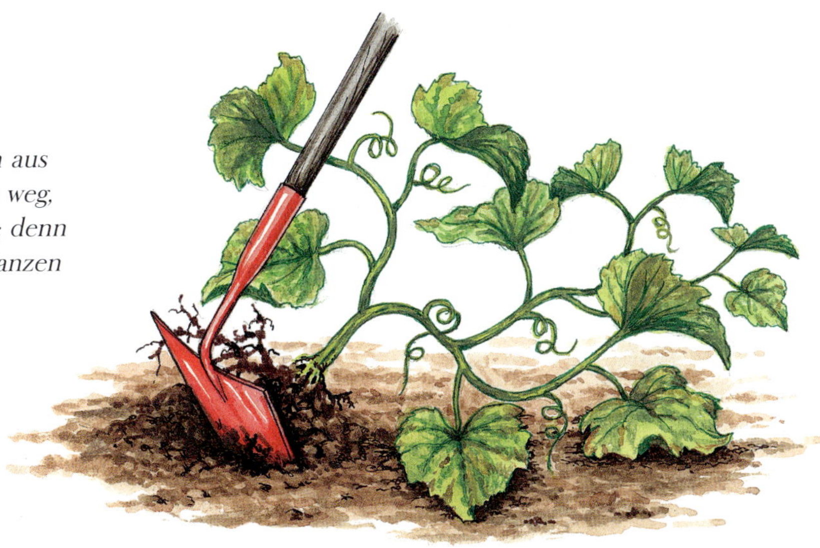

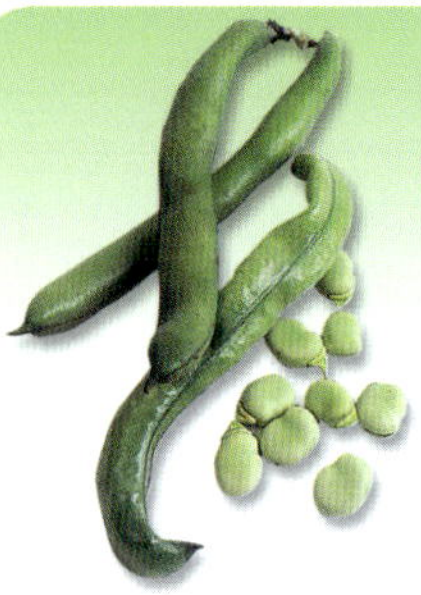

Saubohne, Puffbohne

Leguminosen

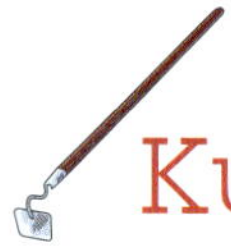

Kulturanleitung

Die Saubohne liebt kühle und eher schwere, etwas lehmhaltige Böden. Sie gedeiht sowohl in der Sonne als auch im Schatten und ist als Leguminose in der Lage, den Stickstoff der Luft zu binden. Diesen führt sie als organische Substanz dem Boden zu.

Aussaatzeitpunkt:
Februar–März;
Mitte Juli–Mitte August
Keimdauer:
8–10 Tage
Ernte:
Ende Mai–Juni (Frühjahrssaat) September–Oktober (Sommersaat)
Ertrag:
etwa 10 Schoten pro Pflanze
Gießen:

Krankheiten und Schädlinge:
Schwarze Bohnenlaus

Aussaat

Direkt ins Freiland

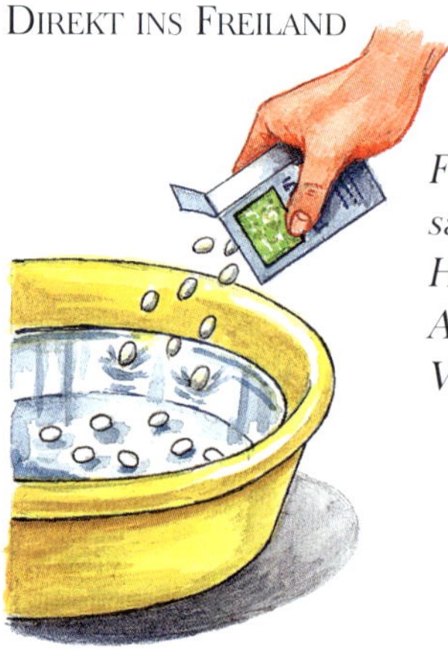

Für eine Ernte im Frühjahr erfolgt die Aussaat im Februar/März, für die Ernte im Herbst zwischen Mitte Juli und Mitte August. Am Abend vor dem Säen die Samen in etwas Wasser einweichen.

Am nächsten Morgen ziehen Sie 5 cm tiefe Furchen im Abstand von 50 cm. Legen Sie alle 10 cm 1–2 Samen in die Furchen.

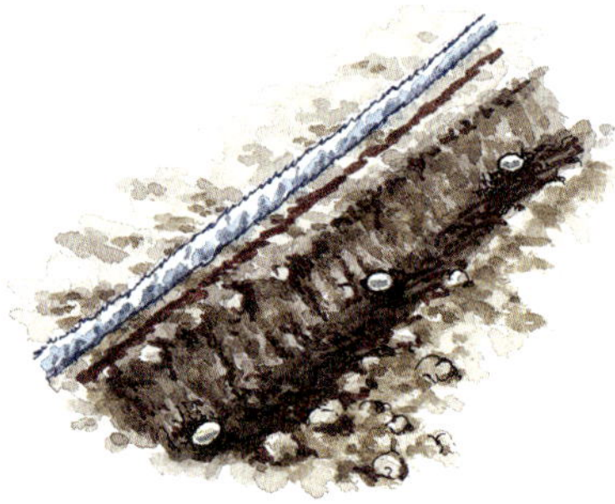

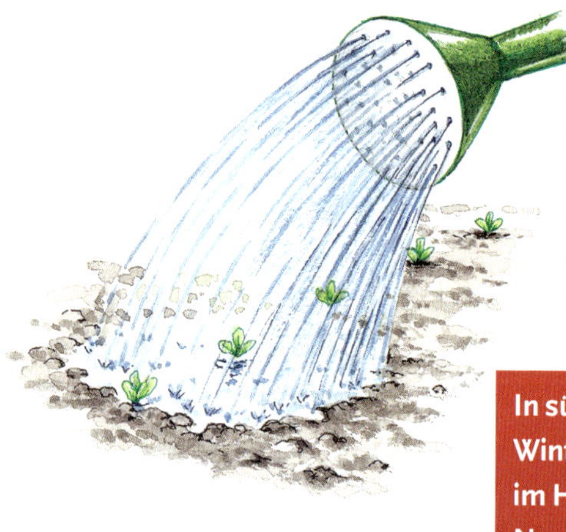

Schließen Sie die Furche mit dem Rechen, drücken Sie die Erde fest und gießen Sie mit feiner Brause, bis nach 8–10 Tagen die ersten Blätter erscheinen.

In südlichen Regionen mit milden Wintern kann man die Saubohnen im Herbst, zwischen Oktober und November, säen, wenn man im April oder im Mai ernten will.

Anderthalb Monate nach der Aussaat

Wenn die Stiele 20–30 cm lang sind, häufeln Sie einen 15 cm hohen Erdwall um den Fuß der Pflanzen. Diese können dann Wind besser ertragen.

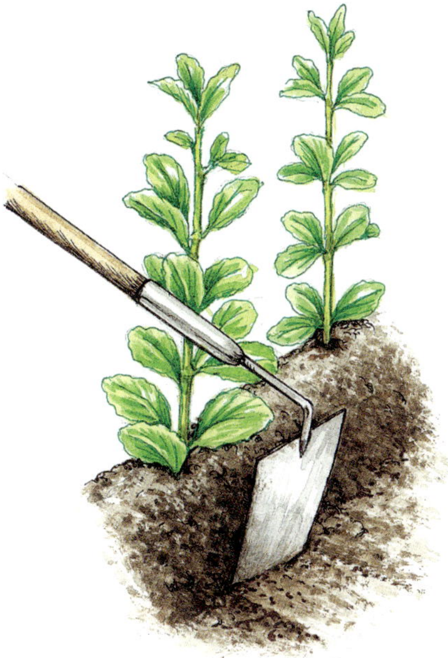

Kappen Sie im Mai oder Juni, wenn die Blüten gebildet werden, den Stängel zwischen der 7. und 10. Blüte, um Läusebefall zu verhindern und die Entwicklung der Schoten zu fördern.

Empfehlenswerte Sorten

Grünkochende Sorten: 'Dreifach Weiße', 'Hangdown'. **Braunkochende Sorten:** 'Hedosa'.

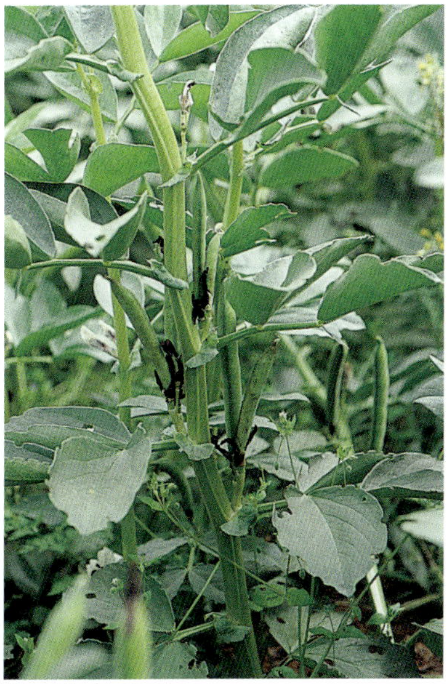

Die Ernte

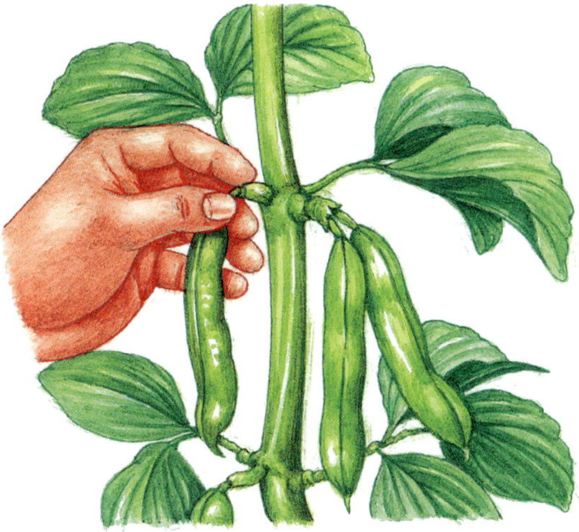

Ernten Sie ab Ende Mai alle 2–3 Wochen die Schoten, wenn sie noch grün und knubbelig sind. Die unten sitzenden Schoten sind am frühesten reif.

Die Herbstaussaat erfordert keinen Schnitt, da die Saubohnen oft vor einem Befall mit der Schwarzen Bohnenlaus reif werden.

Nachdem alle Schoten gepflückt sind, werden die Pflanzen ausgerissen und verbrannt, denn sie sind meistens stark verlaust.

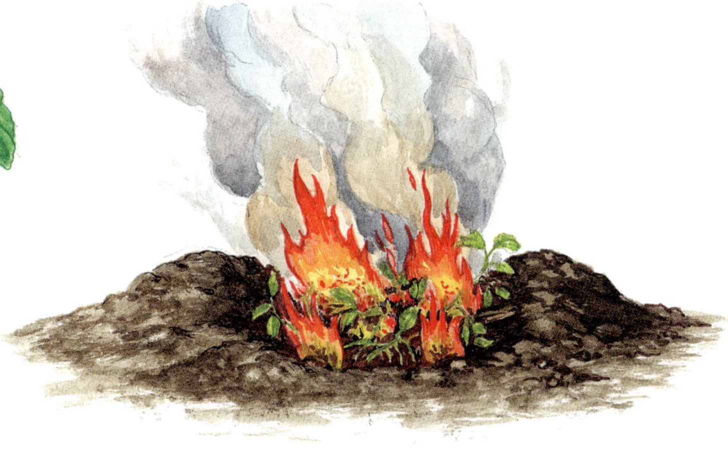

★

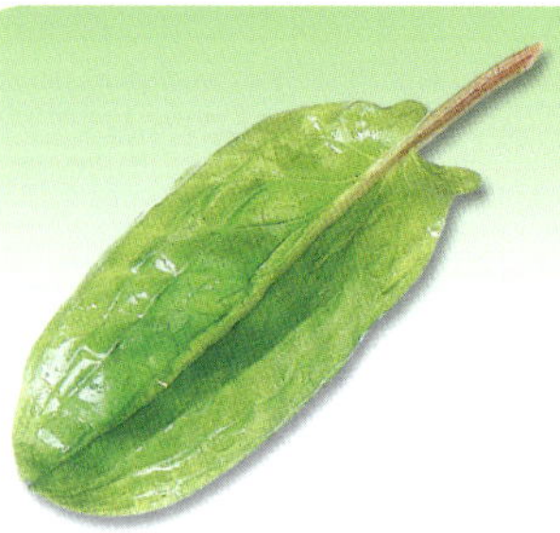

Sauerampfer

Knöterichgewächse

Kulturanleitung

Der Sauerampfer ist ein ausdauerndes Gemüse, das sich im Schatten von Obstbäumen wohl fühlt. Auf kühlem, nährstoffreichem und leichtem Boden gedeiht er besonders gut. Bei trockenem Boden ist sein Oxalsäuregehalt größer.

Aussaatzeitpunkt:
März–Juni
Keimdauer:
10 Tage
Ernte:
Ab Mitte Juni. In den Jahren danach von Mai–Oktober.
Ertrag:
1 Tütchen Samen genügt, um den Bedarf einer vierköpfigen Familie zu decken.
Gießen:
Krankheiten und Schädlinge:
Rost, Schnecken

Aussaat

Direkt ins Freiland ★★

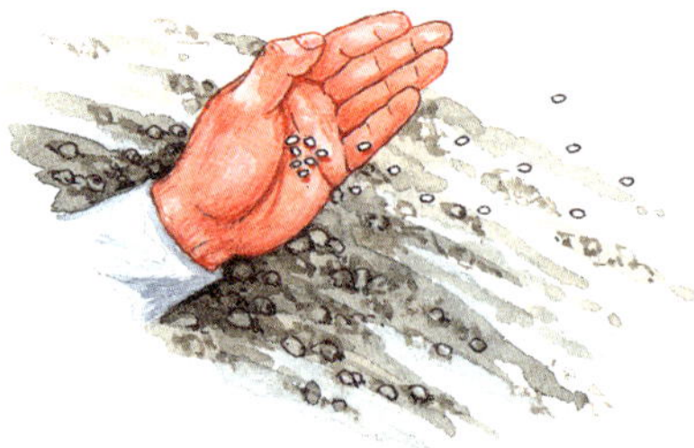

Teilen Sie zwischen März und Juni in Ihrem Gemüsegarten eine Fläche von circa 2 m² ab. Darauf verteilen Sie die Samen gleichmäßig, indem Sie mit der hohlen Hand Halbkreise beschreiben und dabei die Samen zwischen den Fingern herabrieseln lassen.

Sie können Sauerampfer auch in einer Reihe am Rand des Gartens aussäen.

Bedecken Sie die Samen 1 cm dick mit Erde, klopfen Sie sie mit dem Rücken des Rechens fest und gießen Sie mit feiner Brause.

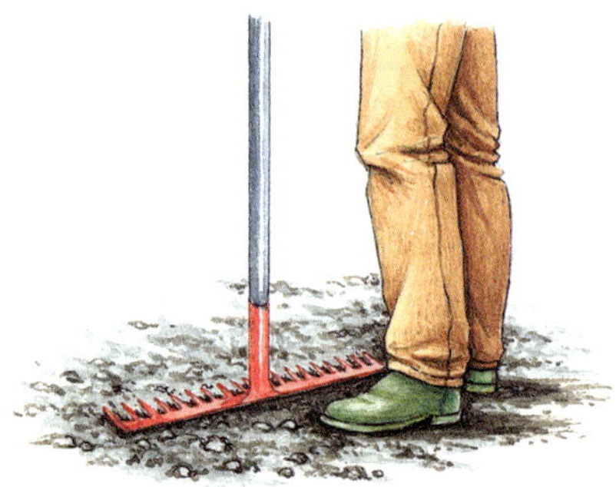

Die Erde feucht halten, bis nach gut 10 Tagen die ersten Blätter erscheinen.

Etwa drei Wochen später haben die Pflanzen 4–5 Blätter. Sie werden dann vereinzelt, indem die schwächsten Pflanzen entfernt werden, sodass nur alle 20 cm eine stehen bleibt.

Um früher ernten zu können oder wenn zum Säen die Zeit fehlt, kaufen Sie Sauerampferpflanzen im Anzuchttopf. Das Vorgehen beim Pflanzen und sein Zeitpunkt sind die gleichen wie bei den aus Samen selbst gezogenen Pflanzen. Übrigens können Sie auch im Oktober/November pflanzen.

Die Ernte

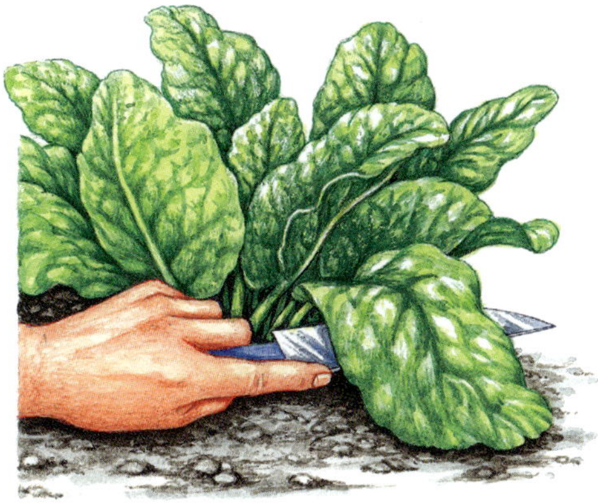

Alljährlich von Mai bis Oktober schneidet man die größten außenständigen Blätter mit einem Messer über dem Boden ab.

Im Frühjahr ist der Sauerampfer stets dankbar für ein gründliches Mulchen mit Komposterde.

Empfehlenswerte Sorten

'Large de Belleville', sehr ertragreiche Sorte mit intensiv grünen Blättern.

Im Frühjahr

Alle drei Jahre graben Sie die Pflanzen mit dem Wurzelballen aus. Dazu wird die Grabegabel nahe an der Pflanze senkrecht in den Boden gestochen und die Pflanze durch Hebelwirkung herausgehoben.

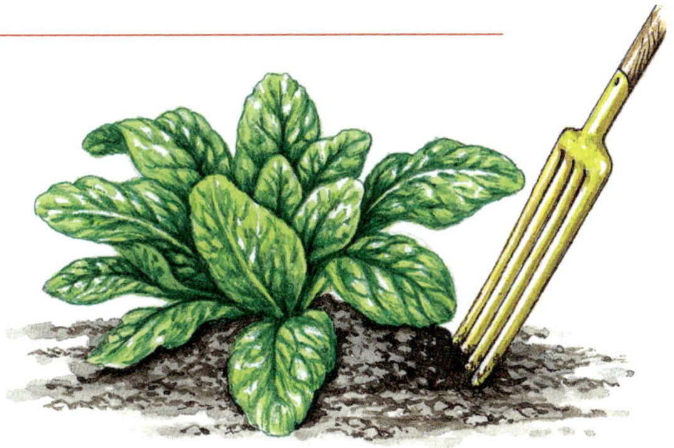

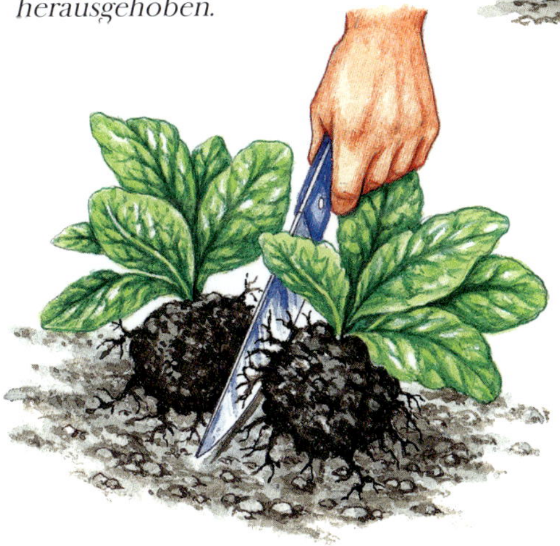

Teilen Sie den Ballen mit dem Gartenmesser in 2–3 Stücke: An jeder Teilpflanze müssen Blätter und Wurzeln sein.

Pflanzen Sie die Teilstücke sofort einzeln im Abstand von 20 cm in eine Reihe. Die restlichen verschenken Sie an Ihre Nachbarn.

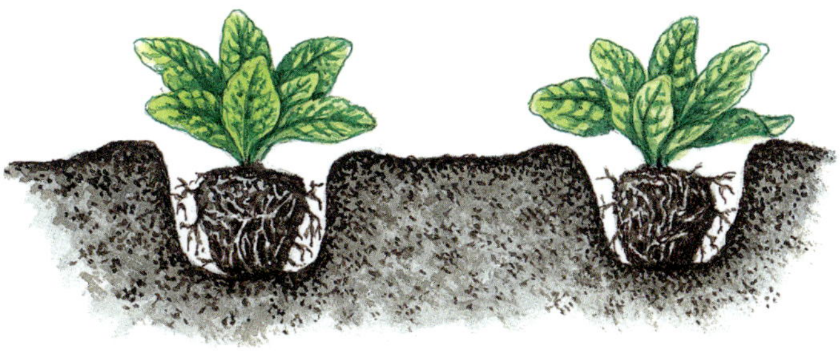

Schalotten

Liliengewächse

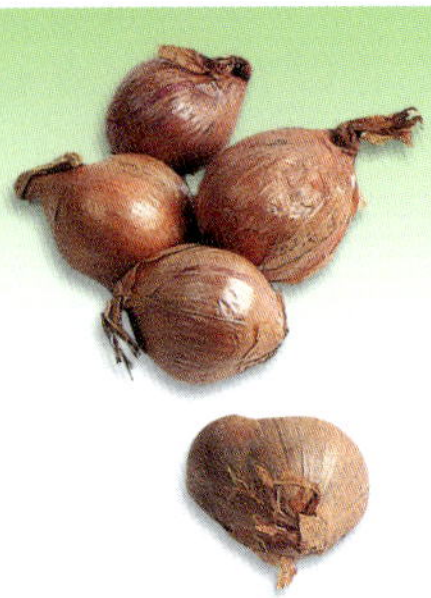

Kulturanleitung

Die Schalotte liebt Sonne und humusreichen, gut durchlässigen Boden. Auf feuchten Standorten fault sie leicht. Die kleinen Zwiebelchen verwendet man zum Einlegen von Gurken, für Fleischspeisen und Soßen, aber auch das Grün kann in der Küche zum Würzen genommen werden.

Das Pflanzen

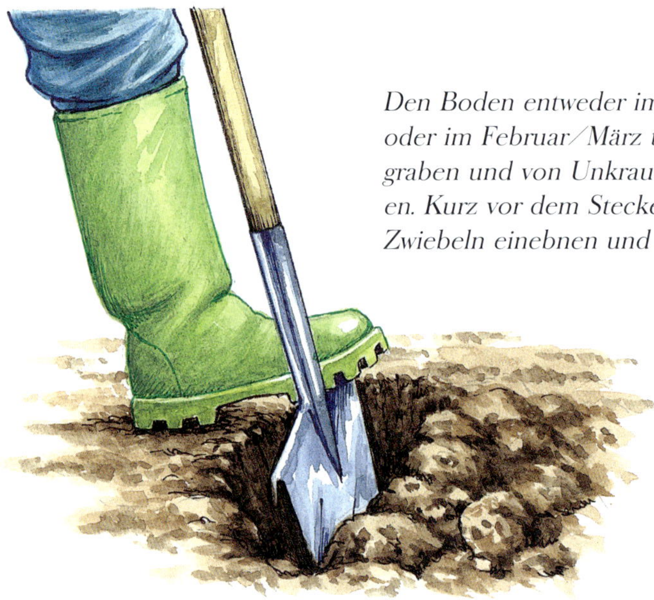

Den Boden entweder im Herbst oder im Februar/März tief umgraben und von Unkraut befreien. Kurz vor dem Stecken der Zwiebeln einebnen und glätten.

Bei schwerem Boden bilden Sie Reihen von Erdhäufchen.

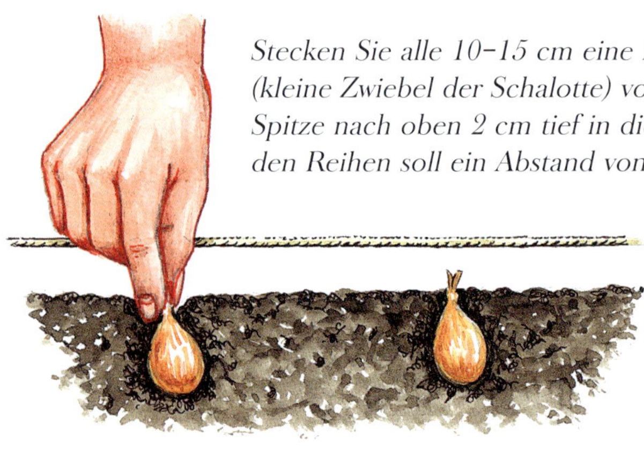

Stecken Sie alle 10–15 cm eine Brutzwiebel (kleine Zwiebel der Schalotte) von Hand mit der Spitze nach oben 2 cm tief in die Erde. Zwischen den Reihen soll ein Abstand von 25–30 cm sein.

Pflanzzeitpunkt:
März
Ernte:
Juni–Juli
Ertrag:
1,5 kg/m²
Gießen:
nicht nötig
Krankheiten und Schädlinge:
Botrytis (Grauschimmel), Falscher Mehltau, Zwiebelfliege

Empfehlenswerte Sorten

'Griselle', graue Zwiebel, sehr wohlschmeckend.

'Mikor', virusresistent, für Pflanzung in Herbst und Frühjahr geeignet.

'Santé', hervorragender Geschmack.

Einen Monat vor der Ernte

Lockern Sie im Mai, sobald sich die Schalotten gebildet haben, vorsichtig die Erde, die über den Brutzwiebeln liegt.

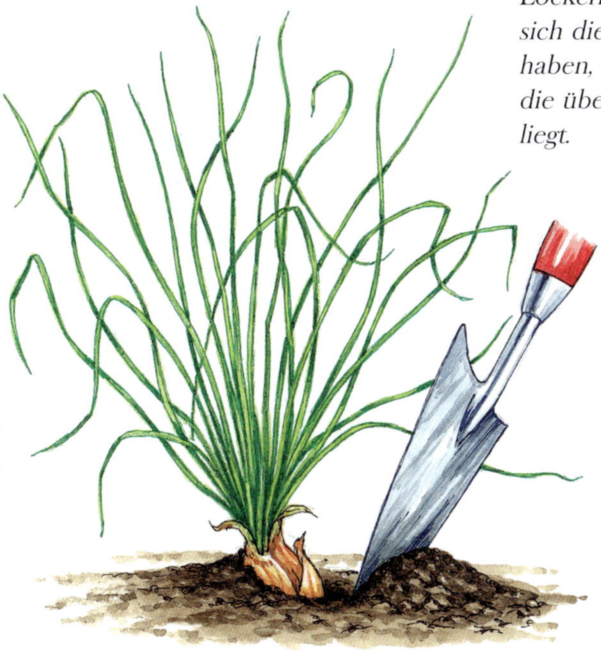

Entfernen Sie regelmäßig Unkräuter, die um die Schalotten herum auftreten.

Die Ernte

Im Juni/Juli färbt sich das Zwiebelgrün gelb und vertrocknet. Heben Sie bei trockenem Wetter die Schalotten mit der Grabegabel an und ziehen Sie sie sacht an der Basis der Blätter heraus.

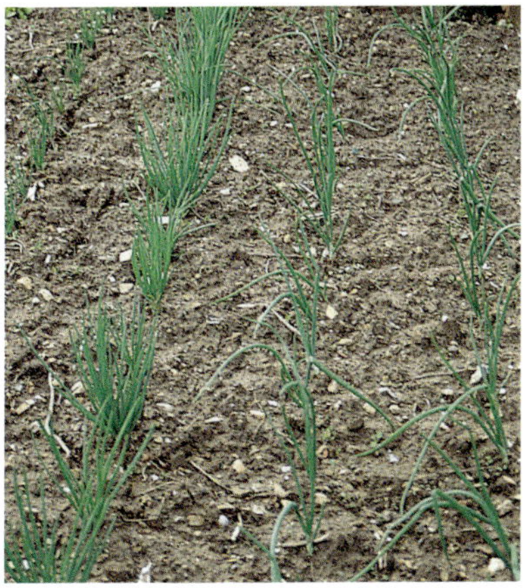

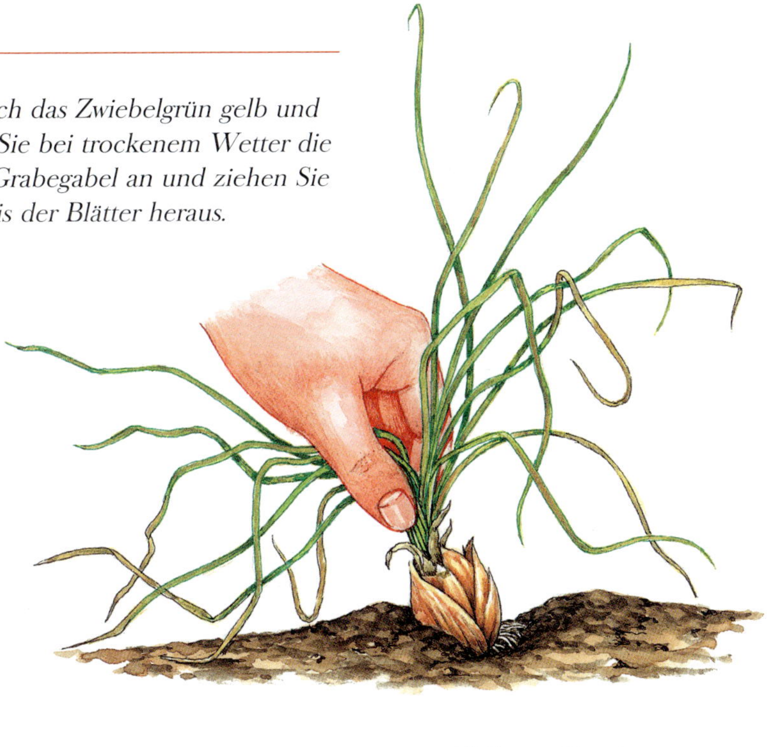

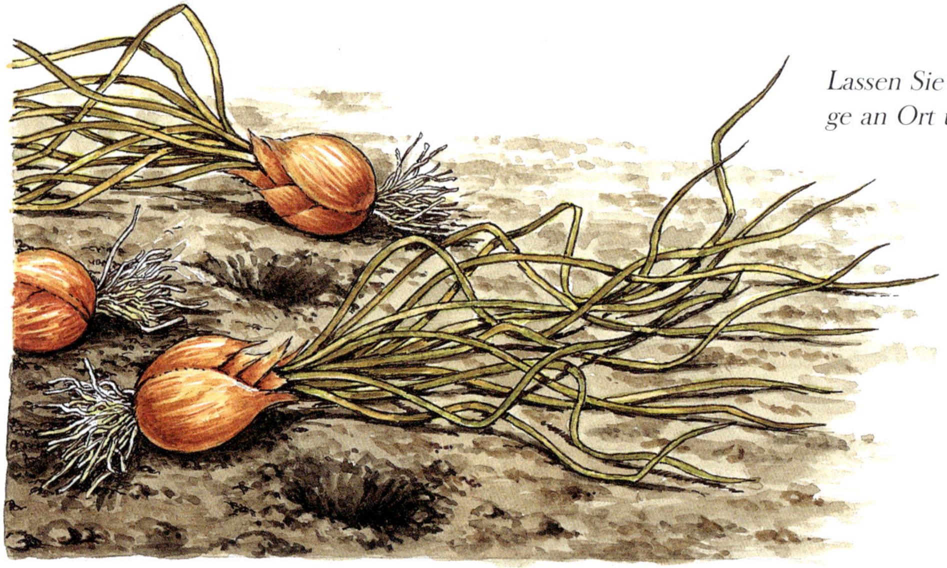

Lassen Sie die Schalotten 1–2 Tage an Ort und Stelle trocknen.

Die Blätter der Schalotten brechen leicht. Daher ist es mitunter nicht leicht, sie gebündelt aufzubewahren.

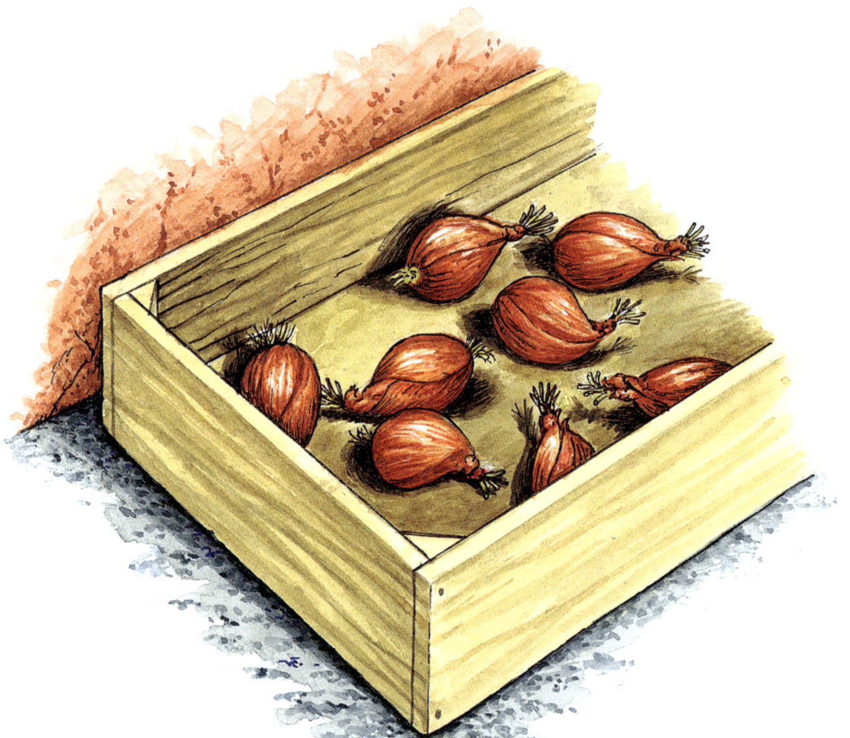

Entfernen Sie möglichst viel Erde von den Schalotten, schneiden Sie die Blätter ungefähr 1 cm oberhalb der Brutzwiebeln (oder Zwiebeln) ab und breiten Sie sie in Lattenkisten aus, die an einem kühlen, aber frostfreien und trockenen Ort aufbewahrt werden müssen.

Schwarzwurzel

Korbblütler

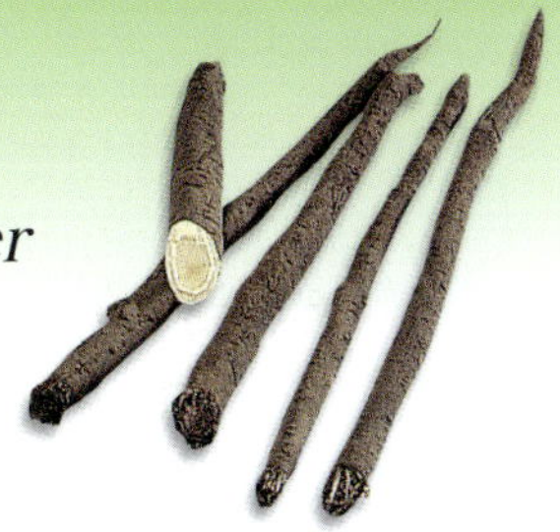

Kulturanleitung

Aussaat

Direkt ins Freiland

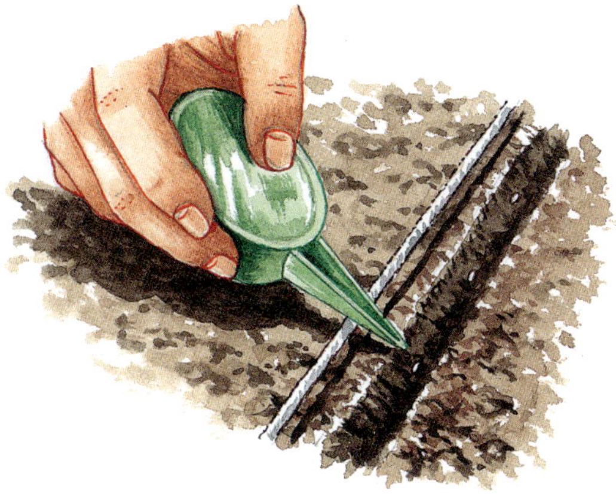

Für die Ernte im kommenden Winter wird die Schwarzwurzel Ende März bis April gesät. Ziehen Sie mit der Doppelhacke 2–3 cm tiefe Furchen im Abstand von 25 cm. Benutzen Sie eine Handsämaschine und verteilen Sie die Samen gleichmäßig in der Furche.

Die Pflanze bildet lange Wurzeln und benötigt einen tief gelockerten, humosen Boden. Die schwarzrindige Schwarzwurzel ist winterhart und kann bis zum Frühjahr im Beet bleiben. Sie hat die leicht verholzende, weißrindige Haferwurzel weitgehend verdrängt.

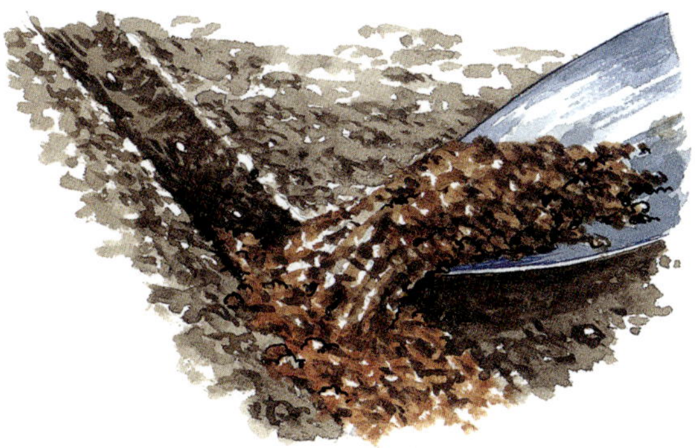

Bedecken Sie die Samen mit Komposterde, drücken Sie alles gut fest und gießen Sie mit feiner Brause. Den Boden gut feucht halten, bis nach etwa 10 Tagen die ersten Blätter erscheinen.

Die Schwarzwurzelsamen werden sehr gern von Vögeln herausgepickt. Decken Sie die Saat zum Schutz mit einem Netz ab.

Aussaatzeitpunkt:
Ende März–Anfang April

Keimdauer:
6–10 Tage

Ernte:
Oktober–März (Schwarzwurzeln)
Oktober–November (Haferwurzeln)

Ertrag:
10 Wurzeln pro Reihenmeter

Gießen:

Krankheiten und Schädlinge:
Wühlmäuse, Echter Mehltau

Ausdünnen

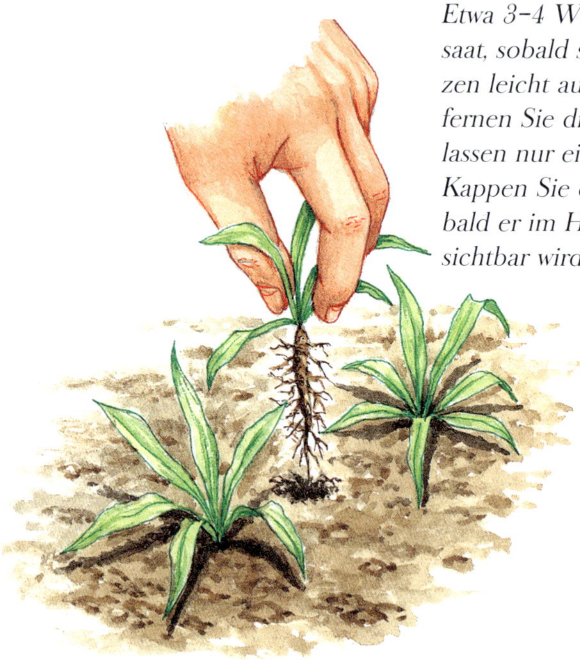

Etwa 3–4 Wochen nach der Aussaat, sobald sich die jungen Pflanzen leicht ausreißen lassen, entfernen Sie die schwächsten und lassen nur eine alle 10 cm stehen. Kappen Sie den Blütenstiel, sobald er im Herz der Blätter sichtbar wird.

Empfehlenswerte Sorten

Schwarzwurzeln:
'Hoffmanns Schwarze Pfahl', 'Einjährige'

Gießen Sie die jungen Pflanzen häufig, vor allem wenn es sehr heiß ist, um einen Befall durch Pilze zu verhindern.

Die Ernte

Von Oktober bis März können Sie Schwarzwurzeln ernten, die frostempfindlichen Haferwurzeln nur im Herbst: Hebeln Sie die Wurzeln mit der 15 cm quer zur Reihe senkrecht eingestochenen Grabegabel aus. Ziehen Sie die Wurzel an der Blattbasis aus der Erde.

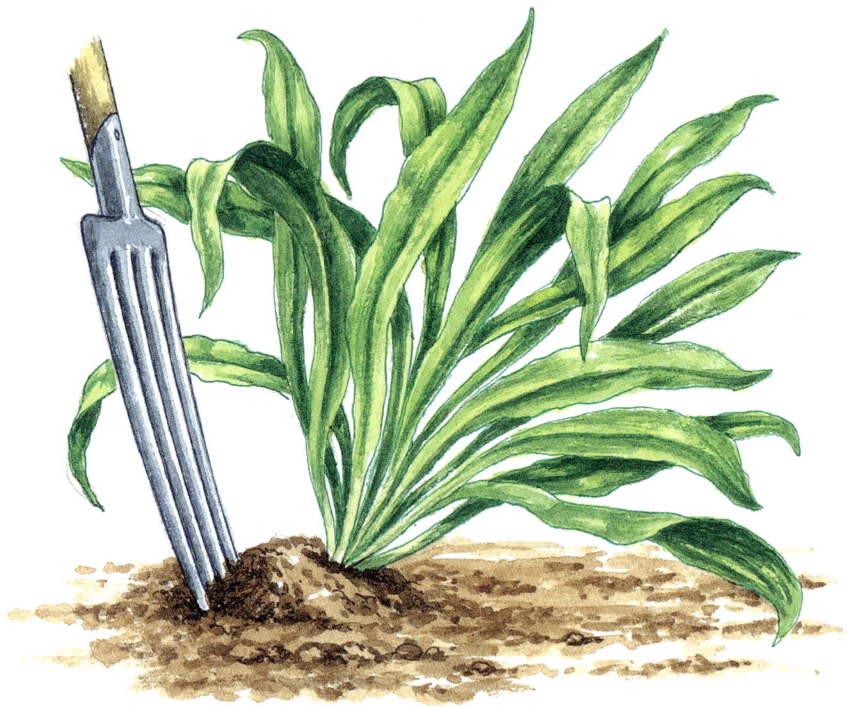

Vor dem ersten Frost

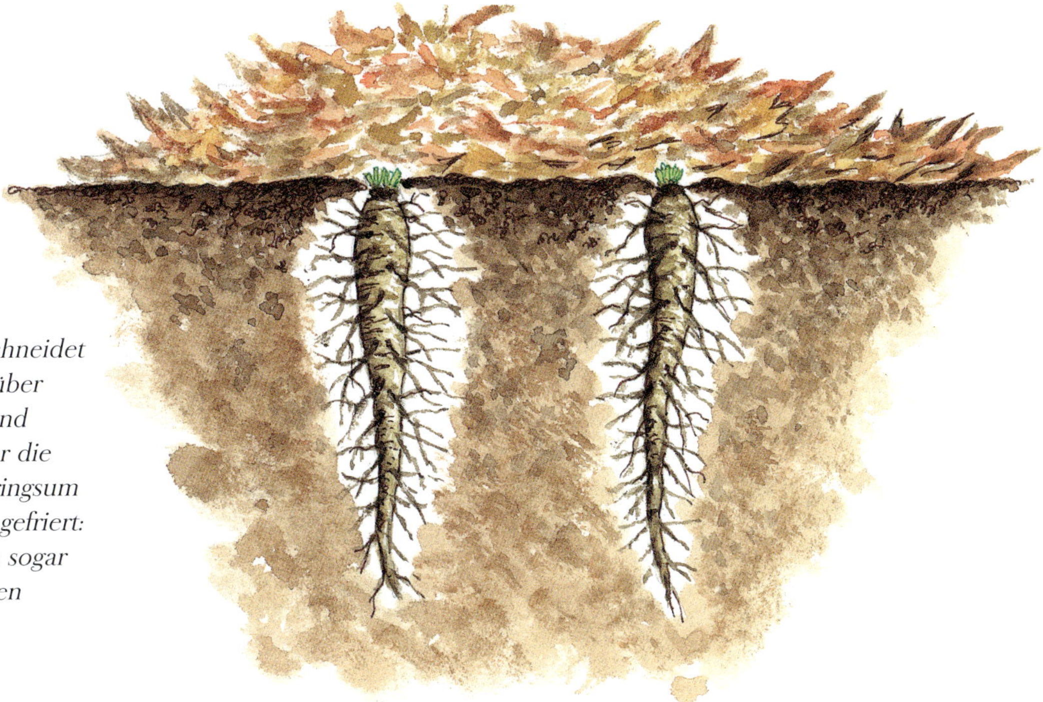

Ende Oktober schneidet man die Blätter über dem Boden ab und häufelt Laub über die Wurzeln, damit ringsum der Boden nicht gefriert: Sie können dann sogar bei starken Frösten ernten.

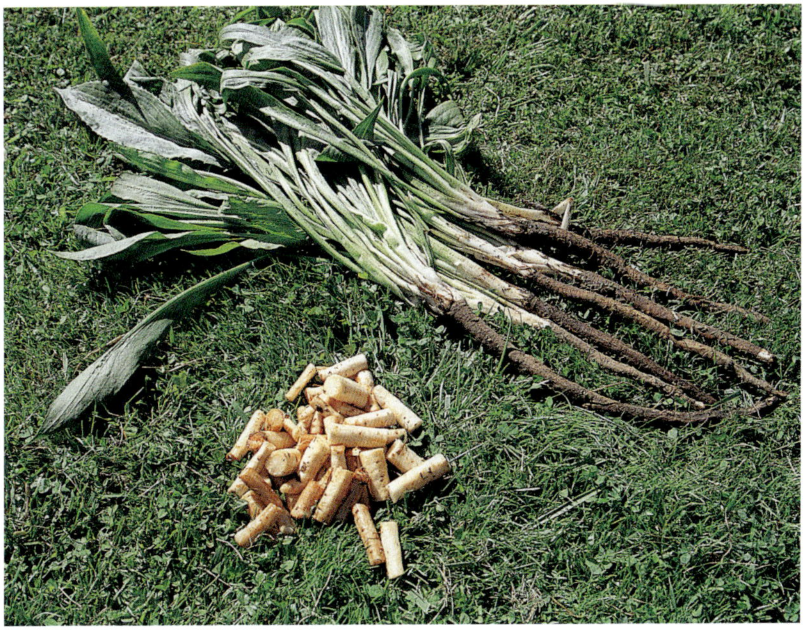

Sie können Schwarzwurzeln und Haferwurzeln auch in Mieten lagern. Graben Sie sämtliche Wurzeln vor den ersten Frösten aus und legen Sie sie ordentlich in Kisten mit Sand. Im kühlen Keller aufbewahren.

★★★

Spargel

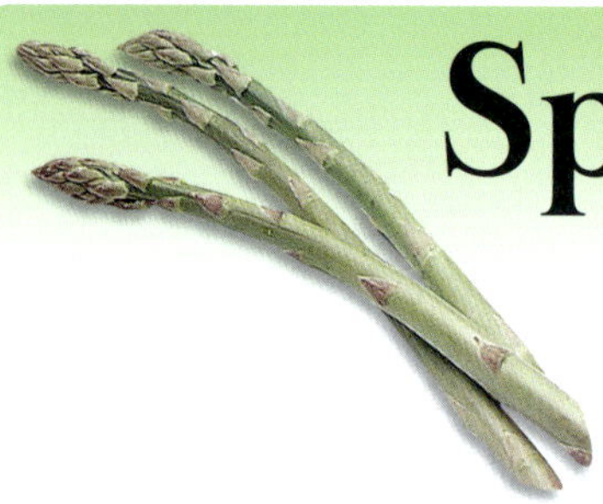

Liliengewächse

Mindestens 12 Jahre bringt der mehrjährige Spargel eine gute Ernte. Er liebt leichten, sandigen, nährstoffhaltigen, nicht zu feuchten Boden. Verzehrt werden vom Grün- und vom Bleichspargel die Wurzelknospen und die jungen Spargelstangen.

Kulturanleitung

Pflanzen

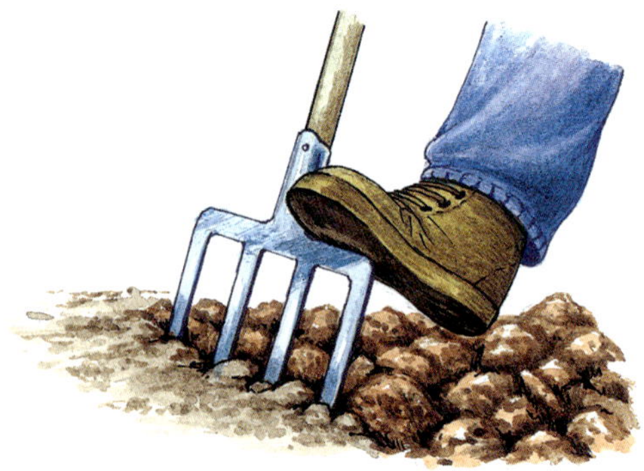

Im Herbst vor dem Pflanzen graben Sie den Boden tief um und arbeiten pro Quadratmeter ungefähr 5 kg gut verrotteten Stallmist mit einem Volldünger in den Boden ein (beachten Sie die angegebenen Mengen).

Grünspargelpflanzen 10 cm tief in schweren und 15 cm tief in leichten Boden mit 30–40 cm Abstand in der Reihe setzen. Anhäufeln ist unnötig.

Pflanzzeitpunkt:
März–April
Ernte:
April–24. Juni
Ertrag:
10 Stangen (Wurzelknospen) pro Pflanze
Gießen:
Nicht nötig
Krankheiten und Schädlinge:
Grauschimmel, Spargelhähnchen, Spargelfliege

Für Bleichspargel Anfang März 45 cm breite und 30 cm tiefe Furchen ziehen. Schaufeln Sie die Erde auf die 1,20 m breiten Streifen zwischen den Furchen.

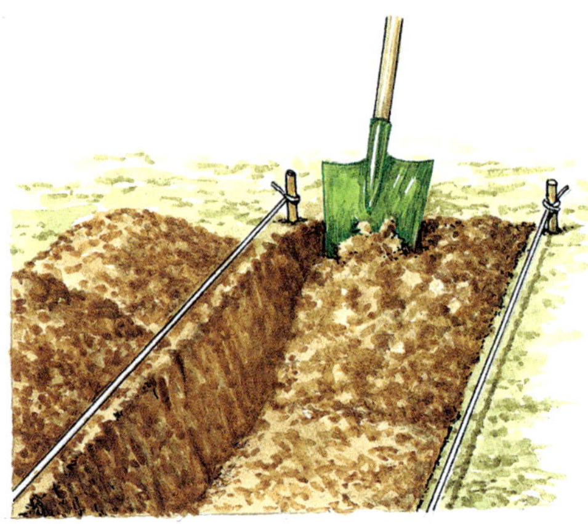

Empfehlenswerte Sorten

Alle Bleichspargelsorten können als Grünspargel verwendet werden:

'Backlim', 'Boonlim', 'Huchels Alpha','Ravel', 'Schneekopf'.

Spezielle Grünspargelsorten: 'Martha Washington', 'Schneewittchen', 'Spaganiva'.

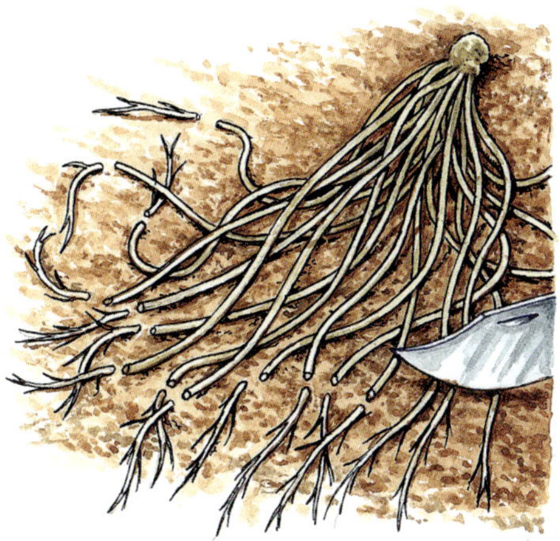

Schneiden Sie die zerfaserten Enden des Wurzelstocks (Bündel der fleischigen Wurzeln des Spargels) unmittelbar vor dem Einpflanzen ab.

Grünspargel sind 25–30 cm lange oberirdische junge Sprosse. Die Stangen enthalten mehr Vitamin C, Karotin und Mineralstoffe als Bleichspargel und sind würziger im Geschmack.

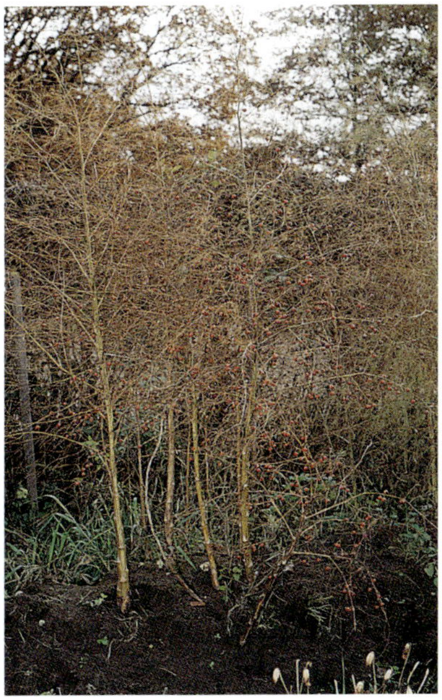

Setzen Sie jeweils pro Meter einen Setzling auf einen kleinen Erdhügel und verteilen Sie die fleischigen Wurzeln rundum in alle Richtungen. Dicht neben dem Wurzelstock eine Stange in den Boden stecken. 10 cm hoch leicht anhäufeln.

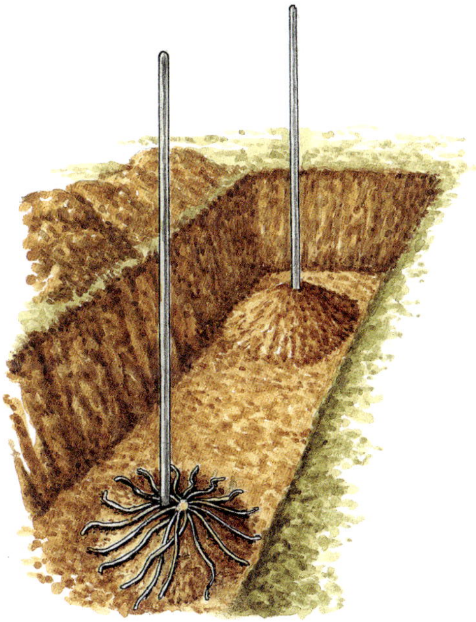

Die Spargelernte beginnt ab dem 3. Standjahr. Verwenden Sie zum Setzen etwa 60 g schwere Setzlinge mit 5–6 kräftigen Knospen und 10–12 unbeschädigten Wurzeln. Reichliche Wassergaben fördern das Wachstum.

Vor den ersten Frösten

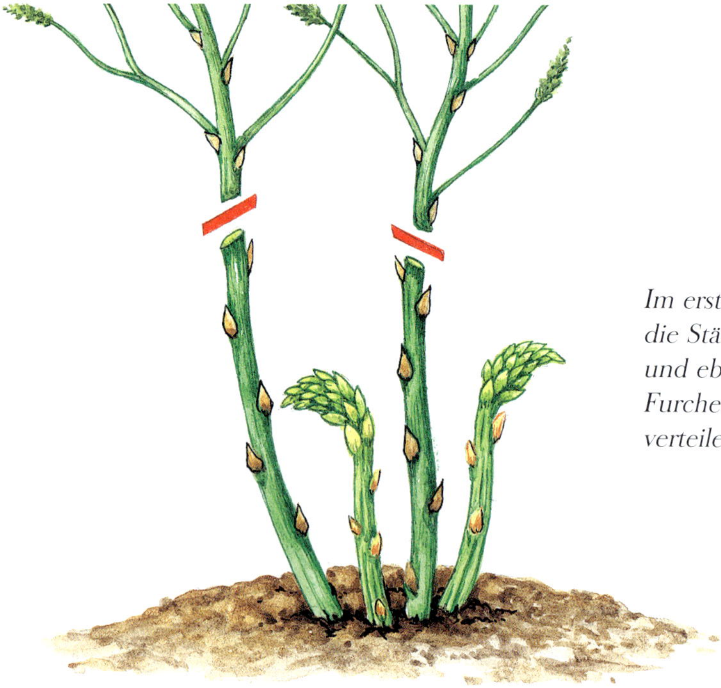

Im ersten Herbst nach dem Pflanzen schneiden Sie die Stängel, die auf 10–15 cm emporgewachsen sind, und ebnen die Fläche ein, indem Sie die neben den Furchen aufgehäufte Erde um die Spargelpflanzen verteilen.

Im zeitigen Frühjahr

Ab dem zweiten oder dritten Jahr der Kultivierung geben Sie dem Boden im März einen Volldünger (beachten Sie dabei die Dosierungsempfehlung) und häufeln um die Spargel etwa 30 cm hoch Erde an. Nach 20 Tagen wiederholen.

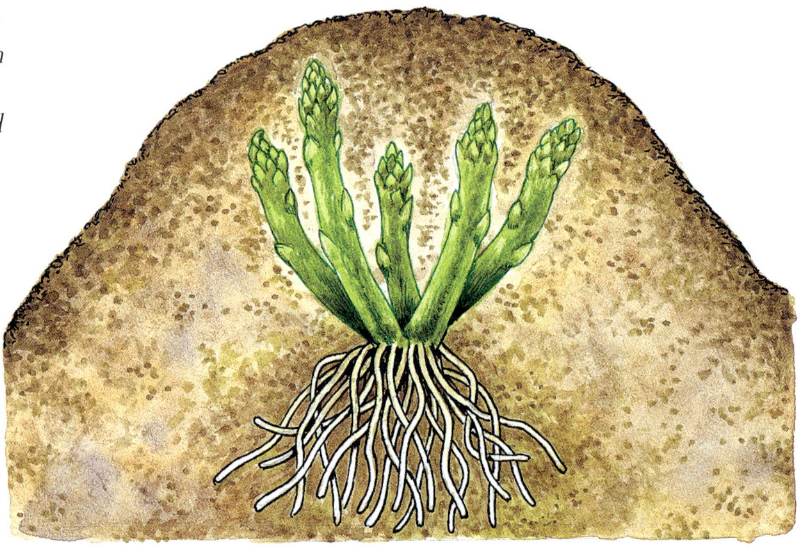

Die Ernte

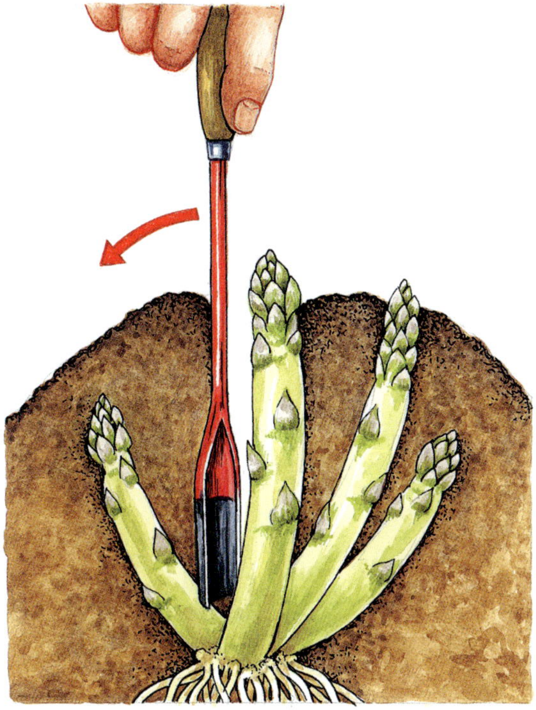

Ab Mitte April wird drei Wochen lang täglich geerntet. Stechen Sie ein Spargelmesser senkrecht möglichst tief neben aus der Erde spitzenden Spargelköpfen in die Erde. Mittels Hebelwirkung lösen Sie vorsichtig den Spargel.
Am 24. Juni endet die Spargelernte und die Pflanzen wachsen ungestört weiter.

Pflegemaßnahmen im Herbst vor den ersten Frösten

Ebnen Sie die Erdanhäufungen um die Spargelpflanzen ein. Schneiden Sie die Stängel bis auf den Boden zurück, sie müssen verbrannt werden.

Beim Spargel unterscheiden wir männliche und weibliche Pflanzen. Bei letzteren trägt das Kraut im Herbst zinnoberrote Beeren. Die männlichen Pflanzen bilden kleinere Stangen als die weiblichen, dafür aber deutlich mehr (etwa ein Drittel).

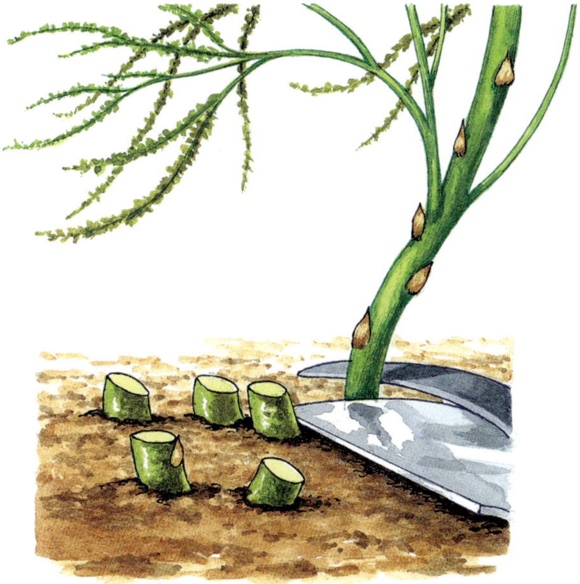

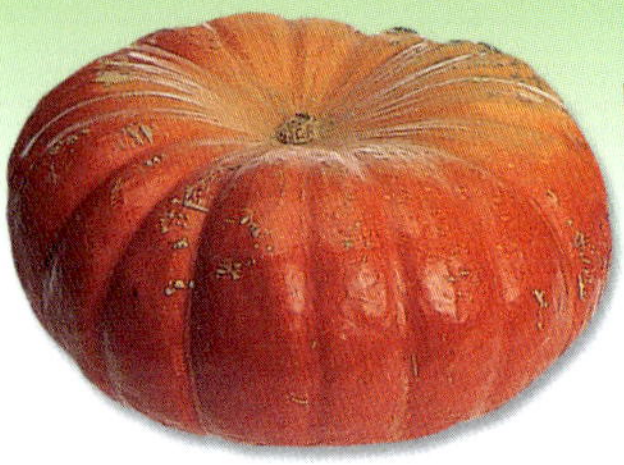

Speisekürbis

Kürbisgewächse

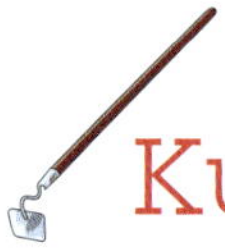

Kulturanleitung

Wie alle Kürbisgewächse sind Speisekürbisse kälteempfindlich. In kalten Regionen dürfen sie nicht vor Mitte Mai gesät werden. Geben Sie den Pflanzen einen sonnigen Platz auf nährstoffreichem Boden: Düngen Sie vor dem Säen oder Pflanzen mit Kompost oder Stallmist.

Aussaatzeitpunkt:
April–Mai
Keimdauer:
9–10 Tage
Ernte:
September–Oktober
Ertrag:
je nach Sorte sehr verschieden
Gießen:

Krankheiten und Schädlinge:
Echter Mehltau, Schnecken

Aussaat

Direkt ins Freiland

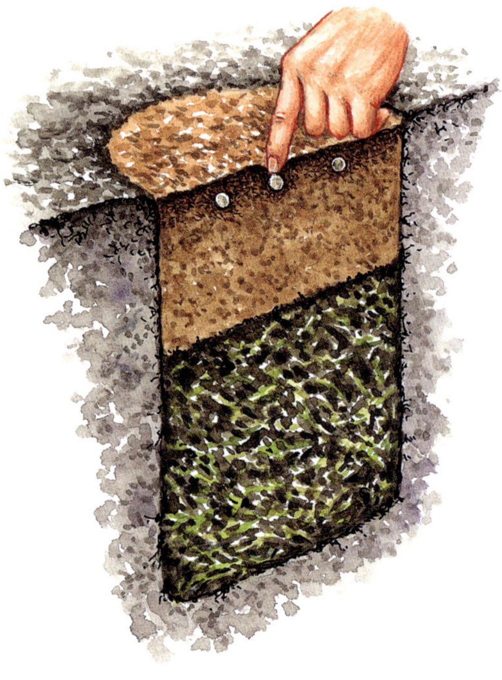

Bereiten Sie im Abstand von 2 x 2 m zirka 50 cm tiefe Pflanzlöcher mit einem Durchmesser von 15–20 cm vor. Diese Löcher werden 30 cm hoch mit Mist und darüber 20 cm hoch mit Komposterde befüllt. Drücken Sie in jedes Loch 1–2 cm tief 5–6 Kürbiskerne.

Nach der Aussaat die Erde festdrücken und mit feiner Brause gießen.

Halten Sie den Boden feucht, bis nach etwa 10 Tagen die ersten Blätter sprießen.

In Gärtnereien können Sie vorgezogene Kürbispflanzen in Anzuchttöpfen kaufen. Wählen Sie Pflanzen mit mindestens 5 Blättern. Je nach Region pflanzen Sie diese im April oder Mai in 15–20 cm breite und ebenso tiefe Löcher, die Sie mit Kompost gefüllt haben.

Ausdünnen

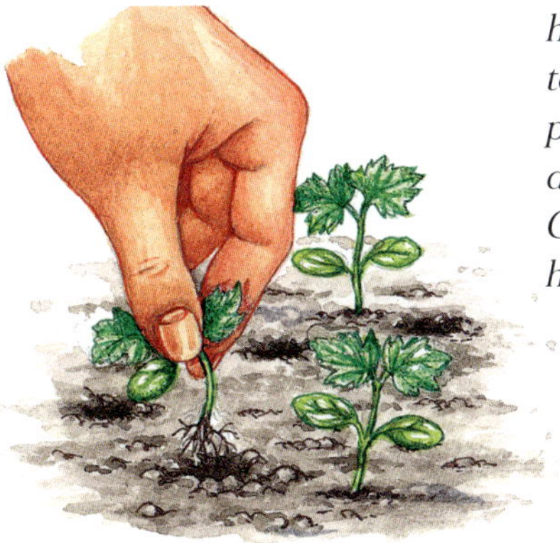

Etwa 2–3 Wochen nach der Aussaat haben sich die Keimblätter (die ersten fleischigen Blätter) der Kürbispflanzen entwickelt. Bestimmen Sie die 2 kräftigsten Pflanzen in jeder Gruppe und reißen Sie die anderen heraus.

Empfehlenswerte Sorten

Speisekürbis: 'Atlantic Giant', 'Roter Zentner', 'Roter Hokaido'.

Gartenkürbis: 'Halloween', 'Lady Milford', 'Gleisdorfer Ölkürbis'.

Gießen Sie den ganzen Sommer über regelmäßig, ohne die Blätter zu benetzen. Decken Sie den Boden mit Stroh oder anderem geeigneten Mulch ab, damit die Erde nach dem Gießen länger feucht bleibt, die Ausbreitung von Unkraut bereits am Anfang verhindert wird und die Kürbisse nicht mit feuchtem Boden in Berührung kommen. Bevor die Zeit der Ernte beginnt, das Gießen einstellen.

Rückschnitt der Kürbispflanze

Wie alle Kürbisgewächse ist der Speisekürbis frostempfindlich und die Zeitspanne für seinen Anbau begrenzt. Der Rückschnitt sorgt dafür, dass die weiblichen Blüten (aus denen der Kürbis entsteht) früher auftreten und die Zahl der Früchte je nach Sorte und Region auf 1–5 Kürbisse pro Pflanze begrenzt wird.

1

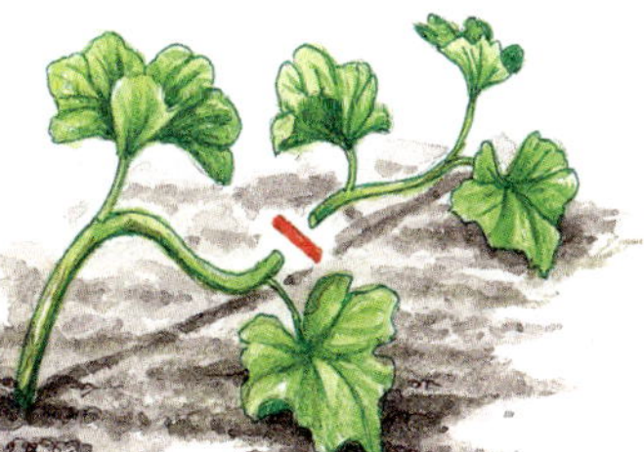

Im Juni, wenn der Kürbis 3–5 Blätter hat, schneiden Sie den Haupttrieb oberhalb des 2. Blattes, vom Boden an gerechnet, ab.

Im Juli, wenn die jungen Kürbispflanzen 2 Äste mit 8–10 Blättern gebildet haben, schneiden Sie jeden Ast bis oberhalb des 5. oder 6. Blattes zurück.

2

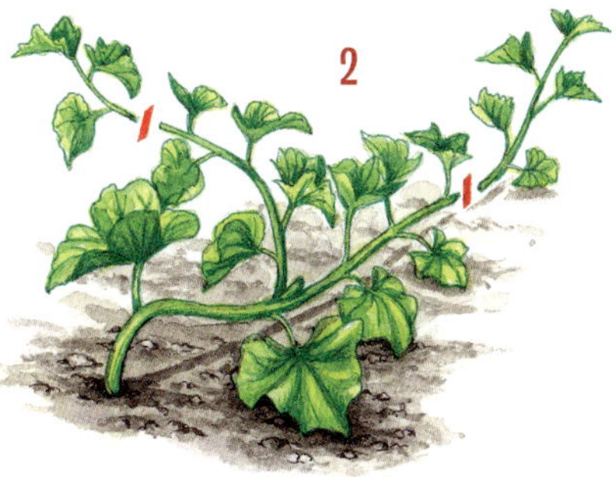

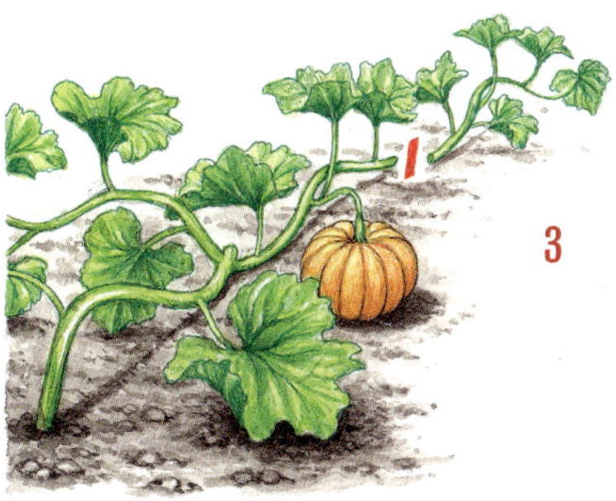

3

Im Lauf des Sommers, wenn die Früchte sich gebildet haben und so groß wie Melonen sind, schneiden Sie die fruchttragenden Äste bis an das 2. Blatt oberhalb der Frucht zurück. Falls an einem Ast mehrere Kürbisse sitzen, behalten Sie nur den, der dem Haupttrieb am nächsten ist.

Die Ernte

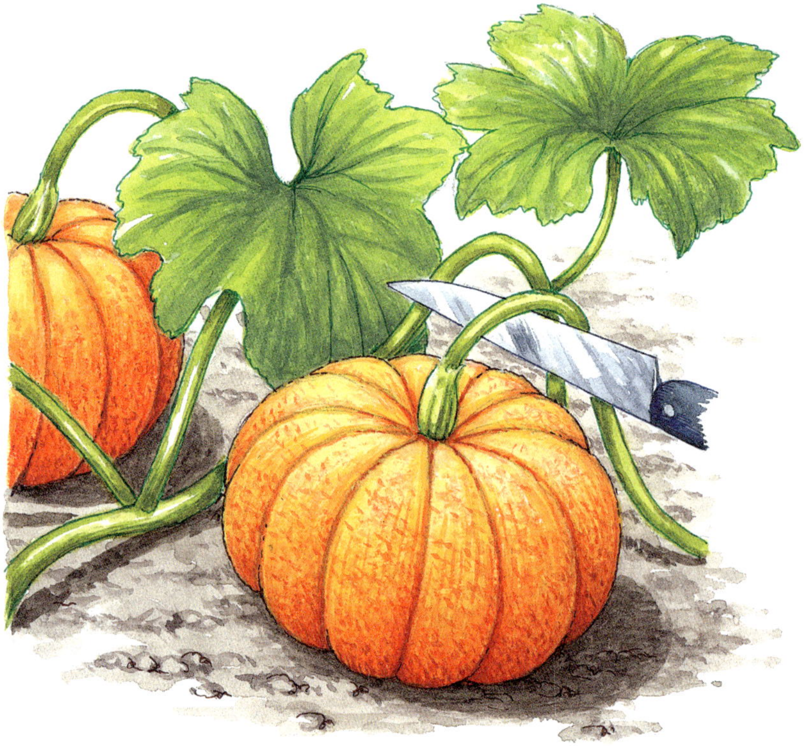

Wenn im Oktober, vor den ersten Frösten, die Schale der Kürbisse stumpf wird und die Blätter vergilben und trocken werden, durchtrennen Sie die Stiele mit einem Messer, das Sie mit Brennspiritus desinfiziert haben. Lassen Sie die Stiele möglichst lang.

Um jegliche Kontamination zu vermeiden, entfernen Sie so schnell wie möglich alle vom Echten Mehltau befallenen Blätter.

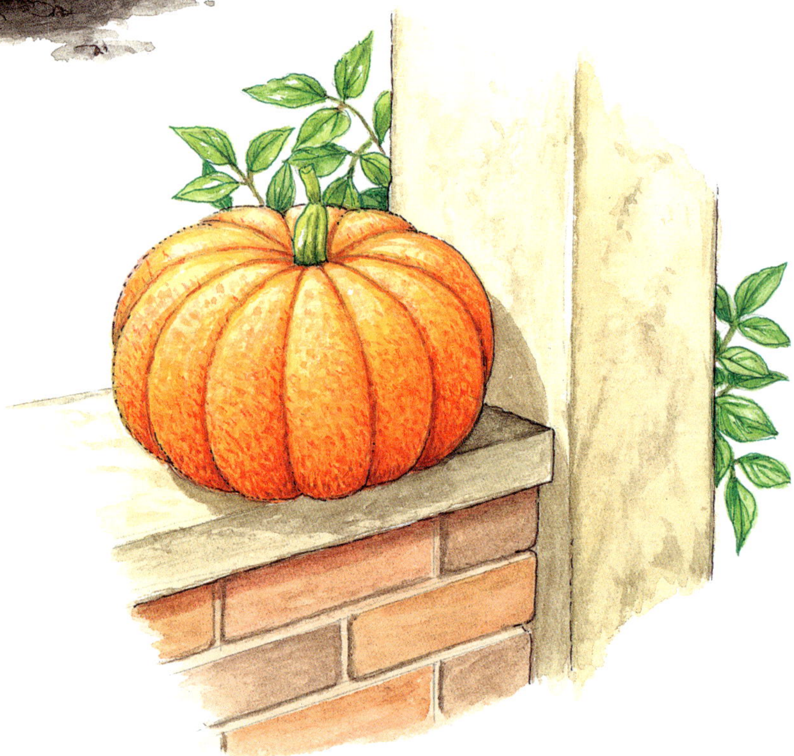

Legen Sie die Kürbisse vorsichtig an einen trockenen, warmen Platz, z.B. auf ein Mäuerchen in der Sonne. Behandeln Sie die Früchte mit großer Vorsicht: Der kleinste Schock beschädigt sie und beeinträchtigt die Haltbarkeit.

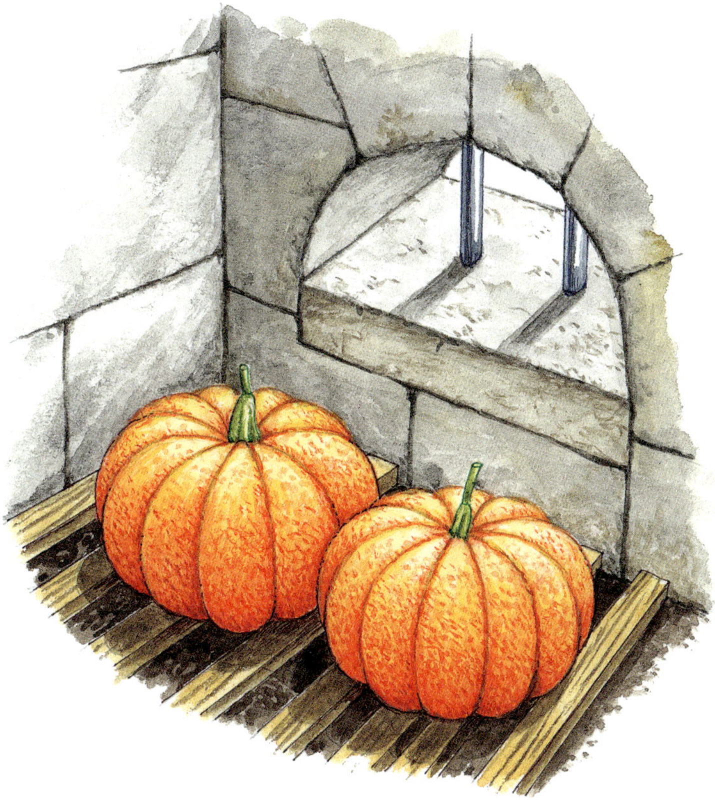

Lagern Sie die Kürbisse, ohne dass sie sich berühren, an einem trockenen luftigen Platz bei 10–16 °C. Am besten legen Sie sie auf Holzlatten, damit die Luft unter ihnen zirkulieren kann.
Ein angeschnittener Kürbis hält sich längere Zeit im Gemüsefach des Kühlschranks.

Nach der Ernte die Reste der Kürbispflanzen aus dem Boden reißen und verbrennen oder wegwerfen. Geben Sie sie nicht auf den Komposthaufen, denn am Ende der Saison sind sie von Krankheiten befallen (Echter Mehltau).

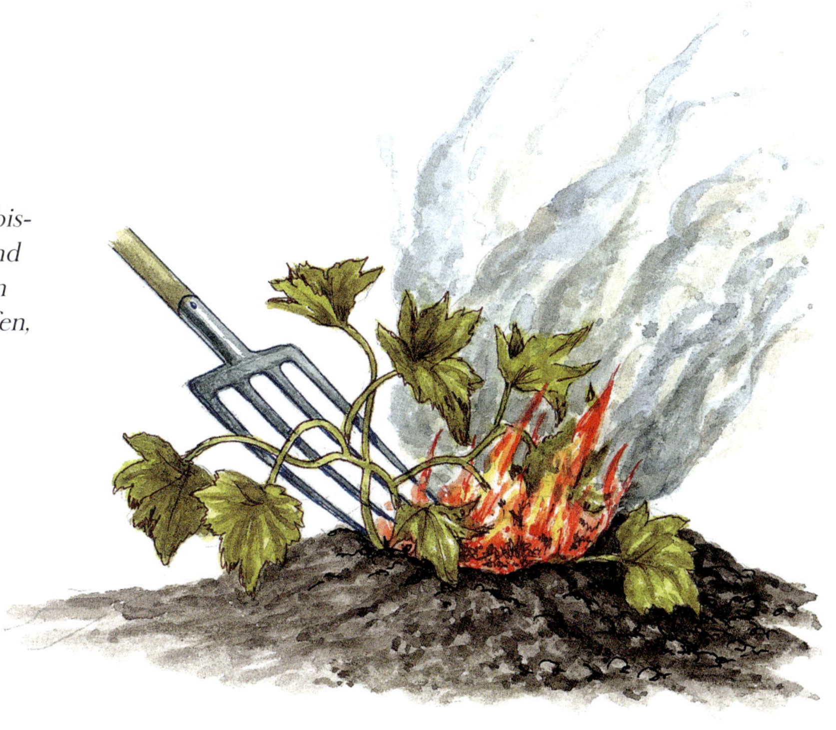

Ziehen Sie Kürbisse erst nach 2–3 Jahren wieder an derselben Stelle im Garten.

Spinat

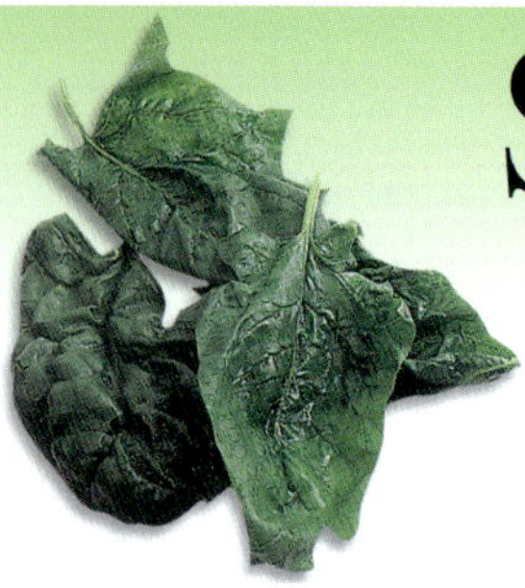

Gänsefußgewächse

Kulturanleitung

Spinat mag keine Wärme: Geben Sie ihm deshalb ein Plätzchen, das im Sommer wenig Sonne bekommt. Säen Sie in warmen Gegenden nicht zu früh. Am liebsten ist dem Gemüse ein schwerer humusreicher Boden, der eher kühl und nicht zu sauer ist.

Aussaatzeitpunkt:
März–April;
August–September
Keimdauer: *10 Tage*
Ernte:
Mai–Juni (Frühjahrssaat)
Oktober/November bis März (Herbstsaat)
Ertrag:
2 kg/m²
Gießen:

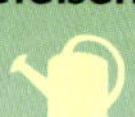

Krankheiten und Schädlinge:
Falscher Mehltau, Rübenfliege

Aussaat

DIREKT INS FREILAND

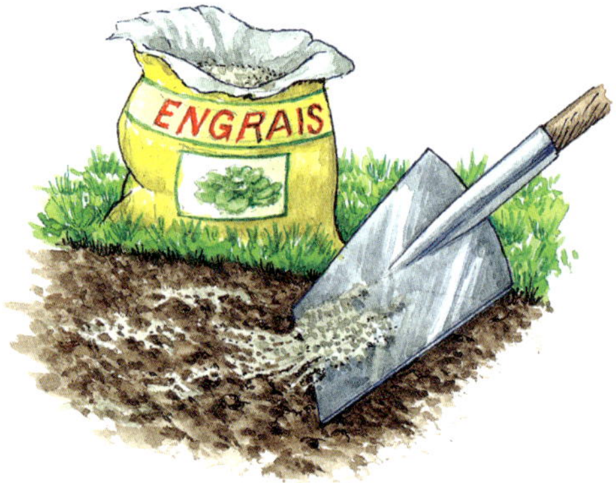

Von März bis Mai und Mitte August bis Mitte September den Boden umgraben und 50 g/m² Volldünger einarbeiten.

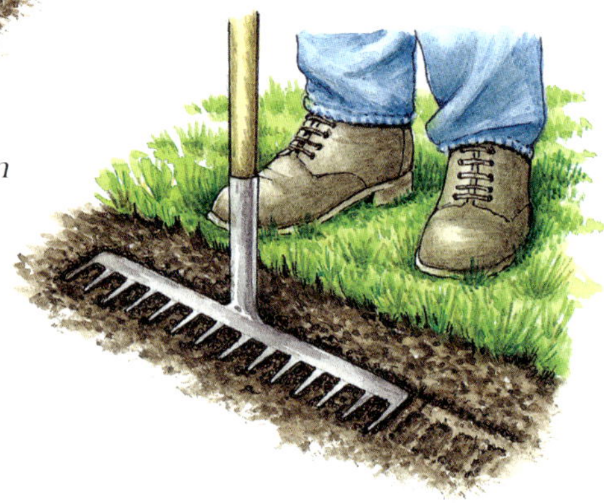

Drücken Sie die Erde mit dem Rücken des Rechens fest; der Spinat mag nämlich keinen zu lockeren Boden.

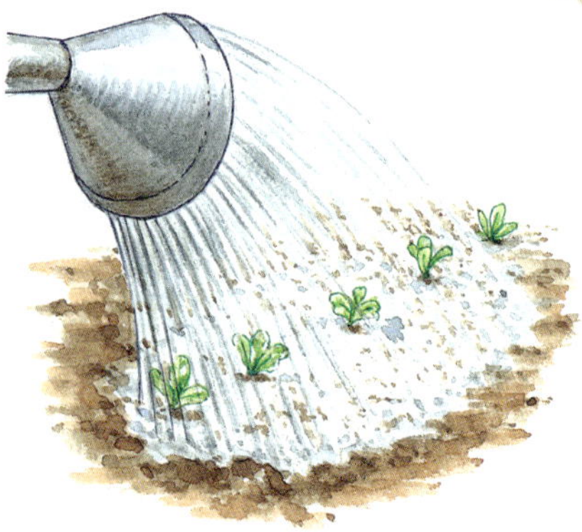

Im Abstand von 25 cm 1 cm tiefe Furchen ziehen und den Samen darin gleichmäßig verteilen. Die Furchen zurechen und festdrücken. Gießen Sie mit feiner Brause und halten Sie die Erde feucht, bis die ersten Blätter zu sehen sind.

Für eine kürzere Erntezeit im Mai/Juni können Sie Spinat im März/April säen. Aber säen Sie nicht im Hochsommer: Unter dem Einfluss der Wärme schießen die Samen, anstatt Blätter zu bilden.

Ausdünnen

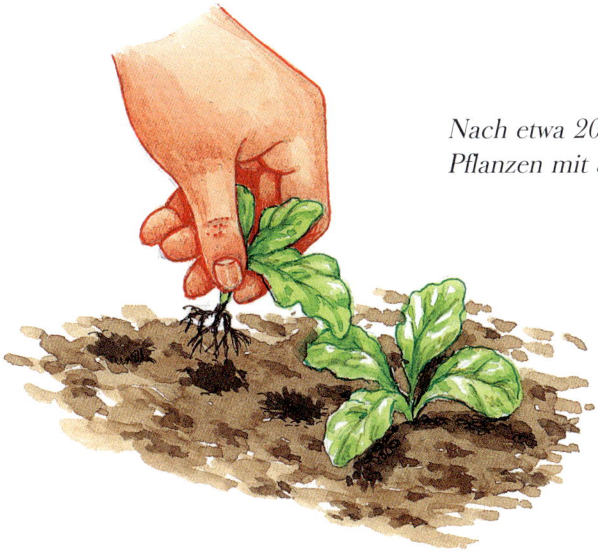

Nach etwa 20 Tagen entfernt man die schwächsten Pflanzen mit 3–4 Blättern und vereinzelt auf 10 cm.

Wenn die Pflanzen, die beim Ausdünnen anfallen, genügend entwickelt sind, können Sie daraus noch einen Salat zubereiten.

Die Ernte

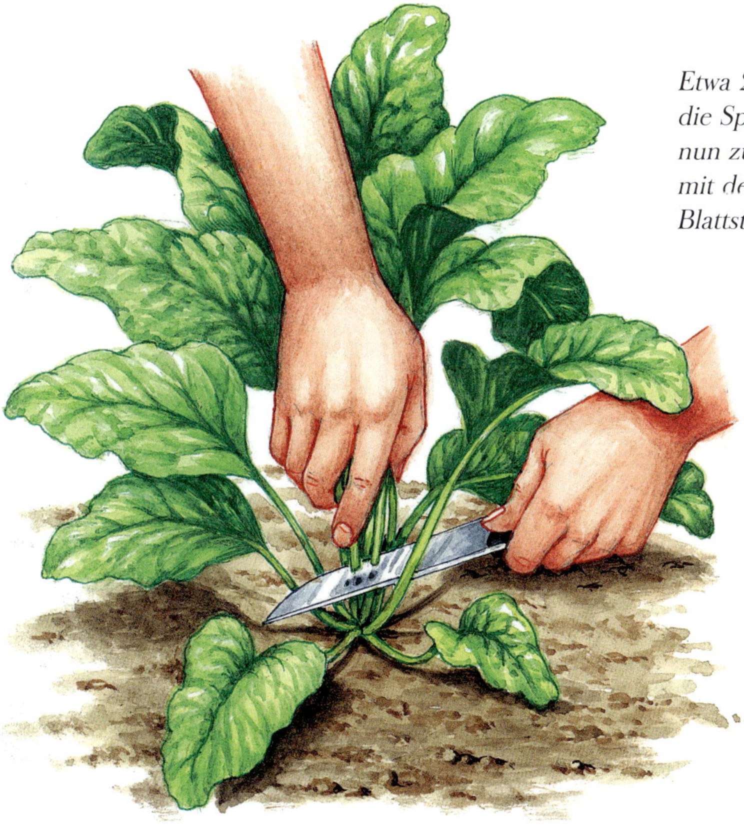

Etwa 2 ½ Monate nach der Aussaat haben die Spinatpflanzen 6–7 Blätter. Beginnen Sie nun zu ernten, indem Sie mit der Hand oder mit dem Messer die kräftigsten Blätter am Blattstiel abtrennen.

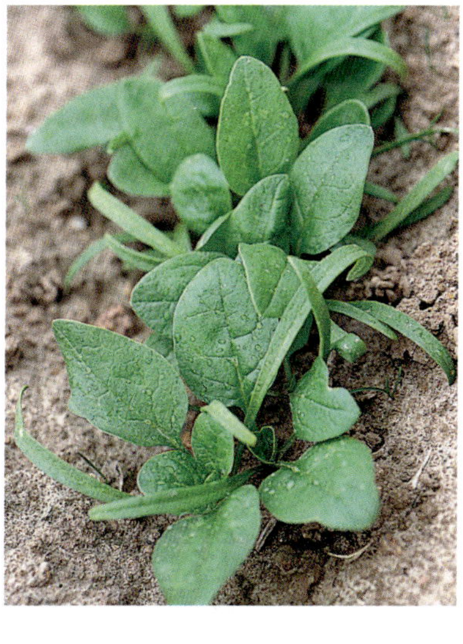

Im folgenden Frühjahr

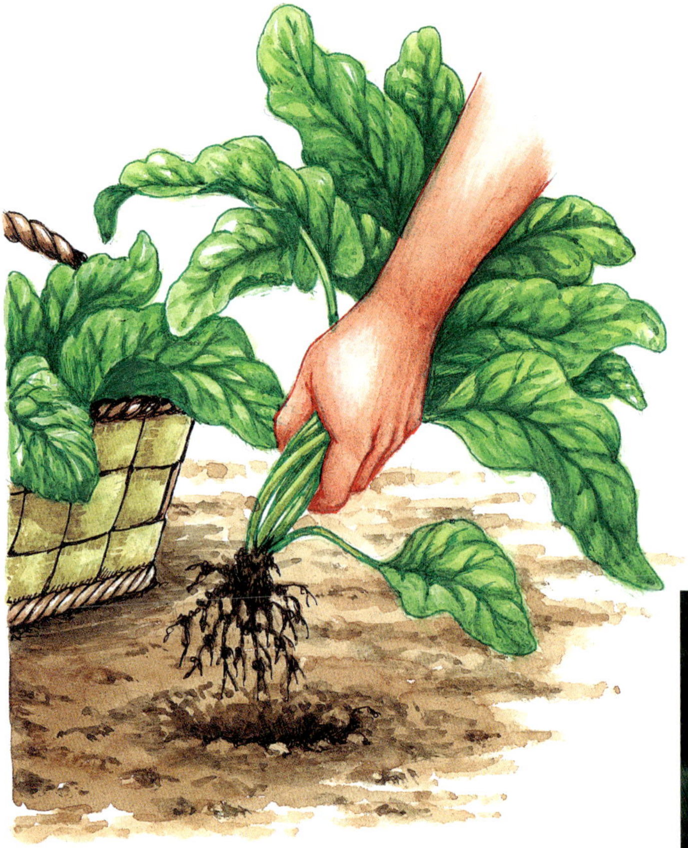

Im März, wenn Sie Platz für den Anbau von Frühgemüse brauchen, reißen Sie die letzten Spinatpflanzen aus und verbrauchen sie.

Fruchtwechsel ist wichtig. Erst nach 3–4 Jahren wieder am alten Platz aussäen.

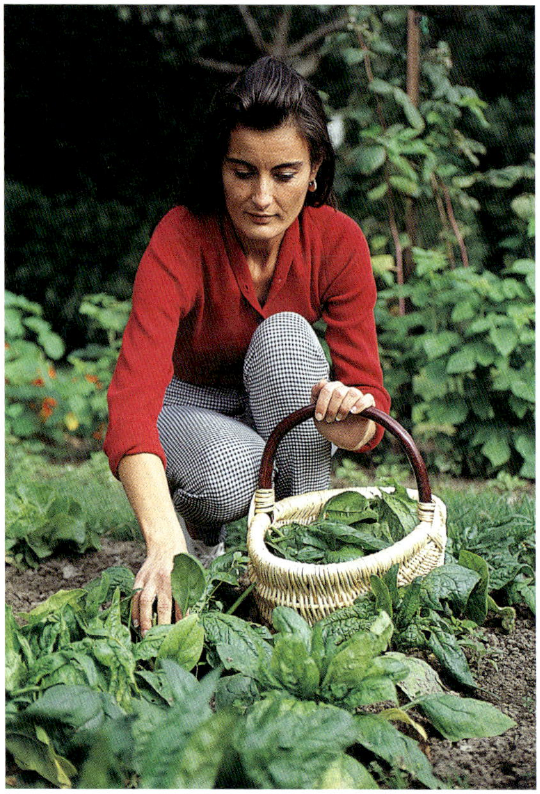

Ernten Sie Spinat, indem Sie mit den größten Blättern am äußeren Rand der Rosette beginnen.

Empfehlenswerte Sorten

Frühe bis mittelfrühe Sorten:
'Lagos' und 'Junius'.

Herbstsorten:
'Winterriesen', 'Butterflay', 'Matador'.

★★★

Stangensellerie

Doldengewächse

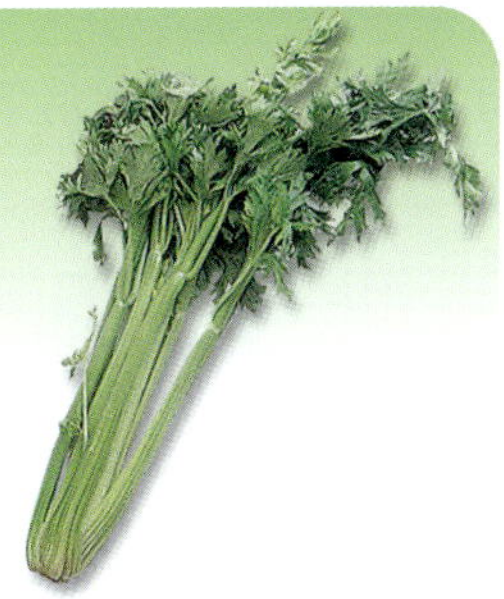

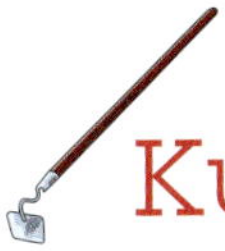

Kulturanleitung

Stangen- oder Bleichsellerie wird wegen seiner Blätter und vor allem wegen seiner fleischigen Rippen oder Stiele angebaut. Er liebt die Sonne, mag fruchtbaren, kühlen, annähernd pH-neutralen, lockeren Boden.

Aussaat

IN DER PFLANZSCHALE ★

Im März verteilt man die Samen möglichst gleichmäßig in einer mit Aussaaterde gefüllten Pflanzschale.

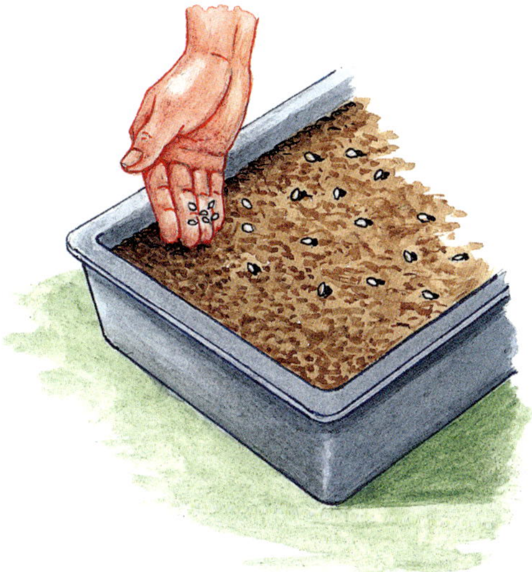

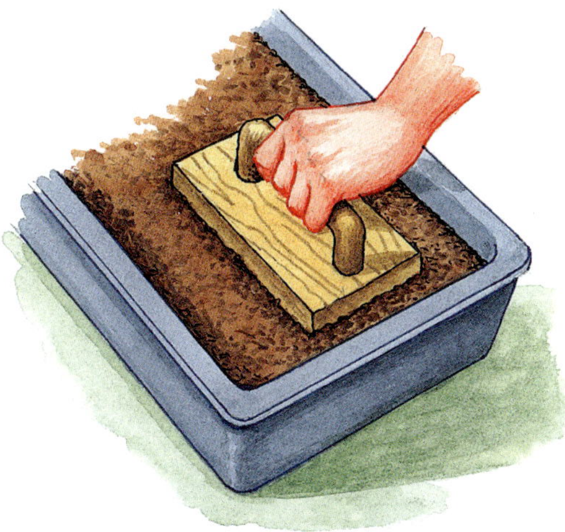

Drücken Sie die Erde mit einem Holzbrettchen mit Griff fest und decken Sie die Pflanzschale ab. Stellen Sie sie an einen warmen (18–20 °C) und hellen Platz. Die Erde feucht halten, bis die ersten Blätter erscheinen.

Aussaatzeitpunkt:
März–Mai

Keimdauer:
20 Tage

Ernte:
Mitte Juli–Oktober (etwa 5 Monate nach der Aussaat)

Ertrag:
3 Selleriestauden je Reihenmeter

Gießen:

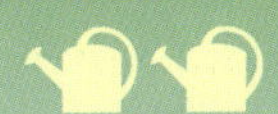

Krankheiten und Schädlinge:
Septoria-Blattkrankheit, Möhrenfliege

Empfehlenswerte Sorten:
Selbstbleichende Sorten: 'Golden Spartan', 'Goldgelber', 'Selfira'.
Grünbleibende Sorte: 'Tall Utah'.

AUSSAAT IM ANZUCHTBEET ★

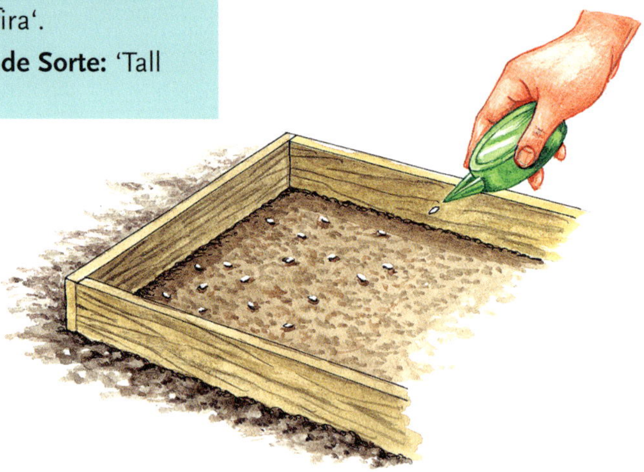

Ausgesät wird Mitte April bis Mitte Mai (optimale Temperatur 15 °C). Wählen Sie eine geschützte Stelle, deren Boden Sie sorgfältig vorbereiten, einebnen und durchfeuchten. Grenzen Sie eine Fläche ab, die kaum größer als ein Frühbeet ist, indem Sie passende Bretter bis zur Hälfte in den Boden setzen. Die Samen mit der Handsämaschine darin verteilen und leicht mit feinkörniger Erde bedecken.

Jetzt die Erde mit dem Rücken eines Rechens oder mit einem Brettchen festdrücken und mit feiner Brause gießen. Halten Sie die Saat feucht, bis die ersten Blätter erscheinen.

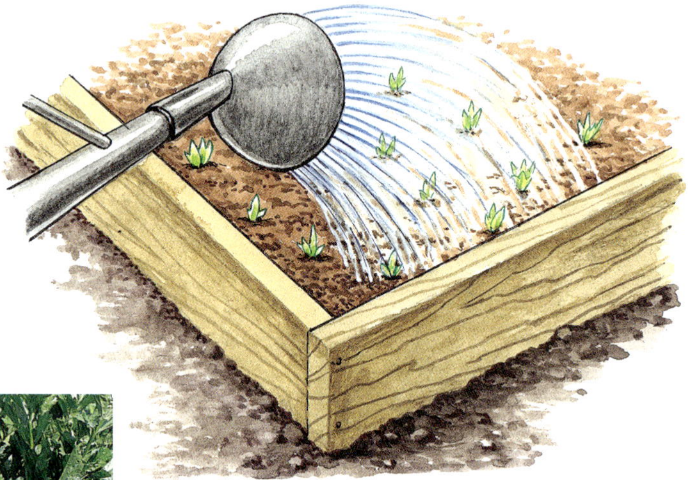

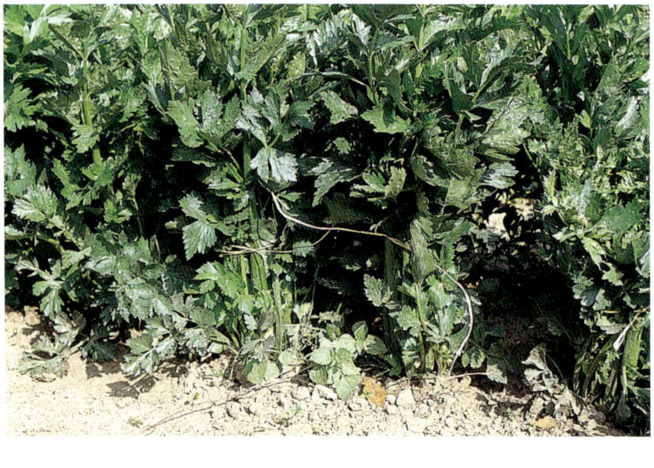

Gießen Sie vor allem im Sommer regelmäßig, um Wachstumsstockungen zu vermeiden.

Um sie zu bleichen, werden die Blätter des Stangenselleries zusammengebunden.

Pikieren

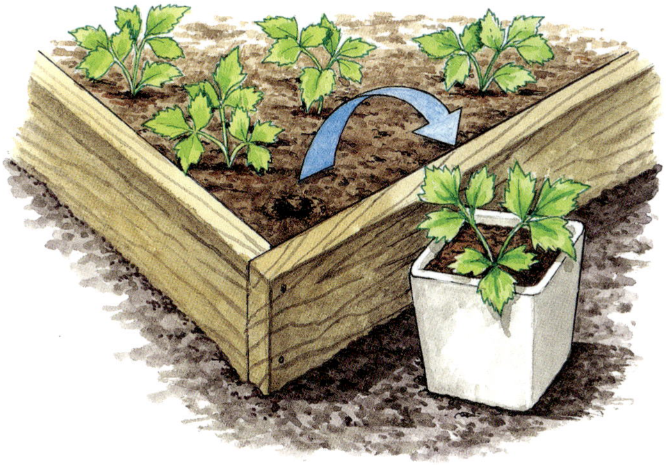

Jungpflanzen mit 3–4 Blättern können zwei Monate nach der Aussaat in Anzuchttöpfe gesetzt oder im Abstand von 10 cm vereinzelt werden. Gießen Sie reichlich nach dem Umtopfen. Stellen Sie die Anzuchttöpfe an eine geschützte und nicht zu sonnige Stelle im Garten.

Anstatt zu säen, können Sie in einer Gärtnerei auch vorkultivierte junge Bleichselleriepflanzen kaufen. Wie die aus Samen selbst gezogenen Pflanzen werden diese zwischen Mitte April und Mitte Mai gesetzt.

Pflanzen

Erst nach den Eisheiligen an Ort und Stelle auspflanzen und kräftig angießen. Pflanzen Sie in Reihen mit einem Abstand von 40 cm und lassen Sie zwischen den einzelnen Pflanzen 35 cm Platz. Füllen Sie das Pflanzloch mit gut verrottetem Kompost.

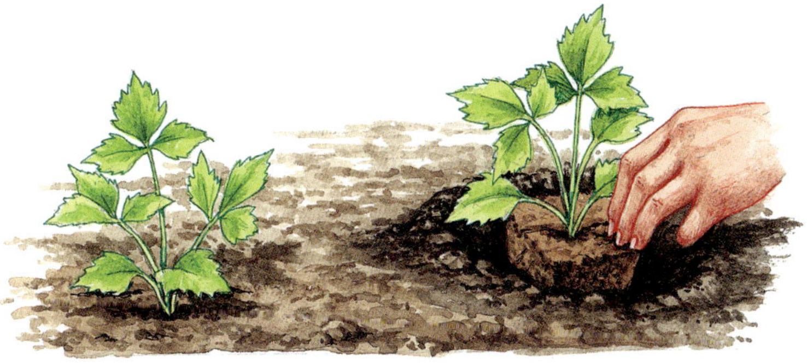

So bleichen Sie Stangensellerie

Die Stiele des Stangenselleries werden im Allgemeinen gebleicht verzehrt: Sie sind zarter und schmecken weniger bitter. Das Bleichen dauert 15 Tage. Danach ist der Bleichsellerie verzehrfertig. Einige Sorten bleichen von Natur aus.

Ab Mitte Juli können an einem sonnigen Tag die trockenen Blätter wie eine Röhre oben zusammengebunden werden. Beschädigte Blätter zuvor entfernen.

Wickeln Sie ein Stück Wellpappe oder schwarze Plastikfolie um die Stiele, sodass die Blätter oben herausschauen. Nochmals zusammenbinden.

Kontrollieren Sie, ob die Stiele gebleicht sind, indem sie die Blätter oben vorsichtig auseinander ziehen.

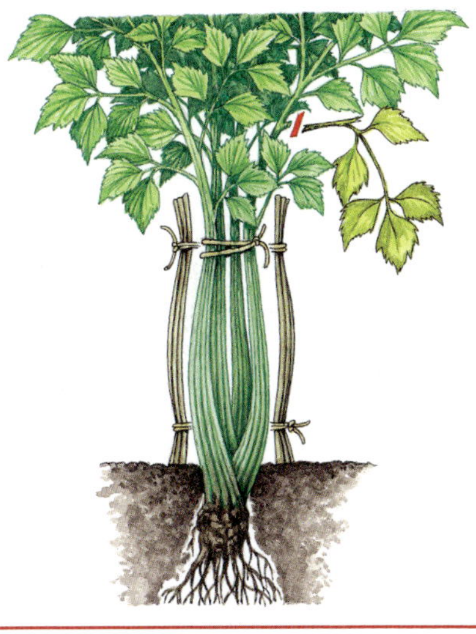

Die Ernte

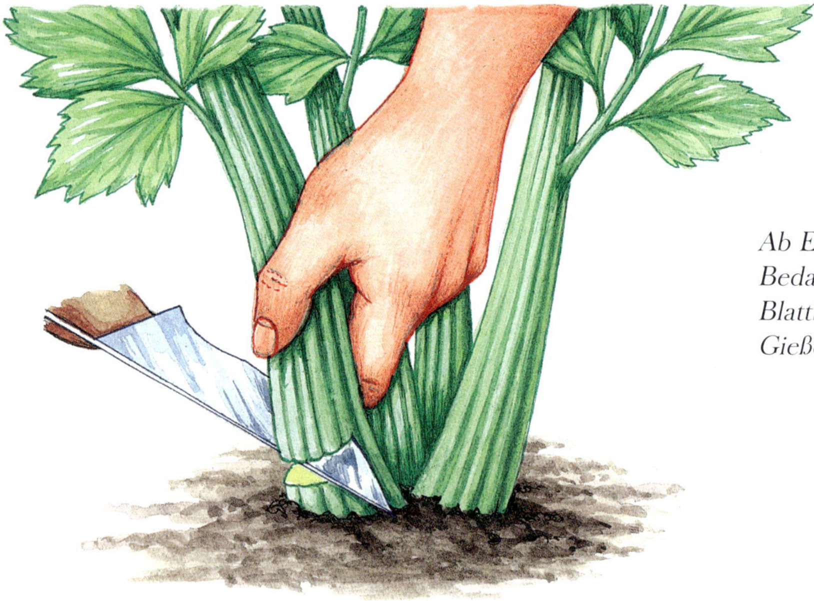

Ab Ende Juli schneidet man nach Bedarf Selleriestangen an der Blattbasis über dem Boden ab. Gießen, falls erforderlich.

Vor dem ersten Frost

Ab Mitte Oktober, wenn die ersten Fröste zu erwarten sind, häufeln Sie um die nicht gebleichten Selleriestangen einen dichten, 30 cm hohen Wall aus Laub. Durch diese Schutzmaßnahme wird der Stangensellerie ohne jeden weiteren Eingriff gebleicht. Ernten Sie nach Bedarf.

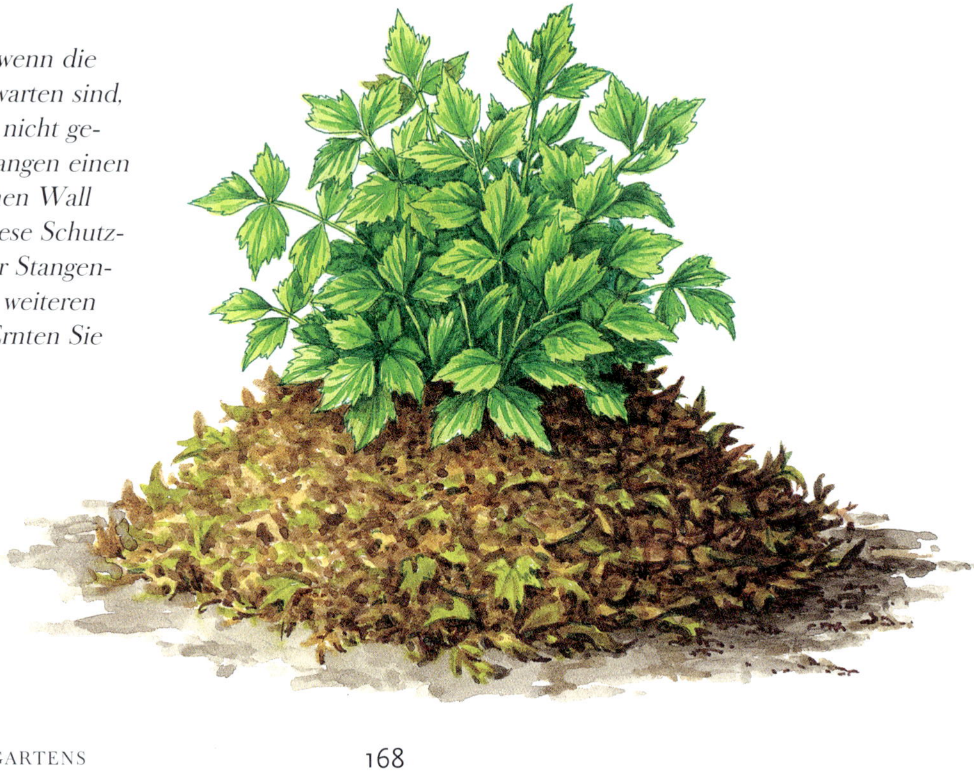

★★★

Tomate

Nachtschattengewächse

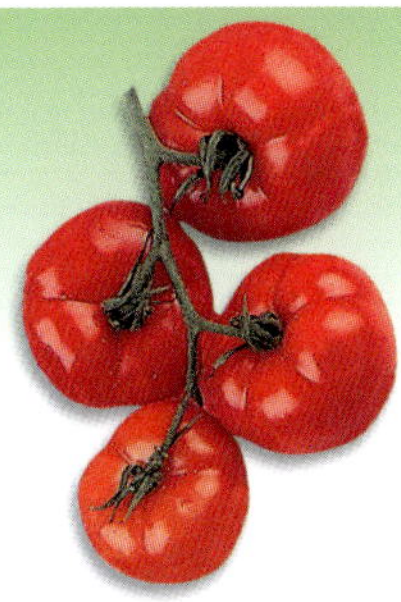

Kulturanleitung

Aussaat

In die Pflanzschale ★

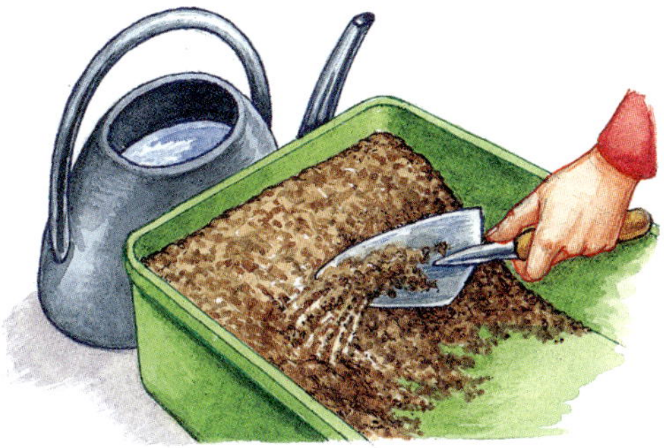

Im März oder April füllen Sie ein Pflanzschale bis 1,5 cm unter den Rand mit Anzuchterde. Besprühen Sie die Erde, damit sie recht feucht wird.

Die Tomate liebt es warm und sonnig. Pflanzen Sie sie erst nach den Frühjahrsfrösten in den Garten, in leichten, fruchtbaren und sommerkühlen Boden, der zuvor mit etwa 2–3 kg Kompost pro 1 m² versorgt wurde.

Die Samen verteilen und 0,5 cm dick mit fein gesiebter Anzuchterde bedecken.

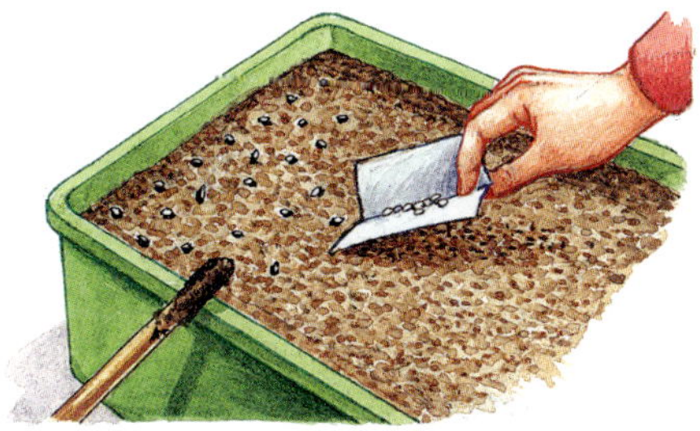

Aussaatzeitpunkt:
März–April

Keimdauer:
1 Woche

Ernte:
Von Juli/August (je nach Sorte und Region) bis zum ersten Frost

Ertrag:
Je nach Region und Sorte 3–5 kg Tomaten pro Pflanze

Gießen:

Krankheiten:
Grauschimmel, Blattläuse

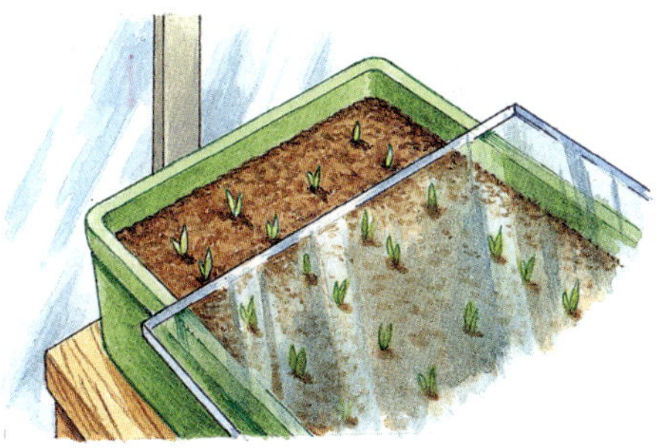

Drücken Sie alles mit einem Holzbrettchen fest und gießen Sie mit feiner Brause. Decken Sie die Pflanzschale ab und halten Sie die Erde feucht, bis die ersten Blätter erscheinen. Stellen Sie die Schale an einen warmen (18–20 °C) und hellen Platz.

AUSSAAT INS FRÜHBEET ★★★

Im März (bei mildem Klima) oder im April füllen Sie das Frühbeet mit Komposterde, Torf und Sand zu gleichen Teilen. Glätten Sie die Oberfläche und gießen Sie, um den Boden ordentlich feucht zu machen.

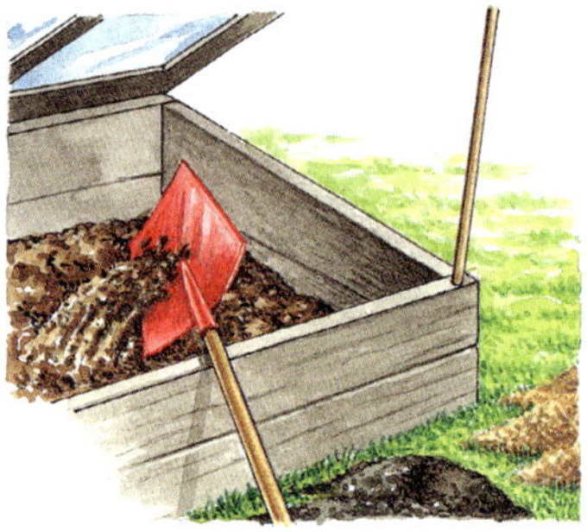

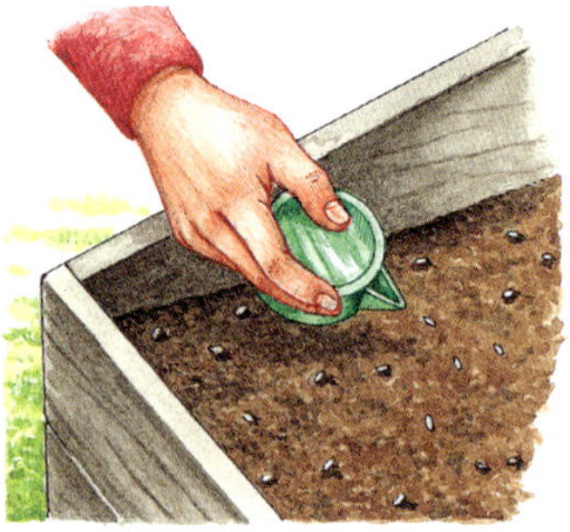

Der Samen wird gleichmäßig auf einer kleinen Fläche des Frühbeets verteilt. Drücken Sie die Fläche fest und halten Sie sie feucht, bis im abgedeckten Frühbeet die ersten Blätter sichtbar werden. An den wärmsten Stunden des Tages die Glasscheibe hochstellen, das Beet nachts aber mit einer Strohmatte abdecken.

Empfehlenswerte Sorten

Zum Rohessen:
'Matina', 'Cerise Rot', 'Prune Noire', 'Goldene Königin', 'Olirose'.

Zum Kochen:
'Roma', 'Rumänische Flaschen', 'De Berao'.

Cocktailtomaten:
'Sweet 100', 'Waltingers Cocktailtomate', 'Yellow Submarine'.

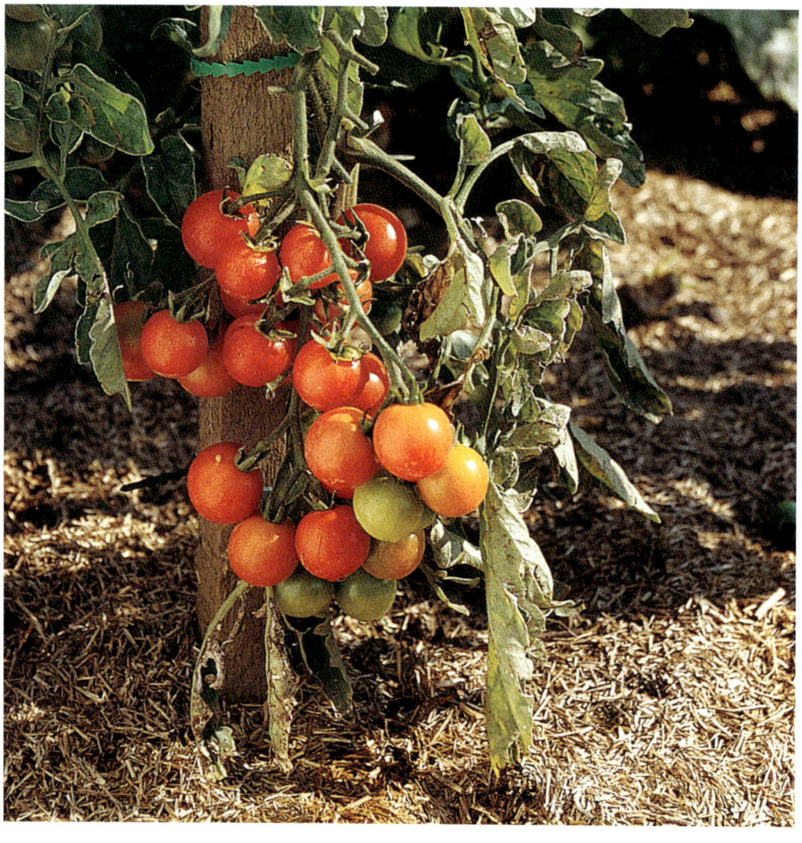

Kirschtomaten benötigen keinen Rückschnitt, denn sie sind sehr robust.

Pikieren

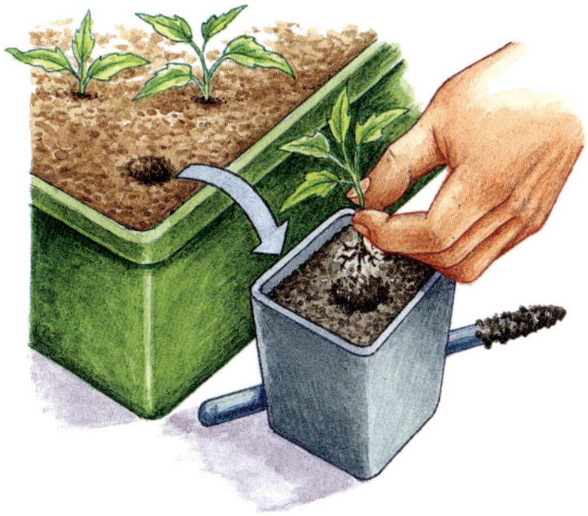

Nach 3–4 Wochen wählen Sie die am besten entwickelten Pflanzen aus, die etwa 4 Blätter haben. Pflanzen Sie diese in 10–11-cm-Töpfe, die Sie mit einer Mischung aus ⅔ Komposterde und ⅓ Torf gefüllt haben. Setzen Sie die Pflanzen bis zu den ersten Blättern in die Erde und drücken Sie sie ringsum gut fest. Großzügig gießen und die Anzuchttöpfe ins Frühbeet unter Glas stellen. Öffnen Sie die Glasabdeckung an den wärmsten Stunden des Tages.

Pflanzen

Im April bis Mai, wenn keine Nachtfröste mehr zu fürchten sind, schlagen Sie versetzt und im Abstand von ca. 70–80 cm Rankhilfen (Stützen) von 1,50 m in das vorgesehene Beet.

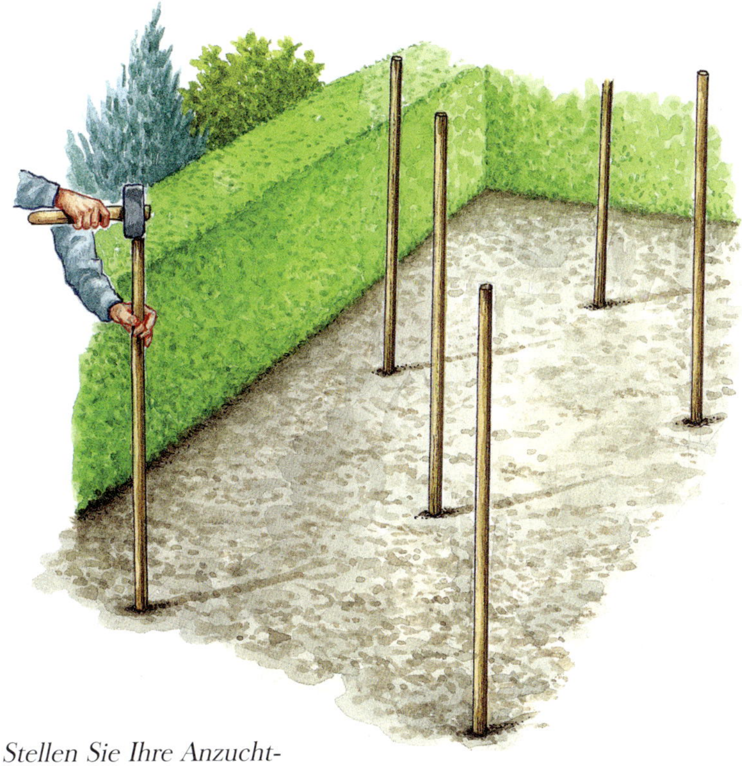

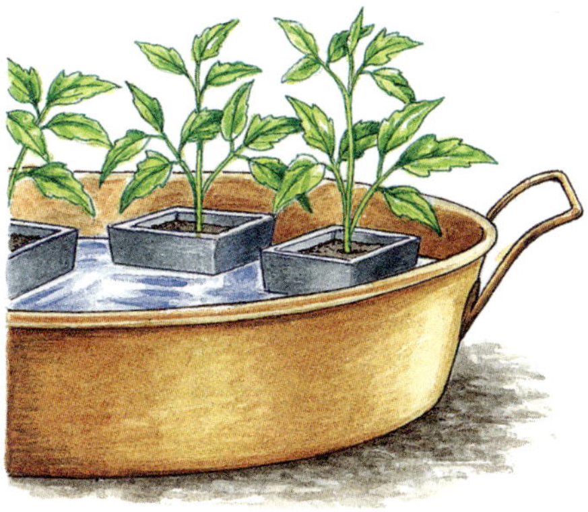

Stellen Sie Ihre Anzuchttöpfe einige Minuten in eine Wanne mit Wasser.

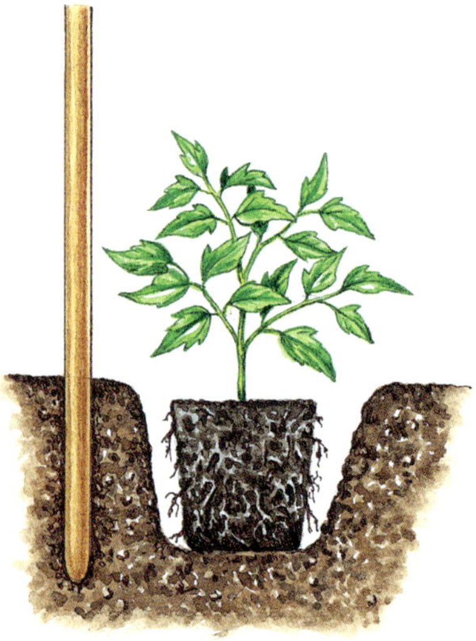

Nehmen Sie je 1 Anzuchttopf und setzen Sie die Pflanze in das vorbereitete Loch. Die Basis des Stiels muss einige Zentimeter tief im Boden sitzen. Füllen Sie das Pflanzloch mit Erde auf, die Sie leicht festdrücken.

Falls Sie weder die Zeit noch den nötigen Platz für die Aussaat von Tomaten haben, können Sie junge Pflanzen im Anzuchttopf in Gärtnereien kaufen. Diese pflanzen Sie ebenfalls Ende April oder im Mai.

Formen Sie mit den Händen eine kleine Mulde um die Pflanze. Setzen Sie an die Seite, von der die Winde heranfegen, einen alten Dachziegel senkrecht in die Erde, um die junge Pflanze zu schützen. Gießen Sie reichlich, auch wenn es regnet.

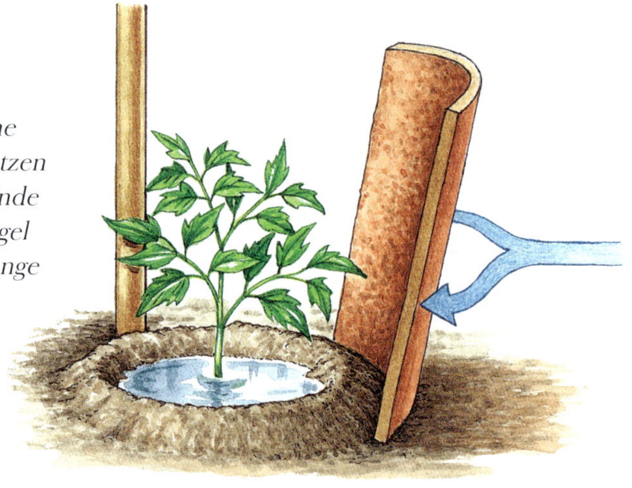

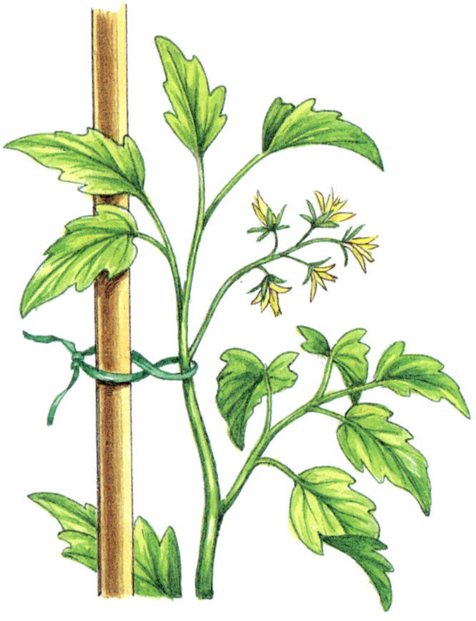

Man bindet die Tomaten 10–15 Tage nach dem Pflanzen je nach Größe an die Stütze, und zwar unterhalb jedes Blütenstandes. Um die Stiele nicht zu erwürgen, wird der Bindebast oder -draht wie eine Acht um Stiel und Stütze gewickelt.

Sprühen Sie Kupferkalkbrühe (Bordeauxbrühe) auf die Tomatenblätter, um jeglichem Befall mit Falschem Mehltau zuvorzukommen. Behandeln Sie Ihre Pflanzen einmal im Mai und einmal im Juni.

Der Rückschnitt der Tomatenpflanzen

Die meisten Sorten sind unendlich wuchsfreudig, gewissermaßen hemmungslos. Natürlich geschieht dies auf Kosten der Früchte. Folglich müssen die Tomaten zwischen Mai und Juli zurückgeschnitten werden.

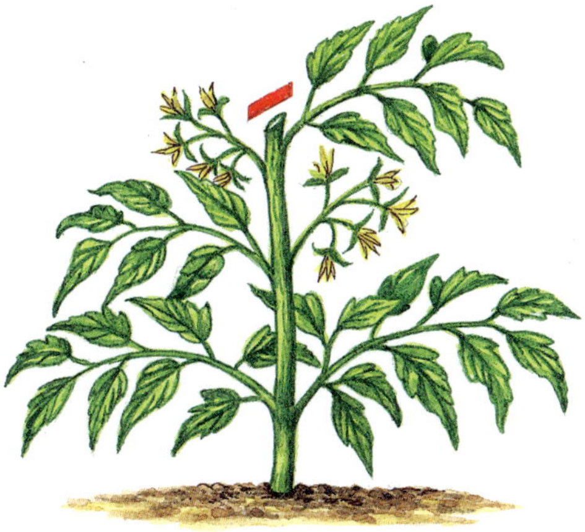

1

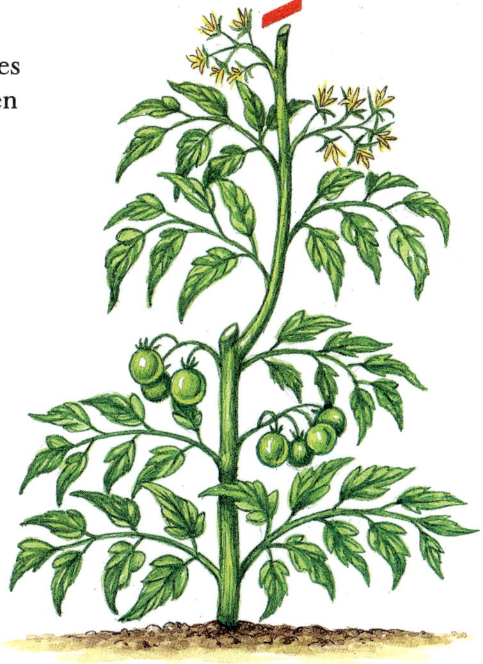

Kürzen Sie den Haupttrieb oberhalb des zweiten vorhandenen Blütenstandes. Danach wachsen aus der Blattachsel des Haupttriebes neue Seitentriebe. Von diesen lassen Sie den obersten stehen und kappen ihn oberhalb des zweiten Blütenstandes. Alle anderen (weiter unten sitzenden) knipsen Sie ab, sobald sie erscheinen.

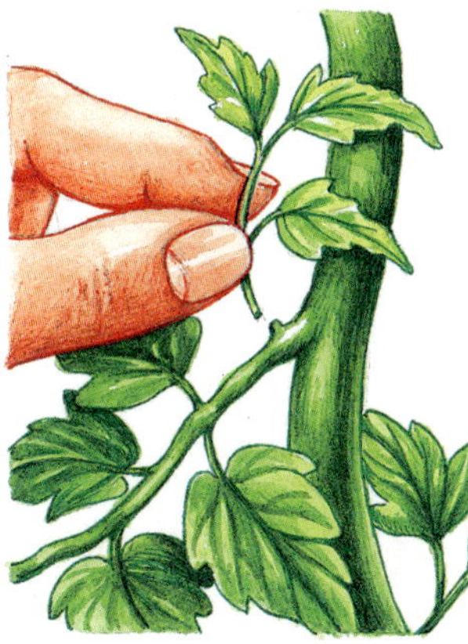

2

Im Juni/Juli müssen Sie Ihre Tomatenpflanzen einmal in der Woche kontrollieren: An allen verbliebenen Stielen müssen immer wieder die jungen Triebe an den Blattachseln entfernt werden; der Gärtner spricht von ausgeizen.

Der Rückschnitt erübrigt sich bei den Sorten mit begrenztem Wuchs (ab einem bestimmten Zeitpunkt ihrer Entwicklung stellen sie das Wachstum ein) und bei den robusten kleinfrüchtigen Sorten (Kirschtomaten, Birnentomaten, Johannisbeertomaten).

Die Ernte

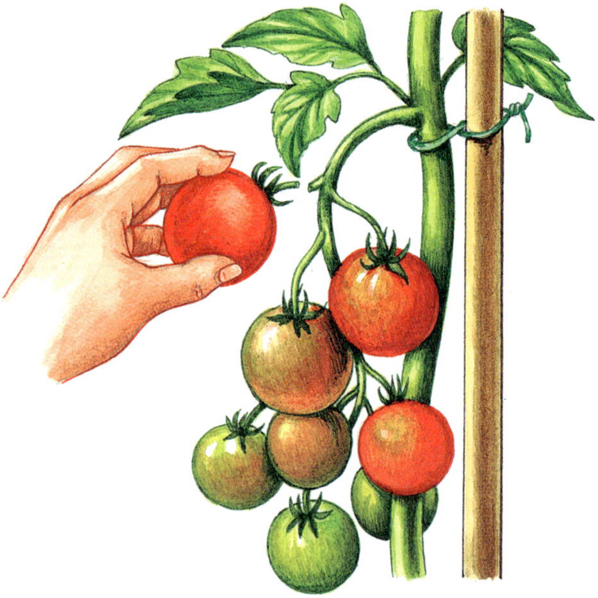

Von Juli–August werden die Tomaten gepflückt. Die gleichmäßig gefärbten Früchte lösen sich ganz leicht an der verdickten Stelle ihres Stiels.

Tomaten mögen es nicht, unregelmäßig gegossen zu werden. Gießen Sie während des ganzen Sommers reichlich und regelmäßig dicht am Fuß der Pflanze und meiden Sie es, die Blätter zu netzen. Optimal ist eine Tropfenbewässerung.
Um Wasser zu sparen, bedecken Sie den Boden um die Tomaten mit Rasenschnitt, Torf oder Stroh (mindestens 5–6 cm dick).

Vor dem ersten Frost

Im Oktober reißen Sie die Reste der Pflanzen aus und verbrennen sie. Sollten noch unreife grüne Tomaten bleiben, können sie in einer Kiste unter Glas in die Sonne gelegt werden. Sie reifen dann noch nach.

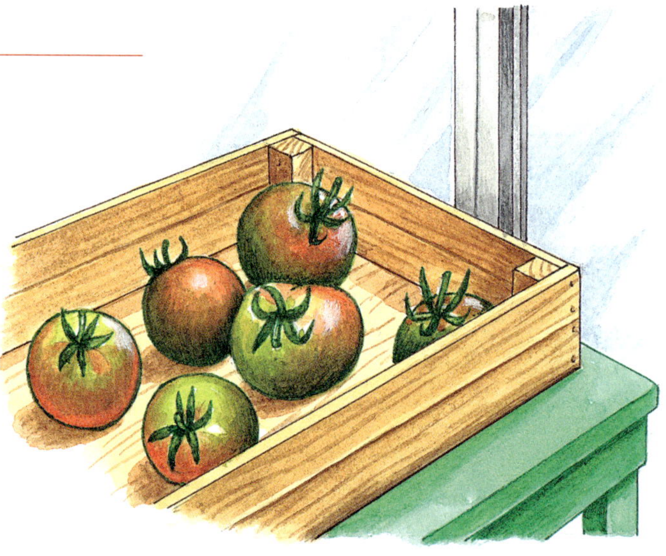

Topinambur

Korbblütler

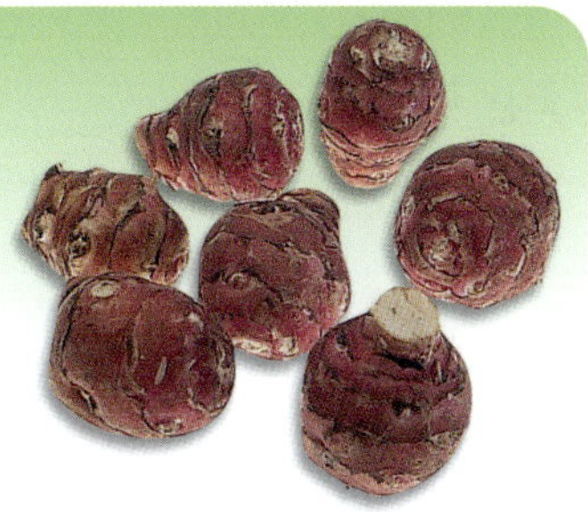

Kulturanleitung

Pflanzen

Topinambur passt sich jedem Boden an, sogar magerem und kalkhaltigem, sofern er nicht zu feucht ist. Sie verträgt Kälte und Trockenheit, gedeiht in der Sonne und im leichten Schatten. Pflanzen Sie Topinambur an einer windgeschützten Stelle, denn sie kann 2 m hoch werden.

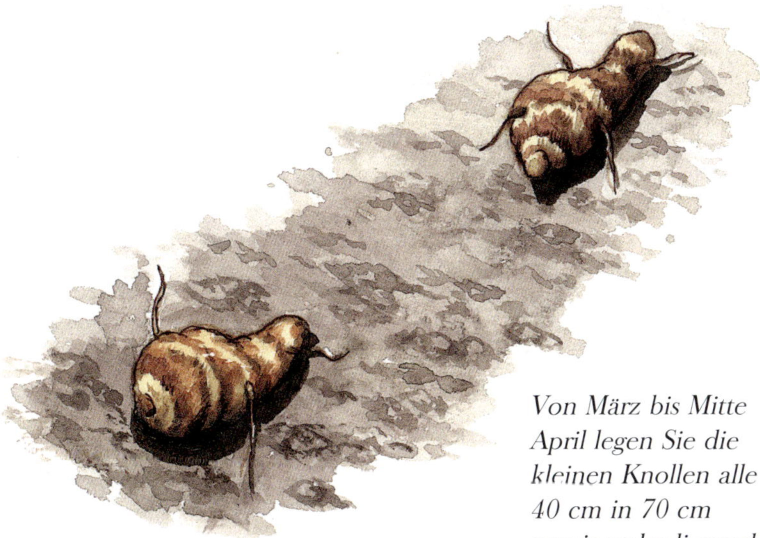

Von März bis Mitte April legen Sie die kleinen Knollen alle 40 cm in 70 cm auseinander liegende Reihen.

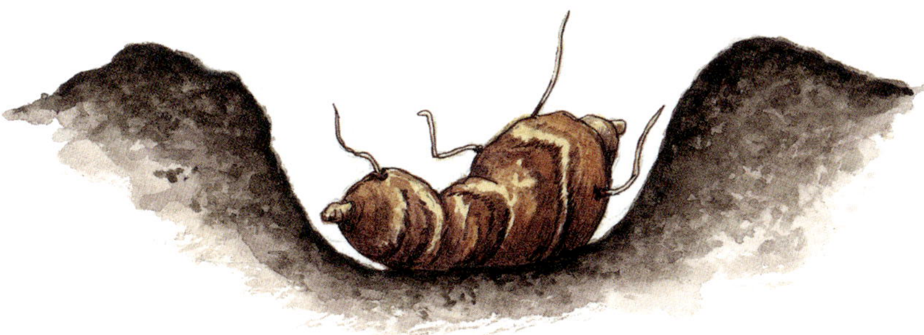

Pflanzen Sie die einzelnen Knollen in 8–10 cm tiefe Löcher, bedecken sie mit feinkörniger Gartenerde, die Sie leicht festdrücken.

Pflanzzeitpunkt:
März–Mitte April
Keimdauer:
3 Wochen
Ernte:
November–Februar
Ertrag:
3 Knollen pro Reihenmeter
Gießen:
nicht nötig
Krankheiten und Schädlinge:
Wühlmäuse

Die Ernte

Empfehlenswerte Sorten

'Patate', regelmäßig geformte Früchte.

'Fuseau', längliche rosafarbene Knollen.

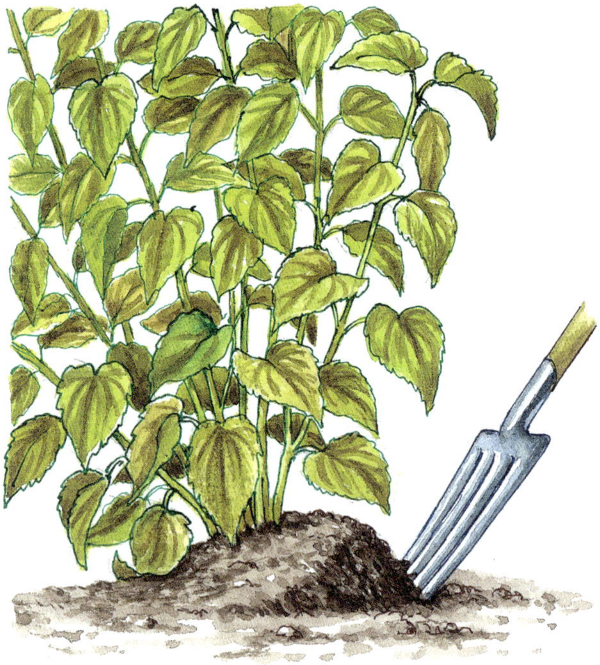

Sobald die Blätter trocken werden, ab November bis Februar, holen Sie die Topinamburknollen mit der Grabegabel aus der Erde. An der Basis der Blätter kann die Pflanze ganz herausgezogen werden. Da Topinambur kaum lagerfähig ist, sollten Sie die Knollen schnell verbrauchen.

Vor dem ersten Frost

Gegen Ende Oktober häufeln Sie eine 6–8 cm dicke Laubschicht um die Pflanze, damit der Boden dort nicht gefrieren kann. So kann die Ernte sogar während großer Kälteperioden fortgesetzt werden.

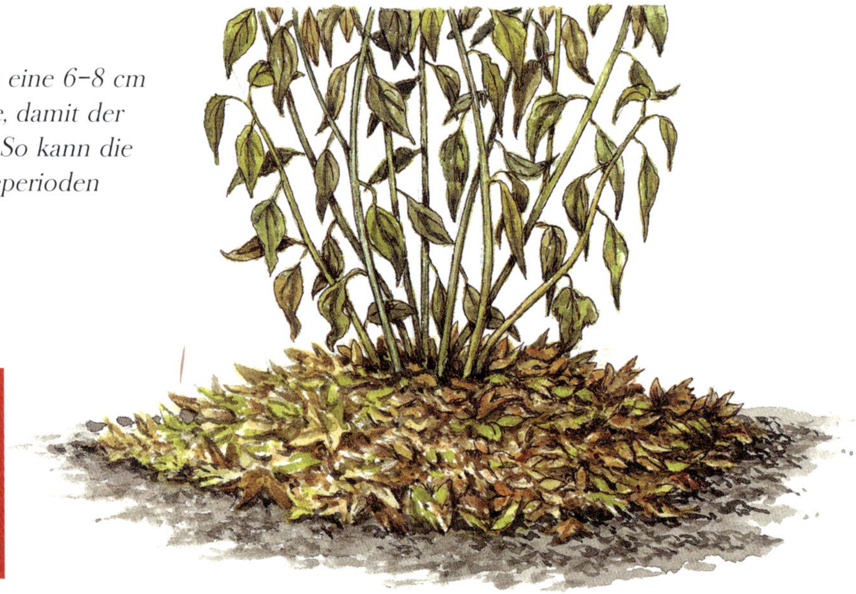

Wenn Sie im folgenden Frühjahr Ihr Topinamburbeet umgraben, achten Sie darauf, sämtliche verbliebenen Knollen zu entfernen, damit diese sich nicht ausbreiten.

Zucchini

Kürbisgewächse

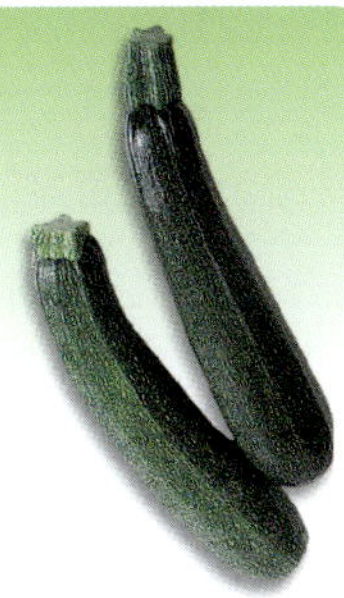

Kulturanleitung

Aussaat

In Anzuchttöpfe

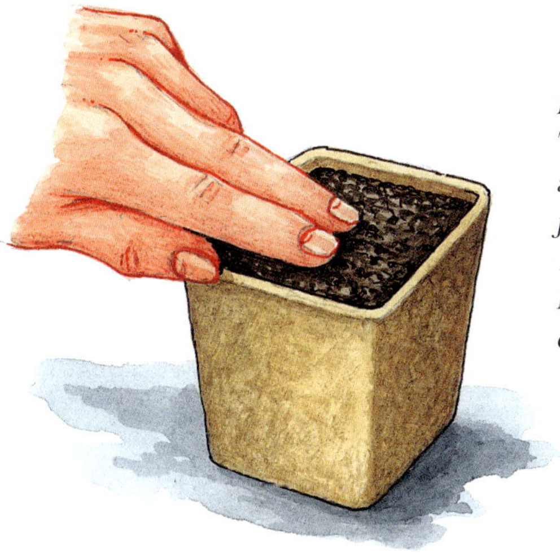

Im April wird in 4–8-cm-Töpfe mit Anzuchterde ausgesät. Legen Sie in jeden Anzuchttopf in 1 cm Tiefe 2–3 Samen. Mit den Fingern festdrücken.

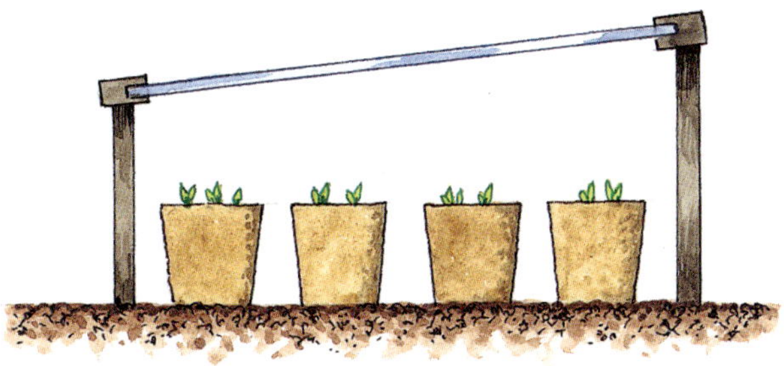

Setzen Sie die Anzuchttöpfe in das Frühbeet bei einer optimalen Keimtemperatur von 14 °C. Mit feiner Brause gießen und die Erde gut feucht halten, bis nach 15 Tagen die ersten Blätter erscheinen.

Zucchini reagieren empfindlich auf sinkende Temperaturen und Frühjahrsfröste. Pflanzen Sie deshalb nicht zu früh und geben Sie den Pflanzen einen sonnigen Standort. Zucchini lieben leichte Böden, die viel organische Substanzen enthalten und im Sommer kühl sind.

Aussaatzeitpunkt:
April–Mai
Keimdauer:
6–8 Tage
Ernte:
Juni–September
Ertrag:
etwa 10 Zucchini pro Pflanze
Gießen:
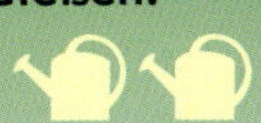
Krankheiten und Schädlinge:
Echter Mehltau, Milben (bei großer Hitze)

AUSSAAT DIREKT INS FREILAND

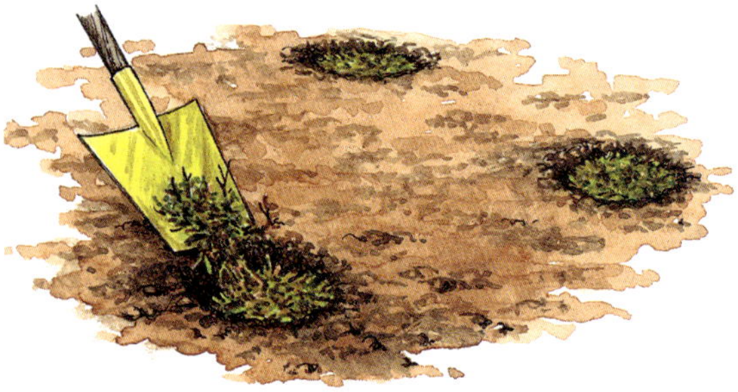

Ab Mitte Mai kann direkt ins Freiland gesät werden. Bereiten Sie 15–20 cm weite und ebenso tiefe Saatlöcher vor, die Sie mit Kompost füllen. Die Löcher müssen allseitig einen Abstand von 1 m wahren.

Empfehlenswerte Sorten

F1-Hybride:

'Aurore', von ausgezeichnetem Geschmack.

'Ambassador', 'Diamant', 'Gold Rush'.

'Superba', für schwierige Klimabedingungen geeignet.

In diese Saatlöcher legen Sie 1–2 cm tief 2–3 Samen. Drücken Sie die Erde fest und gießen Sie dann mit feiner Brause. Halten Sie den Boden feucht, bis nach etwa 15 Tagen die ersten Blätter erscheinen.

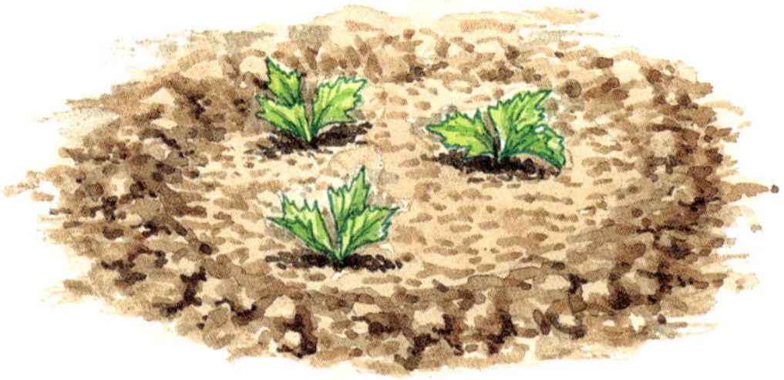

Ausdünnen

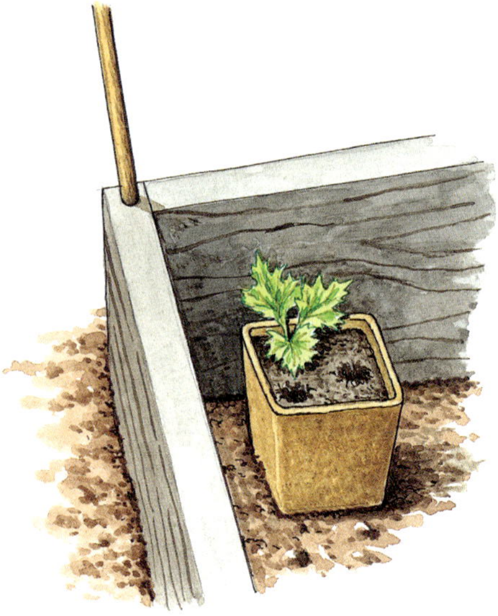

15 Tage nach der Aussaat schwache Pflanzen ausreißen. In jedem Anzuchttopf nur die kräftigste Pflanze stehen lassen. Die Anzuchttöpfe werden dann in den geöffneten Frühbeetkasten gestellt.

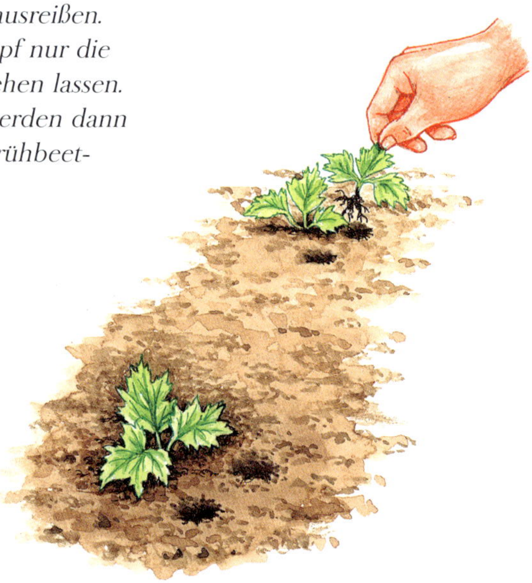

Von den Pflanzen im Freiland entfernt man nach 15 Tagen die schwächsten aus jeder Gruppe und vereinzelt auf 1 m.

Pflanzen

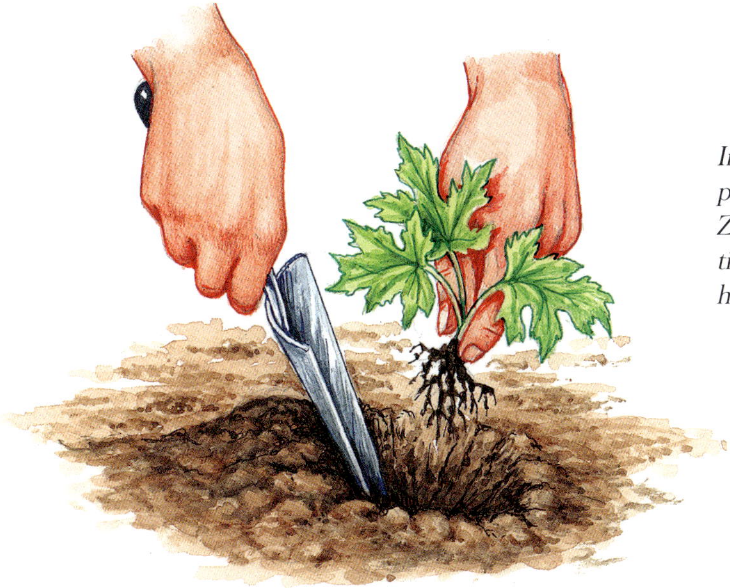

Im Mai, also 3–4 Wochen nach der Aussaat, pflanzen Sie im Gemüsegarten die jungen Zucchini in 15–20 cm breite und ebenso tiefe Löcher, die Sie mit Kompost gefüllt haben. Der Abstand beträgt 80 x 80 cm.

Falls Sie weder Zeit noch den nötigen Platz haben, Zucchini zu säen, können Sie Pflanzen in Anzuchttöpfen auch in einer Gärtnerei kaufen. Die Setzlinge werden ebenfalls im Mai gepflanzt.

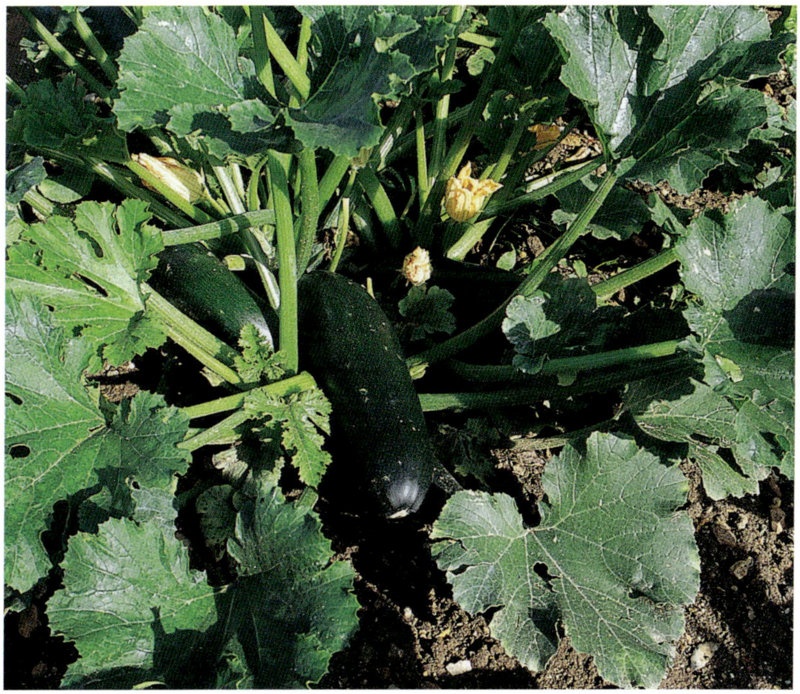

Dieser Zucchini ist ungefähr 15 cm lang und sollte geerntet werden

Sobald sich Früchte bilden, gießen Sie reichlich während des ganzen Sommers, aber machen Sie nicht die Blätter nass. Decken Sie den Boden mit Stroh oder einer Mulchfolie ab, damit der Boden nach dem Gießen länger feucht bleibt und von Anfang an verhindert wird, dass sich Unkraut ausbreitet.

Die Ernte

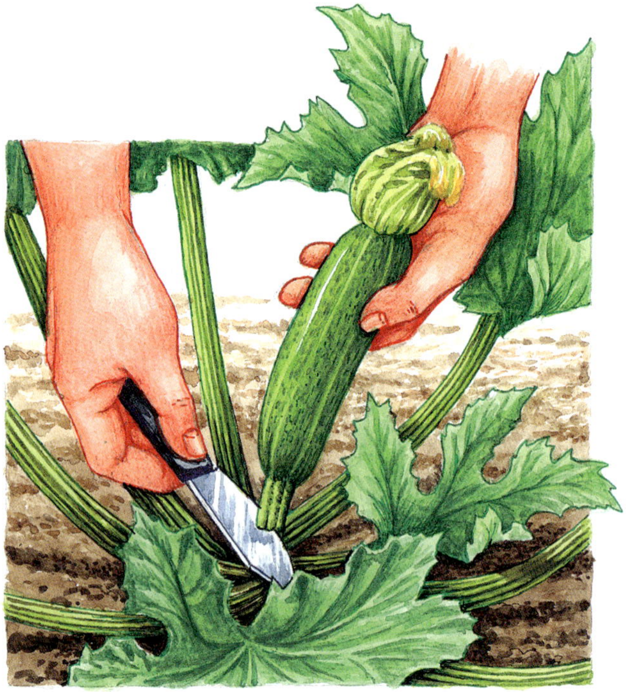

Sobald die Zucchini eine Länge von15–20 cm und die runden 8–10 cm Durchmesser haben, werden sie geerntet, indem man den fleischigen Stiel abschneidet, mit dem die Frucht an der Pflanze hängt.
Zucchini wachsen schnell. Kontrollieren Sie die Pflanzen alle 2 Tage und ernten Sie die reifen Früchte.

Zucchiniblüten können Sie in Teig ausbacken (Beignets). Man verwendet hierzu die männlichen Blüten (die keine Früchte bilden). Die weiblichen Blüten erkennen Sie leicht an dem etwas aufgetriebenen Stiel.

Vor dem ersten Frost

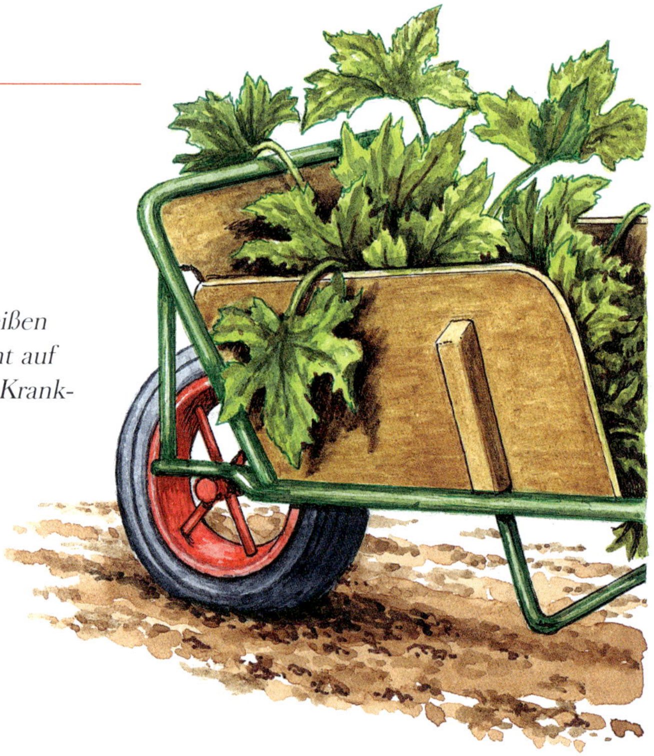

Die übrig gebliebenen Pflanzen im Oktober ausreißen und verbrennen oder wegwerfen. Sie gehören nicht auf den Kompost, denn am Ende der Saison sind sie Krankheitsüberträger (Echter Mehltau).

★★

Zuckermais

Gräser

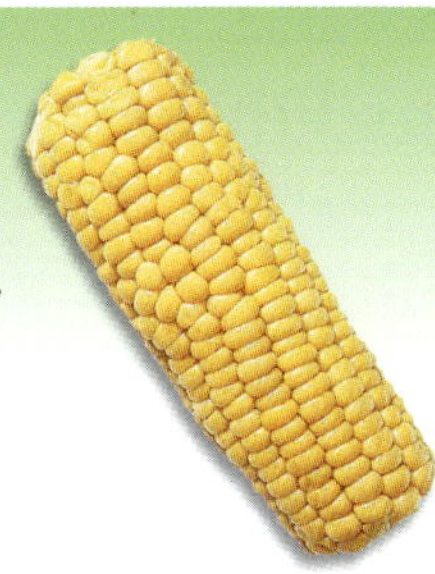

Kulturanleitung

Aussaat

Direkt ins Freiland ★

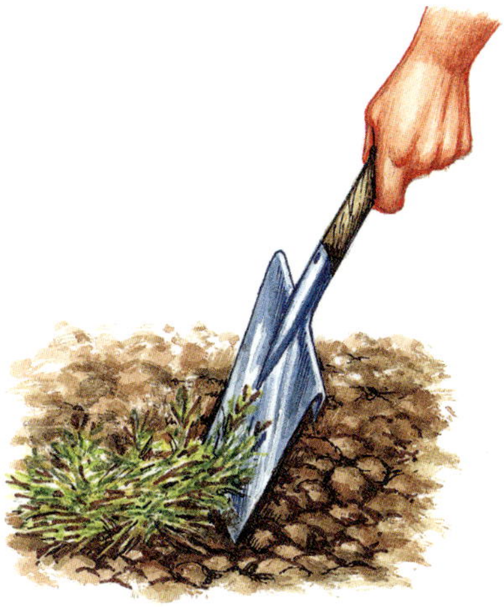

Beim Umgraben arbeiten Sie 4–5 kg Kompost je m² oder einen geeigneten Volldünger in den Boden ein. Bei letzterem beachten Sie bitte die Dosierrichtlinien auf der Packung.

Zwischen Mai und Mitte Juni, sobald in Ihrer Gegend keine Fröste mehr zu fürchten sind, säen Sie den Mais in Gruppen von 3–4 Körnern in 2 cm tiefe Saatlöcher in Abständen von 40 cm.

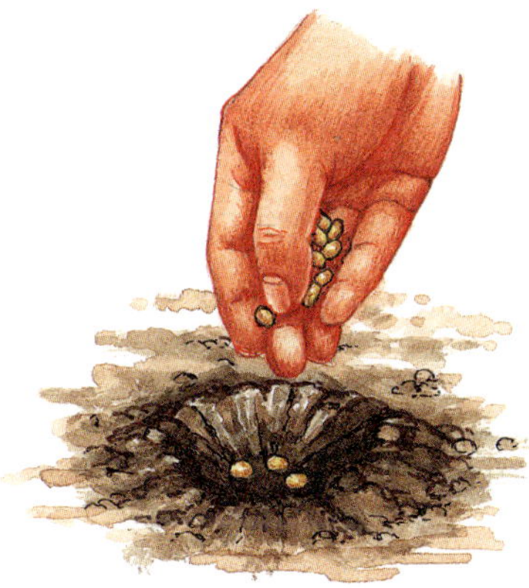

Drücken Sie die Erde über den Saatlöchern recht fest und gießen Sie mit feiner Brause. Halten Sie das Beet gut feucht, bis etwa 12 Tage später die ersten Blätter erscheinen.

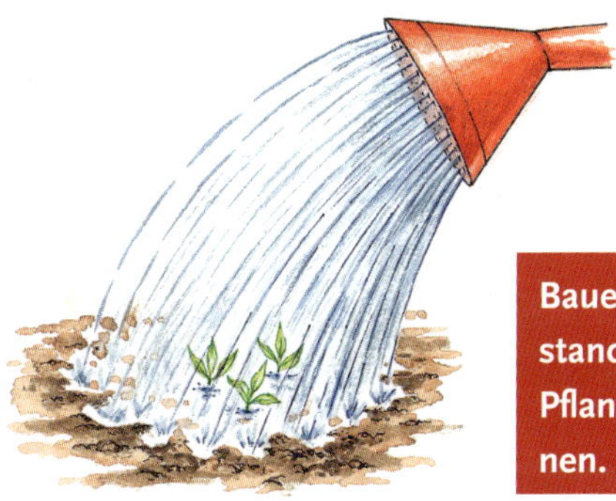

Bauen Sie den Mais in 2 Reihen im Abstand von 50–60 cm an, damit sich die Pflanzen gegenseitig gut bestäuben können.

Der Mais liebt fruchtbare, leicht saure und sommerfeuchte Böden, die reichlich organische Substanzen enthalten. Gönnen Sie ihm einen sonnigen, windgeschützten Standort. Säen Sie Zuckermais nicht zu früh, denn er ist frostempfindlich.

Aussaatzeitpunkt:
Mai–Mitte Juni
Keimdauer:
10–12 Tage
Ernte:
August–September
Ertrag:
4–6 Maiskolben pro Pflanze
Gießen:

Krankheiten und Schädlinge:
Maiszünsler

Ausdünnen

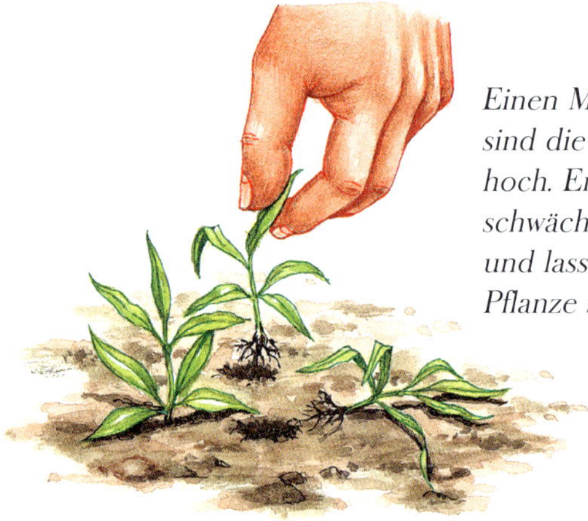

Einen Monat nach der Aussaat sind die Maispflänzchen 10 cm hoch. Entfernen Sie die schwächsten aus jeder Gruppe und lassen Sie nur jeweils eine Pflanze stehen.

Empfehlenswerte Sorten

F1-Hybride 'Epidor', 20 cm lange Kolben.

F1-Hybride 'Shaman's Blue', blau-violette Körner.

F1-Hybride 'Majeur', 6–8 cm lange Kölbchen zum Einlegen in Essig.

Anderthalb Monate nach der Aussaat

Wenn die Maispflanzen 20 cm hoch sind, häufeln Sie Erde um sie herum bis zur Basis der Stiele.

Wenn die männlichen Blüten, eine Art beiger pollenhaltiger Federwisch an der Spitze des Stängels, aufblühen, schütteln Sie die Maispflanze, um den Kontakt zu den weiblichen Blüten am unteren Teil des Stängels zu fördern.

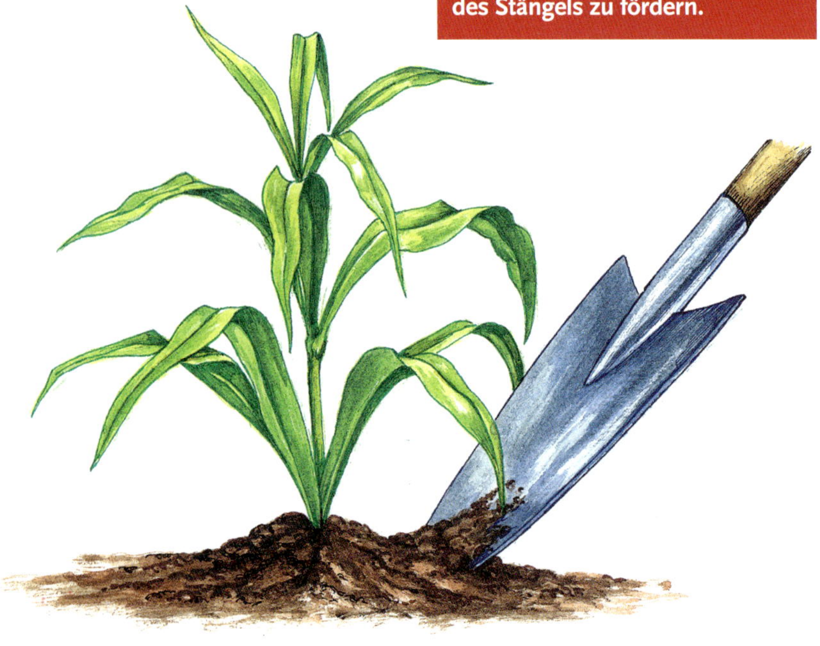

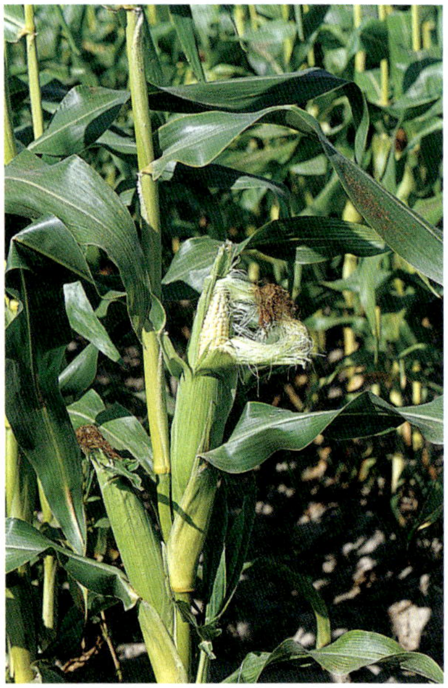

In seiner ursprünglichen Heimat (Lateinamerika) wurde der Mais in der Nachbarschaft von Kürbissen angebaut. Diese halten den Boden kühl, während jener ihnen im Hochsommer Schatten spendet.

Die Ernte

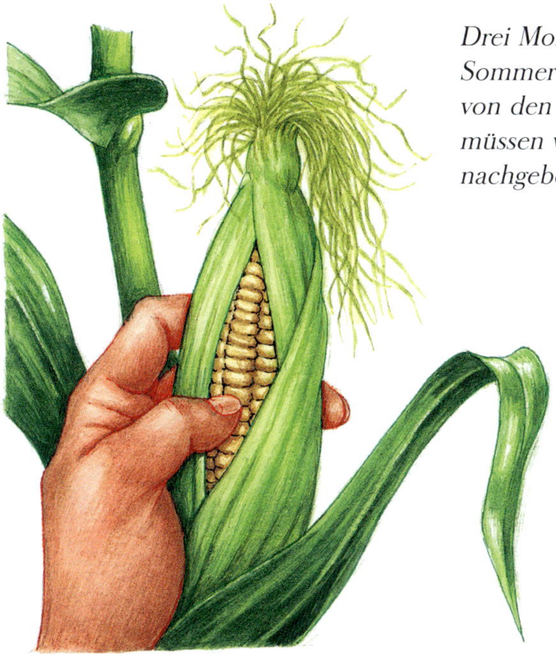

Drei Monate nach der Aussaat, je nach deren Zeitpunkt im Sommer oder Anfang Herbst, zieht man die noch grünen Blätter von den Maiskolben um zu testen, ob die Körner reif sind: Sie müssen wohl geformt und glatt sein, auf Druck eines Fingernagels nachgeben und eine milchig-weiße Farbe haben.

Fassen Sie den Stiel mit der einen Hand. Ziehen Sie den Maiskolben sanft mit der anderen vom Stiel weg, dann lässt er sich ganz leicht abbrechen.

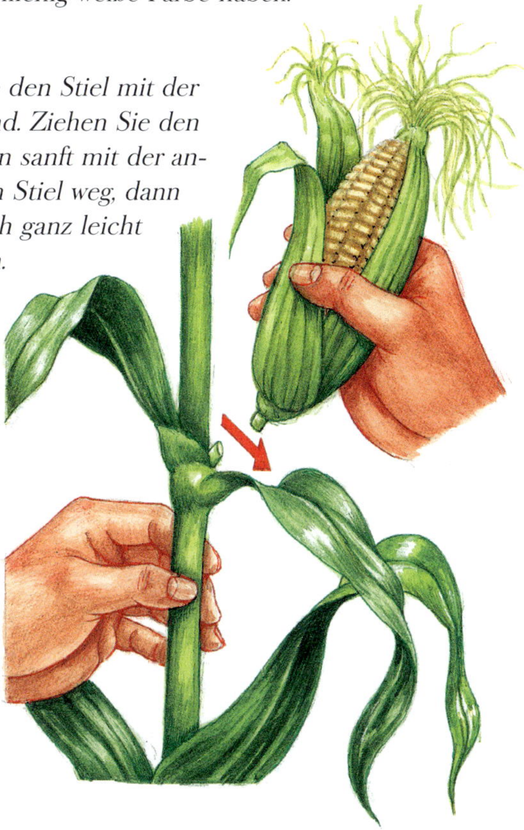

Verspeisen Sie die Maiskolben so bald wie möglich: Der in den Körnern enthaltene Zucker wird nach der Ernte in Stärke umgebaut, und dann werden die Körner zäh.

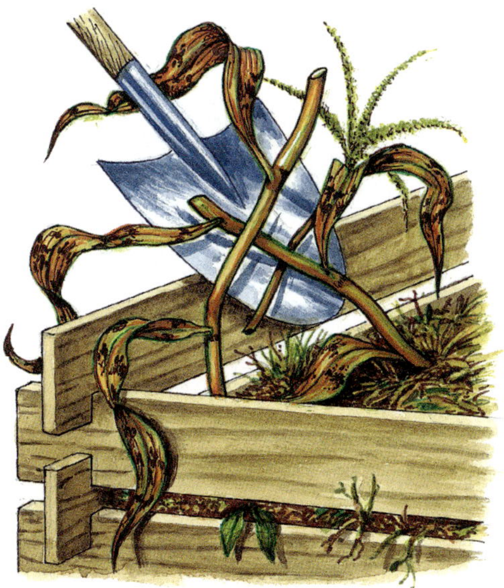

Vor dem ersten Frost

Wenn die Ernte beendet ist, reißen Sie die Maispflanzen aus dem Boden. Die gesunden in Stücke zerschneiden oder schreddern und zum Komposthaufen geben. Kranke Stängel verbrennen: Die kaliumreiche Asche können Sie in den Boden um die Obstbäume einarbeiten.

★

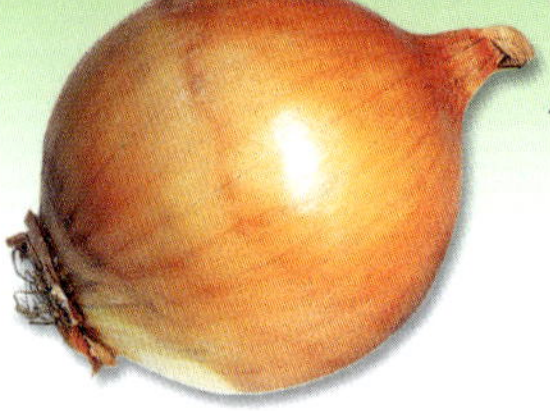

Zwiebel, Küchenzwiebel

Liliengewächse

Kulturanleitung

Die Zwiebel ist genügsam, bevorzugt aber gelockerte Böden. Staunässe, Stallmist oder Kompost werden nicht vertragen. Sie mag Sonne und Wärme. Je wärmer sie aufwächst, desto milder wird ihr Geschmack.

Aussaatzeitpunkt:
März–April
Anfang August (Winterzwiebeln)

Keimdauer:
15–25 Tage

Ernte:
Juli–August
April–Mai (überwinterte Zwiebeln)

Ertrag:
5–10 Zwiebeln pro Reihenmeter

Gießen:
nicht nötig

Krankheiten und Schädlinge:
Zwiebelbrand, Falscher Mehltau, Blattläuse, Zwiebelfliege

Aussaat

Direkt ins Freiland ★★

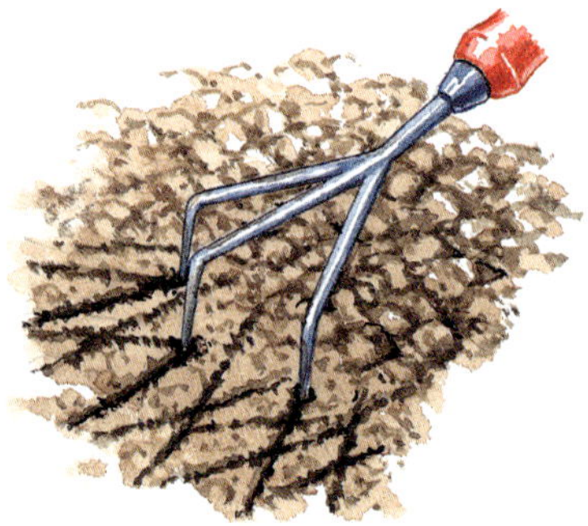

Im März/April das Beet umgraben, die Schollen mit dem Grubber zerkleinern und zum Schluss mit dem Rechen einebnen. Dann zieht man flache Furchen im Abstand von 20–25 cm.

Verteilen Sie die Samen für farbige Zwiebeln gleichmäßig in der Furche, etwa jeden Zentimeter ein Samenkorn.

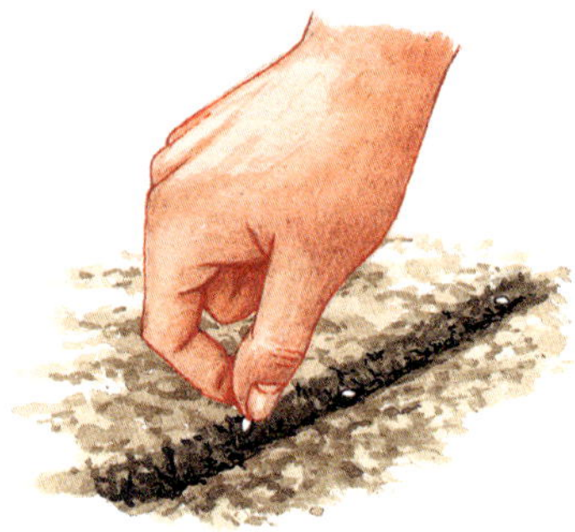

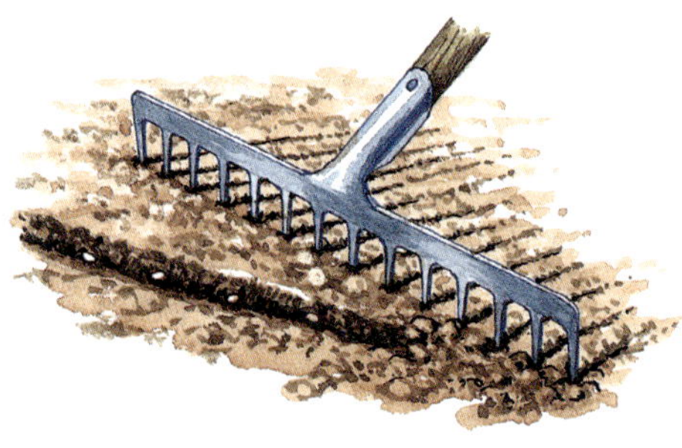

Die Furche mit Erde bedecken und mit dem Rücken des Rechens ordentlich festdrücken. Gießen Sie mit feiner Brause und halten Sie das Beet feucht, bis nach 3–4 Wochen die ersten fadenförmigen Blätter erscheinen.

Gesäte Zwiebeln kommen viel später als Steckzwiebeln, sind aber hervorragend lagerfähig. Hingegen werden aus Steckzwiebeln gezogene Zwiebeln sehr groß.

Stecken

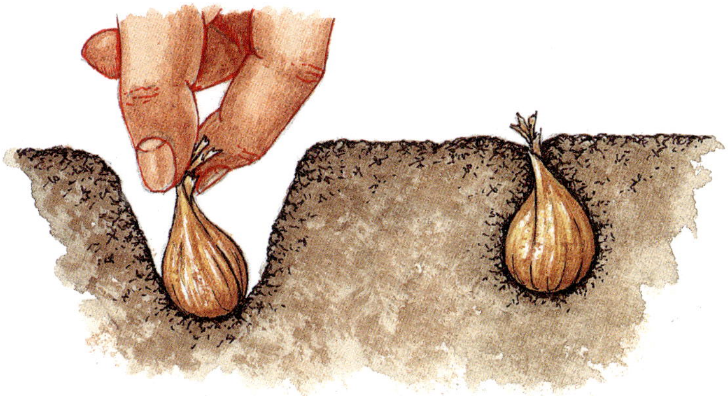

Anstatt zu säen können Sie Anfang März Steckzwiebeln setzen, die im Fachhandel in großer Auswahl erhältlich sind. Stecken Sie alle 15 cm 1 Zwiebelchen; Reihenabstand 25–30 cm. Drücken Sie die Zwiebeln mit den Fingern so in die Erde, dass die Spitzen gerade noch herausschauen.

Sie können Steckzwiebeln auch selbst heranziehen: Aussaat April–Mai, Reihenabstand 15 cm, Saatmenge 15 g/m². Geerntet wird im Juli. Die Zwiebeln trocknen lassen und bis zum nächsten Frühjahr trocken lagern.

Ausdünnen

Gut anderthalb Monate nach der Aussaat sind die jungen Pflanzen 8–10 cm hoch. Entfernen Sie die schwächsten und lassen Sie nur alle 15 cm eine Zwiebel stehen.

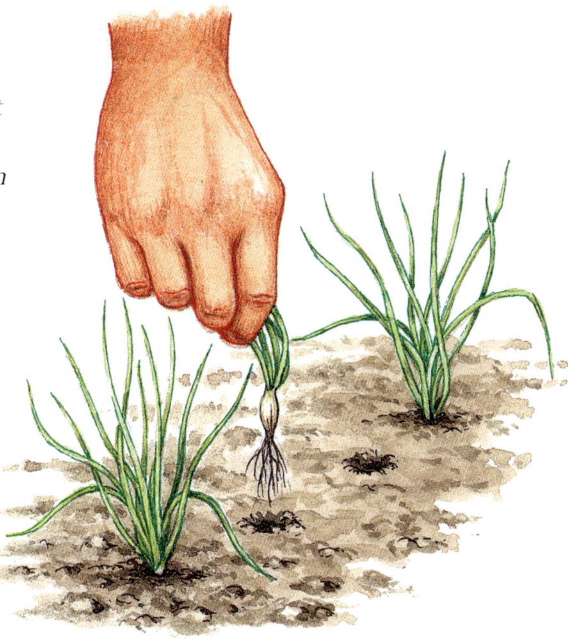

Falls es gegen Ende des Frühjahrs und am Sommeranfang besonders viel regnet, biegen Sie das Zwiebelkraut nach unten, indem Sie leicht mit dem Rechen dagegen drücken. Dadurch wird die Reifung beschleunigt.

Empfehlenswerte Sorten

Haushaltszwiebeln:
'Barletta', 'Elody', 'Stuttgarter Riesen', 'Braunschweiger Dunkelblutrote'.

Gemüsezwiebeln:
'The Kelsae', 'Ailsa Craig', 'Yellow Sweet Spanish'.

Die Ernte

Im Juli oder August, wenn das Zwiebelgrün trocken wird, heben Sie mit der senkrecht und quer zur Pflanzreihe eingestochenen Grabegabel die Zwiebeln aus der Erde. Falls nötig, ziehen Sie sacht an der Basis des Zwiebelgrüns. Lassen Sie die Zwiebeln an Ort und Stelle 1–3 Tage trocknen.

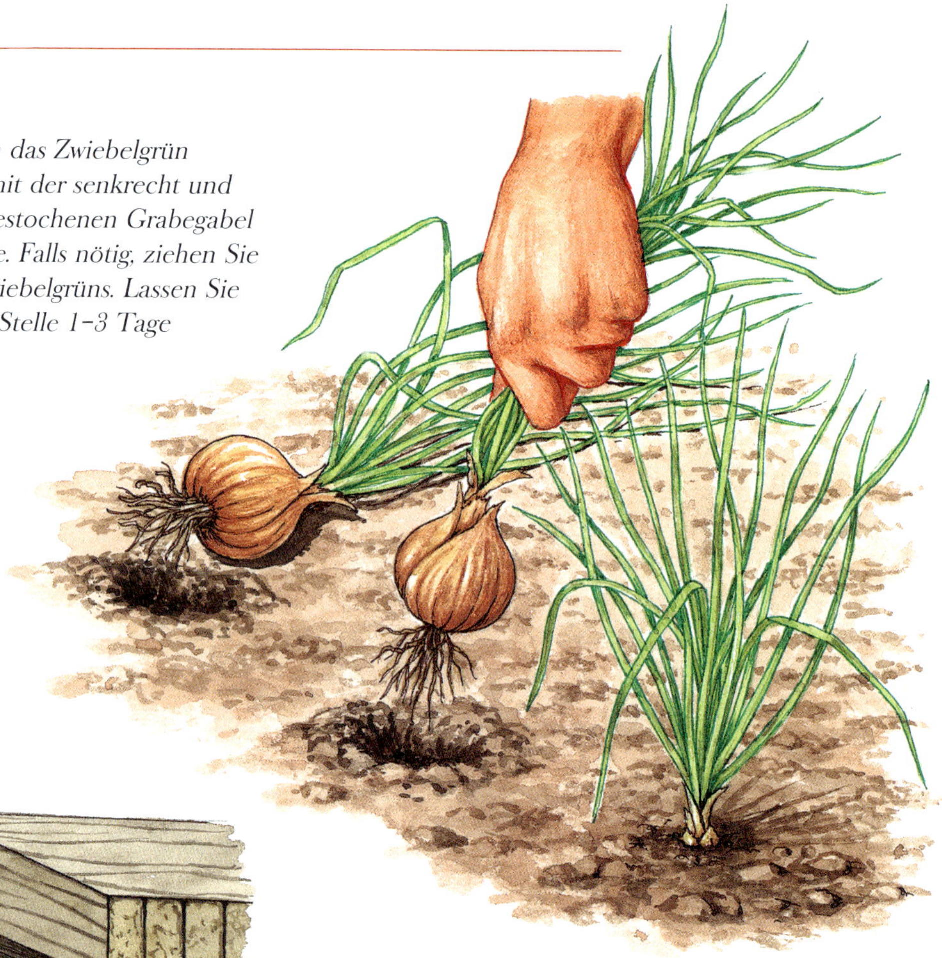

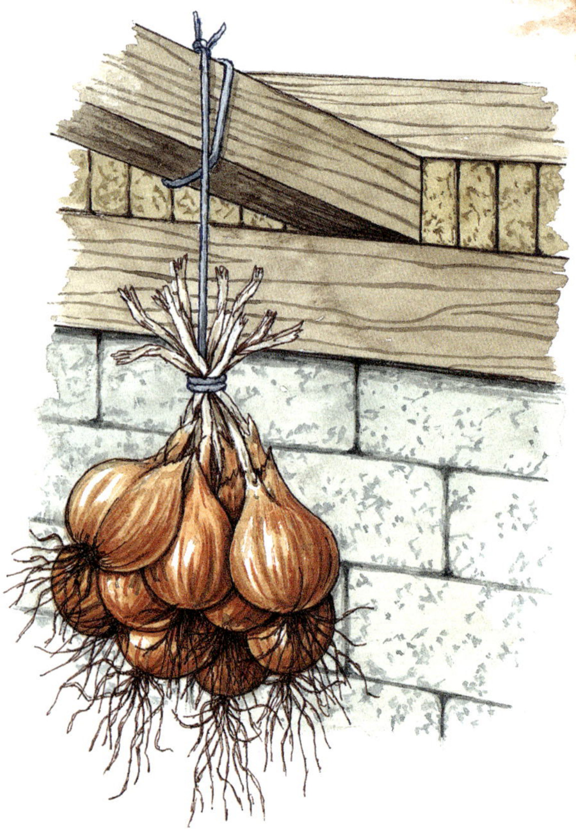

Bündeln Sie je 6–8 Zwiebeln und hängen Sie diese an einen kühlen, trockenen, luftigen und vor allem frostfreien Platz.
Sie können die Zwiebeln auch jeweils einschichtig in flachen Kisten lagern. Farbige Zwiebeln sind den ganzen Winter über lagerfähig.

Der Anbau weißer Zwiebeln

Weiße Zwiebeln werden im Sommer gesät und im darauf folgenden Frühjahr geerntet. Man verwendet sie noch weiß, bevor sie ganz reif sind. Falls Sie Ihre Cornichons mit kleinen Zwiebeln einmachen wollen, säen Sie diese auch erst im Frühjahr, denn dann werden die Zwiebeln nicht sehr groß.

1

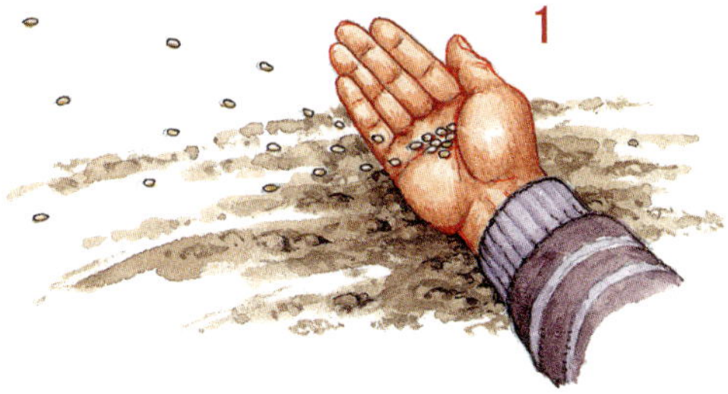

Von Mitte August bis Mitte September werden die Zwiebelsamen breitwürfig gleichmäßig im Anzuchtbeet verteilt.

2

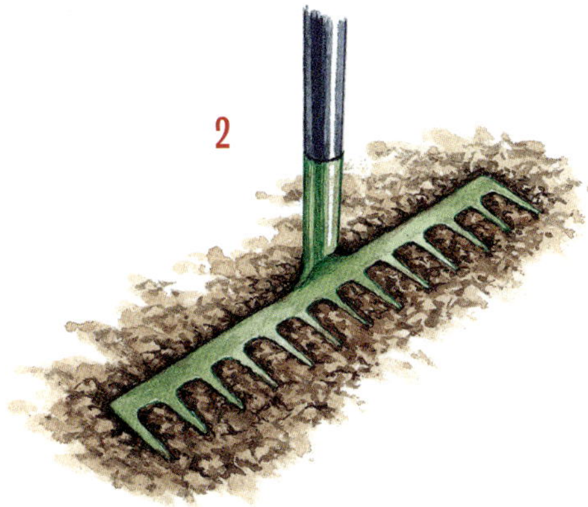

Rechen Sie die Erde ganz sacht, sodass die Samen nur eben bedeckt sind. Mit dem Rücken des Rechens festdrücken und mit feiner Brause gießen.

3

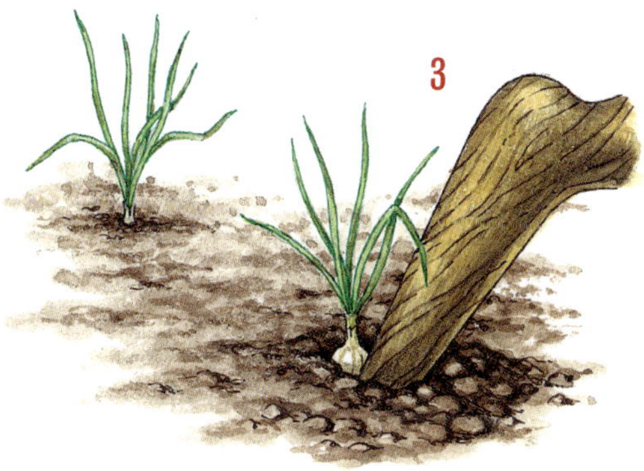

Gegen Ende Oktober sind die jungen Zwiebeln 6–8 cm hoch und werden an Ort und Stelle in Reihen mit 20 cm Abstand alle 10 cm umgepflanzt.

4

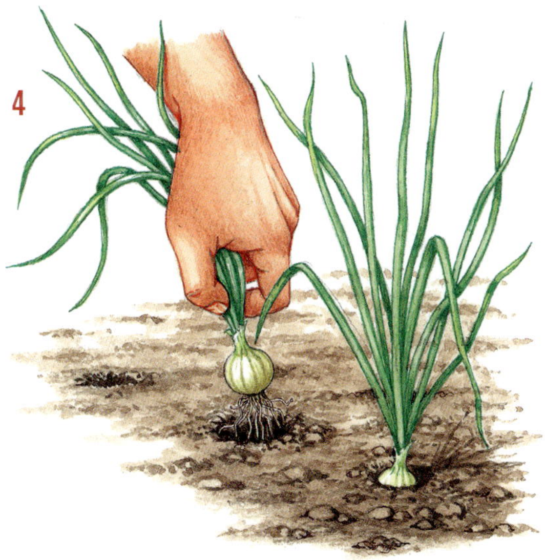

Sobald die Zwiebeln 3–5 cm dick und ihre Blätter noch grün sind, ziehen Sie sie an der Basis vorsichtig aus der Erde.

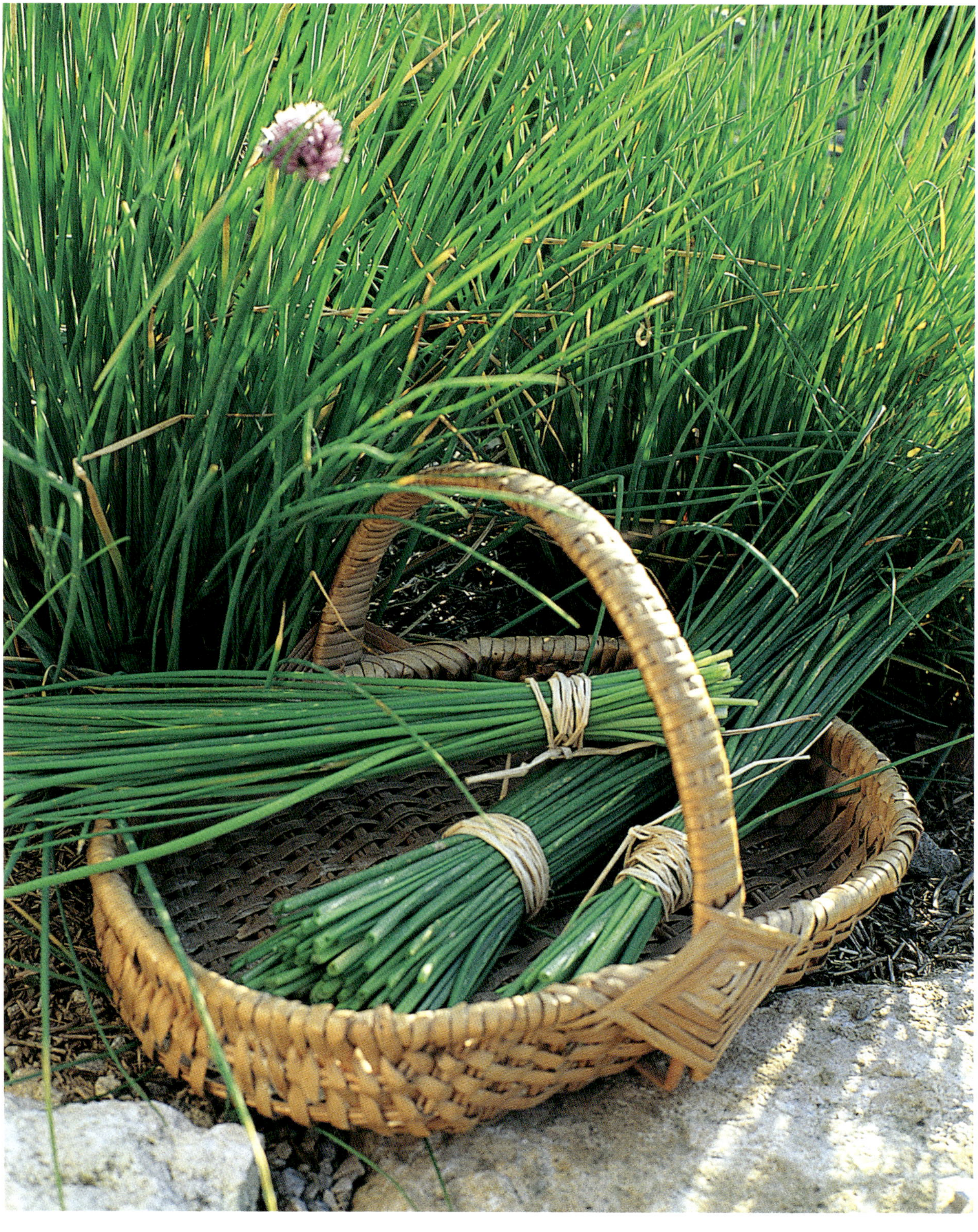

Küchenkräuter und Gewürzpflanzen

von A bis Z

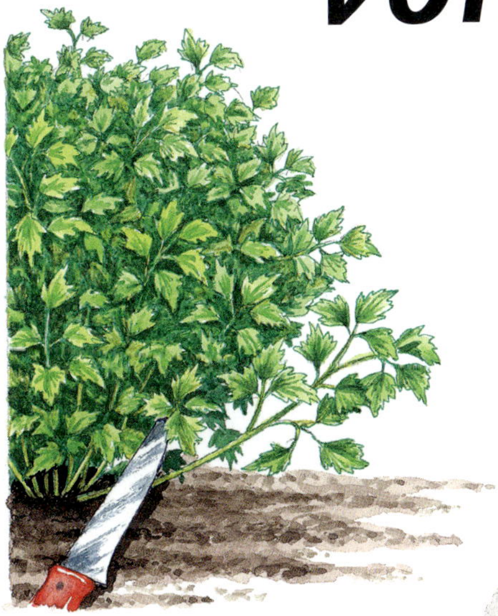

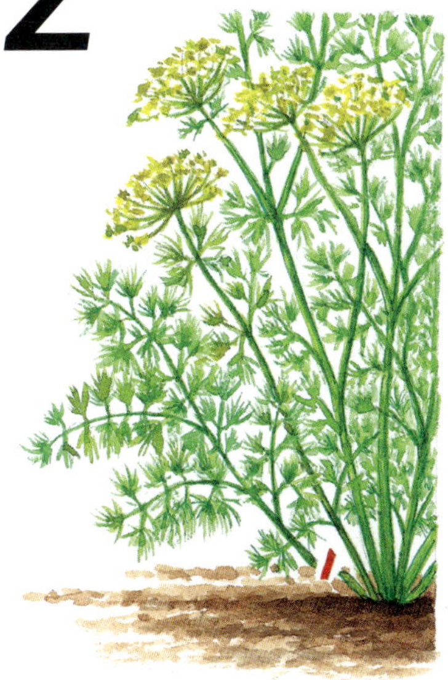

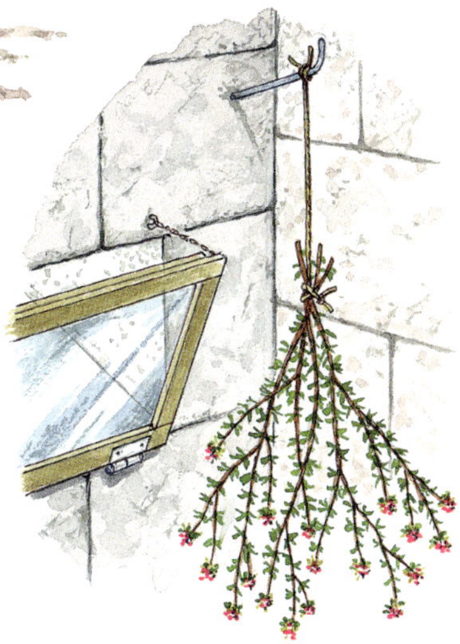

★★

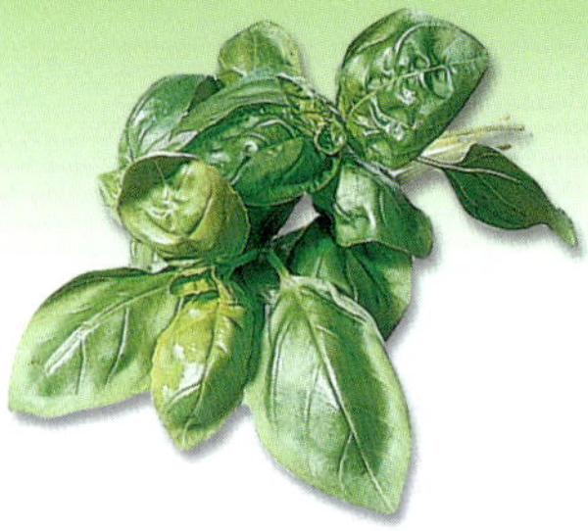

Basilikum

Lippenblütler

Kulturanleitung

Das einjährige Basilikum liebt Wärme und Sonne: Pflanzen Sie es erst, wenn keine Nachtfrostgefahr mehr besteht. Bieten Sie ihm vor allem in nördlichen Regionen einen geschützten Standort mit lockerem, an organischem Material reichen Boden.

Aussaat

IN DER ANZUCHTSCHALE ★★

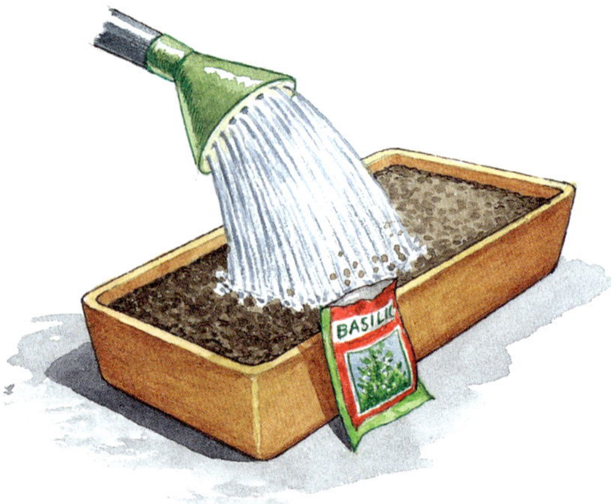

Im April/Mai eine Pflanzschale bis 1 cm unter den Rand mit Anzuchterde füllen. Verteilen Sie die Basilikumsamen gleichmäßig, nachdem Sie die Erde zuvor gut befeuchtet haben.

Bedecken Sie die Samen dünn mit feinkörniger Erde, drücken Sie alles mit einem kleinen Brett fest und gießen Sie mit feiner Brause. Stellen Sie die Pflanzschale an einen mäßig kühlen (etwa 15–16 °C), sehr hellen Platz. Die Pflanzschale gut feucht halten, bis nach etwa drei Wochen die ersten Blätter erscheinen.

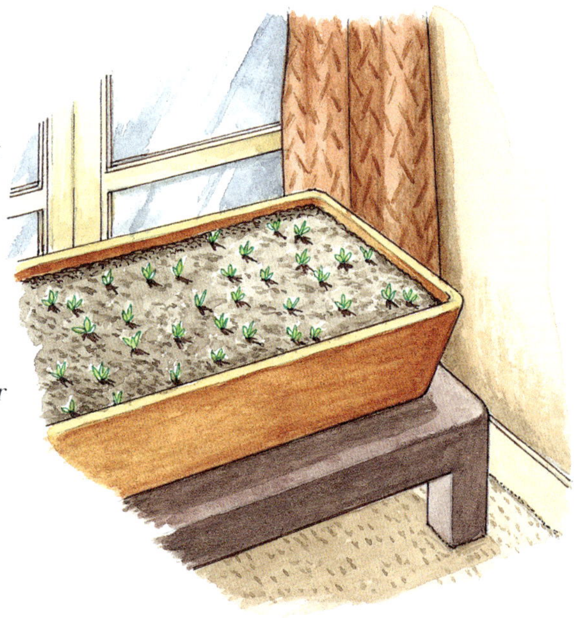

Aussaatzeitpunkt:
April–Mai

Keimdauer:
2 Wochen

Ernte:
Juli–Oktober

Gießen:

Krankheiten und Schädlinge:
Schnecken, Blattläuse

Pikieren

Nach etwa 3–4 Wochen haben die jungen Basilikumpflanzen 3–4 Blätter. Ziehen Sie die Pflänzchen vorsichtig mithilfe eines kleinen Spatels aus und pflanzen Sie jeweils eins sofort in Anzuchttöpfe von 8 cm Kantenlänge, die mit gewöhnlicher Komposterde gefüllt sind. Die Erde um die Pflänzchen fest andrücken und gießen Sie kräftig mit der Tülle. Stellen Sie die Anzuchttöpfe draußen ins Frühbeet.

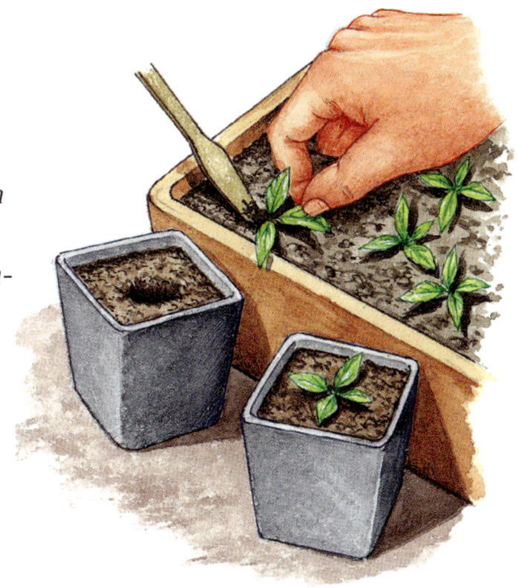

Empfehlenswerte Sorten

'Bubikopf', 'Kleines Feinblättriges', 'Genueser Basilikum', 'Dark Opal', 'Lemon', 'Balkonstar' (für die Kultur im Topf oder im Blumenkasten).

Pflanzen

Im April oder Mai, wenn in Ihrer Gegend keine Fröste mehr drohen, setzen Sie die jungen Basilikumpflanzen mit ihrem Wurzelballen ins Freie um, im Abstand von 20–25 cm. Nach dem Auspflanzen sofort reichlich mit der Tülle gießen, danach mindestens einmal pro Woche ohne die Blätter nass zu machen.

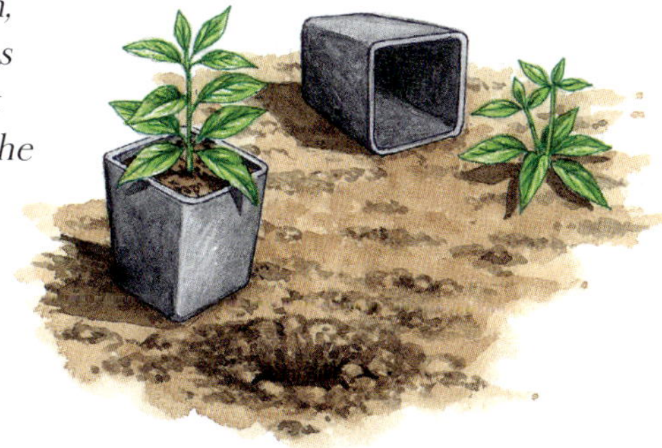

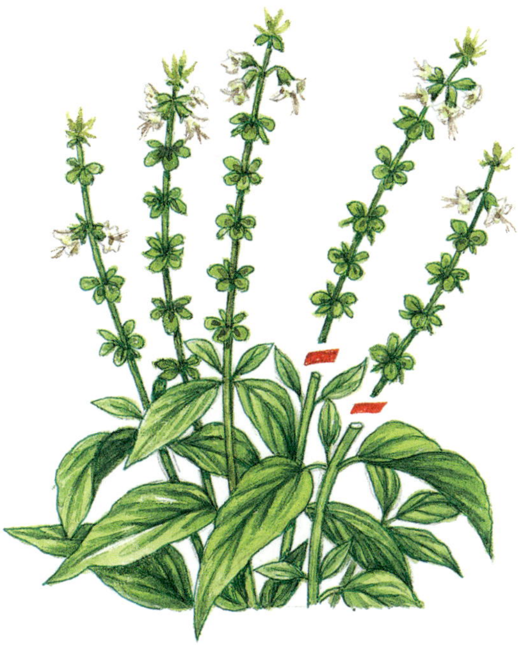

Anderthalb Monate nach dem Pflanzen, so ab Juli und während des ganzen Sommers schneiden Sie die Blütenstände ab, sobald sie auftauchen. Dadurch wird das Wachstum der Blätter angeregt.

Falls Sie weder die Zeit noch den nötigen Platz haben, um Basilikum auszusäen, können Sie Pflanzen in Anzuchttöpfen in der Gärtnerei kaufen. Diese pflanzen Sie ebenfalls im April oder Mai.

Die Ernte

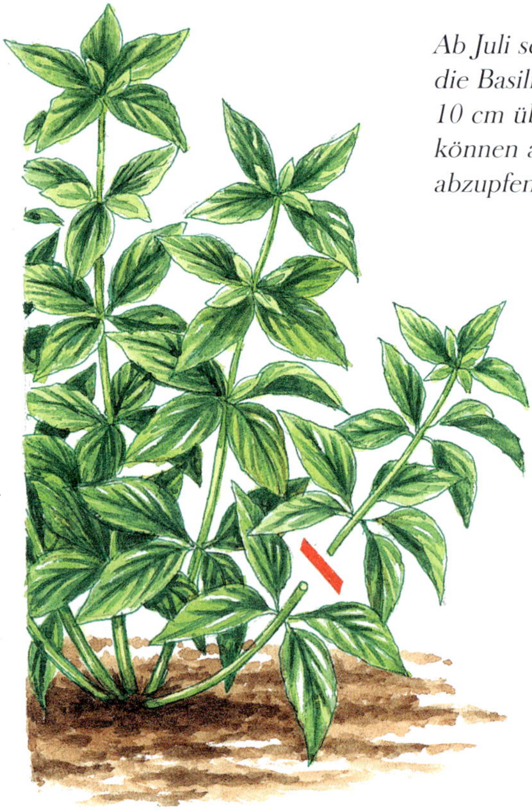

Ab Juli schneidet man bei Bedarf die Basilikumstängel mindestens 10 cm über dem Boden ab. Sie können auch einzelne Blätter abzupfen.

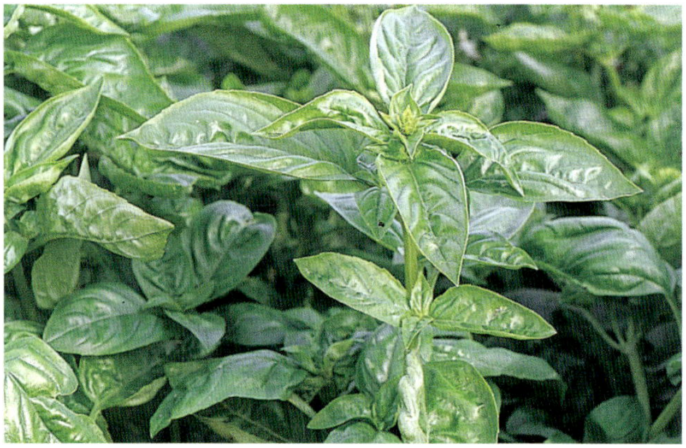

Vor dem ersten Frost

Im Oktober ernten Sie die letzten Blätter, reißen die restlichen Pflanzen aus und werfen sie auf den Komposthaufen.

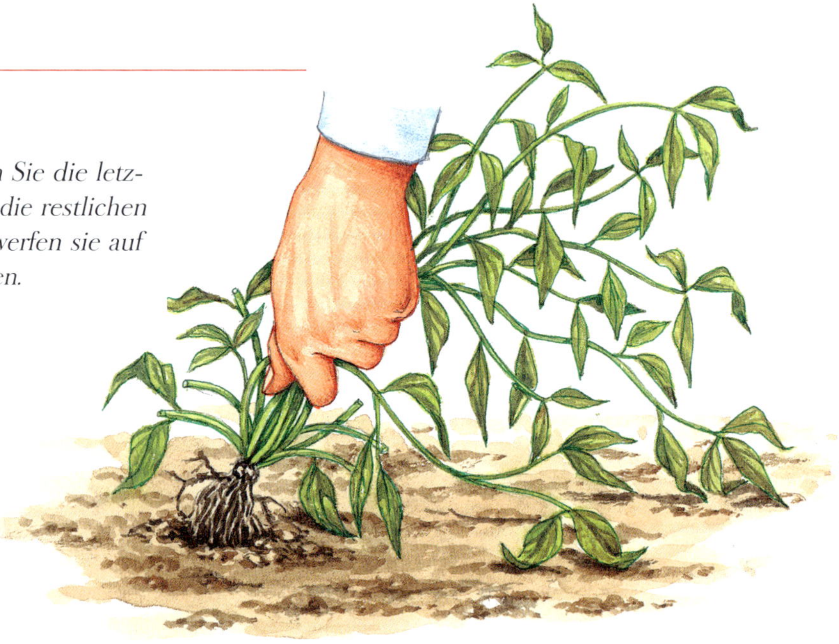

Die geernteten Basilikumblätter lassen sich schlecht aufbewahren und sollten deshalb sofort verwendet werden. Andernfalls die Blätter sehr fein hacken und in Olivenöl einlegen.

Bohnenkraut

Lippenblütler

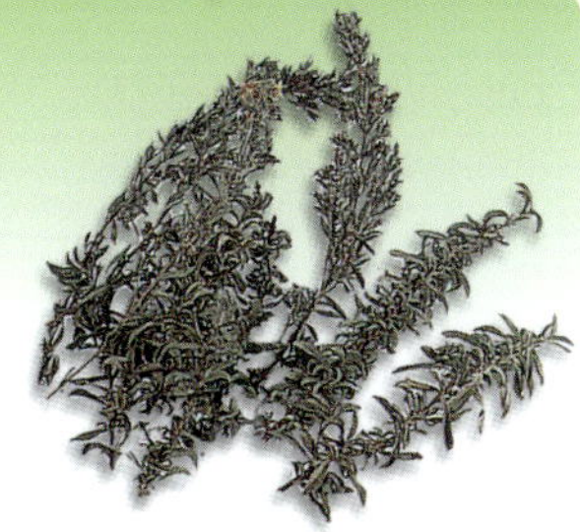

Kulturanleitung

Pflanzen

Im Gegensatz zum einjährigen Bohnenkraut ist das mehrjährige Winterbohnenkraut im Aroma noch kräftiger. Bohnenkraut gedeiht am besten auf trockenen, leicht kalkhaltigen Böden und scheut Nässe. Pflanzen Sie es an einen recht warmen, sonnigen Platz.

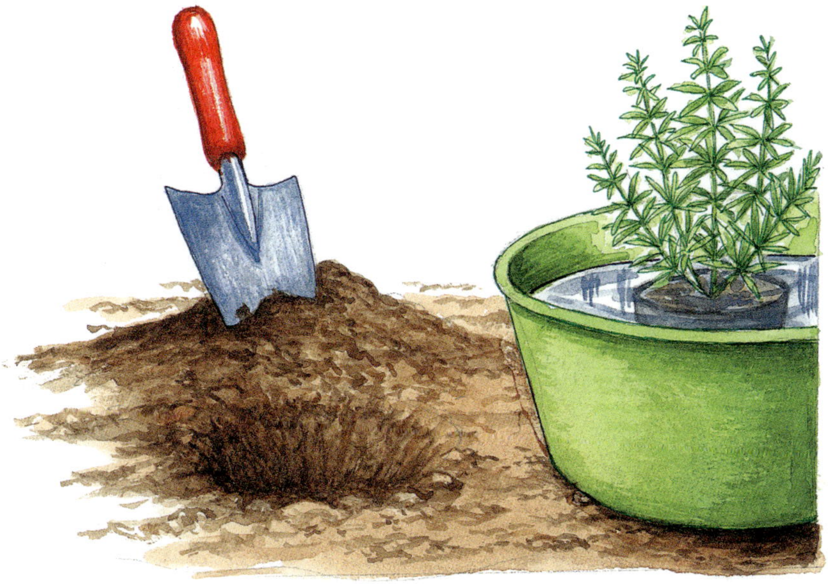

Das einjährige Bohnenkraut kann im April oder Mai in Reihe gesät und zur gleichen Zeit wie das ausdauernde Bohnenkraut geerntet werden.

Besorgen Sie sich im März/April oder im Oktober eine Pflanze im Anzuchttopf oder eine größere im Container. Wässern Sie die Pflanze gründlich, bevor Sie sie austopfen. Den Wurzelballen mit den Fingern lockern und das Bohnenkraut mit einer Blumenkelle pflanzen. Erde gut andrücken und angießen (ohne Brause).

Schneiden Sie die Pflanze nach der Blüte, im August oder September, zurück, um die welken Blüten zu entfernen und die Bildung neuer Zweige anzuregen.

Pflanzzeitpunkt:
März–April
Oktober

Ernte:
Juni–Oktober

Gießen:
Nicht erforderlich

Krankheiten und Schädlinge:
Keine

Empfehlenswerte Art
Satureja montana

Die Ernte

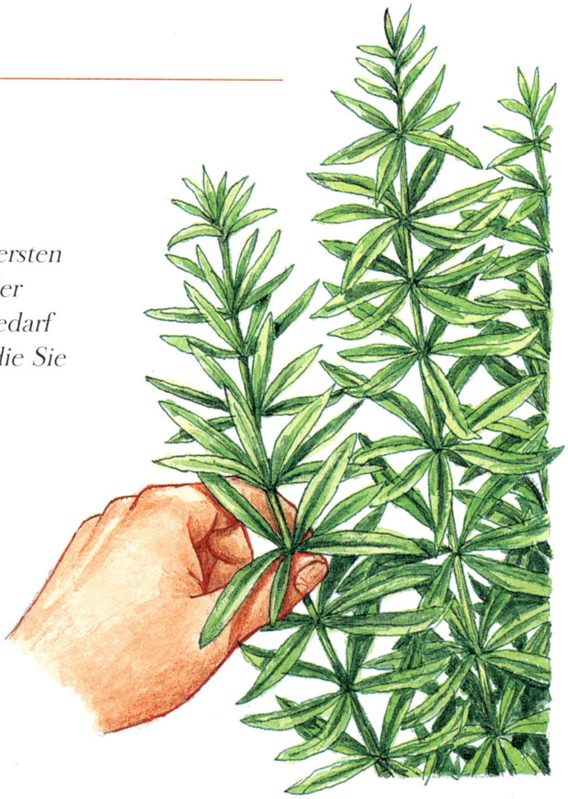

Vom Juni bis zu den ersten Frösten schneiden oder zupfen Sie sich bei Bedarf die Zweigspitzen ab, die Sie brauchen.

Gießen Sie die Pflanze während des ersten Sommers regelmäßig etwa einmal in der Woche. In den folgenden Jahren ist das überflüssig.

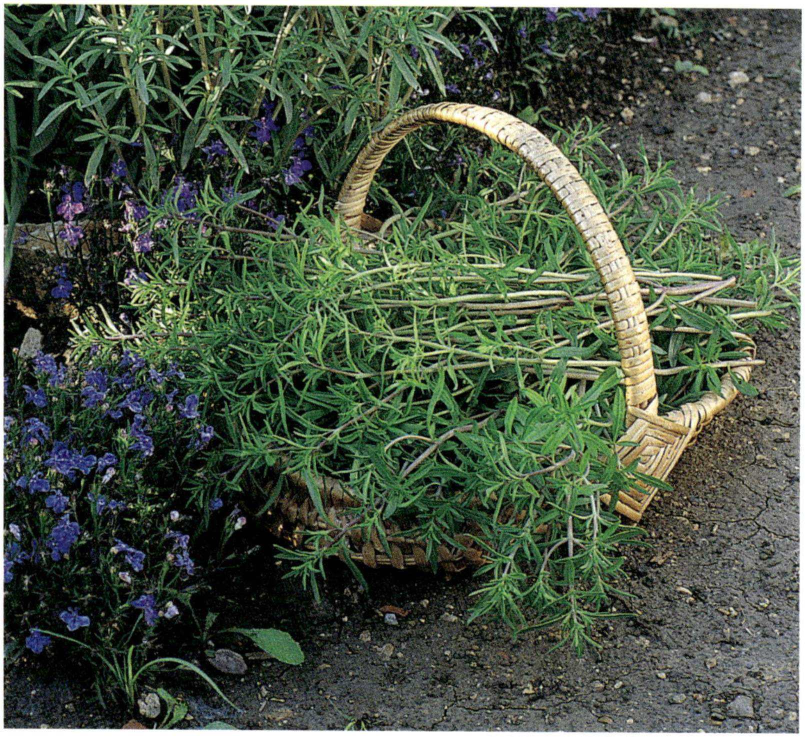

Chinesische **Lauchzwiebel**

Liliengewächse

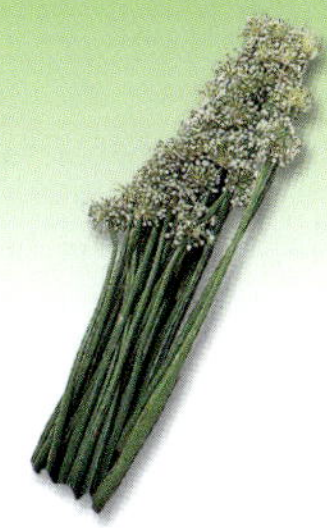

Kulturanleitung

Die chinesische Lauchzwiebel ist eine Gewürzpflanze, deren nach Knoblauch schmeckende Blätter und Blüten verzehrt werden. Sie mag leichte, sommerkühle Böden und viel Sonne.

Aussaat

DIREKT INS FREILAND

Im September oder Oktober verteilen Sie in einer flachen Furche ungefähr alle 3–5 cm die Samen. Schließen Sie die Furche, gießen mit feiner Brause und warten auf das kommende Frühjahr: Erst dann sprießen die ersten Blätter. Eine Reihe wird Sie ausreichend versorgen. Sie können auch im Frühjahr säen und ernten dann drei Monate später.

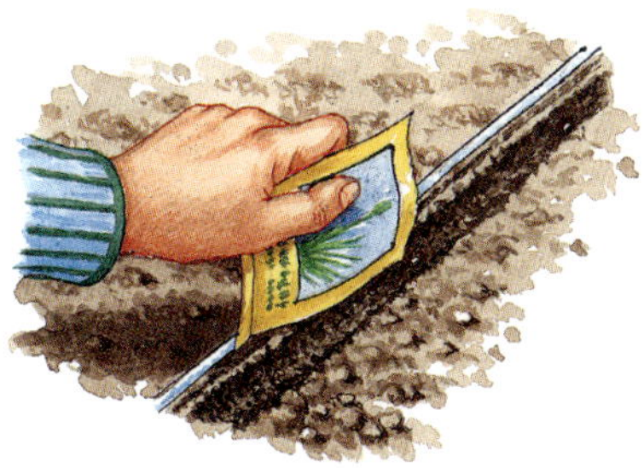

Die Ernte

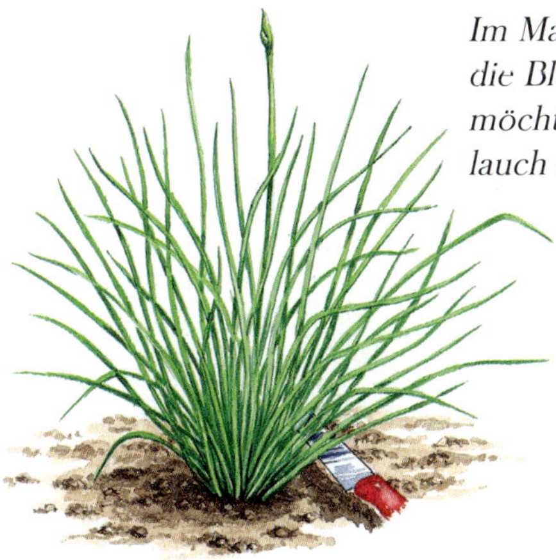

Im Mai und Juni ernten Sie nach Bedarf die Blätter, die Sie sofort verbrauchen möchten. Man schneidet sie wie Schnittlauch dicht über dem Boden ab.

Ab Juli werden die Blätter hart und die Blüte beginnt. Pflücken Sie dann die Blüten, sobald sie sich öffnen. Sie werden wie die Blätter als Gewürz über Salate und andere Rohkost gestreut.

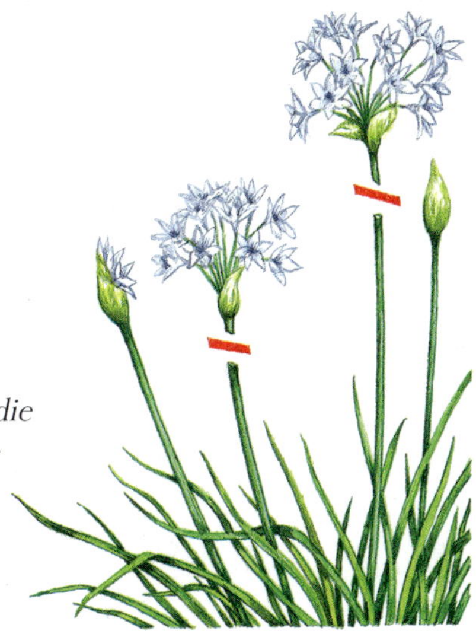

Empfehlenswerte Sorte

Es ist nur die Art im Handel.

Aussaatzeitpunkt:
September–Oktober
März–Mai

Keimdauer:
6 Monate (Herbstsaat)
1 Monat (Frühjahrssaat)

Ernte:
Mai–Juni (Blätter)
Juli–Oktober (Blüten)

Gießen:

Krankheiten und Schädlinge:
Keine

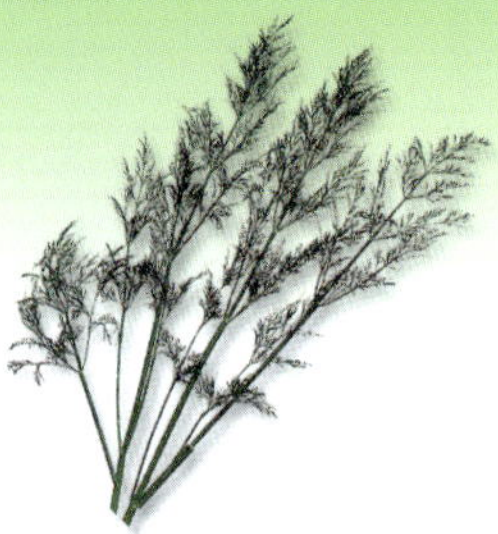

Dill

Doldengewächse

Kulturanleitung

Die Blätter des Dills sind elegant und duften stark: Ihr Anisgeschmack verträgt sich gut mit Fisch. Die Pflanze „möchte den Kopf im Feuer der Sonne und die Füße im feuchten Schatten haben“.

Aussaat

DIREKT INS FREILAND

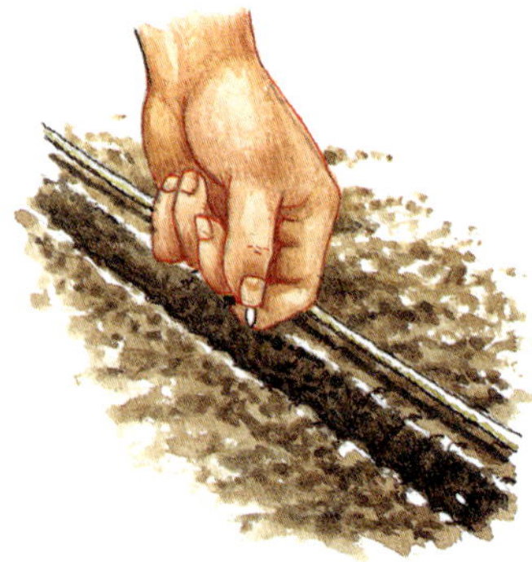

Im April bis Mai werden 1–2 cm tiefe Furchen im Abstand von 20 cm gezogen. Verteilen Sie die Samen locker auf dem Grund der Furche, füllen sie mit Erde, drücken sie mit dem Rücken des Rechens fest und gießen mit feiner Brause. Halten Sie die Erde feucht, bis oft nur 15 Tage später die ersten Blätter sichtbar werden.

Empfehlenswerte Sorte
'Elefant', 'Sari', 'Tetra Dill'.

Ausdünnen

Ungefähr drei Wochen später, wenn die jungen Pflanzen gut 10 cm hoch sind, entfernen Sie die schwächsten, sodass zwischen den Dillpflanzen jeweils 25–30 cm frei bleiben.

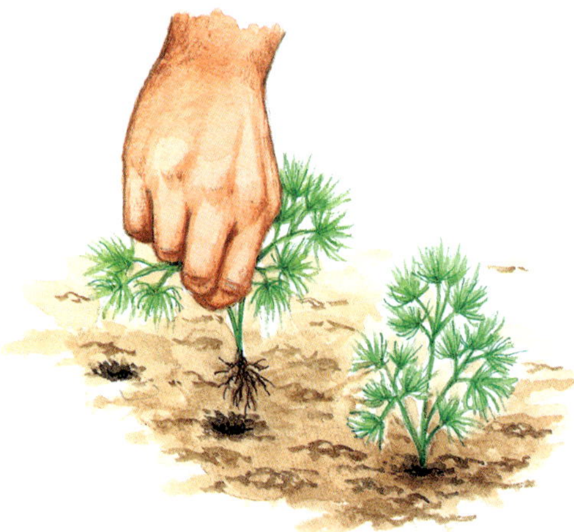

Aussaatzeitpunkt:
April–Mai
Keimdauer:
3 Wochen
Ernte:
Mai–Oktober (Kraut)
September (Samen)
Gießen:
Nicht erforderlich
Krankheiten und Schädlinge:
Keine

Falls Sie am Ende der Saison keine Dillsamen ernten wollen, schneiden Sie regelmäßig die Pflanzen, die höher als 20 cm geworden sind, bis auf wenige Zentimeter über dem Boden zurück: Auf diese Weise verhindern Sie die Blüte, die mit der üppigen Bildung von Blättern konkurriert.

Die Ernte

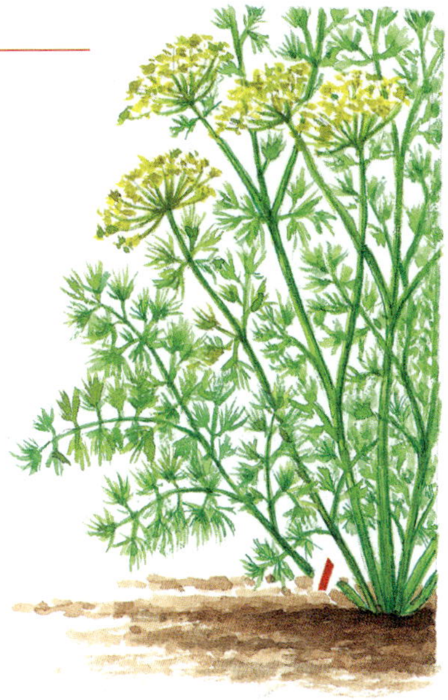

Ab Mai bei Bedarf die Dillzweige abbrechen oder mit einem Messer abschneiden. Die jungen Blätter haben das intensivste Aroma.

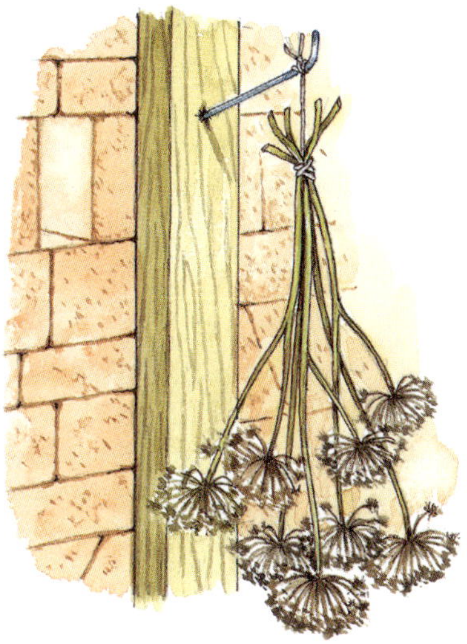

Wenn im September die Blüten braun geworden sind, schneiden Sie sie mitsamt dem Stiel ab. Lassen Sie sie an einem luftigen Platz trocknen und bewahren Sie sie in dicht verschlossenen Behältern auf.

Erwarten Sie keine reiche Samenernte, zu schnell fallen die Samen bei der kleinsten Bewegung zu Boden.

Vor dem ersten Frost

Reißen Sie die Dillpflanzen Ende Oktober oder Anfang November aus. Werfen Sie sie auf den Kompost, nachdem Sie gegebenenfalls zuvor die Blütenstände entfernt haben, um die Samenkörner zu sammeln.

Die Samenkörner können Sie für die Aussaat im kommenden Frühjahr verwenden.

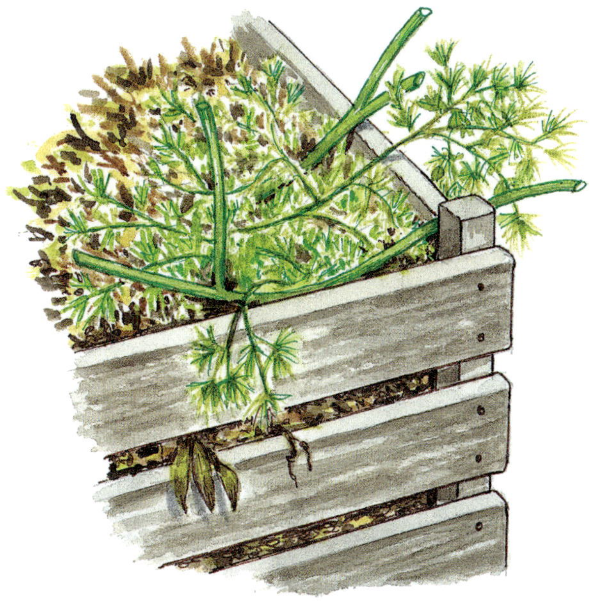

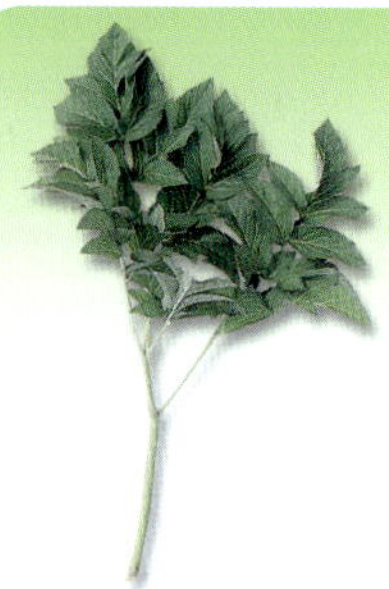

Engelwurz, Angelika

Doldengewächse

Kulturanleitung

Die Engelwurz ist eine üppige Pflanze: Sie beansprucht etwa 1 m² Platz, um sich gut zu entwickeln. Gönnen Sie ihr einen sonnigen Standort mit tiefem, leichtem Boden, der reich ist an organischem Material. Die Pflanze kann zwei Jahre am selben Standort bleiben.

Empfehlenswerte Sorte
Nur die Art ist erhältlich.

Pflanzzeitpunkt: *März–April*
Ernte:
Im Sommer nach dem Pflanzen
Gießen:
Krankheiten und Schädlinge:
Keine

Pflanzen

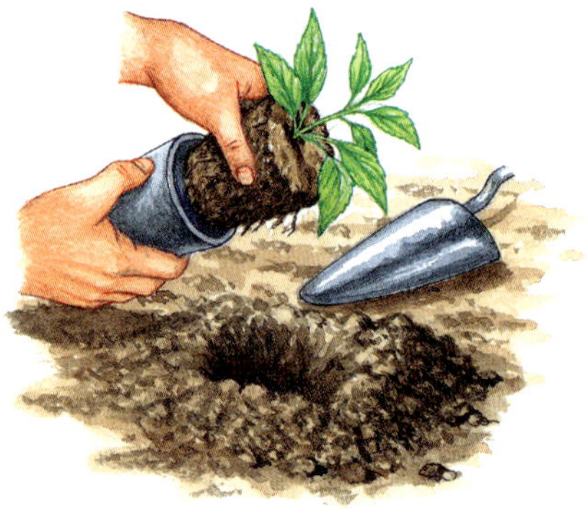

Im März oder April tauchen Sie die Pflanzen mit dem Topf ein paar Minuten in ein Becken mit Wasser. Dann lösen Sie die Pflanze mit dem Ballen aus dem Topf und lassen sie so in das Pflanzloch gleiten, dass die Oberseite des Ballens noch eben aus dem Erdreich herausschaut. Pflanzabstand 80–100 cm.

Gießen Sie während des Sommers bei trockenem Wetter regelmäßig.

Füllen Sie die Pflanzlöcher mit der ausgehobenen Erde, die Sie mit einer Hand voll Kompost vermischt haben. Drücken Sie die Erde um die Pflanze mit beiden Händen gut an und gießen Sie reichlich ohne Brause.

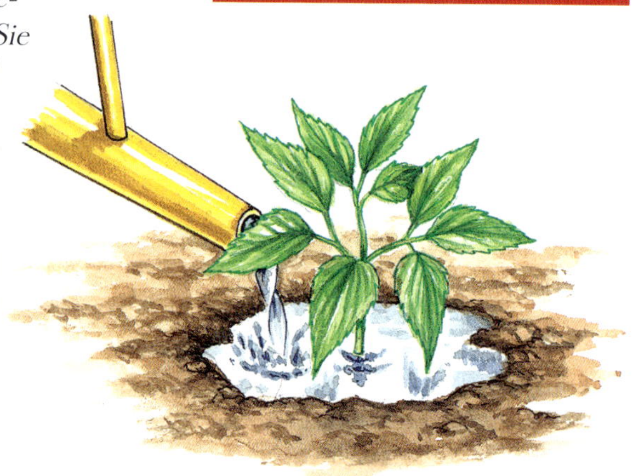

1–2 Angelikapflanzen sind völlig ausreichend für Ihren Bedarf. Die Aussaat ist nich unproblematisch, kaufen Sie deshalb lieber junge Pflanzen im Anzuchttopf .

Die Ernte

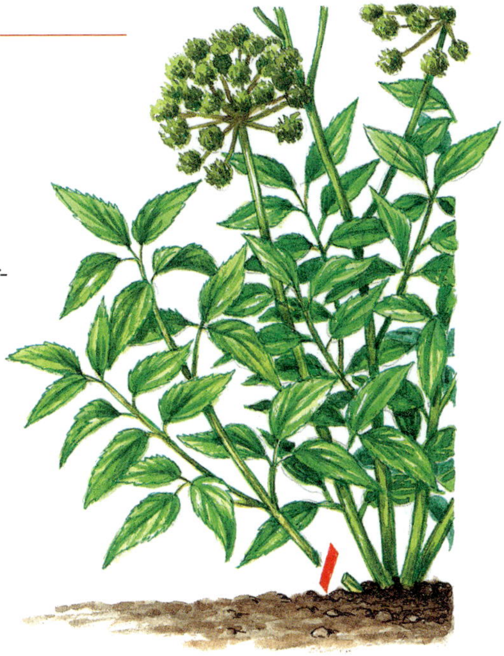

Im ersten Jahr schneiden Sie bei Bedarf die Blätter und die Stiele ab, bis Anfang Juli die Blüte einsetzt.

Die Stiele werden in Zucker kandiert verwendet. Die Samen verwendet man wie Selleriesamen.

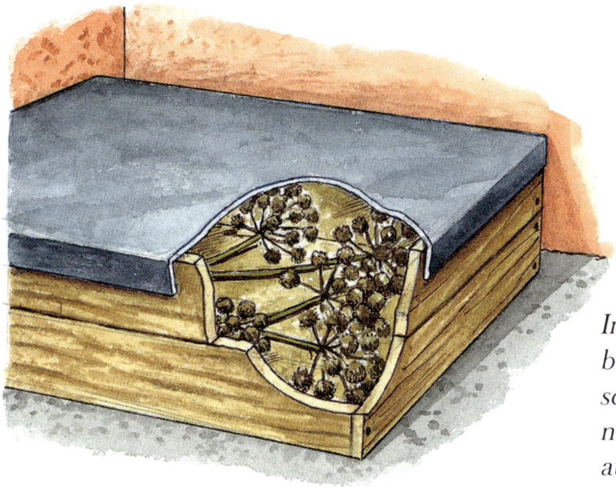

Im zweiten Jahr, wenn sich die Blüten im September braun verfärbt haben, werden sie mit dem Stiel abgeschnitten. Nachdem sie an einem luftigen Platz getrocknet wurden, werden sie in luftdichten Schachteln aufbewahrt.

Vor dem ersten Frost

Nach dem Pflanzen schneiden Sie im selben Jahr Ende Oktober bis Anfang November die trockenen Angelikablätter bis an den Boden ab. Genau ein Jahr später um dieselbe Zeit reißen Sie alle Reste aus und werfen sie auf den Kompost, nachdem Sie die Blütenstände gerettet haben, um die Samen zu gewinnen.

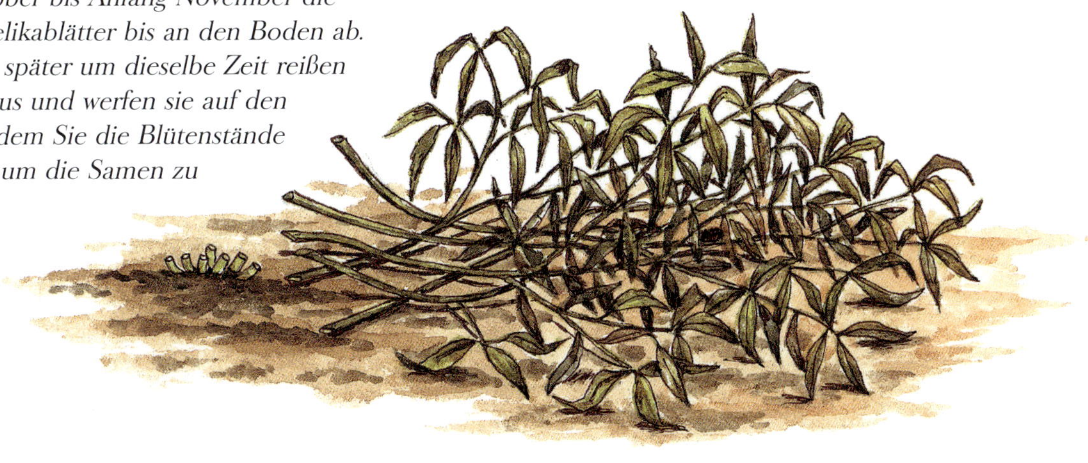

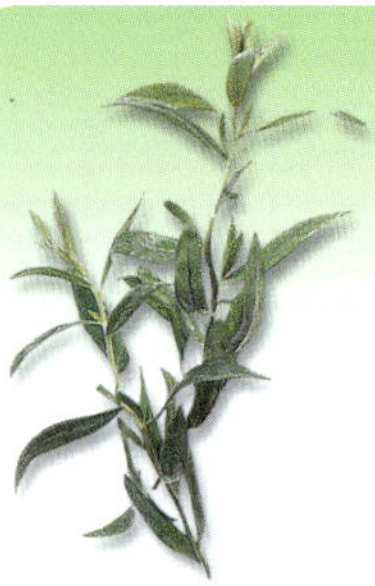

Estragon

Korbblütler

Kulturanleitung

Der Estragon ist eine ausdauernde, jedoch frostempfindliche Pflanze. Er liebt leichte, durchlässige Böden und Sonne. Bei Nässe, vor allem im Winter kann es schnell zu Frostschäden kommen. Im Herbst schneidet man den Estragon ab, er treibt im Frühjahr neu.

Pflanzen

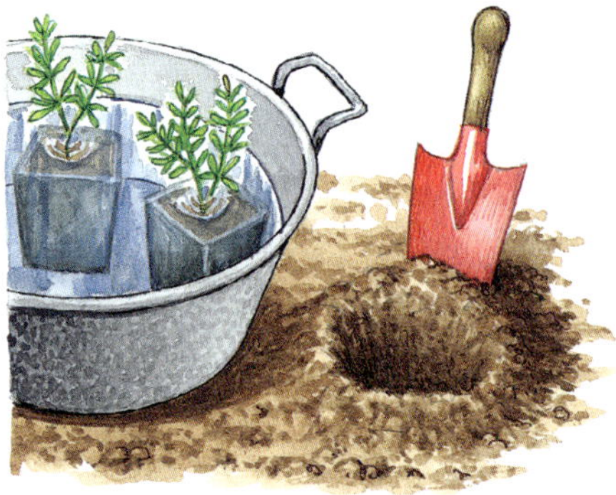

Im März oder April nehmen Sie die Pflanzen aus den Anzuchttöpfen, nachdem Sie sie ein paar Minuten in eine Schüssel mit Wasser gestellt haben. Streifen Sie ein bisschen Erde vom Wurzelballen und setzen Sie ihn in das Pflanzloch: Der Ballen soll eben mit der Erdoberfläche abschließen. Lassen Sie zwischen den einzelnen Pflanzen 50 cm frei.

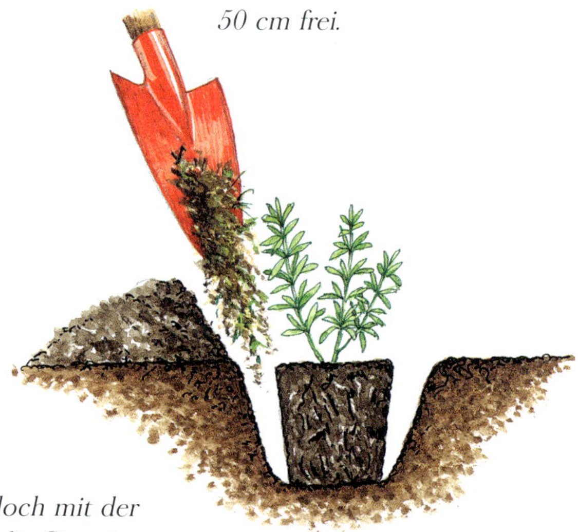

Füllen Sie das Pflanzloch mit der ausgehobenen Erde, die Sie mit einer Hand voll Kompost vermischt haben. Drücken Sie die Erde mit beiden Händen fest um die Pflanze an und gießen Sie reichlich mit der Tülle.

Bei Böden, die im Winter schwer und feucht sind, geben Sie eine gute Lage Kies auf den Grund des Pflanzlochs.

Pflanzzeitpunkt:
März–April
Ernte:
Von Mai bis zum ersten Frost
Gießen:
nicht nötig
Krankheiten und Schädlinge:
Rost

Die Ernte

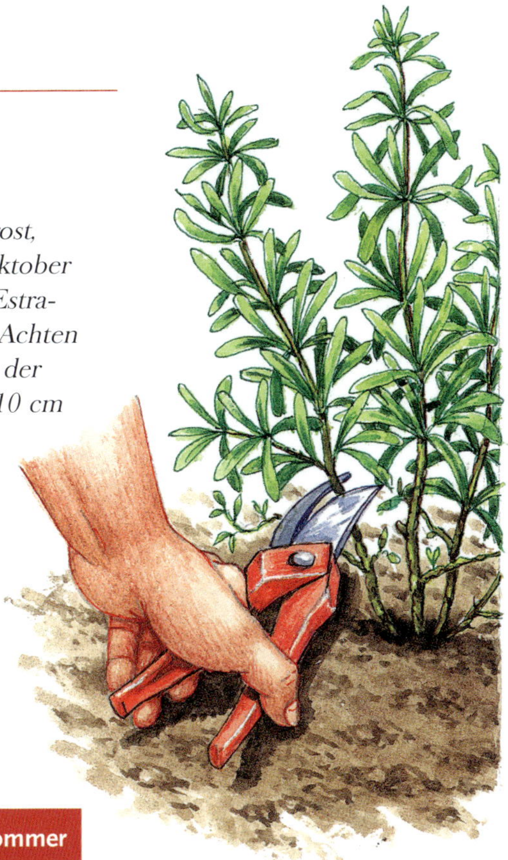

Empfehlenswerte Sorte

'Russie', eine frostharte Sorte.

Von Mai bis zum ersten Frost, also je nach Gegend im Oktober oder November, wird der Estragon nach Bedarf geerntet. Achten Sie darauf, die Stängel mit der Gartenschere mindestens 10 cm über dem Boden abzuschneiden.

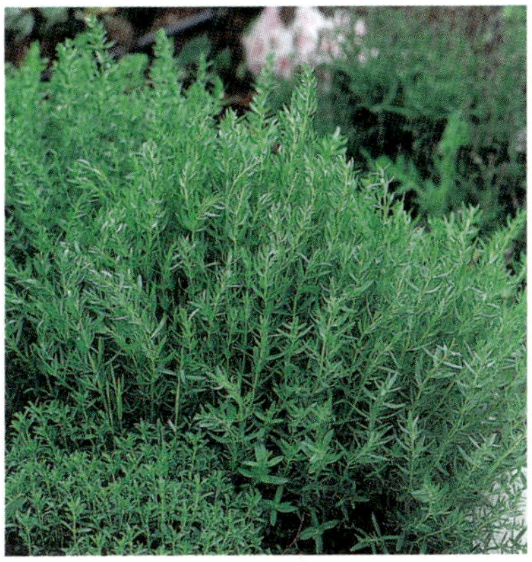

Schneiden Sie, wenn der Sommer beginnt, die Blüten tragenden Stängel ab, bevor sich die Blüten öffnen.

Teilen Sie alle 3–4 Jahre im März Ihre Estragonpflanze: die Erde von den Wurzeln abklopfen und den Ballen in 3–4 Stücke mit mindestens 4–5 Stängelansätzen teilen. Pflanzen Sie diese Teilstücke sofort in Erde.

Vor dem ersten Frost

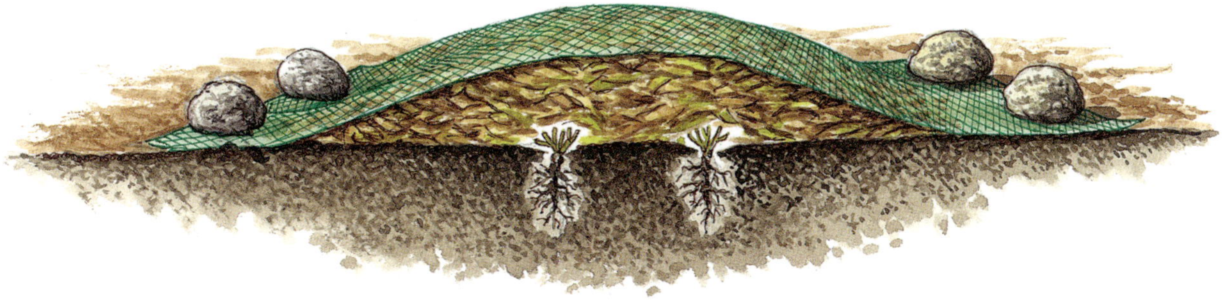

Schneiden Sie Ende Oktober oder Anfang November sämtliche Stängel am Boden ab und häufeln Sie eine 6–8 cm dicke Laubschicht über die Pflanze. Spannen Sie ein Plastiknetz darüber, das Sie an den Rändern befestigen.

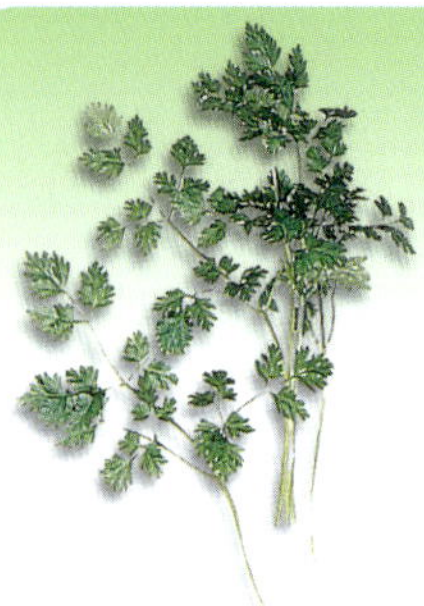

Kerbel

Doldengewächse

Kulturanleitung

Säen Sie Kerbel zu Frühjahrsbeginn und im Herbst an einen sonnigen, im Sommer an einen schattigen Platz, denn er verträgt keine Wärme. Pflanzen Sie ihn in kühlen, leichten Boden, der reich ist an organischem Material. Um die Erntezeit zu verlängern, mehrmals aussäen.

Empfehlenswerte Sorten

'Glattblättriger', 'Mooskrauser Kerbel', 'Commun'.

Aussaatzeitpunkt:
März–September

Keimdauer:
10 Tage

Ernte:
Mai–November

Gießen:

Krankheiten und Schädlinge:
Keine

Aussaat

DIREKT INS FREILAND

Ab März ziehen Sie 1 cm tiefe Furchen, an deren Grund Sie die Samen großzügig verteilen. Bedecken Sie die Saat mit Erde, drücken Sie sie mit dem Rücken des Rechens fest und gießen Sie mit feiner Brause. Für eine ausreichende Versorgung reicht 1 Reihe. Halten Sie den Boden feucht, bis 1 Woche später die ersten Blätter erscheinen.

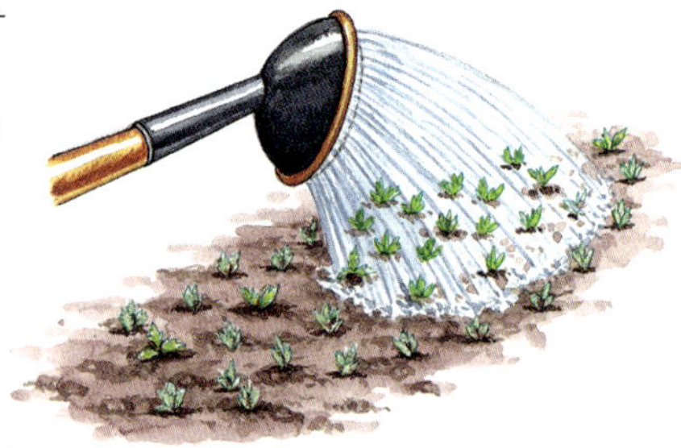

Die Ernte

Je wärmer es wird, desto schneller gelangt der Kerbel zur Blüte. Säen Sie bis im September alle 15 Tage nach, um die Erntezeit zu verlängern.

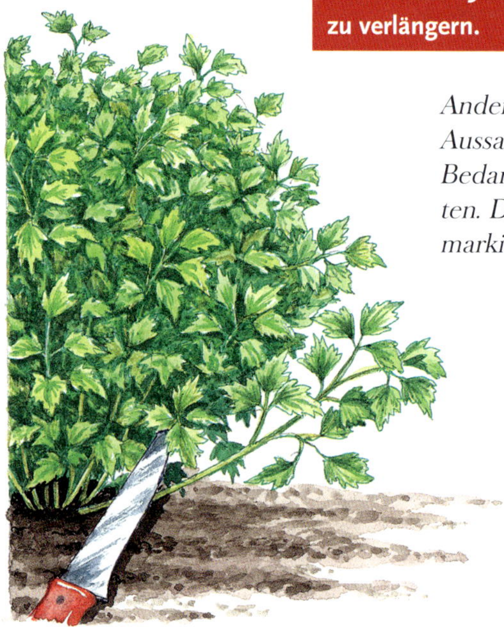

Anderthalb Monate nach der Aussaat werden die Blätter bei Bedarf am Boden abgeschnitten. Der Beginn der Blüte markiert das Ende der Ernte.

In Gegenden mit mildem Klima können Sie Kerbel den ganzen Winter über halten. Falls es sehr kalt wird, decken Sie die Pflanzen mit einer Glocke ab.

Koriander

Doldengewächse

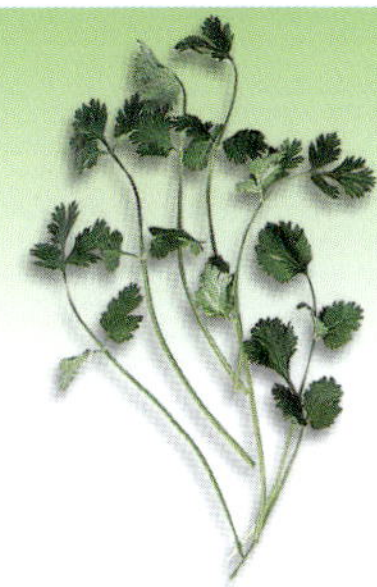

Kulturanleitung

Aussaat

DIREKT INS FREILAND

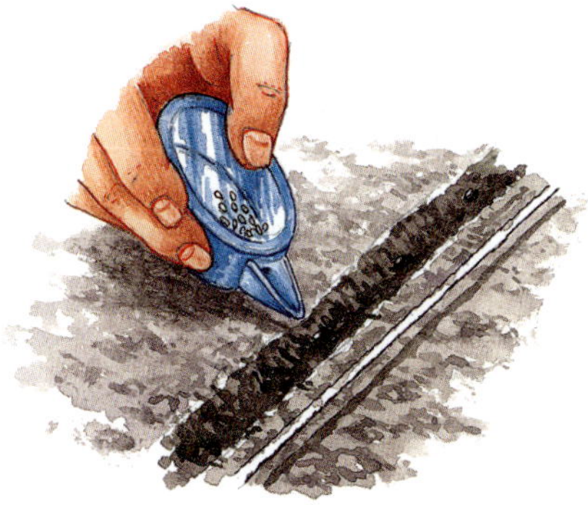

Ziehen Sie im 1–2 cm tiefe Furchen im Abstand von 30–40 cm. Verteilen Sie die Koriandersamen nicht zu dicht am Boden der Furche, bedecken sie mit Erde, drücken sie mit dem Rücken des Rechens fest und gießen mit feiner Brause.
Halten Sie den Boden feucht, bis die ersten Blätter erscheinen, was manchmal bis zu drei Wochen dauern kann.

Im Süden kann man Koriander im September säen. Die Pflanzen blühen dann früher und werden meist höher.

Ausdünnen

Nach anderthalb Monaten, wenn die Jungpflanzen 4–5 Blätter haben, ziehen Sie die schwächsten Pflanzen heraus und lassen alle 20 cm nur eine stehen.

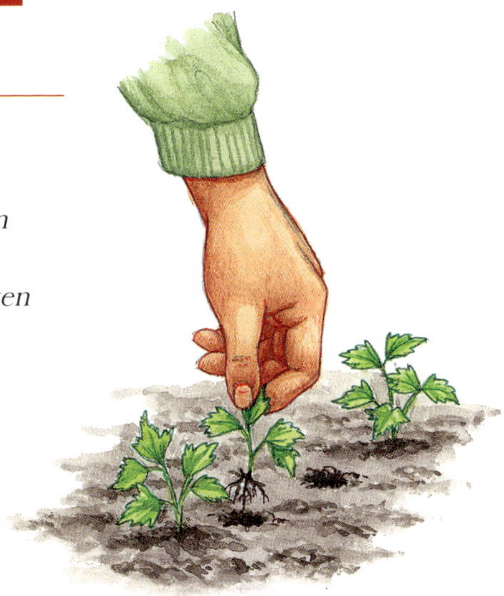

Die einjährige Gewürzpflanze gedeiht in leichten, warmen leicht kalkhaltigen Böden. Geben Sie ihm einen geschützten und sonnigen Standort. Man verwendet die frischen Korianderblätter und die getockneten Samen. Koriander ist auch unter dem Namen „chinesische (oder „arabische“) Petersilie“ bekannt.

Aussaatzeitpunkt:
April
Keimdauer:
2–3 Wochen
Ernte:
Juli (Blätter) oder August (Samen)
Gießen:
Nicht erforderlich
Krankheiten und Schädlinge:
Keine

Die Ernte

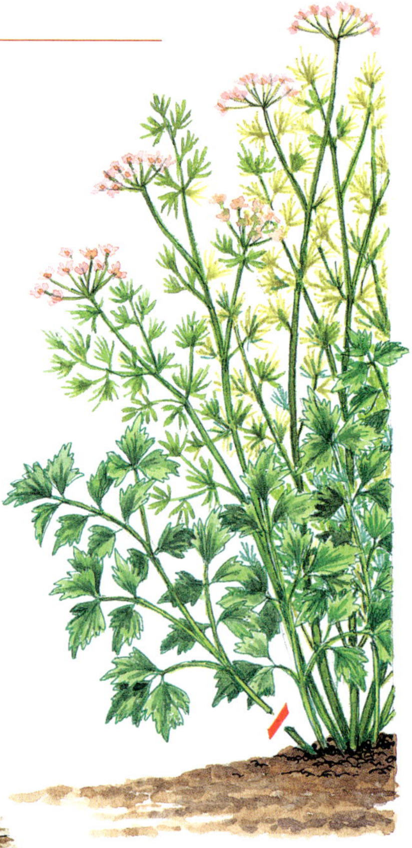

Empfehlenswerte Sorten
'Commune', 'Slow Bolt'.

Mit Beginn des Sommers und bis zum Aufgehen der Blüten (im August) schneidet man bei Bedarf Korianderzweige tief am Boden ab.

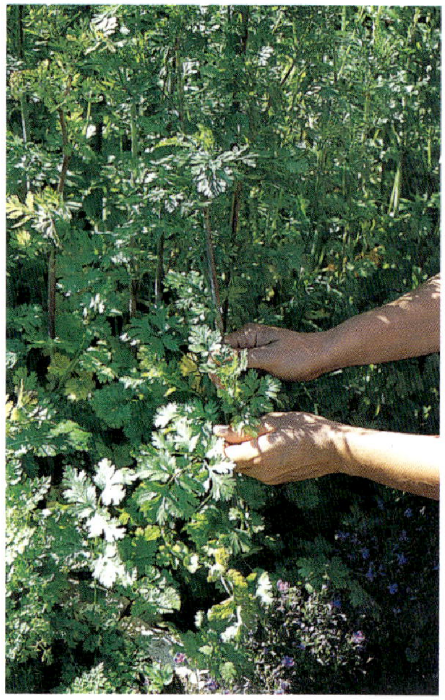

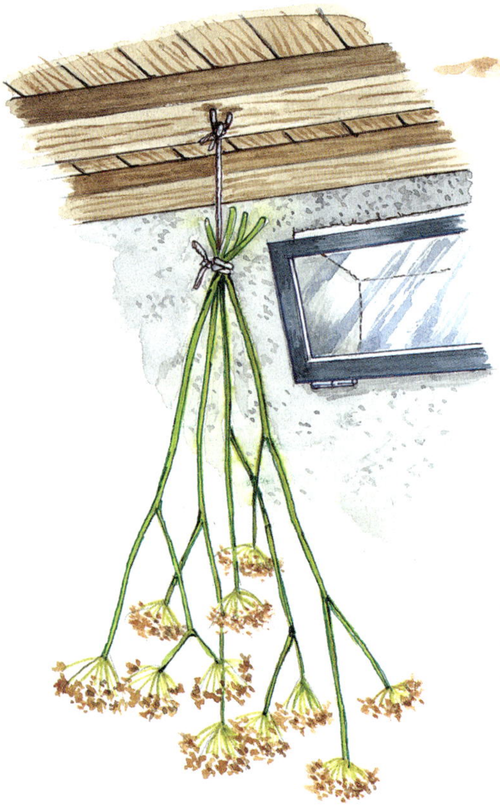

Wenn an einem schönen sonnigen Tag im August die Blüten sich verfärbt haben und fast trocken sind, reißen Sie alle Pflanzen aus und schneiden die Blüten mitsamt den Stielen ab. Hängen Sie sie zum Trocknen gebündelt an einen luftigen Platz. Verwahren Sie die Samen maximal ein Jahr lang in fest verschlossenen Behältern. Die Reste der Korianderpflanzen werfen Sie auf den Kompost.

In windigen Gegenden setzt man an mehreren Stellen der Saatreihe verzweigte Äste in den Boden, um die hoch gewachsenen Blütenstände zu stützen.

Lauchzwiebel und Schnittlauch

Liliengewächse

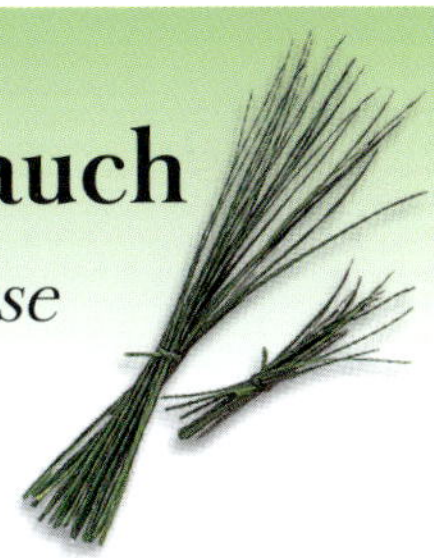

Kulturanleitung

Aussaat

Direkt ins Freiland

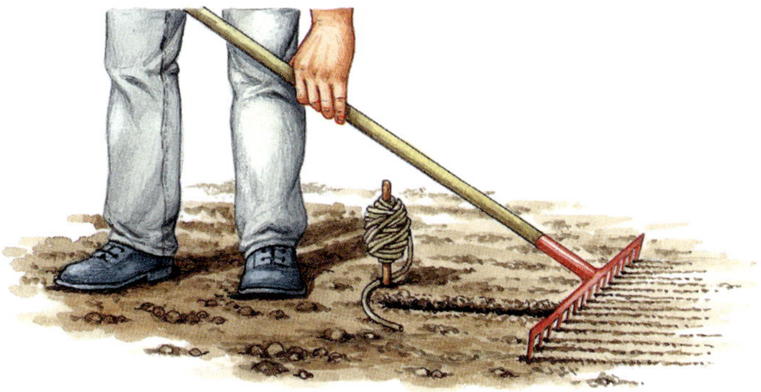

Im März oder April ziehen Sie 1–2 cm tiefe Furchen, in denem Sie die Samen großzügig verteilen. Mit Erde bedecken, mit dem Rücken des Rechens festdrücken und mit feiner Brause gießen. Eine Saatreihe bringt ausreichenden Ertrag.
Halten Sie den Boden feucht, bis nach etwa 15 Tagen die ersten Blätter erscheinen.

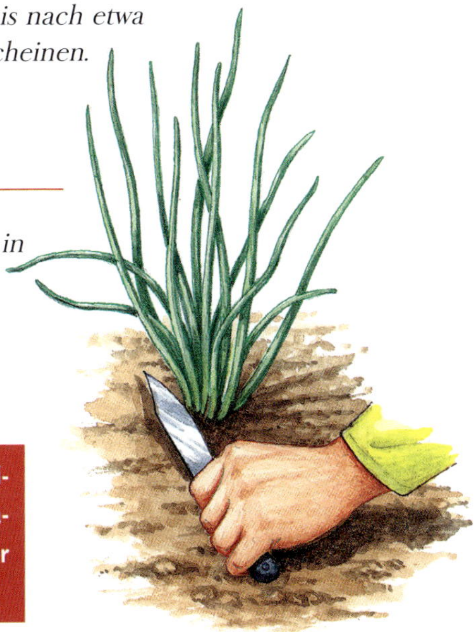

Die Ernte

Im ersten Jahr ab Sommer und in den folgenden Jahren ab April bei Bedarf die röhrenförmigen Blätter mit dem Messer direkt über dem Boden abschneiden.

Anders als der Schnittlauch weisen die Lauchzwiebeln an der Basis der dickeren, längeren Blätter eine fleischige Verdickung auf.

Lauchzwiebeln und Schnittlauch sind nahe Verwandte. Beide sind ausdauernd, mögen fruchtbaren, nicht zu feuchten Boden sowie Sonne, vertragen aber auch etwas Schatten.

Empfehlenswerte Sorten

Lauchzwiebeln: 'Toga', 'Lange Weiße Milda', 'Red Beard', 'White Lisbon'.

Schnittlauch: 'Commune', 'Hylan Cut I', 'Staro'.

Aussaatzeitpunkt:
März–April

Keimdauer:
12 Tage

Ernte:
April–November

Gießen:

Krankheiten und Schädlinge:
Lauchmotte, Zwiebelfliege

Liebstöckel, Maggikraut

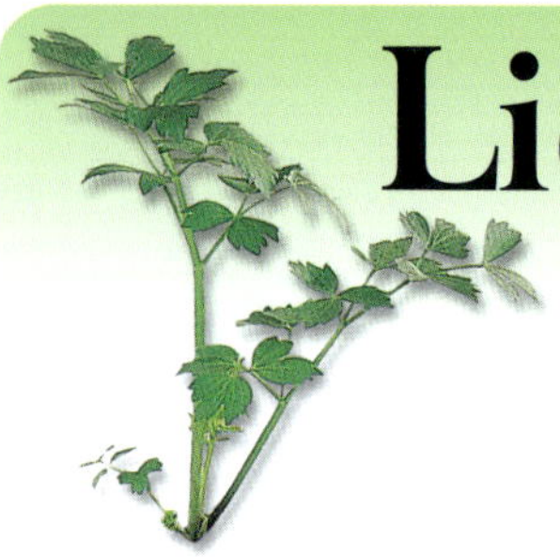

Doldengewächse

Kulturanleitung

Die Blätter von Liebstöckel oder Maggikraut schmecken nach Sellerie und werden entsprechend zum Würzen von Suppen und Saucen verwendet. Die ausdauernde Gewürzpflanze mag fruchtbaren, tiefen Boden und einen sonnigen Standort.

Pflanzen

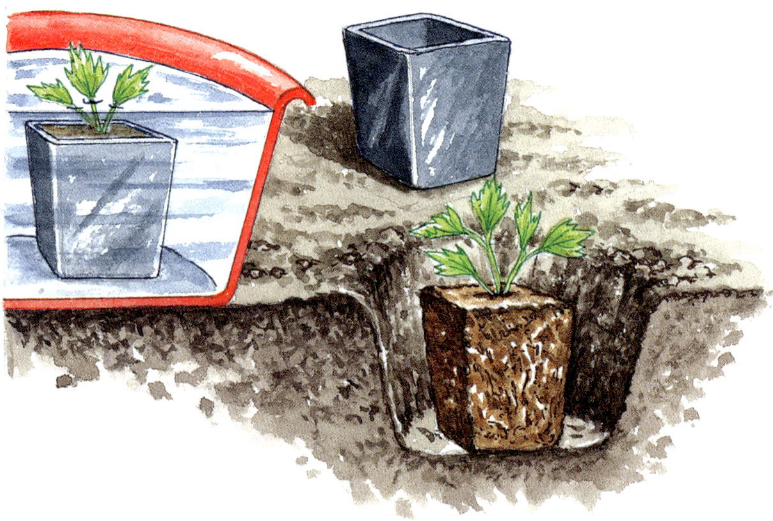

Kaufen Sie im März oder April junge Liebstöckelpflanzen im Anzuchttopf. Die Pflanze wird zunächst gewässert und aus dem Topf genommen. Lockern Sie oberflächlich die Wurzeln und setzen die Pflanze so tief in das vorbereitete Loch, dass die Oberseite des Wurzelballens und der umgebende Boden eine ebene Fläche bilden.

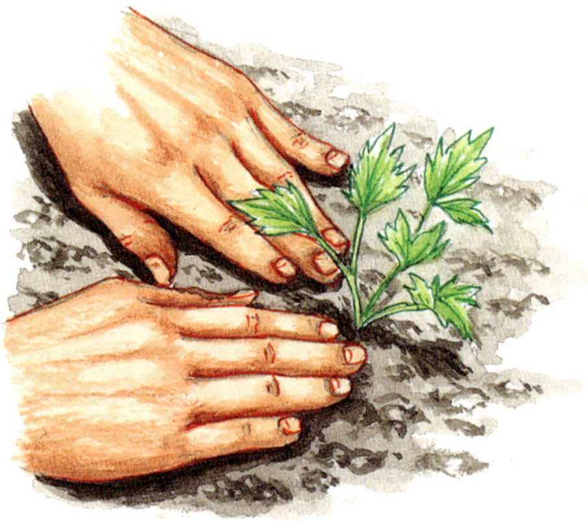

Füllen Sie das Pflanzloch mit der ausgehobenen Erde auf, die Sie mit einer Hand voll Kompost vermischt haben, drücken sie mit beiden Händen rund um die Pflanze fest. Gießen Sie reichlich und gezielt.

Pflanzzeitpunkt:
März–April
Ernte:
Bereits im ersten Sommer. In den folgenden Jahren von Mai bis zu den ersten Frösten
Gießen:
nicht erforderlich
Krankheiten und Schädlinge:
Keine

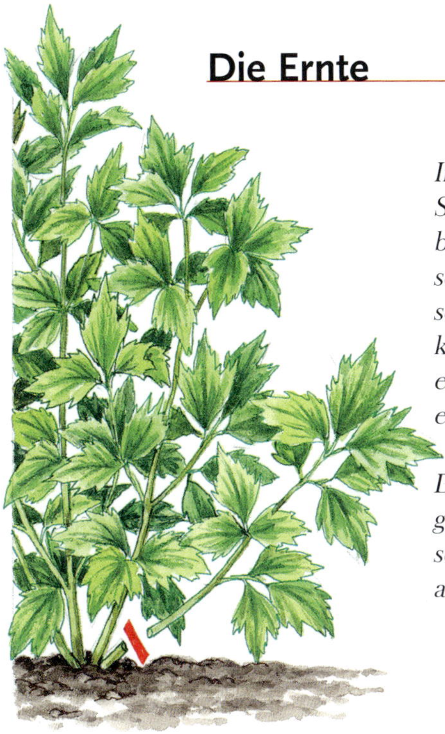

Die Ernte

Im ersten Jahr warten Sie bis zum Sommer und pflücken die Blätter bei Bedarf von Hand oder schneiden Sie mit der Gartenschere. In den Jahren danach können Sie bereits im Frühjahr ernten, sobald genügend Blätter entstanden sind.

Die geernteten Blätter können getrocknet und in einem gut schließenden Vorratsbehälter aufgehoben werden.

Empfehlenswerte Sorte

Es gibt nur die Art.

Vom zweiten Jahr an blüht das Maggikraut im Juli/August. Schneiden Sie den Blütenstängel, sobald er sich zeigt, aus dem Herz der Blätter heraus.

Vor dem ersten Frost

Ende Oktober/Anfang November schneidet man sämtliche Blätter knapp über dem Boden ab. Graben Sie den Liebstöckel alle 3 Jahre mit der Erde aus, die den Wurzelballen bildet: Nehmen Sie am besten die Grabegabel zuhilfe.

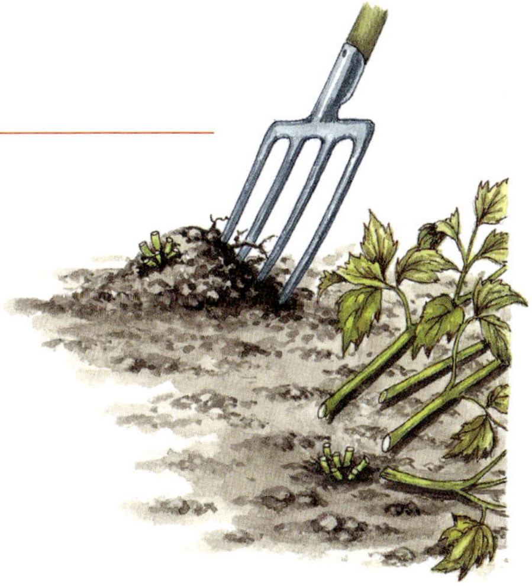

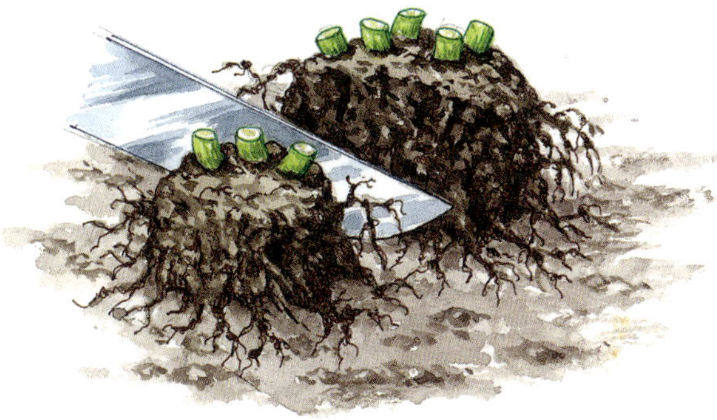

Schneiden Sie den Wurzelballen mit dem Gartenmesser in 2–3 Stücke, die Sie dann sogleich einpflanzen. Falls Sie mehrere Pflanzen haben möchten, setzen Sie sie mindestens 50 cm auseinander.

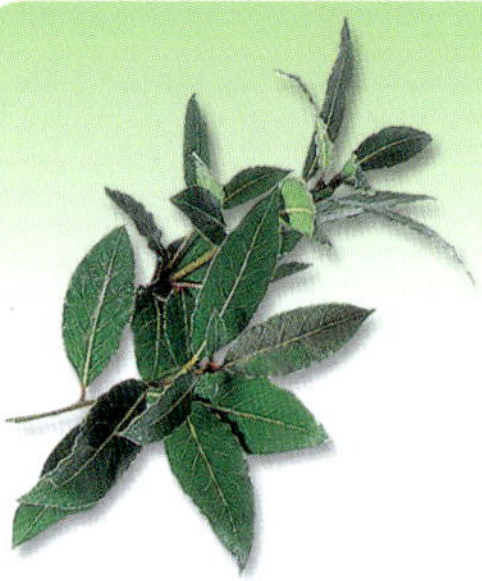

Lorbeer

Lorbeergewächse

Kulturanleitung

Der Lorbeer ist ein echter Strauch (oder Baum), stellt an die Qualität des Bodens keine besonderen Ansprüche, ist aber frostempfindlich. Bei uns fühlt er sich im Kübel am wohlsten und an einem sonnigen Platz, der vor kalten Winden geschützt ist.

Im Frühjahr wird es Zeit, den Lorbeer eventuell zu beschneiden, um angemessene Proportionen zu erhalten oder ihm einen bestimmten Formschnitt zu geben.

Pflanzzeitpunkt:
März–April
Oktober
Ernte:
Ganzjährig
Gießen:
nicht nötig
Krankheiten und Schädlinge:
Läuse

Pflanzen

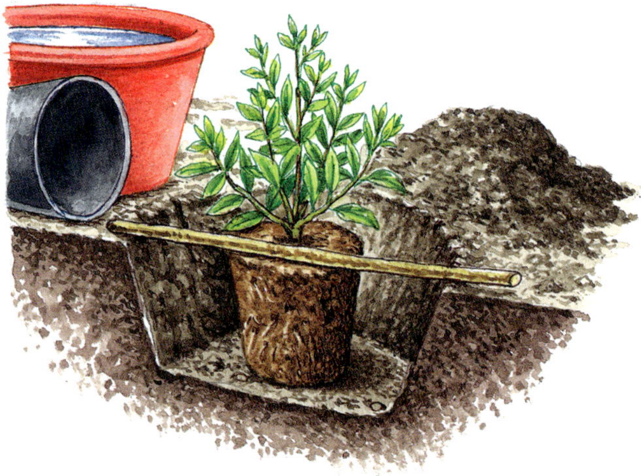

Kaufen Sie im März/April oder im Oktober einen Lorbeer im kleinen Container. Für normalen Bedarf sind Sie mit einer Pflanze ausreichend bedient. Graben Sie ein Pflanzloch, das doppelt so groß sein sollte wie der Wurzelballen und so breit wie hoch. Nehmen Sie den Lorbeer aus seinem Container, nachdem Sie ihn ein paar Minuten gewässert haben. Streifen Sie die Erde oberflächlich ab. Setzen Sie den Lorbeer so tief mitten in das Pflanzloch, dass der Wurzelballen oben mit der Erdoberfläche abschließt.

Die Erde aus dem Pflanzloch vermischt man mit einer Hand voll Kompost und häufelt sie um den Wurzelballen. Festdrücken und dann reichlich gießen (ohne Brause). Im ersten Sommer wird regelmäßig etwa einmal in der Woche gegossen.

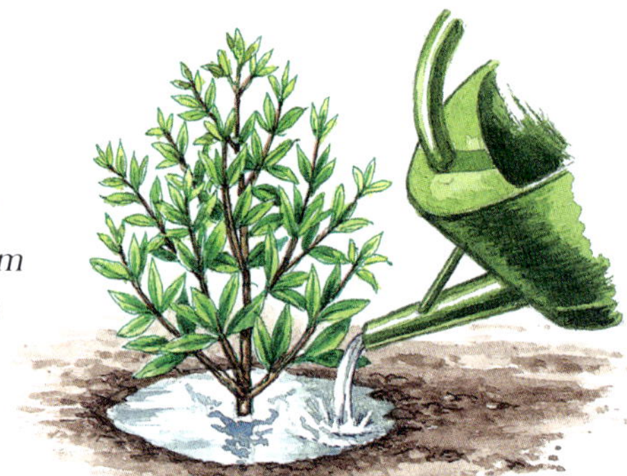

Die Ernte

Empfehlenswerte Sorte

Für die Verwendung in der Küche ist der gewöhnliche Lorbeerbaum (*Laurus nobilis*) am besten geeignet.

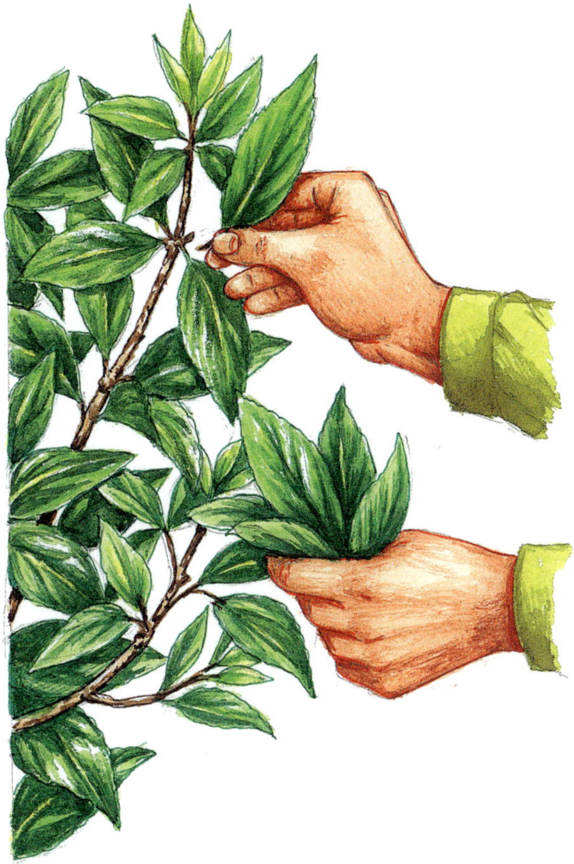

Vom März bis zum ersten Frost können Sie die Lorbeerblätter pflücken, die Sie gerade zum Kochen benötigen.

Das Aroma der frischen Lorbeerblätter ist intensiver. Pflücken Sie jeweils die dunkelgrünen, etwas spröden Blätter. Die zarten, jüngeren Blätter sind weniger aromatisch.

Im ersten Jahr sollten Sie höchstens ein Viertel der Lorbeerblätter ernten, andernfalls wird der neu gepflanzte Lorbeer zu sehr geschwächt.

Vor dem ersten Frost

In sehr kalten Gegenden sollte der Lorbeer mit einer 6–8 cm dicken Strohschicht geschützt werden. Hüllen Sie die Blätter in Luftkissenfolie ein, um die Sie spiralförmig eine Schnur wickeln.

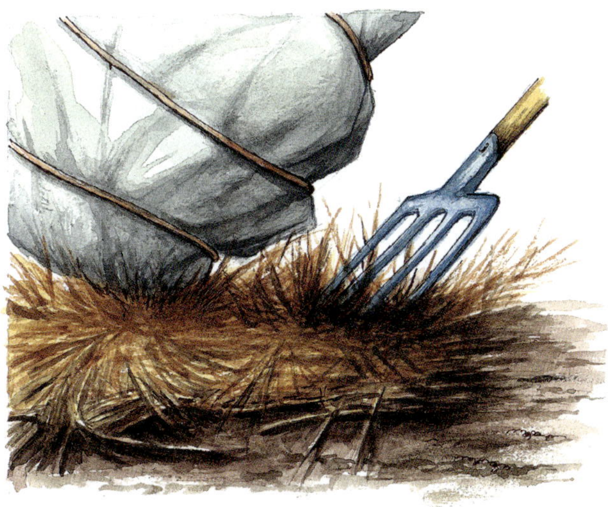

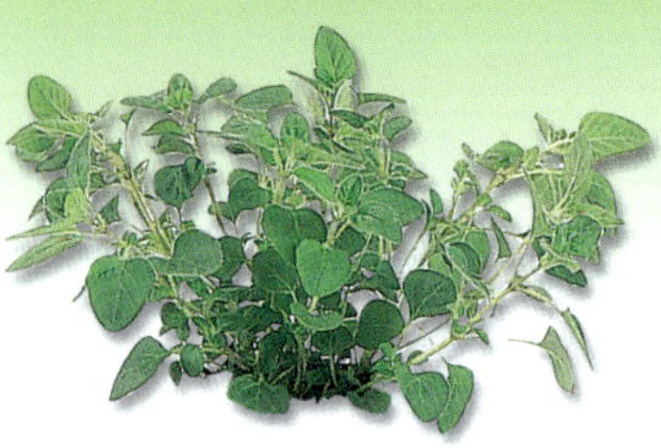

Majoran, Oregano

Lippenblütler

Kulturanleitung

Majoran ist eine ausdauernde Gewürzpflanze. Sie liebt fruchtbaren, lockeren, leicht kalkhaltigen Boden. Trockenheit und Kälte verträgt sie problemlos. Geben Sie ihr einen Platz an der Sonne. Oregano schmückt sich im Sommer mit weißen, rosa- oder purpurfarbenen Blüten.

Aussaat

INS ANZUCHTBEET

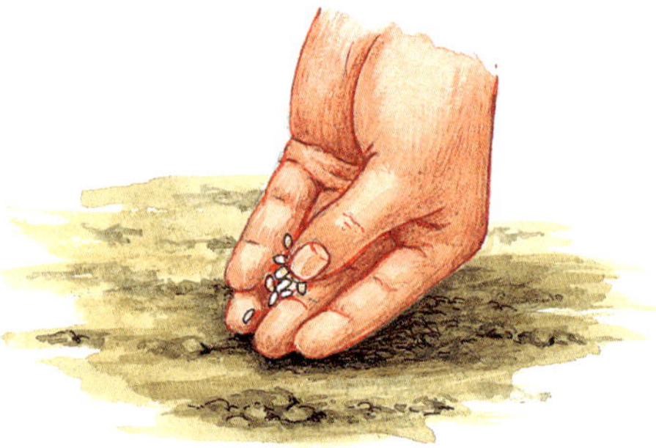

Säen Sie zwischen April und Juni ein wenig Origanumsamen in einer Ecke des Anzuchtbeetes aus. Dünn mit Erde bedecken, mit dem Rücken des Rechens festdrücken und mit feiner Brause angießen. Feucht halten, bis die ersten Blätter sichtbar werden, was etwa drei Wochen, manchmal sogar länger dauert.

Pflanzen

Ziehen Sie die jungen Pflanzen, wenn sie anderthalb Monate später 4–5 Blätter haben, vorsichtig mithilfe eines Setzholzes aus der Erde. Sie werden dann im Abstand von 30 cm im Gemüsegarten ausgepflanzt.

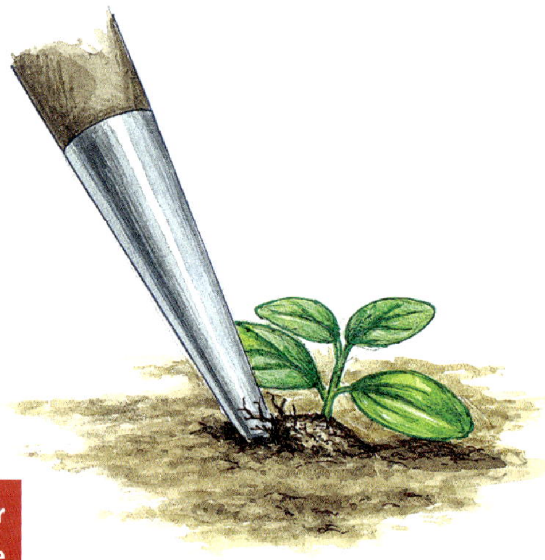

Bei schwerem und im Winter feuchtem Boden geben Sie eine 6–8 cm dicke Kiesschicht in das Pflanzloch.

Aussaatzeitpunkt:
April–Juni
Keimdauer:
2–3 Wochen
Ernte:
Juli–September
Gießen:
nicht erforderlich
Krankheiten und Schädlinge:
Keine

Die Ernte

Empfehlenswerte Sorten

Alle Sorten eignen sich für den Gebrauch in der Küche.

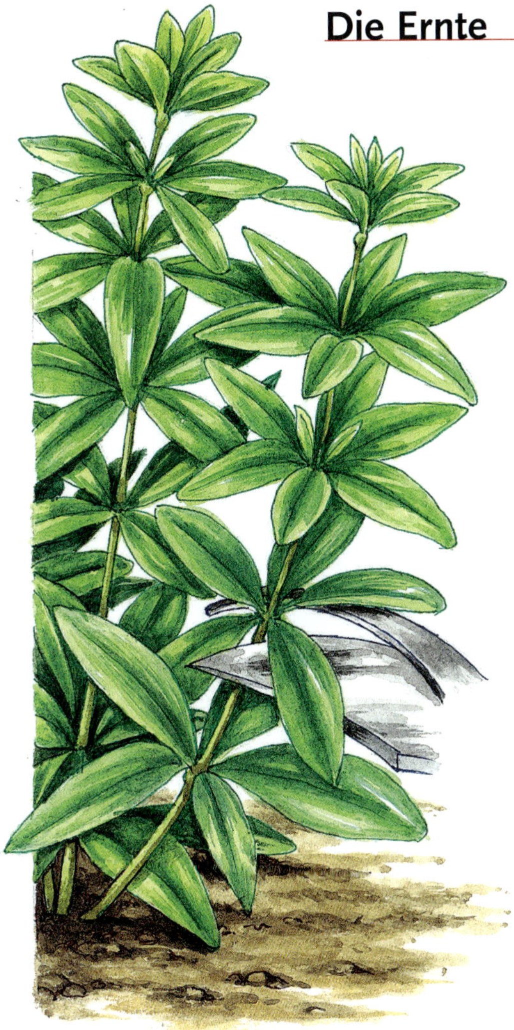

Von Juli bis September schneidet man bei Bedarf Stängel mit oder ohne Blüten 12–15 cm über dem Boden ab.

Schneiden Sie alle Zweige der Pflanze vor dem Winter 10–15 cm über der Erde ab.

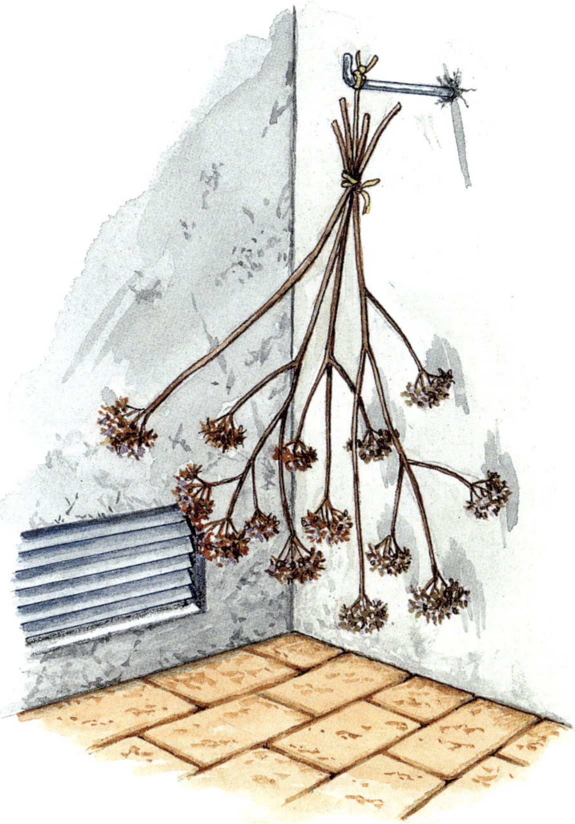

Um Majoran für den Winter aufzuheben, werden die Stängel am Beginn der Blüte wenige Zentimeter über dem Boden abgeschnitten. Sie werden mit den Köpfen nach unten an einem luftigen, schattigen Ort zum Trocknen aufgehängt und anschließend in dicht schließenden Behältern aufbewahrt.

★

Meerrettich, Kren

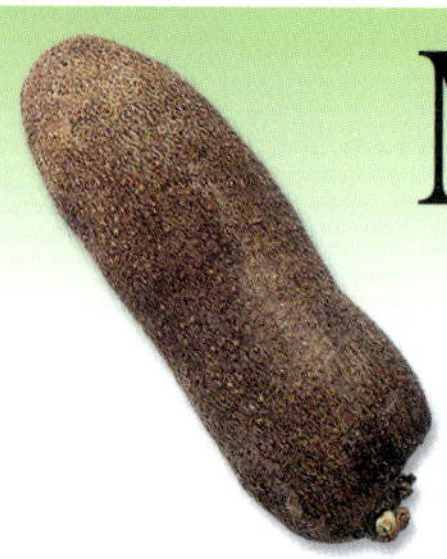

Kreuzblütler

Kulturanleitung

Diese Staude wird wegen ihrer fleischigen, scharf wie Senf schmeckenden Wurzel angebaut. Der Meerrettich gedeiht in allen leichten und bis in die Tiefe lockeren Böden, die viel organisches Material enthalten. Gönnen Sie ihm einen Platz an der Sonne.

Empfehlenswerte Sorte
Im Fachhandel erhalten Sie Wurzelableger.

Pflanzzeitpunkt:
März–April
Ernte:
Das ganze Jahr über, solange der Boden nicht gefroren ist
Gießen:
Krankheiten und Schädlinge:
Keine

Pflanzen

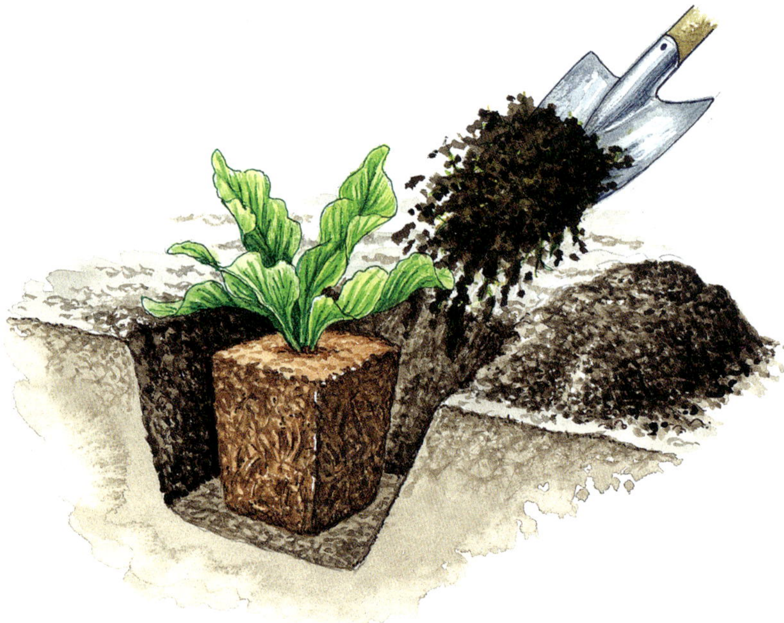

Besorgen Sie sich im März oder April junge Meerrettichpflanzen in Anzuchttöpfen. Nehmen Sie die zuvor gut gewässerten Wurzelballen aus den Töpfen und lockern sie mit den Fingern auf. Setzen Sie die Pflanzen in Abständen von 40 cm in Pflanzlöcher: Der Wurzelballen soll oben mit dem umgebenden Boden abschließen. Füllen Sie das Pflanzloch mit einer Mischung aus Kompost und Gartenerde. Sorgfältig ohne Brause angießen.

Im Verlauf des Sommers macht der Meerrettich Anstalten zu blühen. Entfernen Sie die Blütenstiele so bald wie möglich, denn sie schwächen die Pflanze.

Die Ernte

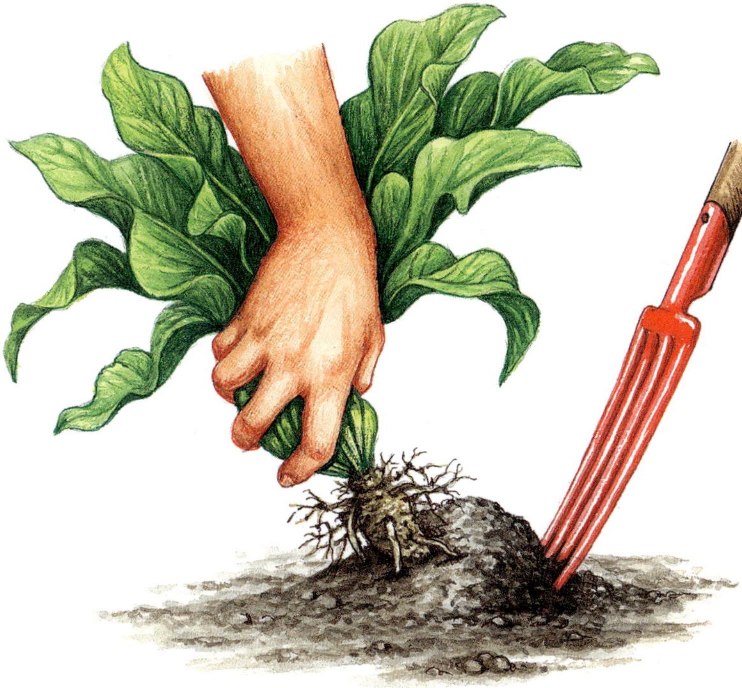

In den folgenden Jahren können Sie bei Bedarf ernten. Stechen Sie die Grabegabel möglichst senkrecht 20 cm vor der Pflanze ein und heben Sie sie vorsichtig an. Dann packen Sie die Blätter an der Basis und ziehen die Wurzel ganz heraus.

Sichern Sie sich die Erträge Ihrer Pflanze: Bei der Frühjahrsernte (März) bricht man einige Wurzeln in 10 cm große Stücke. Diese werden dann senkrecht so in die Erde gepflanzt, dass sie oben noch eben herausschauen. Sie können auch Seitenwurzeln verwenden.

Vor dem ersten Frost

Ende Oktober oder Anfang November schneidet man sämtliche Blätter wenige Zentimeter über dem Boden ab. Wenn Sie bis in den April hinein ernten wollen, decken Sie jede Pflanze mit einer 6–8 cm dicken Laubschicht ab.

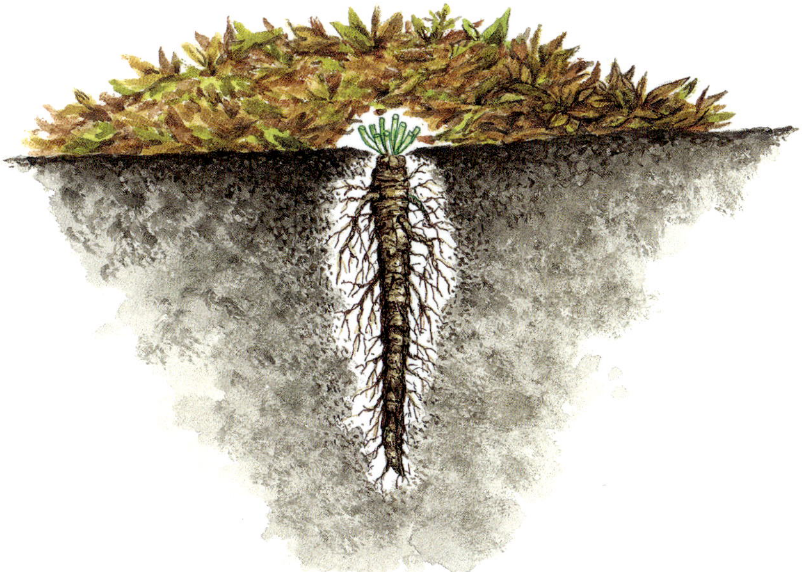

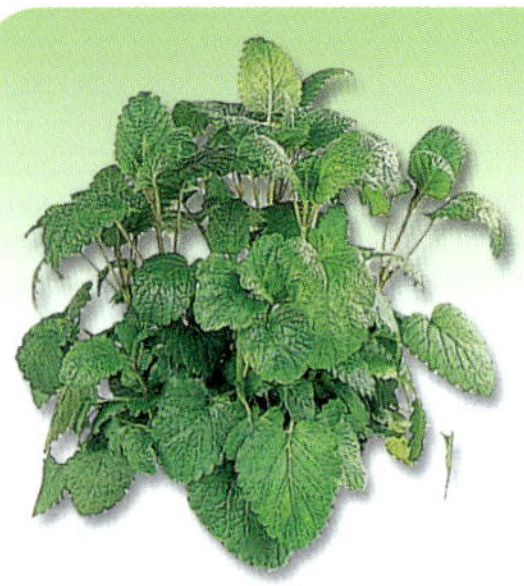

Melisse

Lippenblütler

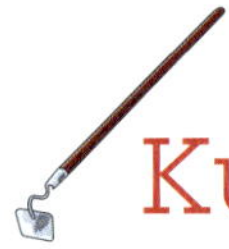

Kulturanleitung

Zerreibt man ihre Blätter zwischen den Fingern, dann entfaltet die Melisse einen Duft nach Zitrone, der an den Zitronenstrauch erinnert. Die Melisse bevorzugt leichte, durchlässige, tiefe und warme Böden. Im Süden ist sie dankbar für leichten Schatten, in nördlichen Gegenden braucht sie einen windgeschützten Platz in voller Sonne.

Pflanzen

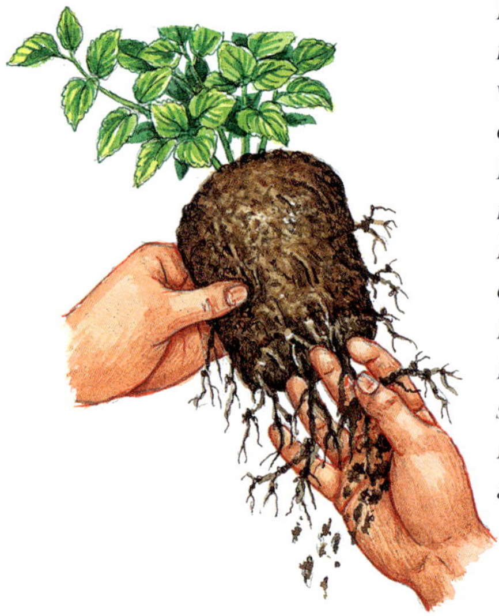

Im März oder (in Gegenden mit milden Wintern) im September weicht man den Wurzelballen einer jungen Pflanzen einige Minuten in Wasser ein und nimmt ihn dann aus dem Topf. Entfernen Sie mit den Fingern oberflächlich die Erde von dem Ballen und setzen Sie ihn in die Mitte des Pflanzlochs: Die Oberseite des Ballens soll mit der Erdoberfläche abschließen. Mehr als 1 Pflanze wird nicht benötigt.

Die Melisse kann ganz einfach von April bis Juni gesät werden. Sie bekommen dann zahlreiche Pflanzen.

Pflanzzeitpunkt:
März–April
September–Oktober
Ernte:
Mai–Oktober
Gießen:
nicht erforderlich
Krankheiten und Schädlinge:
Keine

Füllen Sie das Pflanzloch mit der ausgehobenen Erde, die Sie mit einer Hand voll Kompost vermischt haben. Gut mit der Hand festdrücken und reichlich gießen (ohne Brause).

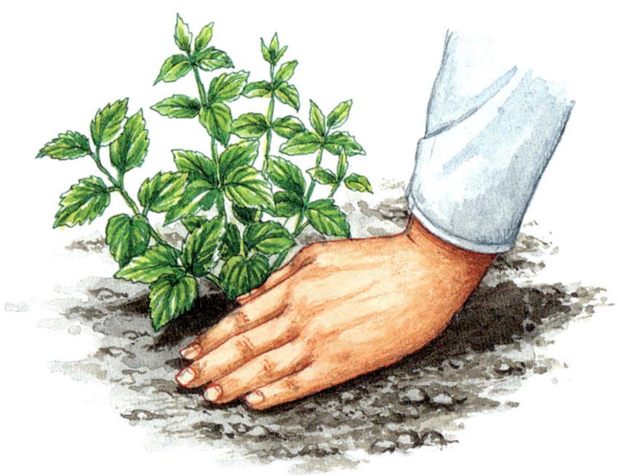

Die Ernte

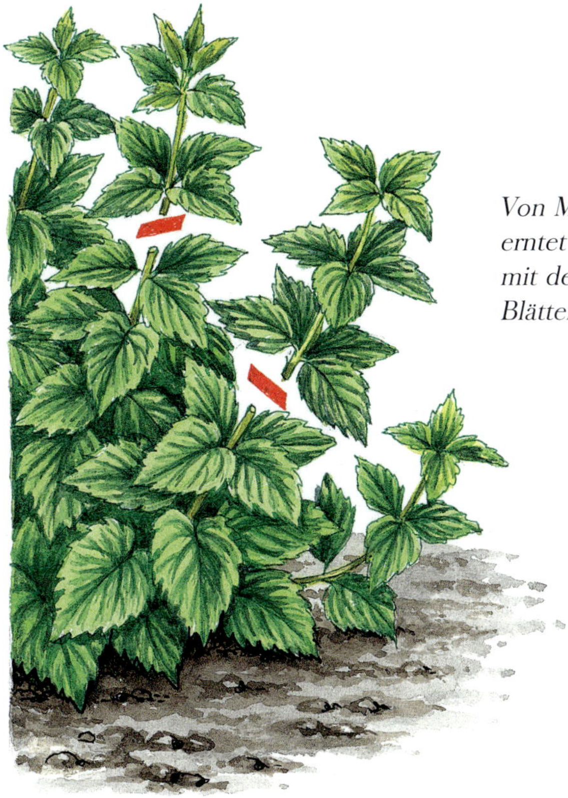

Von Mai bis zu den ersten Frösten erntet man die Spitzen der Stängel mit den jüngsten und aromatischsten Blättern.

Empfehlenswerte Sorte

Die gewöhnliche grüne Melisse hat das meiste Aroma und eignet sich am besten für die Küche.

Schneiden Sie am Beginn des ersten Sommers nach dem Pflanzen die Stängel etwa zur Hälfte zurück, um eine Blüte zu vermeiden: Diese geht nämlich auf Kosten eines üppigen Blattwerks.

Vor dem ersten Frost

Ende Oktober oder Anfang November schneiden Sie sämtliche Stängel 10 cm über dem Boden ab. Falls es sehr kalt wird, decken Sie die Pflanze mit Noppenfolie ab, bis das Wetter milder wird.

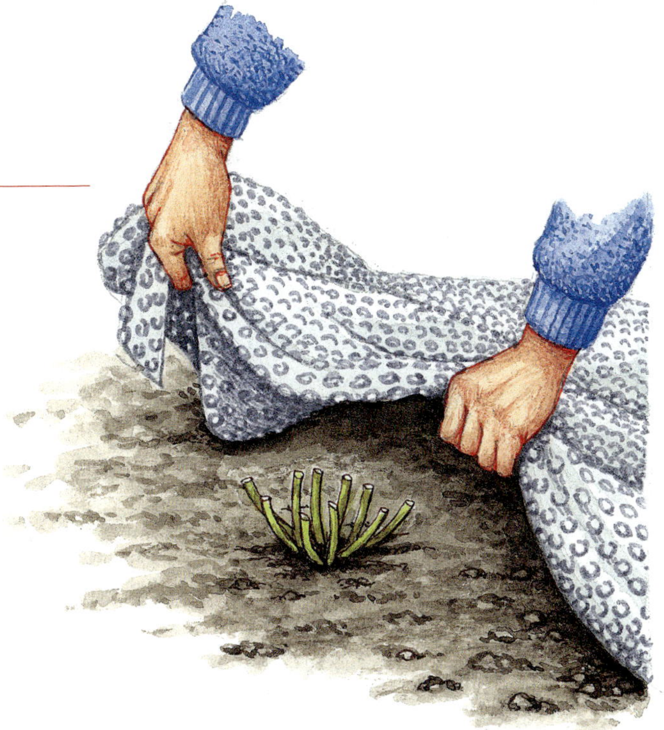

Teilen Sie die Melisse alle 3–4 Jahre im März/April: Den Wurzelballen aus der Erde nehmen und mit dem Gartenmesser in 2–3 Stücke schneiden, die mit Wurzeln und Stängelbasis versehen sein müssen. Sofort einpflanzen.

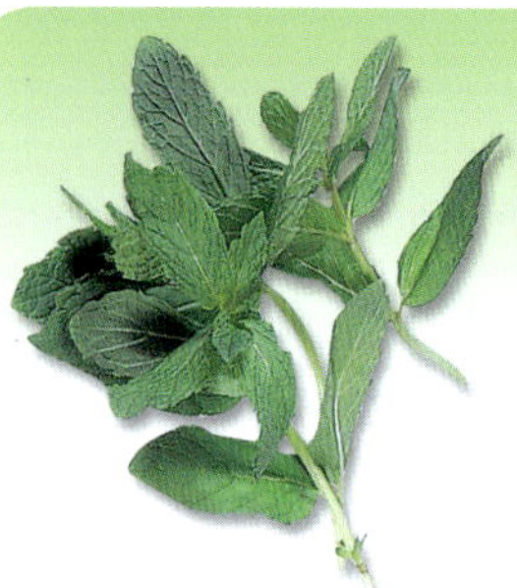

Minze

Lippenblütler (Labiatae)

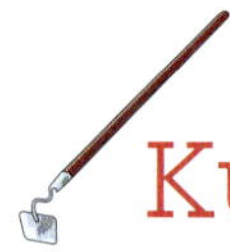

Kulturanleitung

Die Minze zählt zu den Stauden. Sie mag fruchtbaren, kühlen, also feuchten, und lockeren Boden, an leicht schattigem Standort. Machen Sie sich darauf gefasst, dass sie sich unterirdisch hemmungslos ausbreitet. Den Winter über zieht sie vollständig ein.

Pflanzen

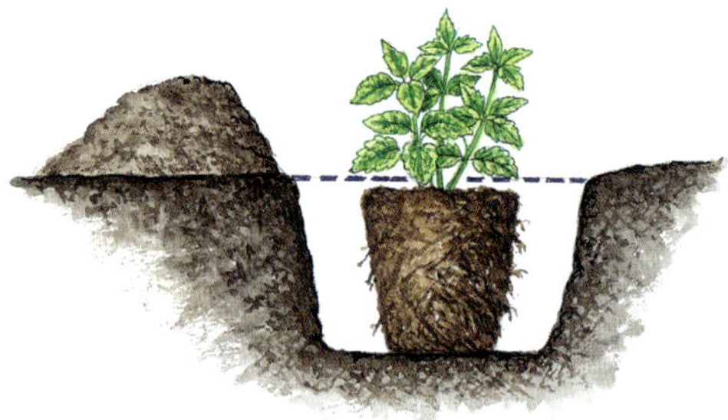

Nehmen Sie März/April die gewässerten Jungpflanzen aus den Töpfen. Lockern Sie den Wurzelballen mit den Fingern und setzen Sie ihn mitten in das vorbereitete Pflanzloch. Die Basis der Stängel können Sie mit Erde bedecken. Lassen Sie zwischen den einzelnen Pflanzen 30–40 cm Abstand.

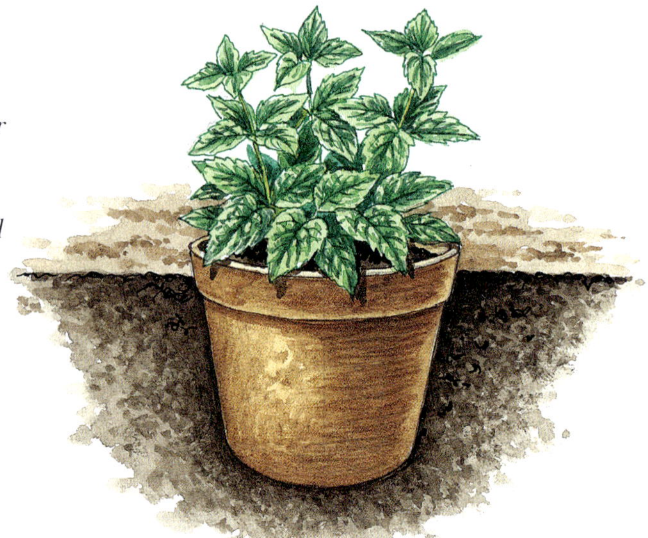

Mischen Sie unter die ausgehobene Erde eine Hand voll Kompost und füllen Sie damit das Pflanzloch. Gut andrücken und reichlich mit der Tülle gießen (Brause abnehmen).

Pflanzzeitpunkt:
März–April
Ernte:
Mai–Oktober
Gießen:
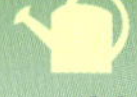
Krankheiten und Schädlinge:
Keine

Um ein Überwuchern zu verhindern, ziehen Sie Minze am besten in großen Tontöpfen (30 cm Durchmesser), die Sie am vorgesehenen Standort so in den Boden setzen, dass der Topfrand 2 cm übersteht.

Die Ernte

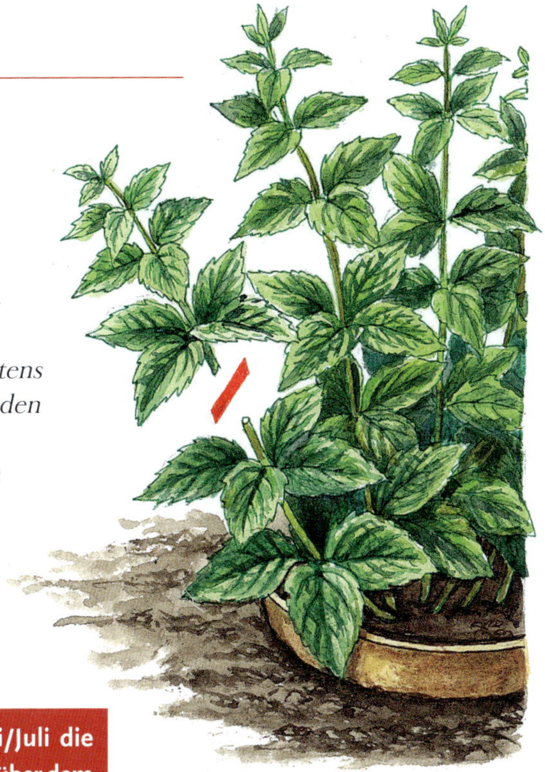

Von Mai bis zum einsetzenden Frost schneidet man die Stängel mindestens 12–15 cm über dem Boden ab. An ihnen sitzen die jüngsten, aromatischsten Blätter.

Nach der Blüte im Juni/Juli die Stängel bis auf 15–20 cm über dem Boden zurückschneiden, um ein erneutes Blattwachstum zu fördern.

Empfehlenswerte Sorten

Für den Hausgebrauch nehmen Sie Pfefferminze und grüne Minze, die am aromatischsten sind.

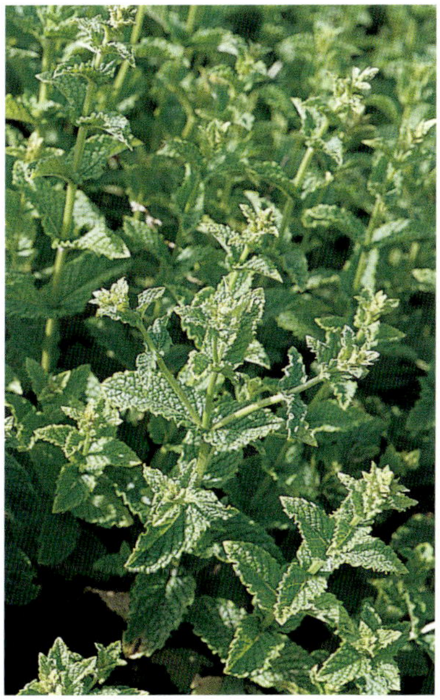

Vor dem ersten Frost

Ende Oktober oder Anfang November werden alle Stängel bis auf den Boden zurückgeschnitten. Verteilen Sie 2 Schaufeln reifen Kompost über der Pflanze.

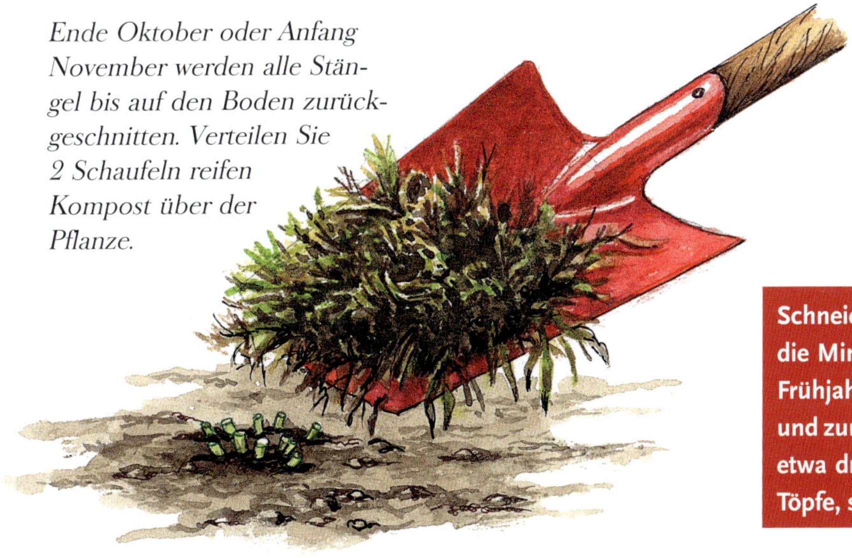

Schneiden Sie alle 2–3 Jahre Stecklinge, um die Minze zu verjüngen. Hierfür werden im Frühjahr 15 cm lange Stängel abgeschnitten und zum Bewurzeln in Wasser gestellt. Nach etwa drei Wochen werden die Stecklinge in Töpfe, später ins Freiland gepflanzt.

★

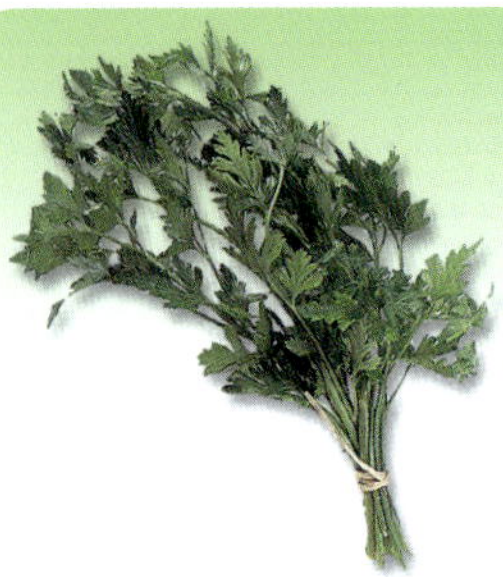

Petersilie

Doldengewächse

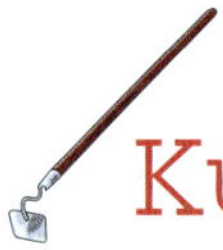

Kulturanleitung

Die zweijährige Petersilie bildet im ersten Jahr Blätter aus, im zweiten Jahr Blätter und Blüten und stirbt dann ab. Sie wächst praktisch auf allen Böden, es sei denn, sie sind sehr lehmig oder sehr sauer. Ein wenig Schatten im Sommer empfindet sie als wohltuend.

Aussaat

DIREKT AN ORT UND STELLE

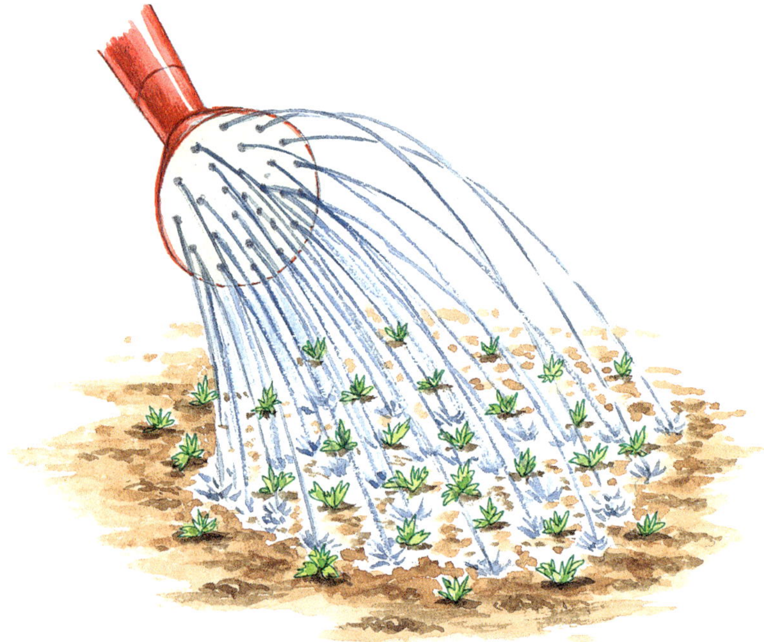

Von März bis August säen Sie in Reihen mit 15–20 cm Zwischenraum. Verteilen Sie die hellen Samen großzügig und gleichmäßig.
Mit Erde bedecken, mit dem Rücken des Rechens andrücken und gut feucht halten, bis, manchmal erst etwa einen Monat später, die ersten Blätter erscheinen.

Weichen Sie die Samen am Abend vor der Aussaat in Wasser (Zimmertemperatur) ein, dann keimen sie schneller.

Aussaatzeitpunkt:
März–August
Keimdauer:
3–4 Wochen
Ernte:
Von Mai bis zu den Frösten
Gießen:

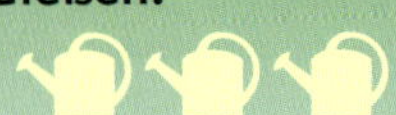

Krankheiten und Schädlinge:
Blattläuse, Krautfäule

Die Ernte

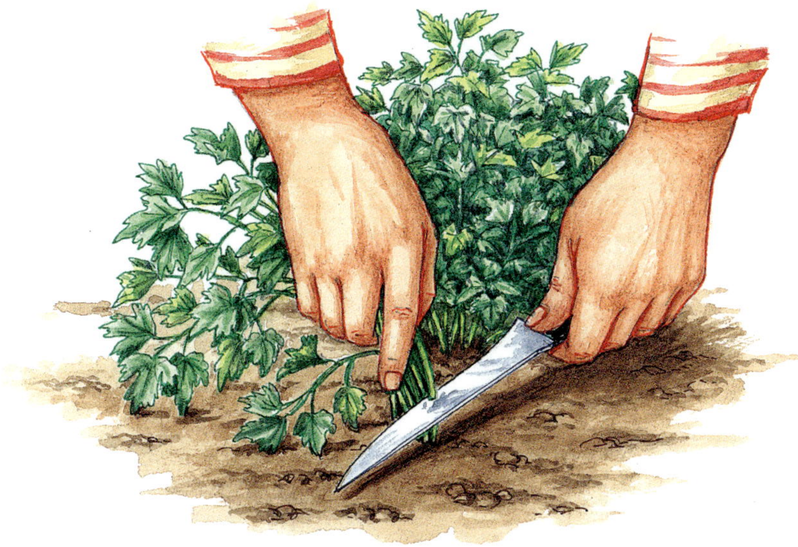

Empfehlenswerte Sorten

'Einfacher Schnitt', 'Gigante d'Italia' (sehr wüchsig), 'Petersilie Grüne Perle', 'Petersilie Mooskrause 2'.

2 ½ Monate nach der Aussaat können Sie ernten: Schneiden Sie die Petersilie bei Bedarf mit dem Messer dicht über dem Boden ab.

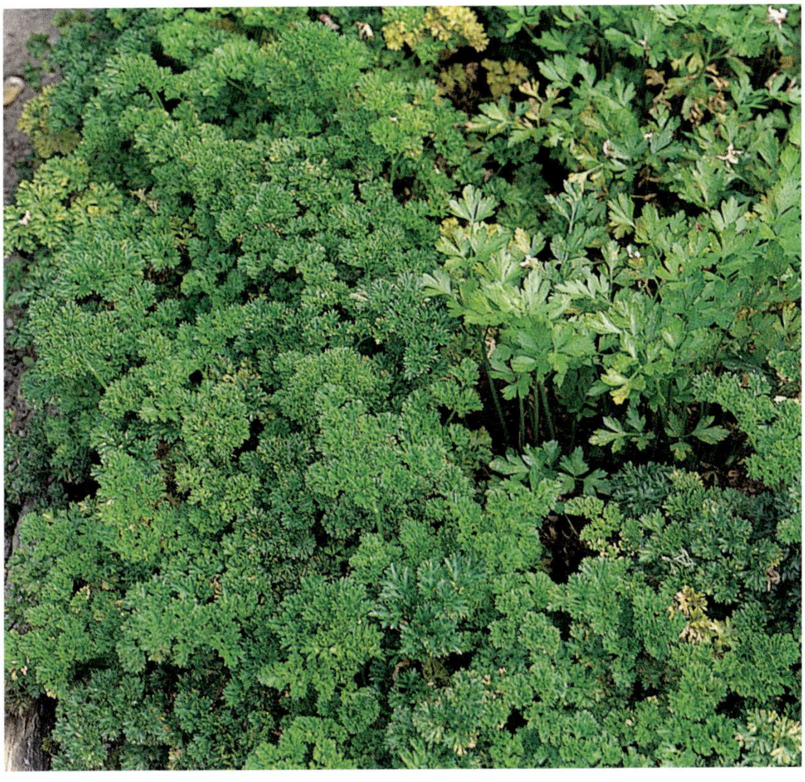

Um möglichst lange ernten zu können, sollten Sie ab Ende Oktober ein paar besonders schöne Petersilienpflanzen unter Wachstumsfolie oder einer transparenten Glocke (aus Glas oder Kunststoff) vor Kälte schützen.

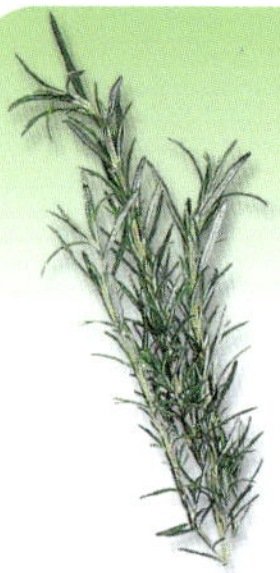

Rosmarin

Lippenblütler

Kulturanleitung

Der Rosmarin, ein kleiner ausdauernder Strauch, stammt zwar aus dem Mittelmeerraum, ist aber in vielen nördlicheren Gebieten heimisch geworden. Er mag leichte, durchlässige und etwas kalkhaltige Böden. Pflanzen Sie ihn an einen sonnigen Platz.

Schneiden Sie die Pflanze nach der Blüte zurück, um welke Blüten zu entfernen und die Bildung neuer Zweige anzuregen.

Pflanzzeitpunkt:
März–April
September–Oktober
Ernte:
Von März bis zu den Frösten
Gießen:
nicht nötig
Krankheiten und Schädlinge:
Keine

Pflanzen

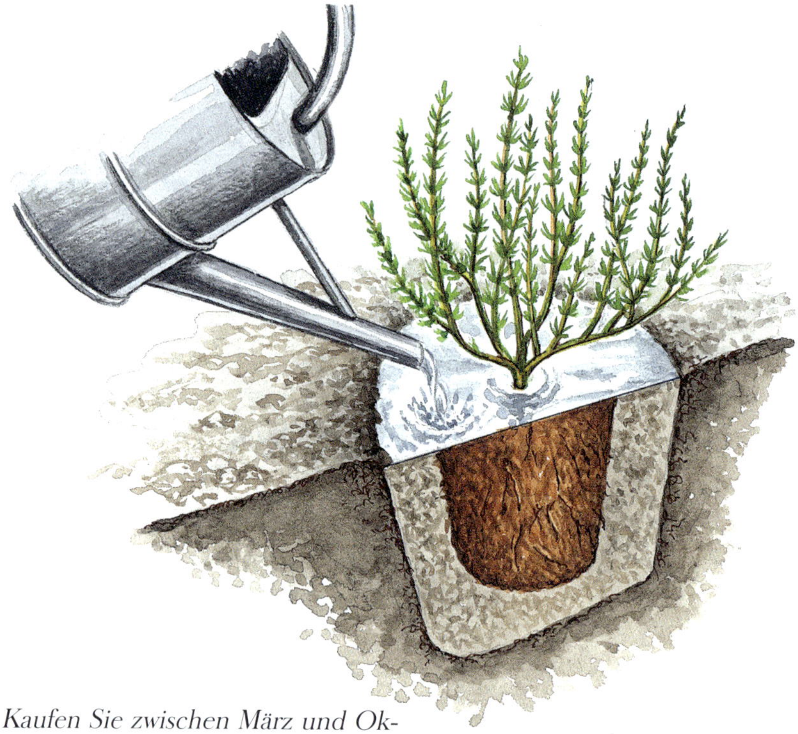

Kaufen Sie zwischen März und Oktober einen Rosmarin im Anzuchttopf oder in einem kleinen Container. Bereiten Sie ein Pflanzloch vor, das so tief ist, dass der ganze Wurzelballen darin Platz hat.
Der gründlich gewässerte Wurzelballen wird aus dem Topf genommen, oberflächlich gelockert und mitten in das Pflanzloch gesetzt. Mit Gartenerde auffüllen und gut angießen (ohne Brause).

Gießen Sie im ersten Sommer regelmäßig, etwa einmal in der Woche. In den Jahren danach ist das nicht mehr erforderlich.

Die Ernte

Empfehlenswerte Art

Kaufen Sie *Rosmarinus officinalis.*

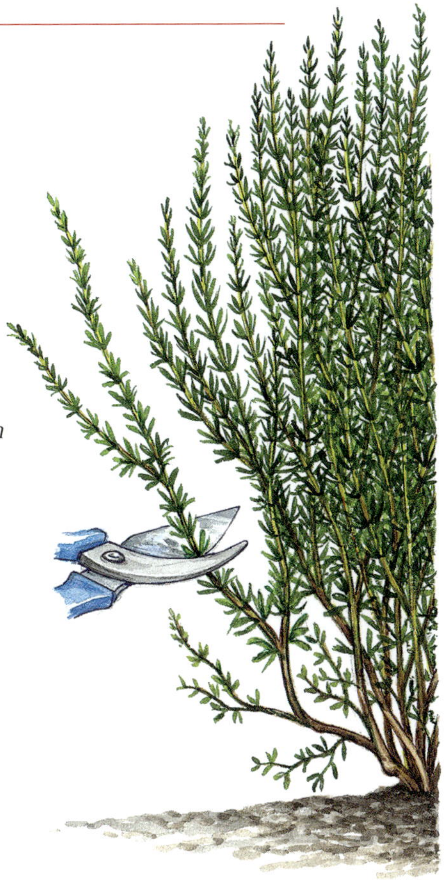

Ab März bis zu den ersten Frösten können Sie ganz nach Bedarf mit Schere oder Gartenschere Rosmarinzweiglein abschneiden.

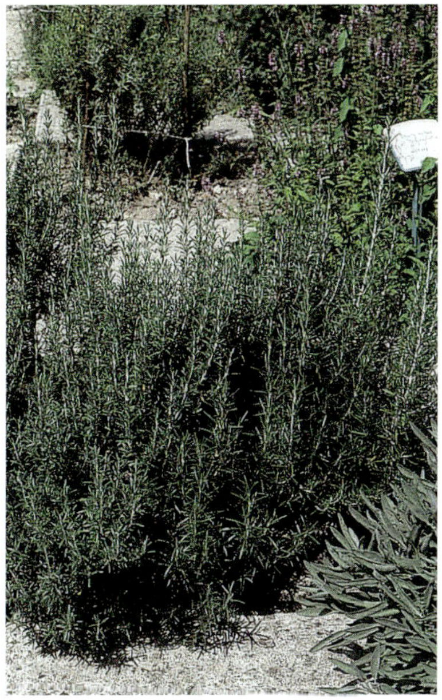

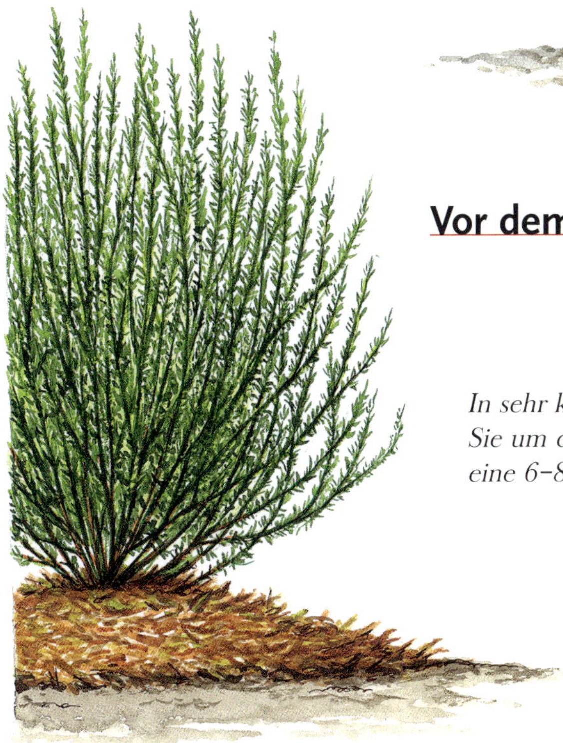

Vor dem ersten Frost

In sehr kalten Gegenden häufeln Sie um den Fuß des Rosmarins eine 6–8 cm dicke Laubschicht.

★

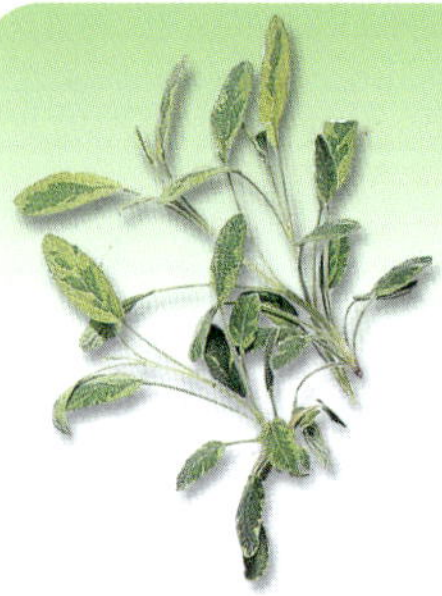

Salbei

Lippenblütler

Kulturanleitung

Der ausdauernde Salbei gedeiht am besten in warmen, leicht kalkhaltigen Böden. Winterliche Feuchtigkeit macht ihn recht kälteempfindlich. Vor allem in nördlichen Gegenden ist der Salbei dankbar für einen warmen, sonnigen Standort.

Im ersten Sommer muss regelmäßig etwa einmal in der Woche gegossen werden. In den folgenden Jahren ist das nicht mehr nötig.

Pflanzzeitpunkt:
März–April
Ernte:
Mai–Oktober
Gießen:
nicht nötig
Krankheiten und Schädlinge:
Keine

Pflanzen

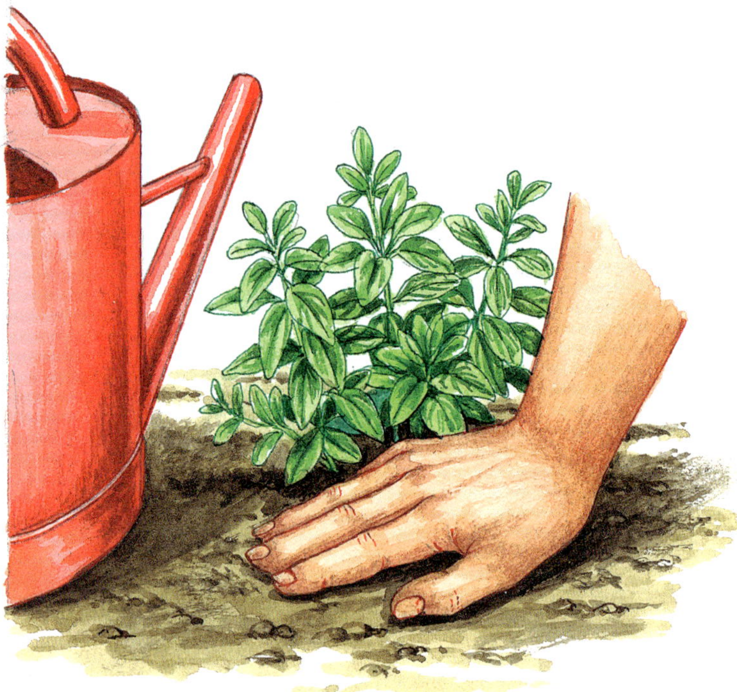

Im März oder April besorgen Sie sich Salbeipflanzen im Anzuchttopf. Vor dem Austopfen wässert man die Pflanzen gründlich. Lockern Sie dann den Wurzelballen mit den Fingern und benutzen Sie beim Pflanzen eine Blumenkelle. Erde fest andrücken und gut angießen (ohne Brause). Zwischen den einzelnen Pflanzen einen Abstand von 30–40 cm lassen.

Schneiden Sie alljährlich im Herbst alle Stängel 12–15 cm über dem Boden ab. Teilen Sie die Pflanze alle 3–4 Jahre im Frühjahr. Entfernen Sie im Sommer verwelkte Blüten.

Die Ernte

Vom Mai bis zu den Frösten schneidet man sich immer Zweigspitzen ab, wenn Sie gerade in der Küche gebraucht werden.

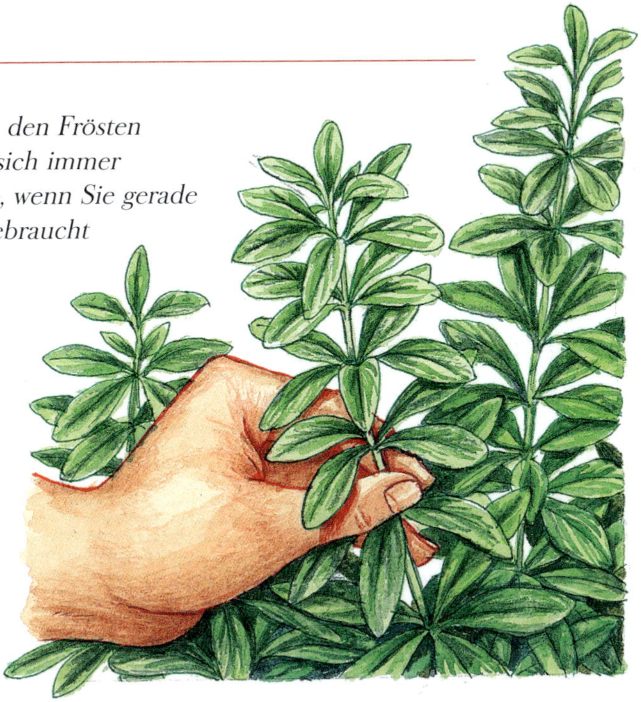

Empfehlenswerte Art
Salvia officinalis

Salvia officinalis **besitzt die besondere Eigenschaft, bestimmte Schädlinge abzuwehren wie z.B. den Kohlweißling.**

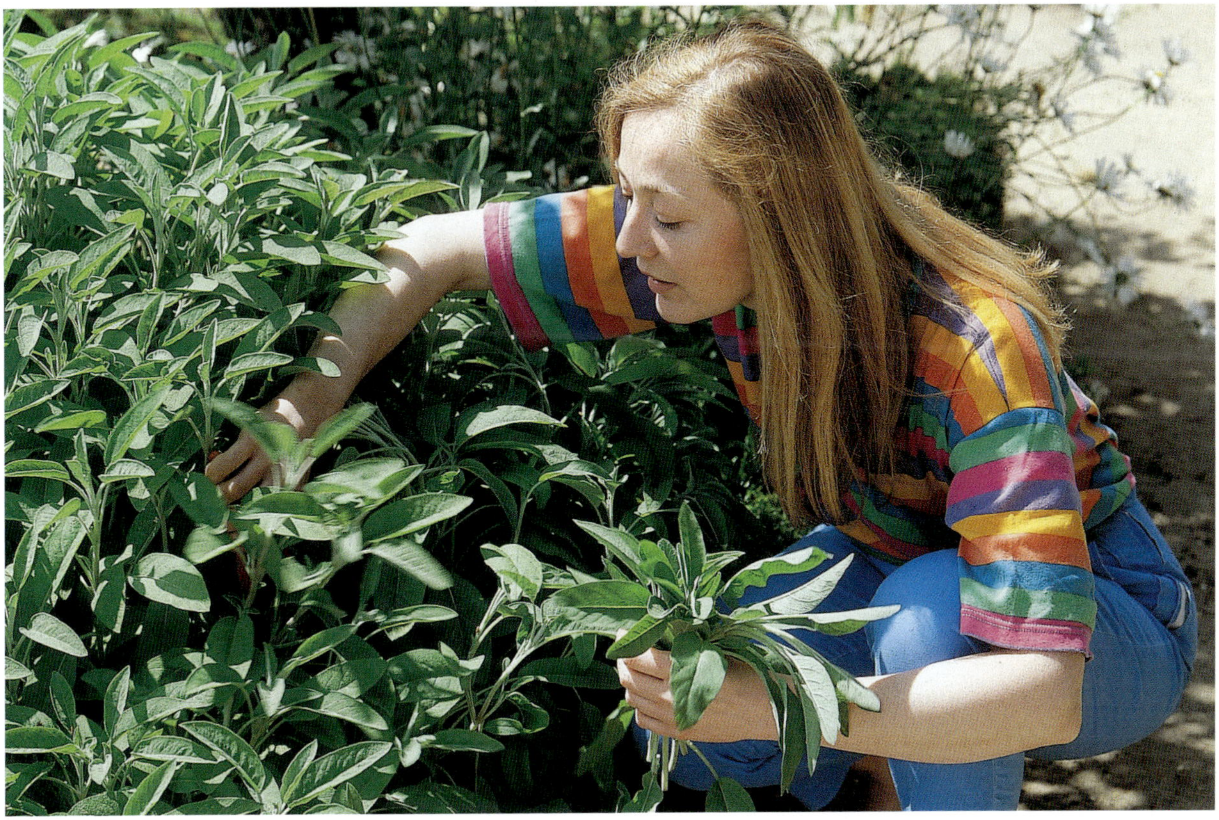

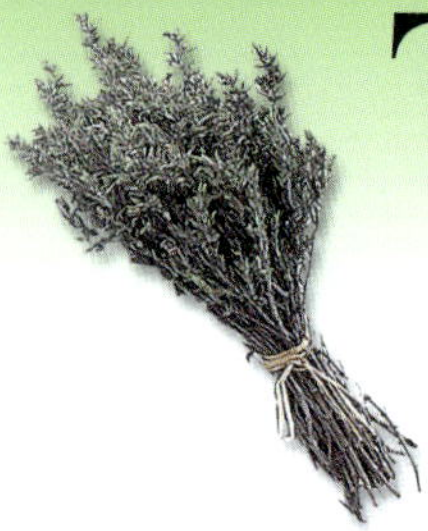

Thymian

Lippenblütler

Kulturanleitung

Der Thymian, ein kleiner, in der Steppe heimischer Strauch, ist heute fast überall verbreitet, vorausgesetzt, der Boden ist trocken und warm. Pflanzen Sie Thymian in volle Sonne und vermeiden Sie zu viel Feuchtigkeit.

Pflanzen

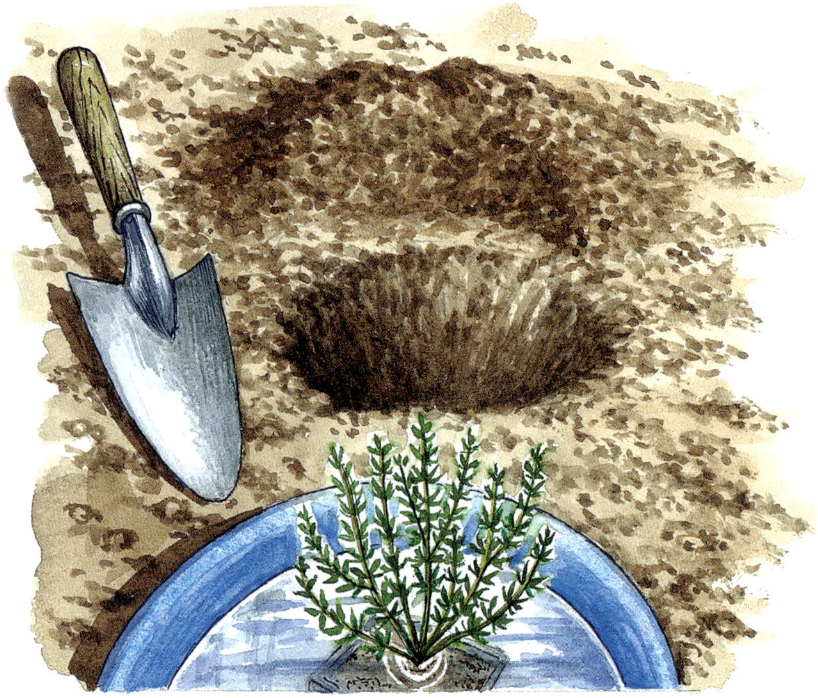

Im ersten Sommer muss unbedingt regelmäßig etwa einmal wöchentlich gegossen werden, später nicht mehr.

Pflanzzeitpunkt:
März–April
Ernte:
Vom Mai bis zu den Frösten
Gießen:
Nicht nötig
Krankheiten und Schädlinge:
Keine

Besorgen Sie sich im März oder April Thymianpflanzen im Anzuchttopf. Vor dem Austopfen gründlich wässern. Lockern Sie dann den Wurzelballen und pflanzen Sie den Thymian mithilfe eines Setzholzes. Erde gut festdrücken und (ohne Brause) angießen. Pflanzabstand: 20–30 cm.

Schneiden Sie in jedem Frühjahr alle Zweige 5 cm über dem Boden ab. Um die gleiche Zeit sollten Sie auch alle 3–4 Jahre die Thymianpflanze teilen.

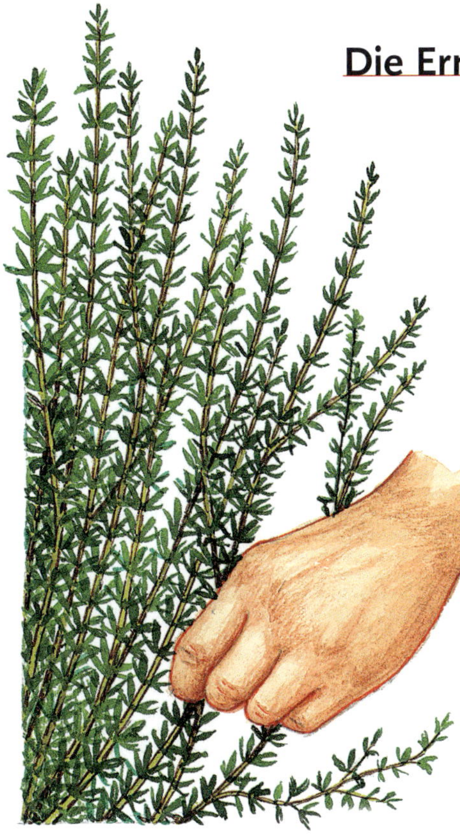

Die Ernte

Empfehlenswerte Sorten

'De Provence', 'D'Hiver', 'Serpolet', 'Ordinaire'.

Vom Mai bis zu den Frösten brechen Sie Zweigspitzen ab, wann immer Sie Thymian verwenden wollen.

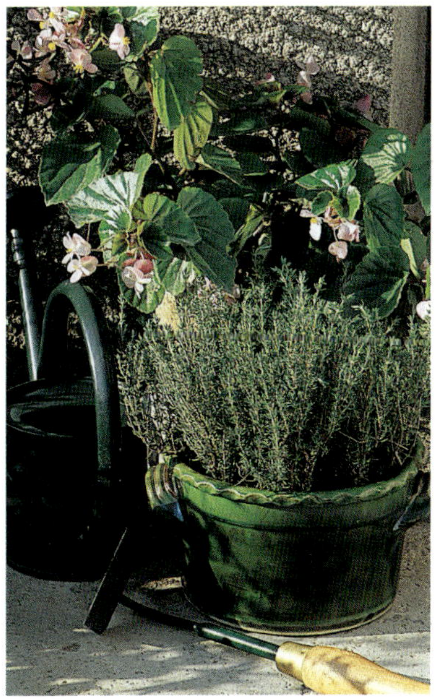

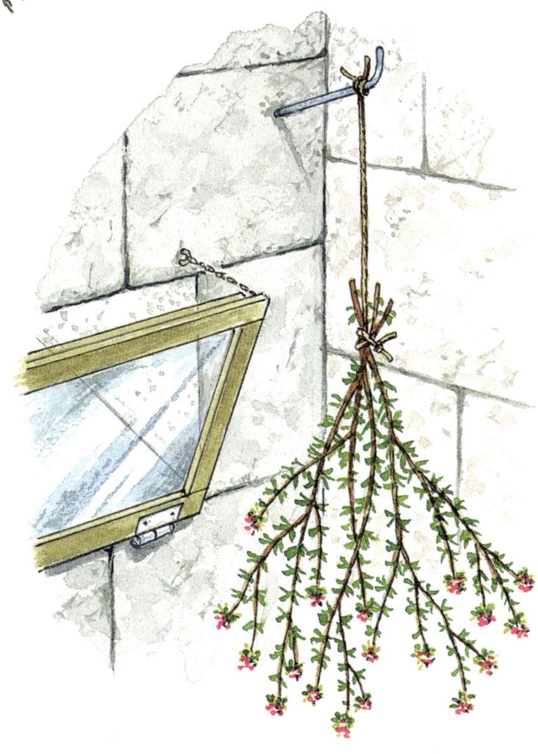

Wenn Sie einen Thymianvorrat für den Winter anlegen wollen, schneiden Sie sich Zweige gleich zu Beginn der Blüte. Hängen Sie diese gebündelt kopfüber an einen luftigen, schattigen Platz. Sobald die Zweige getrocknet sind, verwahren Sie sie in dicht schließenden Behältern.

Ysop

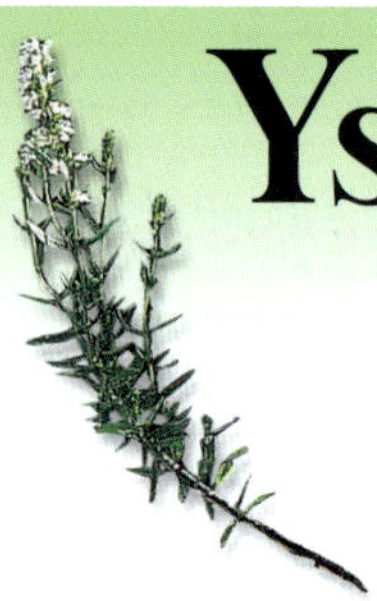

Lippenblütler

Der ausdauernde Ysop mag leicht kalkhaltige, sandige Böden, die reich an organischem Material sind. Bei viel Sonne und Wärme gedeiht er prächtig. Ihre blauen, weißen oder rosafarbenen Blüten sind äußerst dekorativ. Ysop schmeckt bitter und pfeffrig und erinnert ein wenig an Rosmarin.

Pflanzzeitpunkt:
März–April
September–Oktober
Ernte:
April–Oktober
Gießen:
nicht nötig
Krankheiten und Schädlinge:
Keine

Kulturanleitung

Pflanzen

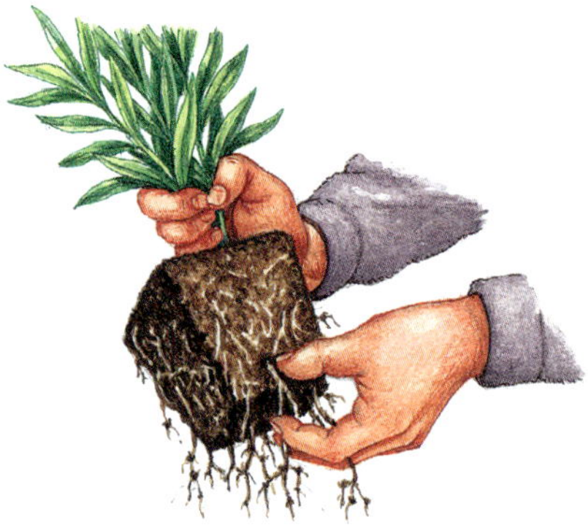

Im März oder (in Gegenden mit weniger harten Wintern) im September nehmen Sie die Pflanze aus dem Topf, nachdem Sie sie einige Minuten gewässert haben. Lockern Sie den Wurzelballen oberflächlich mit den Fingern und setzen Sie ihn in das Pflanzloch: Der Ballen soll mit dem Boden ringsum abschließen.

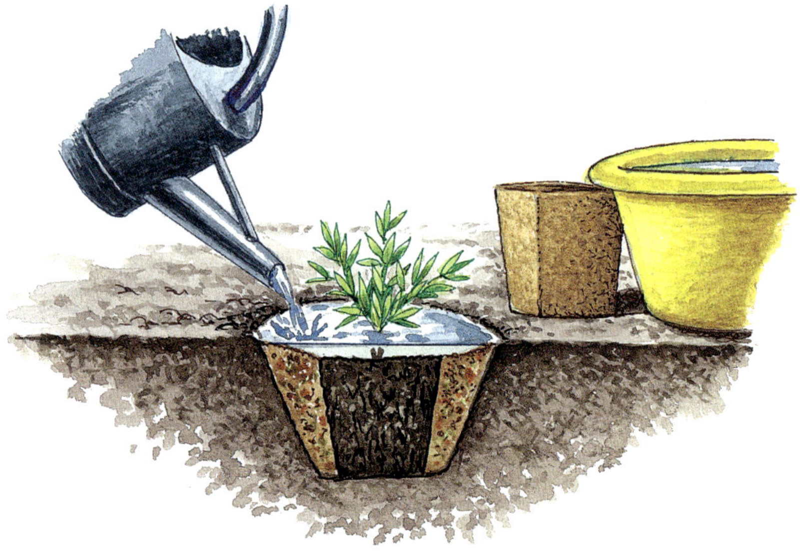

Füllen Sie das Pflanzloch mit der ausgegrabenen Erde, unter die Sie eine Hand voll Kompost mischen. Die Erde mit beiden Händen fest um die Pflanze andrücken und reichlich mit der Tülle der Gießkanne gießen. Zur ausreichenden Versorgung genügt 1 Ysoppflanze.

Die Ernte

Schneiden Sie sich bei Bedarf von April bis zum ersten Frost Ysopzweige, am besten noch vor der Blüte.

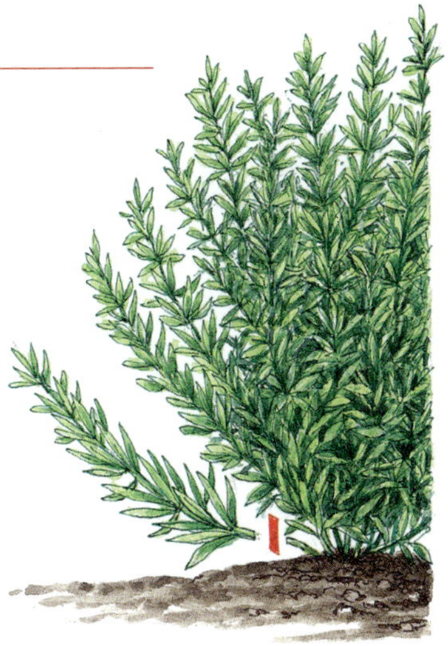

Empfehlenswerte Sorten
Alle Sorten sind geeignet.

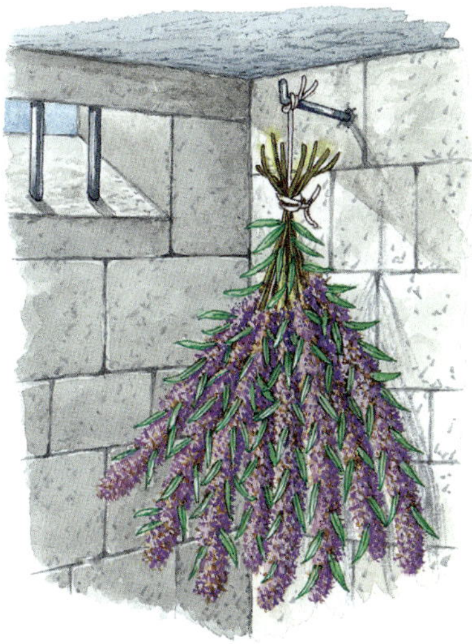

Den ganzen Sommer über werden voll blühende Zweige geschnitten. Hängen Sie diese gebündelt kopfüber, damit sie schneller trocknen, an einen schattigen, luftigen Ort. In dicht schließenden Behältern aufbewahren.

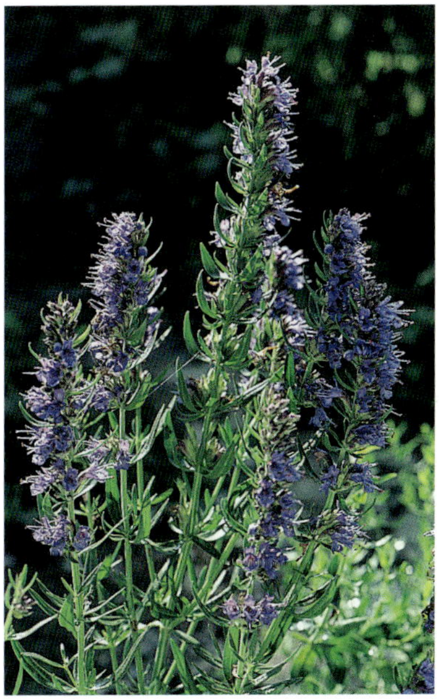

Vor dem ersten Frost

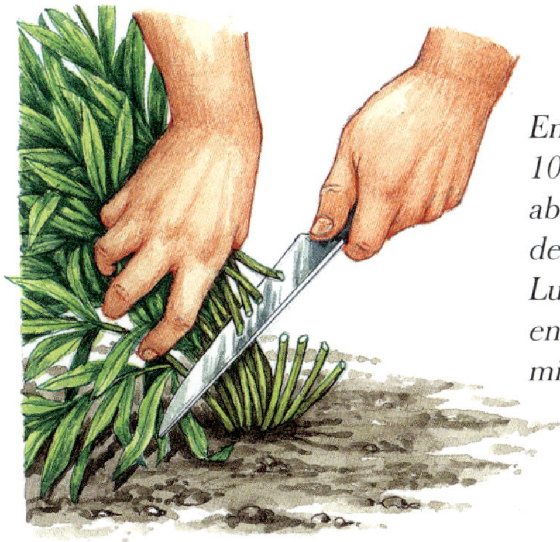

Ende Oktober alle Zweige 10 cm über dem Boden abschneiden. Bei großer Kälte decken Sie die Pflanze mit Luftkissenfolie ab, die Sie entfernen, sobald das Wetter milder wird.

Alle 3–4 Jahre im März teilt man Ysop: Streifen Sie die Erde von den Wurzeln und schneiden Sie die Pflanze mit dem Messer in 2–3 Stücke, von denen jedes mindestens 4–5 Stielansätze aufweisen soll. Pflanzen Sie die Stücke sofort ein.

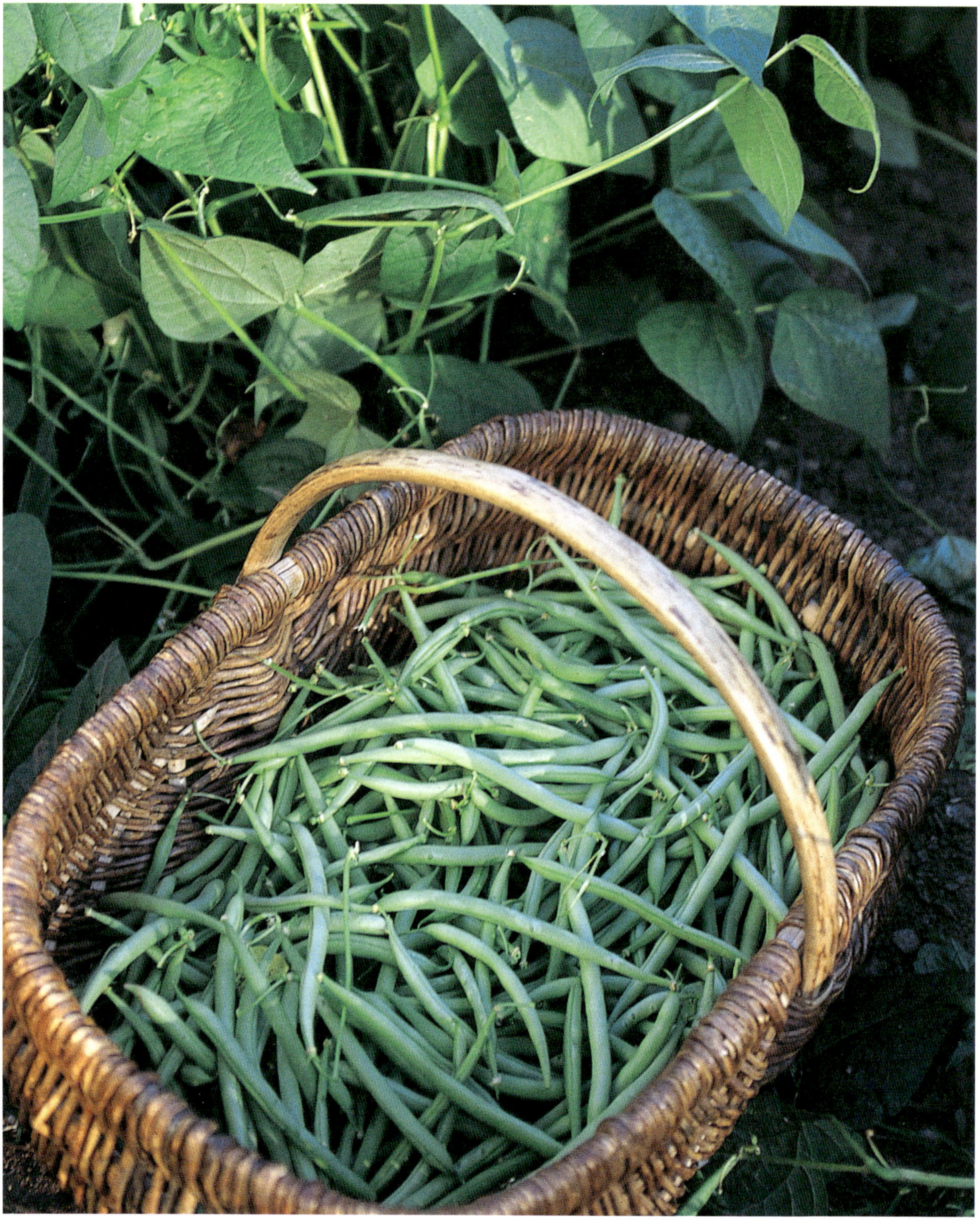

Säen oder Pflanzen?

Gemüse	Säen	Pflanzen
Artischocke		●
Aubergine	●	●
Blumenkohl	●	●
Bohnen	●	
Brokkoli	●	●
Chicorée	●	
Chinakohl	●	
Endivie	●	●
Erbsen	●	
Erdbeere		●
Feldsalat	●	
Gartenkresse	●	
Grünkohl	●	●
Japanknolle		●
Karde	●	●
Karotte	●	
Kartoffeln		●
Knoblauch		●
Knollenfenchel	●	●
Kohlrabi	●	
Kohlrübe	●	
Kopfkohl	●	●
Lauch	●	●
Löwenzahn	●	
Mangold	●	
Melone	●	●
Neuseeländischer Spinat	●	
Pastinake	●	
Peperoni/Paprika	●	●
Portulak	●	
Rettich/Radieschen	●	
Rhabarber		●
Rosenkohl	●	●
Rote Bete	●	
Rucola	●	
Salat	●	●

Gemüse	Säen	Pflanzen
Salatgurke/Einmachgurke	●	
Saubohne	●	
Sauerampfer	●	●
Schalotte		●
Schwarzwurzeln/Haferwurzeln	●	
Sellerie	●	●
Spargel		●
Speisekürbis/Kürbisgewächse	●	●
Spinat	●	
Tomate	●	●
Topinambur		●
Zuckermais	●	
Zucchini	●	●
Zwiebel	●	●

Gewürzpflanzen	Säen	Pflanzen
Basilikum	●	●
Bohnenkraut		●
Chinesische Lauchzwiebel	●	●
Dill	●	●
Engelwurz	●	●
Estragon		●
Kerbel	●	
Koriander	●	
Lauchzwiebel/Schnittlauch	●	●
Liebstöckel	●	●
Lorbeer		●
Majoran	●	●
Meerrettich		●
Melisse	●	●
Minze		●
Petersilie	●	●
Rosmarin		●
Salbei		●
Thymian		●
Ysop	●	●

Gute und schlechte Pflanzengemeinschaften

Gemüse	Verträgliche Nachbarn	Unverträgliche Nachbarn
Artischocke	Saubohne	–
Aubergine	Bohne	–
Bohne	Aubergine, Rote Bete, Karotte, Sellerie, Kohl, Salatgurke, Spinat, Erdbeere, Zuckermais, Kartoffel, Bohnenkraut, Tomate	Knoblauch, Schalotte, Fenchel, Zwiebel, Lauch, Erbse, Tomate
Chicorée	–	–
Endivie	–	–
Erbsen	Karotte, Sellerie, Kohlrabi, Salatgurke, Spinat, Bohne, Zuckermais, Kohlrübe, Kartoffel, Rettich/Radieschen	Knoblauch, Schalotte, Zwiebel, Lauch
Erdbeere	Spinat, Buschbohne, Salat, Thymian, Tomate	Kohl
Feldsalat	Weiße Zwiebel, Lauch	–
Gartenkresse	–	–
Japanknolle	–	–
Karde (Spanische Artischocke)	–	–
Karotte	Knoblauch, Dill, Kohl, Schnittlauch, Chicorée, Lattich, Zwiebel, Lauch, Erbsen Rettich/Radieschen, Blattsalat, Tomate	Minze
Kartoffel	Knoblauch, Blumenkohl, Kopfkohl, Saubohne, Bohne, Zuckermais, Erbse, Rettich	Karotte, Kürbisgewächse, Zwiebel, Tomate
Knoblauch	Rote Bete, Karotte, Erdbeere, Salat, Lauch, Tomate	Kohl, Saubohne, Bohne, Erbse
Knollenfenchel	Salatgurke, Chicorée, Salat	Kohlrabi, Koriander, Schalotte, Bohne, Erbse, Tomate
Kohl	Rote Bete, Sellerie, Gartenkresse, Spinat, Buschbohne, Salat, Minze, Kartoffel, Rosmarin, Salbei	Fenchel, Erdbeere, Zwiebel, Tomate
Kohlrabi	Rote Bete, Spinat, Erdbeere, Lauch, Erbse, Rettich/Radieschen, Tomate	Fenchel, Bohne, Tomate
Kohlrübe, Steckrübe	Erbse, Minze, Rosmarin	–
Lauch	Karotte, Sellerie, Spinat, Erdbeere, Salat, Feldsalat, Zwiebel, Tomate	–
Löwenzahn	–	–
Mangold	–	Lauch
Melone	–	Salatgurke, Kürbisgewächse
Neuseeländischer Spinat	–	–
Pastinake	Zwiebel	–
Peperoni und Paprika	–	–
Portulak	–	–
Rettich/Radieschen	Karotte, Spinat, Erdbeere, Bohne, Salat, Erbse, Tomate	Kerbel, Ysop
Rhabarber	–	–
Rote Bete	Dill, Kohlrabi, Buschbohne, Zwiebel, Bohnenkraut	Spinat
Salat	Dill, Karotte, Blumenkohl, Salatgurke, Kürbisgewächse, Erdbeere, Lauch, Rettich/Radieschen	Sellerie, Petersilie

Salatgurke, Einmachgurke	Dill, Basilikum, Sellerie, Spinat, Fenchel, Buschbohne, Salat, Zuckermais, Zwiebel, Erbsen	Kartoffel, Rettich/Radieschen, Meerrettich, Tomate
Saubohne	Dill, Artischocke, Zuckermais	Knoblauch, Schalotte, Zwiebel
Sauerampfer	–	–
Schalotte	Rote Bete, Erdbeere, Salat	Saubohne, Bohne, Erbse
Schwarzwurzel und Haferwurzel	–	–
Sellerie	Kohl, Spinat, Bohne, Lauch, Erbse, Tomate	–
Spargel	Buschbohne, Petersilie, Lauch, Tomate	–
Speisekürbis (Kürbisgewächse)	Zuckermais, Salat	Salatgurke, Kartoffel
Spinat	Rote Bete, Kohl, Erdbeere, Bohne, Salat, Erbse, Tomate	–
Tomate	Knoblauch, Spargel, Basilikum, Karotte, Sellerie, Gartenkresse, Kohl, Spinat, Feldsalat, Zwiebel, Pastinake, Petersilie, Lauch	Rote Bete, Kohl, Salatgurke, Einmachgurke, Fenchel, Bohne, Kartoffel
Topinambur	–	–
Zucchini	Zuckermais, Salat	Salatgurke, Kartoffel
Zuckermais	Salatgurke, Kürbisgewächse, Saubohne, Lauch, Erbse, Kartoffel	–
Zwiebel	Knoblauch, Dill, Rote Bete, Karotte, Salatgurke, Erdbeere, Salat, Pastinake, Tomate	Kohl, Saubohne, Bohne, Lauch, Erbse
Gewürzpflanzen		
Basilikum	–	–
Bohnenkraut	–	–
Chinesische Lauchzwiebel	–	–
Dill	–	–
Engelwurz	–	–
Estragon	–	–
Kerbel	–	Rettich/Radieschen
Koriander	–	–
Lauchzwiebel und Schnittlauch	Karotte und Salatgurke	–
Liebstöckel (Maggikraut)	–	–
Lorbeer	–	–
Majoran	–	–
Meerrettich	–	–
Melisse	–	–
Minze	–	–
Petersilie	Spargel, Tomate	Salat
Rosmarin	–	–
Salbei	–	–
Thymian	–	–
Ysop	–	–

**Bei manchen Gemüsen und Gewürzpflanzen wurde kein besonderer Einfluss bestimmter Pflanzengemeinschaften aufeinander festgestellt.*

Krankheiten und Schädlinge

Im Folgenden werden die wichtigsten Schädlinge und Krankheiten, die Gemüsepflanzen befallen können, kurz beschrieben. Wir stellen Ihnen die auffälligsten Symptome und die jeweils geeigneten Behandlungsmethoden vor. Da sich Zulassungen von Pflanzenschutzmitteln sehr rasch ändern, sollten Sie sich bei Ihrem Gärtner über die momentan zugelassenen Mittel informieren.

Bakteriose: Oberbegriff für verschiedene, durch Bakterien verursachte Krankheiten.

Blattkäfer: Kleines schwarzes Insekt, das rundliche Löcher in die Blätter bohrt. Blattkäfer greifen alle Kreuzblütler an (z.B. Kohl, Rettich, Kohlrübe), wobei die Schäden an den jungen Pflanzen schlimmer sind. Schützen Sie die Pflanzen, indem Sie bei trockenem Wetter mit feiner Brause gießen.

Blattläuse: Je nach Art aschgraues, grünes oder schwarzes Insekt. Blattläuse legen sich ringförmig um die jungen Triebe und stechen sie, was zu einer Deformation der Blätter und manchmal zum Tod der Pflanze führt. Mittel auf Rapsöl-Basis sind empfehlenswert. Darüber hinaus können einige biologische Brühen ausprobiert werden (z.B. Wermutbrühe). Im Sommer entwickeln sich Läuse an den Wurzeln von Salatpflanzen. Die Jungpflanzen wachsen nur langsam und welken ohne ersichtlichen Grund. Vorbeugend sollten Sie die Salatpflanzen regelmäßig gießen und jedes Jahr einen neuen Standort für sie wählen. Verlauste Pflanzen stets entfernen und schnellstens entsorgen.

Blattrandkäfer: Kleines, graues (3–4 mm langes) Insekt, das die Blattränder von Erbsen und Saubohnen bogenförmig anfrisst. Nur bei starkem Befall leidet die Ernte darunter.

Botrytis (Grauschimmelfäule): Pilzerkrankung, die sich bei starker Feuchtigkeit entwickelt und die befallenen Stellen mit einem grauen filzigen Belag überzieht. Entfernen Sie die kranken Pflanzen oder Pflanzenteile und verbrennen Sie alle Pflanzenabfälle, die auf den Boden gefallen sind. Behandeln Sie die verbleibenden Pflanzen gründlich mit einem Fungizid auf Fenhexamid-Basis.

Brennfleckenkrankheit: Pilzkrankheit, die braune Flecken mit schwarzem Rand verursacht. Die Blattadern verfärben sich erst rot, dann werden sie braun und vertrocknen. Durch Regen- oder Gießwasser wird die Krankheit verbreitet. Verwenden Sie widerstandsfähige Sorten. Die Pflanzen bei den ersten Symptomen herausreißen.

Echter Mehltau: Pilzkrankheit, die praktisch alle Gemüse im Garten befallen kann. Hinweis ist ein weißer pudriger Filzbelag, der erst auf den Blättern, dann auf anderen oberirdischen Teilen der Pflanze auftritt. Einen Befall gegen Ende der Saison brauchen Sie nicht zu behandeln: Reißen Sie einfach die restlichen Pflanzen aus und verbrennen Sie sie, um eine weitere Kontamination zu verhindern. Bei jungen Pflanzen helfen Mittel auf Lecithin-Basis. Bei schwerem Befall ist ein Fungizid auf Azoxystrobin-Basis empfehlenswert.

Erdbeermilbe: Braune Weichhautmilbe, die die jungen Blätter von Erdbeerpflanzen schädigt: Die Blätter zerknittern und werden deformiert. Das Wachstum wird gehemmt. Reißen Sie die kranken Pflanzen aus. Verwenden Sie keine Absenker von kranken Pflanzen, um Ihr Beet zu verjüngen, sondern legen Sie auf jeden Fall ein neues Beet mit garantiert gesunden Erdbeerpflanzen an.

Falscher Mehltau: Diese Pilzkrankheit befällt zahlreiche Gartenpflanzen, vor allem Tomaten, Kartoffeln und Zwiebeln. Der Pilz breitet sich auf der Oberseite der Blätter in Form von gelblichen Flecken aus, die immer größer werden und schließlich das Blatt bis zum Rand bedecken. An der Unterseite befindet sich ein verfilzter grauer, manchmal violett schimmernder Belag. Feuchtigkeit begünstigt das Wachstum des Pilzes. Vorbeugend sollten Sie am Fuß der Pflanzen gießen und darauf achten, die Blätter nicht nass zu machen. Bei sehr feuchtem Wetter behandeln Sie die Pflanzen vorsorglich mit Bordeauxbrühe (Kupferkalkbrühe), bevor Anzeichen von Mehltau sichtbar werden. Reißen Sie befallene Pflanzen aus und verbrennen Sie sie umgehend. Spritzen Sie die benachbarten Pflanzen mit einem Fungizid auf Kupferoxychlorid-Basis.

Fettfleckenkrankheit: Durch Bakterien verursachte Krankheit, die an den Blättern von Bohnen kleine gelbe, fettig aussehende Flecken mit eckigen Rändern hervorruft. Die Blätter vertrocknen schließlich, auf Hülsen und Stängeln breiten sich graue und ölige Flecken aus. Die unaufhaltsame Ansteckung der Blätter geschieht durch Regenwasser oder Gießen. Vorbeugend sollten Sie daher an den Fuß der Pflanzen gießen, ohne die Blätter nass zu machen. Sämtliche kranken Pflanzen müssen schleunigst ausgerissen und verbrannt werden.

Fliegen: Kleine Insekten mit mehreren Arten, die den Gemüsegarten verwüsten können. Jede ist auf eine Pflanzenart oder -familie spezialisiert: die Kohlfliege auf Kreuzblütler, die Karottenfliege auf Karotten, Pastinake und Sellerieknolle (Doldenblütler mit fleischigen Wurzeln), die Zwiebelfliege auf alle Liliengewächse (Lauch, Knoblauch, Zwiebel, Schalotte), die Wurzelfliege auf die jungen Pflanzen. Von April bis September legen die erwachsenen Fliegen ihre Eier in das Herz der Blätter. Die Larve ernährt sich von der Wurzel der jungen Pflanzen, die dann ganz schnell absterben, oder von der anschließend gebildeten Wurzel. Sie ist gegen jede Behandlung resistent. Allenfalls vorbeugend können Sie vor dem Säen ein Insektizid auf der Basis von Carbofuran, Diazinon oder Diethion in den Boden einarbeiten. Kranke Wurzeln niemals an Ort und Stelle stehen lassen (oder auf den Kompost werfen).

Fungizid: Mittel zur Bekämpfung von Pilzkrankheiten.

Fusarium-Welke: Diese Krankheit wird durch einen Bodenpilz (Fusarium) verursacht, der im Gemüsegarten hauptsächlich die Erbsen befällt und das Welken der Pflanze bewirkt. Die Blätter werden gelb und vertrocknen. Reißen Sie die befallenen Pflanzen aus und verbrennen Sie sie. Ziehen Sie an dieser Stelle im laufenden und im folgenden Jahr weder Erbsen noch andere Hülsenfrüchte.

Glomerella cingulata: Bodenpilz, der helle Flecken auf den Blättern von Melonen hervorruft. Das befallene Blatt vertrocknet und stirbt ab. Es gibt keine wirksame Behandlung. Kranke Pflanzen herausreißen und verbrennen.

Grauschimmelfäule: *siehe Botrytis*

Insektizid: Mittel zur Bekämpfung von Insektenbefall an einer Pflanze.

Kartoffelkäfer: Kleines gelbes Insekt mit schwarzen Längsstreifen, das die Blätter von Nachtschattengewächsen – Kartoffeln, Tomaten, Auberginen und Paprika – frisst. Die Larven sind raupenartig, mit schwarz geflecktem rötlichen Körper, und zählen ebenfalls zu den Schädlingen. Behandeln Sie befallene Pflanzen bei den allerersten Blattschäden mit einem pflanzlichen Insektizid auf Rotenon-Basis oder mit einem chemischen Mittel auf Azadirachtin-Basis (z.B. NeemAzal-T/S).

Kohlhernie: Durch einen Bodenpilz verursachte Krankheit, die sich bei Kreuzblütlern mit Welke und Vertrocknen der Blätter äußert. Die Schäden treten an den Wurzeln auf: Sie enthalten die Pilzsporen, deren Lebensgrundlage sie sind. Der Boden bleibt viele Jahre lang kontaminiert, auch wenn Sie darauf keine Kreuzblütler mehr anbauen und vor allem, wenn der Boden sauer und oft sehr nass ist. Verbessern Sie vorbeugend die Drainage und bringen Sie, falls der Boden sauer ist, regelmäßig Kalk ein. Entfernen Sie die befallenen Pflanzen so früh wie möglich, noch bevor die Wurzeln Pilzsporen in den Boden entlassen können.

Kohlweißling: Weißer Schmetterling mit schwarz geränderten Spitzen der Vorderflügel. Es gibt zwei Arten: den Großen und den Kleinen Kohlweißling. Ab April ernähren sich die behaarten gelben, schwarz gezeichneten Raupen des Großen Kohlweißlings von den Außenblättern der Kohlköpfe. Die blassgrünen, samtigen Raupen des Kleinen Kohlweißlings dringen in das Innere des Kohlkopfs ein und fressen sich dort satt. Kontrollieren Sie Ihre Kohlpflanzen und behandeln Sie sie bei den ersten Symptomen mit einem biologischen Präparat aus Bacillus thuringiensis.

Lauchmotte: Von April bis Juli entstehen durch die Larven dieser Motte Fraßgänge in den Blättern von Lauch und Zwiebeln. Zwischen August und Oktober flüchten sich die älteren Raupen in die Stängel des Lauchs und die Knolle der Zwiebel. Sobald erste Symptome (weißliche Flecken) an den Blättern auftreten, mit Rhabarberblätterbrühe behandeln.

Mosaikkrankheit: Viruskrankheit, äußert sich in Form unregelmäßiger, entfärbter Flecken auf den Blättern der Pflanzen. Das Virus kann durch Nematoden im Boden in die Pflanze eingeschleppt werden. Es gibt kein Gegenmittel. Befallene Pflanzen ausreißen und verbrennen.

Raupen: Grüne oder braune Raupen fressen die Blätter von Kohl und Zwiebel. Eine Behandlung ist möglich mit biologischen Präparaten aus *Bacillus thuringiensis*.

Rhizoctonia-Fäulen: Durch einen Pilz ausgelöste Krankheit, die zu dunkelbraunen Flecken auf den Blättern von Kartoffeln und Spargel führt. Nach und nach sterben Blätter und Stängel ab. Die neuen Blätter, die nach dem Anhäufeln erscheinen, sind eingerollt und von hellgrüner Farbe. Oft faulen die Stängel. Im Allgemeinen sind die gepflanzten Knollen von der Krankheit befallen: Vergewissern Sie sich vor dem Pflanzen, dass an den Keimen keine dunklen Pusteln oder dunkelbraune Flecken sitzen. Kranke Pflanzen ausreißen und schleunigst vernichten.

Rost: Durch verschiedene Pilze verursachte Krankheit, die, je nachdem welche Pflanze befallen ist, an der Oberseite der Blätter gelbe, orangefarbene oder braune Flecken hervorruft. An der Unterseite entwickeln sich orangerote Pusteln, die je nach Pflanze ins Braune changieren. Sind die Flecken zahlreich, dann vertrocknen die Blätter und sterben ab. Je früher die Pflanzen kontaminiert werden, desto stärker wird die Ernte beeinträchtigt. Reißen Sie befallene Pflanzen aus, sammeln Sie die vertrockneten Blätter vom Boden auf und verbrennen Sie alles, damit jegliche Ursache einer weiteren Ansteckung ausgeschlossen wird.

Samenkäfer (Erbsenkäfer): Die Larven dieses kleinen Insekts dringen in die Hülsen von Erbsen, Bohnen und Saubohnen ein und entwickeln sich dort. Sobald sie erwachsen sind, fressen sie sich nach draußen, wenn die Hülsen gelagert werden. Für Hobbygärtner gibt es kein Mittel, diesen Parasiten unschädlich zu machen.

Schnellkäfer: Nur die Larve ist für Pflanzen schädlich. Die wegen ihrer Länge und Winzigkeit so genannten Drahtwürmer sind im Boden lebende braun-orangefarbene Larven mit drei Beinpaaren. Zu Beginn der Saison greifen sie die Wurzeln der jungen Sämlinge an, im Sommer dann die fleischigen Wurzeln von Wurzelgemüse. Regelmäßiges Bearbeiten des Bodens verringert die Anzahl der Larven.

Septoria-Blattfleckenkrankheit: Pilzkrankheit bei Sellerie. Zahlreiche kleine hellbraune Flecken überziehen die Blätter, die sehr bald absterben.

Spargelhähnchen, Spargelkäfer: Kleines schwarzes Insekt mit rotem Bauch und gelben Flecken auf dem Rücken. Im Mai legt das erwachsene Tier Eier auf den Blättern und Stängeln des Spargels ab. Die Larven fressen die Blätter und nagen an den Stängeln, die erst gelb, dann braun werden und vertrocknen. Verbrennen Sie am Ende der Saison alles Spargelkraut. Kontrollieren Sie im Mai Ihren Bestand nach Spargelkäfern.

Spinnmilbe: Kleine gelbe Milbe mit zwei dunklen Flecken am Kopf, die an der Unterseite der Blätter von Bohnen und Erdbeerpflanzen saugt. Die Blätter werden blassgrün und fahl. Bei starkem Befall und durch große Hitze begünstigt entstehen spinnwebartige Netze zwischen Blättern und Stängeln. Bei leichtem Befall können Präparate auf Kaliumseife- oder Mineralöl-Basis eingesetzt werden.

Tausendfüßer: Insekt mit langem Körper und zahlreichen Beinen aus der Familie der Myriapoden. Selten ist das Insekt primärer Verursacher von Schäden an gesunden Pflanzen, jedoch verstärkt es solche, die durch Schneckenfraß (z.B. an Kartoffeln oder Erdbeeren) hervorgerufen wurden. Schützen Sie Ihre Pflanzen deshalb vor allem gegen Nackt- und Gehäuseschnecken. Düngen Sie nicht mit organischem Material, wenn diese Schädlinge sich sehr zahlreich im Boden tummeln, denn es fördert ihre Vermehrung.

Umfallkrankheit: Diese Krankheit wird durch mehrere Bodenpilze verursacht, deren Wachstum durch übermäßige Feuchtigkeit begünstigt wird. Die Blätter der jungen Pflänzchen vertrocknen und der Stängelgrund verfault. Die Umfallkrankheit kann sehr schnell auf sämtliche Sämlinge in einer Pflanzschale übergreifen. Desinfizieren Sie die Pflanzschalen vorbeugend mit Brennspiritus. Gießen Sie so zurückhaltend, dass die Erde nur ein bisschen feucht ist. Sie können den Boden mit einem Spezialmittel auf Basis von Hydroxychinolin und Kalium (Fachhandel) behandeln.

Virose: Viruskrankheit. Oft wird das Virus durch den Stich eines infizierten Insekts übertragen. Gegen Viruskrankheiten gibt es kein wirksames Mittel.

Weißer Rost: Diese Krankheit kann Kohlarten befallen. Sie erzeugt weiße Pusteln an der Unterseite der Blätter, die sich verformen, sodass an der Oberseite kleine Krater entstehen. Regnerisches und windiges Wetter begünstigt die Entwicklung der Krankheit. Erkrankte Pflanzen bei den allerersten Symptomen ausreißen und wegwerfen.

Glossar

Absenker: Von manchen Pflanzen (Erdbeere) gebildete, lange, kriechende Ausläufer, an deren Ende sich Blätter bilden. Beim Kontakt mit dem Boden bilden die Absenker Wurzeln, aus denen eine neue Pflanze entstehen kann.

Anzuchtbeet: Windgeschützte und gut erreichbare Stelle im Garten, wo junge Pflanzen kultiviert werden, bevor sie ihren endgültigen Platz erhalten. Um das Keimen der Samen zu fördern, sollte regelmäßig Torf oder Kompost eingebracht werden.

Anzuchttopf: Kleiner Topf aus Kunststoff oder Ton, in den gesät wird oder in den man junge Pflanzen umtopft, bevor man sie in den Gemüsegarten auspflanzt.

Ausdünnen: Ausreißen der Pflänzchen nach zu dichter Saat, wobei man nur die kräftigsten Pflanzen stehen lässt, um deren weitere Entwicklung zu fördern.

Beet: Etwa 1,30 m lange Fläche, auf der nebeneinander, meist in 5–6 parallelen Reihen, Gemüse angebaut wird. Zwischen den Reihen sind schmale, unbebaute gerade Pfade, auf denen der Gärtner leicht an die Pflanzen gelangen kann.

Begrenztes Wachstum: Der Begriff bezeichnet Pflanzen, die genetisch so programmiert sind, dass sie eine bestimmte Größe erreichen. Danach wachsen sie nicht weiter, sondern investieren ihre Kräfte in das Reifen der Früchte und die Samenbildung.

Blattgemüse: Gemüse, das wegen seiner essbaren Blätter (z.B. Salat, Kopfkohl, Grünkohl, Spinat) angebaut wird.

Blattspreite: Der flächige Teil des Blattes zwischen den Blattadern. Die Blattspreite nimmt die Sonnenenergie auf.

Bleichen: Bestimmte Teile einer Pflanze (zumeist die Blätter) werden abgedeckt oder angehäufelt, um weiße Sprosse zu erhalten. Der Lichtentzug reduziert die Blattgrünbildung, die Pflanzenteile werden zarter.

Brutknöllchen, Brutzwiebel: Zwiebel- oder knollenartige, mit Reservestoffen gefüllte Knospen, die sich am Rand der Hauptknolle oder der Hauptzwiebel entwickeln, sich von der Mutterpflanze lösen, bewurzeln und zur neuen Aussaat verwendet werden können.

F1-Hybride: Sehr wüchsige Kreuzungen, die bestimmte Eigenschaften nur in der ersten Generation, also im ersten Aussaatjahr, behalten. Ein Nachbau der Samen ist meistens nicht lohnend.

Frosthart, winterhart: Bezieht sich auf Pflanzen, die an ihrem Standort winterliche Temperaturen vertragen. Eine Pflanze, die Fröste im Norden nicht übersteht, kann in südlichen Gegenden winterhart sein.

Fruchtgemüse: Gemüse, das wegen seiner Früchte (z.B. Tomaten, Gurken, Auberginen, Peperoni, Paprika) oder Kerne (z.B. Saubohnen, Bohnen, Erbsen) angebaut wird.

Frühbeet: Holzkasten mit einem Glas- oder Plexiglasdeckel. Er ist mit guter, nährstoffreicher Erde gefüllt und dient dem Schutz junger oder empfindlicher Pflanzen vor Kälte und Wind.

Keimblätter (Kotyledonen): Die ersten im Samen enthaltenen Blätter. Sie sind meist fleischig, da sie die Nahrungsreserven enthalten. Ihre Form ist anders als die der später von der Pflanze gebildeten Blätter.

Kletterhilfe: Stange, verzweigter Ast oder weitmaschiges Netz aus Kunststoff, dient bestimmten Pflanzen (Stangenbohnen oder Erbsen) als Stütze.

Kühler Boden: Boden, der im Sommer nicht bis in die Tiefe trocken wird und beim Graben ein wenig feucht ist.

Mulchen: Abdecken des Bodens um die Pflanze herum mit leichtem, porösem, luftdurchlässigem Material (Stroh, trockenes Laub, Rindenhäcksel), um sie vor Kälte im Winter zu schützen, ein zu schnelles Austrocknen der Erde im Sommer zu verhindern und um die Ausbreitung von Unkraut einzuschränken.

Nebenwurzeln: Wurzelhaare einer Hauptwurzel großen Durchmessers. Sie nehmen Wasser und Mineralien aus dem Boden auf, um die Pflanze zu ernähren.

Pflanzschale: Flaches Gefäß zum Aussäen von Samen.

Pikieren: Ein- oder mehrmaliges Umpflanzen junger Pflanzen, zur schnelleren Entwicklung und Wurzelbildung. Das erste Pikieren erfolgt bereits, wenn die Keimblätter voll entwickelt sind.

Ranke: Von manchen Kletterpflanzen (Stangenbohnen, Erbsen, Gurken) gebildete kleine Verästelungen, die sich um eine Rankhilfe winden.

Reihenmeter: In der Gärtnersprache Bezeichnung für eine 1 m lange Saat- oder Pflanzreihe.

Rosette: Um den Hauptstängel strahlenförmig angeordnete Blätter. Ihre Ansatzstellen liegen dicht nebeneinander.

Sprossbasis: Der Abschnitt zwischen Stängel und Wurzeln der Pflanze.

Staude: Krautige Pflanze, deren Lebenszyklus viele Jahre umfasst. Die meisten Stauden ziehen im Winter vollständig ein und überdauern unterirdisch als Wurzelstock. Im Frühjahr treiben sie wieder aus.

Treiben: Reifung von Gemüse beschleunigen oder ihre natürliche Erntezeit vorverlegen durch Schutzmaßnahmen gegen Kälte: Frühbeetkasten, Minitreibhaus, Wachstumsfolie, Glocke.

Umtopfen: Aus Samen gezogene junge Pflanzen in einen Anzuchttopf oder in den Garten auspflanzen.

Wachstumsfolie: Nicht gewebte textile Schutzfolie zum Abdecken junger Sämlinge (oder Pflänzchen), um sie gegen Kälte zu schützen und ihr Wachstum zu beschleunigen.

Wurzelgemüse: Gemüse, dessen fleischige Wurzeln verzehrt werden (z.B. Radieschen, Kohlrüben, Sellerieknollen).

Zurichten (Einkürzen): Die Enden von Blättern und Wurzeln junger Pflanzen vor dem Umpflanzen beschneiden. Das Zurichten vermindert das Austreten von Saft in den ersten Tagen nach dem Auspflanzen in den Garten und erleichtert die Entwicklung der Wurzeln.

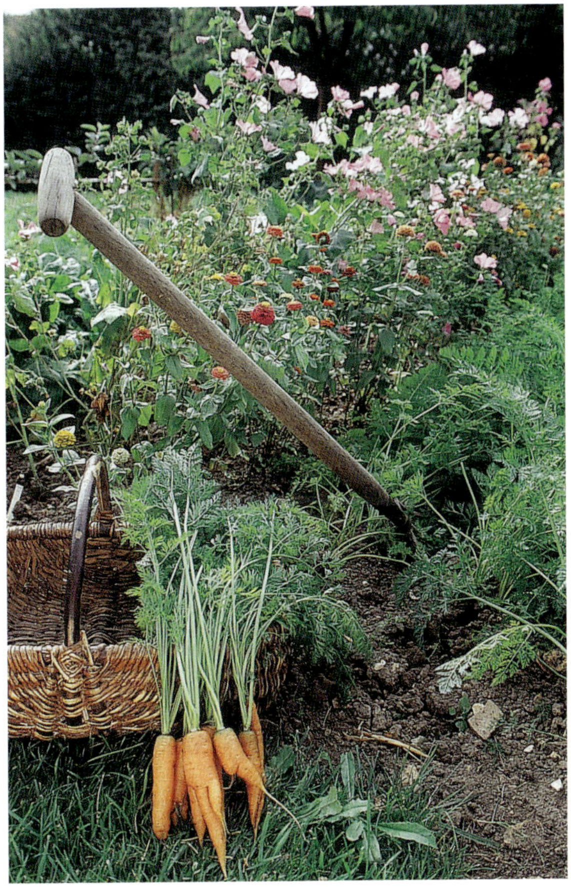

Register

Absenken 234
Anbaufläche 10
Angelika 198–199
Anzuchtbeet 14, 17, 234
Anzuchttopf 17, 234
Artischocke 24–27, 229, 230, 231
- Pflege 27
- Sorten-empfehlungen 25

Artischocke, japanische 71–72
- Sorten-empfehlungen 72

Artischocke, spanische 73–76, 230
- Bleichen 75
- Sorten-empfehlungen 74

Aubergine 28–31, 229, 230
- Rückschnitt 30
- Sorten-empfehlungen 29

Ausdünnen 234
Auspflanzen 18
Aussaat 17

Bakteriose 232
Basilikum 190–192, 229, 231
- Sorten-empfehlungen 191

Beet 234
- vorbereiten 12

Begrenztes Wachstum 234
Bewässern 9
Blattgemüse 234
Blattkäfer 232
Blattläuse 232
Blattrandkäfer 232
Blattspreite 234
Blaukraut siehe *Kopfkohlarten*
Bleichen 234
Bleichsellerie 165–168
- Bleichen 167
- Sorten-empfehlungen 166

Blumenkohl 32–35, 229
- Sorten-empfehlungen 33

Boden 10
- Bearbeitung 13

Bohnen 36–41, 229, 230, 231
- Auskernbohnen 36, 37, 40, 41
- Buschbohnen 36, 37, 38, 41
- Lagerung 41
- Sorten-empfehlungen 37
- Stangenbohnen 36, 37, 39, 41
- Wachsbohnen 38

Bohnenkraut 193–194, 229, 230, 231
- Sorten-empfehlungen 194

Botrytis 232
Braunkohl 68–70
- Sorten-empfehlungen 69

Brennfleckenkrankheit 232
Brokkoli 42–45, 229
- Sorten-empfehlungen 44

Brutknöllchen 234
Brutzwiebel 234

Chicorée 46–48, 229, 230
- Sorten-empfehlungen 47
- Treiben der Köpfe 48

Chinakohl 49–50, 229
- Pak Choi 49, 50
- Sorten-empfehlungen 50

Chinesische Lauchzwiebel 195, 229, 231
Cornichon 51-53
- Sorten-empfehlungen 53

Dill 196–197, 229, 230, 231
Düngung 12, 14–16
- Gründünger 16

Eierfrucht 28–31
- Rückschnitt 30
- Sorten-empfehlungen 29

Einkürzen 235
Einmachgurke 51–53, 143, 229
- Sorten-empfehlungen 53

Endivie 54–57, 229, 230
- Escariol 54, 56
- Frisée 54, 56
- Sortenempfehlungen 56
- Wilde Zichorien 57

Engelwurz 198–199, 229, 231
Erbsen 58–60, 229, 230, 231
- Markerbsen 59, 60
- Palerbsen 59
- Sorten-empfehlungen 59
- Zuckererbsen 59, 60

Erbsenkäfer 233
Erdbeere 61–64, 229, 230, 231
- Gartenerdbeere 61, 63
- Monatserdbeere 61, 63, 64
- Sorten-empfehlungen 62
- Walderdbeere 61

Erdbeermilbe 232
Ernten 9
Estragon 200, 229, 231
- Sorten-empfehlungen 201

F1-Hybride 234
Feldsalat 65–66, 229, 230
- Sorten-empfehlungen 66

Fettfleckenkrankheit 232
Fliegen 232
Frosthart 234
Fruchtfolge 16
Fruchtgemüse 234
Frühbeet 21, 234

Fungizid 232
Fusarium-Welke 232

Garten 9
- Größe 9
- Pflege 9
- Plan 12
- Wege 12

Gartenkresse 67, 229, 230, 231
Gemüsegarten
- anlegen 11
- vorbereiten 11

Geräte 11, 15
Gießen 18
Glasglocke 21
Glomerella cingulata 232
Grauschimmelfäule 232
Grünkohl 68–70, 229
- Sortenempfehlungen 69

Haferwurzel 151, 153

Insektizid 233

Jäten 18
Japanische Artischocke 71–72
- Sortenempfehlungen 72

Japanknolle 71–72, 229, 230
- Sortenempfehlungen 72

Karde 73–76, 229, 230
- Bleichen 75
- Sortenempfehlungen 74

Karotte 77–80, 229, 230, 231
- Sortenempfehlungen 78

Kartoffel 81–84, 229, 230, 231
- Keimung 83
- Sortenempfehlungen 82

Kartoffelkäfer 233
Keimblätter 234
Kerbel 201–202, 229, 231
- Sortenempfehlungen 197

Kletterhilfe 234
Knoblauch 85–87, 229, 230, 231
- Sortenempfehlungen 86

Knollenfenchel 88–91, 229, 230, 231
- Sortenempfehlungen 89

Knollensellerie 92–95, 229, 230, 231
- Sortenempfehlungen 93

Kohlhernie 233
Kohlrabi 96–97, 229, 230
- Sortenempfehlungen 97

Kohlrübe 98–99, 229, 230
- Sortenempfehlungen 99

Kohlweißling 233
Kompost 13
Kopfkohlarten 100–102, 229, 230, 231
- Blaukraut 100, 101
- Savoyerkohl 100
- Sortenempfehlungen 101
- Weißkraut 100,101
- Wirsing 100, 101

Kopfsalat 137
Koriander 203–204, 229, 230, 231
Kotyledonen 234
Krankheits- und Schädlingsbekämpfung 20
Kren 212–213
Kühler Boden 234
Kürbisgewächse siehe *Speisekürbis*

Lattich 137–140
- Anbau von Schnitt- oder Pflücksalat 140
- Kopfsalat 137
- Pflücksalat 137
- Sortenempfehlungen 138

Lauch 103–106, 229, 230, 231
- Sortenempfehlungen 104

Lauchmotte 233
Lauchzwiebel 205, 229, 231
- Sortenempfehlungen 205

Lauchzwiebel, chinesische 195, 229, 231
Liebstöckel 206–207, 229, 231
Löwenzahn 107–108, 229, 230
Lorbeer 208–209, 229, 231
- Sortenempfehlungen 209

Maggikraut 206–207, 229, 231
Majoran 210–211, 229, 231
- Sortenempfehlungen 211

Mangold 109–111, 229, 230
- Sortenempfehlungen 111

Meerrettich 212–213, 229, 231
Mehltau
- echter 20, 232
- falscher 20, 232

Melisse 214–215, 229, 231
- Sortenempfehlungen 215

Melone 112–116, 229, 230
- Rückschnitt 115
- Sortenempfehlungen 113

Minze 216–217, 229, 231
- Sortenempfehlungen 217

Möhre 77–80
- Sortenempfehlungen 78

Mosaikkrankheit 233
Mulchen 20, 234

Nebenwurzeln 234
Neuseeländischer Spinat 117, 229

Oregano 210–211
- Sortenempfehlungen 211

Pak Choi 49, 50
Paprika 120–122, 229, 230
- Rückschnitt 122
- Sorten-empfehlungen 121
Pastinake 118–119, 229, 230, 231
- Sorten-empfehlungen 119
Peperoni 120–122, 229, 230
- Rückschnitt 122
- Sorten-empfehlungen 121
Petersilie 218–219, 229, 230, 231
- Sorten-empfehlungen 219
Pflanzschale 17, 234
Pflücksalat 137
Pikieren 234
Porree 103–106
- Sorten-empfehlungen 104
Portulak 123, 229, 230
- Sorten-empfehlungen 123
Puffbohne 144–145
- Sorten-empfehlungen 145

Radieschen 124–126, 229, 230, 231
- Sorten-empfehlungen 125
Rande 133–135
- Sorten-empfehlungen 134
Ranke 234
Rapunzelsalat 65–66
- Sorten-empfehlungen 66
Rauke 136
Raupen 20, 233
Reihenmeter 234
Rettich 124–126, 229, 230, 231
- Anbau von Winterrettich 126
- Sorten-empfehlungen 125
Rhabarber 127–129, 229, 230
- Sorten-empfehlungen 128
- Teilen von Stauden 128
Rhizoctonia-Fäulen 233
Rosenkohl 130–132, 229
- Sorten-empfehlungen 132
Rosette 234
Rosmarin 220–221, 229, 230, 231
- Sorten-empfehlungen 221
Rost 233
Rote Bete 133–135, 229, 230, 231
- Sorten-empfehlungen 134
Rotkohl siehe *Kopfkohlarten*
Rucola 136, 229

Saatband 18
Salat 137–140, 229, 230, 231
- Anbau von Schnitt- oder Pflücksalat 140
- Sorten-empfehlungen 138
Salatgurke 141–143, 229, 230, 231
- Rückschnitt 142
- Sorten-empfehlungen 142
Salbei 222–223, 229, 230, 231
- Sorten-empfehlungen 223
Samenkäfer 233
Saubohne 144–145, 229, 230, 231
- Sorten-empfehlungen 145
Sauerampfer 146–147, 229, 231
- Sorten-empfehlungen 147
Schalotten 148–150, 229, 230, 231
- Sorten-empfehlungen 149
Schnellkäfer 233
Schnittlauch 205, 229, 230, 231
- Sorten-empfehlungen 205
Schutz 21
Schwarzwurzel 151–153, 229, 231
- Sorten-empfehlungen 152
Sellerie siehe *Knollensellerie* und *Stangensellerie*
Septoria-Blattfleckenkrankheit 233
Spanische Artischocke 73–76, 230
- Bleichen 75
- Sorten-empfehlungen 74
Spargel 154–157, 229, 231
- Sorten-empfehlungen 155
Spargelhähnchen 233
Spargelkäfer 233
Speisekürbis 158–161, 229, 231
- Rückschnitt 159
- Sorten-empfehlungen 159
Spinat 162–164, 229, 230, 231
- Sorten-empfehlungen 194
Spinnmilbe 233
Sprossbasis 234
Standort 10
Stangensellerie 165–168, 229, 230, 231
- Bleichen 167
- Sorten-empfehlungen 166
Staude 235
Steckrübe 98–99, 230
- Sorten-empfehlungen 99

Tausendfüßer 233
Thymian 224–225, 229, 231
- Sorten-empfehlungen 225
Tomate 169–174, 229, 230, 231
- Rückschnitt 173
- Sorten-empfehlungen 170

Topinambur 175–176, 229, 231
- Sorten-empfehlungen 176

Treiben 235

Umfallkrankheit 233

Umtopfen 18, 235

Umweltbelastung 10

Virose 233

Wachstumsfolie 235

Weißer Rost 233

Weißkraut siehe *Kopfkohlarten*

Wirsing siehe *Kopfkohlarten*

Wurzelgemüse 235

Ysop 226–227, 229, 231
- Sorten-empfehlungen 227

Zucchini 177-180, 229, 231
- Sorten-empfehlungen 178

Zuckermais 181–183, 229, 230, 231
- Sorten-empfehlungen 182

Zurichten 235

Zwiebel 184–187, 229, 230
- Anbau weißer Zwiebeln 187
- Sorten-empfehlungen 185

Bildnachweis

Alle Fotos von C. Hochet/Rustica, außer:
S. 25, 28, 50, 54, 106, 110, 113, 120, 12: P. Asseray/Rustic;
S. 43, 169 (Potager de Grand-papa): F. Boucourt/Rustica;
S. 100, 123: I. Devaux/Rustica;
S. 134, 228, 201, 223, 227: V. Klecka/Rustica (Jardin du Feyel);
S. 208, 210, 214: F. Lamarque/Map;
S. 84, 146, 199: E. Lemoine;
S. 196: V. Maisons/Rustica;
S. 94, 122, 174 (Clos du Coudray): F. Marre/Rustica;
S. 151: N. et P. Mioulane/Map;
S. 68: A. Petzold/Rustica;
S. 169: J.-P. Praderes/Rustica;
S. 97, 152: V. Renaud;
S. 107: P. Sanchez/Rustica;
S. 78, 203: A. Schreiner;
S. 204: F. Strauss/Map;
S. 178: A. Suire/Rustica;
S. 217: J. Verroust/Rustica;
S. 96, 205: M. Viard/Horizon.